历代中药炮制技术及其理论概要

王英姿　肖永庆
主　编

中医古籍出版社
Publishing House of Ancient Chinese Medical Books

图书在版编目（CIP）数据

历代中药炮制技术及其理论概要 / 王英姿，肖永庆主编 .— 北京：中医古籍出版社，2021.10（2023.12 重印）
ISBN 978-7-5152-1919-6

Ⅰ.①历… Ⅱ.①王… ②肖… Ⅲ.①中药炮制学 Ⅳ.① R283

中国版本图书馆 CIP 数据核字（2019）第 066884 号

历代中药炮制技术及其理论概要
王英姿　肖永庆　主编

责任编辑　郑　蓉　吴　頔
封面设计　韩博玥
责任校对　成晓玉　吴　迪
出版发行　中医古籍出版社
社　　址　北京市东城区东直门内南小街 16 号（100700）
电　　话　010-64089446（总编室）010-64002949（发行部）
网　　址　www.zhongyiguji.com.cn
印　　刷　廊坊市靓彩印刷有限公司
开　　本　889mm×1194mm　1/16
印　　张　63.25
字　　数　1290 千字
版　　次　2021 年 10 月第 1 版　2023 年 12 月第 3 次印刷
书　　号　ISBN 978-7-5152-1919-6
定　　价　468.00 元

《历代中药炮制技术及其理论概要》编辑委员会

主　　审　孙秀梅

主　　编　王英姿　肖永庆

编　　审（按姓氏笔画排序）

丁安伟　许腊英　孙立立　李　飞　吴纯洁

张振凌　陆兔林　胡昌江　龚千锋　梁生旺

副 主 编（按姓氏笔画排序）

王京龙　刘　颖　李　丽　张　村　张　超

编　　委（按姓氏笔画排序）

丁安伟　王　云　王英姿　王京龙　刘　颖

许腊英　孙立立　李　飞　李　丽　肖永庆

吴纯洁　张　村　张振凌　张　超　陆兔林

陈　红　胡昌江　栾　兰　龚千锋　麻印莲

梁生旺

参编人员（按姓氏笔画排序）

万　超　王世宇　王佩华　王思雨　王新杰

王慧楠　孙　晹　扶亚东　苏　慧　杨子烨

张春泥　张桂梅　张　雪　张　晶　张景珍

张　瑶　陈梦雨　郑丹丹　姜明瑞　贺　莹

高　慧　崔曰新　谢　婧　霍雨佳　魏晓彤

叶 序

《历代中药炮制技术及其理论概要》是在国家中医药管理局非物质文化遗产保护项目“中药炮制技术”文献研究成果的基础上编纂而成。该项目的研究工作由中国中医科学院中药研究所牵头，炮制界多家高等院校、科研院所的数位专家参与。该专著针对“古代炮制文献资料多散在于炮制专著、本草著作和医方书中，对中医药专业人员来说查阅这些散在的古代炮制文献极为不便”的问题，以文字概述与表格分类形式整理了历代炮制技术及其理论，对每个朝代所采用的大类炮制方法进行拆解，并对采用该法进行炮制的药物进行统计，这是该专著的显著特色。为保证原始资料的真实，对每种炮制技术涉及的品种和方法未做人工处理。该专著搜集整理了汉代至清代末现存的流传较广的影印、铅印的167部本草类医籍和方书，还对各省、市、自治区的中药炮制规范和历版药典收载的炮制技术进行了整理，重点参考了《历代中药炮制法汇典·古代部分》和《历代中药炮制资料辑要》两部专著。该专著的出版发行，可为中药炮制学科及饮片产业从业人员提供一部具有较大实用价值的参考书。专著所涉及内容的全面性、系统性及高度的概括性体现了编者对历代中药炮制技术及其理论的深刻理解，是一部难得的中药炮制技术非物质文化遗产保护传承专著。

叶定江

张 序

近年来党中央、国务院高度重视中医药事业发展，做出很多重要指示，制定了许多有利于中医药发展的重要政策和措施。习近平总书记指出："不忘历史才能开辟未来，善于继承才能善于创新。优秀传统文化是一个国家、一个民族传承和发展的根本，如果丢掉了，就割断了精神命脉。我们要善于把弘扬优秀传统文化和发展现实文化有机统一起来，紧密结合起来，在继承中发展，在发展中继承。"

中医药传承工作以总结、提炼和传承发扬名老中医药专家的学术思想、重要成就与技术专长为主线，以研究推动中医药学术发展和提高疗效为核心，以培养能够真正把握中医药特色内涵和思维特点的杰出人才为目标。

学术观点在理论层面的原创性不仅仅是对中医药学理论体系的继承，更重要的是为中医药学理论体系注入与时俱进的科学思想，只有这样才能真正构建沟通传统与现实的桥梁，实现学科的传承与创新。

中药炮制是中医药学的重要组成部分，继承与发展是摆在中药炮制学科面前的两大任务。要传承研究提高中药炮制这一古老的制药技术，只从现代炮制经验出发是不行的，还必须搞清炮制的历史沿革。传统炮制技术带有鲜明的时代特点和地方特色，弄清各朝代炮制方法和炮制理论的发展脉络，对中药炮制学科发展具有重要意义。

该书在认真研究古代炮制专著《雷公炮炙论》(辑佚本)、《炮炙大法》(原著)、《修事指南》(原著)以及《本草纲目》中的"修治"项、《本草品汇精要》中"制"项的基础上，认真分析《历代中药炮制法汇典·古代部分》及《历代中药炮制资料辑要》两部专著，并以文字概述与表格分类形式整理了历代炮制技术及其理论，对每个朝代所载述各药物的炮制方法采用大类炮制方法进行拆解后列表，并对采用该法进行炮制的药物进行统计，这是该专著的显著特色。

书成命序，先睹为快。展读之下，深为诸君之用心感动。中药炮制乃我国历代医药先贤于临床用药中深入探究之独特心得，积累发展而为一门学科，此乃世界药学之林中为华夏独具而卓然自立者也。诸君为成此书，考清代之前著述167部，现代著述又得41部(篇)，时间历二千余年。在两千余载的时空中漫步，在繁星满天的星空中有一座宝藏，入其门琳琅满目，以致目不暇接……如何将其中的珍宝挖掘出来，并提炼升华，绝非易事。诸君于浩繁资料中梳理分类，并探讨其理论，实宝藏之挖掘与再提炼也！

诸多先贤之著述，已均成一家之言，后之学者当秉持一颗敬畏之心，虔心学习，融现代之知验，深入思考，于挖掘、提炼中再成自己一家之言，实属难能可贵。

该专著的出版发行，可为中药炮制学科及饮片产业从业人员提供一部系统、全面、具有较大应用价值的参考书，而且将会产生较好的社会效益和经济效益。

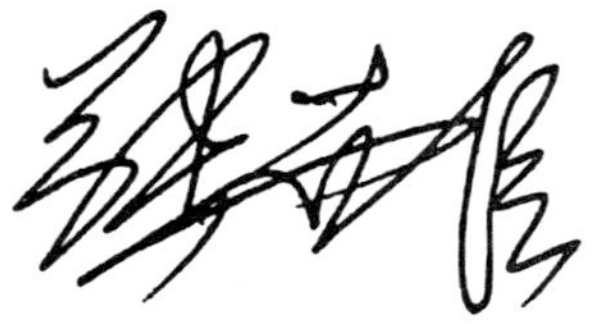

前　言

中药炮制是在中医药理论指导下形成的一项具有传统特色的制药技术，是中医临床用药最显著的特点之一。药材经过炮制后，可以起到减毒、增效作用，对保证临床用药安全、有效有着重要意义。

目前，中药炮制技术的传承与发展亟待加强。古老的炮制理论和传统的炮制技艺是祖先留给我们的宝贵遗产，在坚持中医药理论的前提下，我们要取其精华、去其糟粕，对其进行合理继承；在保证质量与疗效的前提下，进一步与现代科学技术相结合，推动中药炮制技术的创新性发展。

中药炮制研究，首先应重视对其历史沿革的整理，这对中药炮制学科发展具有重要意义。而古代炮制文献资料多散在于炮制专著、本草著作和医方书中，对中医药专业人员来说，查阅这些散在的古代炮制文献极为不便。为更好地解决这个问题，本书以文字概述与表格分类形式整理了历代炮制技术及其理论，对每个朝代所采用的大类炮制方法进行拆解，并对采用该法进行炮制的药物进行统计。为保证原始资料的真实，对每种炮制技术涉及的品种和方法未作人工处理。本书不仅搜集整理了汉代至清代末现存的流传较广的石印、影印、铅印的167部本草类医籍和方书，还对各省、市、自治区的中药炮制规范和历版药典收载的炮制技术进行了整理。

本专著对净制、切制、炒制、制炭、煅制、煨制、烫制、酒制、醋制、蜜制、盐制、姜制十二种炮制技术所涉及的炮制品种和方法及炮制理论、原理进行了整理，并按照出现的朝代依次排列。每种炮制技术下炮制品种和方法的收载力求全面，避免遗漏。在统计每个朝代的药品数目和新增品种数目时，对于同一种药物的不同炮制品按一种药物统计；古代的药物“同物异名”情况较多，经本草考证是同一种药物的，也统计为一种。同时，收载当下法定的炮制品种和方法，以反映中药炮制技术的新发展。在整理过程中特别注重本书的实用性，以便为教学、科研、生产和临床应用发挥更大的作用。

本专著基于国家中医药管理局非物质文化遗产保护项目“中药炮制技术”（ZZYZK2014pzh）的研究工作。该项目由中国中医科学院中药研究所肖永庆研究员牵头，由山东中医药大学孙秀梅教授和北京中医药大学王英姿教授负责文献研究工作，参加本项目的人员还有湖北中医药大学许腊英教授、山东中医药研究院孙立立研究员、成都中医药大学胡昌江教授、福建中医药大学陈红教授。专著的编写工作得到了国家中医药管理局、中医古籍出版社以及全国诸多中药炮制专家的大力支持，编写中重点参考了《历代中药炮制法汇典·古代部分》和《历代中药炮制资料辑要》两部专著。为了保证专著的准确性、完整性和权威性，编写统稿后特请业内专家（以姓氏笔画为序）丁安伟、许腊英、孙立立、李飞、吴纯洁、张振凌、陆兔林、胡昌江、龚千锋、梁生旺等教授分别对各章节进行了审定；同时，诚请炮制界泰斗叶定江先生、张世臣先生把关作序，在此一并表示感谢。

本专著旨在铸成一部对中药炮制技术传承与创新发展具有实用价值的参考书。编者虽付出诸多努力，但因水平所限，书中一定存在不足之处，恳请广大中医药工作者，特别是炮制界专家、同仁提出宝贵意见，以便再版时进一步完善、修订。

王英姿　肖永庆

2018 年 12 月于北京

凡　例

一、章节内容顺序的安排

章节内容的安排以时间为线索，次序为唐代之前、唐代、宋代、元代、明代、清代、现代。

二、各章具体内容的论述方法

1. 将炮制方法分为净制、切制、炒制、制炭、煅制、煨制、烫制、酒制、醋制、蜜制、盐制、姜制十二种，分列于十二章中。

2. 各章中，以朝代为序先讲该炮制技术的品种和方法的沿革，后讲其理论和原理。

三、图表的使用

以表格的形式一方面展示了某种炮制方法在各个朝代的有无情况，另一方面对常见药物的某种炮制方法在各朝代的应用情况进行了具体列举，且对各朝代文献中某种炮制方法的原理论述进行了具体列举。

四、方法的归类

按以下规则进行归类，以酒制为例。

1. 尽可能尊重原始文献，虽然有些炮制方法如浸与渍、煎与熬、炒与炙等在一定程度上有类似的炮制过程，但在方法归类时做分别统计处理，做到与原文献一致。

如酒炒与酒炙分别统计，酒浸与酒渍也分别统计。经过梳理，共整理出以下几种酒制方法：酒浸、酒渍、酒洗、酒蒸、酒煮、酒炖、酒煎、酒炒、酒炙、酒焙、酒烤、酒淬、酒煨、酒制（系指原文中笼统记述为“酒制”的方法，如唐代《银海精微》中载有“防己，酒制”）、其他（工艺复杂，不易归类）。

2. 在梳理每个朝代的炮制方法时，按照方法的难易程度进行排序。

如单纯酒浸、酒渍、酒洗排在前边，酒炒、酒炙等放在中间，对于记述不清、不容易归类的制法归入“其他”，放在最后。

3. 在文献记载中，若一种药物涉及了多个炮制加工过程，按其主要进程归类。

有的药物既采用酒浸法，又采用酒蒸法，将主要炮制过程在蒸的归类于酒蒸；有的药物要求蒸后焙干用，既采用了蒸法，又有焙干的过程，但由于其主要过程在蒸，故将其归于酒蒸。如宋代《雷公炮炙论》中载有“楮实，酒浸一伏时，蒸，焙干”，将楮实子的炮制方法归类于酒蒸。

五、品种的统计

同一种药物的不同炮制品按一种药物统计，如地黄有干地黄、生地黄、熟地黄、酒地黄等品名，在统计某个朝代用酒炮制的药物的数目时，只统计成一种。另外，药物的古代名称与现代名称有差异，但经《本草》考证是同一药物的，也统计为一种，如补骨脂与破故纸、延胡索与玄胡索等。

六、药物的情况

对于“同物异名”或存在通假字、异体字的情况，经本草考证为同一种药物的，在“【 】”内注明正称，如山查【山楂】。

七、文献的引用

1. 正文中的“摘录”部分为辑录文献要点。

2. 参考使用的167部古代医籍详见于书后参考文献，各章表格列有相应的著作名称及文献编号。需要指出:《雷公炮炙论》辑自《证类本草》，故归于宋代;《疮疡经验全书》原题为宋代作品，而书中元代朱丹溪的医说，可能为后人所增补，因其年代不详，故排列于元代书目后;《药品辨义》为清代增辑，故排于清代。

目 录

第五章　中药制炭技术的历史沿革研究

第六章　中药煅制技术的历史沿革研究

第八章　中药烫制技术的历史沿革研究　851

第九章　中药酒制技术的历史沿革研究　861

第十二章　中药盐制技术的历史沿革研究 949

第十三章　中药姜制技术的历史沿革研究 967

第一章

概　述

一、研究传统炮制技术历史沿革的意义

要传承研究提高中药炮制这一古老的制药技术，只从现代炮制经验出发是不行的，还必须搞清炮制的历史沿革。现代炮制经验多数是从古代形成和发展而来的，但是不同文献中记载的炮制品种和方法以及对炮制作用的认识，历代皆有变化且多有争议。

现代中药炮制，各地各法，“一药数法”的情况比较多见，但各地都说是“遵古炮制”。为了便于炮制理论的整理，有必要先搞清楚炮制的历史沿革。古人炮制的原意图是什么？历史上有过什么变化？变化的优缺点是什么？我们现代遵循的是哪一古法？是否符合古人的原意？有没有误传？而且古代炮制的方法、作用是否都正确？这些问题都应首先搞清。

另有部分现代炮制经验是“师徒相传，口传心授”继承下来的，因各地遵循方法不同，说法不一，造成各地各法，以及工艺要求极不统一的状况。由于古代文献记载分散，至今未有全面的整理，现代的炮制方法虽来源于古代，而有的有依据，有的是推论而来，有的正确，也有的是误传误用，是不合理的，只以现代经验研究往往会得不到正确的结论，也难以为中医药人员所接受，难于推广。所以，有必要从历史上搞清楚炮制的来龙去脉，以分清现代炮制的正确与谬误，唯此才能正确地着手研究。

任何一种炮制技术均有其产生和演变过程，对中药炮制的研究不能仅停留于现有的结论，而不做认真透彻的分析与取舍。炮制有的是为适应配方、制剂的需要，有的是为改变或缓和药性，有的为降低毒副作用，或出于商业利益的需要，有的是受到了某种理论或传说、宗教、风俗习惯的影响，有的甚至出自某些庸医、药商的故弄玄虚，等等。通过对相关文献资料进行系统地研究分析，真正弄清炮制产生的时代背景、原始意图、演变过程及规律，找出真正有临床意义的主流炮制方法，用现代技术手段把传统中药炮制提高到一个新的水平，这才是我们对中药炮制历史沿革进行探讨研究的根本目的。

二、研究传统炮制技术历史沿革的思路和方法

古代炮制文献资料的特点是散在，这种“不集中性”决定了对它的整理只能先易后难，由简至繁，再删繁就简，古为今用，今日可供应用的《历代中药炮制法汇典·古代部分》就是按“删繁就简，古为今用”的思路和方法整理文献的典范。这本专著将散落在各种本草类医籍和方书中的单味药物炮制文献资料经过去粗取精、去伪存真的加工处理再集中于一体，如欲知“人参”的历代炮制如何，只要查找该书的“人参”条即可。这本内容翔实、条目清晰、查阅方便的炮制文献资料工具书的整理出版，非一蹴而就。该书的前身《历代中药炮制资料辑要》，就采用了由简至繁的整理思路和方法，不厌其烦地将古代医药宝库中有关炮制的内容一一辑录下来，对炮制有突出贡献的书都加了按语，再按古籍成书年代的先后予以汇集。《历代中药炮制资料辑要》共搜集了汉代至清代末现存流传较广的近年来影印、铅印的主要本草类医籍和方书共 167 部，全书 123 万余字，是我国现存的收集古代炮制文献资料最齐全、内容最集中、容量最大的一部炮制巨著。这两部著作的问世，是对我国古代炮制文献资料先

易后难地进行整理的结果。

在现代炮制文献研究过程中，对一味药、一则法、一种辅料、一个理论的整理，都应遵循此规，如法炮制，方能厘清其各自的历史沿革和自身价值。传统炮制技术文献研究的思路，初步拟定为从各类炮制技术的历史沿革角度整理。具体操作方法是先查阅古代炮制文献资料，再对其进行取舍、整理、总结，本着“一真二早三全”的原则对炮制技术的历史沿革进行梳理。

一真，即真实，就是必须以科学严谨的态度研究考察炮制技术的历史沿革，选用最为真实的第一手资料、原始资料。在原著可查的条件下决不取用第二手的非原始资料，这是研究炮制历史沿革文献资料的原则之一；对原书已佚的古籍文献，则选择最早、最详细引用其内容的书籍。若直接选用第二手材料，则难以准确判断炮制原意，影响文献整理的质量。

二早，早者，创始者也。一药一法的炮制文献资料在数代多人的书中有所体现，选用时，当取最早发明这一炮制方法、最先阐述其炮制作用、首先创立该炮制理论者。如甘遂使用醋制法，宋代《圣济总录》、明代《医学纲目》、清代《医宗金鉴》都有记载，在研究甘遂炮制的历史沿革时，当选取宋代《圣济总录》中有关资料而舍去明清医著中的条文。

三全，就是要详尽地占有材料，不能人为地舍弃或遗弃一些非重复性资料。炮制历史沿革研究的文献资料应包括古代的炮制专著、本草著作及医方书。现存的古代炮制专著主要有3部，《雷公炮炙论》（辑佚本）、《炮炙大法》和《修事指南》。古代本草著作每味药下多有炮制相关的描述，如《本草纲目》中的“修治”项，《本草品汇精要》中的“制”项，都是专论炮制。中药炮制是在中医临床实践中发展起来的，是中医用药的一大特色，各种炮制方法及其炮制品都有历代医家的临床实践作为基础，所以将古代医方书作为重要参考资料研究炮制历史沿革是非常必要的。在医方书附方中多见有关中药炮制的脚注，这也是研究中药炮制历史沿革不可缺少的珍贵资料，因为结合具体炮制品的临床应用及其效果更有利于分析古人的炮制意图。

第二章

中药净制技术的历史沿革研究

中药材在切制或调剂之前进行净选加工处理的技术，称为中药净制技术，经净制后的药材称为净药材。净制是中药炮制第一道工序，是药材制成饮片或制剂前的基础工作。几乎每种药材在使用前均需进行净制。早在汉代，医药学家张仲景在医疗实践中就很重视药用部位及药物的品质与修治，其著作《金匮玉函经》中指出中药“或须皮去肉，或去皮须肉，或须根去茎，又须花须实，依方拣采、治削，极令净洁”。

净制的主要作用是除去药材中的泥沙杂质及虫蛀、霉变品，选取药用部位，去除无药效或质量较次的部分及有毒的部位，亦可用于区分不同的药用部位，同时，药材经净制可使其外表整洁美观。本章就净制技术、净选方法及药物的历史沿革进行了文献资料的整理，以供研究参考。

一、净制品种和方法的沿革

本文重点检索了与中药炮制相关的167部医药古籍，并参考了《历代中药炮制资料辑要》《历代中药炮制法汇典·古代部分》及各省市炮制规范，对历代净制中药品种数进行了统计。其中，唐代之前净制中药记载有60余种；唐代记载有76种左右，新增38种；宋代增幅明显，有365种左右，新增310余种；元代共184种左右，新增35种；明代增幅最大，有520余种，新增367种左右；清代也较多，有720余种，新增330余种。

历代采用的净制法大致包括以下几种：清洗、去芦/芦头、去皮、去壳、去毛、去心、去枝/梗、去茎、去根、去核、去瓤、去头、去骨、去足、去翅、去甲/鳞甲。

具体统计见表2-1。

表2-1　历代净制方法统计表

方法	朝代					
	唐代之前	唐	宋	元	明	清
拣择			√			
净/拣净				√	√	√
取粉			√			
取仁			√			√
取肉			√	√	√	
取羽/羽皮	√	√	√		√	
去虫				√	√	
去刺/尖	√	√				
去刺/角			√	√	√	√
去蒂				√	√	√
去蒂/萼			√			
去丁盖					√	
去毒尖				√		
去萼					√	
去根/节	√	√	√	√	√	√
去骨		√		√	√	√
去核	√	√	√	√		√
去黄			√			
去荚					√	
去甲/鳞甲	√	√	√		√	√
去坚			√			
去茎/枝/叶	√	√				
去茎/枝梗/叶			√		√	√
去壳	√		√	√	√	√

续表

方法	朝代					
	唐代之前	唐	宋	元	明	清
去枯腐					√	
去芦 / 芦头	√	√	√	√	√	√
去毛 / 根毛	√	√	√	√	√	√
去苗	√	√	√	√	√	√
去膜 / 革（隔）膜 / 筋膜			√	√	√	√
去末			√			
去木			√	√	√	√
去目	√	√	√	√	√	√
去皮	√	√	√	√	√	√
去皮 / 骨 / 肉		√		√		
去皮尖	√	√	√	√	√	√
去皮脐	√		√	√	√	√
去皮弦 / 皮弦子	√		√	√	√	
去皮膜心	√	√		√		
去皮子	√		√		√	
去青	√	√			√	
去穰（瓤）/ 白	√	√	√	√	√	√
去头足		√				
去角尖		√				
去仁			√	√	√	
去蕊					√	√
去扇					√	
去屎				√		
去丝					√	
去丝（嘴）			√	√		
去丝 / 丝嘴					√	√
去头 / 尾 / 翅 / 足	√		√	√	√	√
去土 / 砂（沙）石	√	√	√	√	√	√
去尾 / 钩					√	√
去心	√	√	√	√	√	√
去心皮 / 皮心 / 心皮膜	√	√	√		√	√
去腥	√					
去须			√	√	√	√
去血肉 / 皮骨					√	√
去衣					√	√
去脏器 / 脏器膜			√			
去汁			√			
去枝 / 梗				√		
去子	√		√	√	√	√

续表

方法	朝代					
	唐代之前	唐	宋	元	明	清
去滓			√	√	√	
淘					√	√
洗	√	√	√	√	√	√
用根			√		√	√
用穗				√		
其他			√		√	√

1. 唐代之前

唐代之前医药古籍共记载净制品 60 余种，涉及药物如下所示：（以 B 开头）百合、巴豆、巴戟天、柏树皮、斑蝥、半夏；（以 C 开头）柴胡、葱白、川乌；（以 D 开头）大黄、大枣、淡竹叶、地龙、杜仲；（以 F 开头）茯苓、附子；（以 G 开头）鬼箭羽、鬼臼、桂枝；（以 H 开头）海藻、何首乌、厚朴、黄连、黄芪、汉椒【花椒】；（以 J 开头）交藤根【何首乌】；（以 L 开头）藜芦；（以 M 开头）木兰、莽草【棕叶芦】、麻黄、麦冬、麦门冬【麦冬】、虻虫、蝱虫【虻虫】、牡丹、木鳖【木鳖子】、木芍药【牡丹】、木通；（以 P 开头）枇杷叶；（以 Q 开头）秦艽、秦皮；（以 R 开头）人参；（以 S 开头）生姜、石南草、石韦、熟梅、蜀漆、蜀椒【花椒】、生柳皮【柳白皮】；（以 T 开头）桃核、桃仁、天门冬【天冬】；（以 W 开头）乌梅、吴茱萸、蜈蚣；（以 X 开头）薤白、辛夷、杏核、杏仁【苦杏仁】；（以 Y 开头）野葛、茵芋、远志；（以 Z 开头）皂角、泽兰、栀子、枳实、猪苓、紫菀。

按照典籍的记载，唐代之前净制的方法主要有洗、去芦 / 芦头、去皮、去心皮 / 皮心 / 心皮膜、去皮膜心、去皮脐、去皮尖、去皮弦 / 皮弦子、去皮子、去心、去根 / 节、去壳、去核、去刺 / 尖、去穰（瓤）/ 白、去土 / 砂（沙）石、去苗、去茎 / 枝 / 叶、去头 / 尾 / 翅 / 足、去毛 / 根毛、去目、取羽 / 羽皮、去甲 / 鳞甲、去青、去腥、去子。洗的药物有 5 种，百合、半夏、海藻、蜀漆、吴茱萸。去芦 / 芦头的药物有 4 种，柴胡、黄芪、秦艽、人参。去皮的药物有 19 种，巴豆、柏树皮、大黄、杜仲、茯苓、附子、桂枝、厚朴、交藤根【何首乌】、木芍药【牡丹】、木通、生姜、桃核、桃仁、杏核、杏仁【苦杏仁】、皂角、栀子、猪苓。去心皮 / 皮心 / 心皮膜的药物有 1 种，巴豆。去皮膜心的药物有 1 种，巴豆。去皮脐的药物有 1 种，附子。去皮尖的药物有 4 种，川乌、何首乌、桃仁、杏仁【苦杏仁】。去皮弦 / 皮弦子的药物有 1 种，皂角。去皮子的药物有 1 种，皂角。去心的药物有 6 种，巴戟天、麦冬、麦门冬【麦冬】、牡丹、天门冬【天冬】、野葛、远志。去根 / 节的药物有 2 种，麻黄、藜芦。去壳的药物有 1 种，木鳖【木鳖子】。去核的药物有 4 种，大枣、熟梅、乌梅、枳实。去刺 / 尖的药物有 1 种，淡竹叶。去穰（瓤）/ 白的药物有 2 种，生柳皮【柳白皮】、枳实。去土 / 砂（沙）石的药物有 2 种，地龙、紫菀。去苗的药物有 1 种，柴胡。去茎 / 枝 / 叶的药物有 4 种，莽草【棕叶芦】、石南草、茵芋、泽兰。去头 / 尾 / 翅 / 足的药物有 3 种，斑蝥、虻虫、蝱虫【虻虫】、蜈蚣。去毛 / 根毛的药物有 6 种，鬼臼、黄连、藜芦、枇杷叶、石韦、辛夷。去目的药物有 1 种，汉椒【花椒】、蜀椒【花椒】。取羽 / 羽皮的药物有 1 种，鬼箭羽。去甲 / 鳞甲的药物有 4 种，杜仲、厚朴、木兰、秦皮。去青的药物有 2 种，葱白、薤白。去腥的药物有 1 种，蜀漆。去子的药物有 1 种，蜀椒【花椒】。

具体见表 2–2。

表 2–2　唐代之前净制药物统计表

净制方法	药名	摘录	文献名称	文献编号
洗	百合	水洗。	金匮要略方论	3
	半夏	洗，破如枣核。	新辑宋本伤寒论	4
		汤洗。	注解伤寒论	5
		洗，破如枣核大。	注解伤寒论	5
		洗滑。	肘后备急方	7
		汤洗去滑，干。	肘后备急方	7
		汤洗。	金匮玉函经	2
	海藻	洗去咸。	金匮玉函经	2
		洗去咸。	新辑宋本伤寒论	4
		洗去咸。	注解伤寒论	5
	蜀漆	洗去腥。	金匮玉函经	2
		洗去腥。	金匮要略方论	3
		洗去腥。	注解伤寒论	5
	吴茱萸	洗。	金匮玉函经	2
		汤洗七遍。	新辑宋本伤寒论	4
		洗。	注解伤寒论	5
去芦 / 芦头	柴胡	去芦，焙。	华氏中藏经	6
	黄芪	去芦。	金匮要略方论	3
	秦艽	去芦。	华氏中藏经	6
	人参	去芦。	华氏中藏经	6
去皮	巴豆	去皮。	华氏中藏经	6
		去皮，不去油。	华氏中藏经	6
		去皮，细研取霜。	华氏中藏经	6
	柏树皮	去黑皮，用白肉。	刘涓子鬼遗方	8
	大黄	去黑皮。	金匮玉函经	2
		去皮。	金匮玉函经	2
		炙，去皮。	金匮要略方论	3
		去皮，清酒洗。	新辑宋本伤寒论	4
		去皮，清酒洗。	注解伤寒论	5
		去皮。	注解伤寒论	5
	杜仲	去皮，剉碎。	华氏中藏经	6
	茯苓	去皮。	华氏中藏经	6
		削，除去黑皮。	本草经集注	9
	附子	去黑皮。	金匮玉函经	2
		生用，去皮。	金匮玉函经	2
		炮，去皮。	金匮玉函经	2
		炮，去皮。	金匮要略方论	3
		生用，去皮，破八片。	新辑宋本伤寒论	4
		炮，去皮，破八片。	注解伤寒论	5
	桂枝	去皮。	金匮要略方论	3
		去皮。	新辑宋本伤寒论	4
		去皮。	注解伤寒论	5

续表

净制方法	药名	摘录	文献名称	文献编号
去皮	厚朴	炙，去皮。	金匮玉函经	2
		炙，去皮。	新辑宋本伤寒论	4
		炙，去皮。	注解伤寒论	5
	交藤根【何首乌】	紫色者，河水浸七日，竹刀刮去皮，晒干。	华氏中藏经	6
	木芍药【牡丹】	去皮。	金匮玉函经	2
	木通	去皮。	华氏中藏经	6
	生姜	去皮，切。	肘后备急方	7
	桃核	去皮，切。	刘涓子鬼遗方	8
		泡，去皮。	金匮玉函经	2
	桃仁	去皮，碎。	刘涓子鬼遗方	8
		去皮，炒，切之。	刘涓子鬼遗方	8
		汤柔，挞去皮。	本草经集注	9
	杏核	泡，去皮。	金匮玉函经	2
	杏仁【苦杏仁】	去皮。	刘涓子鬼遗方	8
		汤柔，挞去皮。	本草经集注	9
	皂角	刮去皮。	金匮要略方论	3
	栀子	去皮。	刘涓子鬼遗方	8
	猪苓	去皮。	金匮要略方论	3
		去黑皮。	新辑宋本伤寒论	4
		去黑皮。	注解伤寒论	5
		削，除去黑皮。	本草经集注	9
去心皮 / 皮心 / 心皮膜	巴豆	去心皮。	金匮玉函经	2
		去皮心。	金匮要略方论	3
		去皮心，熬黑。	注解伤寒论	5
		去心皮。	肘后备急方	7
		去心皮。	刘涓子鬼遗方	8
		打破剥皮，刮去心，不尔令人闷。	本草经集注	9
去皮膜心	巴豆	去皮膜心。	刘涓子鬼遗方	8
去皮脐	附子	炮，去皮脐。	华氏中藏经	6
		炮，去皮脐。	肘后备急方	7
去皮尖	川乌	河水浸七日，换水浸，去皮尖，切片，干之。	华氏中藏经	6
	何首乌	河水浸七日，换水浸，去皮尖，切片，干之。	华氏中藏经	6

续表

净制方法	药名	摘录	文献名称	文献编号
去皮尖	桃仁	去皮尖。	金匮要略方论	3
		去皮尖及两仁者。	新辑宋本伤寒论	4
		去皮尖。	新辑宋本伤寒论	4
		去皮尖。	注解伤寒论	5
		去皮尖。	肘后备急方	7
		去皮尖，熬。	肘后备急方	7
		去皮尖。	金匮玉函经	2
	杏仁【苦杏仁】	去皮尖。	金匮要略方论	3
		去皮尖。	新辑宋本伤寒论	4
		去皮尖，熬黑。	新辑宋本伤寒论	4
		汤浸，去皮尖及两仁者。	新辑宋本伤寒论	4
		去皮尖，熬，别作脂。	新辑宋本伤寒论	4
		去皮尖，熬黑。	注解伤寒论	5
		汤浸，去皮尖。	注解伤寒论	5
		去皮尖，熬，别作脂。	注解伤寒论	5
		去皮尖。	华氏中藏经	6
		去皮尖。	肘后备急方	7
去皮弦 / 皮弦子	皂角	去皮弦。	华氏中藏经	6
去皮子	皂角	炙，去皮子。	本草经集注	9
去心	巴戟天	去心。	华氏中藏经	6
		去心。	肘后备急方	7
		皆槌（捶）破，去心。	本草经集注	9
	麦冬	去心。	肘后备急方	7
	麦门冬【麦冬】	去心。	金匮要略方论	3
		去心。	新辑宋本伤寒论	4
		去心。	注解伤寒论	5
		去心。	刘涓子鬼遗方	8
		去心。	金匮玉函经	2
	牡丹	皆槌（捶）破，去心。	本草经集注	9
	天门冬【天冬】	去心。	新辑宋本伤寒论	4
		去心。	注解伤寒论	5
	野葛	皆槌（捶）破，去心。	本草经集注	9
	远志	去心。	华氏中藏经	6
		去心。	刘涓子鬼遗方	8
		皆槌（捶）破，去心。	本草经集注	9
去根 / 节	麻黄	去节。	金匮要略方论	3
		去节。	新辑宋本伤寒论	4
		去节，水煮去沫。	华氏中藏经	6
		去节。	刘涓子鬼遗方	8
		折去节，令理通，寸斩之。	本草经集注	9
	藜芦	剔去根。	本草经集注	9
去壳	木鳖【木鳖子】	去壳。	华氏中藏经	6

续表

净制方法	药名	摘录	文献名称	文献编号
去核	大枣	去核。	刘涓子鬼遗方	8
	熟梅	去核。	本草经集注	9
	乌梅	去核。	肘后备急方	7
	枳实	去其核，只用皮。	本草经集注	9
去刺／尖	淡竹叶	切去尖。	本草经集注	9
去穰（瓤）／白	生柳皮【柳白皮】	去白。	本草经集注	9
	枳实	水浸，去穰（瓤）。	注解伤寒论	5
去土／砂（沙）石	地龙	去土。	华氏中藏经	6
	紫菀	洗去土。	本草经集注	9
去苗	柴胡	去苗。	华氏中藏经	6
去茎／枝／叶	莽草【棕叶芦】	剔取叶及嫩茎，去大枝。	本草经集注	9
	石南草	剔取叶及嫩茎，去大枝。	本草经集注	9
	茵芋	剔取叶及嫩茎，去大枝。	本草经集注	9
	泽兰	剔取叶及嫩茎，去大枝。	本草经集注	9
去头／尾／翅／足	斑蝥	炙，去头足。	肘后备急方	7
		去足翅，炙。	肘后备急方	7
	虻虫	熬，去翅足。	金匮玉函经	2
	䖟虫【虻虫】	熬，去翅足。	金匮要略方论	3
		去翅足，熬。	新辑宋本伤寒论	4
		熬，去翅足。	注解伤寒论	5
	蜈蚣	去头足赤者。	刘涓子鬼遗方	8
去毛／根毛	枇杷叶	拭去毛，炙。	肘后备急方	7
	鬼臼	除根毛。	本草经集注	9
	黄连	除根毛。	本草经集注	9
	藜芦	去毛头。	金匮玉函经	2
	石韦	手扑速吹去毛。	金匮玉函经	2
		去毛。	金匮要略方论	3
		刮去毛。	本草经集注	9
	辛夷	拭去毛，炙。	刘涓子鬼遗方	8
		刮去毛。	本草经集注	9
去目	汉椒【花椒】	出汗，去目。	刘涓子鬼遗方	8
	蜀椒【花椒】	出汗，去目闭口。	刘涓子鬼遗方	8
		去闭口者及目。	本草经集注	9
取羽／羽皮	鬼箭羽	削取羽皮。	本草经集注	9
去甲／鳞甲	杜仲	皆削去上虚软甲错，取里有味者秤之。	本草经集注	9
	厚朴	皆削去上虚软甲错，取里有味者秤之。	本草经集注	9
	木兰	皆削去上虚软甲错，取里有味者秤之。	本草经集注	9
	秦皮	皆削去上虚软甲错，取里有味者秤之。	本草经集注	9
去青	葱白	除青令尽。	本草经集注	9
	薤白	除青令尽。	本草经集注	9

续表

净制方法	药名	摘录	文献名称	文献编号
去腥	蜀漆	洗去腥。	金匮玉函经	2
		洗去腥。	金匮要略方论	3
		洗去腥。	新辑宋本伤寒论	4
		洗去腥。	注解伤寒论	5
去子	蜀椒【花椒】	去子。	金匮玉函经	2

2. 唐代

唐代医药古籍共记载净制品 76 种左右，涉及药物如下所示：（以 B 开头）巴豆、贝母、白茯苓【茯苓】、巴戟天、斑蝥；（以 C 开头）草乌、川姜【干姜】、川乌、川楝子、柴胡、蝉蜕、陈皮、川当归【当归】、川牛膝、川椒【花椒】、川独活【独活】、葱白；（以 D 开头）大枣、地龙、杜仲；（以 F 开头）防风、榧子、茯苓、附米【香附】；（以 G 开头）官桂【肉桂】、鬼箭羽、鬼臼；（以 H 开头）诃子、何首乌、厚朴、黄柏、黄连、黄芩、蒿本【藁本】；（以 J 开头）橘皮【陈皮】、蒺藜、桔梗、榉树皮；（以 L 开头）藜芦；（以 M 开头）莽草【棕叶芦】、麻黄、麦门冬【麦冬】、牡丹、木兰、木瓜；（以 P 开头）枇杷根、枇杷叶；（以 Q 开头）秋干乌头【乌头】、羌活、秦椒【花椒】、秦皮；（以 R 开头）肉豆蔻、蕤仁；（以 S 开头）商陆根【商陆】、蜀椒【花椒】、生姜、生麦门冬【麦冬】、生薯蓣【山药】、石斛、石南草、石韦、酸枣；（以 T 开头）桃仁、天门冬【天冬】；（以 W 开头）威灵仙、乌梅、五加皮；（以 X 开头）小芥子【芥子】、杏仁【苦杏仁】、辛夷、细辛、薤白；（以 Y 开头）茵芋、郁李仁、野葛、远志；（以 Z 开头）泽兰、栀子、枳实、猪苓、紫菀。

其中新增 38 种，涉及药物如下所示：（以 B 开头）白茯苓【茯苓】、贝母；（以 C 开头）草乌、川牛膝、川姜【干姜】、川当归【当归】、川独活【独活】、蝉蜕、陈皮、川楝子；（以 F 开头）防风、榧子、附米【香附】；（以 G 开头）官桂【肉桂】；（以 H 开头）蒿本【藁本】、诃子、黄柏、黄芩；（以 J 开头）橘皮【陈皮】、蒺藜、桔梗、榉树皮；（以 M 开头）木瓜；（以 P 开头）枇杷根；（以 Q 开头）秋干乌头【乌头】、羌活、秦椒【花椒】；（以 R 开头）肉豆蔻、蕤仁；（以 S 开头）酸枣、商陆根【商陆】、生薯蓣【山药】、石斛；（以 W 开头）威灵仙、五加皮；（以 X 开头）小芥子【芥子】、细辛；（以 Y 开头）野葛、郁李仁。

按照典籍的记载，唐代净制的方法主要有去芦 / 芦头、去心、去皮、去土 / 砂（沙）石、去青、去茎 / 枝 / 叶、去毛 / 根毛、去目、取羽 / 羽皮、去核、去根 / 节、去角尖、去心皮 / 皮心 / 心皮膜、去皮尖、去头足、去穰（瓤）/ 白、去刺 / 尖、去肉、去甲 / 鳞甲、去根、去苗、去骨。去芦 / 芦头的药物有 7 种，川牛膝、川当归【当归】、川独活【独活】、防风、桔梗、藜芦、羌活。去心的药物有 9 种，巴戟天、贝母、黄芩、麦门冬【麦冬】、牡丹、生麦门冬【麦冬】、天门冬【天冬】、辛夷、野葛、远志。去皮的药物有 20 种，白茯苓【茯苓】、巴豆、川姜【干姜】、杜仲、官桂【肉桂】、榧子、茯苓、何首乌、黄柏、黄连、榉树皮、肉豆蔻、蕤仁、商陆根【商陆】、生姜、生薯蓣【山药】、桃仁、草乌、川乌、郁李仁、栀子、猪苓。去土 / 砂（沙）石的药物有 5 种，地龙、蒿本【藁本】、威灵仙、小芥子【芥子】、紫菀。去青的药物有 2 种，葱白、薤白。去茎 / 枝 / 叶的药物有 5 种，莽草【棕叶芦】、石南草、细辛、茵芋、泽兰。去毛 / 根毛的药物有 7 种，鬼臼、附米【香附】、黄连、枇杷叶、枇杷根、石韦、辛夷。去目的药物有 1 种，川椒【花椒】、秦椒【花椒】、蜀椒【花椒】。取羽 / 羽皮的药物有 1 种，鬼箭羽。去核的药物有 7 种，川椒【花椒】、川楝子、大枣、诃子、酸枣、乌梅、枳实。去根 / 节的药物有 1 种，麻黄。去角尖的药物有 2 种，蒺藜、秋干乌头【乌头】。去心皮 / 皮心 / 心皮膜的药物有 3 种，巴豆、木瓜、天门冬【天冬】。去皮尖的药物有 2 种，杏仁【苦杏仁】、桃仁。去头足的药物有 2 种，斑蝥、蝉蜕。去穰（瓤）/ 白的药物有 2 种，川椒【花椒】、陈皮、橘皮【陈皮】。去刺 / 尖的药物有 2 种，蒺藜、杏仁【苦杏仁】。去肉的药物有 1 种，蜀椒【花椒】。去甲 / 鳞甲的药物有 4 种，杜仲、厚朴、木兰、秦皮。去根的药物有 1 种，石斛。去苗的药物有 3 种，柴胡、桔梗、细辛。去骨的药物有 1 种，五加皮。

具体见表 2-3。

表 2-3　唐代净制药物统计表

净制方法	药名	摘录	文献名称	文献编号
去芦 / 芦头	川当归【当归】	去芦。	仙授理伤续断秘方	19
	川独活【独活】	去芦。	仙授理伤续断秘方	19
	川牛膝	去芦。	仙授理伤续断秘方	19
	防风	去芦头。	经效产宝	16
		去芦叉。	仙授理伤续断秘方	19
		去芦。	银海精微	13
	桔梗	去芦。	仙授理伤续断秘方	19
	藜芦	去芦头。	外台秘要	15
	羌活	去芦。	银海精微	13
		去芦。	仙授理伤续断秘方	19
去心	巴戟天	皆槌（捶）破，去心。	备急千金要方	10
	贝母	去心。	经效产宝	16
	黄芩	去黑心。	银海精微	13
	麦门冬【麦冬】	去心。	经效产宝	16
		皆微润，抽去心。	备急千金要方	10
	牡丹	皆槌（捶）破，去心。	备急千金要方	10
	生麦门冬【麦冬】	去心。	食医心鉴	17
	天门冬【天冬】	去心。	银海精微	13
	辛夷	去中心及外毛。	新修本草	11
	野葛	皆槌（捶）破，去心。	备急千金要方	10
	远志	去心。	银海精微	13
		去心。	外台秘要	15
		皆槌（捶）破，去心。	备急千金要方	10
去皮	巴豆	炮，去皮，勿伤破肉。	备急千金要方	10
		去皮。	外台秘要	15
		去皮，以冷水浸，别研。	颅囟经	18
	白茯苓【茯苓】	去皮。	银海精微	13
	川姜【干姜】	煨，去皮。	银海精微	13
	杜仲	折之多白丝为佳，用之薄削去上甲皮，横理切令丝断也。	新修本草	11
	官桂【肉桂】	去粗皮。	银海精微	13
	榧子	去皮。	备急千金要方	10
	茯苓	削，除去黑皮。	备急千金要方	10
	何首乌	去黑皮。	银海精微	13
	黄柏	削去上皮，取里好处，薄斜削。	外台秘要	15
	黄连	去皮。	外台秘要	15
	榉树皮	用之削取里皮，去上甲，煎服之。	新修本草	11
	肉豆蔻	去皮。	外台秘要	15
	蕤仁	去皮。	银海精微	13

续表

净制方法	药名	摘录	文献名称	文献编号
去皮	商陆根【商陆】	去皮，取白者，不用赤色，切如小豆。	外台秘要	15
	生姜	去皮。	外台秘要	15
	生薯蓣【山药】	刮去皮，拍令碎用。	食医心鉴	17
		去皮。	食医心鉴	17
	桃仁	去皮。	仙授理伤续断秘方	19
	草乌	炮，去皮。	银海精微	13
	川乌	炮，去皮。	银海精微	13
	郁李仁	去皮。	外台秘要	15
	栀子	去皮。	备急千金要方	10
	猪苓	削，除去黑皮。	备急千金要方	10
去土/砂（沙）石	地龙	去土。	仙授理伤续断秘方	19
	蒿本【藁本】	去土。	仙授理伤续断秘方	19
	威灵仙	去土。	仙授理伤续断秘方	19
	小芥子【芥子】	去土石。	外台秘要	15
	紫菀	洗去土。	备急千金要方	10
去青	葱白	除青令尽。	备急千金要方	10
	薤白	除青令尽。	备急千金要方	10
去茎/枝/叶	莽草【棕叶芦】	剔取叶及嫩茎，去大枝。	备急千金要方	10
	石南草	剔取叶及嫩茎，去大枝。	备急千金要方	10
	细辛	去叶。	银海精微	13
	茵芋	剔取叶及嫩茎，去大枝。	备急千金要方	10
	泽兰	剔取叶及嫩茎，去大枝。	备急千金要方	10
去毛/根毛	鬼臼	除根毛。	备急千金要方	10
	附米【香附】	炒去毛。	银海精微	13
		炒去毛，杵净。	银海精微	13
	黄连	除根毛。	备急千金要方	10
		去毛。	外台秘要	15
	枇杷叶	拭去毛。	外台秘要	15
	枇杷根	去毛。	仙授理伤续断秘方	19
	石韦	拭去毛。	备急千金要方	10
	辛夷	拭去毛，去心。	备急千金要方	10
去目	川椒【花椒】	去目。	银海精微	13
	秦椒【花椒】	去目。	经效产宝	16
	蜀椒【花椒】	去目。	外台秘要	15
		去目。	经效产宝	16
		去闭口者及目。	备急千金要方	10
取羽/羽皮	鬼箭羽	削取羽皮。	备急千金要方	10
		用之，削取皮及羽也。	新修本草	11

续表

净制方法	药名	摘录	文献名称	文献编号
去核	川椒【花椒】	去核。	银海精微	13
	川楝子	去核用。	银海精微	13
	大枣	去核。	备急千金要方	10
	诃子	去核。	食医心鉴	17
	酸枣	去核。	外台秘要	15
	乌梅	去核。	备急千金要方	10
		用之去核，微熬之。	新修本草	11
		去核。	外台秘要	15
	枳实	用当去核及中穰（瓤）乃佳。	新修本草	11
去根 / 节	麻黄	去节。	备急千金要方	10
		去节。	经效产宝	16
去角尖	蒺藜	去角尖。	外台秘要	15
	秋干乌头【乌头】	实中者五枚，除去角。	备急千金要方	10
去心皮 / 皮心 / 心皮膜	巴豆	用皆去心皮乃称，又熬令黄黑，别捣如膏。	新修本草	11
		去皮心膜。	备急千金要方	10
	木瓜	去皮心。	食医心鉴	17
	天门冬【天冬】	去皮心。	食疗本草	14
去皮尖	杏仁【苦杏仁】	去皮尖双仁。	外台秘要	15
		去皮尖，别研。	颅囟经	18
		去皮尖。	仙授理伤续断秘方	19
		炒，去皮尖。	银海精微	13
	桃仁	去皮尖。	食医心鉴	17
去头足	斑蝥	去头足。	外台秘要	15
	蝉蜕	水泡，洗，去头足。	银海精微	13
去穰（瓤）/ 白	川椒【花椒】	去白。	银海精微	13
	陈皮	去白。	经效产宝	16
	橘皮【陈皮】	去瓤。	食医心鉴	17
去刺 / 尖	蒺藜	炒，去尖。	银海精微	13
		炒，去刺。	银海精微	13
	杏仁【苦杏仁】	去尖。	经效产宝	16
去肉	蜀椒【花椒】	去肉。	银海精微	13
去甲 / 鳞甲	杜仲	皆削去上虚软甲错，取里有味者秤之。	备急千金要方	10
	厚朴	皆削去上虚软甲错，取里有味者秤之。	备急千金要方	10
	木兰	皆削去上甲错，取里有味者秤之。	备急千金要方	10
	秦皮	皆削去上虚软甲错，取里有味者秤之。	备急千金要方	10
去根	石斛	去根。	银海精微	13
去苗	柴胡	去苗。	银海精微	13
	桔梗	去苗。	仙授理伤续断秘方	19
	细辛	去苗。	银海精微	13
		去苗叶。	仙授理伤续断秘方	19
去骨	五加皮	净洗，去骨。	仙授理伤续断秘方	19

3. 宋代

宋代净制品种增幅很大，共365种左右，涉及药物如下所示：（以A开头）阿魏、艾叶、安息香；（以B开头）巴豆、巴戟天、巴戟【巴戟天】、菝葜、白扁豆、扁豆【白扁豆】、白芨【白及】、白僵蚕【僵蚕】、白豆蔻、白茅根、白术、白薇、白鲜皮、白藓皮【白鲜皮】、白芷、百部、百部根【百部】、百草霜、百合、柏子仁、柏实【柏子仁】、斑蝥、板蓝根、半夏、薄荷、萆薢、蓖麻【蓖麻子】、蓖麻子、壁虎、蝙蝠、鳖甲、北细辛【细辛】、北五味子【五味子】、白芍药【白芍】、白花蛇【蕲蛇】、白蒺藜【蒺藜】、白蒺藜子【蒺藜】、白芜荑【芜荑】、蘗木【黄柏】、白茯苓【茯苓】、白颈蚯蚓【地龙】、贝母、不蛀皂角【皂角】、舶上硫黄【硫黄】；（以C开头）川巴戟【巴戟天】、川黄连【黄连】、川椒【花椒】、川黎椒【花椒】、川牛膝、川续断【续断】、穿心巴戟【巴戟天】、川萆薢【萆薢】、川当归【当归】、赤茯苓【茯苓】、川蒿本【藁本】、赤足蜈蚣【蜈蚣】、侧子、草龙胆【龙胆】、菖蒲【石菖蒲】、川乌、川乌头【川乌】、草决明【决明子】、苍术、草豆蔻、草果、草果子【草果】、草乌头尖【草乌】、草乌、草乌头【草乌】、柴胡、蝉花、蝉蜕、蝉壳【蝉蜕】、车前子、陈皮、陈橘皮【陈皮】、川槿皮【木槿皮】、川楝子、川苦楝【川楝子】、川练子【川楝子】、川楝【川楝子】、川芎、磁石、葱；（以D开头）大冬瓜【冬瓜】、地丁草【紫花地丁】、大香附子【香附】、大杏仁【苦杏仁】、大黑附子【附子】、大豆【黄大豆】、大黄瓜【黄瓜】、大熟黄瓜【黄瓜】、大附子【附子】、大腹皮、豆蔻【白豆蔻】、大麻子【蓖麻子】、大麻仁【火麻仁】、兜铃【马兜铃】、独角仙【蜣螂】、大川乌【川乌】、大川乌头【川乌】、大黄、大戟、大青叶、大蒜、大蒜头【大蒜】、大枣、丹参、胆矾、淡竹叶、当归、地肤子、地龙、地榆、丁皮【丁香树皮】、丁香、冬瓜仁【冬瓜子】、独活、杜仲；（以E开头）鹅不食草、鹅梨；（以F开头）风子【大风子】、防风、防葵、凤尾草、伏龙肝、茯苓、茯神、浮萍草【浮萍】、附子、蜚虻【虻虫】、釜底百草霜【百草霜】、覆盆子；（以G开头）干蟾【蟾蜍】、干蛤蟆【虾蟆】、干地黄【地黄】、枸杞根【地骨皮】、甘菊【菊花】、甘菊花【菊花】、干蝎【全蝎】、桂【肉桂】、干蜘蛛【蜘蛛】、甘草、甘松、葛根、干葛【葛根】、干姜、高良姜、藁本、钩藤、狗脊、枸杞【枸杞子】、枸杞子、谷精草、骨碎补、瓜蒌、栝楼【瓜蒌】、瓜蒌子、瓜蒌仁【瓜蒌子】、官桂【肉桂】、贯众、龟甲、鬼箭羽、鬼箭【鬼箭羽】、鬼臼、桂心、桂枝；（以H开头）蒿本【藁本】、黄瓜蒌【瓜蒌】、海螵蛸、海带【昆布】、胡麻【芝麻】、黑油麻【芝麻】、黑狗脊【贯众】、红芽大戟、黑锡【铅】、花蛇【蕲蛇】、虎掌、茴香【小茴香】、海桐皮、海藻、寒水石、诃子、诃梨勒【诃子】、诃子肉【诃子】、何首乌、淮乌、鹤虱、黑豆、黑附【附子】、黑牵牛【牵牛子】、红豆蔻、红娘子、厚朴、胡麻子【亚麻子】、胡桃【核桃仁】、胡桃肉【核桃仁】、槲皮、虎胫骨【虎骨】、虎杖、槐根白皮【槐根】、槐角、槐实【槐角】、黄柏、黄蘗【黄柏】、黄连、黄皮、黄芪、黄芩、藿香、藿香叶、汉椒【花椒】、红蓝花【红花】；（以J开头）鸡内金、鸡头、鸡子、苣胜【芝麻】、金毛狗脊【狗脊】、金星草【凤尾草】、桔皮【陈皮】、橘皮【陈皮】、金铃子【川楝子】、京穹【川芎】、金线重楼【重楼】、江子【巴豆】、僵蚕、鸡头实【芡实】、京三棱【三棱】、荆三棱【三棱】、京续断【续断】、精羊肉【羊肉】、蒺藜、剪草、椒红【花椒】、金樱子、荆芥、荆芥穗、粳米、韭子【韭菜子】、桔梗、菊花、橘红、橘叶、橘子、卷柏；（以K开头）榼藤子、苦参、苦梗【桔梗】、苦楝根白皮【苦楝皮】、款冬花、葵子、昆布；（以L开头）莱菔、莱菔子、雷丸、藜芦、李根【李根皮】、连翘、莲肉【莲子】、莲蓬【莲房】、莲实【莲子】、莨菪【莨菪子】、莨菪子、灵香草、刘寄奴、龙胆、龙胆草【龙胆】、龙牙草、漏篮子、漏芦、芦荟、鹿骨、鹿茸、辣桂【肉桂】、良姜【高良姜】、楝实【川楝子】、乱发【血余】、露蜂房【蜂房】；（以M开头）麻黄、马鞭草、马勃、马齿苋、马兜铃、麦冬、麦门冬【麦冬】、麦子、蔓荆子、梅仁、虻虫、蝱虫【虻虫】、木虻【虻虫】、牡丹皮、牡蛎、木鳖子、木鳖【木鳖子】、木瓜、木兰皮、木通、木猪苓【猪苓】、麻旋覆花【旋覆花】、麻子【火麻仁】、麻仁【火麻仁】、绵黄芪【黄芪】、木贼、木贼草【木贼】;(以N开头)硇砂、牛蒡根、牛蒡子、牛膝、南木香、嫩紫草【紫草】、嫩黄芪【黄芪】、南星【天南星】、糯米;(以P开头)枇杷叶、螵蛸【桑螵蛸】、朴硝;(以Q开头)荠苨、千金子、牵牛子、前胡、茜草、茜根【茜草】、羌活、蜣螂、茄茸、秦艽、秦椒【花椒】、秦皮、青蒿、青皮、青橘皮【青皮】、青梅、青盐【大青盐】、麒麟血【血竭】、青羊肝【羊肝】、蜻蛉【蜻蜓】、瞿麦、全蝎;(以R开头)人参、肉苁蓉、肉豆蔻、肉桂、软柴胡【柴胡】、蕤核;(以S开头)桑白皮、桑根白皮【桑白皮】、桑寄生、沙参、砂仁、生麦门冬【麦冬】、蜀椒【花椒】、生黄精【黄精】、生附子【附子】、缩砂【砂仁】、缩砂仁【砂仁】、石枣、山茵陈【金钟茵陈】、山茵陈叶【金钟茵陈叶】、生李根白皮【李根皮】、生藕【藕】、山栀【栀子】、山栀子【栀子】、莎草根【香附】、山慈菇、山茱萸、商陆、芍药、蛇蜕、升麻、生乌龟【乌龟】、生地黄【地黄】、生干地黄【地黄】、生姜、生射干【射干】、石菖蒲、石斛、石莲肉【石莲子】、石莲子、石南叶【石楠叶】、石韦、石蜥蜴【石龙子】、石燕、使君子、熟地黄【地黄】、熟地【地黄】、熟干地黄【地黄】、蜀漆、水蛭、松子、苏、酸石榴皮【石榴皮】、酸枣仁;(以T开头)桃仁、桃核人【桃仁】、桃核仁【桃仁】、天麻、天麻子、天门冬【天冬】、天南星、天仙藤、甜瓜子、葶苈【葶苈子】、土鳖子【土鳖虫】、天雄、亭长【葛上亭长】、天浆子【雀瓮】、菟丝子;(以W开头)瓦松、威灵仙、乌梅、乌蛇【乌梢蛇】、乌蛇肉【乌梢蛇】、乌头、乌喙、乌药、芜荑、屋游【真藓】、乌贼鱼骨【海螵蛸】、吴白芷【白芷】、吴茱萸、吴萸【吴茱萸】、蜈蚣、五倍子、五倍【五倍子】、五加皮、五灵脂、五味子;(以X开头)豨莶草、细茶、细辛、仙茅、香附、香附子【香附】、香薷、香薷叶、新绿豆【绿豆】、杏核仁【苦杏仁】、杏仁【苦杏仁】、宣连【黄连】、宣木瓜【木瓜】、宣州木瓜【木瓜】、新罗白附子【白附子】、续随子【千金子】、仙灵脾【淫羊藿】、小蓟茎叶、蝎尾、辛夷、辛夷叶、雄雀儿【雄雀】、续断、玄参、旋覆花、旋复花【旋覆花】;(以Y开头)延胡索、野驼脂【骆驼脂】、鹰爪黄连【黄连】、圆白半夏【半夏】、银川柴胡【柴胡】、硬柴胡【柴胡】、盐豉、羊肾、羊子肝【羊肝】、野鼠、益智、益智子【益智仁】、薏苡仁、薏仁【薏苡仁】、茵陈蒿【茵陈】、茵陈、茵芋、罂粟壳、榆白皮、榆仁、郁金、郁李仁、郁李人【郁李仁】、预知子、芫花、芫青、远志;(以Z开头)皂荚【皂角】、皂角、猪牙皂角【猪牙皂】、泽兰叶、泽漆、泽泻、芝麻、知母、栀子、枳壳、枳实、猪苓、猪皮、紫参、紫草、紫河车、紫苏叶、紫苏子、紫菀、紫菀茸【紫菀】、梓州厚朴【厚朴】、枣【大枣】、紫大戟【大戟】、紫巴戟【巴戟天】、紫薇。

新增310余种药材，涉及药物如下所示:(以A开头)阿魏、艾叶、安息香;(以B开头)菝葜、白扁豆、扁豆【白扁豆】、白芨【白及】、白僵蚕【僵蚕】、白茅根、白术、白薇、白鲜皮、白藓皮【白鲜皮】、白芷、百部、百部根【百部】、不蛀皂角【皂角】、白芍药【白芍】、白芜荑【芜荑】、北五味子【五味子】、白花蛇【蕲蛇】、白豆蔻、百草霜、百合、柏子仁、柏实【柏子仁】、板蓝根、半夏、薄荷、萆薢、蓖麻【蓖麻子】、蓖麻子、壁虎、蝙蝠、鳖甲、舶上硫黄【硫黄】;(以C开头)柴胡、苍术、草豆蔻、草果、草果子【草果】、草决明【决明子】、草龙胆【龙胆】、侧子、菖蒲【石菖蒲】、赤足蜈蚣【蜈蚣】、川续断【续断】、川萆薢【萆薢】、草乌头尖【草乌】、蝉花、车前子、川槿皮【木槿皮】、川芎、磁石、葱;(以D开头)大附子【附子】、大黑附子【附子】、大麻子【蓖麻子】、大黄瓜【黄瓜】、大熟黄瓜【黄瓜】、大豆【黄大豆】、大腹皮、杜仲、兜铃【马兜铃】、地丁草【紫花地丁】、大香附子【香附】、大冬瓜【冬瓜】、大黄、大戟、大青叶、大蒜、大蒜头【大蒜】、丹参、胆矾、淡竹叶、地肤子、地榆、丁皮【丁香树皮】、丁香、冬瓜仁【冬瓜子】、豆蔻【白豆蔻】、独角仙【蜣螂】;(以E开头)鹅不食草、鹅梨;(以F开头)防葵、蜚虻【虻虫】、风子【大风子】、釜底百草霜【百草霜】、凤尾草、伏龙肝、茯神、浮萍草【浮萍】、附子、覆盆子;(以G开头)甘草、甘松、干姜、高良姜、葛根、干葛【葛根】、钩藤、枸杞根【地骨皮】、干蜘蛛【蜘蛛】、桂【肉桂】、干地黄【地黄】、甘菊【菊花】、甘菊花【菊花】、干蛤蟆【虾蟆】、干蝎【全蝎】、干蟾【蟾蜍】、狗脊、枸杞【枸杞子】、枸杞子、谷精草、骨碎补、瓜蒌、栝楼【瓜蒌】、瓜蒌仁【瓜蒌子】、瓜蒌子、贯众、龟甲、桂心、桂枝；（以H开头）海螵蛸、海桐皮、海藻、寒水石、鹤虱、黑豆、黑附【附子】、红芽大戟、黑狗脊【贯众】、黑牵牛【牵牛子】、黑油麻【芝麻】、厚朴、海带【昆布】、黑锡【铅】、红豆蔻、红蓝花【红花】、红娘子、胡麻子【亚麻子】、胡桃【核桃仁】、胡桃肉【核桃仁】、槲皮、虎胫骨【虎骨】、虎杖、虎掌、花蛇【蕲蛇】、槐根白皮【槐根】、槐角、槐实【槐角】、黄瓜蒌【瓜蒌】、黄皮、黄芪、茴香【小茴香】、藿香、藿香叶；（以J开头）鸡内金、鸡头、鸡头实【芡实】、鸡子、剪草、椒红【花椒】、金樱子、京三棱【三棱】、荆三棱【三棱】、荆芥、荆芥穗、粳米、苣胜【芝麻】、京续断【续断】、金毛狗脊【狗脊】、僵蚕、金星草【凤尾草】、精羊肉【羊肉】、金线重楼【重楼】、京穹【川芎】、韭子【韭菜子】、菊花、橘红、橘叶、橘子、卷柏；（以K开头）榼藤子、苦参、苦楝根白皮【苦楝皮】、款冬花、葵子、昆布；（以L开头）莱菔、莱菔子、雷丸、李根【李根皮】、辣桂【肉桂】、良姜【高良姜】、乱发【血余】、连翘、莲实【莲子】、莲肉【莲子】、莲蓬【莲房】、莨菪【莨菪子】、莨菪子、灵香草、刘寄奴、龙胆、龙胆草【龙胆】、龙牙草、漏篮子、漏芦、芦荟、鹿骨、鹿茸、露蜂房【蜂房】；（以M开头）麻旋覆花【旋覆花】、绵黄芪【黄芪】、麻仁【火麻仁】、麻子【火麻仁】、马鞭草、马勃、马齿苋、马兜铃、麦子、蔓荆子、梅仁、虻虫、蝱虫【虻虫】、木虻【虻虫】、牡丹皮、牡蛎、木鳖子、木鳖【木鳖子】、木兰皮、木通、木贼、木贼草【木贼】；（以N开头）硇砂、嫩黄芪【黄芪】、嫩紫草【紫草】、南星【天南星】、南木香、牛蒡根、牛蒡子、糯米；（以P开头）螵蛸【桑螵蛸】、朴硝；（以Q开头）茅苊、千金子、牵牛子、前胡、茜草、茜根【茜草】、蜣螂、茄茸、秦艽、青蒿、青梅、青皮、青橘皮【青皮】、青盐【大青盐】、青羊肝【羊肝】、麒麟血【血竭】、蜻蛉【蜻蜓】、瞿麦、全蝎；（以R开头）人参、肉苁蓉、肉桂、蕤核；（以S开头）桑白皮、桑根白皮【桑白皮】、桑寄生、沙参、砂仁、生黄精【黄精】、山茵陈【金钟茵陈】、山茵陈叶【金钟茵陈叶】、生李根白皮【李根皮】、缩砂【砂仁】、缩砂仁【砂仁】、生藕【藕】、生乌龟【乌龟】、生附子【附子】、莎草根【香附】、山慈菇、山茱萸、商陆、芍药、蛇蜕、升麻、生地黄【地黄】、生干地黄【地黄】、熟地黄【地黄】、熟地【地黄】、熟干地黄【地黄】、生射干【射干】、石菖蒲、石莲肉【石莲子】、石莲子、石南叶【石楠叶】、石蜥蜴【石龙子】、石燕、使君子、蜀漆、水蛭、松子、酸石榴皮【石榴皮】、酸枣仁；（以T开头）天麻、天麻子、天南星、天仙藤、甜瓜子、天浆子【雀瓮】、亭长【葛上亭长】、天雄、葶苈【葶苈子】、土鳖子【土鳖虫】、菟丝子；（以W开头）瓦松、乌蛇【乌梢蛇】、乌蛇肉【乌梢蛇】、乌药、芜荑、吴萸【吴茱萸】、吴茱萸、蜈蚣、五倍【五倍子】、五倍子、五灵脂、乌喙、屋游【真藓】、乌贼鱼骨【海螵蛸】、吴白芷【白芷】、五味子；（以X开头）豨莶草、细茶、仙茅、香附、香附子【香附】、香薷、香薷叶、小蓟茎叶、蝎尾、辛夷叶、雄雀儿【雄雀】、续断、玄参、旋覆花、旋复花【旋覆花】、新绿豆【绿豆】、仙灵脾【淫羊藿】、续随子【千金子】、新罗白附子【白附子】；（以Y开头）野驼脂【骆驼脂】、圆白半夏【半夏】、延胡索、盐豉、羊肾、羊子肝【羊肝】、野鼠、益智、益智子【益智仁】、薏苡仁、薏仁【薏苡仁】、茵陈蒿【茵陈】、茵陈、罂粟壳、榆白皮、榆仁、郁金、预知子、芫花、芜青；（以Z开头）皂荚【皂角】、皂角、猪牙皂角【猪牙皂】、紫大戟【大戟】、泽兰叶、泽漆、泽泻、芝麻、知母、枳壳、猪皮、紫参、紫草、紫河车、紫苏、紫苏叶、紫苏子、紫薇、紫菀、梓州厚朴【厚朴】。

按照典籍的记载，宋代净制的方法主要有洗、去芦/芦头、去须、去皮、去皮脐、去皮尖、去皮弦/皮弦子、去刺/角、去心、去心皮/皮心/心皮膜、去目、去壳、去核、去穰（瓤）/白、去根/节、去毛/根毛、去头/尾/翅/足、去土/砂（沙）石、去苗、去子、去皮子、去滓、去茎/枝梗/叶、去脏器/脏器膜、去丝（嘴）、去末、去坚、去蒂/萼、去黄、取羽/羽皮、去仁、去汁、去膜/革（隔）膜/筋膜、去甲/鳞甲、去木、用根、取仁、取粉、取肉、拣择及其他制法。

其中洗的药物有100余种，涉及药物如下所示：（以B开头）白僵蚕【僵蚕】、白薇、白芷、百部、百合、板蓝根、半夏、萆薢；（以C开头）苍术、草决明【决明子】、柴胡、蝉蜕、车前子、陈橘皮【陈皮】、陈皮、川萆薢【萆薢】、川当归【当归】、川蒿本【藁本】、川牛膝、川芎、川续断【续断】、葱；（以D开头）大豆【黄大豆】、大腹皮、大戟、大杏仁【苦杏仁】、丹参、胆矾、当归、地榆；（以F开头）防风、凤尾草、浮萍草【浮萍】、附子；（以G开头）甘松、干蟾【蟾蜍】、干地黄【地黄】、瓜蒌子、贯众；（以H开头）海带【昆布】、海藻、寒水石、黑豆、红蓝花【红花】、虎掌、槐实【槐角】、黄芪、茴香【小茴香】；（以J开头）鸡内金、剪草、金铃子【川楝子】、金星草【凤尾草】、京穹【川芎】、粳米、橘皮【陈皮】、橘叶；（以K开头）昆布；（以L开头）莱菔、莨菪【莨菪子】、龙牙草、鹿骨、露蜂房【蜂房】、乱发【血余】；（以M开头）麦门冬【麦冬】、蔓荆子、牡丹皮；（以N开头）牛蒡根、牛膝、糯米；（以P开头）枇杷叶；（以Q开头）茅苨、前胡、羌活、秦艽、青橘皮【青皮】、青梅；（以R开头）人参、肉苁蓉；（以S开头）沙参、芍药、生地黄【地黄】、生黄精【黄精】、生姜、生李根白皮【李根皮】、石斛、石燕、熟地【地黄】、熟地黄【地黄】、熟干地黄【地黄】、蜀漆；（以T开头）天麻、天门冬【天冬】、天南星、天仙藤、甜瓜子、菟丝子；（以W开头）威灵仙、屋游【真藓】、吴白芷【白芷】、吴萸【吴茱萸】、吴茱萸、五倍【五倍子】、五加皮；（以X开头）细辛、小蓟茎叶、辛夷叶、杏仁【苦杏仁】、续断、玄参、旋覆花；（以Y开头）盐豉、薏苡仁、圆白半夏【半夏】；（以Z开头）泽漆、枳实、紫河车、紫苏子、紫菀、紫菀茸【紫菀】。

去芦/芦头的药物有38种，涉及药物如下所示：（以B开头）白术、白头翁、白芷、百部；（以C开头）草龙胆【龙胆】、柴胡、川当归【当归】、川牛膝；（以D开头）丹参、当归、独活；（以F开头）防风、防葵；（以G开头）甘草、高良姜、藁本；（以H开头）蒿本【藁本】、红芽大戟【大戟】、黄连、黄芩、黄芪；（以J开头）京续断【续断】、荆三棱【三棱】、桔梗；（以K开头）苦梗【桔梗】；（以L开头）藜芦、良姜【高良姜】、龙胆、龙胆草【龙胆】、漏芦；（以M开头）绵黄芪【黄芪】；（以N开头）南木香、嫩黄芪【黄芪】、牛膝；（以Q开头）茅苨、前胡、羌活、秦艽；（以R开头）人参、软柴胡【柴胡】；（以S开头）沙参、升麻；（以W开头）威灵仙；（以X开头）细辛、续断、玄参；（以Y开头）硬柴胡【柴胡】、远志；（以Z开头）紫草、紫菀。

去须的药物有11种，菝葜、白芨【白及】、白茅根、川黄连【黄连】、葱、大蒜头【大蒜】、当归、鬼臼、黄连、升麻、生射干【射干】、石菖蒲、宣连【黄连】。

去皮的药物有115种左右，涉及药物如下所示：（以B开头）巴豆、白扁豆、白豆蔻、白茯苓【茯苓】、白芍药【白芍】、白芜荑【芜荑】、柏子仁、蓖麻【蓖麻子】、蓖麻子、扁豆【白扁豆】、蘖木【黄柏】；（以C开头）苍术、草豆蔻、草果、草果子【草果】、草乌、草乌头尖【草乌】、赤茯苓【茯苓】、川槿皮【木槿皮】、川苦楝【川楝子】、川楝【川楝子】、川楝子、川乌、川乌头【川乌】；（以D开头）大川乌【川乌】、大豆【黄大豆】、大附子【附子】、大黄、大戟、大麻子【蓖麻子】、大蒜、大香附子【香附】、大枣、丁皮【丁香树皮】、豆蔻【白豆蔻】、杜仲；（以E开头）鹅梨；（以F开头）茯苓、茯神、釜底百草霜【百草霜】、附子；（以G开头）干葛【葛根】、干姜、枸杞根【地骨皮】、瓜蒌、栝楼【瓜蒌】、瓜蒌仁【瓜蒌子】、官桂【肉桂】、贯众、鬼臼、桂【肉桂】、桂心、桂枝；（以H开头）海桐皮、蒿本【藁本】、黑豆、黑附子【附子】、黑油麻【芝麻】、红豆蔻、厚朴、胡麻子【亚麻子】、胡桃肉【核桃仁】、槲皮、虎杖、淮乌、槐根白皮、黄柏、黄蘖【黄柏】、黄瓜蒌【瓜蒌】、黄连、黄皮、黄芩；（以J开头）金线重楼【重楼】、京三棱【三棱】、橘子、苣胜【芝麻】；（以K开头）苦楝根白皮【苦楝皮】；（以L开头）辣桂【肉桂】、雷丸、李根【李根皮】、楝实【川楝子】、鹿茸；（以M开头）麻仁【火麻仁】、麻子【火麻仁】、麦门冬【麦冬】、蔓荆子、木瓜、木兰皮、木通、木猪苓【猪苓】；（以

N开头）南星【天南星】、牛蒡根；（以P开头）螵蛸【桑螵蛸】；（以Q开头）千金子、牵牛子、茄茸、秦皮、青皮；（以R开头）肉苁蓉、肉豆蔻、肉桂；（以S开头）桑白皮、桑根白皮【桑白皮】、砂仁、山慈菇、山栀子【栀子】、商陆、生附子【附子】、生姜、生藕【藕】、石莲肉【石莲子】、石韦、松子、酸枣仁、缩砂【砂仁】、缩砂仁【砂仁】；（以T开头）桃仁、天麻、天南星、天雄；（以W开头）乌蛇【乌梢蛇】、乌蛇肉【乌梢蛇】、乌头；（以X开头）仙茅、香附子【香附】、新罗白附子【白附子】、杏仁【苦杏仁】、续随子【千金子】；（以Y开头）延胡索、益智、益智子【益智仁】、薏仁【薏苡仁】、薏苡仁、榆白皮、榆仁、郁金、郁李仁、郁李人【郁李仁】、预知子；（以Z开头）皂角、芝麻、栀子、猪苓、猪牙皂角【猪牙皂】、梓州厚朴【厚朴】、紫大戟、紫苏子。

去皮脐的药物有9种，草乌头【草乌】、草乌、侧子、川乌、川乌头【川乌】、大川乌头【川乌】、大附子【附子】、大黑附子【附子】、附子、黑附子【附子】、漏篮子、生附子【附子】、天南星、天雄、乌头、乌喙。

去皮尖的药物有12种，白蒺藜子【蒺藜】、草乌、草乌头【草乌】、川乌、川乌头【川乌】、冬瓜仁【冬瓜子】、附子、梅仁、南星【天南星】、桃核人【桃仁】、桃核仁【桃仁】、桃仁、天雄、杏核仁【苦杏仁】、杏仁【苦杏仁】、郁李仁、皂角。

去皮弦/皮弦子的药物有2种，猪牙皂角【猪牙皂】、皂角。

去刺/角的药物有4种，白蒺藜【蒺藜】、苍术、蒺藜、金樱子、蝎尾。

去心的药物有20种，巴豆、巴戟【巴戟天】、巴戟天、川巴戟【巴戟天】、穿心巴戟【巴戟天】、紫巴戟【巴戟天】、白藓皮【白鲜皮】、百部根【百部】、百合、贝母、茯神、枸杞根【地骨皮】、黄芪、黄芩、麦冬、麦门冬【麦冬】、生麦门冬【麦冬】、麦子、牡丹皮、山慈菇、石莲肉【石莲子】、天门冬【天冬】、远志、榆白皮、紫薇。

去心皮/皮心/心皮膜的药物有3种，巴豆、莲肉【莲子】、莲实【莲子】、天门冬【天冬】。

去目的药物有2种，巴豆、川椒【花椒】、汉椒【花椒】、蜀椒【花椒】、椒红【花椒】、秦椒【花椒】。

去壳的药物有26种，巴豆、江子【巴豆】、柏实【柏子仁】、柏子仁、蓖麻【蓖麻子】、草豆蔻、地肤子、风子【大风子】、瓜蒌仁【瓜蒌子】、瓜蒌子、诃子、胡桃【核桃仁】、大麻仁【火麻仁】、榼藤子、鸡头实【芡实】、木鳖【木鳖子】、木鳖子、千金子、续随子【千金子】、天浆子【雀瓮】、肉豆蔻、石莲子、使君子、松子、酸枣仁、缩砂【砂仁】、缩砂仁【砂仁】、天麻子、土鳖子【土鳖虫】、延胡索、薏苡仁、栀子、山栀【栀子】、山栀子【栀子】。

去核的药物有7种，川楝子、大枣、石枣、枣【大枣】、诃梨勒【诃子】、诃子、诃子肉【诃子】、山茱萸、乌梅、枳实。

去穰（瓤）/白的药物有12种，陈橘皮【陈皮】、陈皮、桔皮【陈皮】、橘皮【陈皮】、大黄瓜【黄瓜】、大熟黄瓜【黄瓜】、瓜蒌、蒿本【藁本】、橘红、榼藤子、木瓜、宣木瓜【木瓜】、宣州木瓜【木瓜】、青橘皮【青皮】、青皮、酸石榴皮、罂粟壳、枳壳、枳实。

去根/节的药物有22种，大青叶、地丁草【紫花地丁】、茯神、甘草、谷精草、黄芪、鹰爪黄连【黄连】、卷柏、麻黄、麻旋覆花【旋覆花】、马鞭草、马齿苋、木通、木贼、木贼草【木贼】、秦艽、石斛、威灵仙、细辛、续断、玄参、泽兰叶、紫菀。

去毛/根毛的药物有17种，白茯苓【茯苓】、狗脊、黑狗脊【贯众】、金毛狗脊【狗脊】、骨碎补、鬼臼、黄连、鸡头、鹿茸、枇杷叶、前胡、秦艽、续随子【千金子】、莎草根【香附】、石菖蒲、菖蒲【石菖蒲】、石南叶【石楠叶】、石韦、香附、香附子【香附】、知母。

去头/尾/翅/足的药物有21种，白僵蚕【僵蚕】、斑蝥、壁虎、柴胡、蝉蜕、干蟾【蟾蜍】、干蝎【全蝎】、红娘子、虻虫、蝱虫【虻虫】、蜚虻【虻虫】、木虻【虻虫】、牛膝、蜣螂、蜻蛉【蜻蜓】、全蝎、白花蛇【蕲蛇】、石蜥蜴【石龙子】、防风、亭长【葛上亭长】、独角仙【双叉犀金龟】、乌蛇【乌梢蛇】、蜈蚣、赤足蜈蚣【蜈蚣】、芫青、干蜘蛛【蜘蛛】。

去土/砂（沙）石的药物有54种，涉及药物如下所示：（以A开头）阿魏；（以B开头）白颈蚯蚓【地龙】、舶上硫黄【硫黄】；（以C开头）蝉花、蝉壳【蝉蜕】、蝉蜕、车前子、川芎；（以D开头）当归、地龙；（以E开头）鹅不食草；（以G开头）甘松、干蝎【全蝎】、葛根、枸杞【枸杞子】、枸杞根【地骨皮】、贯众；（以H开头）海螵蛸、海藻、蒿本【藁本】、何首乌、黑狗脊【贯众】、黑锡【铅】、茴香【小茴香】、藿香、藿香叶；（以J开头）卷柏；（以K开头）款冬花、昆布；（以L开头）龙胆草【龙胆】、芦荟；（以M开头）牡蛎；（以N开头）硇砂；（以Q开头）羌活、秦艽、青蒿、青盐【大青盐】；（以R开头）肉苁蓉；（以S开头）沙参、山茵陈【金钟茵陈】、山茵陈叶【金钟茵陈叶】、蛇蜕、石斛；（以T开头）葶苈【葶苈子】、菟丝子；（以W开头）瓦松、五倍子、五灵脂；（以X开头）细辛、玄参；（以Y开头）延胡索；（以Z开头）猪苓、紫参、紫苏叶、紫苏子、紫菀。

去苗的药物有35种，涉及药物如下所示：白薇、白芷、柴胡、银川柴胡【柴胡】、丹参、当归、地榆、独活、防风、防葵、甘草、蒿本【藁本】、黄连、黄芩、桔梗、苦参、藜芦、龙胆、牛膝、前胡、茜根【茜草】、羌活、秦艽、人参、沙参、生干地黄【地黄】、石斛、威灵仙、细辛、玄参、远志、泽泻、紫参、紫草、紫菀。

去子的药物有5种，大冬瓜【冬瓜】、瓜蒌、蜀椒【花椒】、川椒【花椒】、水蛭、皂角。

去皮子的药物有2种，木瓜、皂角、不蛀皂角【皂角】、皂荚【皂角】。

去滓的药物有4种，安息香、野驼脂【骆驼脂】、朴硝、皂角。

去茎/枝梗/叶的药物有35种，涉及药物如下所示：（以A开头）艾叶；（以B开头）白鲜皮、白芷、薄荷、北五味子【五味子】、北细辛【细辛】；（以D开头）淡竹叶、丁香；（以F开头）覆盆子；（以G开头）甘菊【菊花】、甘菊花【菊花】、枸杞根【地骨皮】；（以H开头）藿香；（以J开头）荆芥、荆芥穗、菊花；（以K开头）款冬花；（以L开头）连翘、莲蓬【莲房】、灵香草、刘寄奴；（以N开头）嫩紫草【紫草】、牛膝；（以Q开头）瞿麦；（以S开头）蜀椒【花椒】、酸枣仁；（以W开头）吴茱萸、五味子；（以X开头）豨莶草、细茶、细辛、仙灵脾【淫羊藿】、香薷、旋复花【旋覆花】、旋覆花；（以Y开头）茵陈、茵陈蒿【茵陈】、茵芋、罂粟壳、芫花；（以Z开头）紫苏、紫苏叶。

去脏器/脏器膜的药物有15种，蝙蝠、鳖甲、龟甲、虎胫骨【虎骨】、干蛤蟆【虾蟆】、花蛇【蕲蛇】、白花蛇【蕲蛇】、青羊肝【羊肝】、石蜥蜴【石龙子】、生乌龟【乌龟】、乌蛇【乌梢蛇】、乌蛇肉【乌梢蛇】、雄雀儿【雄雀】、羊肾、精羊肉【羊肉】、羊子肝【羊肝】、野鼠、猪皮。

去丝（嘴）的药物有3种，白僵蚕【僵蚕】、僵蚕、杜仲、马兜铃。

去末的药物有1种，麒麟血【血竭】。

去坚的药物有1种，乌贼鱼骨【海螵蛸】。

去蒂/萼的药物有9种，白术、丁香、覆盆子、甘菊花【菊花】、菊花、蔓荆子、天麻、辛夷、旋覆花、罂粟壳。

去黄的药物有2种，鸡子、五灵脂。

取羽/羽皮的药物有1种，鬼箭羽、鬼箭【鬼箭羽】。

去仁的药物有2种，蕤核、乌梅。

去汁的药物有2种，麻黄、仙茅。

去膜 / 革（隔）膜 / 筋膜的药物有 7 种，胡桃【核桃仁】、连翘、马勃、兜铃【马兜铃】、肉苁蓉、罂粟壳、皂荚【皂角】。

去甲 / 鳞甲的药物有 2 种，乌贼鱼骨【海螵蛸】、肉苁蓉。

去木的药物有 6 种，枸杞根【地骨皮】、茯神、苦参、牡丹皮、乌药、五加皮。

用根的药物有 3 种，菖蒲【石菖蒲】、细辛、藜芦。

取仁的药物有 2 种，白芜荑【芜荑】、益智子【益智仁】。

取粉的药物有 1 种，黑牵牛【牵牛子】。

取肉的药物有 4 种，川练子【川楝子】、川楝子、胡桃【核桃仁】、肉桂、山茱萸。

拣择的药物有 29 种，艾叶、丁香、伏龙肝、枸杞子、贯众、鹤虱、黑豆、槐角、韭子【韭菜子】、菊花、葵子、新绿豆【绿豆】、牡丹皮、牛蒡子、前胡、茜草、瞿麦、桑寄生、生地黄【地黄】、菟丝子、芜荑、白芜荑【芜荑】、吴茱萸、五倍子、五味子、香薷叶、旋覆花、泽兰叶、紫苏叶、紫苏子。

采用其他制法的药物有 8 种，百草霜、海螵蛸、胡麻【芝麻】、莱菔子、莨菪子、菟丝子、五倍【五倍子】、五倍子、仙灵脾【淫羊藿】。

具体见表 2–4。

表 2–4　宋代净制药物统计表

净制方法	药名	摘录	文献名称	文献编号
洗	白僵蚕【僵蚕】	汤洗去灰丝并头足，焙干。	小儿卫生总微论方	38
	白薇	洗。	洪氏集验方	40
	白芷	水洗，不宜见火。	疮疡经验全书	68
	百部	洗，去心。	济生方	46
	百合	水洗。	疮疡经验全书	68
	板蓝根	洗净，日干。	三因极一病证方论	41
	半夏	汤洗七遍。	博济方	22
		汤洗七遍，切片，焙干。	旅舍备要方	24
		汤洗去滑。	旅舍备要方	24
		汤洗七遍。	伤寒总病论	27
		汤浸七次，切，焙干。	小儿药证直诀	28
		汤洗，薄切。	小儿药证直诀	28
		生令人吐，熟令人下。用之，汤洗令滑尽。	重修政和经史证类备用本草	30
		用之，皆先汤洗十许过，令滑尽，不尔戟人咽喉。	重修政和经史证类备用本草	30
		有大毒，汤淋十遍，去涎，方尽其毒。	重修政和经史证类备用本草	30
		采根，以灰裹二日，汤洗曝干。	重修政和经史证类备用本草	30
		汤浸洗七遍，去滑。	重修政和经史证类备用本草	30
		净洗，焙干，捣罗为末，以生姜自然汁和为饼子，用湿纸裹，于慢火中煨令香熟。	重修政和经史证类备用本草	30
		洗过，为末。	重修政和经史证类备用本草	30
		熟洗，干，末之。	重修政和经史证类备用本草	30
		洗，捣末。	重修政和经史证类备用本草	30

续表

净制方法	药名	摘录	文献名称	文献编号
洗	半夏	酸浆浸一宿，温汤洗五七遍，去恶气，日中晒干，捣为末，浆水溲饼子，日中干之，再为末。	重修政和经史证类备用本草	30
		汤洗。	重刊本草衍义	31
		汤洗去滑。	圣济总录	32
		汤洗七遍。	全生指迷方	33
		汤洗七次。	产育宝庆集	34
		汤去滑。	产育宝庆集	34
		汤洗七遍，去滑。	鸡峰普济方	36
		汤洗七次，焙干为末。	小儿卫生总微论方	38
		汤洗七次，生姜汁浸一日，候干用。	小儿卫生总微论方	38
		汤洗七次，去滑，焙干。	小儿卫生总微论方	38
		白矾汤洗七次，焙干。	小儿卫生总微论方	38
		洗净。	洪氏集验方	40
		汤洗去滑。	三因极一病证方论	41
		洗。	传信适用方	42
		水浸，洗。	校注妇人良方	45
		洗去滑。	校注妇人良方	45
		洗净为末。	履巉岩本草	55
		滚汤泡浸，去皮，再用生姜汁浸或菜油拌炒，大能豁痰。	疮疡经验全书	68
		汤洗七遍，去滑。	太平圣惠方	21
	萆薢	净洗。	太平惠民和剂局方	37
		洗，切。	传信适用方	42
	苍术	洗净，焙干。	类证活人书	29
		净洗。	传信适用方	42
	草决明【决明子】	温水洗。	圣济总录	32
	柴胡	洗。	女科百问	53
	蝉蜕	温水洗。	圣济总录	32
		洗。	三因极一病证方论	41
		净洗去尘土。	类编朱氏集验医方	50
	车前子	水淘洗令净，控。	卫生家宝产科备要	43
	陈橘皮【陈皮】	净洗。	普济本事方	35
		以水浸三时久，洗去黑，掠去肉、白筋与瓤。	校正集验背疽方	44
	陈皮	汤荡洗一次。	洪氏集验方	40
		洗净，去白。	传信适用方	42
	川萆薢【萆薢】	洗。	济生方	46
	川当归【当归】	洗净，捣。	洪氏集验方	40
	川蒿本【藁本】	洗。	洪氏集验方	40
	川牛膝	洗。	济生方	46

续表

净制方法	药名	摘录	文献名称	文献编号
洗	川芎	洗。	普济本事方	35
		洗，焙。	普济本事方	35
		洗。	洪氏集验方	40
		洗，切。	传信适用方	42
		洗，剉。	卫生家宝产科备要	43
	川续断【续断】	洗，推去节。	普济本事方	35
	葱	连根须洗净。	传信适用方	42
	大豆【黄大豆】	淘令净。	太平圣惠方	21
	大腹皮	浸，洗。	校注妇人良方	45
	大戟	净洗。	卫济宝书	39
	大杏仁【苦杏仁】	汤洗，去皮尖，烂煮令香，取出研。	博济方	22
	丹参	洗，剉。	卫生家宝产科备要	43
		洗，晒。	卫生家宝产科备要	43
		洗。	卫生家宝产科备要	43
	胆矾	洗。	洪氏集验方	40
	当归	净洗去土，切细，焙干。	博济方	22
		洗。	类证活人书	29
		洗。	全生指迷方	33
		洗去土，焙干。	产育宝庆集	34
		切开，洗。	洪氏集验方	40
		温水洗，薄切，焙干。	洪氏集验方	40
		洗，去芦头，去芦尾。	传信适用方	42
		洗，去芦须。	卫生家宝产科备要	43
		酒洗。	急救仙方	51
		去芦，洗。	女科百问	53
	地榆	洗净。	圣济总录	32
	防风	洗，去芦头。	洪氏集验方	40
		洗，切。	传信适用方	42
	凤尾草	洗净。	履巉岩本草	55
	浮萍草【浮萍】	拣，洗净。	太平惠民和剂局方	37
	附子	每日早以新汲水浸，日一度换水，浸经七日，去黑皮，薄切，曝干为末。	太平圣惠方	21
	甘松	洗土净。	普济本事方	35
		洗去泥。	太平惠民和剂局方	37
	干蟾【蟾蜍】	净洗，去五脏四足。	小儿卫生总微论方	38
	干地黄【地黄】	洗净。	卫生家宝产科备要	43
	瓜蒌子	淘洗，控干。	重修政和经史证类备用本草	30
	贯众	拣，洗净，焙干。	小儿卫生总微论方	38
	海带【昆布】	洗。	济生方	46

续表

净制方法	药名	摘录	文献名称	文献编号
洗	海藻	洗去咸味。	太平圣惠方	21
		洗去咸。	类证活人书	29
		汤洗去咸味，焙令干。	圣济总录	32
		洗去咸味。	小儿卫生总微论方	38
		洗。	济生方	46
	寒水石	洗。	脚气治法总要	26
	黑豆	净淘过。	太平圣惠方	21
	红蓝花【红花】	洗，焙干。	小儿卫生总微论方	38
	虎掌	汤洗七遍。	太平圣惠方	21
		取根，以汤入器中渍五七日，汤冷乃易，日换三四遍，洗去涎，曝干用之，或再火炮。	重修政和经史证类备用本草	30
	槐实【槐角】	干肥者，拣令净，水洗过，放干。	圣济总录	32
	黄芪	洗，焙。	普济本事方	35
	茴香【小茴香】	洗。	类编朱氏集验医方	50
	鸡内金	净洗，焙干。	三因极一病证方论	41
	剪草	净洗，为末。	履巉岩本草	55
	金铃子【川楝子】	洗过切破，无灰酒浸一宿，候软，以刀子削下瓤，去皮核不用。	苏沈良方	23
	金星草【凤尾草】	和根净洗，慢火焙干。	重修政和经史证类备用本草	30
	京穹【川芎】	洗。	洪氏集验方	40
	粳米	淘。	脚气治法总要	26
	橘皮【陈皮】	洗。	全生指迷方	33
		洗净。	小儿卫生总微论方	38
		洗，去子。	女科百问	53
	橘叶	洗净，剪碎。	疮疡经验全书	68
	昆布	洗去咸味。	太平圣惠方	21
		洗去咸，捣为散。	重修政和经史证类备用本草	30
		汤洗去咸味，焙令干。	圣济总录	32
		洗去咸味。	小儿卫生总微论方	38
		洗。	济生方	46
	莱菔	洗，切。	圣济总录	32
	莨菪【莨菪子】	取子洗，曝干。亦用小便浸之令泣，小便尽，曝干。	重修政和经史证类备用本草	30
	龙牙草	洗净，拣择去芦头。	履巉岩本草	55
	鹿骨	净洗，剉。	太平圣惠方	21
	露蜂房【蜂房】	洗净，焙干。	小儿卫生总微论方	38
	乱发【血余】	皂角水洗，以清水洗之。	脚气治法总要	26
	麦门冬【麦冬】	水洗，去心。	疮疡经验全书	68
	蔓荆子	洗令净。	洪氏集验方	40
	牡丹皮	洗，切。	传信适用方	42
		洗，剉。	卫生家宝产科备要	43
		水洗，去梗骨。	疮疡经验全书	68
	牛蒡根	净洗，切，捣碎。	太平圣惠方	21

续表

净制方法	药名	摘录	文献名称	文献编号
洗	牛膝	洗净，剉，焙。	普济本事方	35
	糯米	拣，淘净。	类证活人书	29
	枇杷叶	洗，刷去毛尽。	小儿卫生总微论方	38
	荠苨	洗，切。	圣济总录	32
	前胡	洗，去芦。	传信适用方	42
	羌活	洗，切。	传信适用方	42
		洗，去苗。	卫生家宝产科备要	43
	秦艽	净洗，去芦。	普济本事方	35
	青橘皮【青皮】	净洗。	女科百问	53
	青梅	洗令净，拍碎。	太平圣惠方	21
	人参	洗净，去芦，薄切，焙干。	洪氏集验方	40
	肉苁蓉	洗，切。	全生指迷方	33
		温汤洗，刮去上粗鳞皮，切碎。	太平惠民和剂局方	37
		洗，块切。	洪氏集验方	40
	沙参	洗。	普济本事方	35
	芍药	洗净。	类证活人书	29
		洗，焙。	普济本事方	35
		洗，剉。	卫生家宝产科备要	43
	生地黄【地黄】	水洗三五遍，细切，晒干。	博济方	22
		洗。	小儿药证直诀	28
		淘洗，细切。	圣济总录	32
		洗净，研。	太平惠民和剂局方	37
		洗。	类编朱氏集验医方	50
	生黄精【黄精】	三斤，净洗，于木臼中烂捣，绞取汁。	太平圣惠方	21
	生姜	洗，擦去皮，切碎。	卫生家宝产科备要	43
		洗净，去皮。	卫生家宝产科备要	43
	生李根白皮【李根皮】	洗。	卫生家宝产科备要	43
	石斛	洗，去根。	普济本事方	35
	石燕	洗净。	扁鹊心书	54
	熟地【地黄】	净洗。	女科百问	53
	熟地黄【地黄】	洗。	三因极一病证方论	41
	熟干地黄【地黄】	洗。	小儿药证直诀	28
		净洗，薄切，焙干。	洪氏集验方	40
	蜀漆	洗去腥。	脚气治法总要	26
		洗去腥。	类证活人书	29
	天麻	洗。	洪氏集验方	40
	天门冬【天冬】	净洗，浸两日，去心，细切。	圣济总录	32
		水洗，去心。	疮疡经验全书	68

续表

净制方法	药名	摘录	文献名称	文献编号
洗	天南星	水浸一宿，切作片子，焙干。	太平圣惠方	21
		汤浸七次，焙，切。	小儿药证直诀	28
		汤浸，洗，切。	圣济总录	32
		浸，洗，生姜自然汁煮软，切，焙干。	太平惠民和剂局方	37
		洗。	传信适用方	42
	天仙藤	洗。	类编朱氏集验医方	50
	甜瓜子	汤洗令净。	太平惠民和剂局方	37
	菟丝子	以水洗，澄，汰去沙土。	太平惠民和剂局方	37
	威灵仙	水浸过，削取其背不用，其根冷水淘三五度令净，曝干，捣细罗末。	太平圣惠方	21
		洗净。	圣济总录	32
		洗，焙。	小儿卫生总微论方	38
	屋游【真藓】	洗净。	济生方	46
	吴白芷【白芷】	洗净，焙干。	类证活人书	29
	吴萸【吴茱萸】	洗。	女科百问	53
	吴茱萸	浸汤七遍，焙干。	太平圣惠方	21
		汤洗，去黑水。	苏沈良方	23
		汤洗。	脚气治法总要	26
		浸七遍，汤洗。	类证活人书	29
		洗。	类编朱氏集验医方	50
		汤洗三遍。	伤寒总病论	27
	五倍【五倍子】	搥（捶）碎，洗净。	疮疡经验全书	68
	五加皮	洗。	济生方	46
		洗。	类编朱氏集验医方	50
	细辛	洗，去叶土。	济生方	46
	小蓟茎叶	洗，切，研。	全生指迷方	33
	辛夷叶	洗，焙干。	小儿卫生总微论方	38
	杏仁【苦杏仁】	汤浸，去皮尖双仁，童子小便浸三宿。	太平圣惠方	21
		汤洗，去皮尖。	全生指迷方	33
	续断	洗，剉，焙干。	普济本事方	35
		洗，去根。	卫生家宝产科备要	43
	玄参	洗净。	圣济总录	32
	旋覆花	洗尘令净，捣末。	重修政和经史证类备用本草	30
	盐豉	浴令润。	小儿卫生总微论方	38
	薏苡仁	汤浸，洗净，去皮。	小儿卫生总微论方	38
	圆白半夏【半夏】	汤洗。	三因极一病证方论	41
	泽漆	洗去腥。	三因极一病证方论	41
	枳实	汤浸，洗，去穰（瓤），薄切。	普济本事方	35
	紫河车	于石上用新草鞋踏洗令净，控干。	圣济总录	32
	紫苏子	淘洗，晒干。	普济本事方	35
	紫菀	洗，焙。	小儿卫生总微论方	38
		洗，去须。	济生方	46
	紫菀茸【紫菀】	洗。	济生方	46

续表

净制方法	药名	摘录	文献名称	文献编号
去芦/芦头	白术	去芦，洗净，剉，焙。	传信适用方	42
		去芦。	卫生家宝产科备要	43
	白头翁	去芦头。	太平圣惠方	21
		去芦头。	圣济总录	32
		去芦。	小儿卫生总微论方	38
	白芷	去芦。	卫生家宝产科备要	43
	百部	去芦。	扁鹊心书	54
	草龙胆【龙胆】	去芦，剉碎。	太平惠民和剂局方	37
	柴胡	去芦，焙。	博济方	22
		去芦，以布拭去土净。	博济方	22
		去芦。	脚气治法总要	26
		去芦。	小儿药证直诀	28
		去芦头，洗，剉，焙干。	太平惠民和剂局方	37
		去芦。	小儿卫生总微论方	38
		去芦，洗。	卫生家宝产科备要	43
		去芦。	传信适用方	42
		去芦。	济生方	46
		去芦。	类编朱氏集验医方	50
		去芦。	急救仙方	51
		去芦。	产宝杂录	52
	川当归【当归】	去芦。	济生方	46
	川牛膝	去芦头，剉碎。	太平惠民和剂局方	37
		去芦。	济生方	46
		去芦。	类编朱氏集验医方	50
	丹参	去芦头。	太平圣惠方	21
		去芦。	小儿卫生总微论方	38
	当归	去芦，薄切片子，焙。	苏沈良方	23
		去芦，洗。	脚气治法总要	26
		去芦头，切，焙。	小儿药证直诀	28
		去芦，剉。	全生指迷方	33
		洗，去芦，薄切。	普济本事方	35
		去芦并土，焙。	小儿卫生总微论方	38
		去芦，洗净，切。	小儿卫生总微论方	38
		去芦，去梢土。	洪氏集验方	40
		去芦头，去尾。	洪氏集验方	40
		去芦，洗去土。	三因极一病证方论	41
		去芦尾，取身切片，晒干，取净肉。	传信适用方	42
		去芦须。	卫生家宝产科备要	43
		去芦头。	卫生家宝产科备要	43
		去芦洗净，取自头至中心一截，剉，焙干用。	校正集验背疽方	44
		去芦，洗净沙土。	校正集验背疽方	44
		去芦，酒洗。	济生方	46
		去芦。	急救仙方	51
		去芦。	女科百问	53

续表

净制方法	药名	摘录	文献名称	文献编号
去芦 / 芦头	独活	去芦。	脚气治法总要	26
		去芦。	类证活人书	29
		去芦，洗，焙。	普济本事方	35
		须黄色如鬼眼者，去芦，洗。	普济本事方	35
		去芦。	小儿卫生总微论方	38
		去芦，剉。	卫生家宝产科备要	43
		去芦。	疮疡经验全书	68
	防风	去芦。	博济方	22
		去芦。	脚气治法总要	26
		去芦。	类证活人书	29
		去芦头，炙赤色，为末。	重修政和经史证类备用本草	30
		去芦及叉头叉尾者，洗，剉，焙干。	太平惠民和剂局方	37
		去芦并叉枝，切，焙。	小儿卫生总微论方	38
		去芦并枝叉。	小儿卫生总微论方	38
		去芦。	卫济宝书	39
		去芦，去叉。	三因极一病证方论	41
		去芦。	卫生家宝产科备要	43
		去芦。	校正集验背疽方	44
		去叉芦。	校注妇人良方	45
		去芦。	济生方	46
		去芦。	类编朱氏集验医方	50
		去芦。	急救仙方	51
		去芦。	产宝杂录	52
		去芦。	疮疡经验全书	68
	防葵	去芦头。	太平圣惠方	21
	甘草	去芦头及赤皮。	重修政和经史证类备用本草	30
	高良姜	去芦。	太平惠民和剂局方	37
		去芦，剉碎，洗，焙。	传信适用方	42
	藁本	去芦，不见火。	疮疡经验全书	68
	蒿本【藁本】	去芦。	产育宝庆集	34
		去芦，洗。	普济本事方	35
		去芦。	太平惠民和剂局方	37
		去芦头，洗。	卫生家宝产科备要	43
	红芽大戟【大戟】	去芦蒂。	校注妇人良方	45
	黄连	去芦，切。	洪氏集验方	40
	黄芩	去芦，水煮二沸，上部用酒拌炒。	疮疡经验全书	68
	黄芪	去芦。	脚气治法总要	26
		去芦头，剉。	圣济总录	32
		去芦头。	太平惠民和剂局方	37
		剉，去芦头。	卫生家宝产科备要	43
		去芦。	济生方	46

续表

净制方法	药名	摘录	文献名称	文献编号
去芦 / 芦头	京续断【续断】	去芦，剉碎。	传信适用方	42
	荆三棱【三棱】	去芦。	类编朱氏集验医方	50
	桔梗	去芦。	类证活人书	29
		去芦头，剉。	重修政和经史证类备用本草	30
		去芦头。	圣济总录	32
		去芦。	小儿卫生总微论方	38
		去芦头，洗。	洪氏集验方	40
		去芦。	传信适用方	42
		去芦。	卫生家宝产科备要	43
		去芦。	类编朱氏集验医方	50
		去芦。	急救仙方	51
		去芦。	扁鹊心书	54
		去芦头，炒。	疮疡经验全书	68
	苦梗【桔梗】	去芦。	太平惠民和剂局方	37
	藜芦	去芦头。	太平圣惠方	21
		去芦，炙。	脚气治法总要	26
		去芦头。	重修政和经史证类备用本草	30
	良姜【高良姜】	去芦。	太平惠民和剂局方	37
	龙胆	去芦头。	太平圣惠方	21
		去芦头。	太平圣惠方	21
		去芦。	脚气治法总要	26
	龙胆草【龙胆】	去芦。	小儿卫生总微论方	38
		去芦。	类编朱氏集验医方	50
	漏芦	去芦头。	圣济总录	32
		去芦。	小儿卫生总微论方	38
	绵黄芪【黄芪】	去芦并叉附不用，一半生使，一半炒。	校正集验背疽方	44
		去叉芦。	外科精要	49
	南木香	去芦头。	太平惠民和剂局方	37
	嫩黄芪【黄芪】	去芦。	急救仙方	51
	牛膝	去芦。	博济方	22
		去芦，酒浸三宿，夏间一宿。	脚气治法总要	26
		去芦。	小儿卫生总微论方	38
		去芦头。	洪氏集验方	40
		去芦。	女科百问	53
	荠苨	去芦。	小儿卫生总微论方	38
	前胡	去芦。	脚气治法总要	26
		去芦。	小儿药证直诀	28
		去芦头。	圣济总录	32
		去芦头，洗，剉，焙干。	太平惠民和剂局方	37
		去芦。	小儿卫生总微论方	38
		去芦。	疮疡经验全书	68

续表

净制方法	药名	摘录	文献名称	文献编号
去芦/芦头	羌活	去芦。	脚气治法总要	26
		去芦头。	小儿药证直诀	28
		去芦头。	圣济总录	32
		去芦。	普济本事方	35
		去芦，洗。	普济本事方	35
		去芦。	太平惠民和剂局方	37
		去芦。	小儿卫生总微论方	38
		去芦头。	传信适用方	42
		去芦。	济生方	46
	秦艽	去芦。	脚气治法总要	26
		去芦头，切，焙。	小儿药证直诀	28
		净洗，去芦。	普济本事方	35
		去芦，洗。	太平惠民和剂局方	37
		去芦，切。	小儿卫生总微论方	38
		去芦，洗。	卫生家宝产科备要	43
		去芦。	济生方	46
	人参	去芦。	脚气治法总要	26
		去芦。	小儿药证直诀	28
		去芦。	类证活人书	29
		采根，用时去其芦头，不去者吐人，慎之。	重修政和经史证类备用本草	30
		去芦。	全生指迷方	33
		去芦。	产育宝庆集	34
		去芦。	普济本事方	35
		去芦头。	小儿卫生总微论方	38
		去芦。	卫济宝书	39
		去芦。	洪氏集验方	40
		去芦头。	洪氏集验方	40
		去芦，洗净切片。	传信适用方	42
		去芦。	卫生家宝产科备要	43
		去芦头。	卫生家宝产科备要	43
		去芦。	校注妇人良方	45
		去芦头。	济生方	46
		去芦。	陈氏小儿病源方论	48
		去芦。	急救仙方	51
		去芦。	女科百问	53
		去芦，上蒸。	疮疡经验全书	68
	软柴胡【柴胡】	去芦，水洗。	疮疡经验全书	68
	沙参	去芦头。	太平圣惠方	21
		去芦头。	圣济总录	32
	升麻	去芦，洗。	普济本事方	35
	威灵仙	去芦头，洗，焙干。	太平惠民和剂局方	37
		去芦，洗。	三因极一病证方论	41

续表

净制方法	药名	摘录	文献名称	文献编号
去芦 / 芦头	细辛	去芦。	女科百问	53
	续断	去芦。	疮疡经验全书	68
	玄参	去芦。	脚气治法总要	26
		去芦。	小儿卫生总微论方	38
		去芦头。	传信适用方	42
	硬柴胡【柴胡】	去芦。	疮疡经验全书	68
	远志	甘草煮，去芦骨。	太平惠民和剂局方	37
	紫草	去芦。	类证活人书	29
	紫菀	去芦头。	重修政和经史证类备用本草	30
		去芦，洗去土。	小儿卫生总微论方	38
		去芦。	脚气治法总要	26
去须	菝葜	去须。	脚气治法总要	26
	白芨【白及】	去须。	类编朱氏集验医方	50
	白茅根	去须，洗。	脚气治法总要	26
	川黄连【黄连】	去须，为末。	小儿卫生总微论方	38
	葱	连根须洗净。	传信适用方	42
	大蒜头【大蒜】	去须，并去薄皮。	洪氏集验方	40
	当归	去须。	博济方	22
		去须，洗。	小儿卫生总微论方	38
	鬼臼	去须。	太平圣惠方	21
	黄连	去须。	太平圣惠方	21
		洗，去须土。	脚气治法总要	26
		去须，炒。	小儿药证直诀	28
		去须，米泔浸一宿。	小儿药证直诀	28
		去须。	圣济总录	32
		去须用。	普济本事方	35
		净，去须，剉碎。	太平惠民和剂局方	37
		去须。	小儿卫生总微论方	38
		去须，米泔浸一宿。	小儿卫生总微论方	38
		去须，剉豆大。	小儿卫生总微论方	38
		去须。	洪氏集验方	40
		燎去须。	三因极一病证方论	41
		去须。	传信适用方	42
		去须。	卫生家宝产科备要	43
		去须。	济生方	46
		去须，好酒浸。	类编朱氏集验医方	50
		去须，打碎。	类编朱氏集验医方	50
		去须，捣碎。	太平圣惠方	21
	升麻	去须。	疮疡经验全书	68
	生射干【射干】	去须。	脚气治法总要	26
	石菖蒲	去须，洗。	普济本事方	35
	宣连【黄连】	去须。	洪氏集验方	40
		去须。	传信适用方	42

续表

净制方法	药名	摘录	文献名称	文献编号
去皮	巴豆	去皮，以油燥焦，去心膜。	太平圣惠方	21
		去皮，以浆水煮一伏时，不住添热水，后去心膜，纸裹压去油。	太平圣惠方	21
		去皮，用冷水内浸一宿，取出，去心膜，于纸上阴干后，溲面作饼子，摊巴豆在内，如作夹子，厚着面，勿令薄，于热油内煮，直候黄色，滤出，去面取巴豆，于乳钵内一向手研，以细为度。	太平圣惠方	21
		去皮。	旅舍备要方	24
		去皮膜，用水一升煮干，研细。去皮油心膜。	小儿药证直诀	28
		去皮，去油。	鸡峰普济方	36
		去皮，研为粉，用纸数重裹搥（捶），油透再易纸，至油尽成白霜。	太平惠民和剂局方	37
		去皮膜，出油尽。	小儿卫生总微论方	38
		去皮，新瓦上出油。	洪氏集验方	40
		微煨过，去皮。	传信适用方	42
		去皮壳心膜。	卫生家宝产科备要	43
	白扁豆	炒，去皮。	类编朱氏集验医方	50
	白豆蔻	去皮。	太平圣惠方	21
		去皮。	鸡峰普济方	36
		去皮。	传信适用方	42
	白茯苓【茯苓】	去黑皮。	圣济总录	32
		去黑皮。	产育宝庆集	34
		去皮。	普济本事方	35
		去黑皮，剉，焙。	太平惠民和剂局方	37
		去皮。	洪氏集验方	40
		去黑皮。	传信适用方	42
		去皮。	卫生家宝产科备要	43
		去皮。	校注妇人良方	45
		去皮。	济生方	46
		去皮。	类编朱氏集验医方	50
		去皮。	急救仙方	51
	白芍药【白芍】	去皮。	女科百问	53
	白芜荑【芜荑】	去皮。	小儿卫生总微论方	38
	柏子仁	去皮，研。	女科百问	53
	蓖麻【蓖麻子】	去皮。	普济本事方	35
	蓖麻子	去皮，别研。	太平圣惠方	21
		去皮，拍为二片。	重修政和经史证类备用本草	30
		去皮，研。	重修政和经史证类备用本草	30
	扁豆【白扁豆】	油煎，去皮。	博济方	22

续表

净制方法	药名	摘录	文献名称	文献编号
去皮	蘗木【黄柏】	削皮后焙，杵为末。	重修政和经史证类备用本草	30
		削去上粗皮，取里好处，薄削。	重修政和经史证类备用本草	30
		采皮，去皱粗，曝干用。	重修政和经史证类备用本草	30
		削去上粗皮，取里好处，薄削，以崖蜜渍之一宿。	重修政和经史证类备用本草	30
	苍术	米泔水浸二日，刮去皮。	博济方	22
		去粗皮。	脚气治法总要	26
		苍者，去皮。	重修政和经史证类备用本草	30
		用米泔水浸三两日，逐日换水，候满日取出，刮去黑皮，切作片子，曝干。	重修政和经史证类备用本草	30
		东流水浸十日，去黑皮，切片，焙。	圣济总录	32
		去皮。	全生指迷方	33
		米泔浸一宿，刮去皮，切碎。	太平惠民和剂局方	37
		米泔浸一宿，去黑皮。	小儿卫生总微论方	38
		去皮。	疮疡经验全书	68
	草豆蔻	去皮。	太平圣惠方	21
		炮，去皮。	博济方	22
		去皮。	史载之方	25
		炮，去皮。	小儿卫生总微论方	38
		拍碎，去皮膜。	类编朱氏集验医方	50
		去皮。	类编朱氏集验医方	50
		去皮。	女科百问	53
	草果	去皮。	洪氏集验方	40
		去皮。	三因极一病证方论	41
	草果子【草果】	去皮。	普济本事方	35
		去皮。	洪氏集验方	40
		煨，去皮。	传信适用方	42
	草乌	水煮，去皮。	卫济宝书	39
		去皮。	济生方	46
	草乌头尖【草乌】	去黑皮用之（若用乌头，则皮并尖亦去之）。	伤寒总病论	27
	赤茯苓【茯苓】	去皮。	小儿药证直诀	28
		去皮。	产育宝庆集	34
		去皮。	普济本事方	35
		去黑皮。	传信适用方	42
		去皮。	卫生家宝产科备要	43
		去皮。	类编朱氏集验医方	50
	川槿皮【木槿皮】	去粗皮。	疮疡经验全书	68
	川苦楝【川楝子】	去皮。	脚气治法总要	26
	川楝【川楝子】	蒸，去皮核。	太平惠民和剂局方	37
	川楝子	去皮核。	小儿药证直诀	28

续表

净制方法	药名	摘录	文献名称	文献编号
去皮	川乌	米泔浸软，去皮，切作片，焙干。	太平惠民和剂局方	37
		去皮，剉作骰子块。	太平惠民和剂局方	37
		炮，去皮。	济生方	46
		炮，去皮。	类编朱氏集验医方	50
		去皮。	急救仙方	51
		生去皮，再火炮。	疮疡经验全书	68
	川乌头【川乌】	炮，去皮。	苏沈良方	23
	大川乌【川乌】	去皮。	类编朱氏集验医方	50
	大豆【黄大豆】	炒，去皮。	产育宝庆集	34
		煮，去皮，干。	三因极一病证方论	41
		去皮。	济生方	46
	大附子【附子】	慢火炮裂，去皮。	类编朱氏集验医方	50
	大黄	锦纹者，去皮，生用酒洗过。	类证活人书	29
		去粗皮，取实者，剉碎。	小儿卫生总微论方	38
		去皮。	济生方	46
	大戟	生用，去皮。	类证活人书	29
		刮去皮。	圣济总录	32
	大麻子【蓖麻子】	去皮。	普济本事方	35
	大蒜	煨，去皮。	扁鹊心书	54
	大香附子【香附】	去皮毛。	传信适用方	42
	大枣	去皮核。	重修政和经史证类备用本草	30
	丁皮【丁香树皮】	去粗皮。	普济本事方	35
	豆蔻【白豆蔻】	去皮。	博济方	22
		去皮。	小儿药证直诀	28
	杜仲	去粗皮。	太平圣惠方	21
		去皮，酥炙。	史载之方	25
		去粗皮。	重刊本草衍义	31
		去粗皮。	圣济总录	32
		去粗皮，捣烂。	全生指迷方	33
		去皮，剉如豆。	普济本事方	35
		去粗皮。	鸡峰普济方	36
		去上粗皮令净。	太平惠民和剂局方	37
		去粗皮，剉。	太平惠民和剂局方	37
		去粗皮，炒去丝。	太平惠民和剂局方	37
		去粗皮。	洪氏集验方	40
		去粗皮。	济生方	46
		去皮。	类编朱氏集验医方	50
		去皮。	女科百问	53
		去皮，杵烂。	女科百问	53
		去皮，剉，姜汁浸，炒去丝。	女科百问	53
		去粗皮，盐酒拌，炒断丝。	疮疡经验全书	68
	鹅梨	去皮核。	博济方	22

续表

净制方法	药名	摘录	文献名称	文献编号
去皮	茯苓	削去皮，切为方寸块。	苏沈良方	23
		去皮。	类证活人书	29
		去皮。	普济本事方	35
		去粗皮。	鸡峰普济方	36
		去黑皮，剉碎，焙干。	太平惠民和剂局方	37
		去黑皮。	小儿卫生总微论方	38
		去黑皮。	卫生家宝产科备要	43
		去皮。	急救仙方	51
		去粗皮。	疮疡经验全书	68
	茯神	去皮木。	脚气治法总要	26
		去粗皮。	鸡峰普济方	36
		去粗皮并心中所抱木，剉碎，焙干。	太平惠民和剂局方	37
		去皮木。	疮疡经验全书	68
	釜底百草霜【百草霜】	去黑皮。	传信适用方	42
	附子	炮，去皮。	苏沈良方	23
		炮，去皮。	太平惠民和剂局方	37
		炮（裂），去皮，破八片。	类证活人书	29
	干葛【葛根】	去粗皮。	太平惠民和剂局方	37
	干姜	去皮。	全生指迷方	33
		炮，去皮。	济生方	46
	枸杞根【地骨皮】	刮去浮皮，寸剉。	太平圣惠方	21
	瓜蒌	去皮，将瓤与子剉碎。	传信适用方	42
		去皮，细剉。	卫生家宝产科备要	43
	栝楼【瓜蒌】	去皮，先取子研破壳，次同穰（瓤）烂研。	卫生家宝产科备要	43
	瓜蒌仁【瓜蒌子】	去皮。	类证活人书	29
	官桂【肉桂】	去粗皮。	博济方	22
		去皮。	苏沈良方	23
		去皮。	史载之方	25
		去粗皮。	史载之方	25
		去皮。	全生指迷方	33
		去粗皮。	普济本事方	35
		去粗皮。	洪氏集验方	40
		去皮。	校注妇人良方	45
		炮，去皮。	陈氏小儿痘疹方论	47
		去皮。	急救仙方	51
		去皮。	女科百问	53
	贯众	刮去黑皮。	普济本事方	35
	鬼臼	削去皮。	圣济总录	32
	桂【肉桂】	去粗皮，不见火，剉。	卫生家宝产科备要	43
	桂心	去粗皮。	传信适用方	42
		去皮尽。	扁鹊心书	54

续表

净制方法	药名	摘录	文献名称	文献编号
去皮	桂枝	刮去粗皮。	脚气治法总要	26
		去皮。	类证活人书	29
	海桐皮	去粗皮。	太平惠民和剂局方	37
		去皮。	类编朱氏集验医方	50
	蒿本【藁本】	去粗皮，切。	三因极一病证方论	41
	黑豆	炒，去皮。	校注妇人良方	45
		生，去皮。	类编朱氏集验医方	50
	黑附子【附子】	炮，去皮。	类编朱氏集验医方	50
	黑油麻【芝麻】	九蒸九曝，去皮。	太平圣惠方	21
	红豆蔻	去皮。	太平圣惠方	21
	厚朴	去粗皮。	太平圣惠方	21
		去皮。	博济方	22
		去粗皮，姜汁浸。	博济方	22
		去皮。	苏沈良方	23
		去皮。	旅舍备要方	24
		去粗皮。	史载之方	25
		去皮。	类证活人书	29
		用之削去上甲错皮。	重修政和经史证类备用本草	30
		入药去粗皮，姜汁炙或姜汁炒用。	重修政和经史证类备用本草	30
		去皮。	全生指迷方	33
		去粗皮。	产育宝庆集	34
		去粗皮。	普济本事方	35
		去粗皮。	鸡峰普济方	36
		刮去粗皮，令见赤心。	太平惠民和剂局方	37
		去粗皮。	小儿卫生总微论方	38
		去皮。	卫济宝书	39
		去粗皮。	洪氏集验方	40
		去皮。	传信适用方	42
		去粗皮。	卫生家宝产科备要	43
		去皮，取肉。	济生方	46
		去浮皮。	类编朱氏集验医方	50
		去皮。	急救仙方	51
	胡麻子【亚麻子】	簸拣令净，一如炊饭法，蒸，曝干，复蒸九遍止，微舂去黑皮。	太平圣惠方	21
	胡桃肉【核桃仁】	汤去薄皮。	三因极一病证方论	41
	槲皮	去黑皮，细切。	重修政和经史证类备用本草	30
	虎杖	取根洗去皱皮，剉，焙，捣，筛。	重修政和经史证类备用本草	30
	淮乌	炮，去皮。	类编朱氏集验医方	50
	槐根白皮	去粗皮。	普济本事方	35

续表

净制方法	药名	摘录	文献名称	文献编号
去皮	黄柏	刮去粗皮，或酥或蜜，炙黄紫色。	脚气治法总要	26
		去粗皮。	产育宝庆集	34
		去粗皮。	鸡峰普济方	36
		去粗皮。	太平惠民和剂局方	37
		去粗皮。	小儿卫生总微论方	38
		去粗皮。	卫济宝书	39
		去粗皮，盐酒拌，炒黑色。	疮疡经验全书	68
		去粗皮，猪胆汁润，炙褐色。	疮疡经验全书	68
	黄蘖【黄柏】	去皮。	济生方	46
	黄瓜蒌【瓜蒌】	去皮，焙干。	类编朱氏集验医方	50
	黄连	去粗皮，碎擘。	太平圣惠方	21
	黄皮	去粗皮。	洪氏集验方	40
	黄芩	去黑皮。	圣济总录	32
		刮去皮。	普济本事方	35
		去粗皮。	太平惠民和剂局方	37
		去黑皮并心。	传信适用方	42
	金线重楼【重楼】	去外黑粗皮。	扁鹊心书	54
	京三棱【三棱】	采根，削去皮须。	重修政和经史证类备用本草	30
	橘子	炒，去皮。	三因极一病证方论	41
	苣胜【芝麻】	蒸，曝干，去皮。	太平圣惠方	21
		九蒸九曝，去黑皮，熬之令香，蒸熟，于臼中急捣为末，仍以疏马尾罗罗之。	太平圣惠方	21
	苦楝根白皮【苦楝皮】	去粗皮。	普济本事方	35
	辣桂【肉桂】	去皮。	校注妇人良方	45
	雷丸	浸，刮去黑皮。	小儿卫生总微论方	38
	李根【李根皮】	刮去粗皮，取白皮细剉。	伤寒总病论	27
	楝实【川楝子】	汤温浸过，去皮。	重修政和经史证类备用本草	30
	鹿茸	取上软者。用无灰酒煮十余沸以来，去大皮，焙干用之。	博济方	22
	麻仁【火麻仁】	去皮，研。	女科百问	53
	麻子【火麻仁】	去皮。	鸡峰普济方	36
	麦门冬【麦冬】	去皮。	校注妇人良方	45
	蔓荆子	揉去白皮。	圣济总录	32
		去白皮。	太平惠民和剂局方	37
	木瓜	去皮切开，去瓤，每个纳入上好砂一两，于饭上蒸令烂，研为膏。	太平圣惠方	21
		去皮瓤，切作片。	圣济总录	32
		去皮穰（瓤）。	传信适用方	42
	木兰皮	削去粗皮。	小儿卫生总微论方	38
		削去粗皮。	重修政和经史证类备用本草	30
	木通	刮去粗皮。	脚气治法总要	26
		去粗皮。	济生方	46
	木猪苓【猪苓】	去皮。	三因极一病证方论	41

续表

净制方法	药名	摘录	文献名称	文献编号
去皮	南星【天南星】	炮，去皮。	类编朱氏集验医方	50
	牛蒡根	刮去皮。	太平圣惠方	21
	螵蛸【桑螵蛸】	去皮。	急救仙方	51
	千金子	去皮。	小儿药证直诀	28
	牵牛子	去皮取末。	疮疡经验全书	68
	茄茸	酥炙，去皮。	史载之方	25
	秦皮	去粗皮。	产育宝庆集	34
	青皮	去皮。	普济本事方	35
	肉苁蓉	酒浸，去瓤皮。	太平圣惠方	21
		温汤洗，刮去上粗鳞皮，切碎。	太平惠民和剂局方	37
		酒浸一宿，刮去外皮，炙干。	小儿卫生总微论方	38
	肉豆蔻	去皮。	圣济总录	32
	肉桂	去皱皮。	太平圣惠方	21
		去粗皮。	太平圣惠方	21
		去外皮。	苏沈良方	23
		去皴皮。	类证活人书	29
		去皮上粗涩。	重刊本草衍义	31
		去粗皮。	圣济总录	32
		去皮，取心。	全生指迷方	33
		去皮。	产育宝庆集	34
		去粗皮，取心用，不见火。	普济本事方	35
		去粗皮，令见心中有味处，剉。	太平惠民和剂局方	37
		去粗皮。	小儿卫生总微论方	38
		去皮，取心。	卫济宝书	39
		去粗皮。	洪氏集验方	40
		削去外粗皮，不可焙。	传信适用方	42
		去皮。	校注妇人良方	45
		去皮。	类编朱氏集验医方	50
		去皮。	急救仙方	51
		去皮。	产宝杂录	52
		去粗皮。	女科百问	53
	桑白皮	去黄皮，炒，或蜜炙。	疮疡经验全书	68
	桑根白皮【桑白皮】	初采得，以铜刀剥去上粗皮，取其里白，切，焙干。其皮中青涎勿使刮去，药力都在其上。恶铁及铅，不可近之。	重修政和经史证类备用本草	30
		入地三尺，取桑根，剥取白皮。	重修政和经史证类备用本草	30
		米泔浸三宿，净刮上黄皮，剉细。	重修政和经史证类备用本草	30
	砂仁	去膜皮。	类编朱氏集验医方	50
	山慈菇	去皮净。	校注妇人良方	45
	山栀子【栀子】	去皮。	普济本事方	35
	商陆	去皮，细研。	太平圣惠方	21
		去粗皮，薄切，曝干，为末。	重修政和经史证类备用本草	30

续表

净制方法	药名	摘录	文献名称	文献编号
去皮	生附子【附子】	去皮。	校注妇人良方	45
	生姜	去皮，切。	圣济总录	32
		洗，擦去皮，切碎。	卫生家宝产科备要	43
		洗净，去皮。	卫生家宝产科备要	43
	生藕【藕】	去皮节，切。	圣济总录	32
	石莲肉【石莲子】	去皮。	三因极一病证方论	41
	石韦	刷皮。	女科百问	53
	松子	去皮。	太平圣惠方	21
	酸枣仁	微炒，去皮，研。	普济本事方	35
		汤浸，去皮。	小儿卫生总微论方	38
		去皮。	女科百问	53
	缩砂【砂仁】	去皮。	太平圣惠方	21
		去皮。	博济方	22
		去皮。	鸡峰普济方	36
		炒，去皮。	太平惠民和剂局方	37
		去皮。	校注妇人良方	45
		慢火炒令热透后，去皮取仁用。	女科百问	53
	缩砂仁【砂仁】	炒，去皮。	传信适用方	42
	桃仁	去皮。	女科百问	53
	天麻	初取得，乘润刮去皮，沸汤略煮过，曝干收之。	重修政和经史证类备用本草	30
	天南星	微炮，去皮。	小儿药证直诀	28
		削去皮。	类编朱氏集验医方	50
	天雄	炮，去皮。	普济本事方	35
		炮，去皮。	太平惠民和剂局方	37
		炮，去皮。	济生方	46
		去皮。	类编朱氏集验医方	50
	乌蛇【乌梢蛇】	去皮。	洪氏集验方	40
	乌蛇肉【乌梢蛇】	去皮。	小儿卫生总微论方	38
	乌头	炮，去皮。	太平惠民和剂局方	37
	仙茅	采得，竹刀子刮去黑皮，切如豆粒，米泔浸两宿，阴干，捣筛。	旅舍备要方	24
	香附子【香附】	炒，去皮毛。	小儿卫生总微论方	38
		炒，去皮。	传信适用方	42
	新罗白附子【白附子】	汤洗，去皮。	博济方	22
	杏仁【苦杏仁】	去皮。	类编朱氏集验医方	50
		去皮。	急救仙方	51
	续随子【千金子】	去皮。	太平圣惠方	21
		去皮，研。	全生指迷方	33
		去皮净。	小儿卫生总微论方	38
		去毛皮。	小儿卫生总微论方	38
		去皮。	女科百问	53

续表

净制方法	药名	摘录	文献名称	文献编号
去皮	延胡索	擦去皮。	太平惠民和剂局方	37
		去皮。	小儿卫生总微论方	38
		去皮。	洪氏集验方	40
		炒，去皮。	济生方	46
		炒，去皮。	类编朱氏集验医方	50
	益智	去皮。	急救仙方	51
	益智子【益智仁】	去皮。	太平圣惠方	21
	薏仁【薏苡仁】	去皮。	急救仙方	51
	薏苡仁	去皮。	鸡峰普济方	36
	榆白皮	取深大根，剖去赤皮，取粉红色者，去心。	卫生家宝产科备要	43
	榆仁	去皮。	小儿药证直诀	28
	郁金	取四畔子根，去皮，火干之。	重修政和经史证类备用本草	30
	郁李仁	汤浸，去皮。	博济方	22
		去皮，焙。	小儿药证直诀	28
		汤去皮，研极烂。	重刊本草衍义	31
		汤退皮。	圣济总录	32
		去皮，研。	全生指迷方	33
		汤浸，去皮。	小儿卫生总微论方	38
		去皮。	女科百问	53
	郁李人【郁李仁】	微汤退去皮及并仁者。	重修政和经史证类备用本草	30
	预知子	去皮，研服之，有效。	重修政和经史证类备用本草	30
	皂角	去皮。	类证活人书	29
		削去黑皮。	重修政和经史证类备用本草	30
		削去黑皮。	圣济总录	32
		炒熟，去粗皮。	脚气治法总要	26
		去皮。	普济本事方	35
		去黑皮。	济生方	46
	芝麻	退皮。	产育宝庆集	34
	栀子	去皮。	重刊本草衍义	31
		去皮须子。	太平惠民和剂局方	37
	猪苓	去皮。	太平圣惠方	21
		去黑皮。	太平圣惠方	21
		去黑皮。	旅舍备要方	24
		去黑皮。	脚气治法总要	26
		去黑皮。	类证活人书	29
		削去黑皮。	重修政和经史证类备用本草	30
		去黑皮。	普济本事方	35
		去黑皮，剉碎焙干。	太平惠民和剂局方	37
		去黑皮。	小儿卫生总微论方	38
		去皮。	济生方	46
		去皮。	女科百问	53

续表

净制方法	药名	摘录	文献名称	文献编号
去皮	猪牙皂角【猪牙皂】	刮去黑皮。	脚气治法总要	26
		去黑皮。	普济本事方	35
		去皮。	博济方	22
	梓州厚朴【厚朴】	去粗皮。	小儿卫生总微论方	38
	紫大戟	去皮。	三因极一病证方论	41
	紫苏子	去皮，研。	全生指迷方	33
去皮脐	草乌头【草乌】	炮，去皮脐。	太平惠民和剂局方	37
	草乌	生，去皮脐。	苏沈良方	23
	侧子	炮，去皮脐。	鸡峰普济方	36
	川乌	去皮脐。	普济本事方	35
		炮，去皮脐。	济生方	46
	川乌头【川乌】	逐日三度换水，浸令透软，去皮脐，细切。	博济方	22
		生，去皮脐。	传信适用方	42
		炮，去皮尖脐。	女科百问	53
	大川乌头【川乌】	炮，去皮脐。	洪氏集验方	40
	大附子【附子】	生，去皮脐。	三因极一病证方论	41
		炮，去皮脐。	博济方	22
	大黑附子【附子】	炮，去皮脐。	洪氏集验方	40
	附子	炮裂，去皮脐。	苏沈良方	23
		炮，去皮脐。	旅舍备要方	24
		去皮脐，生用，捣为散。	重修政和经史证类备用本草	30
		炮，去皮脐。	全生指迷方	33
		炮，去皮脐。	普济本事方	35
		炮，去皮脐。	鸡峰普济方	36
		炮，去皮脐。	洪氏集验方	40
		炮，去皮脐，切片。	卫生家宝产科备要	43
		炮，去皮脐。	济生方	46
		炮，去皮脐。	类编朱氏集验医方	50
		去皮脐。	女科百问	53
		炮，去皮脐。	疮疡经验全书	68
	黑附子【附子】	炮裂，去皮脐。	普济本事方	35
		炮，去皮脐。	小儿卫生总微论方	38
		生，去皮脐。	传信适用方	42
		炮，去皮脐。	陈氏小儿病源方论	48
	漏篮子	炮，去皮脐。	鸡峰普济方	36
	生附子【附子】	去皮脐。	普济本事方	35
	天南星	炮制，去皮脐。	小儿药证直诀	28
		炮，去皮脐。	洪氏集验方	40
	天雄	凡丸散，炮，去皮脐用，饮药即和皮生使甚佳。	重修政和经史证类备用本草	30
		炮，去皮脐。	普济本事方	35
		炮，去皮脐。	鸡峰普济方	36

续表

净制方法	药名	摘录	文献名称	文献编号
去皮脐	乌头	去皮脐，生捣罗。	重修政和经史证类备用本草	30
		炮，去皮脐。	全生指迷方	33
	乌喙	炮，去皮脐。	鸡峰普济方	36
去皮尖	白蒺藜子【蒺藜】	捣去尖。	传信适用方	42
	草乌	去皮尖。	洪氏集验方	40
		炮，去皮尖。	三因极一病证方论	41
		炮，去皮尖。	传信适用方	42
		炮，去皮脐尖。	校注妇人良方	45
		炒，去尖。	类编朱氏集验医方	50
	草乌头【草乌】	去皮尖。	全生指迷方	33
		去皮尖。	普济本事方	35
	川乌	炮，去皮尖。	卫济宝书	39
		去皮尖。	三因极一病证方论	41
		炮，去皮尖。	传信适用方	42
		去皮尖。	太平惠民和剂局方	37
	川乌头【川乌】	炮，去皮尖。	产育宝庆集	34
	冬瓜仁【冬瓜子】	去皮尖。	校注妇人良方	45
	附子	去尖皮。	脚气治法总要	26
	梅仁	去皮尖。	校注妇人良方	45
	南星【天南星】	去皮尖。	校注妇人良方	45
	桃核人【桃仁】	去双仁尖皮。	重修政和经史证类备用本草	30
	桃核仁【桃仁】	汤去皮尖。	重刊本草衍义	31
	桃仁	去皮尖，以麸炒黄色。	博济方	22
		去皮尖双仁者。	苏沈良方	23
		去皮尖。	脚气治法总要	26
		去皮尖双仁者，槌（捶）碎。	类证活人书	29
		去皮尖。	全生指迷方	33
		去皮尖。	产育宝庆集	34
		去皮尖。	普济本事方	35
		汤去皮尖。	鸡峰普济方	36
		汤浸，去皮尖及双仁者，控干。	太平惠民和剂局方	37
		汤浸，去皮尖并双仁者。	小儿卫生总微论方	38
		汤去皮尖。	三因极一病证方论	41
		去皮尖并双仁。	卫生家宝产科备要	43
		去皮尖双仁。	校注妇人良方	45
		炒，去皮尖。	类编朱氏集验医方	50
		炒，去皮尖。	女科百问	53
		去皮尖并双仁。	疮疡经验全书	68
		汤浸，去皮尖双仁。	太平圣惠方	21
	天雄	炮，去皮尖。	全生指迷方	33
	杏核仁【苦杏仁】	汤浸，去皮尖。	重修政和经史证类备用本草	30
		去皮尖双仁，槌（捶）碎。	重修政和经史证类备用本草	30

续表

净制方法	药名	摘录	文献名称	文献编号
去皮尖	杏仁【苦杏仁】	去皮尖。	博济方	22
		去皮尖。	苏沈良方	23
		去皮尖。	史载之方	25
		去双仁皮尖。	史载之方	25
		去皮尖，麸炒黄，为汤剂不炒。	脚气治法总要	26
		去皮尖。	小儿药证直诀	28
		（沸）汤浸，去皮尖两仁者。	类证活人书	29
		汤退去皮尖。	圣济总录	32
		去皮尖。	圣济总录	32
		汤洗，去皮尖。	全生指迷方	33
		炒，去皮尖。	产育宝庆集	34
		泡，去皮尖。	产育宝庆集	34
		汤浸，去皮尖及双仁者。	普济本事方	35
		汤去皮尖。	鸡峰普济方	36
		汤浸，去皮尖及双仁者，控干。	太平惠民和剂局方	37
		汤浸，去皮尖及双仁者。	小儿卫生总微论方	38
		去皮尖，研，取霜。	小儿卫生总微论方	38
		去皮尖。	三因极一病证方论	41
		去皮尖，略捣碎。	传信适用方	42
		去皮尖，面炒黄。	校注妇人良方	45
		去皮尖。	济生方	46
		去皮尖。	类编朱氏集验医方	50
		去皮尖。	急救仙方	51
		去皮尖。	女科百问	53
		去皮尖。	扁鹊心书	54
		汤泡，去皮尖并双仁不用。	疮疡经验全书	68
	郁李仁	汤浸，去皮尖。	圣济总录	32
		汤去皮尖。	普济本事方	35
		去皮尖。	小儿卫生总微论方	38
	皂角	去皮尖弦。	校注妇人良方	45
去皮弦 / 皮弦子	猪牙皂角【猪牙皂】	去皮弦。	小儿卫生总微论方	38
	皂角	去皮弦。	普济本事方	35
		削去皮弦并子。	太平惠民和剂局方	37
去刺 / 角	白蒺藜【蒺藜】	微炒去刺。	太平圣惠方	21
		去刺。	博济方	22
		去角。	苏沈良方	23
		炒去尖。	史载之方	25
		去刺。	史载之方	25
		炒去刺。	史载之方	25
		炒去角。	圣济总录	32
		炒去刺。	太平惠民和剂局方	37
		炒去刺。	洪氏集验方	40
		炒去刺。	扁鹊心书	54
		去刺，炒。	疮疡经验全书	68

续表

净制方法	药名	摘录	文献名称	文献编号
去刺/角	蒺藜	舂去刺用。	重修政和经史证类备用本草	30
		炒，杵去刺。	校注妇人良方	45
	金樱子	以新草鞋筛内擦刺令净。	类编朱氏集验医方	50
	蝎尾	去刺。	类编朱氏集验医方	50
去心	巴豆	以水淘洗，去心膜并油，并以纸裹，用重物压去油，再研如面止。	博济方	22
		去心出油。	卫济宝书	39
	巴戟【巴戟天】	去心。	史载之方	25
		盐汤浸，打去心。	太平惠民和剂局方	37
		去心。	洪氏集验方	40
		去心。	三因极一病证方论	41
		去心。	传信适用方	42
		去心。	校注妇人良方	45
		去心。	急救仙方	51
		去心。	女科百问	53
	巴戟天	用之打去心。	重修政和经史证类备用本草	30
		去心。	圣济总录	32
		去心，以酒浸一宿，剉，焙干使。	太平惠民和剂局方	37
	川巴戟【巴戟天】	酒浸，去心。	普济本事方	35
		槌（捶）去心。	济生方	46
		去心。	类编朱氏集验医方	50
	穿心巴戟【巴戟天】	去心。	类编朱氏集验医方	50
	紫巴戟【巴戟天】	去心。	博济方	22
		去心。	校注妇人良方	45
		去心。	女科百问	53
	白藓皮【白鲜皮】	去心。	脚气治法总要	26
	百部根【百部】	以竹刀劈开，去心。	太平惠民和剂局方	37
	百合	去心，如入汤用，则水浸一宿，拍碎，去白沫。	脚气治法总要	26
	贝母	去心，煨过，汤洗。	博济方	22
		去心。	史载之方	25
		去心。	伤寒总病论	27
		炮，去心。	圣济总录	32
		煨，去心。	圣济总录	32
		去心。	卫济宝书	39
		去心。	卫生家宝产科备要	43
		去心。	校注妇人良方	45
		去心膜。	济生方	46
		去心。	疮疡经验全书	68
	茯神	去心。	济生方	46
	枸杞根【地骨皮】	洗，去心。	普济本事方	35
	黄芪	去黑心。	济生方	46

续表

净制方法	药名	摘录	文献名称	文献编号
去心	黄芩	去心。	小儿药证直诀	28
		去黑心。	产育宝庆集	34
		去心。	校正集验背疽方	44
	麦冬	去心。	类证活人书	29
		去心。	圣济总录	32
		去心。	产育宝庆集	34
	麦门冬【麦冬】	去心。	博济方	22
		去心。	史载之方	25
		去心，焙。	小儿药证直诀	28
		用之汤泽，抽去心，不尔令人烦。	重修政和经史证类备用本草	30
		去心。	全生指迷方	33
		去心。	普济本事方	35
		去心。	鸡峰普济方	36
		去心。	洪氏集验方	40
		去心。	三因极一病证方论	41
		去心。	校注妇人良方	45
		去心。	济生方	46
		去心。	陈氏小儿痘疹方论	47
		去心。	类编朱氏集验医方	50
		去心。	产宝杂录	52
		去心。	女科百问	53
		去心。	太平圣惠方	21
	生麦门冬【麦冬】	去心。	脚气治法总要	26
	麦子	去心。	类编朱氏集验医方	50
	牡丹皮	去心。	史载之方	25
		去心。	脚气治法总要	26
		去心。	普济本事方	35
		去心及粗皮。	传信适用方	42
		去心。	女科百问	53
	山慈菇	去心。	疮疡经验全书	68
	石莲肉【石莲子】	炒，去心。	类编朱氏集验医方	50
	天门冬【天冬】	去心。	太平圣惠方	21
		去心。	小儿药证直诀	28
		净洗，浸两日，去心，细切。	圣济总录	32
		去心。	全生指迷方	33
		去心。	普济本事方	35
		去心。	鸡峰普济方	36
		去心。	陈氏小儿痘疹方论	47
		去心。	产宝杂录	52
		去心。	女科百问	53

续表

净制方法	药名	摘录	文献名称	文献编号
去心	远志	去心。	太平圣惠方	21
		去心，取上粗皮用。	博济方	22
		去心。	苏沈良方	23
		用之打去心，取皮。	重修政和经史证类备用本草	30
		去心。	圣济总录	32
		去心。	全生指迷方	33
		去心。	产育宝庆集	34
		去心，洗，剉。	普济本事方	35
		去心。	鸡峰普济方	36
		去心。	太平惠民和剂局方	37
		去心。	洪氏集验方	40
		去心。	三因极一病证方论	41
		去心。	校注妇人良方	45
		去心，甘草煮干。	济生方	46
		去心，炒。	济生方	46
		去心。	类编朱氏集验医方	50
		去心。	急救仙方	51
		去心。	女科百问	53
		去心。	扁鹊心书	54
	榆白皮	取深大根，剖去赤皮，取粉红色者，去心。	卫生家宝产科备要	43
	紫薇	去心。	圣济总录	32
去心皮／皮心／心皮膜	巴豆	去皮心。	太平圣惠方	21
		去皮心，以浆水煮过，与斑蝥研令细。	太平圣惠方	21
		去皮心，研，纸裹压去油。	太平圣惠方	21
		去皮心，油煎令黄色，去油。	太平圣惠方	21
		去皮心膜，以湿纸三重裹，于灰火内煨令熟，取出，细研，压去油。	太平圣惠方	21
		去皮心。	博济方	22
		去皮心，研。	苏沈良方	23
		去皮心膜，用汤煮，研细，压去油。	脚气治法总要	26
		去心皮，熬黑，研如脂。	类证活人书	29
		用之去皮心。	重修政和经史证类备用本草	30
		用之皆去心皮乃称。又熬令黄黑，别捣如膏，乃合丸散尔。	重修政和经史证类备用本草	30
		凡合丸散，炒不如去心膜煮，五度换水，各煮一沸。	重修政和经史证类备用本草	30
		去心皮，熬，细研。	重修政和经史证类备用本草	30
		去心皮。	圣济总录	32
		去皮心及油。	全生指迷方	33
		去皮心膜，细研，新瓦上出油。	普济本事方	35
		去皮膜，水浸一宿，研细烂。	小儿卫生总微论方	38
		去皮心膜，出油尽，取霜。	小儿卫生总微论方	38
		去皮心膜，纸裹出油尽。	小儿卫生总微论方	38

续表

净制方法	药名	摘录	文献名称	文献编号
去心皮/皮心/心皮膜	巴豆	去心皮膜。	三因极一病证方论	41
		去皮心膜。	卫生家宝产科备要	43
		去皮心，不去油。	济生方	46
		去皮心油。	女科百问	53
	莲肉【莲子】	去心皮。	三因极一病证方论	41
	莲实【莲子】	去皮心，细研。	重修政和经史证类备用本草	30
	天门冬【天冬】	去心皮。	脚气治法总要	26
		去皮心，入蜜煮之。	重修政和经史证类备用本草	30
		去心皮，为末。	重修政和经史证类备用本草	30
去目	川椒【花椒】	去目及闭口者。	太平圣惠方	21
		去目。	史载之方	25
		去目并闭口者。	脚气治法总要	26
		去目及闭口者。	类证活人书	29
		去目并闭口者。	普济本事方	35
		去目并合口者。	三因极一病证方论	41
		去目及闭口者。	济生方	46
		去目并合口。	女科百问	53
	汉椒【花椒】	去目。	苏沈良方	23
	蜀椒【花椒】	去目及闭口者。	太平圣惠方	21
		去目。	重修政和经史证类备用本草	30
		去目并闭口。	圣济总录	32
		去目及闭口者。	太平惠民和剂局方	37
		去目并闭口者。	小儿卫生总微论方	38
		去目及闭口者。	女科百问	53
	椒红【花椒】	去目并合者。	类编朱氏集验医方	50
	秦椒【花椒】	去目及闭口者。	卫生家宝产科备要	43
去壳	巴豆	去壳。	太平圣惠方	21
		去壳并心膜，烂捣，以纸裹压去油，取霜药用。	太平惠民和剂局方	37
		去壳膜。	洪氏集验方	40
		去壳并油。	济生方	46
		去壳。	济生方	46
		去壳并心。	类编朱氏集验医方	50
		去壳，用簳子叶包，打碎去巴油，入钵内研烂。	类编朱氏集验医方	50
		去壳，研细。	产宝杂录	52
	江子【巴豆】	去壳，去油。	疮疡经验全书	68
	柏实【柏子仁】	去壳，研。	脚气治法总要	26
	柏子仁	拣去壳。	卫生家宝产科备要	43
	蓖麻【蓖麻子】	去壳，研如泥。	小儿卫生总微论方	38
	草豆蔻	去壳。	卫生家宝产科备要	43
		去壳。	博济方	22
	地肤子	去壳。	普济本事方	35

续表

净制方法	药名	摘录	文献名称	文献编号
去壳	风子【大风子】	去壳，取肉。	疮疡经验全书	68
	瓜蒌仁【瓜蒌子】	去壳。	疮疡经验全书	68
	瓜蒌子	去壳。	济生方	46
	诃子	去壳。	圣济总录	32
	胡桃【核桃仁】	去壳，汤浸去皮。	产育宝庆集	34
		去壳，汤浸去皮，研。	太平惠民和剂局方	37
		去壳。	类编朱氏集验医方	50
	大麻仁【火麻仁】	去壳，取仁。	卫生家宝产科备要	43
		去壳。	女科百问	53
	榼藤子	去壳。	太平圣惠方	21
	鸡头实【芡实】	去壳。	太平圣惠方	21
	木鳖【木鳖子】	去壳。	校注妇人良方	45
	木鳖子	去壳。	苏沈良方	23
		去壳。	圣济总录	32
		去壳，研。	普济本事方	35
		去壳油。	济生方	46
		去壳。	济生方	46
		去壳，纸搥（捶）出油。	类编朱氏集验医方	50
		去壳。	疮疡经验全书	68
	千金子	去壳，研去油。	校注妇人良方	45
		去壳，纸裹挹去油。	陈氏小儿病源方论	48
		去壳，研细，纸裹压出油，再研如白霜。	类编朱氏集验医方	50
	续随子【千金子】	去壳，研细。以纸包压去油。	疮疡经验全书	68
	天浆子【雀瓮】	去壳。	太平圣惠方	21
		去壳。	小儿卫生总微论方	38
	肉豆蔻	去壳。	太平圣惠方	21
		去壳。	苏沈良方	23
		去壳。	圣济总录	32
	石莲子	去壳。	太平圣惠方	21
		去壳。	太平惠民和剂局方	37
	使君子	去壳。	小儿药证直诀	28
		去壳，为末。	小儿卫生总微论方	38
	松子	去壳。	太平圣惠方	21
	酸枣仁	炒，去壳。	产宝杂录	52
		去壳。	女科百问	53
		去壳，取仁微炒。	疮疡经验全书	68
	缩砂【砂仁】	去壳。	洪氏集验方	40
	缩砂仁【砂仁】	去壳。	类编朱氏集验医方	50
	天麻子	去壳。	疮疡经验全书	68
	土鳖子【土鳖虫】	去壳。	普济本事方	35
	延胡索	微炒，去壳。	三因极一病证方论	41
	薏苡仁	去壳。	脚气治法总要	26

续表

净制方法	药名	摘录	文献名称	文献编号
去壳	栀子	去壳。	脚气治法总要	26
		去壳。	校注妇人良方	45
	山栀【栀子】	去壳，姜汁拌炒。	疮疡经验全书	68
	山栀子【栀子】	去壳。	圣济总录	32
		去壳，取仁。	小儿卫生总微论方	38
去核	川楝子	去核。	小儿卫生总微论方	38
	大枣	去核。	脚气治法总要	26
		去核。	小儿药证直诀	28
		令人将干枣去核。	重刊本草衍义	31
		去核。	鸡峰普济方	36
		去核。	卫生家宝产科备要	43
		去核。	类编朱氏集验医方	50
		去核。	太平圣惠方	21
	石枣	去核。	类编朱氏集验医方	50
	枣【大枣】	去核。	产育宝庆集	34
	诃梨勒【诃子】	煨，去核用。	小儿卫生总微论方	38
		炮，去核。	小儿卫生总微论方	38
	诃子	炮，去核。	全生指迷方	33
		煨，去核。	普济本事方	35
		去核。	鸡峰普济方	36
		炮，去核取肉。	太平惠民和剂局方	37
		取皮，去核。	小儿卫生总微论方	38
		去核。	卫济宝书	39
		炮，去核。	洪氏集验方	40
		炮，去核。	三因极一病证方论	41
		炮，去核。	传信适用方	42
		炒，去核。	校注妇人良方	45
		去核。	济生方	46
		火煨，去核。	扁鹊心书	54
	诃子肉【诃子】	去核。	小儿卫生总微论方	38
	山茱萸	取肉，去核。	校注妇人良方	45
		去核。	济生方	46
		去核。	类编朱氏集验医方	50
		去核。	产宝杂录	52
		去核。	疮疡经验全书	68

续表

净制方法	药名	摘录	文献名称	文献编号
去核	乌梅	去核，取肉。	脚气治法总要	26
		去核。	类证活人书	29
		用之当去核。	重修政和经史证类备用本草	30
		置汤中须臾，去核，杵为丸如枣大。	重修政和经史证类备用本草	30
		去核。	圣济总录	32
		洗，搥（捶），去核，取肉。	太平惠民和剂局方	37
		去核。	校注妇人良方	45
		去核。	类编朱氏集验医方	50
		去核仁。	女科百问	53
	枳实	用当去核及中瓤乃佳。	重修政和经史证类备用本草	30
去穰（瓤）/白	陈橘皮【陈皮】	汤浸，去白瓤。	太平圣惠方	21
		去白。	史载之方	25
		汤浸，去白穰（瓤），炒。	类证活人书	29
		汤浸，去白。	圣济总录	32
		去白。	普济本事方	35
		去瓤，取仁。	洪氏集验方	40
		去白。	卫生家宝产科备要	43
	陈皮	去白，细切。	博济方	22
		浸，去穰（瓤），焙。	博济方	22
		汤浸，去穰（瓤），焙，为末。	重修政和经史证类备用本草	30
		去白。	产育宝庆集	34
		汤浸，磨去瓤，曝干。	太平惠民和剂局方	37
		汤浸，去白。	小儿卫生总微论方	38
		去白，切作细条。	传信适用方	42
		去穰（瓤）。	卫生家宝产科备要	43
		去白。	校注妇人良方	45
		去白。	类编朱氏集验医方	50
		去瓤。	急救仙方	51
		去白。	产宝杂录	52
		去白。	女科百问	53
		去白即橘红。	疮疡经验全书	68
	桔皮【陈皮】	去白。	脚气治法总要	26
	橘皮【陈皮】	去白。	类证活人书	29
		汤浸，去瓤，剉。	重修政和经史证类备用本草	30
		去穰（瓤），取红。	洪氏集验方	40
		去白，洗。	卫生家宝产科备要	43
	大黄瓜【黄瓜】	去穰（瓤）。	小儿药证直诀	28
	大熟黄瓜【黄瓜】	去瓤。	博济方	22
	瓜蒌	去瓤，取子。	三因极一病证方论	41
	蒿本【藁本】	去穰（瓤）土。	苏沈良方	23
	橘红	去白。	类编朱氏集验医方	50

续表

净制方法	药名	摘录	文献名称	文献编号
去穰（瓤）/白	榼藤子	去穰（瓤），剉碎。	洪氏集验方	40
	木瓜	去穰（瓤），切片。	普济本事方	35
		洗，去瓤并硬子，剉碎，焙干。	太平惠民和剂局方	37
		取盖，去穰（瓤）。	校注妇人良方	45
		去瓤。	济生方	46
		去瓤。	类编朱氏集验医方	50
	宣木瓜【木瓜】	去瓤。	洪氏集验方	40
	宣州木瓜【木瓜】	取盖，去穰（瓤）。	普济本事方	35
	青橘皮【青皮】	去白。	苏沈良方	23
		去白。	脚气治法总要	26
		汤浸，去穰（瓤），焙，为末。	重修政和经史证类备用本草	30
		汤浸，去白瓤。	产育宝庆集	34
		去白。	洪氏集验方	40
		去白。	济生方	46
		汤浸，去白瓤。	太平圣惠方	21
	青皮	去穰（瓤）。	博济方	22
		汤去瓤，细切，面炒。	博济方	22
		去白。	普济本事方	35
		去穰（瓤）。	小儿卫生总微论方	38
		去白。	校正集验背疽方	44
		去白。	校注妇人良方	45
		去瓤净。	济生方	46
		去瓤，剉碎。	类编朱氏集验医方	50
		洗，去穰（瓤），晒干。	类编朱氏集验医方	50
		去白。	急救仙方	51
		去白。	女科百问	53
	酸石榴皮	去穰（瓤）。	女科百问	53
	罂粟壳	去穰（瓤）。	校注妇人良方	45
	枳壳	去瓤。	太平圣惠方	21
		去穰（瓤）。	博济方	22
		炙，去穰（瓤）。	苏沈良方	23
		麸炒，去穰（瓤）。	脚气治法总要	26
		去穰（瓤），细切。	普济本事方	35
		去瓤。	太平惠民和剂局方	37
		去穰（瓤）。	小儿卫生总微论方	38
		去瓤。	卫济宝书	39
		麸炒，去瓤。	三因极一病证方论	41
		汤浸，去瓤。	三因极一病证方论	41
		去瓤。	传信适用方	42
		去穰（瓤）。	卫生家宝产科备要	43
		去穰（瓤）。	济生方	46
		去白。	济生方	46
		去瓤。	类编朱氏集验医方	50
		去瓤。	急救仙方	51
		去穰（瓤），同麸皮炒。	疮疡经验全书	68

续表

净制方法	药名	摘录	文献名称	文献编号
去穰（瓤）/白	枳实	去穰（瓤）。	苏沈良方	23
		去穰（瓤），麸炒。	脚气治法总要	26
		去穰（瓤）。	小儿药证直诀	28
		去白穰（瓤）。	类证活人书	29
		麸炒，去穰（瓤）。	产育宝庆集	34
		汤浸洗，去穰（瓤），薄切。	普济本事方	35
		要陈者，先以汤浸，磨去瓤。	太平惠民和剂局方	37
		去穰（瓤）。	小儿卫生总微论方	38
		麸炒，去瓤。	三因极一病证方论	41
		去穰（瓤）。	卫生家宝产科备要	43
去根/节	大青叶	去根茎。	脚气治法总要	26
	茯神	去根。	济生方	46
	甘草	去节，去皮。	校正集验背疽方	44
	谷精草	去根。	类证活人书	29
		去根。	三因极一病证方论	41
	黄芪	去根，或盐水拌，或蜜炙。	疮疡经验全书	68
	鹰爪黄连【黄连】	去毛节。	类编朱氏集验医方	50
	卷柏	去根，洗。	普济本事方	35
		去根。	卫生家宝产科备要	43
	麻黄	去根节，捣碎。	太平圣惠方	21
		去根节。	博济方	22
		去节，水煮少时，去沫。	苏沈良方	23
		去节，沸汤泡，去黄水，焙干。	苏沈良方	23
		去根节。	史载之方	25
		去节，水煮少时，去沫，焙。	脚气治法总要	26
		去节。水煮去沫，漉出晒干。	小儿药证直诀	28
		去节。	重修政和经史证类备用本草	30
		去节，杵末。	重修政和经史证类备用本草	30
		剪去节。	重刊本草衍义	31
		去根，不去节。	圣济总录	32
		去根节。	圣济总录	32
		去根节。	全生指迷方	33
		去根节。	产育宝庆集	34
		去根节。	普济本事方	35
		去节。	鸡峰普济方	36
		去根节，寸剉令理通。	太平惠民和剂局方	37
		去根节。	小儿卫生总微论方	38
		去节。	卫济宝书	39
		去节。	洪氏集验方	40
		去节。	三因极一病证方论	41
		去根节。	传信适用方	42
		去节。	校正集验背疽方	44
		去根节。	济生方	46

续表

净制方法	药名	摘录	文献名称	文献编号
去根 / 节	麻黄	去节。	陈氏小儿病源方论	48
		去节。	类编朱氏集验医方	50
		去节。	急救仙方	51
		去节。	女科百问	53
		去节。	扁鹊心书	54
		去根节。	太平圣惠方	21
	马鞭草	去老根。	疮疡经验全书	68
	马齿苋	入药则去茎节。	重修政和经史证类备用本草	30
	木通	剉去节。	太平惠民和剂局方	37
		去节。	校正集验背疽方	44
		去节。	校注妇人良方	45
		去节。	济生方	46
	木贼	去根节。	太平惠民和剂局方	37
		去根节。	卫生家宝产科备要	43
		去节。	急救仙方	51
		去节。	扁鹊心书	54
	木贼草【木贼】	去节。	卫生家宝产科备要	43
	秦艽	去芦根，洗。	卫生家宝产科备要	43
	石斛	去根。	博济方	22
		去根。	史载之方	25
		去根，去苗。	全生指迷方	33
		去根净洗，细剉。	普济本事方	35
		去根。	小儿卫生总微论方	38
		去根。	卫生家宝产科备要	43
		去根，酒浸。	济生方	46
		去根。	济生方	46
		去根，净洗。	女科百问	53
	威灵仙	去根。	卫生家宝产科备要	43
	细辛	用之去其头节。	重修政和经史证类备用本草	30
	续断	去根，洗。	卫生家宝产科备要	43
	川续断【续断】	洗，推去节。	普济本事方	35
	麻旋覆花【旋覆花】	去根。	济生方	46
	玄参	去老根。	疮疡经验全书	68
	泽兰叶	去根。	卫生家宝产科备要	43
	地丁草【紫花地丁】	去根。	圣济总录	32
	紫菀	去根。	疮疡经验全书	68
去毛 / 根毛	白茯苓【茯苓】	去毛。	产育宝庆集	34

续表

净制方法	药名	摘录	文献名称	文献编号
去毛/根毛	狗脊	去毛。	太平圣惠方	21
		火燎去毛。	博济方	22
		去毛。	脚气治法总要	26
		烧去毛。	圣济总录	32
		猛火燎去毛令净。	太平惠民和剂局方	37
		去毛净。	洪氏集验方	40
		火去毛。	三因极一病证方论	41
		去毛细剉。	传信适用方	42
	黑狗脊【贯众】	炙，去毛净，焙，剉。	普济本事方	35
		去毛。	急救仙方	51
	金毛狗脊【狗脊】	去毛。	博济方	22
		去毛。	鸡峰普济方	36
		燎去毛。	济生方	46
		燎去毛。	类编朱氏集验医方	50
	骨碎补	洗去毛。	普济本事方	35
		用刀刮去上黄皮毛令尽，细剉。	太平惠民和剂局方	37
		燎去毛。	类编朱氏集验医方	50
		去毛。	博济方	22
	鬼臼	去毛。	小儿卫生总微论方	38
		去毛。	校注妇人良方	45
		去毛。	女科百问	53
		去毛。	太平圣惠方	21
	黄连	用之当布裹挼去毛，令如连珠，去须，捣为散。	重修政和经史证类备用本草	30
	鸡头	去毛。	太平圣惠方	21
	鹿茸	去毛。	太平圣惠方	21
		去毛，切作片子。	全生指迷方	33
		燎去毛。	太平惠民和剂局方	37
		燎去毛。	传信适用方	42
		燎去毛。	济生方	46
		火燎去毛。	类编朱氏集验医方	50
		去毛，酥炙微黄。	疮疡经验全书	68
	枇杷叶	拭去毛。	太平圣惠方	21
		炙，去毛。	博济方	22
		去毛。	史载之方	25
		炙，刷去毛。	脚气治法总要	26
		去毛。	类证活人书	29
		用叶须火炙，布拭去毛，不尔射人肺，令咳不已。	重修政和经史证类备用本草	30
		刷去毛。	全生指迷方	33
		温水浸，刷去毛。	普济本事方	35
		去毛。	鸡峰普济方	36
		去毛尽。	太平惠民和剂局方	37
		洗，刷去毛尽。	小儿卫生总微论方	38
		拭去毛。	济生方	46

续表

净制方法	药名	摘录	文献名称	文献编号
去毛 / 根毛	前胡	去毛。	史载之方	25
	秦艽	以布拭却毛。	博济方	22
	续随子【千金子】	去毛皮。	小儿卫生总微论方	38
	莎草根【香附】	炒，去毛。	圣济总录	32
	石菖蒲	去毛。	脚气治法总要	26
		去毛。	校注妇人良方	45
		去毛。	产宝杂录	52
	菖蒲【石菖蒲】	去毛。	校注妇人良方	45
	石南叶【石楠叶】	炙，去毛。	脚气治法总要	26
	石韦	去毛。	博济方	22
		去毛。	类证活人书	29
		去毛。	圣济总录	32
		去毛。	全生指迷方	33
		去毛。	鸡峰普济方	36
		去毛土。	洪氏集验方	40
		去毛。	三因极一病证方论	41
		去毛。	类编朱氏集验医方	50
		温水浸，刷去毛。	普济本事方	35
		以粗布拭去黄毛。	太平惠民和剂局方	37
		去毛。	女科百问	53
		炙，去毛。	女科百问	53
	香附	去毛。	普济本事方	35
		炒，去毛。	三因极一病证方论	41
	香附子【香附】	去毛。	全生指迷方	33
		炒，去皮毛。	小儿卫生总微论方	38
		去毛。	洪氏集验方	40
		炒，去毛。	传信适用方	42
		去毛。	传信适用方	42
		炒，去毛。	济生方	46
		炒，去毛。	类编朱氏集验医方	50
		去毛。	女科百问	53
	知母	去毛，盐酒拌炒。	疮疡经验全书	68
去头 / 尾 / 翅 / 足	白僵蚕【僵蚕】	去头、足，炒。	小儿药证直诀	28

续表

净制方法	药名	摘录	文献名称	文献编号
去头/尾/翅/足	斑蝥	去头翅足，研。	苏沈良方	23
		去翅足，少醋煮熟。	苏沈良方	23
		入药除翼足。	重修政和经史证类备用本草	30
		去头足。	圣济总录	32
		去头，去翅。	全生指迷方	33
		去头足翅。	普济本事方	35
		去头足翅。	太平惠民和剂局方	37
		去头翅足。	小儿卫生总微论方	38
		去头足。	三因极一病证方论	41
		去头翅足。	校注妇人良方	45
		去头足翅。	类编朱氏集验医方	50
		去足翅。	急救仙方	51
		去头翅足。	产宝杂录	52
		去头足，同糯米炒，去米不用。	疮疡经验全书	68
		去翅足。	博济方	22
		去头翅。	博济方	22
		去翅足，酒浸。	博济方	22
	壁虎	去头足尾。	小儿卫生总微论方	38
	柴胡	去头。	苏沈良方	23
	蝉蜕	去足翅。	旅舍备要方	24
		去足。	小儿药证直诀	28
		去头足，洗去土。	普济本事方	35
		去嘴足，汤浸润，洗去泥土。	太平惠民和剂局方	37
		去土并头翅足。	小儿卫生总微论方	38
		去足。	传信适用方	42
		去足。	校正集验背疽方	44
		去足翅。	类编朱氏集验医方	50
		去足翅。	急救仙方	51
		去翅足。	扁鹊心书	54
	干蟾【蟾蜍】	去四足并肠，洗。	小儿药证直诀	28
		净洗，去五脏、四足。	小儿卫生总微论方	38
	防风	去头。	博济方	22
	亭长【葛上亭长】	去头足翅。	太平圣惠方	21
	红娘子	去翅足。	脚气治法总要	26
	虻虫	去翅足。	伤寒总病论	27
	蜚虻【虻虫】	入丸散，除去翅足，炒用。	重修政和经史证类备用本草	30
	䖟虫【虻虫】	去翅足。	类证活人书	29
		炒，去翅足。	校注妇人良方	45
	木虻【虻虫】	入药须去翅足。	重修政和经史证类备用本草	30
	牛膝	去头。	史载之方	25
		去头，酒浸一宿。	史载之方	25

续表

净制方法	药名	摘录	文献名称	文献编号
去头/尾/翅/足	蜣螂	炙，去头翅足。	旅舍备要方	24
		入药去足。	重修政和经史证类备用本草	30
		去翅足。	圣济总录	32
		去头足。	太平惠民和剂局方	37
		去头翅足。	小儿卫生总微论方	38
	蜻蛉【蜻蜓】	入药去翼足。	重修政和经史证类备用本草	30
	全蝎	去尾足。	类编朱氏集验医方	50
		洗，去头足。	急救仙方	51
		去头足。	扁鹊心书	54
		炒，去足。	太平圣惠方	21
	干蝎【全蝎】	去尾。	圣济总录	32
	白花蛇【蕲蛇】	去头尾，换酒浸三日，弃酒不用。	重刊本草衍义	31
		去头。	扁鹊心书	54
	石蜥蜴【石龙子】	去头尾足。	太平惠民和剂局方	37
	独角仙【双叉犀金龟】	去翅头足。	圣济总录	32
		去翅足。	太平圣惠方	21
	乌蛇【乌梢蛇】	去头尾。	传信适用方	42
		去头。	扁鹊心书	54
	蜈蚣	去头足。	普济本事方	35
		去头足。	类编朱氏集验医方	50
	赤足蜈蚣【蜈蚣】	去头足。	小儿卫生总微论方	38
		去足。	校正集验背疽方	44
	芫青	去头，去翅。	全生指迷方	33
		去头足翅。	普济本事方	35
		入糯米同炒，候米色黄黑，去头足翅用。	太平惠民和剂局方	37
	干蜘蛛【蜘蛛】	去足口。	小儿卫生总微论方	38
去土/砂(沙)石	舶上硫黄【硫黄】	去沙石，细研如飞尘。	旅舍备要方	24
	蝉花	去土。	小儿卫生总微论方	38
	蝉壳【蝉蜕】	去土爪面，洗净用之。	博济方	22
	蝉蜕	去土。	圣济总录	32
		洗去土。	普济本事方	35
		去土，并头翅足。	小儿卫生总微论方	38
		水洗去土。	疮疡经验全书	68
	车前子	去土。	鸡峰普济方	36
	川芎	洗去土。	急救仙方	51
	当归	洗去土，焙干。	产育宝庆集	34
	青盐【大青盐】	淘去沙土，取浮。	苏沈良方	23

续表

净制方法	药名	摘录	文献名称	文献编号
去土/砂（沙）石	地龙	去土微炒。	博济方	22
		去土。	苏沈良方	23
		去土。	脚气治法总要	26
		去土。	圣济总录	32
		去土。	普济本事方	35
		去土。	鸡峰普济方	36
		搓去土。	太平惠民和剂局方	37
		去土净。	洪氏集验方	40
		去土。	校注妇人良方	45
		去土。	类编朱氏集验医方	50
	白颈蚯蚓【地龙】	去土。	重刊本草衍义	31
	鹅不食草	去泥，焙干。	太平圣惠方	21
	阿魏	汤化，去砂（沙）石。	小儿卫生总微论方	38
	甘松	洗土净。	普济本事方	35
		去土。	小儿卫生总微论方	38
		去土。	类编朱氏集验医方	50
	黑狗脊【贯众】	去土。	脚气治法总要	26
	葛根	去土。	鸡峰普济方	36
	枸杞【枸杞子】	拣去尘土及蒂。	圣济总录	32
	枸杞根【地骨皮】	去土。	苏沈良方	23
	贯众	去土。	类编朱氏集验医方	50
	海螵蛸	去尘土。	疮疡经验全书	68
	海藻	水洗，去泥土，用乌豆蒸一时可用。	疮疡经验全书	68
	蒿本【藁本】	去沙土。	类证活人书	29
		去土。	小儿卫生总微论方	38
		去土。	类编朱氏集验医方	50
		去土。	女科百问	53
	何首乌	采时乘湿以布拭去土后，用苦竹刀切，米泔浸一宿，曝干。忌铁，以木臼杵捣之。	重修政和经史证类备用本草	30
	藿香	去土净。	洪氏集验方	40
		水浸，去泥土。	疮疡经验全书	68
	藿香叶	洗去土。	太平惠民和剂局方	37
		去土。	小儿卫生总微论方	38
		去土。	类编朱氏集验医方	50
		去土。	女科百问	53
	卷柏	去尘土。	苏沈良方	23
		用之去下近石有沙土处。	重修政和经史证类备用本草	30
	山茵陈【金钟茵陈】	去根土，细剉，焙干。	太平惠民和剂局方	37
	山茵陈叶【金钟茵陈叶】	去土。	小儿卫生总微论方	38
	款冬花	去尘。	博济方	22
	昆布	水洗去沙土，围药中，用醋煮，加生姜汁。	疮疡经验全书	68

续表

净制方法	药名	摘录	文献名称	文献编号
去土/砂（沙）石	龙胆草【龙胆】	酒拌炒，须洗去泥土。	疮疡经验全书	68
	芦荟	去砂（沙）。研。	小儿药证直诀	28
	牡蛎	米泔浸，去土。	三因极一病证方论	41
	硇砂	去砂（沙）石。	三因极一病证方论	41
	羌活	洗去土，去芦头。	类证活人书	29
		去泥土。	疮疡经验全书	68
	秦艽	去土。	全生指迷方	33
		去土，去苗。	普济本事方	35
		洗去泥土，酒拌晒。	疮疡经验全书	68
	青蒿	洗去土。	博济方	22
	黑锡【铅】	去灰。	校注妇人良方	45
	干蝎【全蝎】	汤润，去土。	太平惠民和剂局方	37
		汤浸软，去腹内土。	洪氏集验方	40
	肉苁蓉	酒浸，去土，炙熟。	博济方	22
		去沙，薄切，火焙干。	重刊本草衍义	31
	沙参	去土、苗。	圣济总录	32
	蛇蜕	洗去土。	普济本事方	35
	石斛	洗，去根土，用酒浸一宿，漉出，蒸过，曝干。	太平惠民和剂局方	37
		去头土，酒浸一宿，晒干。	疮疡经验全书	68
	葶苈【葶苈子】	去土。	鸡峰普济方	36
	菟丝子	以水洗，澄，汰去沙土。	太平惠民和剂局方	37
	瓦松	焙干去土。	类编朱氏集验医方	50
	五倍子	去土垢。	济生方	46
	五灵脂	如鼠屎者，水淘去沙石，日干取末。	普济本事方	35
		水澄，去沙石，日干净研。	普济本事方	35
		淘去沙石，晒干。	太平惠民和剂局方	37
		去砂（沙）石。	小儿卫生总微论方	38
		去砂（沙）石。	校注妇人良方	45
		去石。	济生方	46
		去石。	类编朱氏集验医方	50
	细辛	去土并苗，焙干。	太平惠民和剂局方	37
	茴香【小茴香】	淘去土。	太平惠民和剂局方	37
	玄参	去土、苗。	圣济总录	32
	延胡索	去土。	洪氏集验方	40
	猪苓	去砂（沙）石，醋拌炒。	疮疡经验全书	68
	紫参	去土、苗。	圣济总录	32
	紫苏叶	去土。	小儿卫生总微论方	38
	紫苏子	去泥土，微炒，研末。	疮疡经验全书	68
	紫菀	净洗去土。	太平惠民和剂局方	37
		洗去土。	女科百问	53
		洗，去苗土。	太平圣惠方	21

续表

净制方法	药名	摘录	文献名称	文献编号
去苗	白薇	去苗。	脚气治法总要	26
		去苗。	鸡峰普济方	36
		去苗。	太平惠民和剂局方	37
	白芷	去苗。	卫生家宝产科备要	43
	柴胡	去苗。	太平圣惠方	21
		去苗。	类证活人书	29
		去苗，洗。	全生指迷方	33
		去苗，洗净。	普济本事方	35
		去苗。	鸡峰普济方	36
		去苗。	小儿卫生总微论方	38
		去苗，洗。	传信适用方	42
		去苗，水洗过，控干。	卫生家宝产科备要	43
		去苗。	校注妇人良方	45
		去苗。	女科百问	53
		去苗。	三因极一病证方论	41
	银川柴胡【柴胡】	去苗。	博济方	22
	丹参	去苗。	鸡峰普济方	36
	当归	去苗。	史载之方	25
		去苗。	鸡峰普济方	36
		去苗，洗，切，焙干。	传信适用方	42
	地榆	去苗，刮削令净。	太平惠民和剂局方	37
	独活	去苗。	鸡峰普济方	36
		去苗。	太平惠民和剂局方	37
	防风	去苗、头。	博济方	22
		去苗。	鸡峰普济方	36
		去苗。	卫生家宝产科备要	43
	防葵	去苗。	鸡峰普济方	36
	甘草	去苗。	鸡峰普济方	36
	蒿本【藁本】	去苗，洗。	脚气治法总要	26
		去苗。	全生指迷方	33
		去苗，净洗。	普济本事方	35
		去苗。	鸡峰普济方	36
	黄连	去苗，或用酒或用姜汁拌炒。	疮疡经验全书	68
	黄芩	去苗。	鸡峰普济方	36
	桔梗	去苗。	鸡峰普济方	36
	苦参	去苗。	鸡峰普济方	36
	藜芦	去苗。	全生指迷方	33
	龙胆	去苗、土。	圣济总录	32

续表

净制方法	药名	摘录	文献名称	文献编号
去苗	牛膝	去苗。	太平圣惠方	21
		去苗，去皮。	太平圣惠方	21
		去苗，切作细段，用好酒浸三日，取出细研如面糊。	博济方	22
		去苗头一寸，用浆水浸一宿时，以无灰酒煮五伏以来，却晒干用。	博济方	22
		去苗。	圣济总录	32
		去苗。	全生指迷方	33
		去苗。	传信适用方	42
		去苗。	济生方	46
		去苗。	女科百问	53
	前胡	去苗，净洗。	普济本事方	35
		去苗。	鸡峰普济方	36
		去苗。	三因极一病证方论	41
	茜根【茜草】	去苗。	鸡峰普济方	36
	羌活	去苗。	鸡峰普济方	36
		去苗。	校正集验背疽方	44
	秦艽	去苗、土。	圣济总录	32
		去苗。	鸡峰普济方	36
		去苗、土。	三因极一病证方论	41
	人参	去苗。	鸡峰普济方	36
	沙参	去苗。	鸡峰普济方	36
	生干地黄【地黄】	去苗、土。	小儿卫生总微论方	38
	石斛	去苗。	类证活人书	29
		去苗。	鸡峰普济方	36
		去苗。	洪氏集验方	40
		去苗。	传信适用方	42
	威灵仙	去苗、土。	圣济总录	32
		去苗，洗。	普济本事方	35
		去苗。	类编朱氏集验医方	50
	细辛	去苗，洗。	脚气治法总要	26
		去苗叶。	圣济总录	32
		去苗。	全生指迷方	33
		去苗。	产育宝庆集	34
		去苗，洗。	普济本事方	35
		去苗。	小儿卫生总微论方	38
		去苗。	三因极一病证方论	41
		去苗并叶。	卫生家宝产科备要	43
		去苗。	陈氏小儿病源方论	48
	玄参	去苗。	鸡峰普济方	36
		去苗。	急救仙方	51
	远志	去苗。	产育宝庆集	34
	泽泻	去苗。	脚气治法总要	26

续表

净制方法	药名	摘录	文献名称	文献编号
去苗	紫参	去苗。	鸡峰普济方	36
	紫草	去苗。	鸡峰普济方	36
	紫菀	去苗土。	圣济总录	32
		去苗及枯燥者。	全生指迷方	33
		去苗。	鸡峰普济方	36
		去苗叶及土。	太平惠民和剂局方	37
去子	大冬瓜【冬瓜】	割开头，去子。	太平圣惠方	21
	瓜蒌	开窍留盖子，去子留瓤。	太平圣惠方	21
	蜀椒【花椒】	用生椒择去不拆者，除其黑子。	重修政和经史证类备用本草	30
	川椒【花椒】	去子。	博济方	22
		去子。	卫生家宝产科备要	43
	水蛭	水浸，去血子。	伤寒总病论	27
		熬，去子，杵碎。	类证活人书	29
	皂角	去子。	全生指迷方	33
去皮子	木瓜	去皮子。	圣济总录	32
		蒸熟，去皮子。	太平圣惠方	21
	皂角	去子及皮。	急救仙方	51
	不蛀皂角【皂角】	去两头及皮子。	脚气治法总要	26
	皂荚【皂角】	入药去皮子，以酥炙用。	重修政和经史证类备用本草	30
		去皮及子，涂好醋，炙令焦，为末。	重修政和经史证类备用本草	30
去滓	安息香	用酒煮似糊，用绢滤去滓。	太平圣惠方	21
	野驼脂【骆驼脂】	炼，去滓。	太平圣惠方	21
	朴硝	去滓。	太平圣惠方	21
	皂角	涂酥炙，去皮方煮，去滓。	苏沈良方	23
去茎/枝梗/叶	艾叶	去枝梗，杵成茸。	太平惠民和剂局方	37
		去梗。	卫生家宝产科备要	43
		去梗。	疮疡经验全书	68
	白鲜皮	去梗。	疮疡经验全书	68
	白芷	去梢。	卫生家宝产科备要	43
	薄荷	去枝杖。	鸡峰普济方	36
		去梗。	疮疡经验全书	68
	淡竹叶	去枝梗。	小儿卫生总微论方	38
	丁香	去枝杖。	鸡峰普济方	36
		拣去枝杖。	校正集验背疽方	44
	枸杞根【地骨皮】	去梗，水洗。	疮疡经验全书	68
	覆盆子	去枝杖。	鸡峰普济方	36
	藿香	去枝杖，以水洗净，去沙尘，有日晒干，无日以微火焙。	校正集验背疽方	44
	蜀椒【花椒】	去枝梗并目及闭口者。	太平惠民和剂局方	37
	甘菊【菊花】	去梗叶。	卫济宝书	39
	甘菊花【菊花】	择去梗。	圣济总录	32
		去枝梗。	济生方	46

续表

净制方法	药名	摘录	文献名称	文献编号
去茎/枝梗/叶	菊花	去枝杖。	鸡峰普济方	36
		去梗。	卫生家宝产科备要	43
	荆芥	去梗，取穗。	疮疡经验全书	68
	荆芥穗	去梗。	脚气治法总要	26
	款冬花	去枝杖。	鸡峰普济方	36
		去枝梗。	小儿卫生总微论方	38
		去枝杖。	洪氏集验方	40
		去梗。	传信适用方	42
		去梗。	疮疡经验全书	68
		去枝梗。	小儿卫生总微论方	38
	连翘	去梗，碾。	疮疡经验全书	68
	莲蓬【莲房】	去茎。	太平惠民和剂局方	37
	灵香草	去梗。	脚气治法总要	26
	刘寄奴	去梗。	普济本事方	35
		择去梗草。	卫生家宝产科备要	43
		去梗。	济生方	46
	牛膝	去老梗，酒洗。	疮疡经验全书	68
	瞿麦	用蕊壳，不用茎叶。	太平惠民和剂局方	37
	酸枣仁	去枝梗。	传信适用方	42
	吴茱萸	去枝杖。	鸡峰普济方	36
		去枝梗。	太平惠民和剂局方	37
		拣去枝梗。	小儿卫生总微论方	38
		拣去梗，汤泡洗三两次。	卫生家宝产科备要	43
		去梗。	扁鹊心书	54
	五味子	去枝梗。	小儿卫生总微论方	38
		拣去枝梗。	卫生家宝产科备要	43
		去梗，搥（捶）碎。	疮疡经验全书	68
	北五味子【五味子】	拣去枝杖。	校正集验背疽方	44
	豨莶草	去梗。	疮疡经验全书	68
	细茶	去梗。	疮疡经验全书	68
	细辛	去叶。	博济方	22
		去叶。	旅舍备要方	24
		去草叶。	圣济总录	32
		去叶。	普济本事方	35
		去叶，洗。	传信适用方	42
		去叶。	卫生家宝产科备要	43
		去叶及土。	类编朱氏集验医方	50
	北细辛【细辛】	去叶。	类编朱氏集验医方	50
	香薷	去梗。	三因极一病证方论	41
	旋复花【旋覆花】	净，择去茎叶。	圣济总录	32
		去枝杖。	鸡峰普济方	36

续表

净制方法	药名	摘录	文献名称	文献编号
去茎/枝梗/叶	旋覆花	去梗。	脚气治法总要	26
		去梗叶。	校注妇人良方	45
		去枝萼。	济生方	46
	仙灵脾【淫羊藿】	去茎干。	博济方	22
		去梗。	博济方	22
		去粗茎。	圣济总录	32
	茵陈	去梗，剉。	普济本事方	35
		去梗。	疮疡经验全书	68
	茵陈蒿【茵陈】	去梗。	圣济总录	32
	茵芋	去粗茎。	圣济总录	32
	罂粟壳	去枝梗。	传信适用方	42
	芫花	去枝叶。	博济方	22
		去枝梗。	小儿卫生总微论方	38
	紫苏	去枝杖。	鸡峰普济方	36
		去梗。	三因极一病证方论	41
	嫩紫草【紫草】	去粗梗。	小儿卫生总微论方	38
	紫苏叶	去梗。	校注妇人良方	45
去脏器/脏器膜	蝙蝠	去翼脂肚。	太平圣惠方	21
	鳖甲	去裙。	类证活人书	29
		醋浸三日，去裙。	太平惠民和剂局方	37
		去裙并膜。	洪氏集验方	40
	龟甲	煮，刮去筋膜。	全生指迷方	33
		醋浸三日，去裙。	太平惠民和剂局方	37
	虎胫骨【虎骨】	净，刮去肉膜等。	重修政和经史证类备用本草	30
	干蛤蟆【虾蟆】	去肠肚。	类编朱氏集验医方	50
	花蛇【蕲蛇】	酒浸，去皮骨。	普济本事方	35
	白花蛇【蕲蛇】	酒浸，去皮骨。	小儿卫生总微论方	38
		酒浸，去皮骨。	三因极一病证方论	41
		去皮骨，取肉。	传信适用方	42
		用好酒浸一宿，取出，去皮骨，用肉。	疮疡经验全书	68
	青羊肝【羊肝】	去胆膜，切。	太平圣惠方	21
	石蜥蜴【石龙子】	去腹内物，火炙干，研细，或著石上令干用。	本草品汇精要	74
	生乌龟【乌龟】	去肉，取壳。	类编朱氏集验医方	50
	乌蛇【乌梢蛇】	酒浸软，去皮骨。	小儿卫生总微论方	38
		取项后粗处肉，酒浸一宿，去皮骨，曝干。	小儿卫生总微论方	38
		酒浸，炙，去皮骨。	三因极一病证方论	41
		去皮骨，取肉。	传信适用方	42
	乌蛇肉【乌梢蛇】	酒浸，去皮骨。	普济本事方	35
		酒浸，去皮骨。	小儿卫生总微论方	38
	雄雀儿【雄雀】	去毛足肠肚，研如泥。	太平圣惠方	21

续表

净制方法	药名	摘录	文献名称	文献编号
去脏器/脏器膜	羊肾	去膜，切作八片。	太平圣惠方	21
		去脂膜，切。	太平圣惠方	21
	精羊肉【羊肉】	去筋膜。	传信适用方	42
	羊子肝【羊肝】	去膜。	类编朱氏集验医方	50
	野鼠	去皮脏。	太平圣惠方	21
	猪皮	去膜，切。	脚气治法总要	26
去丝（嘴）	白僵蚕【僵蚕】	去丝嘴。	普济本事方	35
		去嘴。	博济方	22
		生，去丝嘴。	三因极一病证方论	41
		炒，去丝嘴。	三因极一病证方论	41
		去丝足口。	校正集验背疽方	44
		炒，去丝。	济生方	46
		炒，去丝嘴。	陈氏小儿病源方论	48
		去丝。	女科百问	53
		入药除绵丝并子尽。	重修政和经史证类备用本草	30
	僵蚕	酒拌炒，去丝。	疮疡经验全书	68
		炒，去丝。	校注妇人良方	45
		去丝嘴。	女科百问	53
		去丝。	史载之方	25
	杜仲	去粗皮，炒去丝。	太平惠民和剂局方	37
		炒去丝。	校注妇人良方	45
		盐炒，去丝为末。	疮疡经验全书	68
	马兜铃	去丝蒂。	扁鹊心书	54
去末	麒麟血【血竭】	去末。	太平圣惠方	21
去坚	乌贼鱼骨【海螵蛸】	去坚。	苏沈良方	23
去蒂/萼	白术	去蒂。	脚气治法总要	26
	丁香	去蒂。	疮疡经验全书	68
	覆盆子	去萼。	圣济总录	32
	甘菊花【菊花】	去萼梗。	普济本事方	35
	菊花	摘去萼。	圣济总录	32
	蔓荆子	去蒂并白膜。	校正集验背疽方	44
	天麻	去蒂。	圣济总录	32
	辛夷	去蒂。	疮疡经验全书	68
	旋覆花	去萼。	圣济总录	32
		去萼。	校正集验背疽方	44
		去蒂。	疮疡经验全书	68
	罂粟壳	去蒂盖。	太平惠民和剂局方	37
去黄	鸡子	去黄，内苦酒著鸡子壳中。	类证活人书	29
	五灵脂	去黄。	小儿药证直诀	28
取羽/羽皮	鬼箭羽	取羽，去木。	脚气治法总要	26
		用之，削取皮羽。	重修政和经史证类备用本草	30
	鬼箭【鬼箭羽】	削取皮羽。	类证活人书	29
		取羽。	小儿卫生总微论方	38

续表

净制方法	药名	摘录	文献名称	文献编号
去仁	蕤核	去仁，研。	类证活人书	29
	乌梅	去仁，连核用。	小儿卫生总微论方	38
去汁	麻黄	汤泡，去黄汁，焙干。	类证活人书	29
	仙茅	以米泔浸去赤汁，出毒后无妨损。	重修政和经史证类备用本草	30
去膜/革（隔）膜/筋膜	胡桃【核桃仁】	汤去膜。	洪氏集验方	40
	连翘	去隔。	小儿卫生总微论方	38
	马勃	去膜。	重刊本草衍义	31
	兜铃【马兜铃】	去筋膜。	疮疡经验全书	68
	肉苁蓉	酒洗，去膜。	扁鹊心书	54
	罂粟壳	去瓣细切。	三因极一病证方论	41
		去隔膜。	扁鹊心书	54
	皂荚【皂角】	去丝膜。	疮疡经验全书	68
去甲/鳞甲	乌贼鱼骨【海螵蛸】	去甲。	校注妇人良方	45
	肉苁蓉	刮去鳞甲，以酒净洗，去黑汁，薄切。	重修政和经史证类备用本草	30
去木	枸杞根【地骨皮】	去木，净洗。	传信适用方	42
		去木。	济生方	46
	茯神	去木。	普济本事方	35
		去心木。	三因极一病证方论	41
		去木。	校注妇人良方	45
		去木。	济生方	46
		去木。	陈氏小儿病源方论	48
		去木。	圣济总录	32
		去木。	类编朱氏集验医方	50
		去木。	产宝杂录	52
		去木。	女科百问	53
	苦参	去木，取皮。	传信适用方	42
	牡丹皮	去木。	济生方	46
		去木。	类编朱氏集验医方	50
		去木。	产宝杂录	52
	乌药	去木。	三因极一病证方论	41
	五加皮	去木。	济生方	46
		去木。	产宝杂录	52
用根	菖蒲【石菖蒲】	用根。	鸡峰普济方	36
	细辛	用根。	鸡峰普济方	36
	藜芦	用之止剔取根。	重修政和经史证类备用本草	30
取仁	白芜荑【芜荑】	去扇，取仁。	小儿卫生总微论方	38
	益智子【益智仁】	取仁。	洪氏集验方	40
取粉	黑牵牛【牵牛子】	取粉。	传信适用方	42

续表

净制方法	药名	摘录	文献名称	文献编号
取肉	川练子【川楝子】	取肉。	济生方	46
	川楝子	去皮核，取肉。	济生方	46
	胡桃【核桃仁】	取肉。	济生方	46
	肉桂	取肉。	女科百问	53
	山茱萸	取肉。	济生方	46
拣择	艾叶	拣净，剉碎。	卫生家宝产科备要	43
	丁香	拣新辣者。	洪氏集验方	40
	伏龙肝	净拣，筛。	圣济总录	32
	枸杞子	拣净，洗。	传信适用方	42
	贯众	拣，洗净，焙干。	小儿卫生总微论方	38
	鹤虱	拣净。	小儿卫生总微论方	38
	黑豆	净择。	卫生家宝产科备要	43
	槐角	择净。	卫生家宝产科备要	43
	韭子【韭菜子】	拣择，蒸两炊以来，曝干，簸去黑皮。	重修政和经史证类备用本草	30
	菊花	拣净。	小儿卫生总微论方	38
	葵子	拣，洗净。	卫生家宝产科备要	43
	新绿豆【绿豆】	拣净。	小儿卫生总微论方	38
	牡丹皮	净拣。	太平惠民和剂局方	37
	牛蒡子	净拣，勿令有杂子。	太平惠民和剂局方	37
	前胡	拣净。	卫生家宝产科备要	43
	茜草	拣净，剉碎。	圣济总录	32
	瞿麦	拣净。	卫生家宝产科备要	43
	桑寄生	拣净。	卫生家宝产科备要	43
	生地黄【地黄】	拣择好者洗净，捣取汁。	济生方	46
		洗。	济生方	46
	菟丝子	拣净，水淘。	全生指迷方	33
	芜荑	拣净。	小儿卫生总微论方	38
	白芜荑【芜荑】	拣净。	小儿卫生总微论方	38
	吴茱萸	拣净。	小儿卫生总微论方	38
		拣去梗，汤泡洗三两次。	卫生家宝产科备要	43
	五倍子	拣。	洪氏集验方	40
	五味子	净拣，去枝杖。	太平惠民和剂局方	37
		拣净。	传信适用方	42
	香薷叶	拣净。	传信适用方	42
	旋覆花	拣净。	卫生家宝产科备要	43
	泽兰叶	拣净。	卫生家宝产科备要	43
	紫苏叶	拣净。	传信适用方	42
	紫苏子	拣净。	洪氏集验方	40

续表

净制方法	药名	摘录	文献名称	文献编号
其他	百草霜	用烧草锅底墨。	普济本事方	35
		在村庄家锅底上刮者，细研。	太平惠民和剂局方	37
	海螵蛸	取中心末。	小儿卫生总微论方	38
	胡麻【芝麻】	水淘，去浮。	圣济总录	32
	莱菔子	淘择。	圣济总录	32
	莨菪子	淘去浮者。	圣济总录	32
	菟丝子	捣去糠，不碎者真。	类编朱氏集验医方	50
		淘净。	扁鹊心书	54
	五倍【五倍子】	去中间白花虫屑，为粗末，炒断烟为度。	疮疡经验全书	68
	五倍子	去内虫窠。	疮疡经验全书	68
	仙灵脾【淫羊藿】	剪去边弦。	扁鹊心书	54

4. 元代

元代典籍中记载的净制品种较少，共 184 种左右，涉及药物如下所示：（以 B 开头）白附子、巴豆、巴豆霜、巴戟【巴戟天】、白豆蔻、白芥子、白沙蜜【蜂蜜】、白茯神【茯神】、白蒺藜【蒺藜】、贝母、白茯苓【茯苓】、北五味【五味子】、不蛀皂角【皂角】、斑蝥、半夏、薄桂、薄荷、薄荷叶、鳖甲；（以 C 开头）苍术、草豆蔻仁【草豆蔻】、草果、柴胡、蝉蜕、蝉壳【蝉蜕】、草乌、草乌头【草乌】、川乌、川乌头【川乌】、川巴戟【巴戟天】、赤茯苓【茯苓】、草龙胆【龙胆】、陈皮、陈橘皮【陈皮】、赤芍药【赤芍】、川椒【花椒】、川楝子、川芎、椿根白皮【椿白皮】；（以 D 开头）大腹皮、大黄、大戟、当归、地萹蓄【萹蓄】、大人参【人参】、大豆【黄大豆】、地黄、地龙、地榆、丁香、独活、杜仲；（以 E 开头）莪术；（以 F 开头）肥川乌【川乌】、防风、防己、茯苓、茯神、附子、覆盆子；（以 G 开头）甘草、甘松、干姜、干木瓜【木瓜】、干山药【山药】、葛根、狗脊、枸杞根【地骨皮】、谷精草、谷芽、骨碎补、瓜蒌、栝蒌【瓜蒌】、干地黄【地黄】、干地龙【地龙】、官桂【肉桂】、桂枝、蛤蚧；（以 H 开头）海藻、诃子、诃黎勒【诃子】、何首乌、黑豆、汉防己【防己】、黑附子【附子】、黑椒【胡椒】、黑锡【铅】、红豆、红枣【大枣】、厚朴、胡桃仁【核桃仁】、槲皮、黄蘗【黄柏】、黄连、黄芪、黄芩、火麻子【火麻仁】、藿香、藿香叶；（以 J 开头）蒺藜、金铃子【川楝子】、橘皮【陈皮】、僵蚕、荆芥、荆芥穗、桔梗、橘红；（以 K 开头）苦楝根、昆布、苦桔梗【桔梗】；（以 L 开头）藜芦、莲花青皮【青皮】、乱发【血余】、莲肉【莲子】、莲子肉【莲子】、莲实【莲子】、龙胆草【龙胆】、蝼蛄、鹿茸；（以 M 开头）绵川乌【川乌】、麻黄、马兜铃、马芹、麦冬、麦门冬【麦冬】、麦芽、蔓荆子、虻虫、蝱虫【虻虫】、麻子仁【火麻仁】、米壳【罂粟壳】、牡丹根皮【牡丹皮】、牡丹皮、木鳖子、木鳖【木鳖子】、木通、木贼、木贼草【木贼】；（以 N 开头）牛膝、南木香、糯米；（以 P 开头）枇杷叶；（以 Q 开头）蛴螬、青木香、牵牛【牵牛子】、前胡、羌活、秦艽、青蒿、青皮、青橘皮【青皮】、瞿麦、全蝎；（以 R 开头）人参、肉豆蔻、肉桂、蕤仁；（以 S 开头）桑白皮、山豆根、山茱萸、蛇床子、商枳壳【枳壳】、山栀子【栀子】、石枣、山药、芍药、升麻、生地黄【地黄】、熟地黄【地黄】、生姜、生姜皮、石斛、石韦、使君子、蜀漆、粟壳【罂粟壳】、酸石榴根皮、酸枣仁；（以 T 开头）桃仁、天麻、天门冬【天冬】、天南星、菟丝子；（以 W 开头）晚蚕蛾【原蚕蛾】、威灵仙、乌梅、乌梢蛇、乌蛇肉【乌梢蛇】、乌头、无心草、吴茱萸、五倍子、五灵脂、五味子；（以 X 开头）细辛、细挺子黄芩【黄芩】、夏枯草、香附子【香附】、香薷、辛夷叶、新柳算子、续随子【千金子】、续断、玄参、血余、杏仁【苦杏仁】;（以Y开头）延胡索、野葡桃根【野葡萄根】、益智、益智仁、茵陈蒿【茵陈】、郁李仁、罂粟壳、御米壳【罂粟壳】、芫青、远志;（以Z开头）皂角、真皂角【皂角】、猪牙皂角【猪牙皂】、茱萸【吴茱萸】、泽泻、真桂、知母、栀子、枳壳、枳实、猪苓、紫草、紫河车、紫苏、紫菀。

新增35种，白芥子、白沙蜜【蜂蜜】、薄桂、薄荷叶、巴豆霜、草豆蔻仁【草豆蔻】、椿根白皮【椿白皮】、地萹蓄【萹蓄】、莪术、覆盆子、防己、谷芽、蛤蚧、干山药【山药】、红豆、黑椒【胡椒】、莲花青皮【青皮】、蝼蛄、马芹、麦芽、米壳【罂粟壳】、青木香、蛴螬、蕤仁、生姜皮、酸石榴根皮、山药、山豆根、蛇床子、晚蚕蛾【原蚕蛾】、无心草、夏枯草、新柳算子、野葡桃根【野葡萄根】、真桂。

按照典籍的记载，元代净制的方法主要有洗、去芦/芦头、去须、去皮心膜、去皮、去皮脐、去皮尖、去皮弦/皮弦子、去心、去根/节、去壳、去核、去穰（瓤）/白、去枝/梗、去土/砂（沙）石、去苗、去木、去头/尾/足/翅、去骨、去毛/根毛、去滓、拣净、去膜、去蒂、去子、去虫、去丝（嘴）、去仁、去毒尖、取肉、用穗、去刺/角、去屎、去目、去皮/骨/肉。

其中洗的药物有31种，白附子、半夏、大腹皮、当归、干地黄【地黄】、枸杞根【地骨皮】、干姜、谷芽、蛤蚧、大豆【黄大豆】、海藻、火麻子【火麻仁】、昆布、藜芦、马芹、麦芽、牡丹根皮【牡丹皮】、糯米、生地黄【地黄】、生姜皮、熟地黄【地黄】、蜀漆、酸石榴根皮、菟丝子、吴茱萸、辛夷叶、杏仁【苦杏仁】、血余、乱发【血余】、皂角、枳壳、紫河车。

去芦/芦头的药物有26种，柴胡、川芎、大戟、当归、地黄、地榆、独活、防风、黄芪、黄芩、黄连、桔梗、苦桔梗【桔梗】、龙胆草【龙胆】、草龙胆【龙胆】、米壳【罂粟壳】、南木香、前胡、羌活、秦艽、青木香、人参、大人参【人参】、威灵仙、草乌头【草乌】、无心草、细辛、续断、御米壳【罂粟壳】。

去须的药物有2种，黄连、知母。

去皮心膜的药物有1种，巴豆。

去皮的药物有60余种，涉及药物如下所示:（以B开头）巴豆、白豆蔻、白茯神【茯神】、白茯苓【茯苓】、薄桂;（以C开头）川乌、川乌头【川乌】、草乌、苍术、赤茯苓【茯苓】、赤芍药【赤芍】、草豆蔻仁【草豆蔻】、椿根白皮【椿白皮】;（以D开头）大黄、大戟、独活、杜仲;（以F开头）防己、茯苓、茯神、附子、肥川乌【川乌】;（以G开头）干山药【山药】、枸杞根【地骨皮】、甘草、葛根、干木瓜【木瓜】、瓜蒌、栝蒌【瓜蒌】、官桂【肉桂】、桂枝;（以H开头）汉防己【防己】、何首乌、黑豆、黑附子【附子】、黑椒【胡椒】、厚朴、胡桃仁【核桃仁】、槲皮、黄蘗【黄柏】、黄芩;（以J开头）金铃子【川楝子】;（以K开头）苦楝根;（以L开头）莲实【莲子】;（以M开头）麻子仁【火麻仁】、木鳖【木鳖子】、木鳖子、木通;（以Q开头）羌活;（以R开头）肉豆蔻、肉桂、蕤仁;（以S开头）桑白皮、山豆根、山药、芍药、山栀子【栀子】、升麻、生姜、使君子;（以T开头）桃仁、天南星;（以X开头）香附子【香附】、杏仁【苦杏仁】、新柳算子、玄参、细挺子黄芩【黄芩】;（以Y开头）延胡索、野葡桃根【野葡萄根】、益智、益智仁、郁李仁;（以Z开头）泽泻、知母、栀子、猪苓、皂角、猪牙皂角【猪牙皂】。

去皮脐的药物有5种，草乌头【草乌】、川乌、川乌头【川乌】、附子、黑附子【附子】、绵川乌【川乌】、天南星、乌头。

去皮尖的药物有6种，草乌、川乌、附子、蒺藜、杏仁【苦杏仁】、桃仁、郁李仁。

去皮弦/皮弦子的药物有2种，不蛀皂角【皂角】、皂角、真皂角【皂角】、猪牙皂角【猪牙皂】。

去心的药物有10种，巴戟【巴戟天】、川巴戟【巴戟天】、贝母、黄芩、莲肉【莲子】、莲子肉【莲子】、麦冬、麦门冬【麦冬】、牡丹皮、天门冬【天冬】、远志。

去根/节的药物有6种，谷精草、荆芥、麻黄、木通、木贼、木贼草【木贼】、石斛。

去壳的药物有7种，巴豆、白芥子、草果、木鳖子、酸枣仁、生鸡豆、续随子【千金子】。

去核的药物有6种，红枣【大枣】、诃黎勒【诃子】、诃子、金铃子【川楝子】、山茱萸、石枣、乌梅。

去穰（瓤）/白的药物有5种，陈橘皮【陈皮】、陈皮、橘红、橘皮【陈皮】、莲花青皮【青皮】、青橘皮【青皮】、青皮、御米壳【罂粟壳】、枳壳、枳实。

去枝/梗的药物有17种，薄荷、薄荷叶、北五味【五味子】、地萹蓄【萹蓄】、丁香、藿香、荆芥、荆芥穗、马兜铃、青蒿、瞿麦、石韦、细辛、夏枯草、香薷、茵陈蒿【茵陈】、茱萸【吴茱萸】、紫苏。

去土/砂（沙）石的药物有16种，蝉壳【蝉蜕】、蝉蜕、草龙胆【龙胆】、地龙、干地龙【地龙】、甘松、海藻、藿香、藿香叶、藜芦、马兜铃、蛇床子、生地黄【地黄】、菟丝子、威灵仙、五灵脂、香薷、紫草。

去苗的药物有8种，柴胡、当归、藜芦、牛膝、生地黄【地黄】、天麻、细辛、紫菀。

去木的药物有2种，茯神、茯苓。

去头/尾/足/翅的药物有6种，斑蝥、蝼蛄、虻虫、蝱虫【虻虫】、全蝎、晚蚕蛾【原蚕蛾】、芫青。

去骨的药物有2种，大戟、枸杞根【地骨皮】。

去毛/根毛的药物有8种，莪术、狗脊、骨碎补、鹿茸、枇杷叶、石韦、香附子【香附】、真桂。

去滓的药物有2种，白沙蜜【蜂蜜】、黑锡【铅】。

拣净的药物有6种，覆盆子、红豆、黄连、蔓荆子、牵牛【牵牛子】、五味子。

去膜的药物有2种，巴豆、蕤仁。

去蒂的药物有1种，粟壳【罂粟壳】、罂粟壳、御米壳【罂粟壳】。

去子的药物有1种，五味子。

去虫的药物有1种，五倍子。

去丝（嘴）的药物有2种，杜仲、僵蚕。

去仁的药物有1种，乌梅。

去毒尖的药物有1种，全蝎。

取肉的药物有2种，川楝子、山茱萸。

用穗的药物有1种，瞿麦。

去刺/角的药物有2种，白蒺藜【蒺藜】、枇杷叶。

去屎的药物有1种，蛴螬。

去目的药物有1种，川椒【花椒】。

去皮/骨/肉的药物有2种，鳖甲、乌梢蛇、乌蛇肉【乌梢蛇】。

具体见表2-5。

表 2–5　元代净制药物统计表

净制方法	药名	摘录	文献名称	文献编号
洗	白附子	洗净，略泡。	瑞竹堂经验方	62
	半夏	汤洗七次。	脾胃论	58
		汤泡七次。	瑞竹堂经验方	62
		汤洗七次，去滑。	外科精义	63
		四两，汤洗七次，用生姜二两，刮去皮，同半夏捣细作饼子，炙微黄。	卫生宝鉴	64
		汤泡七次，铡细用。	卫生宝鉴	64
		汤泡，姜汁浸。	卫生宝鉴	64
		汤洗。	丹溪心法	65
		泡。	丹溪心法	65
		米泔浸。	丹溪心法	65
		汤泡，切作片，以皂角水浸一日，晒干。	丹溪心法	65
		洗七次。	丹溪心法	65
		洗。	丹溪心法	65
	大腹皮	洗净，焙。	活幼心书	59
	当归	洗，焙。	卫生宝鉴	64
		洗，焙。	丹溪心法	65
	干地黄【地黄】	洗。	瑞竹堂经验方	62
	枸杞根【地骨皮】	净洗，焙干。	活幼心书	59
	干姜	水洗，慢火炮。	汤液本草	60
		水洗，慢火炮裂后，剉细用。	卫生宝鉴	64
	谷芽	净洗，焙干。	活幼心书	59
	蛤蚧	河水浸五宿，逐日换水，洗去腥，酥炙黄色。	卫生宝鉴	64
	大豆【黄大豆】	洗净，蒸三遍，去皮。	儒门事亲	57
	海藻	汤洗七次，焙干用。	活幼心书	59
		洗。	瑞竹堂经验方	62
	火麻子【火麻仁】	汤浸一宿，漉出，蒸三遍，令口开，去皮。	儒门事亲	57
	昆布	洗。	瑞竹堂经验方	62
	藜芦	净洗，焙。	活幼心书	59
	马芹	净洗，焙干。	活幼心书	59
	麦芽	净洗，焙干。	活幼心书	59
	牡丹根皮【牡丹皮】	净洗。	活幼心书	59
	糯米	淘洗，同白茯苓一处蒸熟用之。	儒门事亲	57
	生地黄【地黄】	洗，水浸，研如泥。	外科精义	63
	生姜皮	略洗，焙干。	活幼心书	59
	熟地黄【地黄】	洗净，酒蒸，焙。	瑞竹堂经验方	62
	蜀漆	洗去腥。	卫生宝鉴	64
	酸石榴根皮	净洗，剉，焙。	活幼心书	59
	菟丝子	洗净，捣末。	瑞竹堂经验方	62

续表

净制方法	药名	摘录	文献名称	文献编号
洗	吴茱萸	汤洗去苦烈味，焙干。	脾胃论	58
		汤洗七次。	脾胃论	58
		洗去苦味，日干，杵碎用。	汤液本草	60
		洗去苦。	卫生宝鉴	64
		拣净，好酒少许洗，焙。	卫生宝鉴	64
		汤洗七次。	丹溪心法	65
		洗七遍。	儒门事亲	57
	辛夷叶	洗净，焙干。	丹溪心法	65
	杏仁【苦杏仁】	汤泡，去皮。	活幼心书	59
		汤泡，去皮尖。	活幼心书	59
	血余	净。	瑞竹堂经验方	62
	乱发【血余】	洗净，烧存性。	卫生宝鉴	64
	皂角	水洗，煨，去皮弦。	脾胃论	58
	枳壳	水浸润，去壳。	活幼心书	59
	紫河车	米泔浸之一宿，洗净，焙干用。	卫生宝鉴	64
去芦 / 芦头	柴胡	去芦。	儒门事亲	57
		去芦。	活幼心书	59
		去芦，铡碎，剉桶剉过，竹筛齐之用。	卫生宝鉴	64
		去苗芦。	丹溪心法	65
	川芎	去苗芦。	丹溪心法	65
	大戟	去芦。	瑞竹堂经验方	62
	当归	去芦。	儒门事亲	57
		去芦。	珍珠囊	61
		去芦尾，酒洗。	活幼心书	59
		去芦，酒浸，焙。	瑞竹堂经验方	62
		去芦。	外科精义	63
		去芦。	卫生宝鉴	64
	地黄	去芦，拣肥壮者酒浸，蒸久而透黑为度，焙干。	瑞竹堂经验方	62
	地榆	去芦。	汤液本草	60
	独活	去苗芦。	丹溪心法	65
	防风	去芦。	儒门事亲	57
		去芦。	活幼心书	59
		去芦。	瑞竹堂经验方	62
		凡用，去叉芦。	外科精义	63
		去芦并叉股，（铡）碎，剉桶内剉过，竹筛齐之用。	卫生宝鉴	64
		去芦头。	素问病机气宜保命集	56

续表

净制方法	药名	摘录	文献名称	文献编号
去芦/芦头	黄芪	去芦，蜜水炙。	瑞竹堂经验方	62
		去芦皴，铡碎，剉桶剉，竹筛齐之用。	卫生宝鉴	64
		去芦用。	汤液本草	60
	黄芩	去芦。	脾胃论	58
		去腐芦。	外科精义	63
	黄连	去芦。	脾胃论	58
	桔梗	去芦，炒。	瑞竹堂经验方	62
		去芦。	卫生宝鉴	64
		去芦，米泔浸一宿，焙干，铡碎，剉桶剉，竹筛齐用。	卫生宝鉴	64
		去苗芦。	丹溪心法	65
	苦桔梗【桔梗】	去芦，炒。	瑞竹堂经验方	62
	龙胆草【龙胆】	去芦。	活幼心书	59
		去芦。	卫生宝鉴	64
	草龙胆【龙胆】	去芦。	汤液本草	60
		去芦。铡碎，剉桶剉，竹筛齐用。	卫生宝鉴	64
	米壳【罂粟壳】	去顶膜，蜜炒。	丹溪心法	65
	南木香	去芦。	脾胃论	58
	前胡	去芦。	活幼心书	59
		去苗芦。	丹溪心法	65
	羌活	去芦。	儒门事亲	57
		去苗芦。	丹溪心法	65
	秦艽	去芦。	儒门事亲	57
		去芦头，铡碎，剉桶内剉，竹筛齐之用。	卫生宝鉴	64
	青木香	去芦。	活幼心书	59
	人参	去芦。	儒门事亲	57
		去芦。	脾胃论	58
		去芦。	活幼心书	59
		去芦。	瑞竹堂经验方	62
		去芦，铡细用。	卫生宝鉴	64
		去芦。	丹溪心法	65
	大人参【人参】	去芦。	十药神书	66
	威灵仙	去芦，细剉，焙，研为末。	活幼心书	59
		去芦，（铡）剉用。	卫生宝鉴	64
	草乌头【草乌】	去牙头。	儒门事亲	57
	无心草	凡用，去芦苗。	外科精义	63
	细辛	去芦并叶，铡细用。	卫生宝鉴	64
	续断	去芦。	瑞竹堂经验方	62
	御米壳【罂粟壳】	去顶，炒。	卫生宝鉴	64
		去顶，蜜炒黄色。	卫生宝鉴	64

续表

净制方法	药名	摘录	文献名称	文献编号
去须	黄连	去须。	儒门事亲	57
		去须。	珍珠囊	61
		去须，酒制。	脾胃论	58
		去须。	脾胃论	58
		去须用。	汤液本草	60
		去须。	瑞竹堂经验方	62
		去须。	外科精义	63
		去须，铡碎用之。	卫生宝鉴	64
		去须净，米泔浸一宿。	卫生宝鉴	64
		去须，十两，用吴茱萸五两，同炒赤色，去吴茱萸不用。	丹溪心法	65
	知母	去须。	珍珠囊	61
去皮心膜	巴豆	去皮心膜，研如泥霜，出油，用霜。	卫生宝鉴	64
		去皮心膜。	外科精义	63
		去皮心膜油，研。	脾胃论	58
去皮	巴豆	去皮，湿纸包，烧黄色为度。	瑞竹堂经验方	62
		去皮。	外科精义	63
		去皮，醋煮十沸。	卫生宝鉴	64
	白豆蔻	去皮用。	汤液本草	60
		去皮，捣细用。	卫生宝鉴	64
	白茯苓【茯苓】	去皮，同糯米一处蒸熟为用。	儒门事亲	57
		去皮。	脾胃论	58
		去皮。	活幼心书	59
		去皮。	瑞竹堂经验方	62
		去皮。	卫生宝鉴	64
		去皮，四两，作块，用猪苓一分，同于瓷器内煮二十沸，取出日干，不用猪苓。	丹溪心法	65
	白茯神【茯神】	去皮木。	瑞竹堂经验方	62
	薄桂	去粗皮。	活幼心书	59
	苍术	去皮。	儒门事亲	57
		酒浸，去皮。	脾胃论	58
		去粗皮，米泔浸。	脾胃论	58
		米泔水浸一宿，去粗皮，滤干。	活幼心书	59
		一斤，用粟米泔浸过，竹刀刮去皮，半斤童子小便浸，半斤无灰好酒浸。	瑞竹堂经验方	62
		去皮。	外科精义	63
		泔浸，刮去皮，捣细用。	卫生宝鉴	64
		去皮，米泔浸，炒。	十药神书	66
	赤茯苓【茯苓】	去皮。	活幼心书	59
		去皮。	丹溪心法	65
	草豆蔻仁【草豆蔻】	去皮用仁。	脾胃论	58
	川乌	生，去皮。	儒门事亲	57
	川乌头【川乌】	去皮，泡。	瑞竹堂经验方	62

续表

净制方法	药名	摘录	文献名称	文献编号
去皮	赤芍药【赤芍】	煨，去皮。	丹溪心法	65
	椿根白皮【椿白皮】	去粗皮。	儒门事亲	57
	草乌	炮裂，去皮。	活幼心书	59
		去皮。	丹溪心法	65
	大黄	去粗皮，酒浸二三时，纸裹，火煨。	瑞竹堂经验方	62
		去皮，铡碎，竹筛齐用。	卫生宝鉴	64
		去皮，酒洗。	丹溪心法	65
	大戟	刮去皮。	卫生宝鉴	64
	独活	去皮。	外科精义	63
		去皮净，铡碎，剉桶剉过，竹筛齐之用。	卫生宝鉴	64
	杜仲	去粗皮。	儒门事亲	57
		去皮，用生姜自然汁拌匀，炒断丝。	瑞竹堂经验方	62
		去皮，剉碎，酒浸，炒断丝。	瑞竹堂经验方	62
		去皮，姜汁酒浸，炒去丝。	卫生宝鉴	64
		去粗皮，剉，炒。	卫生宝鉴	64
		去皮，炒。	丹溪心法	65
	防己	去黑皮。	活幼心书	59
		去皮用。	汤液本草	60
	茯苓	去皮用。	汤液本草	60
		凡用，去粗皮，白者佳。	外科精义	63
		去皮。	外科精义	63
		去皮捣细，纱罗过用。	卫生宝鉴	64
		去皮。	儒门事亲	57
	茯神	去皮木根。	活幼心书	59
		去皮木，炒。	瑞竹堂经验方	62
	附子	汤浸，炮裂，去皮。	活幼心书	59
	肥川乌【川乌】	去皮，生用。	瑞竹堂经验方	62
	干山药【山药】	去皮。	儒门事亲	57
	枸杞根【地骨皮】	去粗皮。	儒门事亲	57
	甘草	去皮用。	汤液本草	60
	葛根	去皮，铡碎，剉桶剉，竹筛齐之用。	卫生宝鉴	64
	干木瓜【木瓜】	去皮瓤。	瑞竹堂经验方	62
	瓜蒌	去皮。	外科精义	63
	栝蒌【瓜蒌】	去皮。	瑞竹堂经验方	62
	官桂【肉桂】	去粗皮。	儒门事亲	57
		去皮。	外科精义	63
		去皮。	卫生宝鉴	64
	桂枝	去粗皮。	活幼心书	59
		去皮。	卫生宝鉴	64
	汉防己【防己】	去皮，铡细，剉桶剉，竹筛齐用。	卫生宝鉴	64
	何首乌	去粗皮。	活幼心书	59
	黑豆	去皮。	儒门事亲	57
		炒，去皮。	卫生宝鉴	64

续表

净制方法	药名	摘录	文献名称	文献编号
去皮	黑附子【附子】	炮，去皮。	丹溪心法	65
		炮，去皮。	外科精义	63
	黑椒【胡椒】	浸透，去皮，研如泥。	丹溪心法	65
	厚朴	去粗皮。	儒门事亲	57
		去皮，剉，炒。	脾胃论	58
		去粗皮。	脾胃论	58
		去粗皮。	活幼心书	59
		去皮，姜汁制，微炒。	汤液本草	60
		凡用，须去粗皮，生姜涂制，炙微焦，剉。	外科精义	63
		去皮。	外科精义	63
		去皮，铡碎，姜制微炒，剉桶剉，竹筛齐用。	卫生宝鉴	64
	胡桃仁【核桃仁】	去皮，另研极细。	瑞竹堂经验方	62
		去皮油。	瑞竹堂经验方	62
	槲皮	去粗皮。	活幼心书	59
	黄蘗【黄柏】	去皮。	儒门事亲	57
		去皮。	珍珠囊	61
		去皮，剉，炒。	脾胃论	58
		去皮，酒洗。	脾胃论	58
		去粗皮。	活幼心书	59
		去粗皮，用生蜜润透，烈日下曝干，再涂上蜜，凡经十数次为度。	活幼心书	59
		每用，去粗皮，涂蜜炙，剉。	外科精义	63
		去皮，酒洗。	卫生宝鉴	64
		去皮，铡碎，剉桶剉，竹筛齐用。	卫生宝鉴	64
	黄芩	去粗皮。	瑞竹堂经验方	62
	金铃子【川楝子】	去皮及子，麸炒。	丹溪心法	65
	杏仁【苦杏仁】	去皮，麸炒，研。	丹溪心法	65
		去皮，研如泥。	丹溪心法	65
	苦楝根	去浮皮。	卫生宝鉴	64
	莲实【莲子】	去皮，先以好酒浸一二宿，用猪肚一个，却将酒浸莲实入在内，用水煮熟。	卫生宝鉴	64
	麻子仁【火麻仁】	去皮，取仁。	脾胃论	58
	木鳖【木鳖子】	去皮。	儒门事亲	57
	木鳖子	去皮。	儒门事亲	57
		去皮油，为末。	瑞竹堂经验方	62
		去皮。	丹溪心法	65
	木通	去皮节。	活幼心书	59
		去皮用。	汤液本草	60
		去粗皮，铡碎，剉桶剉，竹筛齐用。	卫生宝鉴	64
	羌活	去黑皮并腐烂，（铡）碎，剉桶内剉过，竹筛齐之用。	卫生宝鉴	64
	肉豆蔻	去皮。	脾胃论	58

续表

净制方法	药名	摘录	文献名称	文献编号
去皮	肉桂	去粗皮。	脾胃论	58
		去粗皮。	活幼心书	59
		去皮。	瑞竹堂经验方	62
		去皴，捣用。	卫生宝鉴	64
	蕤仁	去皮油。	瑞竹堂经验方	62
		去皮。	原机启微	67
	桑白皮	去粗皮，剉碎，蜜水炒透。	活幼心书	59
		去皮，铡，剉桶内剉，竹筛齐之用。	卫生宝鉴	64
	山豆根	去净皮。	活幼心书	59
	山药	去黑皮。	活幼心书	59
	芍药	去皮用。	汤液本草	60
	山栀子【栀子】	去皮。	瑞竹堂经验方	62
		去皮，炒。	卫生宝鉴	64
	升麻	刮去黑皮兼腐烂，里白者佳，铡碎，剉桶内剉过，竹筛齐之用。	卫生宝鉴	64
	生姜	去皮。	儒门事亲	57
		去皮。	外科精义	63
	使君子	去皮。	卫生宝鉴	64
	桃仁	去皮。	丹溪心法	65
	天南星	去皮。	外科精义	63
	香附子【香附】	炒，去皮毛。	瑞竹堂经验方	62
	新柳算子	去皮心。	儒门事亲	57
	玄参	去皮，剉碎。	外科精义	63
	细挺子黄芩【黄芩】	去皮，一半酒制，一半炒。	丹溪心法	65
	延胡索	去皮。	瑞竹堂经验方	62
	野葡桃根【野葡萄根】	去粗皮，为末。	儒门事亲	57
	益智	去皮用。	汤液本草	60
	益智仁	去皮，捣细用。	卫生宝鉴	64
	郁李仁	去皮。	儒门事亲	57
		汤浸，去皮。	瑞竹堂经验方	62
		汤泡，去皮。	卫生宝鉴	64
	泽泻	去粗皮。	活幼心书	59
	知母	去皮。	儒门事亲	57
		去皮用。	汤液本草	60
		刮去黑皮兼腐烂，里白者佳，铡细用。	卫生宝鉴	64
	栀子	去皮。	卫生宝鉴	64
	猪苓	去黑皮。	儒门事亲	57
		去黑皮。	脾胃论	58
		去皮。	活幼心书	59
		去皮用。	汤液本草	60
		去黑皮，白者佳，捣罗过用。	卫生宝鉴	64

续表

净制方法	药名	摘录	文献名称	文献编号
去皮	皂角	去皮，酥炙。	卫生宝鉴	64
		炙黄，去皮。	丹溪心法	65
	猪牙皂角【猪牙皂】	去黑皮。	丹溪心法	65
去皮脐	草乌头【草乌】	炮，去皮脐尖。	丹溪心法	65
	川乌	炒，去皮脐。	儒门事亲	57
		生用，去皮脐。	活幼心书	59
		生，去皮脐，切片。	瑞竹堂经验方	62
		去皮脐。	卫生宝鉴	64
		炮，去皮脐尖。	丹溪心法	65
	川乌头【川乌】	炮裂，去皮脐。	活幼心书	59
		慢火炮裂，刮去皮脐，铡细用。	卫生宝鉴	64
	附子	去皮脐。	儒门事亲	57
		炮，去皮脐。	瑞竹堂经验方	62
		须炮裂，去皮脐。	外科精义	63
		生，去皮脐。	丹溪心法	65
		炮，又以盐水浸，再炮，如此七次，去皮脐。	丹溪心法	65
	黑附子【附子】	炮，去皮脐。	卫生宝鉴	64
	绵川乌【川乌】	水浸润，炮裂，去皮脐。	活幼心书	59
	天南星	去脐。	外科精义	63
	乌头	须炮裂，去皮脐。	外科精义	63
去皮尖	草乌	去皮尖，切片，盐炒香熟，去盐。	瑞竹堂经验方	62
		去尖。	瑞竹堂经验方	62
		炮，去皮尖。	丹溪心法	65
		煨，去皮尖。	丹溪心法	65
	川乌	去尖。	瑞竹堂经验方	62
		炮，去皮尖。	丹溪心法	65
	附子	炮，去皮尖。	卫生宝鉴	64
	蒺藜	炒，去尖。	卫生宝鉴	64
	杏仁【苦杏仁】	去皮尖。	儒门事亲	57
		汤泡，去皮尖。	儒门事亲	57
		汤浸，去皮尖，研膏。	脾胃论	58
		麸炒，去皮尖用。	汤液本草	60
		凡用，须汤浸，去皮尖双仁，炒，剉或研。	外科精义	63
		麸炒，去皮尖用。	卫生宝鉴	64
		汤浸，去皮尖，研。	卫生宝鉴	64
		炒黄色，去皮尖。	卫生宝鉴	64
		炒，去皮尖。	丹溪心法	65
		汤浸，去皮尖，研。	丹溪心法	65
		汤浸，去皮尖双仁。	丹溪心法	65
		去皮尖。	原机启微	67

续表

净制方法	药名	摘录	文献名称	文献编号
去皮尖	桃仁	去皮尖。	儒门事亲	57
		汤泡，去皮尖。	脾胃论	58
		以汤浸，去皮尖，研如泥用。	汤液本草	60
		汤泡，去皮尖，净，炒。	瑞竹堂经验方	62
		凡用，须汤浸去皮尖、双仁，炒，剉或研。	外科精义	63
		汤泡，去皮尖，研如泥用。	卫生宝鉴	64
		去皮尖。	卫生宝鉴	64
		去皮尖。	丹溪心法	65
		去皮尖。	素问病机气宜保命集	56
	郁李仁	汤浸，去皮尖。	脾胃论	58
去皮弦 / 皮弦子	不蛀皂角【皂角】	去皮弦。	儒门事亲	57
	皂角	去皮弦。	儒门事亲	57
		去皮弦，酥炙黄色，去子净。	瑞竹堂经验方	62
		水浸一宿，去皮弦，火炙黄色。	瑞竹堂经验方	62
		去皮弦，火中微烧。	瑞竹堂经验方	62
		凡用，须不蛀者，去黑皮弦子，酥炙黄色，剉。	外科精义	63
		炙，刮皮弦，搥（捶）碎，甜水揉取浓汁，去粗，银石器内熬成膏。	外科精义	63
	真皂角【皂角】	去皮弦。	瑞竹堂经验方	62
	猪牙皂角【猪牙皂】	去皮弦，酥炙。	瑞竹堂经验方	62
		去皮弦。	卫生宝鉴	64
去心	巴戟【巴戟天】	去心。	儒门事亲	57
		去心。	瑞竹堂经验方	62
		去心。	卫生宝鉴	64
		去心。	丹溪心法	65
	川巴戟【巴戟天】	去心，酒浸，炒。	瑞竹堂经验方	62
	贝母	去心。	卫生宝鉴	64
		去心。	丹溪心法	65
	黄芩	去心。	珍珠囊	61
		去黑心，去腐。	外科精义	63
	莲肉【莲子】	去心。	瑞竹堂经验方	62
		去心。	丹溪心法	65
	莲子肉【莲子】	去心。	活幼心书	59
	麦冬	去心。	脾胃论	58
		去心。	外科精义	63

续表

净制方法	药名	摘录	文献名称	文献编号
去心	麦门冬【麦冬】	去心。	素问病机气宜保命集	56
		去心用。	儒门事亲	57
		去心。	活幼心书	59
		汤浸，去心。	瑞竹堂经验方	62
		去心，焙干。	瑞竹堂经验方	62
		汤浸，去心用。	卫生宝鉴	64
		去心。	丹溪心法	65
	牡丹皮	去心。	卫生宝鉴	64
	天门冬【天冬】	去心。	素问病机气宜保命集	56
		去心用。	汤液本草	60
		去心，焙。	瑞竹堂经验方	62
		汤浸，去心，曝干用。	卫生宝鉴	64
		去心。	丹溪心法	65
	远志	去心。	儒门事亲	57
		去心，炒。	瑞竹堂经验方	62
		去心。	外科精义	63
		去心，姜汁炒。	丹溪心法	65
		去心。	素问病机气宜保命集	56
去根 / 节	谷精草	去根。	卫生宝鉴	64
	荆芥	去根、老梗。	活幼心书	59
	麻黄	去根节。	素问病机气宜保命集	56
		去节。	儒门事亲	57
		去根，不去节。	儒门事亲	57
		去节存根。	活幼心书	59
		去节存根，略以酒浸透一宿，焙干。	活幼心书	59
		去节净。	瑞竹堂经验方	62
		去根节，微炒，去汗。	瑞竹堂经验方	62
		去节。	外科精义	63
		去节，炒黄。	卫生宝鉴	64
		去节。	丹溪心法	65
		去根。	丹溪心法	65
		去节。	素问病机气宜保命集	56
	木通	去节。	卫生宝鉴	64
	木贼	去节。	活幼心书	59
		去节，先将锅子烧热，取离火炒。	瑞竹堂经验方	62
	木贼草【木贼】	去节。	原机启微	67
	石斛	去根。	丹溪心法	65

续表

净制方法	药名	摘录	文献名称	文献编号
去壳	巴豆	去壳膜心，存油。	活幼心书	59
		去壳，不去油，别研。	瑞竹堂经验方	62
		去壳。	卫生宝鉴	64
		去壳。	丹溪心法	65
	白芥子	去壳。	丹溪心法	65
	草果	炮，去壳取仁。	活幼心书	59
	木鳖子	去壳。	外科精义	63
	酸枣仁	去壳。	瑞竹堂经验方	62
		温酒浸半日，去壳，隔纸炒。	丹溪心法	65
	生鸡豆	去壳。	瑞竹堂经验方	62
	续随子【千金子】	去壳。	卫生宝鉴	64
去核	红枣【大枣】	一个，去核，裹全斑蝥一个，用文武火煨毕，去斑蝥用枣。	瑞竹堂经验方	62
	诃黎勒【诃子】	去核，捣细用。	汤液本草	60
	诃子	去核。	脾胃论	58
		去核，为细末。	瑞竹堂经验方	62
		去核，(锉)用。	卫生宝鉴	64
		炮，去核。	丹溪心法	65
		去核，取末。	原机启微	67
	金铃子【川楝子】	蒸，去皮核。	丹溪心法	65
	山茱萸	酒浸润，蒸透，去核取皮为用。	活幼心书	59
		汤浸，去核。	瑞竹堂经验方	62
		去核。	卫生宝鉴	64
		去核。	丹溪心法	65
	石枣	去核。	瑞竹堂经验方	62
	乌梅	去核。	脾胃论	58
		去核用。	汤液本草	60
		去核。	儒门事亲	57
		去核，锉细用。	卫生宝鉴	64
去穰（瓤）/白	陈橘皮【陈皮】	去白。	活幼心书	59
		凡用，温水浸，去白。	外科精义	63
	陈皮	去白。	儒门事亲	57
		去瓤。	瑞竹堂经验方	62
		汤洗，去白。	瑞竹堂经验方	62
		去白，净，炒。	瑞竹堂经验方	62
		去白。	卫生宝鉴	64
		去白。	十药神书	66
	橘红	去白。	瑞竹堂经验方	62
	橘皮【陈皮】	去白。	脾胃论	58
	莲花青皮【青皮】	去穰（瓤）。	脾胃论	58
	青橘皮【青皮】	去瓤。	瑞竹堂经验方	62
		凡用，温水浸，去白。	外科精义	63

续表

净制方法	药名	摘录	文献名称	文献编号
去穰（瓤）/白	青皮	去白。	活幼心书	59
		去穰（瓤）。	汤液本草	60
		去白。	瑞竹堂经验方	62
		去瓤，炒。	瑞竹堂经验方	62
		去白。	卫生宝鉴	64
		去穰（瓤），捣细用。	卫生宝鉴	64
		去白。	丹溪心法	65
		去白，炒。	丹溪心法	65
		去穰（瓤），炒。	丹溪心法	65
	御米壳【罂粟壳】	去穰（瓤）。	儒门事亲	57
	枳壳	去穰（瓤）。	儒门事亲	57
		去瓤。	瑞竹堂经验方	62
		去瓤，麸炒。	瑞竹堂经验方	62
		去瓤，面裹煨。	瑞竹堂经验方	62
		去穰（瓤）。	外科精义	63
		凡用，须麸炒，去穰（瓤），剉。	外科精义	63
		去穰（瓤），用炭火烧存性。	卫生宝鉴	64
		汤浸，去穰（瓤）。	卫生宝鉴	64
		去穰（瓤），麸炒。	丹溪心法	65
		汤浸，去穰（瓤）。	丹溪心法	65
		去穰（瓤）。	素问病机气宜保命集	56
	枳实	去穰（瓤）。	素问病机气宜保命集	56
		去穰（瓤）。	脾胃论	58
		去瓤。	活幼心书	59
		去瓤，炒。	瑞竹堂经验方	62
		麸炒，去穰（瓤）。	外科精义	63
		凡用，须麸炒，去穰（瓤），剉。	外科精义	63
		去穰（瓤）。	卫生宝鉴	64
去枝/梗	薄荷	去枝梗，搓碎用。	汤液本草	60
		去枝。	卫生宝鉴	64
		去梗。	丹溪心法	65
		去老梗。	活幼心书	59
	薄荷叶	去枝茎及黄叶，搓碎用之。	卫生宝鉴	64
	北五味【五味子】	去梗。	活幼心书	59
	地萹蓄【萹蓄】	去老梗。	活幼心书	59
	丁香	去梗。	活幼心书	59
	藿香	去枝梗，用叶。	汤液本草	60
		去枝茎，用叶，以手搓细用。	卫生宝鉴	64
	荆芥	去枝。	瑞竹堂经验方	62
		去梗。	丹溪心法	65

续表

净制方法	药名	摘录	文献名称	文献编号
去枝 / 梗	荆芥穗	去枝梗，手搓碎用。	汤液本草	60
		去枝，手搓碎用。	卫生宝鉴	64
	马兜铃	去老梗。	活幼心书	59
	青蒿	去梗。	活幼心书	59
	瞿麦	去干梗。	活幼心书	59
		去枝用穗，（铡）细用。	卫生宝鉴	64
	石韦	去毛梗。	活幼心书	59
	细辛	去叶。	活幼心书	59
		去叶。	丹溪心法	65
	夏枯草	去梗。	活幼心书	59
	香薷	去老梗。	活幼心书	59
	茵陈蒿【茵陈】	去枝梗，用叶。	汤液本草	60
		去枝叶，手搓碎用。	卫生宝鉴	64
	茱萸【吴茱萸】	去枝梗，煮少时，浸半日，晒干。	丹溪心法	65
	紫苏	去粗梗。	卫生宝鉴	64
去土 / 砂（沙）石	蝉壳【蝉蜕】	洗去泥土嘴足。	活幼心书	59
	蝉蜕	去土，炒。	丹溪心法	65
		去土。	原机启微	67
	草龙胆【龙胆】	去土。	瑞竹堂经验方	62
	地龙	去土。	儒门事亲	57
		去土净。	瑞竹堂经验方	62
		去土。	外科精义	63
		去土。	丹溪心法	65
		酒浸，去土。	丹溪心法	65
		去土。	儒门事亲	57
	干地龙【地龙】	去土。	活幼心书	59
	甘松	去土。	瑞竹堂经验方	62
		去土。	卫生宝鉴	64
	海藻	洗去砂土，晒干。	丹溪心法	65
	藿香	去土。	丹溪心法	65
	藿香叶	去土。	脾胃论	58
	藜芦	去土。	儒门事亲	57
	马兜铃	去土。	卫生宝鉴	64
	蛇床子	去埃土。	活幼心书	59
	生地黄【地黄】	去土，洗净。	瑞竹堂经验方	62
	菟丝子	淘去沙，酒蒸。	瑞竹堂经验方	62
	威灵仙	洗去土。	儒门事亲	57
	五灵脂	拣去砂（沙）石，微炒不得过。	瑞竹堂经验方	62
		酒洗，去砂（沙）石，干用。	瑞竹堂经验方	62
		酒研，洗去砂（沙）土。	卫生宝鉴	64
		去土，半炒半生。	丹溪心法	65
	香薷	去土。	儒门事亲	57

续表

净制方法	药名	摘录	文献名称	文献编号
去土/砂（沙）石	紫草	去土用茸。	汤液本草	60
		去土用茸，（铡）细用之。	卫生宝鉴	64
去苗	柴胡	去苗，洗。	素问病机气宜保命集	56
		去苗。	脾胃论	58
		去苗。	卫生宝鉴	64
	当归	去苗。	脾胃论	58
	藜芦	去苗及心。	儒门事亲	57
		凡用，去苗。	外科精义	63
	牛膝	去苗，焙。	瑞竹堂经验方	62
		去苗，酒浸。	瑞竹堂经验方	62
	生地黄【地黄】	洗，去苗，剉碎，酒浸一宿，焙酥黄色。	瑞竹堂经验方	62
	天麻	去苗。	卫生宝鉴	64
	细辛	去苗。	儒门事亲	57
		去苗。	瑞竹堂经验方	62
	紫菀	去苗。	脾胃论	58
		去苗叶及土。	卫生宝鉴	64
去木	茯神	去木。	素问病机气宜保命集	56
	茯苓	去木。	瑞竹堂经验方	62
去头/尾/足/翅	斑蝥	去足翅用。	儒门事亲	57
		一两，除翅足，粟米大盏，炒令粟米微焦色，仍去粟米。	活幼心书	59
		去翅足，用屋瓦盛，入糯米同一处匀炒，候米黄为度，以乳钵细杵罗过，不用米。	活幼心书	59
		去头翅。	外科精义	63
		去头足。	外科精义	63
		去头足翅，炒，醋煮熟。	卫生宝鉴	64
		去翅足。	丹溪心法	65
	蝼蛄	去头尾。	素问病机气宜保命集	56
	虻虫	去足羽。	素问病机气宜保命集	56
		去翅足。	儒门事亲	57
	蝱虫【虻虫】	去足翅。	卫生宝鉴	64
	全蝎	去头足，炒。	瑞竹堂经验方	62
	晚蚕蛾【原蚕蛾】	去翅足。	外科精义	63
	芫青	去头翅足，糯米炒米黄色。	卫生宝鉴	64

续表

净制方法	药名	摘录	文献名称	文献编号
去骨	大戟	去骨。	素问病机气宜保命集	56
	枸杞根【地骨皮】	去骨，用根皮。	汤液本草	60
		去骨，用皮，剉细用。	卫生宝鉴	64
去毛 / 根毛	莪术	去毛，炒。	活幼心书	59
	狗脊	去毛。	丹溪心法	65
	骨碎补	去毛。	活幼心书	59
		去毛。	瑞竹堂经验方	62
		去毛。	卫生宝鉴	64
		去毛。	丹溪心法	65
		去毛。	丹溪心法	65
	鹿茸	燎去毛，酥炙。	瑞竹堂经验方	62
		先用草火烧去毛，为末。	卫生宝鉴	64
	枇杷叶	去毛，阴干。	瑞竹堂经验方	62
		去毛。	丹溪心法	65
	石韦	去毛。	丹溪心法	65
		去毛。	儒门事亲	57
	香附子【香附】	麸炒，去毛。	瑞竹堂经验方	62
		炒，去毛。	卫生宝鉴	64
	真桂	去粗毛。	瑞竹堂经验方	62
去滓	白沙蜜【蜂蜜】	拣去蜜滓。	儒门事亲	57
	黑锡【铅】	去滓。	丹溪心法	65
拣净	覆盆子	拣净。	瑞竹堂经验方	62
	红豆	拣净。	卫生宝鉴	64
	黄连	净。	瑞竹堂经验方	62
	蔓荆子	拣净，杵碎用。	汤液本草	60
		拣，捣用。	卫生宝鉴	64
	牵牛【牵牛子】	拣净。	卫生宝鉴	64
		拣净。	儒门事亲	57
	五味子	拣净。	儒门事亲	57
去油膜 / 油心膜	巴豆	去油心膜。	儒门事亲	57
		去油膜。	丹溪心法	65
	蕤仁	去油心膜。	丹溪心法	65
去蒂	粟壳【罂粟壳】	蜜炒，去蒂膜。	丹溪心法	65
	罂粟壳	去蒂，剉碎，蜜水炒。	活幼心书	59
	御米壳【罂粟壳】	去蒂。	卫生宝鉴	64
去子	五味子	去子。	脾胃论	58

续表

净制方法	药名	摘录	文献名称	文献编号
去虫	五倍子	去内虫屑。	活幼心书	59
去丝（嘴）	杜仲	麸炒，去丝。	卫生宝鉴	64
	僵蚕	去丝。	活幼心书	59
去仁	乌梅	打破，去仁。	活幼心书	59
去毒尖	全蝎	去尖毒。	活幼心书	59
		去毒尖。	瑞竹堂经验方	62
取肉	川楝子	取肉，斑蝥九枚，去翅足，同炒少时，仍去斑蝥，候冷用。	活幼心书	59
	山茱萸	取肉。	丹溪心法	65
用穗	瞿麦	用穗。	汤液本草	60
去刺 / 角	白蒺藜【蒺藜】	炒，去角。	瑞竹堂经验方	62
		去刺。	外科精义	63
		去刺，炒。	原机启微	67
	枇杷叶	用，去毛刺。	外科精义	63
去屎	蛴螬	就滑压去屎，焙干。	瑞竹堂经验方	62
去目	川椒【花椒】	去目。	外科精义	63
去皮 / 骨 / 肉	鳖甲	酥炙，去裙。	卫生宝鉴	64
		去裙，醋炙。	卫生宝鉴	64
	乌梢蛇	酒浸一宿，去骨。	卫生宝鉴	64
	乌蛇肉【乌梢蛇】	酒浸，去皮骨。	丹溪心法	65

5. 明代

明代记载的净制药物品种最多，共计有520余种，涉及药物如下所示：（以A开头）阿魏、艾叶、安息香；（以B开头）八檐仁、巴豆、巴豆仁【巴豆】、巴豆肉【巴豆】、巴豆霜、巴戟【巴戟天】、巴戟天、巴霜【巴豆霜】、白扁豆、白丁香【丁香】、白冬瓜【冬瓜】、白豆【豇豆】、白豆蔻、白茯苓【茯苓】、白茯神【茯神】、白附子、白瓜子、白果、白果肉【白果】、白花蛇【蕲蛇】、白及、白蒺藜【蒺藜】、白蒺藜子【蒺藜】、白僵蚕【僵蚕】、白胶【鹿角胶】、白羯羊肝【羊肝】、白粳米【粳米】、白颈蚯蚓【地龙】、白蔻【白豆蔻】、白葵花、白敛、白马茎【白马阴茎】、白茅根、白牡丹【牡丹】、白前、白商陆【商陆】、白芍药【白芍】、白术、白水牛喉【牛喉咙】、白松香【松香】、白薇、白芜荑【芜荑】、白鲜皮、白羊肝【羊肝】、白杨木皮【白杨树皮】、白药、白芝、白芷、百部、百部根【百部】、百合、百节菖蒲、百两金、柏实【柏子仁】、柏叶【侧柏叶】、柏子【柏子仁】、柏子仁、栢实【柏子仁】、斑蝥、斑蝥虫【斑蝥】、板蓝根、半夏、蚌粉、薄荷、薄荷叶、北大黄【大黄】、北五味子【五味子】、北杏仁【苦杏仁】、贝母、贝子、荜菝【荜茇】、荜拨【荜茇】、荜澄茄、萆薢、蓖麻【蓖麻子】、蓖麻子、扁豆【白扁豆】、萹蓄、鳖甲、鳖虱胡麻【亚麻子】、槟榔、舶上黄【硫黄】、舶上茴香【八角茴香】、蘗木【黄柏】、补骨脂、不油白术【白术】、不蛀皂角【皂角】；（以C开头）菜花蛇【王锦蛇】、蚕蛾【原蚕蛾】、苍耳【苍耳子】、苍耳实【苍耳子】、苍耳子、苍术、草豆蔻、草豆蔻仁【草豆蔻】、草果、草果子【草果】、草龙胆【龙胆】、草石南【石南藤】、草乌、草乌头【草乌】、侧柏叶、侧子、柴胡、蝉壳【蝉蜕】、蝉退【蝉蜕】、蝉蜕、蟾蜍、菖蒲【石菖蒲】、常山、车前子、陈橘皮【陈皮】、陈米【陈仓米】、陈皮、陈粟米【粟米】、陈枳壳【枳壳】、橙子、赤白葵花、赤茯苓【茯苓】、赤脚蜈蚣【蜈蚣】、赤芍药【赤芍】、赤黍米【黍米】、赤术【苍术】、赤足蜈蚣【蜈蚣】、茺蔚【益母草】、臭椿皮【樗白皮】、臭橘【枸橘】、樗白皮、樗根、樗鸡【红娘子】、楮实【楮实子】、楮实子、川巴戟【巴戟天】、川贝母、川当归【当归】、川独活【独活】、川杜仲【杜仲】、川防风【防风】、川附子【附子】、川厚朴【厚朴】、川花椒【花椒】、川黄柏【黄柏】、川黄连【黄连】、川椒【花椒】、川楝【川楝子】、川楝子、川木贼【木贼】、川牛膝、川升麻【升麻】、川文蛤【五倍子】、川乌、川乌尖、川乌梅【乌梅】、川乌头【川乌】、川芎、川中藤【川牛膝】、穿山甲、椿樗白皮及根皮、椿木、椿树根、茨实【芡实】、刺蒺藜【蒺藜】、苁蓉【肉苁蓉】、葱白、葱头【洋葱】;（以D开头）大艾【艾叶】、大巴戟【巴戟天】、大斑蝥【斑蝥】、大蚕砂【蚕沙】、大川乌【川乌】、大川乌头【川乌】、大当归【当归】、大地黄【地黄】、大冬瓜【冬瓜】、大豆【黄大豆】、大豆黄卷、大风子、大风子油、大枫子【大风子】、大枫子肉【大风子】、大肤皮【大腹皮】、大附子【附子】、大腹【大腹皮】、大腹皮、大甘草节【甘草节】、大瓜蒌【瓜蒌】、大汉椒【花椒】、大黑豆【黑豆】、大红川椒【花椒】、大怀生地黄【地黄】、大怀熟【地黄】、大黄、大茴香【八角茴香】、大戟、大栝楼【瓜蒌】、大麻仁【火麻仁】、大麻子【蓖麻子】、大麦蘖【麦芽】、大肉苁蓉【肉苁蓉】、大蒜、大乌头【乌头】、大香附子【香附】、大杏仁【苦杏仁】、大罂粟壳【罂粟壳】、大枣、大皂角【皂角】、大柞木枝【柞木枝】、丹参、丹皮【牡丹皮】、淡豉【淡豆豉】、淡豆豉、淡竹壳、当归、当归身、当归尾、灯心草、地胆【芫青】、地肤子、地骨皮、地黄、地龙、地榆、地萹蓄、丁香、冬瓜仁【冬瓜子】、豆蔻【白豆蔻】、独活、独茎川当归【当归】、杜藿香叶【藿香叶】、杜蒺藜【蒺藜】、杜若、杜仲、杜仲皮【杜仲】;（以E开头）鹅不食草、莪术;（以F开头）发【血余】、法制半夏【法半夏】、番木鳖【马钱子】、防风、防己、防葵、飞廉根及花、肥嫩柳枝【柳枝】、肥嫩桃枝【桃枝】、肥羊肉【羊肉】、肥长皂角【皂角】、肥栀子【栀子】、蜚蝱【虻虫】、榧实【榧子】、榧子、枫香脂、伏道艾【艾叶】、伏翼、凫葵【莼菜】、扶移木皮、茯苓、茯苓皮、茯神、福泽泻【泽泻】、附子、附子尖【附子】、腹皮【大腹皮】、覆盆子;（以G开头）甘草、甘菊【菊花】、甘菊花【菊花】、甘松、甘松香【甘松】、甘遂、干白蒺藜【蒺藜】、干蟾【蟾蜍】、干地黄【地黄】、干地龙【地龙】、干葛【葛根】、干瓜子【瓜子】、干姜、干漆、干山药【山药】、干虾【虾蟆】、干蝎【全蝎】、干枣【大枣】、藁本、葛根、狗脊、狗脊草【狗脊】、枸杞【枸杞子】、枸杞子、谷精草、骨碎补、瓜、瓜蒂、瓜蒌、瓜蒌仁【瓜蒌子】、瓜蒌子、栝蒌仁【瓜蒌子】、栝楼【瓜蒌】、栝楼根【天花粉】、栝楼皮【瓜蒌皮】、栝楼实【瓜蒌】、栝楼子【瓜蒌子】、官桂【肉桂】、贯众【绵马贯众】、光泽泻【泽泻】、广陈皮【陈皮】、广桔红【橘红】、龟板【龟甲】、龟甲、鬼箭【鬼箭羽】、鬼臼、桂【肉桂】、桂心、桂枝、蛤蚧;（以H开头）海带【昆布】、海螵蛸、海松子、海桐皮、海藻、海藻菜【海藻】、汉防己【防己】、旱莲子、好乌药【乌药】、诃黎勒【诃子】、诃子、诃子皮、合欢【合欢皮】、合欢木皮【合欢皮】、何首乌、荷鼻【荷叶蒂】、核桃仁、鹤虱、黑参【玄参】、黑大豆、黑豆【黑大豆】、黑附子【附子】、黑牵牛【牵牛子】、黑梢蛇【乌梢蛇】、黑锡【铅】、黑芝、红豆、红豆蔻、红娘子、红曲、红铜末【赤铜屑】、红芽大戟、红枣【大枣】、猴香子【木姜子】、厚川黄柏【黄柏】、厚朴、厚朴皮【厚朴】、胡核肉【核桃仁】、胡黄连、胡椒、胡芦巴、胡麻【芝麻】、胡桃【核桃仁】、胡桃仁【核桃仁】、胡桃肉【核桃仁】、葫芦、槲皮、槲若【槲叶】、虎骨、虎睛、虎掌、花斑蝥【斑蝥】、花椒、花蛇【蕲蛇】、花蜘蛛【蜘蛛】、滑石、桦木皮、怀牛膝、怀庆地黄【地黄】、怀生地黄【地黄】、淮乌、槐根白皮【槐白皮】、槐花、槐角、槐角子【槐角】、黄柏、黄蘖【黄柏】、黄蘖木【黄柏】、黄瓜蒌【瓜蒌】、黄鸡肠、黄精、黄橘皮【陈皮】、黄连、黄芪、黄耆【黄芪】、黄芩、黄秫米【秫米】、黄丝绢、黄药根【黄药子】、黄芝、黄栀【栀子】、茴香【小茴香】、火麻【火麻仁】、火麻仁、藿香、藿香叶、虾蟆;(以J开头)鸡、鸡内金、鸡苏【紫苏】、鸡头实【芡实】、鸡头子【芡实】、鸡项草【蓟根草】、鸡肶【鸡内金】、鸡子、及己、蒺藜、蒺藜子【蒺藜】、鲫鱼、家韭子【韭菜子】、甲香、拣参【人参】、拣草乌【草乌】、拣人参【人参】、江子【巴豆】、僵蚕、酱、羯羊肝【羊肝】、金钗石斛【石斛】、金橘子仁【橘核】、金铃子【川楝子】、金毛狗脊【狗脊】、金银花、金樱子、锦斑鸩【斑鸩】、京三棱【三棱】、荆芥、韭【韭菜子】、韭子【韭菜子】、桔梗、桔核【橘核】、桔红【橘红】、桔皮【陈皮】、菊花、橘、橘核、橘红、橘皮【陈皮】、橘柚、榉木皮【榉树皮】、卷柏、军姜【干姜】、菌桂【肉桂】;(以K开头)榼藤子、枯草、苦参、苦楝根、苦楝皮、苦杏仁、款冬花、魁蛤【蚶】、昆布;(以L开头)辣桂【肉桂】、老鹿茸【鹿茸】、雷丸、梨、藜芦、李根白皮【李根皮】、李核仁、连翘、莲肉【莲子】、莲实【莲子】、莲子、莲子肉【莲子】、楝皮【川楝皮】、楝实【川楝子】、楝子【川楝子】、良姜【高良姜】、两头尖、辽五味子【五味子】、辽细辛【细辛】、列当、零陵香【黄零陵香】、刘寄奴、刘寄奴草【刘寄奴】、硫磺【硫黄】、龙胆、龙胆草【龙胆】、龙骨、龙牙草、蝼蛄、漏芦、芦根、鹿角、鹿角胶、鹿茸、露蜂房【蜂房】、栾华、乱发【血余】、萝菔子【莱菔子】、络石【络石藤】、绿豆;(以M开头)麻黄、麻仁【火麻仁】、麻子【火麻仁】、马鞭草、马槟榔、马勃、马兜铃、马陆、马先蒿、麦、麦蘖【麦芽】、麦冬、麦门冬【麦冬】、麦门冬肉【麦冬】、蛮虫、满尺皂角【皂角】、蔓椒【花椒】、蔓荆【蔓荆子】、蔓荆实【蔓荆子】、蔓荆子、茅根【白茅根】、茅山苍术【苍术】、茅山术【苍术】、梅核仁、梅实【乌梅】、虻虫、蝱虫【虻虫】、麋角、米壳【罂粟壳】、米囊皮【罂粟壳】、密蒙花、绵附【附子】、绵黄芪【黄芪】、牡丹、牡丹皮、牡桂【肉桂】、牡蛎、木鳖【木鳖子】、木鳖子、木瓜、木瓜实【木瓜】、木蝱【虻虫】、木通、木贼、木贼草【木贼】、木猪苓【猪苓】;(以N开头)南星【天南星】、南枣、硇砂、内脐【海狗肾】、嫩鹿茸【鹿茸】、糵米、牛蒡根、牛蒡子、牛髓、牛膝、糯米、女萎【玉竹】、女贞实【女贞子】;(以O开头)沤麻头【麻皮】、藕实【莲子】;(以P开头)盘蝥【斑蝥】、螃蟹、蓬莪术【莪术】、枇杷叶、片子姜黄【姜黄】、螵蛸【桑螵蛸】、破故纸【补骨脂】、蒲公英;(以Q开头)蕲艾叶【艾叶】、蕲蛇、蕲州白花蛇【蕲蛇】、千金子、牵牛【牵牛虫】、牵牛【牵牛子】、牵牛子、铅丹、前胡、芡实、茜根【茜草】、羌滑【羌活】、羌活、蜣螂、荞麦、茄根、茄子根【茄根】、秦艽、秦皮、青黛、青橘、青橘皮【青皮】、青皮、青葙子、青盐【大青盐】、青盐块【大青盐】、青羊肝【羊肝】、青芝、蜻蛉【蜻蜓】、蜻蜓、蚯蚓【地龙】、瞿麦、全蝎;(以R开头)人胞【紫河车】、人参、人言【砒石】、戎盐【大青盐】、肉苁蓉、肉豆蔻、肉桂、乳香、蕤核【蕤仁】、蕤仁;(以S开头)三棱、桑白皮、桑根白皮【桑白皮】、桑寄生、桑皮【桑白皮】、桑螵蛸、桑叶、沙参、沙苑蒺藜【沙苑子】、砂仁、山茨菰【山慈菇】、山慈姑【山慈菇】、山慈菇、山慈菇根【山慈菇】、山豆根、山药、山茵陈【金钟茵陈】、山萸肉【山茱萸】、山郁李核仁【郁李仁】、山楂、山楂实【山楂】、山栀【栀子】、山栀子【栀子】、山茱萸、山茱萸肉【山茱萸】、商陆、商路【商陆】、商枳壳【枳壳】、芍药、蛇床子、蛇含、蛇皮【蛇蜕】、蛇蜕、蛇蜕皮【蛇蜕】、射干、麝香、升麻、生鳖甲【鳖甲】、生地黄【地黄】、生冬葵根【冬葵根】、生附子【附子】、生干地黄【地黄】、生葛根【葛根】、生黑豆【黑大豆】、生黄芪【黄芪】、生姜、生天门冬【天冬】、生铁【铁】、生乌头【乌头】、生柞木【柞木】、生柞树刺枝【柞木枝】、湿山药【山药】、石菖蒲、石斛、石决明、石莲【石莲子】、石莲肉【石莲子】、石莲子、石龙肉【石龙芮】、石龙芮、石龙子、石韦、石蟹、石枣、食盐、莳萝【莳萝子】、使君子、使君子肉【使君子】、柿霜、守宫【壁虎】、熟地【地黄】、熟地黄【地黄】、熟干地黄【地黄】、蜀椒【花椒】、蜀漆、鼠粘子【牛蒡子】、薯蓣【山药】、水苏、水蛭、松脂【松香】、苏方木【苏木】、苏枋木【苏木】、苏木、粟壳【罂粟壳】、酸石榴、酸石榴皮、酸枣【酸枣仁】、酸枣仁、缩沙蜜【砂仁】、缩砂【砂仁】、缩砂密【砂仁】、缩砂蜜【砂仁】、缩砂仁【砂仁】;(以T开头)天牛、胎兔【兔骨】、台白术【白术】、棠毬子【山楂】、桃核仁【桃仁】、桃花、桃皮【桃茎白皮】、桃仁、天冬、天花粉、天浆子【甜石榴】、天龙【蜈蚣】、天麻、天门冬【天冬】、天南星、天仙藤、天雄、天竺桂、田螺、甜瓜子、甜葶苈【葶苈子】、铁砂、葶苈子、通草、铜绿、童根桑白皮【桑白皮】、头发【血余】、土蜂房【蜂房】、土狗【蝼蛄】、土虺蛇、兔脑、兔脑髓【兔脑】、菟丝【菟丝子】、菟丝子；（以 W 开头）膃肭脐【海狗肾】、豌豆、晚蚕砂【蚕沙】、望月砂、威灵仙、葳蕤【玉竹】、萎蕤【玉竹】、卫矛、文蛤、莴苣子、蜗牛、蜗牛壳、乌豆【黑大豆】、乌喙、乌鸡、乌梅、乌梢蛇、乌蛇【乌梢蛇】、乌头、乌头尖【乌头】、乌药、乌鱼骨【海螵蛸】、乌贼鱼骨【海螵蛸】、芜荑、吴茱【吴茱萸】、吴茱萸、吴茱萸根皮、蜈蚣、五倍子、五加皮、五灵脂、五味【五味子】、五味子；（以 X 开头）锡灰、豨莶【豨莶草】、豨莶草、蜥蜴、洗参【人参】、细辛、细叶大戟、虾米、仙茅、鲜鹿茸【鹿茸】、香白芷【白芷】、香附、香附子【香附】、香薷、香橼、橡斗皮【橡实壳】、橡实、小黄雌鸡【黄鸡】、小茴香、小椒【花椒】、小葵子、小麦、蝎【全蝎】、蝎梢【蝎尾】、薤【薤白】、薤白、辛夷、新嫩柏叶【侧柏叶】、杏核仁【苦杏仁】、杏仁【苦杏仁】、芎穹【川芎】、雄蚕蛾【原蚕蛾】、雄黄、雄雀、熊胆、续断、续随子【千金子】、续随子霜【千金子霜】、宣连【黄连】、宣木瓜【木瓜】、玄参、玄胡索【延胡索】、旋复花【旋覆花】、旋覆花、旋花、削苍术【苍术】、血余；（以 Y 开头）牙皂【猪牙皂】、芽茶、延胡索、盐白梅【白梅】、燕草【灵香草】、羊耳朵【密蒙花】、羊肝、羊肾、药实根、野葛、野狸【狸骨】、夜合树、夜明砂、苡仁【薏苡仁】、益母草、益智、益智仁、益智子【益智仁】、薏苡【薏苡仁】、薏苡仁、茵陈、茵陈蒿【茵陈】、茵芋、银柴胡、银杏、淫羊藿、罂粟、罂粟壳、罂子粟【罂粟】、罂子粟壳【罂粟壳】、盈尺皂角【皂角子】、榆白皮、榆皮【榆白皮】、榆仁、禹余粮、玉簪花、郁金、郁李仁、预知子、御米壳【罂粟壳】、芫花、芫青、原蚕蛾、远志、远志肉【远志】、越桃【栀子】、云片白术【白术】；（以 Z 开头）枣【大枣】、枣仁【酸枣仁】、蚤休、皂荚【皂角】、皂荚子【皂角子】、皂角、皂角刺、皂角荚【皂角】、皂角仁、皂角针【皂角刺】、皂角子、泽兰、泽漆、泽泻、蚱蝉、浙术【白术】、针砂、真白花蛇【蕲蛇】、真陈橘皮【陈皮】、真茅山苍术【苍术】、真紫草【紫草】、蒸饼、知母、栀仁【栀子仁】、栀子、栀子仁、蜘蛛、直僵蚕【僵蚕】、踯躅花【杜鹃花】、枳壳、枳实、制附子、制菟丝子、仲【杜仲】、茱萸【吴茱萸】、猪肚、猪苓、猪石子【豚卵】、猪牙荚【猪牙皂】、猪牙皂荚【猪牙皂】、猪牙皂角【猪牙皂】、猪羊靥、猪腰子【猪肾】、猪胰子、竹沥、竹皮茹【竹茹】、竹茹、竹叶【淡竹叶】、苎根【苎麻根】、紫巴戟【巴戟天】、紫参、紫草、紫草茸【紫草】、紫菖蒲【石菖蒲】、紫大戟、紫河车、紫金牛、紫金皮【山海棠】、紫苏、紫苏茎【紫苏梗】、紫苏叶、紫团人参、紫菀、紫菀茸【紫菀】、紫苑【紫菀】、紫芝、左顾牡蛎【牡蛎】。

其中新增 367 种左右，涉及药物如下所示：（以 A 开头）阿魏、艾叶、安息香；（以 B 开头）八檐仁、白扁豆、白冬瓜【冬瓜】、白豆【豇豆】、白瓜子、白果、白果肉【白果】、白花蛇【蕲蛇】、白及、白胶【鹿角胶】、白羯羊肝【羊肝】、白粳米【粳米】、白敛、白马茎【白马阴茎】、白茅根、白前、白商陆【商陆】、白芍药【白芍】、白术、白水牛喉【牛喉咙】、白松香【松香】、白薇、白芜荑【芜荑】、白鲜皮、白羊肝【羊肝】、白杨木皮【白杨树皮】、白药、白芝、白芷、百部、百部根【百部】、百合、百节菖蒲、百两金、柏实【柏子仁】、柏叶【侧柏叶】、柏子【柏子仁】、柏子仁、栢实【柏子仁】、板蓝根、蚌粉、北杏仁【苦杏仁】、贝母、贝子、荜菝【荜茇】、荜拨【毕茇】、荜澄茄、萆薢、蓖麻【蓖麻子】、蓖麻子、扁豆【白扁豆】、鳖虱胡麻【亚麻子】、舶上黄【舶上硫黄】、舶上茴香【八角茴香】、补骨脂、不油白术【白术】；（以 C 开头）菜花蛇【王锦蛇】、蚕蛾【原蚕蛾】、苍耳【苍耳子】、苍耳实【苍耳子】、苍耳子、草果子【草果】、草石南【石南藤】、侧柏叶、蟾蜍、菖蒲【石菖蒲】、常山、车前子、陈米【陈仓米】、陈粟米【粟米】、橙子、赤白葵花、赤脚蜈蚣【蜈蚣】、赤黍米【黍米】、赤足蜈蚣【蜈蚣】、茺蔚【益母草】、臭橘【枸橘】、樗鸡【红娘子】、楮实【楮实子】、楮实子、川贝母、穿山甲、茨实【芡实】、苁蓉【肉苁蓉】、葱白、葱头【洋葱】；（以 D 开头）大艾【艾叶】、大蚕砂【蚕沙】、大冬瓜【冬瓜】、大豆黄卷、大风子、大风子油、大枫子【大风子】、大枫子肉【大风子】、大甘草节【甘草节】、大茴香【八角茴香】、大麻子【蓖麻子】、大肉苁蓉【肉苁蓉】、大蒜、大杏仁【苦杏仁】、大柞木枝【柞木枝】、丹参、淡豉【淡豆豉】、淡豆豉、淡竹壳、灯心草、地肤子、冬瓜仁【冬瓜子】、杜若；（以E开头）鹅不食草；（以F开头）法制半夏【法半夏】、番木鳖【马钱子】、防葵、飞廉根及花、肥嫩柳枝【柳枝】、肥嫩桃枝【桃枝】、肥羊肉【羊肉】、榧实【榧子】、榧子、枫香脂、伏道艾【艾叶】、凫葵【莼菜】、扶移木皮、茯苓皮；（以G开头）甘菊【菊花】、甘菊花【菊花】、甘遂、干蟾【蟾蜍】、干瓜子【瓜子】、干漆、干虾蟆【虾蟆】、藁本、枸杞【枸杞子】、枸杞子、瓜、瓜蒂、瓜蒌仁【瓜蒌子】、瓜蒌子、栝蒌仁【瓜蒌子】、栝楼根【天花粉】、栝楼皮【瓜蒌皮】、栝楼子【瓜蒌子】、贯众【绵马贯众】、龟板【龟甲】、龟甲、鬼箭【鬼箭羽】、鬼臼、桂心、蛤蚧；（以H开头）海带【昆布】、海螵蛸、海松子、海桐皮、旱莲子、好乌药【乌药】、合欢【合欢皮】、合欢木皮【合欢皮】、荷鼻、鹤虱、黑牵牛【牵牛子】、黑芝、红豆蔻、红娘子、红曲、红铜末【赤铜屑】、猴香子【木姜子】、胡黄连、胡芦巴、胡麻【芝麻】、葫芦、槲若【槲叶】、虎骨、虎睛、花椒、花蜘蛛【蜘蛛】、滑石、桦木皮、槐根白皮【槐白皮】、槐花、槐角、槐角子【槐角】、黄瓜蒌【瓜蒌】、黄鸡肠、黄精、黄芩、黄秫米【秫米】、黄丝绢、黄药根【黄药子】、黄芝、茴香【小茴香】、虾蟆；（以J开头）鸡、鸡内金、鸡头实【芡实】、鸡头子【芡实】、鸡项草【蓟根草】、鸡肶【鸡内金】、鸡子、及己、鲫鱼、家韭子【韭菜子】、甲香、酱、羯羊肝【羊肝】、金钗石斛【石斛】、金橘子仁【橘核】、金银花、金樱子、锦斑鸠【斑鸠】、京三棱【三棱】、韭【韭菜子】、韭子【韭菜子】、桔核【橘核】、菊花、橘、橘核、橘柚、榉木皮【榉树皮】、卷柏、菌桂【肉桂】；（以K开头）榼藤子、苦参、苦楝皮、款冬花、魁蛤【蚶】；（以L开头）雷丸、梨、李根白皮【李根皮】、李核仁、连翘、良姜【高良姜】、两头尖、列当、零陵香【黄零陵香】、刘寄奴、刘寄奴草【刘寄奴】、硫磺【硫黄】、龙胆草【龙胆】、龙骨、龙牙草、漏芦、芦根、鹿角、鹿角胶、露蜂房【蜂房】、栾华、萝菔子【莱菔子】、络石【络石藤】、绿豆；（以M开头）马鞭草、马槟榔、马勃、马陆、马先蒿、麦、蛮虫、茅根【白茅根】、梅核仁、麋角、密蒙花、牡蛎；（以N开头）硇砂、内脐【海狗肾】、牛蒡根、牛蒡子、牛髓、女萎【玉竹】、女贞实【女贞子】；（以O开头）沤麻头【麻皮】；（以P开头）螃蟹、片子姜黄【姜黄】、螵蛸【桑螵蛸】、破故纸【补骨脂】、蒲公英；（以Q开头）蕲艾叶【艾叶】、蕲蛇、蕲州白花蛇【蕲蛇】、牵牛【牵牛虫】、铅丹、芡实、茜根【茜草】、羌滑【羌活】、蜣螂、荞麦、茄根、茄子根【茄根】、秦皮、青黛、青橘、青葙子、青盐【大青盐】、青盐块【大青盐】、青羊肝【羊肝】、青芝、蜻蛉【蜻蜓】、蜻蜓；（以R开头）人胞【紫河车】、人言【砒石】、戎盐【大青盐】、肉苁蓉、乳香；（以S开头）三棱、桑寄生、桑螵蛸、桑叶、沙参、砂仁、山茨菰【山慈菇】、山慈姑【山慈菇】、山慈菇、山慈菇根【山慈菇】、山豆根、山楂、山楂实【山楂】、山茱萸、商陆、商路【商陆】、蛇含、蛇皮【蛇蜕】、蛇蜕、蛇蜕皮【蛇蜕】、射干、麝香、生冬葵根【冬葵根】、生铁【铁】、生柞木【柞木】、生柞树刺枝【柞木枝】、石菖蒲、石斛、石决明、石莲【石莲子】、石莲肉【石莲子】、石莲子、石龙肉【石龙芮】、石龙芮、石龙子、石蟹、食盐、莳萝【莳萝子】、柿霜、守宫【壁虎】、鼠粘子【牛蒡子】、水苏、水蛭、松脂【松香】、苏方木【苏木】、苏枋木【苏木】、苏木、粟壳【罂粟壳】、酸石榴、酸石榴皮、缩沙蜜【砂仁】、缩砂【砂仁】、缩砂密【砂仁】、缩砂蜜【砂仁】、缩砂仁【砂仁】；（以T开头）胎兔【兔骨】、台白术【白术】、棠毬子【山楂】、桃花、桃皮【桃茎白皮】、天花粉、天浆子【甜石榴】、天龙【蜈蚣】、天牛、天仙藤、天竺桂、田螺、甜瓜子、甜葶苈【葶苈子】、铁砂、葶苈子、通草、铜绿、土蜂房【蜂房】、土狗【蝼蛄】、土虺蛇、兔脑、兔脑髓【兔脑】；（以W开头）腽肭脐【海狗肾】、豌豆、晚蚕砂【蚕沙】、望月砂、葳蕤【玉竹】、萎蕤【玉竹】、卫矛、莴苣子、蜗牛、蜗牛壳、乌鸡、乌药、乌鱼骨【海螵蛸】、乌贼鱼骨【海螵蛸】、芜荑、蜈蚣、五加皮；（以X开头）锡灰、豨莶【豨莶草】、豨莶草、蜥蜴、虾米、仙茅、香白芷【白芷】、香橼、橡斗皮【橡实壳】、橡实、小黄雌鸡【黄鸡】、小茴香、小葵子、小麦、蝎梢【蝎尾】、薤【薤白】、薤白、辛夷、新嫩柏叶【侧柏叶】、杏核仁【苦杏仁】、杏仁【苦杏仁】、雄蚕蛾【原蚕蛾】、雄黄、雄雀、熊胆、续随子【千金子】、续随子霜【千金子霜】、旋复花【旋覆花】、旋覆花、旋花；（以Y开头）芽茶、盐白梅【白梅】、燕草【灵香草】、羊耳朵【密蒙花】、羊肝、羊肾、药实根、野狸【狸骨】、夜合树、夜明砂、苡仁【薏苡仁】、益母草、薏苡【薏苡仁】、薏苡仁、茵芋、银柴胡、银杏、淫羊藿、罂粟、罂子粟【罂粟】、榆白皮、榆皮【榆白皮】、榆仁、禹余粮、玉簪花、郁金、预知子、芫花、原蚕蛾、云片白术【白术】；（以Z开头）蚤休、泽兰、泽漆、蚱蝉、浙术【白术】、针砂、真白花蛇【蕲蛇】、蒸饼、蜘蛛、踯躅花【杜鹃花】、茱萸【山茱萸】、猪肚、猪石子【豚卵】、猪羊靥、猪腰子【猪肾】、猪胰子、竹沥、竹皮茹【竹茹】、竹茹、竹叶【淡竹叶】、苎根【苎麻根】、紫参、紫菖蒲【石菖蒲】、紫河车、紫金牛、紫金皮【山海棠】、紫苏茎【紫苏梗】、紫芝、左顾牡蛎【牡蛎】。

按照典籍的记载，明代净制的方法主要有洗、去芦 / 芦头、去须、去皮、去皮脐、去皮尖、去皮弦 / 皮弦子、去心皮 / 皮心 / 心皮膜、去皮子、去心、去根 / 节、去壳、去核、去刺 / 角、去穰（瓤）/ 白、去土 / 砂（沙）石、去苗、去茎 / 枝梗 / 叶、去头 / 尾 / 翅 / 足、去毛 / 根毛、去丝 / 丝（嘴）、去目、去蒂、去萼、去木、去子、去青、取羽 / 羽皮、去膜 / 革（隔）膜 / 筋膜、去血肉 / 皮骨、去枯腐、去骨、去甲 / 鳞甲、取肉、去尾 / 钩、去仁、用根、净 / 拣净、去荚、去蕊、去扇、淘、去虫、去滓、去丁盖、去衣、其他等。

其中洗的药物有190种左右，涉及药物如下所示：（以B开头）白附子、白瓜子、白及、白殭蚕【僵蚕】、白颈蚯蚓【地龙】、白芍药【白芍】、白术、白药、白芝、板蓝根、半夏、薄荷、贝子、荜茇【荜茇】、萆薢、鳖甲、补骨脂；（以C开头）苍术、草乌、蝉壳【蝉蜕】、蝉蜕、菖蒲【石菖蒲】、常山、车前子、陈皮、赤术【苍术】、楮实【楮实子】、楮实子、川巴戟【巴戟天】、川萆薢【萆薢】、川当归【当归】、川牛膝、川升麻【升麻】、川文蛤【五倍子】、川芎、穿山甲、葱头【洋葱】；（以D开头）大半夏【半夏】、大蚕砂【蚕沙】、大地黄【地黄】、大豆黄卷、大肤皮【大腹皮】、大腹【大腹皮】、大腹皮、大怀生地黄【地黄】、大麻子【蓖麻子】、大戟、大肉苁蓉【肉苁蓉】、大枣、大柞木枝【柞木枝】、丹参、当归、当归身、地骨皮、地榆；（以E开头）鹅不食草；（以F开头）发【血余】、法制半夏【法半夏】、防风、肥嫩柳枝【柳枝】、肥嫩桃枝【桃枝】、凫葵【莼菜】、腹皮【大腹皮】、覆盆子；（以G开头）甘松、甘松香【甘松】、干地黄【地黄】、干葛【葛根】、干姜、干漆、枸杞【枸杞子】、瓜蒌子、栝楼【瓜蒌】、贯众【绵马贯众】、蛤蚧；（以H开头）海带【昆布】、海藻、诃子、何首乌、黑参【玄参】、黑芝、红铜末【赤铜屑】、胡黄连、虎掌、滑石、怀庆地黄【地黄】、槐花、槐角、黄柏、黄鸡肠、黄精、黄连、黄耆【黄芪】、黄秫米【秫米】、黄丝绢、黄芝、藿香、藿香叶；（以J开头）鸡内金、鸡项草【蓟根草】、甲香、殭蚕【僵蚕】、桔梗、橘红；（以K开头）苦参、昆布；（以L开头）列当、零陵香、龙骨、龙牙草、漏芦、鹿角、露蜂房【蜂房】、乱发【血余】；（以M开头）麻黄、麻仁【火麻仁】、蔓荆子、茅根【白茅根】、牡丹皮；（以N开头）南星【天南星】、硇砂、牛膝、糯米；（以P开头）片子姜黄【姜黄】、破故纸【补骨脂】、蒲公英；（以Q开头）前胡、茜根【茜草】、羌活、茄根、茄子根【茄根】、秦艽、青黛、青皮、青葙子、青盐块【大青盐】、青芝、全蝎；（以R开头）人胞【紫河车】、人参、戎盐【大青盐】、肉苁蓉、肉豆蔻；（以S开头）桑叶、山茱萸、蛇床子、蛇皮【蛇蜕】、蛇蜕皮【蛇蜕】、蛇蜕、射干、生地黄【地黄】、生冬葵根【冬葵根】、生姜、生柞木【柞木】、生柞树刺枝【柞木枝】、莳萝【莳萝子】、熟地【地黄】、熟地黄【地黄】、蜀漆、鼠粘子【牛蒡子】；（以T开头）天南星、天仙藤、铁砂、葶苈子、铜绿、头发【血余】、土蜂房【蜂房】、菟丝【菟丝子】、菟丝子；（以W开头）晚蚕砂【蚕沙】、望月砂、威灵仙、文蛤、乌梅、乌药、吴茱萸、五倍子、五加皮、五灵脂;(以X开头)豨莶【豨莶草】、豨莶草、洗参【人参】、细辛、细叶大戟、仙茅、香白芷【白芷】、香附、香附子【香附】、蝎梢【蝎尾】、杏仁【苦杏仁】、芎穹【川芎】、续断、玄参、血余;(以Y开头)芽茶、夜明砂、益母草、薏苡仁、罂粟壳、榆白皮、榆皮【榆白皮】、禹余粮、郁金、郁李仁、远志、云片白术【白术】;(以Z开头)蚤休、皂荚【皂角】、皂角、泽漆、真茅山苍术【苍术】、针砂、知母、枳壳、茱萸【吴茱萸】、猪肚、猪苓、竹叶【淡竹叶】、紫河车、紫菀、紫菀茸【紫菀】、紫芝、左顾牡蛎【牡蛎】。

去芦/芦头的药物有43种，涉及药物如下所示:(以B开头)白及、白术、白薇、百部、不油白术【白术】;(以C开头)草乌、草乌头【草乌】、柴胡、川当归【当归】、川防风【防风】、川黄连【黄连】、川牛膝、川升麻【升麻】、川中藤【川牛膝】;(以D开头)大当归【当归】、丹参、当归、当归身、独茎川当归【当归】、地榆、独活、杜仲;(以F开头)防风;(以G开头)甘草、藁本;(以H开头)红芽大戟、怀牛膝、黄连、黄芪、黄耆【黄芪】、黄芩;(以J开头)拣参【人参】、拣人参【人参】、桔梗;(以L开头)藜芦、良姜【高良姜】、龙胆草【龙胆】、漏芦;(以M开头)麻黄、绵黄芪【黄芪】;(以N开头)牛膝、女萎【玉竹】;(以Q开头)前胡、羌活、秦艽;(以R开头)人参;(以S开头)沙参、升麻、生黄芪【黄芪】、石斛;(以T开头)台白术【白术】、天麻;(以W开头)威灵仙;(以X开头)细辛、续断、玄参、旋花;(以Y开头)银柴胡;(以Z开头)泽泻、浙术【白术】、真紫草【紫草】、紫草、紫团人参、紫菀。

去须的药物有18种，如白前、白薇、萆薢、糵米、柴胡、川黄连【黄连】、当归、狗脊、黄连、龙胆、芦根、女萎【玉竹】、升麻、石菖蒲、石韦、熟地黄【地黄】、乌药、宣连【黄连】、紫草、紫菀、紫苑【紫菀】。

去皮的药物有200余种，涉及药物如下所示:(以B开头)巴豆、白扁豆、白豆蔻、白茯苓【茯苓】、白附子、白蒺藜【蒺藜】、白胶【鹿角胶】、白敛、白茅根、白商陆【商陆】、白芍药【白芍】、白术、白鲜皮、白杨木皮【白杨树皮】、白芷、百部、百合、柏实【柏子仁】、北大黄【大黄】、荜菝【荜茇】、荜拨【荜茇】、蓖麻【蓖麻子】、蓖麻子、扁豆【白扁豆】、槟榔、蘗木【黄柏】、补骨脂、不蛀皂角【皂角】;(以C开头)苍术、草豆蔻、草豆蔻仁【草豆蔻】、草果、草龙胆【龙胆】、草乌、草乌头【草乌】、菖蒲【石菖蒲】、陈粟米【粟米】、赤茯苓【茯苓】、赤芍药【赤芍】、赤黍米【黍米】、赤术【苍术】、臭椿皮【樗白皮】、樗根【樗白皮】、樗白皮、楮实【楮实子】、川杜仲【杜仲】、川厚朴【厚朴】、川黄柏【黄柏】、川黄连【黄连】、川楝子、川牛膝、川乌、川乌尖【川乌】、川乌梅【乌梅】、川乌头【川乌】、椿樗白皮及根皮【樗白皮】、椿树根、苁蓉【肉苁蓉】、葱白;(以D开头)大冬瓜【冬瓜】、大豆【黄大豆】、大腹皮、大黑豆【黑大豆】、大黄、大戟、大栝楼【瓜蒌】、大麻仁【火麻仁】、大麦蘖【麦芽】、大蒜、大枣、大皂角【皂角】、丹参、淡豉【淡豆豉】、淡豆豉、灯心草、独活、杜若、杜仲、杜仲皮【杜仲】;(以F开头)法制半夏【法半夏】、防风、防己、飞廉根及花、榧子、扶移木皮、茯苓、茯神、附子、附子尖【附子】;(以G开头)甘草、干地黄【地黄】、干葛【葛根】、干姜、干山药【山药】、干枣【大枣】、葛根、骨碎补、瓜蒂、瓜蒌、栝楼根【天花粉】、栝蒌【瓜蒌】、栝蒌仁【瓜蒌子】、官桂【肉桂】、贯众【绵马贯众】、龟甲、桂【肉桂】、桂心、桂枝;(以H开头)海螵蛸、海松子、海桐皮、汉防己【防己】、诃黎勒【诃子】、诃子、合欢【合欢皮】、合欢木皮【合欢皮】、何首乌、黑大豆、黑豆【黑大豆】、黑附子【附子】、红豆、红豆蔻、红枣【大枣】、厚川黄柏【黄柏】、厚朴、厚朴皮【厚朴】、胡桃【核桃仁】、胡桃仁【核桃仁】、胡桃肉【核桃仁】、槲皮、虎睛、桦木皮、怀生地黄【地黄】、槐根白皮【槐白皮】、槐角子【槐角】、黄柏、黄蘗【黄柏】、黄蘗木【黄柏】、黄瓜蒌【瓜蒌】、黄连、黄芪、黄芩、黄药根【黄药子】;(以J开头)鸡肶【鸡内金】、酱、金铃子【川楝子】、锦斑鸠【斑鸠】、京三棱【三棱】、韭子【韭菜子】、桔梗、桔核【橘核】、军姜【干姜】、菌桂【肉桂】;（以 K 开头）苦参、苦楝根、苦楝皮、苦杏仁;（以 L 开头）辣桂【肉桂】、雷丸、梨、李根白皮【李根皮】、莲肉【莲子】、莲实【莲子】、莲子、楝皮【川楝皮】、楝实【川楝子】、楝子【川楝子】、两头尖、刘寄奴、鹿角、鹿角胶、鹿茸、绿豆;（以 M 开头）马兜铃、麦蘖【麦芽】、蔓荆实【蔓荆子】、蔓荆子、茅根【白茅根】、茅山苍术【苍术】、茅山术【苍术】、麋角、牡丹皮、牡桂【肉桂】、木鳖【木鳖子】、木瓜、木瓜实【木瓜】、木通、木猪苓【猪苓】;（以 N 开头）南星【天南星】、牛蒡根、牛蒡子、女贞实【女贞子】;（以 P 开头）蓬莪术【莪术】、螵蛸【桑螵蛸】;（以 Q 开头）牵牛子、前胡、羌滑【羌活】、羌活、秦皮;（以 R 开头）肉苁蓉、肉豆蔻、肉桂、蕤仁;（以 S 开头）桑白皮、桑根白皮【桑白皮】、桑皮【桑白皮】、沙参、砂仁、山茨菰【山慈菇】、山茨菇根【山慈菇】、山慈菇、山豆根、山药、山栀【栀子】、山栀子【栀子】、商陆、商路【商陆】、芍药、蛇床子、麝香、升麻、生葛根【葛根】、生姜、生乌头【乌头】、湿山药【山药】、石决明、使君子、使君子肉【使君子】、柿霜、鼠粘子【牛蒡子】、薯蓣【山药】、苏方木【苏木】、苏枋木【苏木】、苏木、酸石榴、酸枣仁、缩砂【砂仁】、缩砂蜜【砂仁】;（以 T 开头）桃核仁【桃仁】、桃仁、天花粉、天门冬【天冬】、天南星、天雄、天竺桂、通草、童根桑白皮【桑白皮】、菟丝子;（以 W 开头）葳蕤【玉竹】、萎蕤【玉竹】、乌喙、乌头、乌头尖【乌头】、乌药、乌鱼骨【海螵蛸】、芜荑、五加皮;（以 X 开头）仙茅、香附、香附子【香附】、辛夷、杏仁【苦杏仁】、续随子【千金子】、宣木瓜【木瓜】、玄参、玄胡【延胡索】、玄胡索【延胡索】、旋覆花、削苍术【苍术】;（以 Y 开头）牙皂【猪牙皂】、延胡索、药实根、夜合树、益智、益智仁、益智子【益智仁】、薏苡仁、榆皮【榆白皮】、榆仁、郁金、郁李仁、预知子;（以 Z 开头）枣【大枣】、枣仁【酸枣仁】、皂荚【皂角】、皂荚子【皂角子】、皂角、皂角仁【皂角子】、皂角子、泽泻、蒸饼、知母、栀子、卮子【栀子】、猪苓、猪牙皂角【猪牙皂】、猪腰子【猪肾】、竹皮茹【竹茹】、竹茹、苎根【苎麻根】、紫参、紫大戟、紫菀。

去皮脐的药物有 13 种，如巴豆霜、白附子、半夏、草乌、草乌头【草乌】、侧子、川乌、川乌头【川乌】、大川乌头【川乌】、大附子【附子】、附子、黑附子【附子】、虎掌、茴香【小茴香】、绵附【附子】、南星【天南星】、生附子【附子】、天南星、天雄、乌喙、乌头、皂角、制附子。

去皮尖的药物有 18 种，如巴豆、北杏仁【苦杏仁】、草乌、草乌头【草乌】、川乌、大川乌【川乌】、大附子【附子】、大乌头【乌头】、大杏仁【苦杏仁】、附子、甘草、核桃仁、淮乌、拣草乌【草乌】、桔梗、梅核仁、蕤核【蕤仁】、蕤仁、山郁李核仁【郁李仁】、石龙芮、酸枣仁、桃仁、天雄、乌喙、杏核仁【苦杏仁】、杏仁【苦杏仁】、郁李仁、栀仁【栀子】。

去皮弦 / 皮弦子的药物有 2 种，如大皂角【皂角】、肥长皂角【皂角】、满尺皂角【皂角】、牙皂【猪牙皂】、皂荚【皂角】、皂角、皂角仁【皂角子】、猪牙荚【猪牙皂】、猪牙皂角【猪牙皂】。

去心皮 / 皮心 / 心皮膜的药物有 19 种，如巴豆、巴豆仁【巴豆】、巴豆霜、巴霜【巴豆霜】、白豆蔻、百部根【百部】、贝母、草豆蔻、草果、茯神、胡桃仁【核桃仁】、黄芩、江子【巴豆】、莲肉【莲子】、牡丹皮、南星【天南星】、石莲子、天门冬【天冬】、天南星、兔脑、兔脑髓【兔脑】、辛夷、远志、猪肚。

去皮子的药物有 5 种，如巴豆、栝蒌【瓜蒌】、木瓜、皂荚【皂角】、皂角、皂角荚【皂角】、猪牙皂荚【猪牙皂】、猪牙皂角【猪牙皂】。

去心的药物有 28 种，如巴豆、巴戟【巴戟天】、巴戟天、白葵花、百部、百两金、贝母、赤茯苓【茯苓】、川巴戟【巴戟天】、川贝母、大巴戟【巴戟天】、茯苓皮、茯神、甘遂、好乌药【乌药】、黄芩、榉木皮【榉树皮】、连翘、莲肉【莲子】、莲子、莲子肉【莲子】、麦冬、麦门冬【麦冬】、麦门冬肉【麦冬】、牡丹、人言【砒石】、蕤仁、生天门冬【天冬】、石莲肉【石莲子】、石莲子、石韦、天冬、天门冬【天冬】、乌药、细辛、辛夷、野葛、远志、紫巴戟、紫菖蒲【石菖蒲】、紫金牛。

去根/节的药物有36种，涉及药物如下所示：（以A开头）艾叶；（以B开头）白水牛喉【牛喉咙】、薄荷；（以C开头）草龙胆【龙胆】、菖蒲【石菖蒲】、川木贼【木贼】；（以D开头）丹参、独活；（以E开头）莪术；（以G开头）枸杞【枸杞子】、谷精草；（以H开头）黄芩、藿香叶；（以J开头）金钗石斛【石斛】、荆芥、菊花、卷柏；（以L开头）芦根；（以M开头）麻黄、木通、木贼、木贼草【木贼】；（以N开头）牛膝；（以Q开头）瞿麦；（以S开头）山茵陈【金钟茵陈】、蛇含、升麻、石菖蒲、石斛、蜀漆、木贼草【木贼】、水苏；（以W开头）威灵仙；（以X开头）香薷、玄参；（以Y开头）益母草、茵陈蒿【茵陈】；（以Z开头）竹沥、紫草、紫草茸【紫草】、紫苏、紫苏茎【紫苏梗】。

去壳的药物有近70种，涉及药物如下所示：（以B开头）八檐仁、巴豆、巴豆肉【巴豆】、白扁豆、白冬瓜【冬瓜】、白果、白蔻【白豆蔻】、白豆蔻、白芜荑【芜荑】、柏实【柏子仁】、柏子【柏子仁】、柏子仁、栢实【柏子仁】、蓖麻【蓖麻子】、蓖麻子、鳖虱胡麻【亚麻子】；（以C开头）草豆蔻、草果、草果子【草果】、车前子、陈米【陈仓米】、赤黍米【黍米】、茺蔚【益母草】、川椒【花椒】、茨实【芡实】；（以D开头）大风子、大枫子【大风子】、大枫子肉【大风子】、大瓜蒌【瓜蒌】、大麻仁【火麻仁】、大麻子【蓖麻子】、大蒜、地肤子、冬瓜仁【冬瓜子】；（以F开头）番木鳖【马钱子】、肥栀子【栀子】、榧实【榧子】、榧子、枫香脂；（以G开头）栝楼【瓜蒌】、栝楼皮【瓜蒌皮】、栝楼实【瓜蒌】、栝楼子【瓜蒌子】、瓜蒌仁【瓜蒌子】；（以H开头）海螵蛸、海藻菜【海藻】、胡椒、胡桃【核桃仁】、火麻【火麻仁】、火麻仁；（以J开头）金橘子仁【金橘核】、橘核；（以K开头）款冬花；（以M开头）麻仁【火麻仁】、麻子【火麻仁】、马槟榔、马兜铃、麦、麦蘖【麦芽】、木鳖【木鳖子】、木鳖子；（以Q开头）千金子、芡实、荞麦；（以R开头）肉豆蔻、蕤仁；（以S开头）沙苑蒺藜【沙苑子】、砂仁、山栀【栀子】、山栀子【栀子】、蛇床子、石莲【石莲子】、石莲肉【石莲子】、石莲子、使君子、蜀椒【花椒】、酸枣【酸枣仁】、酸枣仁、缩砂密【砂仁】、缩砂仁【砂仁】、天浆子【甜石榴】；（以T开头）田螺、菟丝子；（以W开头）蜗牛、乌豆【黑大豆】、芜荑；（以X开头）虾米、橡实、续随子【千金子】、旋覆花、续随子霜【千金子霜】；（以Y开头）益智仁、益智子【益智仁】、薏苡【薏苡仁】、薏苡仁、银杏、郁李仁、预知子、越桃【栀子】；（以Z开头）枣仁【酸枣仁】、栀子、栀子仁。

去核的药物有21种，如橙子、川楝【川楝子】、川楝子、大枣、丁香、覆盆子、诃黎勒【诃子】、诃子、诃子皮【诃子】、红枣【大枣】、猴香子【木姜子】、鸡头实【芡实】、金铃子【川楝子】、金樱子、李核仁、楝实【川楝子】、梅实【乌梅】、南枣、青橘、桑螵蛸、山萸肉【山茱萸】、山楂、山茱萸、山茱萸肉【山茱萸】、石枣、酸枣【酸枣仁】、棠毬子【山楂】、乌梅、吴茱萸、罂粟壳、盈尺皂角【皂角】、郁李仁、枣【大枣】、皂荚【皂角】、枳实、茱萸【吴茱萸】。

去刺/角的药物有8种，如白蒺藜【蒺藜】、白蒺藜子【蒺藜】、苍耳【苍耳子】、苍耳实【苍耳子】、苍耳子、刺蒺藜【蒺藜】、大枣、杜蒺藜【蒺藜】、干白蒺藜【蒺藜】、蒺藜、蒺藜子【蒺藜】、金樱子、枇杷叶、青黛、蝎梢【蝎尾】、淫羊藿。

去穰（瓤）/白的药物有24种，如柴胡、陈橘皮【陈皮】、陈皮、陈枳壳【枳壳】、臭橘【枸橘】、大罂粟壳【罂粟壳】、干瓜子【瓜子】、瓜、栝楼【瓜蒌】、贯众【绵马贯众】、广陈皮【陈皮】、广桔红【橘红】、诃黎勒【诃子】、葫芦、黄橘皮【陈皮】、桔红【橘红】、桔皮【陈皮】、橘、橘红、橘皮【陈皮】、榼藤子、连翘、满尺皂角【皂角】、米囊皮【罂粟壳】、木瓜、青橘皮【青皮】、青皮、商枳壳【枳壳】、石决明、松脂【松香】、粟壳【罂粟壳】、酸石榴皮、乌梅、香橼、宣木瓜【木瓜】、罂粟壳、皂角、真陈橘皮【陈皮】、枳壳、枳实。

去土/砂（沙）石的药物有100种左右，涉及药物如下所示：（以A开头）阿魏、安息香；（以B开头）白丁香【丁香】、白蒿、百部、薄荷、薄荷叶、舶上黄【舶上硫黄】、舶上茴香【八角茴香】；（以C开头）柴胡、蝉壳【蝉蜕】、蝉蜕、车前子、陈皮、楮实子、川独活【独活】、川黄连【黄连】、穿山甲、苁蓉【肉苁蓉】；（以D开头）大腹皮、当归、当归尾、地骨皮、地黄、地龙、独活、杜藿香叶【藿香叶】；（以F开头）伏道艾【艾叶】；（以G开头）甘菊花【菊花】、甘松、干地龙【地龙】、干蝎【全蝎】、藁本、谷精草、骨碎补、贯众【绵马贯众】；（以H开头）何首乌、鹤虱、藿香、藿香叶；（以J开头）鸡头子【芡实】、及己、金银花、荆芥、桔梗、卷柏；（以K开头）款冬花、魁蛤【蚶】、昆布；（以L开头）辽细辛【细辛】、龙胆草【龙胆】、龙骨、漏芦、露蜂房【蜂房】；（以M开头）马兜铃、马先蒿、蔓椒【花椒】、茅根【白茅根】、牡蛎；（以N开头）硇砂；（以P开头）片子姜黄【姜黄】；（以Q开头）铅丹、羌活、秦艽、青盐【大青盐】、蚯蚓【地龙】、全蝎；（以R开头）肉苁蓉、乳香；（以S开头）蛇蜕、蛇蜕皮【蛇蜕】、升麻、生地黄【地黄】、生姜、生铁【铁】、石斛、石龙肉【石龙芮】、石龙芮、石蟹、熟干地黄【地黄】、缩沙蜜【砂仁】；（以T开头）甜葶苈【葶苈子】、菟丝【菟丝子】、菟丝子；（以W开头）威灵仙、蜗牛壳、乌药、吴茱萸、吴茱萸根皮、五灵脂；（以X开头）豨莶【豨莶草】、细辛、夏枯草、香薷、新嫩柏叶【侧柏叶】、雄黄、玄参；（以Y开头）燕草【灵香草】、夜明砂、茵陈蒿【茵陈】、禹余粮、玉簪花、远志；（以Z开头）蚤休、皂角、泽泻、蚱蝉、踯躅花【杜鹃花】、猪苓、紫苏、紫菀、紫菀茸【紫菀】。

去苗的药物有16种，如柴胡、当归、防风、藁本、菊花、牛膝、前胡、羌活、秦艽、石斛、天麻、细辛、香附子【香附】、玄参、远志、紫菀、紫菀茸【紫菀】、紫苑【紫菀】。

去茎/枝梗/叶的药物有58种，涉及药物如下所示：（以A开头）艾叶；（以B开头）白蒺藜【蒺藜】、白术、柏叶【侧柏叶】、薄荷、北五味子【五味子】、荜澄茄、萹蓄；（以C开头）草石南【石南藤】、侧柏叶、川椒【花椒】；（以D开头）大艾【艾叶】、大茴香【八角茴香】、地骨皮、丁香；（以F开头）防风、覆盆子；（以G开头）甘菊花【菊花】、甘遂、藁本、枸杞【枸杞子】、枸杞子；（以H开头）旱莲子、槲若【槲叶】、槐花、槐角、茴香【八角茴香】、藿香；（以J开头）鸡苏【紫苏】、金银花、荆芥、菊花；（以K开头）款冬花；（以L开头）连翘、辽五味子【五味子】、刘寄奴、刘寄奴草【刘寄奴】；（以M开头）麻黄、米囊皮【罂粟壳】、马鞭草、马兜铃、密蒙花、牡丹皮；（以Q开头）蕲艾叶【艾叶】、瞿麦；（以S开头）桑白皮、山茵陈【金钟茵陈】、石韦；（以W开头）威灵仙、吴茱【吴茱萸】、吴茱萸、吴茱萸根皮、五倍子、五味【五味子】、五味子；（以X开头）豨莶【豨莶草】、细辛、香薷、小茴香、薤【薤白】、旋覆花；（以Y开头）茵陈、茵陈蒿【茵陈】、茵芋、淫羊藿、芫花、远志；（以Z开头）泽兰、踯躅花【杜鹃花】、紫苏。

去头/尾/翅/足的药物有33种，涉及药物如下所示：（以B开头）斑蝥虫【斑蝥】、斑蝥、白花蛇【蕲蛇】、白僵蚕【僵蚕】；（以C开头）菜花蛇【王锦蛇】、蚕蛾【原蚕蛾】、蝉壳【蝉蜕】、蝉退【蝉蜕】、蝉蜕、蟾蜍、赤脚蜈蚣【蜈蚣】、赤足蜈蚣【蜈蚣】、樗鸡【红娘子】；（以D开头）大斑蝥【斑蝥】、地胆【芫青】、地龙；（以F开头）蜚蝱【虻虫】；（以G开头）干虾蟆【虾蟆】、干蝎【全蝎】、蛤蚧；（以H开头）虾蟆、红娘子、花斑蝥【斑蝥】、花蜘蛛【蜘蛛】；（以J开头）鸡；（以L开头）蝼蛄；（以M开头）马陆、蛮虫、蝱虫【虻虫】、虻虫、木蝱【虻虫】；（以P开头）盘蝥【斑蝥】、螃蟹；（以Q开头）蕲州白花蛇【蕲蛇】、牵牛【牵牛虫】、蜣螂、蜻蛉【蜻蜓】、蜻蜓、全蝎；（以S开头）蛇蜕、蛇蜕皮【蛇蜕】、守宫【壁虎】；（以T开头）天龙【蜈蚣】、天牛、土狗【蝼蛄】、土虺蛇；（以W开头）乌蛇【乌梢蛇】、乌梢蛇、蜈蚣；（以X开头）小黄雌鸡【黄鸡】、蝎【全蝎】、雄蚕蛾【原蚕蛾】;(以 Y 开头)野狸【狸骨】、芫青、原蚕蛾;(以 Z 开头)泽泻、蚱蝉、蜘蛛。

去毛 / 根毛的药物有 31 种，如白马茎【白马阴茎】、百节菖蒲、补骨脂、苍术、柴胡、菖蒲【石菖蒲】、大香附子【香附】、淡竹壳、莪术、伏翼【蝙蝠】、福泽泻【泽泻】、狗脊、狗脊草【狗脊】、骨碎补、贯仲【绵马贯众】、贯众【绵马贯众】、光泽泻【泽泻】、鬼臼、黄连、金毛狗脊【狗脊】、金樱子、老鹿茸【鹿茸】、鹿茸、络石【络石藤】、内脐【海狗肾】、嫩鹿茸【鹿茸】、枇杷叶、秦艽、三棱、山慈姑【山慈菇】、石菖蒲、石斛、石韦、胎兔【兔骨】、腽肭脐【海狗肾】、卫矛、乌鸡、鲜鹿茸【鹿茸】、香附、香附子【香附】、辛夷、雄雀、泽泻、知母。

去丝 / 丝嘴的药物有 5 种，如白僵蚕【僵蚕】、白茯苓【茯苓】、蝉蜕、杜仲、僵蚕、香附子【香附】、仲【杜仲】、直僵蚕【僵蚕】。

去目的药物有 3 种，如川花椒【花椒】、川椒【花椒】、大汉椒【花椒】、大红川椒【花椒】、秦艽、蜀椒【花椒】、吴茱萸、小椒【花椒】。

去蒂的药物有 15 种，如荜澄茄、豆蔻、覆盆子、甘菊花【菊花】、枸杞【枸杞子】、枸杞子、黄栀【栀子】、菊花、橘皮【陈皮】、连翘、蔓荆实【蔓荆子】、粟壳【罂粟壳】、天麻、辛夷、旋复花【旋覆花】、旋覆花、罂粟、罂粟壳、罂子粟【罂粟】、御米壳【罂粟壳】。

去萼的药物有 9 种，如白葵花、赤白葵花、覆盆子、甘菊【菊花】、枸杞子、款冬花、蔓荆子、旋复花【旋覆花】、罂粟壳、御米壳【罂粟壳】。

去木的药物有 8 种，如白茯神【茯神】、白松香【松香】、丹皮【牡丹皮】、地骨皮、茯神、苦参、牡丹皮、生干地黄【地黄】、乌药、远志。

去子的药物有 13 种，如川楝子、川椒【花椒】、附子、葫芦、金樱子、马兜铃、木瓜、山楂、蜀椒【花椒】、水蛭、天雄、五味子、橡斗皮【橡实壳】、牙皂【猪牙皂】、猪牙皂角【猪牙皂】。

去青的药物有 2 种，如葱白、薤白。

取羽 / 羽皮的药物有 2 种，如鬼箭【鬼箭羽】、卫矛。

去膜 / 革(隔)膜 / 筋膜的药物有 18 种，如白果肉【白果】、白茯苓【茯苓】、白羯羊肝【羊肝】、白羊肝【羊肝】、蓖麻子、草豆蔻、楮实子、穿山甲、茯苓、羯羊肝【羊肝】、橘柚、马勃、马兜铃、蔓荆【蔓荆子】、蔓荆子、米壳【罂粟壳】、青羊肝【羊肝】、粟壳【罂粟壳】、续断、羊肝、羊肾、罂粟壳、罂子粟【罂粟】、罂子粟壳【罂粟壳】、猪石子【豚卵】、猪羊靥、猪胰子、紫河车。

去血肉 / 皮骨的药物有 17 种，如白花蛇【蕲蛇】、鳖甲、蟾蜍、川椒【花椒】、伏翼【蝙蝠】、干蟾【蟾蜍】、干虾蟆【虾蟆】、龟板【龟甲】、龟甲、蛤蚧、海螵蛸、黑梢蛇【乌梢蛇】、虎骨、花蛇【蕲蛇】、鲫鱼、牛髓、青皮、山茱萸、生鳖甲【鳖甲】、乌梢蛇、乌蛇【乌梢蛇】、乌贼鱼骨【海螵蛸】、虾蟆、熊胆、真白花蛇【蕲蛇】。

去枯腐的药物有 4 种，如枸杞子、黄芩、升麻、五味子。

去骨的药物有 13 种，如巴戟【巴戟天】、巴戟天、白花蛇【蕲蛇】、白鲜皮、川巴戟【巴戟天】、大戟、地骨皮、防风、红芽大戟、牡丹、牡丹皮、蕲蛇、桑白皮、五加皮、远志、远志肉【远志】、皂角刺、紫金皮【山海棠】。

去甲 / 鳞甲的药物有 3 种，如牡蛎、肉苁蓉、乌贼鱼骨【海螵蛸】。

取肉的药物有 2 种，如白花蛇【蕲蛇】、白豆蔻。

去尾 / 钩的药物有 1 种，如干蝎【全蝎】、全蝎。

去仁的药物有 3 种，如栝楼【瓜蒌】、乌梅、盐白梅【白梅】。

用根的药物有 1 种，如椿木。

净 / 拣净的药物有 47 种，涉及药物如下所示：（以 A 开头）艾叶；（以 B 开头）白丁香【丁香】、柏子仁、舶上茴香【八角茴香】；（以 C 开头）陈皮、赤芍药【赤芍】、楮实子、川椒【花椒】、川文蛤【五倍子】、刺蒺藜【蒺藜】；（以 D 开头）大风子油、地榆；（以 F 开头）防风；（以 G 开头）甘菊花【菊花】、甘松、干姜、枸杞子、瓜蒂、官桂【肉桂】；（以 H 开头）黑豆【黑大豆】、黑牵牛【牵牛子】、黑锡【铅】、红曲、花椒、槐花；（以 J 开头）韭【韭菜子】、桔梗、橘红；（以 L 开头）连翘、刘寄奴、露蜂房【蜂房】、栾华、绿豆；（以 O 开头）沤麻头【麻皮】；（以 P 开头）破故纸【补骨脂】；（以 Q 开头）牵牛【牵牛子】；（以 S 开头）麝香；（以 T 开头）桃花、甜瓜子；（以 W 开头）晚蚕砂【蚕沙】、吴茱萸、五加皮、五灵脂；（以 X 开头）细辛、香薷、小麦；（以 Y 开头）夜明砂、茵陈；（以 Z 开头）紫苏叶。

去荚的药物有 4 种，如扁豆【白扁豆】、白豆【豇豆】、绿豆、豌豆。

去蕊的药物有 4 种，如车前子、款冬花、女萎【玉竹】、旋覆花。

去扇的药物有 1 种，如白芜荑【芜荑】。

淘的药物有 14 种，如白粳米【粳米】、蚌粉、楮实【楮实子】、大黑豆【黑豆】、何首乌、黑豆【黑大豆】、黑牵牛【牵牛子】、胡芦巴、胡麻【芝麻】、家韭子【韭菜子】、蔓荆子、牵牛【牵牛子】、牵牛子、菟丝子、茼苣子、苡仁【薏苡仁】、薏苡仁、针砂。

去虫的药物有 2 种，如防葵、五倍子。

去滓的药物有 2 种，如黑锡【铅】、食盐。

去丁盖的药物有 1 种，如丁香。

去衣的药物有 6 种，如白豆蔻、柏子仁、补骨脂、海螵蛸、胡桃肉【核桃仁】、缩砂仁【砂仁】。

其他的药物有 9 种，如大怀熟【地黄】、地龙、茯神、鸡子、麦蘖【麦芽】、秦艽、瞿麦、锡灰、小葵子。

这一时期的净制方法在沿用前朝方法的基础上增加了去枯腐、去荚、去蕊、去扇、淘、去丁盖、去衣等。

具体见表 2–6。

表 2–6　明代净制药物统计表

净制方法	药名	摘录	文献名称	文献编号
洗	白附子	洗净，略炒。	普济方	70
	白瓜子	洗净，擂，取仁用。	本草品汇精要	74
	白及	水洗，切。	炮炙大法	97
	白殭蚕【僵蚕】	洗过，碾末。	普济方	70
		洗过，焙干。	普济方	70
		洗去灰，炒勿令焦。	普济方	70
		浴净，姜汁浸，微炒。	普济方	70
		拣治净，洗，炒散黄色，捣罗为末。	普济方	70
		用糯米泔浸一日，俟桑涎吐出，浮水上者，即掠去之，洗净漉起，微火焙干，净布拭去黄肉毛并黑口甲，捣筛如粉。	本草乘雅半偈	104

续表

净制方法	药名	摘录	文献名称	文献编号
洗	白颈蚯蚓【地龙】	须盐水洗净，用或生炙随宜。	本草蒙筌	76
	白芍药【白芍】	洗，去皮，炒。	普济方	70
	白术	米泔浸半日，去芦，泻胃火生用，补胃虚土炒。	医学入门	83
	白药	洗净，细剉用。	本草品汇精要	74
	白芝	水洗，剉碎或为末用。	本草品汇精要	74
	板蓝根	洗净，焙干。	普济方	70
		洗，晒干。	医学纲目	82
		洗净，晒干。	景岳全书	94
	半夏	洗，破。	普济方	70
		汤浸去滑，捣。	普济方	70
		汤浸七遍，去滑，焙。	普济方	70
		汤洗过，生姜汁浸，为末。	普济方	70
		洗七次，为细末。	普济方	70
		汤洗去滑，作饼子，炙。	普济方	70
		汤洗七次令软，每个切四片，姜汁浸一宿。	普济方	70
		洗，煮，焙干。	普济方	70
		汤洗七次，生姜汁炙。	普济方	70
		汤洗七次，以生姜四两，取汁浸旬日，晒，候汁尽为度。	普济方	70
		一两，盐水洗十次，每个分作两个，以猪苓去皮，二两，为粗末，同半夏浸，火炒黄，放地去火毒一宿，不用猪苓。	普济方	70
		一两，用生姜四两，洗，炒，入罐子内，姜汁并水煮，候劈破，看存二分白心，取半夏细研为膏。	普济方	70
		凡半夏，热汤洗去上滑，一云十洗四破，乃称之，以入汤。若膏酒丸散，皆煻灰炮之。	普济方	70
		三两，汤洗净，再用汤一碗，入白矾末一钱，同半夏浸一宿，焙干。	普济方	70
		洗净，去脐。	普济方	70
		汤洗七次，细切如豆，不捣。	普济方	70
		生戟人咽喉，用宜姜汤洗。	本草原始	87
		治胸膈壅滞，去痰开胃，用半夏净洗焙干，捣罗为末，以生姜自然汁和匀为饼子，用湿纸裹，于慢火中煨令香熟，水两盏，用饼子一块如弹丸大，入盐半钱，煎取一盏，温服。	本草原始	87
		汤洗四十九次。用法：酒二升，浸一日，焙干。	普济方	70
		汤洗七次，三两，姜汁和饼，伏中晒，炒。	普济方	70
		汤洗七次，慢浸入心透。	普济方	70
		汤洗过，以粟米炒黄。	普济方	70
		汤浸去滑，为末，生姜汁和作饼，曝干。	普济方	70
		汤洗去滑，姜汁腌一宿。	普济方	70

续表

净制方法	药名	摘录	文献名称	文献编号
洗	半夏	刮去脐，沸汤洗七次。	普济方	70
		生，水浸洗。	秘传证治要诀及类方	71
		汤泡，姜汁捣作曲。	秘传证治要诀及类方	71
		三两，水浸三日，每日易水，次入白矾末二两，再浸三日，洗净，焙干。	秘传证治要诀及类方	71
		汤洗七次，焙干，炒黄用。	奇效良方	72
		汤浸，洗去滑，为末，生姜汁溲，和作饼，曝干。	奇效良方	72
		初采得，当以灰裹二日，却用汤泡洗十遍，漉出，洗，去滑令尽，生姜汁制之，不尔戟人咽喉，令人气通。	本草品汇精要	74
		汤洗滑汁尽。	普济方	70
		汤浸去滑，生姜汁炒干。	普济方	70
		洗净，姜汁浸制，切。	婴童百问	77
		洁。	万氏女科	80
		汤洗。	医学纲目	82
		酒洗，焙，水泡。	医学纲目	82
		冷水洗去滑。	证治准绳	89
		汤洗七次，姜汁半盏，浆水一升，煮耗一半。	证治准绳	89
		汤洗七遍，去滑，姜制。	证治准绳	89
		汤洗尽滑，铡细用。	证治准绳	89
		泡洗，炒黄。	景岳全书	94
		汤洗七次去滑。	济阴纲目	96
		汤洗七次，姜汁炒黄。	济阴纲目	96
		水浸五日，每日换水去涎，姜矾同煮，汁干为度。	医宗必读	100
		汤泡七次。	医宗必读	100
		拣大而白者，水浸七日，每日换水，去衣净，更以姜汁、明矾、皂角同煮透，晒干。	本草通玄	101
	薄荷	净叶，洗净，晒干。	审视瑶函	102
	贝子	入药酒洗，火煅，细研水飞用。	医学入门	83
		醋蜜等分和蒸，清酒淘净，研末。	本草蒙筌	76
	荜菝【荜茇】	洗，剉碎，炒燥。	普济方	70
	萆薢	一斤，用新米泔水洗净，焙干，入新瓦罐子内，以酒五升浸，用油单纸密封口，放日中晒一七日，焙干为末。	普济方	70
	鳖甲	洗净，醋煮黄。	普济方	70
		沸汤洗，用童子小便涂炙。	普济方	70
		净洗，以醋和黄泥固济背上，可厚三分，令干。	证治准绳	89
	补骨脂	每用，酒浸一宿后漉出，浮者去之，却用东流水浸三日夜，却蒸，从巳至申，出，日干用。	炮炙大法	97

续表

净制方法	药名	摘录	文献名称	文献编号
洗	苍术	洗净，童尿浸二宿，日换一次。	普济方	70
		米泔水浸一宿，洗，刮去皮净，晒干为末。	普济方	70
		洗净，去粗皮，瓷器内蒸熟用。	普济方	70
		竹篮盛，水中搅洗，不去皮。	普济方	70
		四两，洗净，剉细作片子，先以米泔浸一宿，漉出，复用清水浸一宿，漉出，焙干，或日干用。	普济方	70
		米泔浸三日，洗净，晒干，再以米醋炒令香黄色。	医学纲目	82
		米泔浸三日，洗净，晒干，再以米醋炒令香黄色。	证治准绳	89
		米泔水洗过，入酒浸一宿，晒干，为末。	寿世保元	93
		米泔浸，洗极净，刮去皮。	炮炙大法	97
		米泔浸，洗净，刮去皮，拌黑豆蒸，又拌蜜酒蒸，又拌人乳蒸，凡三次。蒸时须烘晒极干，气方透。	先醒斋广笔记	98
	草乌	洗净，去皮，切片。	寿世保元	93
		温水浸半日，洗去黑毛，刮去皮，切厚片，将无灰酒和匀，入砂器中，炭火慢煮，渐渐添酒一日夜，以入口不麻为度。	先醒斋广笔记	98
	蝉壳【蝉蜕】	洗净，火烧存性。	普济方	70
		酒洗，晒。	普济方	70
		洗净，火烧存性。	奇效良方	72
		洗净，火烧存性。	证治准绳	89
	蝉蜕	晒，洗。	普济方	70
		洗去沙泥。	普济方	70
		麻油净洗。	普济方	70
		水洗。	医学纲目	82
		洗净，去足。	景岳全书	94
		用沸汤洗净泥土，去头足翅用，攻毒全用。	炮炙大法	97
		洗，焙。	普济方	70
	菖蒲【石菖蒲】	净洗，切作片子。	普济方	70
	常山	春使茎叶，夏秋冬使根，酒浸一宿，至明漉出，日干，熬，捣。	炮炙大法	97
	车前子	洗，焙。	普济方	70
		入补益药中，用米泔淘净，蒸。	炮炙大法	97
		米泔淘净，炒。	先醒斋广笔记	98
		淘洗去泥沙，晒干用。	本草乘雅半偈	104
	陈皮	洗净，去蒂。	普济方	70
		汤洗。	医学纲目	82
		洗。	寿世保元	93
		盐水洗。	增补万病回春	86
		温水略洗，刮去穰（瓤），又名橘红。	寿世保元	93

续表

净制方法	药名	摘录	文献名称	文献编号
洗	赤术【苍术】	一斤，米泔浸三宿，取出洗净，晒干，再以大麻腐汁浸术，止余三寸许，入川椒二十一粒，葱白七根，煮黑油出，洗净，焙干。	普济方	70
	楮实【楮实子】	用水浸三日，将物搅旋投水，浮者去之，晒干用，酒浸一伏时了便蒸，从巳至亥，出，焙令干用之。	炮炙大法	97
	楮实子	去浮者。	景岳全书	94
	川巴戟【巴戟天】	酒浸，去骨晒干，炒，研。	一草亭目科全书；异授眼科	103
	川萆薢【萆薢】	酒洗。	增补万病回春	86
	川当归【当归】	洗。	奇效良方	72
		洗。	婴童百问	77
	川牛膝	酒浸，焙，去芦。	医学纲目	82
	川升麻【升麻】	洗过，生，焙干。	普济方	70
	川文蛤【五倍子】	一名五倍子，打破，刮洗令净，焙干。	寿世保元	93
	川芎	洗。	普济方	70
		酒洗。	济阴纲目	96
		酒洗。	宋氏女科秘书	91
		酒洗，炒。	审视瑶函	102
		水洗略炒，或蒸。	医学入门	83
	穿山甲	汤洗净，炒令焦黄色。	婴童百问	77
	葱头【洋葱】	洗净。	炮炙大法	97
	大半夏【半夏】	四两，汤洗七次，每个切作两片，用白矾末一两，沸汤浸一昼夜，漉出，别用汤洗七次，去矾，候干，一片作两片，再用姜自然汁于瓷盆中浸一昼夜，却于汤中顿用姜汁干尽，以慢火焙干，为末，再用生姜自然汁溲成饼，日干，或焙干，炙黄，勿令色焦。	普济方	70
	大蚕砂【蚕沙】	先筛净，水淘三遍，控干。	医学纲目	82
	大地黄【地黄】	先洗，焙干，以酒洒饭上蒸十次，剉，焙干。	普济方	70
	大豆黄卷	壬癸日以井华水浸大豆，候生芽，取皮阴干用。	炮炙大法	97
	大肤皮【大腹皮】	宜以大豆汁多洗，令黑汁去尽，火焙用。	医宗必读	100
	大腹【大腹皮】	鸩鸟多栖此树上，凡使，宜先酒洗，仍以大豆汁洗，方可用。	本草品汇精要	74
		擘去垢黑，用温水洗净，再用黑豆汁洗，方可用，日干。	炮炙大法	97

续表

净制方法	药名	摘录	文献名称	文献编号
洗	大腹皮	用黑豆汁洗，晒。	女科撮要	78
洗	大腹皮	鸩鸟多栖此树，宜先以酒洗，后以大豆汁洗，火焙赤。	医学入门	83
洗	大腹皮	鸩鸟多集槟榔树上，凡用槟榔皮，宜先以酒洗，后以大豆汁再洗过，晒干，入灰火烧煨，切用。	本草纲目	84
洗	大腹皮	水洗。	增补万病回春	86
洗	大腹皮	擘去垢黑，用温水洗净，又用酒洗用，有用大豆汁洗方可用。鸩鸟多栖此树，遗屎在皮上，不净恐有毒，今人用之不制，曾有人服之而致死者，其可忽诸。	医宗粹言	92
洗	大腹皮	黑豆水洗。	景岳全书	94
洗	大腹皮	甘草汤洗。	寿世保元	93
洗	大腹皮	洗。	济阴纲目	96
洗	大腹皮	黑豆水浸洗。	济阴纲目	96
洗	大腹皮	姜汁洗。	济阴纲目	96
洗	大腹皮	酒洗，晒干。	济阴纲目	96
洗	大腹皮	凡用时，必须酒洗炒过，恐其有鸩鸟毒也。	景岳全书	94
洗	大腹皮	洗。	景岳全书	94
洗	大腹皮	用其皮者，豆汁洗净。	本草通玄	101
洗	大怀生地黄【地黄】	酒洗净，掐断，晒干。	寿世保元	93
洗	大麻子【蓖麻子】	洗净。	普济方	70
洗	大麻子【蓖麻子】	洗净。	济阴纲目	96
洗	大戟	水煮一时，洗，晒干。	医学纲目	82
洗	大戟	长流水煮一时，再用水洗净，晒干。	济阴纲目	96
洗	大肉苁蓉【肉苁蓉】	白酒浸洗，去鳞甲，切片。	先醒斋广笔记	98
洗	大枣	洗，煮过，去皮核。	普济方	70
洗	大柞木枝【柞木枝】	一大捏，长一尺，洗净，寸剉，生用。	医学纲目	82
洗	丹参	水洗。	济阴纲目	96
洗	当归	净洗，薄切。	普济方	70
洗	当归	温水洗，薄切，焙干。	普济方	70
洗	当归	酒浸，去芦，焙。	普济方	70
洗	当归	头止血，尾破血，身和血，全用即一破一止也。先以水洗净土，治上酒浸，治外酒洗过，或火干、日干入药。	本草纲目	84
洗	当归	酒洗。	济阴纲目	96
洗	当归	酒洗，去芦。	医宗必读	100
洗	当归	洗，焙。	济阴纲目	96
洗	当归身	洗净，晒干。	医学纲目	82
洗	地骨皮	洗，晒。	普济方	70
洗	地骨皮	洗净沙土。	本草通玄	101
洗	地榆	洗净，焙干。	普济方	70
洗	地榆	洗。	奇效良方	72
洗	地榆	洗净，捣为细末。	证治准绳	89

续表

净制方法	药名	摘录	文献名称	文献编号
洗	鹅不食草	净洗。	普济方	70
		净洗。	奇效良方	72
		洗净，晒干。	审视瑶函	102
	发【血余】	皂荚水洗。	医学纲目	82
	法制半夏【法半夏】	用大半夏，汤洗七次，焙干再洗，如此七转，以浓米泔浸一日夜，每一两用白矾一两半，温水化，浸五日，焙干，以铅白霜一钱，温水化，又浸七日，以浆水慢火内煮沸，焙干收之。	本草纲目	84
	防风	净洗，切，焙。	普济方	70
	肥嫩柳枝【柳枝】	切如寸许，水洗，干。	医学纲目	82
	肥嫩桃枝【桃枝】	切作如寸，洗净，为末。	医学纲目	82
	凫葵【莼菜】	水洗，剉碎用。	本草品汇精要	74
	腹皮【大腹皮】	多有鸩粪毒，用黑豆汤洗净。	寿世保元	93
	覆盆子	凡使，用东流水淘，去黄叶并皮蒂尽，子用酒拌蒸一宿，以东流水淘两遍，晒干方用，为妙也。	炮炙大法	97
	甘松	洗净，焙。	普济方	70
		洗，焙。	景岳全书	94
	甘松香【甘松】	水洗去土。	本草品汇精要	74
	干地黄【地黄】	洗净，用碗盛，于甑上蒸烂，细研。	普济方	70
	干葛【葛根】	水洗，晒干，切。	仁术便览	85
		洗。	证治准绳	89
	干姜	洗净，以湿纸裹，入灰火中炮之，令热透，取出剉碎用。	本草品汇精要	74
	干漆	洗去腥，炒烟尽。	普济方	70
		洗去腥，炒烟尽。	医学纲目	82
		洗去腥，炒烟尽。	济阴纲目	96
	枸杞【枸杞子】	取实鲜明红润者，洗净，醇酒浸一宿，捣烂用。茎叶唯阴干。根如物状者为上，东流水浸一宿，刷去土，甘草汤又浸一宿，焙干用。	本草乘雅半偈	104
	瓜蒌子	洗净，炒令香熟，瓦上揄令白色，为末。	济阴纲目	96
	栝楼【瓜蒌】	洗，取子，切，焙。	本草纲目	84
	贯众【绵马贯众】	洗净，切片，炒。	炮炙大法	97
	蛤蚧	用汤洗十遍，慢火炙令香，研为细末。	普济方	70
		洗净，可用法酒和蜜涂，炙熟。	普济方	70
		一对，用雌雄各半两，米泔刷洗，净二十次，酥炙黄色。	普济方	70
		用河水洗净，文武火酥炙黄色。	普济方	70
		温水浸，去膜，刮去血脉，用好醋炙。	普济方	70
		一对全者，河水浸五宿，逐日换水，洗去腥气，酥炙黄色。	医学纲目	82
		河水浸五宿，逐日换水，洗去腥气，酥炙黄色。	证治准绳	89
	海带【昆布】	水洗用。	医学入门	83

续表

净制方法	药名	摘录	文献名称	文献编号
洗	海藻	洗去咸水，炒。	普济方	70
		洗去咸味，晒干。	普济方	70
		洗去咸味，焙。	普济方	70
		洗。	医学纲目	82
		洗去酸味，用黑豆、紫背天葵同蒸一时，晒干。	医学入门	83
		近人但洗净咸味，焙干用。	本草纲目	84
		洗，焙。	济阴纲目	96
		今人洗净咸味，焙干用。	炮炙大法	97
		洗净咸味，焙干。	本草通玄	101
	诃子	沉水洗，去核。	普济方	70
	何首乌	临用勿去皮，以苦竹刀切，米泔浸经宿，同豆九蒸九晒，木杵臼捣之，勿犯铁器。	炮炙大法	97
		洗净，切片。	先醒斋广笔记	98
	黑参【玄参】	拣润者洗净，淘去土，焙干。	普济方	70
	黑芝	水洗，剉碎，或为末用。	本草品汇精要	74
	红铜末【赤铜屑】	淘去皮土，见清水，令干，入铁锅内，炒大热，倾入醋少半碗，拌匀湿透，再炒，入醋七次，研为末，罗过。	寿世保元	93
	胡黄连	洗净。	审视瑶函	102
	虎掌	汤洗七遍，生姜汁拌，炒令黄。	普济方	70
		根置器中以汤渍五六日，汤冷乃易，日换三四遍，洗去涎，曝干用之，或再火干。	本草原始	87
		以汤洗三七日，汤冷乃易，日换三四遍，洗去涎，曝干用之。	本草品汇精要	74
	滑石	以刀刮去浮面黄者，研如粉，以牡丹皮同煮一伏时出，去牡丹皮，取滑石，却用东流水淘，飞去下脚七次，于日中晒干方用。	炮炙大法	97
	怀庆地黄【地黄】	肥大沉水者，酒洗净，瓷碗盛之，大砂锅内竹棒架起，汤浸过碗底，原盖盖之，湿纸糊缝，勿令泄气，以火从巳至酉蒸之，候冷取出，晒极干。	证治准绳	89
	槐花	水洗，去枝，焙干收。	仁术便览	85
	槐角	洗，切碎。	普济方	70
	黄柏	洗，焙。	医学纲目	82
	黄鸡肠	雄者四具，切破，洗净，炙令黄。	医宗必读	100
	黄精	凡采得，以溪水洗净蒸之，从巳至子，薄切，曝干用。	本草纲目	84
		洗净，久蒸久晒用之。	增补万病回春	86
		洗净，九蒸九晒。	本草原始	87
		制先以溪水洗净，用甑釜内安置得所，入黄精令满，密盖，蒸至气溜，曝之，如此九蒸九曝，饵之。若生用，刺人咽喉。	本草原始	87
		洗净，九蒸九晒。	寿世保元	93
		以溪水洗净，蒸之，从巳至子，薄切，曝干，可入药用。	本草乘雅半偈	104

续表

净制方法	药名	摘录	文献名称	文献编号
洗	黄连	五两，用水洗净，晒干，却将一两切碎，煎水四两，研为细末。重罗过，再研极细，用水飞过，却于砂铫内煮。此药最难细，冬月用雪水洗净晒干，再研方细。	普济方	70
		五两，水洗净，晒干，却将一两切碎，煎水四两，研为细末，重罗过，再研极细，用水飞过，却于砂铫内煮。此药最难，冬月用雪水和药晒干，再研方细。	证治准绳	89
	黄耆【黄芪】	净洗，寸截，搥（捶）碎，擘如丝状，以盐汤浸透，微火炙酥，剉。	普济方	70
	黄秫米【秫米】	洗。	景岳全书	94
	黄丝绢	取三尺，以炭灰汁煮极烂，以绢水洗去灰令净。	济阴纲目	96
	黄芝	水洗，剉碎，或为末用。	本草品汇精要	74
	藿香	取叶，水洗。	普济方	70
		洗净，焙干。	普济方	70
		洗。	婴童百问	77
		洗去土净，晒干用。	医宗粹言	92
		洗。	医宗必读	100
		凡使，须水洗净。	本草通玄	101
	藿香叶	洗净。	普济方	70
	鸡内金	洗，曝干。	普济方	70
	鸡项草【蓟根草】	取根洗净，焙干，碾罗为散服。	本草品汇精要	74
	甲香	炭火煮两日，洗净，再以酒和蜜同煮令干。	普济方	70
	殭蚕【僵蚕】	洗，炒。	普济方	70
	桔梗	净洗，去头，薄切，焙干。	普济方	70
		米泔浸，去芦，蒸。	先醒斋广笔记	98
		泔浸，去芦，微焙。	医宗必读	100
	橘红	盐水洗。	明医杂著	79
		入药用热水略洗，捞出稍干，切片。	本草原始	87
	苦参	先须用糯米浓泔汁浸一宿，上有腥秽气，并在水面上浮，并须重重淘过，即蒸，从巳至申，出，曝干，细剉用之，不入汤药。	炮炙大法	97
	昆布	洗去咸汁，微炒。	普济方	70
		洗去咸味，焙。	普济方	70
		洗去咸水。	奇效良方	72
		洗。	医学纲目	82
		洗去咸水。	医宗必读	100
		洗去咸，焙干。	本草通玄	101
	列当	洗净，煮或浸酒。	本草品汇精要	74
	零陵香	净洗软，次炙燥。	普济方	70
	龙骨	修治龙骨，香草汤浴两度，捣粉，绢袋盛之，用燕子一只，去肠肚，安袋于内，悬井面上，一宿取出，再研极细用。	本草乘雅半偈	104

续表

净制方法	药名	摘录	文献名称	文献编号
洗	龙牙草	洗净，拣择，去芦头，焙干，捣罗为末用。	本草品汇精要	74
	漏芦	洗净，去苗。	景岳全书	94
	鹿角	锯长二寸许，用米泔浸一宿，刷洗净。	景岳全书	94
	露蜂房【蜂房】	洗过，蜜炙令焦。	证治准绳	89
	乱发【血余】	洗净，焙干。	医学纲目	82
		用皂角水洗净，入罐内烧存性，止血。或吹鼻，或酒下，或入补药丸。	医学入门	83
	麻黄	一十斤，水洗净，去土，烂捣，用河水四担浸一宿，砂锅熬至二担，去渣。	普济方	70
	麻仁【火麻仁】	绢包置沸汤中，至冷取出，悬井中一夜，勿着水，曝干，新瓦上去壳。	医宗必读	100
	蔓荆子	洗，绢袋饭甑蒸一伏时，干。	普济方	70
	茅根【白茅根】	洗，剉。	奇效良方	72
		洗净捣烂，勿用露根。	炮炙大法	97
	牡丹皮	洗净。	奇效良方	72
		赤者利血，白者补人，宜分别用之，肉厚者佳，酒洗微焙。	本草通玄	101
	南星【天南星】	洗。	普济方	70
		三两水浸三日，每日易水，次入白矾末二两，再浸三日，洗净，焙干。	秘传证治要诀及类方	71
		先用白矾汤浸洗七次，然后用水煮令软，切片，焙干。	奇效良方	72
		洗，姜制炒。	证治准绳	89
		汤洗。	医宗必读	100
	硇砂	净水洗去泥，以水入铁铫，煮干如盐样白方好，再研细。	普济方	70
		甘草水洗。	审视瑶函	102
	牛膝	水洗，细切，焙干。	普济方	70
		酒浸，去芦，焙干。	济阴纲目	96
		酒洗。	济阴纲目	96
		洗净，细切。	普济方	70
	糯米	先洗七次，绢袋挂当风二十七日，炒。	普济方	70
		淘洗。	医学纲目	82
	片子姜黄【姜黄】	洗。	奇效良方	72
	破故纸【补骨脂】	淘洗净，焙干，隔纸炒香，为末。	普济方	70
		用东流水洗净，同盐酒浸一宿，同芝麻焙，声绝去麻。	仁术便览	85
		半斤，以水洗净，用黑芝麻同炒，无声为度，去芝麻。	证治准绳	89
		盐水洗，炒。	寿世保元	93
		洗净，用黑芝麻同炒无声为度，去芝麻。	景岳全书	94
	蒲公英	洗净，细剉用。	医学入门	83
	前胡	洗。	普济方	70
		水洗，刮去黑皮并芦，或用竹沥浸润，晒干。	医学入门	83

续表

净制方法	药名	摘录	文献名称	文献编号
洗	茜根【茜草】	洗。	奇效良方	72
	羌活	净洗，去芦，切，焙。	普济方	70
	茄根	洗净。	景岳全书	94
	茄子根【茄根】	净洗，蒸过，九月、十月者，曝干。	普济方	70
	秦艽	洗净。	婴童百问	77
	青黛	今惟以靛花充用，然干靛多夹石灰，须淘之数次，取浮标用。	本草通玄	101
	青皮	汤浸三日，日三换，候苦味去尽，然后去瓤，切作指面大方块子。	普济方	70
	青葙子	水淘去泥，磨碎。	一草亭目科全书；异授眼科	103
	青盐块【大青盐】	白水洗。	审视瑶函	102
	青芝	水洗，剉碎，或为末用。	本草品汇精要	74
	全蝎	洗去盐。	增补万病回春	86
		洗，去盐、足。	外科启玄	90
		洗。	济阴纲目	96
	人胞【紫河车】	先以米泔水摆净，贮竹器内，注长流水中，漂去恶血。以近世耽淫，胎常有毒，恶血净，毒乃去也。再以乳香酒洗过，篾笼盛之，烘干研末，蒸捣尤良，第蒸时勿令气走。	本草乘雅半偈	104
	人参	先洗净，去芦，薄切，焙干。	普济方	70
	戎盐【大青盐】	温水洗去尘土净，晒干入药。	炮炙大法	97
	肉苁蓉	净洗，焙干。	明医杂著	79
		凡使，先须清酒浸一宿，至明以棕刷去沙土浮甲，劈破中心，去白膜一重，如竹丝草样，有此，能隔人心前气不散，令人上气也。以甑蒸之，从午至酉，取出，又用酥炙得所。	本草纲目	84
		酒洗，去鳞用，除心内筋膜。	寿世保元	93
		酒洗，去甲。	寿世保元	93
		酒洗，去鳞，炙。	景岳全书	94
		酒洗，去甲。	景岳全书	94
		酒洗，捣膏。	外科正宗	95
		去鳞，酒洗。	外科正宗	95
		酒洗，去甲。	医宗必读	100
		酒洗，去浮甲，蒸过捣膏。	一草亭目科全书；异授眼科	103
	肉豆蔻	洗，纸裹炮，焙熟。	普济方	70
	桑叶	净洗，蒸熟一宿，日干为末。	本草纲目	84
		洗，焙。	证治准绳	89
	山茱萸	洗，微炒。	普济方	70
	蛇床子	二两，水淘净，枣三两同煎煮，令枣熟，去枣焙干。	普济方	70
		米泔淘，取沉水者，蒸，晒干，去皮炒，为细末。	先醒斋广笔记	98

续表

净制方法	药名	摘录	文献名称	文献编号
洗	蛇皮【蛇蜕】	洗，焙焦。	普济方	70
		酒浸，洗净，焙，用皂角水洗。	证治准绳	89
	蛇蜕皮【蛇蜕】	洗，焙过令黄。	普济方	70
	蛇蜕	洗，焙，剪细。	普济方	70
		盐水洗，焙。	外科理例	75
		皂角水洗，新瓦焙。	证治准绳	89
		洗净，入甘草水，焙干。	审视瑶函	102
	射干	洗，浸。	医学纲目	82
	生地黄【地黄】	洗净，木臼内干捣，绞取汁。	普济方	70
		洗，臼中捣取汁。	普济方	70
		洗。	婴童百问	77
		净洗，研，以布绞汁，留滓，以生姜汁炒地黄滓，以地黄汁炒生姜滓，各至干，为末。	证治准绳	89
		洗净。	景岳全书	94
	生冬葵根【冬葵根】	洗，二斤，细切，烂捣，生，细布捩取汁三合。	普济方	70
	生姜	洗净，不去皮，切，焙干。	普济方	70
		一斤，洗净切碎，瓷盒内用盐四两腌一宿，日中拌晒，以盐水尽为度。	奇效良方	72
		洗，切，曝干，用盐二两腌一宿，炒过，入陈曲末一两，同炒令干。	奇效良方	72
		六两，洗净，切片，以飞面四两和匀，就日中晒干。	证治准绳	89
		洗净，研碎。	寿世保元	93
	生柞木【柞木】	洗净，寸剉。	济阴纲目	96
	生柞树刺枝【柞木枝】	净洗，剉碎。	寿世保元	93
	莳萝【莳萝子】	水洗，微炒用。	本草品汇精要	74
	熟地【地黄】	温水洗。	医学纲目	82
		洗净，焙干。	济阴纲目	96
		酒洗用。	济阴纲目	96
		洗，切，焙干。	济阴纲目	96
	熟地黄【地黄】	洗净，用少酒蒸令干，焙之。	普济方	70
		洗。	婴童百问	77
	蜀漆	洗去腥。	医学纲目	82
	鼠粘子【牛蒡子】	水洗，晒干，炒，研。	仁术便览	85
	天南星	汤洗，焙，为末，用牛胆和作饼，焙干。如无牛胆，用法酒蒸七昼夜。	普济方	70
		洗，切，姜汁浸一夕。	医学纲目	82
		剉，汤洗，焙干。	医学纲目	82
		汤洗，焙，二十五两，研末，用牛胆汁和作饼，阴干。无牛胆，用法酒蒸七昼夜，研。	证治准绳	89

续表

净制方法	药名	摘录	文献名称	文献编号
洗	天仙藤	洗，略炒。	普济方	70
		洗，略炒。	女科撮要	78
		洗，微炒香。	本草纲目	84
		洗，略炒。	证治准绳	89
		洗，炼。	宋氏女科秘书	91
		洗清，略炒。	寿世保元	93
		洗，略炒。	景岳全书	94
		洗，略炒。	济阴纲目	96
	铁砂	水洗十次，用醋一盏，煮干盘出，炒出烟尽，即倾出，研。	奇效良方	72
		水淘净，晒干，醋炒透。	普济方	70
	葶苈子	净洗，曝干，浆水浸半日，布内盛，蒸一炊久，取曝干，捣末。	普济方	70
	铜绿	水洗净，细研，水飞，去石澄清，慢火熬干。	医学入门	83
	头发【血余】	温水洗净。	寿世保元	93
	土蜂房【蜂房】	蜜水洗，饭上蒸，日干。	证治准绳	89
	菟丝【菟丝子】	水淘净用，同入砂罐内煮烂，作成饼，晒，入丸药用。	增补万病回春	86
		水洗净，热酒砂罐煨烂，捣碎晒干，合药同磨末为丸，不堪作汤。	寿世保元	93
	菟丝子	洗净，用酒浸三宿，炒，杵末。	普济方	70
		净洗，酒浸。	外科理例	75
		水洗净，酒蒸烂，研饼，焙干，又研细末。	宋氏女科秘书	91
		水洗净，酒煨烂，捣成饼，焙干。	寿世保元	93
		陈酒洗令净，炒干，捣成饼，晒干，为末。	寿世保元	93
	晚蚕砂【蚕沙】	洗净，炒。	普济方	70
	望月砂	洗净，晒干。	一草亭目科全书；异授眼科	103
	威灵仙	洗，去芦。	普济方	70
		净洗，去根土，焙干。	普济方	70
	文蛤	搥（捶）碎，洗净。	证治准绳	89
	乌梅	温水洗净，取肉。	鲁府禁方	88
		清水洗净，取肉。	寿世保元	93
	乌药	洗净，切。	炮炙大法	97
	吴茱萸	汤洗，去芦，焙干。	普济方	70
		汤洗五遍，炒黄。	普济方	70
		汤洗，焙干，炒。	普济方	70
		汤洗三次。	秘传证治要诀及类方	71
		热水洗。	奇效良方	72
		汤浸洗七次，醋浸一宿，炒。	奇效良方	72
		汤洗七次，炒。	外科理例	75
		洗，焙。	医学纲目	82
		汤洗去苦味，晒干捣用。	证治准绳	89
		盐汤浸去烈汁，焙干用。陈久者良，闭口者多毒。	本草通玄	101

续表

净制方法	药名	摘录	文献名称	文献编号
洗	五倍子	洗净。	普济方	70
		搥（捶）碎，洗，焙。	医学纲目	82
	五加皮	洗。	证治准绳	89
	五灵脂	洗净。	普济方	70
		酒淘去土。	寿世保元	93
		水淘去土石，焙干，炒为末。	济阴纲目	96
		淘净。	医宗必读	100
	豨莶【豨莶草】	净洗，入甑中，层层洒酒，与蜜蒸之，又曝，如此九过用。	本草品汇精要	74
	豨莶草	五月五日或六月六日采叶，洗净，九蒸九晒。每蒸，用酒蜜洒之，蒸一饭顷，九蒸毕，日干为末。	景岳全书	94
	洗参【人参】	洗。	景岳全书	94
	细辛	洗，去苗。	普济方	70
		净洗。	医学纲目	82
		洗。	医宗必读	100
	细叶大戟	净洗。	奇效良方	72
	仙茅	浸去赤汁，蒸熟去皮，捣膏。	外科正宗	95
		忌铁器，糯米泔浸一宿，去赤汁，则毒去。	医宗必读	100
	香白芷【白芷】	洗。	普济方	70
		洗，以棕刷刷去尘土，用沸汤泡洗四五次，晒干。	奇效良方	72
		大块者，用沸汤泡洗四五次，焙干。	医学纲目	82
		洗。	审视瑶函	102
	香附	童便浸高一指，待七日，洗净晒干，捣碎，醋炒。	宋氏女科秘书	91
	香附子【香附】	须新砂盆内洗令洁净，焙干。	普济方	70
		净洗，略放，炒，盆内搽去毛，用水煮。	普济方	70
	蝎梢【蝎尾】	洗净，瓦上焙干。	普济方	70
		洗净，瓦上焙干，为末。	景岳全书	94
	杏仁【苦杏仁】	汤洗，去皮尖，麸炒。	医学纲目	82
	芎穹【川芎】	净洗，切，焙干。	普济方	70
		水洗去土，剉用。	本草品汇精要	74
	续断	洗，晒。	奇效良方	72
	玄参	洗净，焙干。	普济方	70
		洗，剉，焙。	普济方	70
		洗，焙。	奇效良方	72
		洗，焙，切。	医学纲目	82
		水洗，蒲叶隔蒸，或酒蒸亦好。	医学入门	83
		用酒洗去尘土，切片，晒干用。	炮炙大法	97
		洗，焙，捣碎。	证治准绳	89

续表

净制方法	药名	摘录	文献名称	文献编号
洗	血余	男子发，皂角水洗。	济阴纲目	96
	芽茶	净，冷水洗过，烘干。	寿世保元	93
	夜明砂	布裹洗。	婴童百问	77
		水洗极净，晒干，醋炒。	一草亭目科全书；异授眼科	103
		洗净，为末。	一草亭目科全书；异授眼科	103
	益母草	东流水洗净，烘干，为末。	济阴纲目	96
	薏苡仁	水洗，略炒，或和糯米炒热去米。	医学入门	83
	罂粟壳	水洗，去筋膜，蜜炒黄色。	医学入门	83
	榆白皮	洗。	奇效良方	72
	榆皮【榆白皮】	洗，切，焙。	普济方	70
	禹余粮	细研水洮（淘），取汁澄之，勿令有沙土可也。	本草乘雅半偈	104
	郁金	水洗，焙，或醋煮。	医学入门	83
	郁李仁	汤浸，去皮，焙。	奇效良方	72
	远志	洗，取肉。	普济方	70
		甘草水泡，去心。	寿世保元	93
	云片白术【白术】	鲜白者，米泔浸，去水，切片晒干，同麦芽拌炒。	外科正宗	95
	蚤休	入药洗，切，焙用。	本草纲目	84
	皂荚【皂角】	用新汲水浸一宿，用铜刀削上粗皮，用酥反复炙，酥尽为度，取出槌（捶）之，去子捣筛。皂荚一两，酥二分。子收得，拣取圆满坚硬不蛀者，用瓶盛，下水于火畔煮，待炮熟，剥去硬皮一重了，取向里白嫩肉两片，去黄，其黄消人肾气，将白两片用铜刀细切，于日中干用。	炮炙大法	97
	皂角	三两，洗净，水三盏煮一二沸，取出，捣碎，揉取汁，再熬成稠膏。	普济方	70
	泽漆	洗去腥。	医学纲目	82
	真茅山苍术【苍术】	洗净，去皮。	先醒斋广笔记	98
	针砂	水淘净，醋浸三日，炒成土色为度。	普济方	70
	知母	洗，焙。	医学纲目	82
		洗，焙。	济阴纲目	96
	枳壳	略洗，去瓤，麸炒。	普济方	70
	茱萸【吴茱萸】	汤洗。	医学纲目	82
	猪肚	洗去脂膜，不切破。	普济方	70
	猪苓	洗，去黑皮，切。	仁术便览	85
	竹叶【淡竹叶】	净洗，剉。	普济方	70

续表

净制方法	药名	摘录	文献名称	文献编号
洗	紫河车	水洗净，酒醋再拆洗，用童尿并好酒煮烂。	普济方	70
		以米泔水淹一宿，洗净，焙干用。	奇效良方	72
		一枚，于石上用新草鞋踏洗令净，控干，以麝香一两，掺拌令匀，入瓶以泥固济，如法火煅通赤，存性，勿令煅过。	奇效良方	72
		入急水中洗净筋膜，或新瓦烘皱成块（新瓦二片，仰覆盖盛，铁线扎牢，盐泥固密，低架炉上，文火烘之，时或倒颠，免致焦黑，从辰至申，自渐干皱成块也），或密甑蒸烂杵膏（小甑蒸一昼夜才得糜烂杵膏）。块者可久留，研末入剂；膏者须即用，搀蜜为丸。	本草蒙筌	76
		米泔浸一宿，洗净，焙干。	医学纲目	82
		用米泔浸一宿，洗净，焙干。	证治准绳	89
		长流水洗净，或新瓦烘干，或用甑蒸烂，忌铁器。	寿世保元	93
		头生壮盛者一具，以米泔洗净，少加酒。蒸极烂。	景岳全书	94
		洗净，新瓦上焙干。	景岳全书	94
		初胎者一具，米泔洗净，入小砂罐内加水一碗煮沸，候冷，取起放竹篮中，四围用纸糊密，烘干为末。	景岳全书	94
		长流水中洗血净，入瓷器内，重汤煮极烂，汁入药。在净水内洗去秽血，用银挑去紫筋。	济阴纲目	96
		用热米泔水洗净，然后用麝香汤洗，上下新瓦烘干入药。	医宗粹言	92
	紫菀	净洗。	普济方	70
		洗，去心。	秘传证治要诀及类方	71
		水洗净，去头，蜜浸一宿，焙用。	本草蒙筌	76
		洗。	济阴纲目	96
		用东流水淘洗令净，用蜜浸一宿，火上焙干用。凡修事一两，用蜜二分。	炮炙大法	97
		洗净，蜜水炒。	医宗必读	100
	紫菀茸【紫菀】	洗。	奇效良方	72
	紫芝	水洗，剉碎或为末用。	本草品汇精要	74
	左顾牡蛎【牡蛎】	用米泔水洗，煅过。	奇效良方	72
		洗，用韭菜捣汁，盐泥固济，火煅，去白者。	医宗必读	100
去芦 / 芦头	白及	去芦须，剉碎用。	本草品汇精要	74

续表

净制方法	药名	摘录	文献名称	文献编号
去芦／芦头	白术	去芦，净炒。	普济方	70
		去芦，刮皮。	本草品汇精要	74
		去芦油。	鲁府禁方	88
		去芦。	证治准绳	89
		去芦。	宋氏女科秘书	91
		去芦油，土炒。	寿世保元	93
		去芦，微炒。	寿世保元	93
		去芦，淘米泔水洗，薄切，晒干，或陈壁土炒。	寿世保元	93
	白薇	去芦，用根。	普济方	70
		去芦，米泔浸，蒸用。	本草原始	87
	百部	去芦土。	先醒斋广笔记	98
	不油白术【白术】	去芦，米泔浸过一宿，切片，微炒。	寿世保元	93
	草乌	去芦。	医宗必读	100
	草乌头【草乌】	生用，去芦头。	普济方	70
	柴胡	去芦头，水洗过。	普济方	70
		去芦。	婴童百问	77
		去芦，铡细，竹筛齐之用。	证治准绳	89
		去毛芦，洗。	证治准绳	89
		去芦。	寿世保元	93
		去芦。	外科正宗	95
		去芦。	济阴纲目	96
		去芦。	医宗必读	100
	川当归【当归】	去芦，酒浸，切，焙。	普济方	70
	川防风【防风】	去芦。	外科启玄	90
	川黄连【黄连】	去芦，刮去黑皮，洗净，剉碎。	审视瑶函	102
		去芦，切碎。	一草亭目科全书；异授眼科	103
	川牛膝	去芦。	一草亭目科全书；异授眼科	103
		去芦，酒洗。	寿世保元	93
	川升麻【升麻】	去芦。	普济方	70
	川中藤【川牛膝】	去芦，酒蒸。	先醒斋广笔记	98
	大当归【当归】	去芦，酒洗，切，去头尾，留中，焙干。	普济方	70
	丹参	去芦。	奇效良方	72
		去芦，剉碎用。	本草品汇精要	74
		去芦。	证治准绳	89
		去芦。	济阴纲目	96
		去芦。	炮炙大法	97

续表

净制方法	药名	摘录	文献名称	文献编号
去芦/芦头	当归	去芦。	普济方	70
		去芦头，炒。	普济方	70
		去芦头，切，酒浸一宿，焙干。	普济方	70
		去芦尾。	普济方	70
		酒浸，去芦，焙。	普济方	70
		去芦，炒。	普济方	70
		去芦头。	普济方	70
		洗净，去芦头。	普济方	70
		去芦，酒浸。	秘传证治要诀及类方	71
		去芦，炒。	奇效良方	72
		芦苗去净，醇酒制精。行表洗片时，行上渍一宿。体肥痰盛，姜汁渍宜。曝干㕮咀，治血必用。	本草蒙筌	76
		去芦，切，焙。	婴童百问	77
		去芦，酒浸。	医学纲目	82
		凡用，去芦头，以酒浸一宿入药。	本草纲目	84
		酒制，焙，晒干，去芦，铡细用。	证治准绳	89
		去芦。	济阴纲目	96
		去芦，酒洗。	济阴纲目	96
		去芦，酒浸。	济阴纲目	96
		酒洗，去芦。	医宗必读	100
		去芦，酒洗，微焙。	本草通玄	101
	当归身	去芦头用，梢截，酒洗，焙干。	医学纲目	82
	独茎川当归【当归】	去芦头并梢，洗，以好酒浸一宿，次日漉出控干，切作薄片子，火焙令干。	普济方	70
	地榆	去芦，剉碎。	本草品汇精要	74
		去芦。	医学入门	83
	独活	去芦。	奇效良方	72
		去芦净用。	本草品汇精要	74
		去芦。	外科理例	75
		去芦。	女科撮要	78
		去芦。	证治准绳	89
		去芦。	景岳全书	94
		去芦。	济阴纲目	96
		去芦。	医宗必读	100
	杜仲	去芦梗叶，并洗去土，剉用。	本草品汇精要	74

续表

净制方法	药名	摘录	文献名称	文献编号
去芦/芦头	防风	去芦头净。	普济方	70
		去芦。	秘传证治要诀及类方	71
		去芦。	奇效良方	72
		去芦，洗净，剉用。	本草品汇精要	74
		去芦。	外科理例	75
		去芦头，钗股不用。	本草蒙筌	76
		去芦。	婴童百问	77
		去芦。	医学纲目	82
		去芦及叉头叉尾者。	医学入门	83
		去芦及双股者，有生用、焙用者。	仁术便览	85
		入剂去芦。	本草原始	87
		去芦。	鲁府禁方	88
		去芦。	证治准绳	89
		去芦，酒洗。	寿世保元	93
		去芦。	景岳全书	94
		去芦。	外科正宗	95
		去芦。	济阴纲目	96
		去芦并叉头叉尾者，形弯者令人吐，勿用。	炮炙大法	97
		去芦。	审视瑶函	102
	甘草	炙，去芦头，刮赤皮，生亦可用。	本草品汇精要	74
	藁本	去芦，水浸润，剉用。	本草品汇精要	74
		去芦。	医学入门	83
		去芦。	寿世保元	93
		去芦，水洗，切。	炮炙大法	97
	红芽大戟	去芦，洗净，焙干。	普济方	70
		去芦，洗净，焙干。	医学纲目	82
		去芦根，洗极净，焙干。	寿世保元	93
		去芦根，洗净，焙干为末。	外科正宗	95
	怀牛膝	去芦，酒洗。	寿世保元	93
	黄连	去芦。	秘传证治要诀及类方	71
		去芦头净。	医学纲目	82
		以布拭去芦须。	本草原始	87

续表

净制方法	药名	摘录	文献名称	文献编号
去芦 / 芦头	黄芪	去叉芦，剉令二寸长，搥（捶）扁，以冷盐汤湿润，蒸三次，焙干，剉。	普济方	70
		去芦，蜜炙。	秘传证治要诀及类方	71
		去芦，蜜炙。	医学纲目	82
		刮去皮芦，水洗，切，有蜜炙、姜汁炙、生用者。	仁术便览	85
		去芦。	奇效良方	72
		去头，刮皮，生用治痈疽，蜜炙补虚损。	本草蒙筌	76
		凡使，勿用木耆草，真相似，只是生时叶短并根横也，须去头上皱皮，蒸半日，擘细，于槐砧上剉用。	本草纲目	84
		去芦。	证治准绳	89
		去芦。	医宗必读	100
	黄耆【黄芪】	去芦。	景岳全书	94
	黄芩	去芦。	奇效良方	72
		去芦。	婴童百问	77
		去芦。	医学纲目	82
	拣参【人参】	去芦。	鲁府禁方	88
	拣人参【人参】	去芦。	审视瑶函	102
	桔梗	去芦，麸炒。	奇效良方	72
		去芦头，剉碎用。	本草品汇精要	74
		入药芦苗去净，泔渍洗，米泔渍一宿，焙干。	本草蒙筌	76
		去芦。	婴童百问	77
		去芦。	医学纲目	82
		去头及两畔附枝，米泔浸一宿，焙干。	医学入门	83
		凡使，勿用木梗，真似桔梗，只是咬之腥涩不堪。凡用桔梗，须去头上尖硬二三分以来并两畔附枝，于槐砧上细剉，用生百合捣膏，投水中浸一伏时，滤出，缓火熬令干用。每桔梗四两，用百合二两五钱。	本草纲目	84
		入药去芦，米泔浸一时，焙干。	本草原始	87
		去芦。	鲁府禁方	88
		去芦，米泔浸一宿，焙干，剉片，竹筛齐之。	证治准绳	89
		去芦。	宋氏女科秘书	91
		去芦。	寿世保元	93
		去芦，炒。	景岳全书	94
		去芦。	济阴纲目	96
		去芦及浮皮及尖，以百合捣烂同浸一日，剉碎，微焙。	本草通玄	101

续表

净制方法	药名	摘录	文献名称	文献编号
去芦/芦头	藜芦	去芦头，烧灰。	普济方	70
		去芦，微炒入药。	本草蒙筌	76
		去芦头，以米泔浸一宿，微炒，不入汤药。	医学入门	83
		凡采得，去头，用糯米泔汁煮之，从巳至未，晒干用。	本草纲目	84
		取根去头。	寿世保元	93
	良姜【高良姜】	去芦，麻油炒。	普济方	70
	龙胆草【龙胆】	去芦。	婴童百问	77
		去芦。	济阴纲目	96
	漏芦	去芦，细剉，甘草拌炒，去甘草。	医学入门	83
	麻黄	去芦。	医学纲目	82
		去芦及根节，剉细，以流水煮二三沸，掠去上沫，不尔使人心烦。	证治准绳	89
	绵黄芪【黄芪】	去叉芦，用箭竿者，一半生，焙细，剉，一半用盐水湿润，器盛饭上蒸三次，焙干，剉细用。	普济方	70
	牛膝	去芦，酒浸，切，微炒。	普济方	70
		拣去芦头并细梢，只取中间粗者，折作半寸，用好酒浸二宿，取出焙干，净。	普济方	70
		洗，去芦，酒浸一日，急酒蒸为度。	普济方	70
		去芦，酒浸，微炒。	秘传证治要诀及类方	71
		去芦头，酒浸七日。	奇效良方	72
		凡使，去头芦，以黄精自然汁浸一宿，漉出，剉，焙干用。	本草纲目	84
		去芦，酒洗。	鲁府禁方	88
		去芦，酒洗，干，切。	医宗粹言	92
		去芦，酒洗。	寿世保元	93
		去芦。	景岳全书	94
		去芦。	济阴纲目	96
		去芦，用黄精汁浸一宿，取出剉细，焙干。	本草乘雅半偈	104
	女萎【玉竹】	凡采得，阴干，去头并白蕊，于槐砧上剉，拌豆汁酒蒸之，从巳至未，出，晒干。	本草纲目	84
	前胡	去芦。	奇效良方	72
		去芦。	婴童百问	77
		去芦毛，姜制用。	仁术便览	85
		去芦。	宋氏女科秘书	91
		去芦。	寿世保元	93
		去芦。	景岳全书	94
		去芦。	济阴纲目	96
		去芦。	医宗必读	100
		去芦头。	普济方	70

续表

净制方法	药名	摘录	文献名称	文献编号
去芦/芦头	羌活	去芦净。	普济方	70
		去芦，细切。	普济方	70
		去芦，洗，焙。	普济方	70
		去芦，剉，米泔浸一宿，焙。	普济方	70
		去芦。	奇效良方	72
		去芦净用。	本草品汇精要	74
		去芦。	外科理例	75
		去芦。	婴童百问	77
		去芦。	医学纲目	82
		去芦。	证治准绳	89
		去芦。	景岳全书	94
		去芦。	济阴纲目	96
		去芦。	医宗必读	100
	秦艽	去芦。	奇效良方	72
		去芦。	婴童百问	77
		去芦。	医学纲目	82
		去芦毛，酒洗浸。	仁术便览	85
		去芦。	证治准绳	89
		去芦。	景岳全书	94
		去芦。	济阴纲目	96
		去芦。	医宗必读	100
	人参	去芦净。	普济方	70
		去芦头，捣细，罗为散。	普济方	70
		盐炒，去芦。	普济方	70
		去芦。	秘传证治要诀及类方	71
		去芦。	奇效良方	72
		去芦。	外科理例	75
		去芦梗，咀薄才煎。	本草蒙筌	76
		去芦。	婴童百问	77
		去芦。	女科撮要	78
		去芦须，研为净末。	医学纲目	82
		去芦，不令人吐。	医学入门	83
		去芦，芦与参相反，吐药中有用芦者。	仁术便览	85
		去芦，铡细用。	证治准绳	89
		去芦。	宋氏女科秘书	91
		去芦，其芦能上涌吐痰。	医宗粹言	92
		去芦用。	寿世保元	93
		去芦。	景岳全书	94
		去芦。	济阴纲目	96
		去芦。	炮炙大法	97
		去芦，人乳浸，饭上蒸，切片，烘干。	先醒斋广笔记	98
		去芦用。	医宗必读	100
		去芦，饭上蒸熟。	医宗必读	100
		凡用必去芦净，芦能耗气，又能发吐耳。	本草通玄	101
		去芦。	审视瑶函	102
		去芦。	一草亭目科全书；异授眼科	103

续表

净制方法	药名	摘录	文献名称	文献编号
去芦/芦头	沙参	去芦。	奇效良方	72
		去芦，刮去浮皮，水洗，晒，切。	仁术便览	85
		去芦。	寿世保元	93
		去芦，白实味甘者良。	炮炙大法	97
	升麻	去芦。	医学纲目	82
	生黄芪【黄芪】	去芦，焙，剉。	普济方	70
	石斛	去芦。	婴童百问	77
		凡使，去根头。用酒浸一宿，曝干，以酥拌蒸之，从巳至酉，徐徐焙干，用入补药乃效。	本草纲目	84
	台白术【白术】	去芦，炒。	寿世保元	93
	天麻	去芦。	奇效良方	72
		去芦。	景岳全书	94
	威灵仙	去芦，水润，细剉，酒炒用。	本草品汇精要	74
		去芦，酒洗。	本草蒙筌	76
		去芦。	医学纲目	82
		去芦，酒洗。	寿世保元	93
		去芦，酒洗。	炮炙大法	97
	细辛	去芦。	秘传证治要诀及类方	71
		凡使细辛，切去头子，以流水浸一宿，曝干。用须拣去双叶者，服之害人。	本草纲目	84
	续断	去芦丝，酒浸一时，晒，焙。	仁术便览	85
		去芦。	济阴纲目	96
	玄参	去芦。	奇效良方	72
		去芦。	医学纲目	82
		南产黑者好，去须芦，水洗晒干用。	仁术便览	85
	旋花	根洗，去芦头。	本草品汇精要	74
	银柴胡	去芦。	医学纲目	82
	泽泻	去芦，酒浸一宿，日干。	医学入门	83
	浙术【白术】	去芦。	鲁府禁方	88
	真紫草【紫草】	去芦，酒洗，勿犯铁器。	证治准绳	89
	紫草	去头须，以黄蜡熔化，投水，用蜡水蒸之，或酒洗。	医学入门	83
	紫团人参	去芦头，切作片子，慢火焙干。	普济方	70
	紫菀	去芦。	奇效良方	72
		去芦头。	寿世保元	93
去须	白前	用生甘草水浸一伏时后，漉出，去头须了，焙干，任入药中用。	炮炙大法	97
		泡，去须，焙。	医宗必读	100
		用生甘草水浸一伏时，漉出，去头须了，焙干收用。	本草乘雅半偈	104

续表

净制方法	药名	摘录	文献名称	文献编号
去须	白薇	米泔浸，去须，蒸。	医学入门	83
		用糯米泔汁浸一宿，至明取出，去髭了，于槐砧上细剉，蒸，从巳至申，出用。夏月浸二时许。	炮炙大法	97
		用糯米泔浸一宿，去髭，槐砧上剉细，蒸之，从申至巳，晒干用。	本草乘雅半偈	104
	萆薢	去须，蜜水涂炙。	普济方	70
	蘖米	有粟黍谷麦诸蘖，皆水浸胀，候生芽，曝干去须，取其中米炒，研用。	本草纲目	84
		凡谷皆可生蘖，有粟黍谷麦豆诸蘖，皆水浸胀，候生芽，曝干去须，取其中米炒，研面用。	炮炙大法	97
		曝干去须，取其中米，研面用。	本草乘雅半偈	104
	柴胡	去须。	医学纲目	82
		凡采得银州柴胡，去须及头，用银刀削去赤薄皮少许，以粗布拭净，剉用，勿令犯火，立便无效也。	本草纲目	84
		去髭并头，勿令犯火，立便无效也。	炮炙大法	97
		去须及头，银刀削去赤色薄皮少许，粗皮拭净，勿令犯火，力便无效。	本草乘雅半偈	104
	川黄连【黄连】	去须，切片。	先醒斋广笔记	98
		去须，为末。	审视瑶函	102
	当归	去须，洗。	审视瑶函	102
	狗脊	凡修事，火燎去须，细剉了，酒浸一夜，蒸之，从巳至申，取出晒干用。	本草纲目	84
		今人惟剉，炒去毛须用。	本草纲目	84
	黄连	去须，切。	普济方	70
		去须，分作二分，一分同姜切片同炒黑色，一分姜汁浸一宿，次日晒干。	奇效良方	72
		去须，十两，用吴茱萸五两同炒令赤色，去吴茱萸不用。	奇效良方	72
		去须生用，酒炒上行。	本草品汇精要	74
		去须。	婴童百问	77
		去须，剉如豆大。	医学纲目	82
		凡使，以布拭去须毛，用浆水浸二伏时，漉出，于柳木火上焙干用。	本草纲目	84
		去须，半两，巴豆三粒，去壳，同炒令转色，巴豆不用。	普济方	70
		去须……水润切，有酒炒，姜汁炒，有生用，乳汁浸用者。	仁术便览	85
		去须，生用泻心清热。	增补万病回春	86
		去须。	寿世保元	93
		去须。	景岳全书	94
		去须。	济阴纲目	96
		去须，切片，分开粗细，各置姜汁拌透，用绵纸衬，先用山黄土炒干研细，再炒至将红，以连片隔纸放上炒干，再加姜汁，切不可用水。	炮炙大法	97
		去须。	医宗必读	100

续表

净制方法	药名	摘录	文献名称	文献编号
去须	龙胆	采得阴干，用时，铜刀切去须上头子，剉细，甘草汤浸一宿，漉出，曝干用。	本草纲目	84
	芦根	去须节并赤黄皮。	炮炙大法	97
		取肥者，去须节并赤黄皮。	本草通玄	101
	女萎【玉竹】	以竹刀刮去须及皮节，洗净，蜜水浸一宿，焙干。	本草乘雅半偈	104
	升麻	去须。	寿世保元	93
		去须。	景岳全书	94
	石菖蒲	去须，切，无灰好酒浸，冬三宿，夏二宿。	普济方	70
	石韦	背有黄毛须，拭极净，羊脂拌炒焦黄色。	炮炙大法	97
	熟地黄【地黄】	须净洗，漉去浮者，晒干，酒浸，蒸，晒，再入酒浸，蒸五七次，如糖煎香美方可用，亦焙干。	奇效良方	72
	乌药	去须，童便煮，切。	仁术便览	85
	宣连【黄连】	去须，童便浸三宿。	普济方	70
	紫草	须用蜡水蒸之，待水干，取去头并两畔髭，细剉用。	炮炙大法	97
	紫菀	凡使，先去须。有白如练色者，号白羊须草，自然不同。去头及土，用东流水洗净，以蜜浸一宿，至明于火上焙干用。一两用蜜二分。	本草纲目	84
	紫苑【紫菀】	去须洗净，微火焙之。	本草通玄	101
		去须头及土，东流水洗净，蜜浸一宿，至明，于火上焙干。	本草乘雅半偈	104
去皮	巴豆	去皮，浆水一盏煮干为度。	普济方	70
		去皮，熬。	普济方	70
		去皮，不去油，另碾。	普济方	70
		轻搥（捶）去皮，以急流水两碗浸一宿，然后更煮三五十沸，候冷沥出，去心膜，以帛拂去水，然后研如膏，用厚纸十数重裹压去油。	普济方	70
		去皮，灯烧存性用。	普济方	70
		去皮，湿纸裹，烧黄色为度。	普济方	70
		去皮，醋煮黄。	普济方	70
		去皮，研为粉，用纸数层裹，搥（捶）油透，再易纸，至油尽成白霜为妙。	普济方	70
		二十枚，去皮，用醋四升半，慢火熬透，心紫色为度，水淘，晒干研。	普济方	70
		生用，去皮，壳熬。	普济方	70
		去皮，用油煎令黄色为度。	普济方	70
		去皮，用生肉。	普济方	70
		去皮，熬令黑色，研如泥。	普济方	70
		去皮，大麦内微炒熟，不用大麦。	普济方	70
		去皮，取不破者，微用油炒熟，汤洗去油，拭干。	普济方	70
		灯上烧令黄焦，去皮，用肉。	普济方	70
		去皮。	奇效良方	72
		去皮，炒，研如脂。	医学纲目	82
		用滚汤泡，去皮心膜，用水一碗，微火煮至半碗，将巴豆捞起，用乳钵研细。	景岳全书	94
		去皮，切开。	济阴纲目	96
		若急治，为水谷道路之剂，去皮心膜油，生用。纸包压去油者，谓之巴霜。	本草通玄	101

续表

净制方法	药名	摘录	文献名称	文献编号
去皮	白扁豆	姜汁浸，去皮，微炒。	保婴撮要	81
		姜汁浸一宿，蒸过，去皮，焙干，微炒。	普济方	70
		姜制，去皮，炒。	普济方	70
		姜汁浸，炒，去皮。	普济方	70
		生姜自然汁煮，去皮，炒。	奇效良方	72
		姜汁浸，去皮，微炒。	婴童百问	77
		炒，去皮。	婴童百问	77
		去皮，姜汁拌炒。	明医杂著	79
		浸，去皮，为末。	本草纲目	84
		去皮，炒。	证治准绳	89
		生，去皮，为细末。	济阴纲目	96
		炒熟，去皮。	本草通玄	101
	白豆蔻	去皮，微炒用。	本草乘雅半偈	104
		去皮。	普济方	70
		去皮用。	医学入门	83
		入药去皮，炒用。	本草纲目	84
	白茯苓【茯苓】	去皮，用天花粉煮。	普济方	70
		去皮，为末，飞取沉者。	普济方	70
		去粗皮，淘净，阴干，为细末。	普济方	70
		去皮，切，焙。	普济方	70
		去皮，切作块，以猪苓一分，用放于瓷器内，用水煮至二十余沸，取出焙干，研为细末。	奇效良方	72
		去皮。	婴童百问	77
		去皮。	女科撮要	78
		去粗皮，杵末，水飞浮去赤膜，晒干，免致损目。	医学入门	83
		去粗皮，入乳拌，晒干，凡五七次。	证治准绳	89
		去皮，四两作块，用猪苓二钱半，同于瓷器内煮十余沸出，日干，不用猪苓。	证治准绳	89
		去皮，四两，切碎同猪苓二两煮半日，去猪苓。	宋氏女科秘书	91
		去皮木净，人乳浸，日晒夜露七日七夜。	宋氏女科秘书	91
		去皮，为末，水浮去筋，晒干。	寿世保元	93
		去皮，人乳浸，晒三次。	寿世保元	93
		去皮，切片，乳汁浸，晒干。再浸再晒三次。	寿世保元	93
		去皮，四两，切块同猪苓二钱五分同于瓷器内煮二十余沸，取出晒干，不用猪苓。	景岳全书	94
		去皮木屑，水淘净，蒸过，晒干。	一草亭目科全书；异授眼科	103
		去皮屑净，蒸过，晒干。	一草亭目科全书；异授眼科	103

续表

净制方法	药名	摘录	文献名称	文献编号
去皮	白附子	去黑皮。	普济方	70
		碎，去皮，用新水浸一宿，炒黄色。	普济方	70
		炮，去皮。	奇效良方	72
		炮，去皮。	济阴纲目	96
		炮，去皮。	炮炙大法	97
		去皮。	先醒斋广笔记	98
	白蒺藜【蒺藜】	炒，杵去皮。	普济方	70
	白胶【鹿角胶】	刮去黄皮，拭净，以碱醋煮七日，旋旋添醋，勿令少歇，戌时不用着火，只从子至戌也，日足，角软如粉，便捣烂，入无灰酒，成胶，阴干，研筛用。又法：用米泔浸角七日令软，入急流水中浸七日，去粗皮，以东流水、桑柴火煮七日。	本草乘雅半偈	104
	白敛	采待中秋时，黑皮洗净，破片，以竹穿日曝。	本草蒙筌	76
	白茅根	去黑皮。	济阴纲目	96
	白商陆【商陆】	去粗皮，薄切，曝干。	普济方	70
	白芍药【白芍】	拣有皮者，直刮去皮，切，焙。	普济方	70
		以竹刀刮去粗皮并头土了，剉之，将蜜水拌蒸，从巳至未，曝干用之。今人多以酒浸，蒸，切片，或用炒亦良。	炮炙大法	97
	白术	去皮梗，去湿利水用麸炒微黄色，补胃用净土炒黄色。	医宗粹言	92
	白鲜皮	水洗，去粗皮。	医学入门	83
	白杨木皮【白杨树皮】	凡使，铜刀刮去粗皮，蒸之，从巳至未，以布袋盛挂屋东角，待干用。	本草纲目	84
	白芷	采得，刮去土皮，细剉，以黄精片等分，同蒸一伏时，曝干，去黄精用。	本草纲目	84
		采得刮去皮，细剉，以黄精片等分同蒸一伏时，晒干，去黄精用。	本草乘雅半偈	104
	百部	凡采得，以竹刀劈，去心皮花，作数十条，悬檐下风干，却用酒浸一宿，漉出焙干，剉用。	本草纲目	84
	百合	去细皮，擘，洗令净。	普济方	70
	柏实【柏子仁】	蒸熟，去皮壳，捣作饼子，日干收用。	本草乘雅半偈	104
	北大黄【大黄】	去皮，酒浸。	医宗必读	100
	荜菝【荜茇】	去涎，用醋浸一宿，焙干，刮去皮粟子，令净，免伤肺，令人上气。	医学入门	83
		凡使，去梃用头，以醋浸一宿，焙干，以刀刮去皮粟子令净乃用，免伤人肺，令人上气。	本草纲目	84
	荜拨【荜茇】	醋浸一宿，焙干，刮去皮粟子净。	医宗必读	100

续表

净制方法	药名	摘录	文献名称	文献编号
去皮	蓖麻子	炒，去皮。	本草纲目	84
		凡使，以盐汤煮半日，去皮取子，研用。	本草纲目	84
		去皮枝，取仁。	普济方	70
		去皮，灯上烧。	医学纲目	82
		盐水煮半日，去皮取子。	医学入门	83
		去皮，取仁。	医学纲目	82
	蓖麻【蓖麻子】	去皮。	普济方	70
		去皮，研。	仁术便览	85
	扁豆【白扁豆】	去皮，炒。	医宗必读	100
		凡使，去皮，姜汁炒。	医学入门	83
		凡用，取硬壳扁豆子，连皮炒熟入药。亦有水浸去皮及生用者，从本方。	本草纲目	84
	槟榔	刮去粗皮。	普济方	70
	蘗木【黄柏】	凡使蘗皮，削去粗皮，用生蜜水浸半日，漉出晒干，用蜜涂，文武火炙，令蜜尽为度，每五两用蜜三两。	本草纲目	84
		黄蘗去皮，盐酒炒褐，为末。	本草纲目	84
		川黄蘗皮刮净，一斤，分作四分，三分用酒、醋、童尿各浸七日，洗，晒，焙，一分生炒黑色，为末。	本草纲目	84
		用川蘗皮刮净，一斤，分作四分，用酒、蜜、人乳、糯米泔各浸透，炙干，切，研。	本草纲目	84
	补骨脂	二两，青盐三钱煎汤拌，半日搓去皮，黄柏五钱，酒煎，拌补骨脂炒。	寿世保元	93
	不蛀皂角【皂角】	刮去黑皮。	普济方	70
	苍术	剉为两段，以米泔浸，一日一换，一宿后以竹刀刮去皮，再浸，至湿透尽去油为度。	普济方	70
		泔浸过，去皮，日干，不见火。	普济方	70
		米泔浸三日，一日一换水，去皮，晒干。	普济方	70
		日换，米泔浸七日，刮去皮，细切，入青盐一两同炒黄，去盐不用。	普济方	70
		去皮，切作片，炒。	普济方	70
		四斤，米泔浸软，竹刀刮去皮，切作片子，一斤用花椒三两炒黄，去花椒，一斤用盐三两炒黄，去盐，一斤用好酿酒一升煮令汁尽，一斤用好醋一升煮汁尽。	普济方	70
		一斤，用粟米泔水浸过，用竹刀刮去筋皮，半斤以童子小便浸，半斤无灰好酒浸。	普济方	70
		轻杵，去粗皮。	普济方	70
		去皮，剉碎，炒黄。	普济方	70
		泔水浸，去黑皮，剉，炒。	普济方	70
		去黑皮，米泔浸三日，炒。	普济方	70
		炮，去粗皮。	普济方	70

续表

净制方法	药名	摘录	文献名称	文献编号
去皮	苍术	米泔浸一宿，用竹刀刮去黑皮，切，用葱白一捏炒黄，去葱。	普济方	70
		一斤，用泔浸，去皮，切作片，用生葱白一斤切碎，加盐二两同炒苍术黄色为度，拣去葱不用。	普济方	70
		二两，用米泔水浸一宿，用竹刀刮去黑皮，切片，用葱白一握同炒黄，去葱。	奇效良方	72
		四两，用银石器入河水，同皂荚一寸煮一日，去皂荚取术，以铜刀去黑皮，曝干。	奇效良方	72
		炮，刮去皮。	奇效良方	72
		米泔浸一宿，去皮，剉，炒。	奇效良方	72
		一斤，用粟米泔水浸过，用竹刀刮去粗皮，以童子小便浸半斤，无灰好酒浸半斤。	奇效良方	72
		米泔浸洗，刮去粗皮。	本草品汇精要	74
		刮净粗皮，泔渍炒燥（米泔渍一伏时，咀片炒燥）。	本草蒙筌	76
		去粗皮，米泔浸一日，焙干，炒。	婴童百问	77
		炒，去皮。	医学纲目	82
		泔浸一夕，去皮，日干，不见火。	医学纲目	82
		酒浸，炒，去皮。	医学纲目	82
		泔浸，去皮。	医学纲目	82
		苍术辛烈，须米泔浸洗，再换泔浸二日，去上粗皮用。	本草纲目	84
		米泔水浸二宿，搓去黑皮，切片。	增补万病回春	86
		坚者炮，刮去皮。	证治准绳	89
		二两，米泔浸一宿，刮去皮，切碎，以葱白一握同炒黄色，去葱。	证治准绳	89
		去皮，用米泔水浸一宿，切片，曝干，淡淡盐水微炒黄色，再曝干贮之，久而不吐霜汁，可盐水制过，其燥之烈性颇纯，不伤真液。	医宗粹言	92
		米泔水浸透，搓去黑皮，切片，炒。	寿世保元	93
		米泔浸二宿，去皮，切片。	寿世保元	93
		米泔浸透，搓去黑皮，切片，炒。	寿世保元	93
		米泔浸，去皮，炒。	景岳全书	94
		酒浸，去皮，炒。	景岳全书	94
		米泔浸一宿，去皮，切片，酒炒。	先醒斋广笔记	98
		去皮，炒。	医宗必读	100
		米泔水浸二日，去粗皮，研，芝麻拌蒸三次，以制其燥。	本草通玄	101

续表

净制方法	药名	摘录	文献名称	文献编号
去皮	草豆蔻	去皮。	普济方	70
		以湿纸裹，灰火中煨令纸干，取出去皮用。	普济方	70
		煨，去皮。	奇效良方	72
		面裹煨，去皮。	医学纲目	82
		以湿纸裹，灰火中煨，令纸干取出，去皮用。	证治准绳	89
		面煨，去皮。	证治准绳	89
		煨，去皮。	济阴纲目	96
		面裹煨，去皮。	本草通玄	101
	草豆蔻仁【草豆蔻】	面裹煨，去皮。	医学纲目	82
	草果	去皮，杵仁。	本草品汇精要	74
		煨，去皮。	证治准绳	89
		去皮。	寿世保元	93
		炮，去皮。	济阴纲目	96
	草龙胆【龙胆】	铜刀刮去皮，甘草水浸一宿，晒，虚入酒炒黑。	医学入门	83
	草乌	好酒浸，春夏三日，秋冬五日，去皮。	普济方	70
		不去尖，去皮，米泔浸一宿。	普济方	70
		水煮过，去皮。	寿世保元	93
		米泔水浸，去皮，炒焦。	寿世保元	93
		去皮，生研。	景岳全书	94
	草乌头【草乌】	去皮，剉。	普济方	70
		去皮，细切，盐炒。	普济方	70
	菖蒲【石菖蒲】	刮去皮须，切片，米泔浸三伏时，漉去苦水。	普济方	70
		采得，以铜刀刮去黄黑硬节皮一重，以嫩桑枝条相拌蒸熟，曝干，剉用。	本草纲目	84
		铜刀刮去粗皮，米泔浸之，饭上蒸之，借谷气而臻于中和，真有殊常之效。	本草通玄	101
		以铜刀刮去黑皮及硬节，同嫩桑枝相拌蒸熟，日中曝干。勿犯铁器，令人吐逆。	本草乘雅半偈	104
	陈粟米【陈仓米】	四两，巴豆四十粒，去皮，同炒黄色，去巴豆。	普济方	70
	赤茯苓【茯苓】	去黑皮。	普济方	70
		去皮。	秘传证治要诀及类方	71
		去皮。	奇效良方	72
		去皮。	医学纲目	82
		去皮，乳浸。	鲁府禁方	88
		去皮。	证治准绳	89
		去皮。	寿世保元	93
	赤芍药【赤芍】	以竹刀刮去粗皮，细剉，微炒，生亦可用。	本草品汇精要	74
	赤黍米【黍米】	净，去皮，将竹纸碾去油方入药，用笔筒卷纸，将药铺纸上，重层卷碾。	寿世保元	93
	赤术【苍术】	亦用米泔浸透，更以陈壁土水浸润一二日，取出，去皮晒干，切片。	本草乘雅半偈	104

续表

净制方法	药名	摘录	文献名称	文献编号
去皮	臭椿皮【樗白皮】	刮去粗皮，焙。	医学纲目	82
	樗根【樗白皮】	去粗皮，取二层白皮，切片，酒炒。	寿世保元	93
	樗白皮	凡用，刮去粗皮，生用则能通利，醋炙即能固涩。	本草通玄	101
	楮实【楮实子】	待深秋采摘，浸水以去皮瓤，取中子曝干，投酒再浸昼夜，务蒸从巳至亥，任用煎尝为丸。	本草蒙筌	76
	川杜仲【杜仲】	去皮，酒炒。	寿世保元	93
		去皮，姜炒。	寿世保元	93
	川厚朴【厚朴】	去皮，姜汁浸，炒。	寿世保元	93
	川黄柏【黄柏】	去皮，酒炒。	寿世保元	93
		去皮，人乳拌匀，晒干，再用盐水炒。	寿世保元	93
	川黄连【黄连】	用竹刀刮去皮。	普济方	70
		去皮毛，洗净。	审视瑶函	102
	川楝子	汤浸，去薄皮，切作片子。	医学纲目	82
		酒浸湿，蒸软，去皮核，取肉晒干。	医学入门	83
		去皮核，焙。	仁术便览	85
	川牛膝	八两，以何首乌（赤白雌雄各一斤）先用米泔水浸一日夜，以竹刀刮去粗皮，切作大片，用黑豆铺甑中一层，却铺何首乌，再铺豆一层，却铺川牛膝一层，又豆一层，重重相间，面上铺豆，覆之，以豆熟为度，去豆晒干，次日如前，用生豆再蒸，如法蒸七次，晒七次，去豆用。	证治准绳	89
		去皮，酒洗。	寿世保元	93
	川乌	去皮，剉。	普济方	70
		面炒，去皮。	普济方	70
		去皮。	奇效良方	72
		炮，去皮。	外科理例	75
		脐大者，炮，去皮。	医学纲目	82
		煨，去皮。	鲁府禁方	88
		去皮。	证治准绳	89
		火煨，去黑皮。	寿世保元	93
		汤泡，去皮。	外科正宗	95
		先用湿纸包煨，去皮，切厚片入砂器中，炭火慢煮，渐渐添酒一日夜，以入口不麻为度。	先醒斋广笔记	98
		生，去皮。	普济方	70
		去皮。	医宗必读	100
	川乌尖【川乌】	去黑皮。	奇效良方	72
	川乌头【川乌】	炮裂，去皮，搥（捶）碎，炒黄。	普济方	70
		四两，米泔浸软，去皮，切作片子，用盐四两炒黄，去盐不用。	普济方	70
		一两，生，去皮，剉作骰子块，用盐半两同炒黄色，去盐。	证治准绳	89
	川乌梅【乌梅】	略炮，去皮核。	普济方	70

续表

净制方法	药名	摘录	文献名称	文献编号
去皮	椿樗白皮及根皮【樗白皮】	椿樗木皮、根皮，并刮去粗皮，阴干，临时切焙入用。	本草纲目	84
	椿树根	去皮。	普济方	70
	苁蓉【肉苁蓉】	酒浸，去皮，炒，切，焙。	普济方	70
	葱白	剥去粗皮，十余根作一缚，切一指厚。	济阴纲目	96
	大冬瓜【冬瓜】	去皮，捣取自然汁。	普济方	70
	大豆【黄大豆】	炒，去皮。	济阴纲目	96
	大腹皮	去皮。	医学纲目	82
	大黑豆【黑大豆】	煮熟去皮，再煮烂，同汁捣膏。	审视瑶函	102
	大黄	去皮，清酒浸。	普济方	70
		汤洗，去皮。	医学纲目	82
		去皮，米醋同煮烂。	医学纲目	82
		去皮。	鲁府禁方	88
		去皮，铡碎，竹筛齐用。	证治准绳	89
		去皮，酒浸。	证治准绳	89
		去皮。	医宗必读	100
	大戟	用河水煮，去皮，焙。	普济方	70
		刮去皮。	普济方	70
		刮去皮。	医学纲目	82
		去皮，剉，炒黄。	医学纲目	82
	大栝楼【瓜蒌】	去皮，细瓤子炒香，取仁，细研。	普济方	70
	大麻仁【火麻仁】	去皮，研如泥。	普济方	70
	大麦蘖【麦芽】	半两，巴豆三十七个，去皮心，同麦芽炒，令麦芽紫色，去巴豆不用，以蘖为末。	证治准绳	89
	大蒜	剉，去皮，碎。	普济方	70
	大枣	用灯心煮熟，去皮核。	普济方	70
		入药用红枣【大枣】，蒸，去皮核。	医学入门	83
	大皂角【皂角】	去皮，锤碎，炼膏。	普济方	70
		刮去皮，涂酥炙，再和羊脂同炙。	普济方	70
	丹参	去黄皮。	先醒斋广笔记	98
	淡豉【淡豆豉】	汤泡，去皮。	普济方	70
		水润，去皮，研成膏。	奇效良方	72
	淡豆豉	水浸，去皮，蒸，研如泥。	寿世保元	93
	灯心草	剥去皮用。	本草品汇精要	74
	独活	寻常去皮或焙用尔。	炮炙大法	97
	杜若	去皮，蜜水浸，晒干用。	医学入门	83
		凡采得根，以刀刮去黄赤皮，细剉，用三重绢袋阴干，临使以蜜浸一夜，漉出用。	本草纲目	84
	杜仲	去粗皮，酥炙，剉。	普济方	70
		去粗皮，用姜汁与酒和涂，炙令香熟。	普济方	70
		去粗皮，炙微黄，剉。	普济方	70
		去粗皮，炙，剉。	普济方	70
		去皮，姜制，炒丝断。	普济方	70

续表

净制方法	药名	摘录	文献名称	文献编号
去皮	杜仲	去粗皮，剉。	普济方	70
		去粗皮，炙香，切。	普济方	70
		去粗皮，炙香，切。	普济方	70
		去粗皮，炒令丝断。	普济方	70
		去粗皮，用麦麸炒黄色，去麦麸不用。	普济方	70
		去粗皮，剉碎，炒令丝尽好。	普济方	70
		去粗皮，剉令丝断。	普济方	70
		去粗皮，炙微黄，剉。	普济方	70
		去皮，杵令烂，以好酒浸一宿，焙干。	普济方	70
		去皮，剉，姜汁腌，炒丝断。	普济方	70
		去皮，姜汁浸，炒。	普济方	70
		去皮，酥炒。	普济方	70
		去粗皮，切，炒。	普济方	70
		去皮，切，生姜汁炒。	普济方	70
		去皮，生姜炙丝尽用佳。	普济方	70
		去粗皮，炒。	秘传证治要诀及类方	71
		三两，去粗皮，切碎，用生姜汁一两，同蜜少许拌，炒断丝。	奇效良方	72
		去皮，剉，炒，去丝。	奇效良方	72
		去皮，剉，姜制，炒去丝。	奇效良方	72
		刮净粗皮，咀成薄片，姜汁润透，连炒去丝。	本草蒙筌	76
		去皮，炒去丝，姜汁制。	医学纲目	82
		削去粗皮，酥蜜涂炙，或姜汁涂炙，以断丝为度。	医学入门	83
		去粗皮，切，姜汁拌，炒丝尽。有酥油拌炒者，有酒浸炒者。	仁术便览	85
		去皮，酒和姜汁炒去丝。	增补万病回春	86
		削去粗皮，切片，酥油拌，炒去丝，或姜汁拌炒亦得。	本草原始	87
		酥炙，去皮。	鲁府禁方	88
		去皮，炒去丝。	鲁府禁方	88
		去皮，炙，炒去丝，为末。	鲁府禁方	88
		去粗皮，切碎，用生姜汁一两，同蜜少许拌，炒断丝，三两。	证治准绳	89
		去粗皮，姜汁炒。	证治准绳	89
		去皮，姜汁酒涂炙。	证治准绳	89
		去粗皮，剉。	证治准绳	89
		去皮，酥炙。	宋氏女科秘书	91
		去粗皮，切，姜汁炒断丝。其丝不断又复炒，孕娠用糯米同炒之。	医宗粹言	92
		去皮，酒炒。	寿世保元	93
		去皮，姜制。	济阴纲目	96
		去粗皮，姜汁炒去丝。	济阴纲目	96

续表

净制方法	药名	摘录	文献名称	文献编号
去皮	杜仲	去粗皮，炙，剉。	济阴纲目	96
		削去粗皮，每斤用酥一两、蜜三两和涂，火炙以尽为度。	炮炙大法	97
		去皮，切片，酥炙。	先醒斋广笔记	98
		去皮，酒炒去丝。	先醒斋广笔记	98
		去皮，切片，盐酒炒去丝。	先醒斋广笔记	98
		去皮，醋炙。	医宗必读	100
		去皮，炙酥。	医宗必读	100
		酥炙或盐酒炒，去粗皮。	本草通玄	101
		削去粗皮，每十六两用酥一两、蜜三两和涂，火炙以尽为度，剉细用。	本草乘雅半偈	104
	杜仲皮【杜仲】	凡使，削去粗皮，每一斤用酥一两、蜜三两，和涂火炙，以尽为度，细剉用。	本草纲目	84
	法制半夏【法半夏】	如无，以甘草汤泡七次，去皮用。	证治准绳	89
	防风	去皮。	普济方	70
		去皮。	医宗必读	100
	防己	刮净粗皮，才咀成薄片。	本草蒙筌	76
		酒洗，去皮，治肺生用。	医学入门	83
		今人多去皮，剉，酒洗晒干用。	本草纲目	84
		去皮，酒浸洗。	增补万病回春	86
		去皮。	济阴纲目	96
		去皮，酒洗，晒干。	本草通玄	101
	飞廉根及花	凡用根，先刮去粗皮，杵细，以苦酒拌一夜，漉出，日干细杵用。	本草纲目	84
	榧子	去皮，搥（捶）碎。	普济方	70
	扶移木皮	去上皮，剉碎用。	本草品汇精要	74
	茯苓	削去黑皮。	普济方	70
		去皮。	普济方	70
		去黑皮，劈破如枣大，清水渍，经一日一宿，再易水，取出，于日中曝干。	普济方	70
		水飞去皮及沙，细研为末。	普济方	70
		去皮。	秘传证治要诀及类方	71
		蒸过，去黑皮，研为末。	奇效良方	72
		去皮。	奇效良方	72
		去皮。	外科理例	75
		咀片，水煎，黑皮净削，研末丸服，赤筋尽淘（茯苓中有赤筋，最损目，为丸散久服者，研细末，入细布袋中，以冷水揉摆，如作葛粉状，澄取粉末，而筋滓在袋中者，弃去不用，若煎汤则不须尔）。	本草蒙筌	76
		去皮。	医学纲目	82
		去皮，有焙用，有为末，水澄去筋膜，晒干用。	仁术便览	85

续表

净制方法	药名	摘录	文献名称	文献编号
去皮	茯苓	去皮。	增补万病回春	86
		去皮并赤筋。	本草原始	87
		去皮。	鲁府禁方	88
		去皮捣细，纱罗过用。	证治准绳	89
		去皮。	宋氏女科秘书	91
		去皮净，若消浮肿、水肿、肿病，不必去皮，五皮散单用茯苓皮是也。	医宗粹言	92
		去黑皮，中有赤筋，要去净，不损人目。	寿世保元	93
		去粗皮。	外科正宗	95
		去皮，捣为末，于水盆中搅三次，将浊浮者去之，是茯苓筋，若服之，令人眼中瞳子并黑睛点小兼盲目，切记。如飞澄净，晒干，人乳拌蒸用。赤茯苓则不必飞也。	炮炙大法	97
		去皮，飞去筋，乳拌饭上蒸，晒干。	医宗必读	100
		去皮，捣作细末，入水盆中频搅，浮者滤去之，此即赤膜也，误服令人目盲，或瞳子细小。	本草乘雅半偈	104
	茯神	去皮，用干葛、灯心煮。	普济方	70
		去皮木。	外科理例	75
		去皮。	医学纲目	82
		去皮及根。	医学入门	83
		去皮木。	增补万病回春	86
		去皮不用。	炮炙大法	97
	附子	凡汤丸，用天雄、附子、乌头、乌喙、侧子，皆煻灰炮令微坼，削去黑皮乃称之。唯姜附汤及膏酒中生用，生亦须削去皮乃称之，直破作七八片。	普济方	70
		去皮，蜜水煮。	普济方	70
		炮，去皮，焙。	普济方	70
		一枚，以猪脂如鸡子黄大，煎，候裂，削去上黑皮。	奇效良方	72
		去黑皮。	奇效良方	72
		炮，去黑皮。	医学纲目	82
		炮，去皮。	外科启玄	90
		坐于砖石上，四面著火渐渐逼热，淬入生姜汁中浸少时，如法再淬，约尽姜汁半碗许为度，去皮焙干，为末。	景岳全书	94
		炮，去皮。	济阴纲目	96
		童便浸一日，去皮，切作四片，童便及浓甘草汤同煮，汁尽为度，烘干。	医宗必读	100
	附子尖【附子】	去皮。	审视瑶函	102

续表

净制方法	药名	摘录	文献名称	文献编号
去皮	甘草	选壮大横纹，刮皮，生炙随用。	本草蒙筌	76
		方书炙甘草，皆用长流水蘸湿炙之，至熟刮去赤皮，或用浆水炙熟，未有酥炙酒蒸者。	本草纲目	84
		刮去赤皮，炙，疮科用节，下部用梢，缓火用生大者好。	仁术便览	85
		去皮。	景岳全书	94
		去皮，蜜炙。	先醒斋广笔记	98
		凡使，去头尾赤皮，切作三寸长，劈为六七片，入瓷器中，好酒浸蒸，从巳至午，取出曝干，剉细入药。	本草乘雅半偈	104
	干地黄【地黄】	作干地黄法，去皮，入柳木瓮内置瓷锅上蒸之，蒸透取出，摊令气歇，拌酒再蒸，又出令干，勿犯铜器，恐令人肾消发白，男损营，女损卫也。	本草乘雅半偈	104
	干葛【葛根】	焙，去皮。	普济方	70
	干姜	乃江西所造，水浸三日，去皮，浸六日，更刮去皮，晒干，置瓷缸中酿三日始成。	本草通玄	101
		去皮。	本草乘雅半偈	104
	干山药【山药】	晒干，取刀，去皮，剉碎。	普济方	70
	干枣【大枣】	煮熟，去皮核，研。	普济方	70
	葛根	刮去皮，或捣汁用。	本草品汇精要	74
		去皮用之效速。	本草蒙筌	76
		去皮。	景岳全书	94
	骨碎补	去皮毛，炒净三五次。	普济方	70
		捋去皮。	保婴撮要	81
		刮去皮毛，炒七次。	寿世保元	93
	瓜蒂	水煮去皮，面炒黄色。	医学入门	83
		此甜瓜蒂也。去瓜皮用蒂，约半寸许，曝极干，临时研用。	本草纲目	84
	瓜蒌	去皮，火焙。	医学纲目	82
		去皮，瓦上炒香。	医学纲目	82
		去皮，焙为末。	医学纲目	82
	栝楼根【天花粉】	刮去皮，剉碎用。	本草品汇精要	74
		去皮捣烂，以水澄粉。	本草乘雅半偈	104
	栝蒌【瓜蒌】	去皮，用瓤，瓦上焙干。	普济方	70
		去皮，火焙。	普济方	70
	栝蒌仁【瓜蒌子】	去皮，炒，研如泥用。有连皮，连穰（瓤）全用者。	仁术便览	85
	官桂【肉桂】	去粗皮，不见火。	普济方	70
		去粗皮。	奇效良方	72
		去皮。	婴童百问	77
		去皮。	医学纲目	82
		去皮，忌火。	医宗必读	100
		去皮。	审视瑶函	102

续表

净制方法	药名	摘录	文献名称	文献编号
去皮	贯众【绵马贯众】	去皮毛，剉，焙。	医宗必读	100
	龟甲	刮去皮，酥涂炙黄，研细入药。	本草品汇精要	74
	桂【肉桂】	去粗皮，取有味处，不见火。	普济方	70
		去皱皮。	普济方	70
		削去外粗皮，不可焙。	普济方	70
		去皮。	本草品汇精要	74
		去粗皮。	本草原始	87
		去皮。	济阴纲目	96
		去上粗皮。	炮炙大法	97
	桂心	去粗皮淡者，不见火，切。	普济方	70
		去内外皮，乃桂皮之中心。	本草原始	87
		去皮。	寿世保元	93
	桂枝	去皮。	婴童百问	77
		去皮。	医学纲目	82
		凡使，略刮去粗皮。	医学入门	83
		桂枝毒在皮，故方中皆去皮用。	证治准绳	89
		去皮。	证治准绳	89
		去皮。	景岳全书	94
	海螵蛸	剥去皮甲，微火炙过，细研。	寿世保元	93
	海松子	去皮取仁。	本草品汇精要	74
	海桐皮	去粗皮。	证治准绳	89
		去粗皮。	济阴纲目	96
	汉防己【防己】	去皮。	奇效良方	72
		用去皮切片。	本草原始	87
		去皮。	证治准绳	89
	诃黎勒【诃子】	凡用诃黎勒，酒浸后蒸一伏时，刀削去皮，取肉剉焙用。用核则去肉。	本草纲目	84
		煨，去皮。	医宗必读	100
		取干皮。	审视瑶函	102
	诃子	湿纸裹煨，去皮。	奇效良方	72
		炮，去皮。	保婴撮要	81
		炮，去皮。	景岳全书	94
		去皮核，煨，有生用者。	仁术便览	85
	合欢【合欢皮】	削去粗皮，缓火焙炒。	本草乘雅半偈	104
	合欢木皮【合欢皮】	去粗皮，炒用。	本草纲目	84

续表

净制方法	药名	摘录	文献名称	文献编号
去皮	何首乌	砂器内煮，去黑皮。	普济方	70
		去粗皮。	普济方	70
		二斤，米泔浸，竹刀子刮去皮，切作片子，用瓦甑蒸。先铺黑豆三升、干枣二升，上放何首乌，更铺枣二升、黑豆三升。用炊单复着，上用盆合定，候其黑豆与枣香熟，却然后取出豆枣不用。	普济方	70
		米泔浸一宿，用竹刀割去皮，切片焙干用。	普济方	70
		米泔浸一宿，用竹刀切去皮，切作片子，焙干。	普济方	70
		净洗，以竹刀刮去皮，切一斤，与净黑豆一升同用新汲水浸一宿，炊以豆烂为度，取出曝干。	普济方	70
		雌雄各半，采刮捣俱不犯铁，用浓米泔一伏时漉出，于银器内先排枣一重，各擘开，上铺何首乌一重，又用枣一重，复再铺何首乌一重令尽，次日入清河水于药上，有水约五指，用慢火熬煮，候枣极烂，并何首乌稍软，取出不用枣，只拣何首乌，入在清冷水中浸少时，用竹刀刮去黑皮及两面浮沫令净，竹刀切作薄片子，慢火焙干。	普济方	70
		米泔浸一宿，去皮，竹刀切。	普济方	70
		米泔浸一宿，用竹刀刮去皮，切片，焙干用。	奇效良方	72
		打碎，面包，蒸一炷香，去皮。	鲁府禁方	88
		米泔水浸三宿，竹刀刮去粗皮，切片，黑豆五升同首乌滚水浸一时，蒸熟去豆。	鲁府禁方	88
		去黑皮，米泔浸一宿，竹刀切。	证治准绳	89
		干者，米泔水浸透，竹刀刮去皮，切片，用黑豆以水浸透，同何首乌蒸之，豆熟为度，九次者佳。	医宗粹言	92
		去皮，用黑豆拌，九蒸九晒，忌铁器。	寿世保元	93
		酒浸软，竹刀刮去皮，同牛膝蒸。	景岳全书	94
		去皮，用黑豆同蒸，捣膏。	外科正宗	95
		忌铁，竹刀刮去黑皮，米泔浸半日，切片。	本草通玄	101
		将何首乌先用米泔水浸一日，以竹刀刮去粗皮，切作大片，用黑豆铺甑中一层，却铺何首乌一层，再铺豆一层，却铺牛膝一层，又豆一层，重重相间，面上铺豆盖之蒸，以豆熟为度，取起晒干，次日如前，换豆再蒸，如此七次，去豆用。	景岳全书	94
	黑大豆	炒熟去皮。	宋氏女科秘书	91

续表

净制方法	药名	摘录	文献名称	文献编号
去皮	黑豆【黑大豆】	一斤，汤浸去皮，焙干，炒令黄熟，细碾，罗取粉。	普济方	70
		炒，去皮，为细末。	普济方	70
		煮，去皮，研。	普济方	70
		炒，去皮。	景岳全书	94
		炒，去皮。	济阴纲目	96
		炒，去皮。	医宗必读	100
	黑附子【附子】	去皮，生用。	医学纲目	82
	红豆	去皮。	普济方	70
		去红皮。	奇效良方	72
		去皮。	寿世保元	93
	红豆蔻	去皮。	普济方	70
	红枣【大枣】	去皮，煮熟。	鲁府禁方	88
		去皮核。	寿世保元	93
		去皮核。	景岳全书	94
	厚川黄柏【黄柏】	去粗皮净，切片，八两，二两酒浸，二两盐水浸，二两蜜浸，各一昼夜，晒干，炒褐色。	审视瑶函	102
	厚朴	半斤，去粗皮，生姜半斤。青州枣四两、水三升同煮，水尽为度，去生姜、枣，细大枣三十枚，草乌头二两，杵碎，生姜自然汁慢火同煮，令透软，拣出枣，剥去皮核，不可致烂，再洗净焙干。	普济方	70
		去粗皮，细剉，用生姜一两研烂，同腌一宿，炒令黄。	普济方	70
		去粗皮，剉如小豆大，生姜自然汁浸至透，过三日又换一番，浸五六日，炒令去尽油，嚼之不粘牙为度，亦不可焦。	普济方	70
		削去粗皮，洗，切，水煮数十沸，晒干，杵细，以姜等分研细，拌和，腌两宿，焙干。	普济方	70
		去粗皮，细切，以生姜研烂腌半日，炒干。	普济方	70
		去粗皮，用生姜二两，切片，枣十枚，擘破，同煮半日，取出，去姜、枣，剉，焙。	普济方	70
		二两，去粗皮，青盐一两同炒黑色，青盐不见烟为度，不用盐。	普济方	70
		去粗皮，用生姜汁浸一宿，于瓷瓦器内炒。	普济方	70
		去粗皮，一斤，擘作十六片，肥生姜一斤，捶（捶）碎，锅内添汤煮至姜味淡，取出厚朴，焙。	普济方	70
		去粗皮，涂生姜汁，炙香熟。	普济方	70
		去皮，姜汁煮。	普济方	70
		去粗皮，生姜汁炙。	普济方	70
		去粗皮，切碎，姜汁炒令黄。	普济方	70
		去粗皮，剉如韭叶阔，长半寸，以生姜自然汁腌一宿。	普济方	70
		去粗皮，涂生姜汁，炙令香熟。	普济方	70

续表

净制方法	药名	摘录	文献名称	文献编号
去皮	厚朴	去粗皮，生姜汁炙透。	普济方	70
		去粗皮，涂生姜汁，蜜炙。	普济方	70
		去皮，细剉，酒浸一宿，煮，焙干。	普济方	70
		刮去皮，同生姜杵碎，焙干，各等分。	普济方	70
		去粗皮，糯米粥浸一宿，炒，焙干。	普济方	70
		去粗皮，用生姜压一宿，然后炒黑色为度。	普济方	70
		去粗皮，生姜汁炙熟。	普济方	70
		去粗皮，用生姜二两，切片，枣一枚，擘破，同煎半日，取出，去姜、枣，剉，焙。	普济方	70
		去皮，取肉，略使姜汁制，为末。	普济方	70
		去粗皮，除土，生姜炙令烟尽。	普济方	70
		去粗皮，切，姜汁腌一宿，焙，炒。	普济方	70
		去粗皮，以水一盏煮尽后，细切，焙干。	普济方	70
		去粗皮，姜压一宿后，炒黑色。	奇效良方	72
		去粗皮，姜汁炒褐用。	本草蒙筌	76
		去粗皮，水浸一宿，剉，姜汁制炒。	婴童百问	77
		去皮，炒。	医学纲目	82
		去皮，姜制。	医学纲目	82
		去粗皮，入汤药用生姜汁炒，入丸药用醋炙或酥炙。	医学入门	83
		去粗皮，洗……有生用，有姜汁浸炒者。	仁术便览	85
		去粗皮，姜汁浸炒。	增补万病回春	86
		去皮，铡碎，姜汁浸透，微炒，竹筛齐用。	证治准绳	89
		去粗皮，剉碎，姜汁浸一宿，慢火炒干，再入醇醋淬透，仍以慢火炒。	证治准绳	89
		去粗皮，切片，姜汁炒。	医宗粹言	92
		去粗皮，姜汁炒。	寿世保元	93
		生用，去皮。	济阴纲目	96
		去粗皮，用酥炙过，每修事一斤，用酥四两，炙了，细剉用。	炮炙大法	97
		刮去粗皮，切片，姜汁炒。	医宗必读	100
		去粗皮，姜汁浸炒。	本草通玄	101
		刮去粗皮，每用生姜汁八两，炙尽为度。	本草乘雅半偈	104
	厚朴皮【厚朴】	凡使，要紫色味辛者为好，刮去粗皮，入丸散，每一斤用酥四两，炙熟用。若用汤饮，用自然姜汁八两，炙尽为度。	本草纲目	84
		凡入药，去粗皮，用姜汁炙，或浸炒用。	本草纲目	84
	胡桃【核桃仁】	去皮。	医学纲目	82
		汤泡，去肉上薄皮，研去油用，夏至后不堪食。	医学入门	83
	胡桃仁【核桃仁】	汤浸，去皮，蜜养。	普济方	70
		去皮。	济阴纲目	96
		去皮，十个捣烂。	济阴纲目	96

续表

净制方法	药名	摘录	文献名称	文献编号
去皮	胡桃肉【核桃仁】	汤浸，去薄皮，研。	普济方	70
		去皮，研如泥。	奇效良方	72
		去皮，研为膏。	医学纲目	82
		汤浸，去皮，研泥。	证治准绳	89
		去皮。	寿世保元	93
		泡，去皮。	景岳全书	94
		泡，去粗皮。	鲁府禁方	88
	槲皮	三斤，去粗皮，搥（捶）碎，细剉，以水二斗煎取四升，滤过，重煎成膏。	普济方	70
	虎睛	酒蘸，炙燥，去皮，捣。	普济方	70
	桦木皮	凡使，去上皮，剉碎，或烧灰用。	本草品汇精要	74
	怀生地黄【地黄】	用砂罐去皮煎水蒸黑。	寿世保元	93
	槐根白皮【槐白皮】	去粗皮。	医学纲目	82
	槐角子【槐角】	煮熟，去皮，炒。	鲁府禁方	88
	黄柏	去粗皮，细切，炒至赤黑色。	普济方	70
		去皮，剉碎，酒洗，炒。	医学纲目	82
		酒炒二次，去皮。	医学纲目	82
		去粗皮，洗，切，有酒炒、蜜炙、盐水炒，有生用，有腊月猪胆炙透用者。	仁术便览	85
		去粗皮，切片，蜜炒、酒炒、人乳炒、童便炒或生用。	增补万病回春	86
		去皮，酒炒。	鲁府禁方	88
		去粗皮。或生、或酒、或蜜、或童便、或乳汁炒。	寿世保元	93
		去皮，童便炒。	寿世保元	93
		去皮，盐水炒。	寿世保元	93
		去皮，蜜炙，为末。	寿世保元	93
		去皮。	景岳全书	94
		去皮。	审视瑶函	102
		去粗皮，切片。	一草亭目科全书；异授眼科	103
	黄蘗【黄柏】	去皮，蜜炙。	普济方	70
		去粗皮，熬。	普济方	70
		去粗皮，炙。	普济方	70
		去粗皮，酒制。	奇效良方	72
		去皮，酒拌炒褐色。	明医杂著	79
		铜刀削去粗皮，生蜜水浸半日，取出炙干，再涂蜜慢火炙之，每两炙尽生蜜六钱为度。入下部盐酒炒，火盛者童便浸蒸。	医学入门	83
		去皮，铡碎，生用则降实火，熟用酒制则治上，盐制则治下，蜜制则治中而不伤胃。	证治准绳	89
	黄蘗木【黄柏】	凡使，用刀削上粗皮了，用生蜜水浸半日，露出晒干，用蜜涂，文武火炙，令蜜尽为度，凡修事五两，用蜜三两。	炮炙大法	97
	黄瓜蒌【瓜蒌】	去皮，取瓤子，炒。	普济方	70
	黄连	净，剉，用冬瓜汁浸一宿，晒干，凡七次。	普济方	70

续表

净制方法	药名	摘录	文献名称	文献编号
去皮	黄芪	去头，刮皮。生用治痈，蜜炙益损。	本草原始	87
		补气药中蜜炙用，疮疡药中盐水炒用，俱去皮。	炮炙大法	97
		去头上皱皮，蒸半日，劈作细条，槐砧剉用。	本草乘雅半偈	104
	黄芩	去粗皮及腐烂者，剉用，或酒炒。	本草品汇精要	74
		凡用，择深色，剔去内朽，刮净外衣，薄片咀成，生炒如式……枯飘者名宿芩，入手太阴，上膈，酒炒为宜。	本草蒙筌	76
		去粗皮。	婴童百问	77
		去皮。	医学纲目	82
		刮去皮，上有用头、用尾、用腐、用片、用条直鼠尾者，有生用、酒炒、姜制者。	仁术便览	85
		去皮，朽枯，飘者治上焦，条实者治下焦。	增补万病回春	86
		去皮并黑腐，铡细，竹筛齐用。	证治准绳	89
		去皮、枯朽，或生，或酒泡。	寿世保元	93
		去皮。	济阴纲目	96
	黄药根【黄药子】	以水洗，去粗皮细毛，剉碎用。	本草品汇精要	74
	鸡肶【鸡内金】	去黄皮，微炒。	医宗必读	100
	酱	凡采得后，以刀刮去粗皮，捣细，每五钱用生姜自然汁五两拌之，蒸一日，曝干用。	本草纲目	84
	金铃子【川楝子】	蒸熟，去皮。	普济方	70
		去外皮并核，只取肉，入粟米炒令黄色，去粟米不用。	普济方	70
		蒸，去皮核。	证治准绳	89
		炮，去皮核。	证治准绳	89
		蒸，去皮核。	景岳全书	94
	锦斑鸠【斑鸠】	跌死，去皮毛头嘴爪，文武火连骨炙干。	审视瑶函	102
	京三棱【三棱】	火炮，去皮须。	本草品汇精要	74
	韭子【韭菜子】	曝干，去黑皮，炒黄。	本草通玄	101
	桔梗	今但刮去浮皮，米泔水浸一夜，切片，微炒用。	本草纲目	84
	桔核【橘核】	炒，去皮。	医宗必读	100
	军姜【干姜】	去皮。	济阴纲目	96
	菌桂【肉桂】	刮去皮，剉碎用。	本草品汇精要	74
	苦参	刮去薄黄皮，酒制。	仁术便览	85
	苦楝根	去厚皮。	医学纲目	82
	苦楝皮	去皮。	医学纲目	82
		刮去皮土。	景岳全书	94
	苦杏仁	去皮。	寿世保元	93
	辣桂【肉桂】	去粗皮。	证治准绳	89

续表

净制方法	药名	摘录	文献名称	文献编号
去皮	雷丸	醋浸泡，去黑皮，焙。雷公以甘草汤浸二日，刮去黑皮，酒拌蒸半日，焙干用。	医学入门	83
		凡使，用甘草水浸一夜，铜刀刮去黑皮，破作四五片，以甘草水浸一宿，蒸之，从巳至未，日干，酒拌再蒸，日干用。	本草纲目	84
		水浸，去皮，切，焙，为末。	本草纲目	84
		用苍术汤泡，去皮，切。	炮炙大法	97
		取肉白者，用甘草水浸一宿，铜刀刮上黑皮，破作四五片，又用甘草汤浸一宿后，蒸，从巳至未，出，日干，却以酒拌，如前从巳至未蒸，日干用。	炮炙大法	97
	梨	去皮核，绞取汁。	医学纲目	82
	李根白皮【李根皮】	取东行者，刮去皱皮，炙黄入药用。	本草纲目	84
	莲肉【莲子】	去皮，微焙，研。	仁术便览	85
	莲实【莲子】	去皮，不以多少，酒浸一宿，入于猪肚内，用水煮熟，取出焙干，切细。	奇效良方	72
		去皮，不以多少，用好酒浸二宿，用猪肚一个，将酒莲实入在内，用水煮干，取出切，焙干，不用猪肚。	奇效良方	72
	莲子	泡，去皮心，炒。	医宗必读	100
	楝皮【川楝皮】	削去苍皮。	本草纲目	84
	楝实【川楝子】	童子小便浸一宿，又火煮烂，去皮，焙干。	普济方	70
		凡采集后，晒干，酒拌浸令湿，蒸，待上皮软，剥去皮，取肉去核，勿单用。其核碎搥（捶），用浆水煮一伏时了用。如使肉，即不使核，使核即不使肉。	本草品汇精要	74
		待冬收采，向日曝干，取肉堪煎，去皮去核。一说将核捣碎，浆水煮一伏时，漉晒收藏，亦堪入药。大抵用核莫用肉，用肉莫用核，此常理也。	本草蒙筌	76
		凡采得，熬干，酒拌令透，蒸待皮软，刮去皮，取肉去核用。用使肉，不使核，使核不使肉。如使核，搥（捶）碎，用浆水煮一伏时。	本草纲目	84
		酒拌浸令湿，蒸待上皮软，削去皮，取肉去核，勿单用。其核槌（捶）碎，用浆水煮一伏时了，用如使肉，即不使核，使核即不使肉。	炮炙大法	97
		去皮取肉，凡使核，不使肉，使肉不使核。	本草乘雅半偈	104
	楝子【川楝子】	酒浸，蒸，去皮核。	寿世保元	93
	两头尖	去皮，油浸，微炒。	外科理例	75
	刘寄奴	凡使，去梗，以布拭上薄壳皮令净，拌酒蒸，从巳至申，出，曝干用之。	炮炙大法	97
	鹿角	汤浸，去皮，细研如粉。	普济方	70
		去上皮，取白处作末，炒令黄。	普济方	70
		大者，刮去粗皮，镑末二三两，绵纸垫，铁锅内文火炒，为细末，用二两。	济阴纲目	96

续表

净制方法	药名	摘录	文献名称	文献编号
去皮	鹿角胶	采全角锯开，并长三寸，以物盛，于急水中浸一百日取出，刀刮去黄皮，拭净，以醋煮七日，旋旋添醋，勿令少歇，成时不用著火，只从子至戌。一日足，角软，如粉捣烂，每一两入无灰酒一镒，煮成胶，阴干，研，筛用。	本草纲目	84
		以米泔浸鹿角七日令软，入急流水中浸七日，去粗皮，以东流水、桑柴火煮七日，旋旋添水，入醋少许，捣成霜用，其汁加无灰酒熬成胶用。	本草纲目	84
	鹿茸	刮去皮，酥涂炙黄色。	奇效良方	72
	绿豆	生研，绞汁或煮食之，宜连皮，去皮则令人少壅气。	炮炙大法	97
	马兜铃	去皮，用肉。	奇效良方	72
	麦蘖【麦芽】	炒黄，杵去皮。	医学入门	83
	蔓荆实【蔓荆子】	去白皮。	普济方	70
		揉去皮。	普济方	70
	蔓荆子	去皮。	普济方	70
		去白皮。	奇效良方	72
	茅根【白茅根】	洗，去衣皮，掐断，忌犯铁器。	本草蒙筌	76
	茅山苍术【苍术】	不浸，入药臼，以面杵舂令稍滑，净，筛去粗皮，亦不须过当。	普济方	70
	茅山术【苍术】	米泔浸，蒸晒三次，去皮，切片。	先醒斋广笔记	98
	麋角	一具，净水浸三日，刮去粗皮，镑为屑，盛在瓷瓶内，银瓶更佳，以牛乳浸一日，乳耗更添，直候不耗，于角上削乳深于二指，乃用大麦，只看瓶器大小，临时安顿甑内，约厚二寸，上置瓶，更用添，用大麦周回填实，惟露瓶口，不住火，熬一伏时，如锅内若水耗时，可旋添，直候角屑蒸得细腻，如面相似，即去火，取出细研。	普济方	70
		一具，净水浸三日，刮去粗皮，镑作屑，盛在瓷瓶内，银瓶尤佳，以牛乳浸一日，乳耗更添，直候不耗，于角屑上乳深二指以来，用大麦只看瓶器大小，临时安顿甑内，约厚三寸，上置瓶，不住火，蒸一伏时，如锅内水耗，旋添汤，直候角屑蒸得细腻，如面相似，即住火，取出细研。	奇效良方	72
		水浸七日，刮去皮，剉屑。	炮炙大法	97
	牡丹皮	去皮骨。	一草亭目科全书；异授眼科	103
	牡桂【肉桂】	刮去皮，剉碎用。	本草品汇精要	74
	木鳖【木鳖子】	去皮。	医学纲目	82

续表

净制方法	药名	摘录	文献名称	文献编号
去皮	木瓜	蒸烂，去皮，细研。	普济方	70
		二个，大者，去皮穰（瓤），切开顶，入辰砂、附子四个在内，以木瓜顶子盖之，线扎定，烂蒸讫，取出附子，切片焙干，研为细末，辰砂细研水飞，木瓜研如膏，用宣州瓜为妙。	奇效良方	72
		生，去皮穰（瓤），切，焙。	奇效良方	72
		用铜刀削去硬皮并子，薄切，于日中晒，却用黄牛乳汁拌蒸，从巳至未，其木瓜如膏煎，却于日中摊晒干用也，今止去穰（瓤），捶（捶）碎用。	炮炙大法	97
		勿犯铁器，铜刀削去硬皮并子，切片晒干，黄牛乳汁拌蒸，从巳至未，俟如膏煎，乃晒用也。	本草乘雅半偈	104
	木瓜实【木瓜】	凡使木瓜，勿犯铁器，以铜刀削去硬皮并子，切片晒干，以黄牛乳汁拌蒸，从巳至未，待如膏煎，乃晒用也。	本草纲目	84
	木通	去皮，炙。	普济方	70
		去皮，剉碎用。	本草品汇精要	74
		去皮。	仁术便览	85
		去皮。	增补万病回春	86
		去皮节。	证治准绳	89
		去皮，切片。	寿世保元	93
		去皮。	景岳全书	94
		去皮。	济阴纲目	96
		去皮节。	医宗必读	100
	木猪苓【猪苓】	去皮。	奇效良方	72
	南星【天南星】	灰火炮，去皮。	奇效良方	72
		炮，去皮，用白矾水浸一宿，再出晒干，再用生姜水浸一宿，晒干，再炒。	寿世保元	93
	牛蒡根	去粗皮，细切。	普济方	70
	牛蒡子	转捣筛，去粗皮，微炒。	普济方	70
	女贞实【女贞子】	去粗皮，内更有细皮，实白色，酒拌黑豆，同蒸九次。	炮炙大法	97
		去皮，每斗用马料黑豆一斗，拣净淘洗，晒干，同蒸透，九蒸九晒。	先醒斋广笔记	98
	蓬莪术【莪术】	削去粗皮，蒸熟，曝干。	本草乘雅半偈	104
	螵蛸【桑螵蛸】	去粗皮，研。	审视瑶函	102
	牵牛子	凡采得子，晒干，水淘去浮者，再晒，拌酒蒸，从巳至未，晒干收之，临用舂去黑皮。	本草纲目	84
		今多只碾取头末，去皮麸不用，亦有半生半熟用者。	本草纲目	84
		碾取头末，去皮麸用，亦有半生半熟用者，皮能滞气，勿得误用。	本草通玄	101

续表

净制方法	药名	摘录	文献名称	文献编号
去皮	前胡	先用刀刮去苍黑皮并髭土了，细剉，以甜竹沥浸令润，日中晒干用。	本草纲目	84
		水洗净，刮去皮，竹沥浸，晒干用。	本草原始	87
		水洗，用竹刀刮去苍黑皮并髭土了，细剉，以甜竹沥浸令润，日中晒干用。	炮炙大法	97
	羌滑【羌活】	须去黑皮腐烂，煎服方有神功。	本草蒙筌	76
	羌活	去皮及腐朽者。	医学入门	83
		去皮，或焙用尔。	炮炙大法	97
	秦皮	去粗皮。	普济方	70
		去粗，剉细匀。	普济方	70
	肉苁蓉	以酒浸，去皱皮。	普济方	70
		去皱皮，酒浸，炙令黄。	普济方	70
		酒浸一宿，刮去粗皮，炙令干。	普济方	70
		酒浸一宿，刮去粗皮，炙令干。	奇效良方	72
	肉豆蔻	去皮。	普济方	70
	肉桂	去粗皮。	普济方	70
		去皱皮。	普济方	70
		去粗皮，忌见火，取末。	普济方	70
		去皮，不近火。	普济方	70
		去粗皮。	秘传证治要诀及类方	71
		去粗皮。	奇效良方	72
		去皮。	外科理例	75
		去粗皮。	婴童百问	77
		去粗皮。	女科撮要	78
		去皮。	明医杂著	79
		去粗皮。	医学纲目	82
		凡使，色紫而厚者佳，刮去粗皮。	医学入门	83
		去皮。	证治准绳	89
		去粗皮，不见火，妊娠用要炒黑。	寿世保元	93
		去粗皮。	景岳全书	94
		刮去粗皮。	外科正宗	95
		去粗皮。	济阴纲目	96
		去粗皮。	医宗必读	100
		忌见火，刮去粗皮。	本草通玄	101
		去皮，忌火。	审视瑶函	102
		去粗皮。	审视瑶函	102
	蕤仁	去皮壳，熬。	普济方	70
		去皮油壳，细研，去油。	普济方	70
		汤浸，去赤皮。	普济方	70
		去皮。	本草纲目	84
		净，去皮，将竹纸碾去油方入药，用笔筒卷纸，将药铺纸上，重层卷碾。	寿世保元	93
		去粗壳，取仁，用温水浸，去嫩皮膜尖心，用上好白纸包裹搥（捶）去油，以尽为度。	寿世保元	93
		去皮壳心，压去油。	审视瑶函	102
		去皮，研。	一草亭目科全书；异授眼科	103

续表

净制方法	药名	摘录	文献名称	文献编号
去皮	桑白皮	去赤皮。	普济方	70
		去粗皮。	秘传证治要诀及类方	71
		刮去红皮，切碎，用酒炒微黄色为度。	医宗粹言	92
		去赤皮，炒。	景岳全书	94
		刮去粗皮，蜜水炙。	医宗必读	100
		刮去皮，蜜水炒。	本草通玄	101
	桑根白皮【桑白皮】	凡使，采十年以上向东畔嫩根，铜刀刮去青黄薄皮一重，取里白皮，切，焙干用。其皮中涎勿去之，药力俱在其上也。忌铁及铅。木之白皮亦可用，煮汁染褐色，久不落。	本草纲目	84
		或竹刀，或铜刀，刮去黄粗皮，手析成丝，拌蜜瓦上炙。	炮炙大法	97
		采十年以上向东畔嫩根，铜刀刮去青黄薄皮一重，取里白皮，切，焙，皮中涎甚勿去之……忌铁及铅。	本草乘雅半偈	104
	桑皮【桑白皮】	风寒新嗽生用，虚劳久嗽蜜水炒用。去红皮。	寿世保元	93
	沙参	刮去皮，铜锅蜜炒。	滇南本草	73
	砂仁	去皮，熨斗内微火炒用，行气，研碎，有生用者。	仁术便览	85
		去皮。	寿世保元	93
		略炒，吹去衣，研用。	炮炙大法	97
	山茨菰【山慈菇】	去皮，净，焙。	普济方	70
		去皮，净，焙。	医学纲目	82
	山茨菇根【山慈菇】	慈菇包裹有毛，得之去皮，生焙任收，生捣为拔毒敷药。	本草蒙筌	76
	山慈菇	宜刮去皮，焙干。	医学入门	83
		去皮，洗极净，焙。	证治准绳	89
		剥去皮，洗极净，焙干。	寿世保元	93
		洗，去皮毛净，焙。	外科正宗	95
	山豆根	刮去皮，剉用。	本草品汇精要	74
	山药	竹刀剖去皮，布巾绞净，切作片子，将皂角刺上曝干。	普济方	70
		取粗大者，用竹刀刮去黄皮，以水浸末，白矾少许掺水中，经宿，取净，洗去涎，风干用。	本草品汇精要	74
		去黑皮。	证治准绳	89
		去黑皮，剉作小块，慢火炒令热透，候冷用。	证治准绳	89
		姜汁拌，蒸熟，去皮。	寿世保元	93
	山栀【栀子】	去皮。	医学纲目	82
	山栀子【栀子】	剥去皮。	普济方	70
		二两，去皮，入蜜半两拌和，炒令微焦。	寿世保元	93

续表

净制方法	药名	摘录	文献名称	文献编号
去皮	商陆	铜刀刮去皮，薄切，东流水浸三日，取出，和绿豆同蒸半日，去豆晒干，或焙。	医学入门	83
		取花白者根，铜刀刮去皮，薄切，以东流水浸两宿，漉出，架甑蒸，以黑豆叶一重，商陆一重，如此蒸之，从午至亥，取出，去豆叶，曝干，剉用。无豆叶，以豆代之。	本草纲目	84
		用铜刀刮皮，豆汤浸，晒干。	本草原始	87
		铜刀刮去皮，水浸一宿，黑豆拌蒸。	医宗必读	100
	商路【商陆】	铜刀刮去皮，薄切作片，东流水浸两宿，取出，以黑豆叶重重间隔，入瓮蒸之，从午至亥，候冷，去豆叶，曝干，剉用。无豆叶，以黑豆代之。	本草乘雅半偈	104
	芍药	去皮。	奇效良方	72
		去皮。	医学纲目	82
		凡采得，竹刀刮去皮并头上，剉细，以蜜水拌蒸，从巳至未，晒干用。	本草纲目	84
		以竹刀刮去皮并头，剉细，蜜水拌蒸，从巳至未，晒干用。	本草乘雅半偈	104
	蛇床子	凡服食，即去皮壳取仁，微炒杀毒，即不辣也。作汤洗浴，则生用之。	本草纲目	84
		去皮壳，微炒用。	景岳全书	94
		去皮壳为妙，俱宜生用。	本草正	99
	麝香	拣去皮毛，研细。	审视瑶函	102
	升麻	采得刮去粗皮，用黄精自然汁浸一宿，曝干，剉，蒸，再曝用。	本草纲目	84
		刮去黑皮，去腐烂，里白者佳，剉细，竹筛齐之。	证治准绳	89
		刮去粗皮，黄精自然汁浸一宿，曝干，剉，蒸，再曝用。	本草乘雅半偈	104
	生葛根【葛根】	去皮，细剉如麻豆大。	普济方	70
	生姜	去皮，细切。	普济方	70
		要热去皮用，要冷留皮用。	证治准绳	89
		去皮即热，留皮即冷。	寿世保元	93
		一两，去皮，切片，盐一两浸一宿，焙干。	寿世保元	93
		生用发散，熟用和中，要热则去皮，要冷则留皮。	本草通玄	101
		要热去皮，要冷留皮。	医宗必读	100
	生乌头【乌头】	去皮，盐水浸一月，取出切片，又以生姜汁浸一宿，炒干。如急用，只炮，去皮尖，不必浸也。	普济方	70
	湿山药【山药】	去皮。	奇效良方	72

续表

净制方法	药名	摘录	文献名称	文献编号
去皮	石决明	先去上粗皮，用盐并东流水于大瓷器中煮一伏时了，漉出，拭干，捣为末，研如粉，更用东流水于瓷器中如此淘之三度，待干，再研一万匝方入药。	炮炙大法	97
	使君子	去皮。	普济方	70
	使君子肉【使君子】	汤浸，去黑皮。	婴童百问	77
	柿霜	用大柿去皮，捻扁，日晒夜露，至干，内瓮中，待生白霜，乃取出。市者多伪，不入药。	炮炙大法	97
	鼠粘子【牛蒡子】	用根，以竹刀或荆刀刮去皮土，蒸，曝之……用根须蒸，曝干，不尔令人吐。	本草品汇精要	74
	薯蓣【山药】	采白根，刮去黄皮，以水浸之。	本草纲目	84
		采得以铜刀刮去赤皮，洗去涎，蒸过，曝干用。	本草乘雅半偈	104
	苏方木【苏木】	凡使，去粗皮并节了，若有中心纹横如紫角者，号曰木中尊，色甚致倍常百，等须细剉了，重捣，拌细条梅枝蒸，从巳至申，出，阴干用。	炮炙大法	97
		去粗皮并节，剉极细，梅枝捣烂，同拌蒸之，从巳至申，阴干用。	本草乘雅半偈	104
	苏枋木【苏木】	凡使，去上粗皮并节。若得中心纹横如紫角者，号曰木中尊，其力倍常百等。须细剉重捣，拌细梅树枝蒸之，从巳至申，阴干用。	本草纲目	84
	苏木	去皮节，细剉，和梅枝蒸半日，阴干用。	医学入门	83
	酸石榴	去皮，瓷盆内盛，随炊饭甑上蒸烂，绞取汁。	证治准绳	89
	酸枣仁	浸，去皮，隔纸炒香。	普济方	70
		汤浸，去赤皮。	普济方	70
		去皮，隔纸炒，炒香。	奇效良方	72
		去皮。	医学纲目	82
		荡去皮，微炒（烫）。	证治准绳	89
		用五两，汤浸，去皮，可剥半两，净，炒仁令香熟为度。	普济方	70
	缩砂【砂仁】	于熨斗内炒令熟，去皮，研。	奇效良方	72
		去皮。	证治准绳	89
	缩砂蜜【砂仁】	和皮慢火炒令香熟，刮去皮，取仁捣碎用。	医学入门	83
	桃核仁【桃仁】	凡使，须去皮，用白术、乌豆二味，同于坩埚中煮二伏时，漉出劈开，心黄如金色乃用。	本草纲目	84
		去皮，用白术、乌豆于坩埚中煮二伏时，漉出劈开，中心黄如金色乃用……先人云：术以劝之，豆以培之，火以变之。色黄，则气淳矣。	本草乘雅半偈	104
	桃仁	去皮，熬。	普济方	70
		汤浸，去皮，炙令微黑。	普济方	70
		浸，去皮，焙。	婴童百问	77
		汤浸，去皮，研。	医学纲目	82
		去皮，研如泥。	医学纲目	82
		去皮，搥（捶）碎。	医学纲目	82
		去皮。	鲁府禁方	88
		去皮，留尖，产后消血块。	医学纲目	82
		水浸，去皮，焙。	证治准绳	89

续表

净制方法	药名	摘录	文献名称	文献编号
去皮	天花粉	曝干，刮粗皮净，咀片。	本草蒙筌	76
		秋冬采根，去皮寸切，水浸，逐日换水，四五日取用，捣泥，以绢衣滤汁澄粉，晒干用。	本草纲目	84
		去皮，切片，水浸三日，逐日换水，捣如泥，绢滤澄粉，薄荷衬蒸，曝干。	本草通玄	101
	天门冬【天冬】	夏秋采根，蒸烂，去皮去心，曝干，旋咀旋用（咀久易生霉垢，则黑而黯，不明亮也）。	本草蒙筌	76
		汤浸，去皮心，焙热，即当风凉之，如此二三次自干，不损药力。	医学入门	83
		二、三、七、八月采根，蒸，剥去皮，四破去心，曝干用。	本草纲目	84
		采得去皮心，用柳木甑及柳木柴蒸一伏时，洒酒令遍，更添火蒸，作小架去地二尺，摊于上，曝干用。	本草纲目	84
		去皮去心方用。	本草正	99
		去皮，用柳木瓮、柳木柴蒸一伏时，洒酒令遍，更添火，蒸一伏时取出，作一小架，去地二尺，摊上曝干。	本草乘雅半偈	104
	天南星	慢灰火中炮，去皮用。	普济方	70
		去外皮，湿纸包，灰火煨香熟，出。	普济方	70
		去皮，黄泥煨热。	普济方	70
		炮，去皮。	秘传证治要诀及类方	71
		用温汤浸洗，刮去裹外浮皮，酒浸一宿，用桑柴蒸，不住添汤，令釜满，甑内气溢，更不住洒酒，常令药润，七伏时满取出，用铜刀切开一个大者，嚼少许，不麻舌为熟，未即再炊，以熟为度。然后用铜刀切细，焙干。	婴童百问	77
		炮，去皮。	医宗必读	100
	天雄	凡汤丸，用天雄、附子、乌头、乌喙、侧子，皆煻灰炮令微坼，削去黑皮，乃称之。唯姜附汤及膏酒中生用，生亦须削去皮乃称之，直破作七八片。	普济方	70
		炮，去皮。	奇效良方	72
		凡丸散，炮，去皮用。饮药即和皮生使，甚佳。	本草纲目	84
		童便浸一日，去皮切作四片，童便及浓甘草汤同煮，汁尽为度，烘干。	医宗必读	100
	天竺桂	去皮，剉碎用。	本草品汇精要	74
	通草	去皮，剉用。	本草品汇精要	74
		去皮，咀片。	本草蒙筌	76
		去皮节，生用。	医学入门	83
		去皮，剉细，竹筛齐之用。	证治准绳	89
	童根桑白皮【桑白皮】	即新种者，去粗皮，晒干，不焙。	普济方	70
	菟丝子	好酒浸二宿，煮干，去皮。	先醒斋广笔记	98

续表

净制方法	药名	摘录	文献名称	文献编号
去皮	葳蕤【玉竹】	竹刀刮净，蜜水浸一宿，文火烘干。	本草蒙筌	76
		水洗，竹刀刮去皮，蜜水蒸，焙干。	医学入门	83
		采得，以竹刀刮去节皮，洗净，以蜜水浸一宿，蒸了，焙干用。	本草纲目	84
		采得以竹刀刮去节皮，洗净，以蜜水浸一宿，蒸，焙干用。	证治准绳	89
	萎蕤【玉竹】	以竹刀刮去节皮，洗净，以蜜水浸宿，蒸了，焙干用。	炮炙大法	97
	乌喙	炮，去皮。	济阴纲目	96
	乌头	生，去皮，盐水浸一月，取出切作片，再以生姜汁浸一宿，炒干。	奇效良方	72
		熬，去皮。	证治准绳	89
	乌头尖【乌头】	去皮。	审视瑶函	102
	乌药	去皮。	万氏女科	80
	乌鱼骨【海螵蛸】	去皮，微炙黄色。	普济方	70
		去皮。	奇效良方	72
		凡使，水煮一时，炙令黄，去皮，细研水飞，日干。	医学入门	83
	芜荑	去皮，炒黄色。	医学纲目	82
	五加皮	去粗皮。	普济方	70
		剥皮去骨，阴干。	炮炙大法	97
	仙茅	切片，刮去皮，米泔浸，曝干。	普济方	70
		糯米泔浸三宿，用竹刀刮去皮，于槐木砧子上切，阴干。	奇效良方	72
		采得以清水洗，刮去皮，于槐砧上用铜刀切豆许大，以生稀布袋盛于乌豆水中，浸一宿取出，用酒拌湿蒸之，从巳至亥，取出曝干，勿犯铁器及牛乳，斑人鬓须。	本草纲目	84
		竹刀子刮去皮，切如豆粒，米泔浸两宿，阴干。	本草原始	87
		糯米泔水浸三宿，用竹刀刮去皮，木砧上切片，阴干用。	医宗粹言	92
		凡制用之法，于八九月采得，用竹刀刮去黑皮，切如豆粒，糯米泔浸两宿，去赤汁，用酒拌蒸之，从巳至亥，制之极熟，自无毒矣，然后曝干。	景岳全书	94
		米泔浸，蒸，去皮。	外科正宗	95
		刮上皮，于槐砧上用铜刀切豆许大，却用生稀布袋盛，于乌豆水中浸一宿，取出用酒湿拌了蒸，从巳至亥，取出曝干。勿犯铁，斑人须鬓。	炮炙大法	97

续表

净制方法	药名	摘录	文献名称	文献编号
去皮	仙茅	凡制用之法，于八九月采得，用竹刀刮去黑皮，切如豆粒，糯米泔浸两宿，去赤汁，用酒拌蒸之，从巳至亥，制之极熟，自无毒矣，然后曝干。	本草正	99
		东流水洗，刮去皮，槐砧上以铜刀切作豆粒大，乌大豆水中浸一宿，醇酒拌挹，蒸之，从巳至亥，曝晒用。勿犯铁及牛乳，恐斑人发也。	本草乘雅半偈	104
	香附	擦去皮，一斤分作四分，好酒浸一分，盐水浸一分，童便浸一分，醋浸一分，各三日，焙干。	济阴纲目	96
		炒，去皮。	济阴纲目	96
	香附子【香附】	半斤，去粗皮，细剉，以生姜一斤，研取汁拌和，浸五七日取出，去姜滓汁不用。	奇效良方	72
		杵去皮毛净，分作四分，酒、醋、童便、盐水煮，晒，炒。	审视瑶函	102
	辛夷	凡用，去粗皮，拭上白赤毛了，去心，即以芭蕉水浸一宿，漉出，用浆水煮过，从巳至未，出，焙干用。若治眼目中患，即一时去皮，用向里实者。	炮炙大法	97
	杏仁【苦杏仁】	去皮，熬令赤。	普济方	70
		汤洗，去皮，研如膏。	普济方	70
		不取双仁者，以汤浸，去皮，麸炒令黄色，去尖。	普济方	70
		去皮，炒，研如膏。	普济方	70
		浸，去皮，焙。	婴童百问	77
		去皮，炒。	医学纲目	82
		麸炒，去皮。	证治准绳	89
		去皮，麸炒。	景岳全书	94
	续随子【千金子】	去皮，研。	普济方	70
		去皮，研。	女科撮要	78
		去皮壳，取仁，纸包压去油。	寿世保元	93
	宣木瓜【木瓜】	去皮穰（瓤），蒸烂。	奇效良方	72
	玄参	汤泡，去粗皮，捣膏。	外科正宗	95
	玄胡【延胡索】	醋纸包煨熟，用布擦去皮。	济阴纲目	96
		去皮，醋煮。	济阴纲目	96
	玄胡索【延胡索】	炒，去皮。	证治准绳	89
		去皮，醋煮。	证治准绳	89
	旋覆花	去皮及蒂，洗净微焙。	本草通玄	101
	削苍术【苍术】	削去皮用之。	普济方	70
	牙皂【猪牙皂】	去筋皮。	寿世保元	93
		炙，去皮。	景岳全书	94
	延胡索	去皮。	普济方	70
	药实根	剥去皮，捣用。	本草品汇精要	74
	夜合树	去粗皮，炒黑色。	医学纲目	82

续表

净制方法	药名	摘录	文献名称	文献编号
去皮	益智	去皮。	普济方	70
		去皮。	普济方	70
	益智仁	去皮用。	医学入门	83
		去皮，焙，研用。	仁术便览	85
	益智子【益智仁】	去皮。	本草品汇精要	74
	薏苡仁	汤浸，去皮，细研。	普济方	70
		汤泡，去皮。	奇效良方	72
	榆皮【榆白皮】	去里面白皮，切片，晒干。	寿世保元	93
	榆仁	去皮。	医学纲目	82
	郁金	去皮，切，炒。	普济方	70
	郁李仁	汤泡，去皮，研。	普济方	70
		汤去皮，熬紫色。	普济方	70
		去皮，小如麻子大，捣。	普济方	70
		汤浸，去皮。	奇效良方	72
		去皮。	婴童百问	77
		汤浸，去皮。	医学纲目	82
		去皮，研。	医学纲目	82
		泡，去皮，压去油，研。	仁术便览	85
		汤泡，去皮，研。	证治准绳	89
		泡，去皮。	景岳全书	94
		汤浸，去皮。	医宗必读	100
		泡，去皮。	一草亭目科全书；异授眼科	103
		去皮。	一草亭目科全书；异授眼科	103
	预知子	去皮，研碎用。	本草品汇精要	74
		去皮，研服。	炮炙大法	97
	枣【大枣】	蒸熟，去黑皮、核。	普济方	70
	枣仁【酸枣仁】	泡，去皮，隔纸炒。	景岳全书	94
	皂荚【皂角】	削去黑皮。	普济方	70
		去黑皮，用浆水二升揉取浓汁。	普济方	70
		凡使，要赤肥并不蛀者，以新汲水浸一宿，用铜刀削去粗皮，以酥反复炙透，捶（捶）去子弦用。每荚一两，用酥五钱。	本草纲目	84
		用猪牙皂角去皮，蜜炙，为末。	本草纲目	84
		刮粗皮，火炮为末。	增补万病回春	86
		刮去粗皮，酥炙用。	医宗必读	100
		新汲水浸一宿，铜刀刮去粗皮，用乳酥反复炙透，捶（捶）去子弦，每荚一两，用酥五钱。	本草乘雅半偈	104
	皂荚子【皂角子】	拣取圆满坚硬不蛀者，以瓶煮熟，剥去硬皮一重，取向里白肉两片，去黄，以铜刀切，晒用，其黄消人肾气。	本草纲目	84

续表

净制方法	药名	摘录	文献名称	文献编号
去皮	皂角	刮去皮，炙。	普济方	70
		去皮，酥炒。	普济方	70
		去粗皮，搥（捶）碎仁，以水一斗煮软揉汁，去渣，熬成膏。	普济方	70
		去皮搥（捶）碎，水三四升浸，取汁滤过，银器重汤熬成膏。	普济方	70
		去皮，醋炙。	婴童百问	77
		炙，去皮。	寿世保元	93
		不蛀者四五挺，去皮核，炙焦。	景岳全书	94
		刮去粗皮，火炮。	济阴纲目	96
	皂角仁【皂角子】	去皮，烧存性，一两半。其性得湿则滑，湿滑则燥结自降，用之勿误。	奇效良方	72
		烧存性，去皮。	医学纲目	82
		炮存性，去皮，称一两，其性得湿则滑，滑则燥结自除。	证治准绳	89
	皂角子	去皮，水浸软，煮，糖渍食之。	医宗必读	100
	泽泻	切片，去甲，新瓦焙干。	景岳全书	94
		去皮，酒浸，焙。	医宗必读	100
	蒸饼	单面所造，酵水发成，惟腊月及寒食日蒸之，至皮裂，去皮，悬之风干。以水浸胀，擂烂用。	本草通玄	101
	知母	去皮毛，酒拌炒。	明医杂著	79
		去皮。	医学纲目	82
		去皮，补药盐水或蜜水蒸或炒，上行酒炒，忌铁器。	医学入门	83
		去皮毛，酒浸炒，有蜜水浸炒者。	仁术便览	85
		去皮毛，忌铁器，生用泻火，酒炒泻肾火。	增补万病回春	86
		去皮毛。	鲁府禁方	88
		去皮，酒拌湿炒。	证治准绳	89
		去皮毛。	寿世保元	93
		去皮毛。生用泻胃火，酒炒泻肾火。	寿世保元	93
		去皮，蜜炙。	先醒斋广笔记	98
	栀子	去皮用。	普济方	70
		凡使，先去皮须了，取九棱者，仁以甘草水浸一宿，漉出，焙干，捣，晒如赤金，末用，大率治上焦、中焦连壳用，下焦去壳，沉去黄浆，炒用。	炮炙大法	97
		去皮取仁，同甘草水浸一宿，漉出，焙干，捣筛为末。	本草乘雅半偈	104
	卮子【栀子】	凡使，须要如雀脑，并须长有九路赤色者为上。先去皮须，取仁，以甘草水浸一宿，漉出焙干，捣筛为末用。	本草纲目	84

续表

净制方法	药名	摘录	文献名称	文献编号
去皮	猪苓	削去黑皮。	普济方	70
		去黑皮。	婴童百问	77
		去黑皮。	保婴撮要	81
		去黑皮。	医学纲目	82
		铜刀削去黑皮，微焙干用。	医学入门	83
		采得，铜刀削去粗皮，薄切，以东流水浸一夜，至明漉出，细切，以升麻叶对蒸一日，去叶晒干用。	本草纲目	84
		用之，削去黑皮用妙。	本草原始	87
		去黑皮，里白者佳，捣罗过用。	证治准绳	89
		去皮。	证治准绳	89
		锋刀削去黑皮，滚水泡透，用槌打实，切之成片。	医宗粹言	92
		削去黑皮，切片。	寿世保元	93
		用铜刀削去粗皮一重，薄切，下东流水浸一夜，至明漉出，细切，蒸一日出，熬干用。	炮炙大法	97
		去皮。	医宗必读	100
		铜刀刮去粗黑皮，东流水浸一夜，至明取出，细切，再以升麻叶对蒸一日，去叶，晒干用。	本草乘雅半偈	104
	猪牙皂角【猪牙皂】	去黑皮，焙干。	普济方	70
		去皮丝，切作一寸。	普济方	70
		去黑皮。	奇效良方	72
		炙，去皮。	奇效良方	72
		去黑皮。	医学纲目	82
		去皮，炙黄。	医学纲目	82
		去皮筋。	医学纲目	82
		去黑皮并弦，剉碎。	鲁府禁方	88
	猪腰子【猪肾】	去皮用。	本草品汇精要	74
	竹皮茹【竹茹】	取极鲜竹，刮皮，磋去外硬青勿用。	炮炙大法	97
	竹茹	取鲜竹，磋去外青一层，刮取皮用。	本草纲目	84
		刮去青皮，用第二层。	医宗必读	100
	苎根【苎麻根】	去黑皮，切。	医学纲目	82
		去黑皮，切。	济阴纲目	96
	紫参	去皮。	普济方	70
	紫大戟	去皮。	奇效良方	72
		去皮。	医学纲目	82
		去皮。	景岳全书	94
		去皮。	医宗必读	100
	紫菀	去皮，蜜水浸一宿，焙干。	医学入门	83
去皮脐	巴豆霜	去皮心脐，研，纸裹压去油。	奇效良方	72
	白附子	炮，去皮脐。	医宗必读	100

续表

净制方法	药名	摘录	文献名称	文献编号
去皮脐	半夏	六两，去脐，浆水五升，生姜半斤，薄切，甘草、桑白皮一两，剉，入石铫内，慢火煮一伏时，只取半夏，余药不用。	普济方	70
		六两，去皮脐，浆水五升，生姜半分，切，甘草并桑白皮各一两，剉，银石器内慢火煮干，再添热浆水二升，煮干，去余药，只用半夏。	普济方	70
		去脐孔，姜汁浸，熬令黄色，为细末。	普济方	70
		汤泡，去皮脐。	医学纲目	82
		滚水泡七次，去皮脐，切用。有同姜矾皂角煮透切用者，有生姜汁浸三次焙用，有油炒用。	仁术便览	85
	草乌	去皮脐，生用，切作大块。	普济方	70
		去皮脐，剉，盐炒。	奇效良方	72
		炮，去皮脐。	寿世保元	93
	草乌头【草乌】	炮裂，去皮脐净。	普济方	70
		去皮脐，醋浸，冬十余日，换好醋，晒干。	普济方	70
	侧子	炮裂，去皮脐。	普济方	70
		炮，去皮脐。	奇效良方	72
	川乌	去皮脐，为片，米泔浸一宿，焙干用。	普济方	70
		炮，去皮脐，切片，焙，炒变色。	普济方	70
		去皮脐，冷水浸七日，薄切晒干。	医学纲目	82
		宜火炮，去皮脐。	本草原始	87
		去皮脐，冷水浸七日，晒干，纸袋盛之。	证治准绳	89
		炮，去皮脐。	寿世保元	93
		火煨，去皮脐。	鲁府禁方	88
		去皮脐。	医宗必读	100
	川乌头【川乌】	炮，去皮脐尖。	普济方	70
		炮裂，去皮脐净。	普济方	70
		去皮脐，捣碎，炒黄色。	普济方	70
		炮裂，去皮脐，剉如豆大，再炒令黄色为度。	普济方	70
		去皮脐，剉，研，盐拌炒令黄。	普济方	70
		去皮脐，醋拌炒。	普济方	70
		去皮脐，剉如麦豆大。	普济方	70
		一斤，油盐各四两，铜铫内炭火炒，不住搅，候如桑根色，遂取出，放新瓦上，去不裂者，去皮脐尖。	普济方	70
		炮，去皮脐。	奇效良方	72
		去皮脐。	婴童百问	77
		炮，去皮脐。	济阴纲目	96
	大川乌头【川乌】	盐炒，不得过熬，去皮脐尖用。	普济方	70

续表

净制方法	药名	摘录	文献名称	文献编号
去皮脐	大附子【附子】	去皮脐，切作四片。	普济方	70
		生，去皮脐，半破。	医学纲目	82
		湿纸包，火炮裂，去皮脐，切，有同黄连、甘草、童便煮，有盐水姜汁煮者。	仁术便览	85
		面裹火煨，去皮脐。	寿世保元	93
		麸炒，去皮脐。	寿世保元	93
		面包煨，去皮脐。	寿世保元	93
		面裹，火煨，去皮脐，切片，童便浸，焙干。	寿世保元	93
		童便浸三日，面裹煨，去皮脐，切四片，童便浸，煮干。	寿世保元	93
		一个一两以上者，炮，分四破，生姜一斤，取自然汁于铫内慢煮附子至干，去脐，焙。	普济方	70
	附子	大者一只，生，去皮脐，切为四段，以自然生姜汁一大盏浸一宿，火炙干，再于姜汁内蘸，再炙再蘸。	普济方	70
		一枚，炮裂，去皮脐，或生，去皮脐，作四片，酥炙或蜜炙。	普济方	70
		炮裂，去皮脐，取中心者用。	普济方	70
		炮裂，去皮脐，捣，密绢细罗为末。	普济方	70
		一枚，以半两为率，炮裂，去皮脐，剉如麦豆粒。	普济方	70
		去皮脐，剉如半枣大，称一两，用生姜自然汁半斤，银石器内慢火煮，姜汁尽为度，薄切，焙。	普济方	70
		生，去皮脐，切开，取生姜自然汁一盏，浸一宿，取出炙尽，无浸姜汁为度，薄切，焙干。	普济方	70
		去皮脐，捣。	普济方	70
		大者一枚，去皮脐，切作片，生姜汁一盏，蛤粉同炒，焙干。	普济方	70
		炮裂，去皮脐。	普济方	70
		炮，去皮脐，拍破之。	普济方	70
		二枚，一枚生，去皮脐，一枚炮，去皮脐，盐水浸，各一两。	普济方	70
		炮裂，以盐水浸，再炮，如此七次，去皮脐。一方以水调陈壁土为糊，炮浸七次。	普济方	70
		去皮脐，切如绿豆大。	普济方	70
		米醋中浸，再炮，淬三五次，去皮脐。	普济方	70
		米泔水一盏，姜半两，研，浸三日，次用蛤粉炒制，去皮脐。	普济方	70
		炮，去皮脐。	秘传证治要诀及类方	71
		以盐水泡浸，如此七次，去皮脐。	秘传证治要诀及类方	71

续表

净制方法	药名	摘录	文献名称	文献编号
去皮脐	附子	去皮脐，切作半枣大，称一两，用生姜自然汁半升，银石器内慢火熬，姜汁尽为度，薄切，焙。	奇效良方	72
		先以铫子炒石灰，令十分熟，埋附子于灰中，候灰冷取出，将石灰依前法再炒，埋，如此三次，然后取附子，去皮脐。	奇效良方	72
		炮，去皮脐。	奇效良方	72
		一只，去皮脐，切作四片，以蜜煎令附子黄色，以汤洗去蜜，切作片。	奇效良方	72
		炮熟，去皮脐，盐水浸。	奇效良方	72
		四两，去皮脐，切作片子，同小豆四升，水一斗，煮令水尽，拣出附子，焙干。	奇效良方	72
		七钱，重者四个，去皮脐，各切下顶，剜空，心中分安辰砂在内，以前顶子盖定，用线扎住。	奇效良方	72
		炮裂，以盐水泡，再泡，如此七次，不浸，去皮脐。一方以陈壁土为糊，泡浸七次。	奇效良方	72
		炮，去皮脐。	外科理例	75
		制宗陶氏槌法，以刀去净皮脐。先将姜汁盐水各半瓯，入砂锅紧煮七沸，次用甘草、黄连各半两，加童便缓煮一时，捞贮罐中，埋伏地内，昼夜周毕，囫囵曝干。藏须密封，用旋薄剉，仍文火复炒，庶劣性尽除。	本草蒙筌	76
		炮，去皮脐。	婴童百问	77
		炮，去皮脐。	女科撮要	78
		炮，去皮脐。	明医杂著	79
		炮，去皮脐。	医学纲目	82
		附子生用则发散，熟用则峻补。生用者，须如阴制之法，去皮脐入药。熟用者，以水浸过，炮令发坼，去皮脐，乘热切片，再炒令内外俱黄，去火毒入药。	本草纲目	84
		厥冷回阳用生，引诸药行经用面裹火煨，去皮脐，切四片，用童便浸透烧干。	增补万病回春	86
		炮，去皮脐。	证治准绳	89
		炮裂，米醋中浸，再炮三五次，去皮脐。	证治准绳	89
		面裹火煨，去皮脐，童便浸一宿，慢火煮，晒干密封，旋切片用，亦有该生用者。	寿世保元	93
		用甘草不拘，大约酌附子多寡，而用甘草煎极浓汤先浸数日，剥去皮脐，切为四块，又添浓甘草汤再浸二三日，捻之软透，乃咀为片，入锅内文火炒至将干，庶得生熟匀等，口嚼尚有辣味是其度也，若炒太干，则太熟而全无辣味，并其热性全失矣。故制之太过，则但用附子之名耳，效与不效，无从验也。其所以必用甘草者，盖以附子之性急，得甘草而后缓附子之性，毒得甘草而后解。	景岳全书	94

续表

净制方法	药名	摘录	文献名称	文献编号
去皮脐	附子	炮，去皮脐。	景岳全书	94
		去皮脐，切四片，拌醋一碗，炙附子，蘸醋尽为度。	济阴纲目	96
		炮，用冷灰埋之，取出研细。去皮脐。	医宗必读	100
		沸汤泡少顷，去皮脐，切作四桠。	本草通玄	101
	黑附子【附子】	锅内以烈炭火炮裂，去皮脐。	普济方	70
		炮，去皮脐。	奇效良方	72
		一个八钱重者，去皮脐，顶上刻一孔，入辰砂末一钱，仍用附子末塞之，以炭火烧存性为度。	婴童百问	77
		一枚重一两以上者，去皮脐，顶上挖一孔，入辰砂末一钱，仍用附子塞之，炭火烧存性。	保婴撮要	81
		去皮脐。	医学纲目	82
		青盐二钱，以泔水三升，同煮水尽，去皮脐。	证治准绳	89
		炮，去皮脐。	济阴纲目	96
	虎掌	九月采虎掌根，去皮脐，入器中汤浸五七日，日换三四遍，洗去涎，曝干用，或再火炮裂用。	本草纲目	84
	茴香【小茴香】	去脐，炒。	外科理例	75
	绵附【附子】	炮，去皮脐。	普济方	70
	南星【天南星】	一枚重二钱者，烧地坑子令赤，用醋泼，下天南星，以碗子合定，勿透气，去皮脐。	普济方	70
	生附子【附子】	去皮脐。	医学纲目	82
	天南星	炮裂，去粗皮脐，切成片子。	普济方	70
		汤泡七次，去皮脐，切，焙干。	医学纲目	82
		一个重八九钱者，去脐，黄土坑深三寸，炭火五斤煅赤，入好酒半盏，安南星在内，仍架炭三条在上，候发裂取剉，再炒熟为末。	本草纲目	84
	天雄	炮裂，去皮脐。	普济方	70
		姜汁制，去脐。	普济方	70
	乌喙	炮裂，去皮脐。	普济方	70
		炮裂，去皮脐。	奇效良方	72
		火炮，去皮脐。	本草原始	87

续表

净制方法	药名	摘录	文献名称	文献编号
去皮脐	乌头	去皮脐，细慢火炒令焦黑，烟出为度。	普济方	70
		麸炒裂，安地上，用盏盖，出火毒，去皮脐尖。	普济方	70
		凡用，炮裂，去皮脐，切片。	本草品汇精要	74
		湿纸包，慢火炮裂，去皮脐尖用。	仁术便览	85
	皂角	去皮脐。	医宗必读	100
	制附子	生附子、天雄之类，久收必用石灰同罐，不腐。制熟须用童便一时，去皮脐，顺切片，复入黄连、甘草各钱许，同煮数沸，晒干，收则久留不坏。	医宗粹言	92
去皮尖	巴豆	去皮尖心，水熬，研如脂。	医学纲目	82
		去皮尖，熬黑，研如脂。	医学纲目	82
	北杏仁【苦杏仁】	童便浸，去皮尖，炒。	证治准绳	89
	草乌	去皮尖，剉作块子，用盐炒令里边俱透。	普济方	70
		去皮尖。	奇效良方	72
		去皮尖，切作小块子，用盐少许，炒令里外俱透。	奇效良方	72
		去尖。	医学纲目	82
		火炮，去皮尖。	鲁府禁方	88
		汤泡，去皮尖。	外科正宗	95
	草乌头【草乌】	炮裂，去皮尖。	普济方	70
		用粗瓦片相拌，水底挞洗，去皮尖白净。	普济方	70
		去皮尖，盐炒烟。	普济方	70
		去皮尖，用粟米炒令黄色，去粟米不用。	普济方	70
		去皮尖，炒黄。	普济方	70
		水煮烂，去皮尖。	普济方	70
	川乌	去皮尖，炮。	普济方	70
		去皮尖，黑豆同蒸三次。	普济方	70
		去皮尖，略炮。	普济方	70
		去皮尖，切作片子，分两处，将一处用齑汁于砂石器内煮腐。	普济方	70
		冬去皮尖，春不去，半生半炮用。	普济方	70
		去皮尖，切片，盐炒香，去盐。	普济方	70
		去皮尖，剉如骰子大，用盐半两炒黄，去盐。	普济方	70
		炮，去皮尖。	医学纲目	82
		火炮，去皮尖。	鲁府禁方	88
		去皮尖，生。	寿世保元	93
	川乌头【川乌】	汤浸七次，去皮尖。	普济方	70
		去尖，劈碎如骰子大。	普济方	70
		去皮脐，剉，研，盐拌炒令黄。	普济方	70
		一两，用青盐一钱，酒一盏，浸一宿，去皮尖，焙干。	医学纲目	82

续表

净制方法	药名	摘录	文献名称	文献编号
去皮尖	大川乌【川乌】	去皮尖，微炒。	普济方	70
		用青盐炒赤色，去皮尖。	普济方	70
	大附子【附子】	去皮尖，生。	寿世保元	93
	大乌头【乌头】	去皮尖，蜜一大盏煎减半，取出，切，洗。	普济方	70
	大杏仁【苦杏仁】	汤洗，去皮尖，烂煮令香，取出研。	普济方	70
		去皮尖双仁，麸炒令黄，入盆内研令极细末。	普济方	70
	附子	水浸泡，去皮尖。	医学纲目	82
		用黑豆煎水，浸五日夜，去皮尖并脐，以作两片，以姜渣包夹，外又用面包，灰火中炮熟，如外黄内白，劣性留存，须薄切，炒令表里皆黄。有用童便煮而浸之，以助下行。俗方每用附子，皆须甘草、人参、生姜相配伍，正制其毒故也。	医学入门	83
		炮，去皮尖。	济阴纲目	96
	甘草	须去头尾尖处，头尾吐人，截作三寸长，劈破作六七片，以瓷器盛之，用酒浸蒸，从巳至午，出，曝干，或用清水蘸炙，或切片，用蜜水拌炒。如泻火，生用。	炮炙大法	97
		去皮尖。	医宗必读	100
	核桃仁	去皮尖。	外科理例	75
	淮乌【乌头】	黑豆煮，去皮尖。	普济方	70
	拣草乌【草乌】	以童便浸七日，便再浸，去皮尖，切碎，同盐炒。	普济方	70
	桔梗	凡使，去头上尖硬二三分以来并两畔附枝子，于槐砧上细剉，用百合水浸一伏时，漉出，缓火熬令干用。	炮炙大法	97
		去头上硬尖二三分并两畔附枝，槐砧上细剉，用生百合捣膏，投水中浸一伏时，取出，缓火熬干。每桔梗四两，用百合二两五钱。	本草乘雅半偈	104
	梅核仁	去皮尖。	证治准绳	89
	蕤核【蕤仁】	凡使，汤浸，去皮尖，擘作两片，用芒硝、木通草二味和蕤仁同煮一伏时后，漉出，去诸般药，取蕤仁研成膏，任加减入药中使。每修事四两，用芒硝一两、木通草七两。	炮炙大法	97
	蕤仁	去皮尖，与铜青同浸二宿，去水，研。	奇效良方	72
		碎核取仁，去皮尖，研烂。	本草蒙筌	76
		凡使蕤核仁，以汤浸，去皮尖，擘作两片，每四两，用芒硝一两，木通、甘草七两，同水煮一伏时，取仁研膏入药。	本草纲目	84
		汤浸，去皮尖，水煮过，研膏。	医宗必读	100
		去皮尖。	审视瑶函	102

续表

净制方法	药名	摘录	文献名称	文献编号
去皮尖	山郁李核仁【郁李仁】	先以汤浸，去皮尖，用生蜜浸一宿，漉出阴干，研如膏用之。	本草纲目	84
	石龙芮	去尖。	医宗必读	100
	酸枣仁	用仁，以叶拌蒸半日，去皮尖。	本草纲目	84
		酸枣用仁，以叶拌蒸半日，去皮尖。	本草乘雅半偈	104
	桃仁	去皮尖，蛤蚧粉炒。	普济方	70
		汤浸，去皮尖双仁，焙，炒微黄。	普济方	70
		五两，汤浸，去皮尖，用水研，滤取三升。	普济方	70
		去皮尖，熬。	普济方	70
		去皮尖双仁，炒，研如膏。	普济方	70
		汤浸，去皮尖双仁，炒，二两，以温酒二升煎成膏。	普济方	70
		去皮尖，炒。	奇效良方	72
		去皮尖及双仁，麸炒。	奇效良方	72
		去皮尖。	滇南本草	73
		去皮尖，炒，研碎。	外科理例	75
		去皮尖双仁。	婴童百问	77
		去皮尖。	万氏女科	80
		去皮尖，研。	医学纲目	82
		去皮尖，炒。	医学纲目	82
		凡使，汤泡，去皮尖，炒赤，研如泥用。	医学入门	83
		汤泡，去皮尖，炒。有生用，有连皮尖用者，各研。双仁有大毒，不可用。	仁术便览	85
		水泡，去皮尖。	增补万病回春	86
		凡用，汤泡，去皮尖，炒赤色。	本草原始	87
		去皮尖，另研。	外科启玄	90
		去皮尖。	宋氏女科秘书	91
		泡，去皮尖及双仁者，云双仁能杀人，纵不杀人，必有毒。	医宗粹言	92
		汤浸，尖皮皆去尽，研如泥。	寿世保元	93
		去皮尖。	景岳全书	94
		去皮尖。	外科正宗	95
		去皮尖。	济阴纲目	96
		去皮尖，另研。	济阴纲目	96
		汤浸，去皮尖。	济阴纲目	96
		去皮尖，麸炒黄。	济阴纲目	96
		汤浸，去皮尖双仁者，面炒令微黄。	济阴纲目	96
		七月采之，去皮尖及双仁者，麸炒，研如泥，或烧存性用，此破血行瘀血之要药也。	炮炙大法	97
		去皮尖用。	本草正	99
		泡，去皮尖，炒，勿用双仁者。	医宗必读	100
		凡行血，连皮尖生用。活血润燥，去皮尖炒用。	本草通玄	101
		泡，去皮尖，焙干。	审视瑶函	102

续表

净制方法	药名	摘录	文献名称	文献编号
去皮尖	天雄	凡丸，炮，去皮尖底须，汤药和皮生用亦佳。	医学入门	83
		宜炮皴，去皮尖底用，或阴制如附子法亦得。	本草纲目	84
		宜炮皱折后去皮尖底用。	本草原始	87
	乌喙	炮，去皮尖。	医学纲目	82
	杏核仁【苦杏仁】	凡用杏仁，以汤浸，去皮尖，炒黄，或用麸炒过。	本草纲目	84
		凡用，以汤浸，去皮尖，每斤入白火石一斤、乌豆三合，以东流水同煮，从巳至午，取出晒干用。	本草纲目	84
		以沸汤浸，去皮尖，每斤用白火石一斤、黑豆三合，以东流水同煮，从巳至午，漉出，劈开如金色，晒干乃用。得火良。	本草乘雅半偈	104
	杏仁【苦杏仁】	汤浸，去皮尖双仁，麸炒微黄。	普济方	70
		去皮尖双仁，炒令黄色。	普济方	70
		去皮尖，熬碎。	普济方	70
		汤浸，去皮尖双仁，麸炒微黄。	普济方	70
		汤浸，去皮尖，细研，绢袋盛，饭甑中蒸熟，绞取脂。	普济方	70
		去皮尖，炒黄黑，为末，用纸三两层裹，压去油，又易纸，令油尽如粉方用。	普济方	70
		去皮尖，用水一碗，于锅内熬至半碗，取出，候放冷用之。	普济方	70
		汤浸，去皮尖双仁，焙，炒微黄。	普济方	70
		汤浸，去皮尖双仁，蜜拌炒黄，研。	普济方	70
		汤退去皮尖双仁，炒干，研如脂。	普济方	70
		去皮尖双仁，熬。	普济方	70
		去皮尖，研细，依巴豆法去油。	普济方	70
		去皮尖，炒，捣。	普济方	70
		去皮尖，用黄明胶煎黄色，取出细研。	普济方	70
		去皮尖双仁，熬紫色，捣细。	普济方	70
		去皮尖双仁，炒令微黑，捣。	普济方	70
		去皮尖，针挑上火炼存性。	普济方	70
		去皮尖两仁，研，纸压去油。	普济方	70
		去皮尖，童子小便冬浸五日，夏浸三日，取出，新水淘净后用。	普济方	70
		去皮尖，童子小便浸一伏时，控干，蜜炒。	普济方	70
		去皮尖，用麸炒令熟。	普济方	70
		去皮尖双仁，用栝蒌瓤同炒黄。	普济方	70
		去皮尖，炒赤。	普济方	70
		去皮尖双仁，切碎，纸上炒令黄色，捣如膏。	普济方	70
		去皮尖，炒。	秘传证治要诀及类方	71
		去皮尖，以黄明蜡煎黄色，取出研细。	奇效良方	72
		汤浸，去皮尖双仁，麸炒，微黄。	奇效良方	72

续表

净制方法	药名	摘录	文献名称	文献编号
去皮尖	杏仁【苦杏仁】	汤浸，去皮尖，炒，研。	奇效良方	72
		去皮尖，炒黑。	奇效良方	72
		去皮尖，一两，用牡蛎煅成粉，与杏仁同炒黄色，去牡蛎粉不用。	奇效良方	72
		去皮尖。	滇南本草	73
		去皮尖，炒。	外科理例	75
		去皮尖，面炒。	外科理例	75
		去皮尖，捣，略烧存性。	婴童百问	77
		汤泡，去皮尖，炒赤。	婴童百问	77
		去皮尖双仁者，同干面炒黄。	婴童百问	77
		去皮尖，微炒，煮三五沸，研。	婴童百问	77
		去皮尖及双仁者，麸炒微黄色。	婴童百问	77
		去皮尖，炒黄。	女科撮要	78
		去皮尖。	明医杂著	79
		汤泡，去皮尖，用面炒赤色。	保婴撮要	81
		去双仁皮尖。	医学纲目	82
		去皮尖，切小片。	医学纲目	82
		汤浸，去皮尖。	医学纲目	82
		汤泡，去皮尖，研。	医学纲目	82
		去皮尖，用水一碗煎令减半，取出令干，另研。	医学纲目	82
		去皮尖并双仁者，面炒黄。	医学纲目	82
		去皮尖，炒黄，另研如膏。	医学纲目	82
		去皮尖，微炒，研入。	医学纲目	82
		凡使，汤泡，去皮尖，面炒黄色，去油。有火有汗者，童便浸三日，又烧令烟未尽，研如泥。	医学入门	83
		汤泡，去皮尖，炒。有生用，有连皮尖用者，各研。双仁有大毒，不可用。	仁术便览	85
		水泡，去皮尖双仁，有毒勿用。	增补万病回春	86
		去皮尖，童便浸。	鲁府禁方	88
		以汤浸，去皮尖，麸炒，杵细用。	证治准绳	89
		去皮尖，用牡蛎煅成粉，与杏仁同炒黄色，去牡蛎粉不用。	证治准绳	89
		炒，去皮尖油，取净霜。	证治准绳	89
		去皮尖双仁，麸炒黄，别研。	证治准绳	89
		去皮尖，炒。	证治准绳	89
		去皮尖。	寿世保元	93
		泡，去皮尖。	寿世保元	93
		热水泡，去皮尖，用砂钵捣烂，又入水同捣，澄去浊渣，用清汁。	寿世保元	93
		单仁者，泡，去皮尖，麸炒入药。双仁者有毒，杀人，勿用。	寿世保元	93
		汤泡，去皮尖，炒黄色。	寿世保元	93
		去皮尖，切。	景岳全书	94

续表

净制方法	药名	摘录	文献名称	文献编号
去皮尖	杏仁【苦杏仁】	泡，去皮尖，研如泥。	景岳全书	94
		去皮尖，同面炒黄，另研。	景岳全书	94
		去皮尖，用水一碗煮令减半，取出晾干为研。	景岳全书	94
		泡，去皮尖，微炒。	外科正宗	95
		汤浸，去皮尖，炒。	济阴纲目	96
		去皮尖，麸炒。	济阴纲目	96
		去皮尖，麸炒黄。	济阴纲目	96
		去皮尖，面炒。	济阴纲目	96
		以汤浸，去皮尖及双仁者，麸炒研用，治风寒肺病药中，亦有连皮尖用者，取其发散也。	炮炙大法	97
		泡，去皮尖，焙。	医宗必读	100
		去皮尖，麸炒。	医宗必读	100
		汤浸，去皮尖，炒黄研细。风寒肺病药中连皮尖用，取其发散。双仁者有毒。	本草通玄	101
		泡，去皮尖，取霜。	审视瑶函	102
		去双仁皮尖，汤浸，麸炒黄。	审视瑶函	102
		泡，去皮尖，麸炒黄，入瓦器研去油。	审视瑶函	102
		泡，去皮尖。	一草亭目科全书；异授眼科	103
		去皮尖，蛤蚧粉炒。	普济方	70
	郁李仁	汤浸，去皮尖，微炒。	普济方	70
		汤浸，去皮尖，双仁，炒干，研如粉。	普济方	70
		汤浸，去皮尖，炒熟。	奇效良方	72
		去皮尖，另研如泥。	医学纲目	82
		汤泡，去皮尖，炒黄。	医学纲目	82
		凡使，汤浸，去皮尖，生蜜浸一宿，研如膏用。	医学入门	83
		汤浸，去皮尖。	本草原始	87
		去皮尖，研。	济阴纲目	96
		去皮尖，炒。	济阴纲目	96
		去皮尖，炒。	医宗必读	100
		汤浸，去皮尖及双仁者，研如膏。	本草通玄	101
		汤浸，去皮尖，用生蜜浸一宿，取出阴干，研如膏用。	本草乘雅半偈	104
	栀仁【栀子仁】	去皮尖，酒浸。	外科理例	75
去皮弦 / 皮弦子	大皂角【皂角】	去皮弦子。	医学纲目	82
	肥长皂角【皂角】	先炙透，后去皮弦核，蘸酒再炙。	奇效良方	72
	满尺皂角【皂角】	去皮弦核，酒炙。	奇效良方	72
	牙皂【猪牙皂】	刮去皮弦。	鲁府禁方	88
		去弦子，皮不蛀者佳。	寿世保元	93
		去皮弦。	景岳全书	94

续表

净制方法	药名	摘录	文献名称	文献编号
去皮弦／皮弦子	皂荚【皂角】	去皮弦，炙焦。	医学纲目	82
		火炮，去皮弦。	本草原始	87
		酥炙，去皮弦。	证治准绳	89
		去皮弦子，煨。	外科正宗	95
	皂角	去皮弦子，二斤，用河水三升，生姜自然汁半升，捣皂角，取浓汁，滤去滓，于银石器内慢火熬成膏。	普济方	70
		去皮弦子，羊油炙。	普济方	70
		去皮弦，火中微烧。	普济方	70
		去皮弦子，烧灰。	普济方	70
		火炙，刮去皮弦子。	奇效良方	72
		去皮弦子，另捣。	医学纲目	82
		去皮弦子，煨。	医学纲目	82
		去皮弦子，酥炙。	医学纲目	82
		去皮弦，剉作四指许，以无灰酒浸一宿，漉出，同新汲水一大碗揉作浓汁，滤去渣，以砂锅慢火熬膏。	医学纲目	82
		去皮弦，慢火炙黄色用。	医宗粹言	92
		如猪牙者，去皮弦，二两，用生白矾一两，以苎布包，入水与牙皂同煮化，去白矾再煮，令干，取出晒干为末。	寿世保元	93
		去皮弦，酒浸一宿，取出以水熬膏。	寿世保元	93
		去皮弦子，酥炙。	济阴纲目	96
		去皮弦子，煨。	医宗必读	100
		去皮弦子，酥炙黄。	普济方	70
	皂角仁【皂角子】	去皮弦，烧存性。	奇效良方	72
	猪牙荚【猪牙皂】	理气疏风，长板荚须觅；治齿取积，猪牙荚当求。去弦去子，煨熟俱同；蜜炙酥炙，烧灰略异。制度凭证，活法在人。堪作散熬膏，勿为丸煎液。	本草蒙筌	76
	猪牙皂角【猪牙皂】	去皮弦。	医学纲目	82
		不蛀者，去皮弦。	医学纲目	82
		去皮弦，蜜炙为末。	济阴纲目	96
		去皮弦子，蜜水润，炙干。	医学纲目	82
去心皮／皮心／心皮膜	巴豆	和皮烧令烟断，去皮心。	普济方	70
		去皮心，出油。	普济方	70
		水煮一日，去皮心，炒。	普济方	70
		去心皮，汤炼百次。令变黄色。	普济方	70
		去心皮，麸炒，研，出油尽。	普济方	70
		去心壳膜，壳膜能伤胃，心能发呕。	奇效良方	72
		去皮心膜，熬令紫色。	普济方	70
		去皮心膜，炒黄色，研如泥，纸裹压去油。	普济方	70
		麸炒，去皮心膜，出油。	普济方	70
		去皮心，压去油尽，净研。	普济方	70

续表

净制方法	药名	摘录	文献名称	文献编号
去心皮 / 皮心 / 心皮膜	巴豆	去皮心膜，用胡饼面裹，慢火烧熟，去面不用。	普济方	70
		去皮心膜，研如膏，摊于新瓦上，取霜。	普济方	70
		去皮心膜，研出油。	普济方	70
		去皮膜，煮沸，研。	普济方	70
		去皮心膜，陈米醋半盏煮熟，研令极细。	普济方	70
		去皮心膜，醋煮三十沸，漉出，研。	普济方	70
		去皮心膜，以湿纸五重裹，于煻灰火内煨令熟，取出细研，压出油。	普济方	70
		去皮心膜，用竹纸数重，出油尽为度，频换纸。	普济方	70
		去皮膜，针挑上火炼存性。	普济方	70
		去皮心，绢裹，盛酒中煮半日，取去焙干。	普济方	70
		去皮心膜，研，新布绞去油，日中晒之白如霜。	普济方	70
		一两，去皮心膜，用油煎令黄色。	奇效良方	72
		去皮心膜，出油。	奇效良方	72
		去皮膜，用水一升煮干，研细。	婴童百问	77
		去皮膜心，出油。	婴童百问	77
		去皮膜，水煮。	明医杂著	79
		二十四粒，去皮膜，用水一升煮干，研烂。	保婴撮要	81
		去皮心，研如泥。	医学纲目	82
		去皮心膜，研。	医学纲目	82
		去皮心，炒。	医学纲目	82
		去皮膜，醋煮十沸。	医学纲目	82
		去皮膜心，醋煮二十沸，研。	医学纲目	82
		巴豆最能泻人，新者佳。用之去皮心，熬令黄黑，捣如膏，乃和丸散。	本草纲目	84
		凡入丸散，炒用不如去心膜，换水煮五度，各一沸也。	本草纲目	84
		若急治，为水谷道路之剂，去皮心膜油，生用。若缓治，为消坚磨积之剂，炒去烟令紫黑用，可以通肠，可以止泻。	本草纲目	84
		去皮心膜，有生用、焙用、连皮用、压去油取霜用，有醋煮用者。	仁术便览	85
		去皮心膜，或生用，或熟用。	增补万病回春	86
		去皮心，醋煮半日。	证治准绳	89
		去皮心膜，研出油。	证治准绳	89

续表

净制方法	药名	摘录	文献名称	文献编号
去心皮/皮心/心皮膜	巴豆	二十四粒，去皮膜，用水一升煮干，研烂。	景岳全书	94
		去膜。	景岳全书	94
		去皮心，熬。	景岳全书	94
	巴豆仁【巴豆】	去膜油心。	保婴撮要	81
		研，熬，去心皮。	普济方	70
	巴豆霜	去心及膜，火焙，细研，去油用。	医宗必读	100
	巴霜【巴豆霜】	去皮膜，略去油。	景岳全书	94
	白豆蔻	去皮膜，略焙研用。	仁术便览	85
	贝母	去心膜。	证治准绳	89
	百部根【百部】	去心皮，用酒浸一宿，漉出，焙干，细剉用。	炮炙大法	97
	草豆蔻	去皮膜，略焙研用。	仁术便览	85
	草果	去皮膜，切，焙，有面裹煨者。	仁术便览	85
	茯神	去皮心。	医学纲目	82
	胡桃仁【核桃仁】	汤去皮膜，研。	普济方	70
	黄芩	去皮心黑灰。	证治准绳	89
	江子【巴豆】	二粒，去皮膜，白矾如拇指大一块，为末，将二味在于新瓦上煅，令江子焦赤为度。	证治准绳	89
		去皮膜。	医学纲目	82
	莲肉【莲子】	去皮心。	明医杂著	79
		去心皮。	寿世保元	93
	牡丹皮	去心及粗皮，酒浸一宿。	普济方	70
	南星【天南星】	去皮膜。	普济方	70
		去皮膜。	医学纲目	82
	石莲子	擘去心皮。	普济方	70
	天门冬【天冬】	去皮心方用。	景岳全书	94
		水浸，去心皮。	寿世保元	93
	天南星	去皮心，剉如骰子大，入良煞黄牛胆内，悬东北方上百日令干。	幼幼新书	70
	兔脑	去皮膜，研如膏。	济阴纲目	96
	兔脑髓【兔脑】	去皮膜，研如泥。	医学纲目	82
	乌药	去皮心，略炒。	医学入门	83
	辛夷	去皮心及外毛，毛射人肺令咳，水洗微炙。	医学入门	83
	远志	汤浸，去皮心，洒酒蒸。	证治准绳	89
	猪肚	一筐，以莲子一升同煮一周日，取出去皮心，焙干为末。	证治准绳	89
去皮子	巴豆	去皮子，称二分，用麸炒令麸稍焦为度，烂研巴豆，以纸裹压出油，如此三度，换新纸。	普济方	70
	栝蒌【瓜蒌】	去皮子，取肉，蒸酥熟，研。	普济方	70
	木瓜	忌铅铁，以铜刀削去皮子，用黄牛乳汁拌蒸三时，日干。	医学入门	83

续表

净制方法	药名	摘录	文献名称	文献编号
去皮子	皂荚【皂角】	去皮及子，搥（捶）碎，二斤，以水一斗浸，揉取浓汁，滤去滓，熬成膏。	普济方	70
		去皮子，醋炙。	普济方	70
		酥炙，去皮子。	奇效良方	72
		去皮子，炙。	医学纲目	82
		去皮子，酥炙或蜜炙，烧灰。	医学入门	83
		泡，去皮子。	寿世保元	93
		酥炙，去皮子。	普济方	70
		去皮子。	普济方	70
	皂角	去皮子，酥炙焦黄。	奇效良方	72
		用不蛀皂角，去皮及子，涂好醋炙令焦。	医学纲目	82
		炙，去黑皮子，另研。	仁术便览	85
		去皮子。	济阴纲目	96
		炙，去皮子。	济阴纲目	96
		二挺半，汤浸，剥去皮子，晒干。一挺烧作黑灰，一挺烧作白灰，半挺涂酥，炙令黄，捣罗为末。	普济方	70
		割去黑皮，酥炙黄色，去子。	普济方	70
	皂角荚【皂角】	不蛀者，去黑皮，酥炒，去子取末。	先醒斋广笔记	98
	猪牙皂荚【猪牙皂】	生，去皮子。	普济方	70
	猪牙皂角【猪牙皂】	去皮子。	医学纲目	82
去心	巴豆	去心壳膜，壳膜能伤胃，心能发呕。	奇效良方	72
		去心，研，炒黄。	医学纲目	82
	巴戟【巴戟天】	炮，去心。	普济方	70
		去心，酒浸煮。	普济方	70
		去心，酒浸。	普济方	70
		去心。	秘传证治要诀及类方	71
		去心，青盐酒煮。	奇效良方	72
		去心。	外科理例	75
		去心。	明医杂著	79
		酒浸炒，去心。	医学纲目	82
		甘草汤浸，去心，有酒浸者，有枸杞汤浸者。	仁术便览	85
		去心。	证治准绳	89
		酒浸，去心。	寿世保元	93
		盐水泡，去心。	寿世保元	93
		去心。	外科正宗	95
		去心。	医宗必读	100
		酒浸一宿，去心，焙。	本草通玄	101
		去心。	审视瑶函	102

续表

净制方法	药名	摘录	文献名称	文献编号
去心	巴戟天	牡丹、巴戟天、远志、野葛等，皆搥（捶）破去心。	普济方	70
去心	巴戟天	去心。	奇效良方	72
去心	巴戟天	以酒浸一宿入心，剉，焙。若急用，以滚水浸软，去心。	本草原始	87
去心	巴戟天	热水泡透，以木槌打碎，擘去心。	医宗粹言	92
去心	巴戟天	制宜酒浸，去心微炒，或滚水浸，剥，亦可。	景岳全书	94
去心	巴戟天	去心，用枸杞子汤浸一宿，待稍软，漉出，却用酒浸一伏时，又漉出，用菊花同熬令焦黄，去菊花，用布拭令干用。若急用，只以温水浸软去心也。	炮炙大法	97
去心	巴戟天	制宜酒浸，去心微炒。或滚水浸，剥，亦可。	本草正	99
去心	白葵花	去心。	医学纲目	82
去心	百部	用惟取根，劈开去心，酒浸火炒。	本草蒙筌	76
去心	百部	去心，酒洗，炒，或晒干。	医学入门	83
去心	百两金	凡使根，搥（捶）去心用。	本草品汇精要	74
去心	贝母	去心，焙。	普济方	70
去心	贝母	去心，炒令微黄。	普济方	70
去心	贝母	去心，酥炒。	普济方	70
去心	贝母	去心。	秘传证治要诀及类方	71
去心	贝母	去心，炒。	奇效良方	72
去心	贝母	去心。	外科理例	75
去心	贝母	去心，咀片。	本草蒙筌	76
去心	贝母	去心，炒。	明医杂著	79
去心	贝母	姜汁炮，去心。雷公用炭火炮黄，去心，和糯米炒黄熟，去米用。	医学入门	83
去心	贝母	去心及嘴上白丹如米颗者，姜汁浸，焙，有同糯米炒，去米用。	仁术便览	85
去心	贝母	去心。	增补万病回春	86
去心	贝母	用开瓣，去内心。	本草原始	87
去心	贝母	去心。	外科启玄	90
去心	贝母	去心，糯米拌炒。	宋氏女科秘书	91
去心	贝母	去心。	寿世保元	93
去心	贝母	去心，童便洗。	景岳全书	94
去心	贝母	去心。	外科正宗	95
去心	贝母	去心。	济阴纲目	96
去心	贝母	去心，姜制。	济阴纲目	96
去心	贝母	于柳木灰中炮令黄，劈破，去内口鼻上有米许大者心一小颗后，拌糯米于铫上同炒，待米黄熟，然后去米，取出。其中有独颗团，不作两片，无皱者，号曰丹龙精，不入药用。	炮炙大法	97
去心	贝母	去心，糯米拌炒，米熟为度。	医宗必读	100
去心	贝母	去心，同糯米炒，米熟为度，去米用。	本草通玄	101
去心	赤茯苓【茯苓】	去黑心。	普济方	70

续表

净制方法	药名	摘录	文献名称	文献编号
去心	川巴戟【巴戟天】	去心。	普济方	70
		酒浸，去心。	宋氏女科秘书	91
		去心。	一草亭目科全书；异授眼科	103
	川贝母	去心。	滇南本草	73
	大巴戟【巴戟天】	去心，炒。	外科理例	75
	茯苓皮	凡用皮，去心，捣细，于水盆中搅浊，浮者滤去之，此是茯苓赤筋。若误服饵，令人瞳子并黑睛点小兼盲目。	本草纲目	84
	茯神	去心。	明医杂著	79
		去心。	医学纲目	82
	甘遂	去心。	外科理例	75
		去心。	医学纲目	82
		去心。	医宗必读	100
	好乌药【乌药】	去心，炒黄。	普济方	70
	黄芩	去黑心。	普济方	70
		去黑心。	奇效良方	72
		去心。	医学纲目	82
		去黑心。	景岳全书	94
		去朽心。	医宗必读	100
		去黑心。	审视瑶函	102
	榉木皮【榉树皮】	凡使，勿用三四年者，无力，用二十年以来者，心空，其树只有半边，向西生者良。剥下去粗皮，细剉蒸之，从巳至未，出，焙干用。	本草纲目	84
	连翘	去心。	寿世保元	93
		去心。	增补万病回春	86
	莲肉【莲子】	去心，炒。	婴童百问	77
		去心。	万氏女科	80
		去心。	证治准绳	89
		去心，炒。	景岳全书	94
		去心，勿去皮，分作两片，每片分作四小块，瓦上焙焦色。	炮炙大法	97
		去心，炒。	先醒斋广笔记	98
		去心，炒焦。	先醒斋广笔记	98
		去心。	医宗必读	100
		去心，切片。	外科正宗	95
		炮，去心。	外科正宗	95
	莲子	去心。	滇南本草	73
	莲子肉【莲子】	葱盐炒，去心，并葱盐不用。	寿世保元	93
	麦冬	去心，焙。	婴童百问	77
		去心。	宋氏女科秘书	91
		去心，焙。	一草亭目科全书；异授眼科	103

续表

净制方法	药名	摘录	文献名称	文献编号
去心	麦门冬【麦冬】	微润，抽去心。	普济方	70
		去心，焙。	普济方	70
		去心。	秘传证治要诀及类方	71
		去心，焙。	奇效良方	72
		去心。	外科理例	75
		去心用，不令人烦。	本草蒙筌	76
		去心。	婴童百问	77
		去心。	女科撮要	78
		去心。	保婴撮要	81
		去心，焙。	医学纲目	82
		去心用，不令人烦，行经酒浸。	医学入门	83
		温水渍，去心，不令人心烦。	增补万病回春	86
		用宜抽心。	本草原始	87
		酒浸，去心。	鲁府禁方	88
		去心，不宜用汤浸。	证治准绳	89
		热水泡一时透，去心用，如不去心服，反令人烦躁闷塞。	医宗粹言	92
		水浸，去心用，不令人烦。	寿世保元	93
		去心，盐炒。	寿世保元	93
		去心用，恐令人烦。	景岳全书	94
		酒浸，去心。	景岳全书	94
		去心。	外科正宗	95
		去心。	济阴纲目	96
		凡入汤液，或以水润，去心，或以瓦焙，乘热去心。	炮炙大法	97
		去心，烘燥。	先醒斋广笔记	98
		去心用。	医宗必读	100
		凡用，取肥大者，汤浸，抽去心，不尔令人烦，大抵一斤须减去四五两也。	本草纲目	84
		凡入汤液，以滚水润湿，少倾，抽去心，或以瓦焙软，乘热去心。若入丸散，须瓦焙热，即于风中吹冷，如此三四次即易燥，且不损药力。或以汤浸，捣膏和药，亦可。滋补药，则以酒浸擂之。	本草纲目	84
		凡使，以水渍漉周润，俟柔软，去心用，若以汤浸，则气味失矣。不抽心，令人烦闷。	本草品汇精要	74
		去心，若入丸剂，汤润捣膏。畏其寒者，好酒浸捣。	本草通玄	101
		水润略蒸，去心，有酒浸，有姜汁浸，免恋膈，伏日洗，抽心极妙。		
	麦门冬肉【麦冬】	去心，焙干。	审视瑶函	102
	牡丹	搥（捶）破去心。	普济方	70
	人言【砒石】	五钱，用大蒜五个，去心，填入人言，同烧过存性，研为末。	证治准绳	89

续表

净制方法	药名	摘录	文献名称	文献编号
去心	蕤仁	去内外心。	普济方	70
	生天门冬【天冬】	去心，以水一升煮烂，候水尽，细研。	普济方	70
	石莲肉【石莲子】	去心。	普济方	70
		去心。	外科理例	75
		去心。	婴童百问	77
		去心，炒。	医宗必读	100
	石莲子	炒，去心。	先醒斋广笔记	98
	石韦	去心。	普济方	70
	天冬	去心。	一草亭目科全书；异授眼科	103
	天门冬【天冬】	去心，焙。	普济方	70
		去心，捣压取令汁尽。	普济方	70
		去心，焙。	奇效良方	72
		焙干，去心，切。	奇效良方	72
		去心，用柳甑以酒洒之蒸九次，待干称用。	奇效良方	72
		去心，焙。	婴童百问	77
		去心。	明医杂著	79
		去心，焙。	医学纲目	82
		肥大明亮者佳，去心，但以水渍漉，使周润，渗入肌，候软，缓缓擘取，不可浸出脂液。不知者乃以汤浸多时，柔则柔矣，然气味都尽，用之不效。	本草原始	87
		酒浸，去心。	鲁府禁方	88
		去心，铡细用。	证治准绳	89
		去心，盐炒。	寿世保元	93
		酒浸，去心。	景岳全书	94
		去心。	济阴纲目	96
		酒浸，去心。	济阴纲目	96
		劈破去心，用柳木甑烧柳木柴蒸一伏时，洒酒令逼，更添火蒸，出，曝。	炮炙大法	97
		去心，酒蒸，烘燥。	先醒斋广笔记	98
		去心用。	医宗必读	100
		去心用。	本草通玄	101
		去心，焙。	审视瑶函	102
		去心，焙。	一草亭目科全书；异授眼科	103
		水润略蒸，去心，有酒浸，有姜汁浸，免恋膈，伏日洗，抽心极妙。	仁术便览	85
	乌药	去心，取肉。	普济方	70
	细辛	去心。	奇效良方	72
	辛夷	去心毛。	寿世保元	93
		去心及毛。	医宗必读	100
	野葛	搥（捶）破去心。	普济方	70
	远志	汤浸软，去心，酒洒蒸一饭久，焙干。	普济方	70
		去心，甘草水煮，姜汁炒。	普济方	70
		去心，姜汁腌。	普济方	70

续表

净制方法	药名	摘录	文献名称	文献编号
去心	远志	并苗梗浸，去心。	普济方	70
		去心，甘草水煮，取肉。	普济方	70
		捶（捶）破去心。	普济方	70
		甘草水煮，去心，姜汁炒。	普济方	70
		水浸，去心，干，姜汁蘸，焙。	普济方	70
		汤浸，去心，焙干。	普济方	70
		去心，甘草水煮过，却以姜汁拌炒。	普济方	70
		去心，焙。	普济方	70
		去心，小麦炒。	普济方	70
		去心，姜汁制炒。	普济方	70
		水浸，去心，焙。	普济方	70
		去心，甘草同煮，去甘草。	秘传证治要诀及类方	71
		去心，姜汁腌。	秘传证治要诀及类方	71
		去心。	奇效良方	72
		去心，炒。	奇效良方	72
		灯心煮，去心。	奇效良方	72
		去心，姜汁焙。	奇效良方	72
		水浸，去心，姜制炒。	奇效良方	72
		用甘草水煮，剥去心，姜汁炒。	奇效良方	72
		甘草水煮，去心。	奇效良方	72
		用甘草同煮，去心，不用甘草。	奇效良方	72
		去心，炒。	外科理例	75
		姜制，焙，去心。	婴童百问	77
		姜制，煮，去心。	婴童百问	77
		甘草水煮，去心。	明医杂著	79
		去心，炒。	医学纲目	82
		甘草汤浸一宿，去心，晒干。	仁术便览	85
		水泡，去心，二两，猪胆汁煮过，晒干，用姜汁制。	增补万病回春	86
		甘草水泡，去心。	鲁府禁方	88
		甘草煮，去心。	证治准绳	89
		去心，甘草水煮过，用姜汁拌炒。	证治准绳	89
		水浸，去心，姜制炒。	证治准绳	89
		以甘草水煮，去心。	证治准绳	89
		甘草水煮，剥去心，姜汁炒。	证治准绳	89
		去心，炒。	外科启玄	90
		甘草水泡，去心。	寿世保元	93
		甘草汤泡，去心。	寿世保元	93
		去心，炒。	外科正宗	95
		汤泡，去心，微炒。	外科正宗	95
		去心。	济阴纲目	96

续表

净制方法	药名	摘录	文献名称	文献编号
去心	远志	去心，若不去心，服之令人闷。去心了，用熟甘草汤浸一宿，漉出，曝干用之。	炮炙大法	97
		去心，甘草汁浸，蒸。	先醒斋广笔记	98
		去心，姜汁炒。	医宗必读	100
		甘草水煮，去心。	医宗必读	100
		去心，炒。	审视瑶函	102
		去心。	一草亭目科全书；异授眼科	103
		去心，否则令人烦闷，仍用甘草汤浸一宿，曝干或焙干。	本草乘雅半偈	104
	紫巴戟【巴戟天】	去心，糯米炒。	奇效良方	72
		去心，糯米炒。	证治准绳	89
	紫菖蒲【石菖蒲】	去心，微炙。	普济方	70
	紫金牛	去心，剉碎用。	本草品汇精要	74
去根/节	艾叶	去根。	寿世保元	93
	白水牛喉【牛喉咙】	去两头节并筋膜，节节取下，米醋一碗，炙至醋尽，为末。	医宗必读	100
	薄荷	去根梗。	普济方	70
	草龙胆【龙胆】	去根。	医学纲目	82
	菖蒲【石菖蒲】	去根用，剉如米大。	普济方	70
		用铜刀刮上黄黑硬节皮一重了，用嫩桑枝条相拌蒸，出，曝干。	炮炙大法	97
	川木贼【木贼】	去节，童便浸一宿，焙干。	医学纲目	82
		去节，童便浸一宿，焙干。	证治准绳	89
	丹参	去根，酒洗，晒干用，切。	仁术便览	85
	独活	去节，炒。	外科理例	75
		去节，炒。	景岳全书	94
	莪术	去根，火煨，切片，醋炒。	寿世保元	93
	枸杞	去根蒂。	寿世保元	93
	谷精草	去根叶土，晒干。	仁术便览	85
	黄芩	去根。	鲁府禁方	88
	藿香叶	去根，洗，焙干。	普济方	70
	金钗石斛【石斛】	去根，酒浸。	奇效良方	72
		去根，酒浸。	证治准绳	89
	荆芥	去根净。	普济方	70
		去根，剉碎用。	本草品汇精要	74
	菊花	去根枝净。	普济方	70
	卷柏	去根。	证治准绳	89
	芦根	去节须并土，日干用。	医学入门	83
	麻黄	去根，不去节，寸截，沸汤掠去沫。	普济方	70
		去根节，先煮，掠去沫，焙。	普济方	70
		去节，微捣。	普济方	70
		去根节煎，掠去沫，焙。	普济方	70
		去根节，焙干。	普济方	70

续表

净制方法	药名	摘录	文献名称	文献编号
去根/节	麻黄	一斤，去根节，浸水七斗，煮减半，去滓澄清，再煎，入锡磁器收贮。	普济方	70
		去根节净。	普济方	70
		去节，微炒。	普济方	70
		春不去节，冬去。	普济方	70
		去节，汤泡去黄汁，焙干。	普济方	70
		去根节煎，掠去沫，焙。	普济方	70
		去根，不去节，炒焦黄。	普济方	70
		去根节，泡。	普济方	70
		去根节。	秘传证治要诀及类方	71
		去根节。	奇效良方	72
		去节，合蜜炒，水煎乘热服，疗病疮疱倒魇黑。	本草品汇精要	74
		去根节。	外科理例	75
		凡欲用之，须依法制，去根节，单煮数沸，倾上沫，用火焙干，任合丸散煎汤，方不令人烦闷。	本草蒙筌	76
		去节，汤泡去黄汁，焙干。	婴童百问	77
		去节。	女科撮要	78
		去节。	明医杂著	79
		去根节。	万氏女科	80
		去节。	保婴撮要	81
		去根。	医学纲目	82
		去节，炮。	医学纲目	82
		去节，汤浸，焙。	医学纲目	82
		去根节，水煮，去沫，焙干。	医学纲目	82
		用之折去节根，水煮十余沸，以竹片掠去上沫，沫令人烦，根节能止汗故也。	本草纲目	84
		去根节，滚醋汤泡片时，去沫，发汗。根止汗，有连根节全用者。	仁术便览	85
		去节存根，功全表里，剉碎，汤泡，滤过，焙干。	证治准绳	89
		凡用麻黄，去节，先滚醋汤略浸，片时捞起，以备后用，庶免太发。如冬月严寒，腠理致密，当生用。	证治准绳	89
		去节。	证治准绳	89
		去根。	证治准绳	89
		去根节。	寿世保元	93
		用水煮三四沸，去节。	寿世保元	93
		须折去粗根，入滚汤中煮三五沸，以竹片掠去浮沫，晒干用之，不尔，令人动烦。	景岳全书	94
		去节，汤，炮。	景岳全书	94
		去根节。	景岳全书	94

续表

净制方法	药名	摘录	文献名称	文献编号
去根/节	麻黄	去节，汤泡去黄沫，晒干用。	景岳全书	94
		连根节，酒蜜拌，炒焦。	景岳全书	94
		去节。	济阴纲目	96
		去根节。	济阴纲目	96
		去节并沫，若不尽，服之令人闷，用夹刀煎去节并头，槐砧上用铜刀细剉，煎三四十沸，竹片掠去上沫尽，漉出，熬干用之。	炮炙大法	97
		去头节，滚汤泡去沫。	先醒斋广笔记	98
		去节，汤泡过，以蜜酒拌炒。	先醒斋广笔记	98
		制用之法，须折去粗根，入滚汤中煮三五沸，以竹片掠去浮沫，晒干用之，不尔令人动烦。	本草正	99
		去根节。	医宗必读	100
		去根节，煮数沸，撩去上沫，沫令人烦，根节能止汗故也。	本草通玄	101
		去节。	审视瑶函	102
		去根及节，煮十多沸，掠去白沫，恐令人烦。	本草乘雅半偈	104
		去根，不去节。	普济方	70
	木通	去节。	普济方	70
		去节。	奇效良方	72
		去节。	婴童百问	77
		去节。	保婴撮要	81
		去节。	证治准绳	89
		去节。	景岳全书	94
	木贼	去节，焙。	普济方	70
		去节，童尿浸，晒。	普济方	70
		去节，童便浸一宿，晒。	普济方	70
		去节，童尿浸一宿，晒。	普济方	70
		去节，先用锅子烧热，后再火炒。	普济方	70
		去节。	秘传证治要诀及类方	71
		去节，剉，以水润湿，火上烘用。	本草品汇精要	74
		去节。	保婴撮要	81
		去根节。	医学纲目	82
		去节烘过，发汗至易，本草不曾言及。	本草纲目	84
		去节，焙。	仁术便览	85
		去节。	济阴纲目	96
		去节，烧存性。	济阴纲目	96
		去节，烧灰存性，研细。	普济方	70
		去节。	审视瑶函	102
		去节。	一草亭目科全书；异授眼科	103
	木贼草【木贼】	去根节。	普济方	70
		去节，童便浸一宿，焙干。	审视瑶函	102
	牛膝	去节，酒洗。	增补万病回春	86
	瞿麦	去根，研。	普济方	70

续表

净制方法	药名	摘录	文献名称	文献编号
去根/节	山茵陈【金钟茵陈】	去根。	普济方	70
	蛇含	去根茎，只取叶，细切晒干，不犯火。一用根。	本草品汇精要	74
	升麻	去节。	医学纲目	82
	石菖蒲	拣去露根（埋土者堪用，露出者去之），无犯铁器，入药捣碎。	本草蒙筌	76
	石斛	去根，剉。	普济方	70
		去根节。	普济方	70
		去根，净炒。	普济方	70
		去根，切，酒蒸，炒。	普济方	70
		去根，炙。	秘传证治要诀及类方	71
		去根，剉。	奇效良方	72
		去根。	医学纲目	82
		去根，酒洗。	增补万病回春	86
		去根，炒。	证治准绳	89
		去根尖。	医宗必读	100
		去根。	一草亭目科全书；异授眼科	103
		去根头，酒浸一宿，曝干，酥拌蒸之，从巳至酉，徐徐焙干。唯入汤膏，不入丸散，以质绵韧，不作末故也。	本草乘雅半偈	104
	蜀漆	临用去根，同甘草相拌，水润蒸之，去甘草，细剉，再以甘草汁拌蒸，晒干，取用。	本草乘雅半偈	104
	木贼草【木贼】	去节，童便浸一宿，焙干。	炮炙大法	97
	水苏	去根，剉碎用。	本草品汇精要	74
	威灵仙	去根。	外科正宗	95
	香薷	去根茎叶，剉细用，勿令犯火。	本草品汇精要	74
		去根留叶，阴干。	炮炙大法	97
		去根。	医宗必读	100
	玄参	去根。	外科正宗	95
	益母草	去根，枝叶子全用，忌铁器。	仁术便览	85
	茵陈蒿【茵陈】	用叶有八角者，去根。	本草原始	87
		须用叶有八角者，采得阴干，去根，细剉用，勿令犯火。	炮炙大法	97
		用叶有八角者，阴干，去根，剉，勿令犯火。	本草乘雅半偈	104
	竹沥	用取新鲜金竹，锯尺许，中留节，两头去节，劈两开，不拘多少。	炮炙大法	97
	紫草	凡资入药，去根取茸。	本草蒙筌	76
	紫草茸【紫草】	去根，酒浸。	景岳全书	94
	紫苏	去根，剉碎用。	本草品汇精要	74
	紫苏茎【紫苏梗】	去节，治风寒湿痹。	医学入门	83

续表

净制方法	药名	摘录	文献名称	文献编号
去壳	八檐仁	敲去壳，汤泡，去皮用。	本草品汇精要	74
	巴豆	去壳，不去油。	普济方	70
	巴豆肉【巴豆】	一粒，去壳，入蒜内，纸包慢火煨熟，去巴豆，用蒜。	普济方	70
		五个，每个须用湿纸裹好，煨熟，令去壳取肉，半出油，半微去油。	普济方	70
	白扁豆	去壳膜，压令油尽。	普济方	70
		面裹烧，去壳，取肉。	普济方	70
		去壳油心膜尽。	普济方	70
		去壳，不去油。	普济方	70
		去壳，研。	秘传证治要诀及类方	71
		去壳，纸包去油。	秘传证治要诀及类方	71
		去壳，煨出油。	奇效良方	72
		去壳心膜。	外科理例	75
		去壳，炒焦。	外科理例	75
		去壳油，炒焦。	婴童百问	77
		去壳心膜。	女科撮要	78
		半粒，用半边，去壳，不去白。	医学纲目	82
		去壳，微熬。	医学纲目	82
		去壳，用新砖一块，将豆纸包放砖上，搥（捶）去油，令净如面白，方好用。	增补万病回春	86
		去壳，酒煮干二次。	增补万病回春	86
		去壳，用砖一个，将豆纸包放砖上，槌（捶）去油，令净如面白，方好用。	济阴纲目	96
		去壳。	一草亭目科全书；异授眼科	103
		去壳敲碎，每两用麻油并酒各七合，煮干，研膏用。	本草乘雅半偈	104
		去壳，四个，两个生用，两个用猪油包裹，灯上烧熟存性。	寿世保元	93
		炒熟，剉，去壳，一斤，碎切烂杵，拌匀，酿经一宿，焙干。	证治准绳	89
	白冬瓜【冬瓜】	被霜后取，置经年，破取核，水洗，燥，去壳，擂仁用。	炮炙大法	97
	白果	去壳。	本草品汇精要	74
		去壳。	医学纲目	82
	白蔻【白豆蔻】	去壳。	鲁府禁方	88
		去壳。	寿世保元	93
		去壳，切碎，炒黄。	增补万病回春	86
		去壳，切碎，炒黄色。	证治准绳	89
	白豆蔻	炒熟去壳，微捣碎用。	医宗粹言	92
	白芜荑【芜荑】	去壳。	医学纲目	82

续表

净制方法	药名	摘录	文献名称	文献编号
去壳	柏实【柏子仁】	去壳，打碎，炒黄。	寿世保元	93
		去壳，切碎，炒。	景岳全书	94
		去壳。	鲁府禁方	88
		去壳，取仁。	寿世保元	93
		霜后采实，去壳，取仁，先以醇酒浸，曝干，次取黄精汁和煮，热速搅尽汁方休，研细成霜，入剂方效。	本草蒙筌	76
	柏子【柏子仁】	采蒸曝干，舂去壳，取仁用。	本草品汇精要	74
		去壳取仁，微炒去油。	医学入门	83
	柏子仁	去壳，取仁，即柏仁。	寿世保元	93
		去壳。	奇效良方	72
	栢实【柏子仁】	去壳，炒。	万氏女科	80
	蓖麻【蓖麻子】	去壳油。	普济方	70
	蓖麻子	炒，去壳。	普济方	70
		盐汤煮半日，去壳及衣，取中仁研细用。	本草乘雅半偈	104
	鳖虱胡麻【亚麻子】	去壳，研。	普济方	70
		酒拌，九蒸九晒，去壳。	先醒斋广笔记	98
	草豆蔻	去壳，研如膏。	普济方	70
	草果	去壳。	外科理例	75
		去壳，取仁。	寿世保元	93
		去壳。	济阴纲目	96
		去壳，剉碎。	普济方	70
		入剂剥壳，取子。	本草蒙筌	76
	草果子【草果】	去壳并白皮。	普济方	70
		面裹煨，去壳。	奇效良方	72
	车前子	去壳。	医学纲目	82
		去内外壳，取仁，或用面裹煨熟。	医学入门	83
		去壳。	增补万病回春	86
		去壳，取仁。	寿世保元	93
		去壳，炒。	寿世保元	93
		去壳。	济阴纲目	96
		去壳，切碎。	普济方	70
		去壳。	寿世保元	93
	陈米【陈仓米】	去壳。	一草亭目科全书；异授眼科	103
	赤黍米【黍米】	去壳，微炒。	医学纲目	82
		去粗壳，取仁，用温水浸，去嫩皮膜尖心，用上好白纸包裹，搥（捶）去油，以尽为度。	寿世保元	93
		去壳，微炒。	济阴纲目	96
	茺蔚【益母草】	微炒，舂去壳用。	本草通玄	101

续表

净制方法	药名	摘录	文献名称	文献编号
去壳	川椒【花椒】	去壳，用仁，重纸包，砖压渗之，只一度，去油用。	寿世保元	93
		去壳，去油。	外科正宗	95
		去壳，炒黄。	宋氏女科秘书	91
		去壳及闭口者，微炒使出汗，捣，去黄壳，取红用。	本草通玄	101
	茨实【芡实】	去壳。	鲁府禁方	88
	大风子	去壳。	鲁府禁方	88
	大枫子【大风子】	去壳。	普济方	70
	大枫子肉【大风子】	去壳，取仁。	本草原始	87
	大瓜蒌【瓜蒌】	去壳，取瓤并子，点剁令匀细微，以白面同作饼子，焙干，捣罗为末。	普济方	70
	大麻仁【火麻仁】	新鲜不油者，煻火煨熟，去壳。	证治准绳	89
		去壳，留衣。	医宗必读	100
		微炒，砖擦去壳，取仁。	寿世保元	93
		微炒，去壳。	景岳全书	94
	大麻子【蓖麻子】	去壳。	万氏女科	80
	大蒜	炒香，去壳。	普济方	70
		煮令熟，去壳。	奇效良方	72
	地肤子	去壳。	审视瑶函	102
	冬瓜仁【冬瓜子】	去壳。	鲁府禁方	88
	番木鳖【马钱子】	剥去黑壳，敲碎，去心用。	本草品汇精要	74
		去壳荚，炒至黑色。	寿世保元	93
	肥栀子【栀子】	去壳。	医宗必读	100
		去壳，半两，入草乌少许，同炒，去草乌。	普济方	70
		去壳，姜汁炒黑。	寿世保元	93
	榧实【榧子】	去壳用。	本草品汇精要	74
	榧子	去壳。	景岳全书	94
	枫香脂	入丸药，去壳。	医学入门	83
	栝楼【瓜蒌】	凡使皮子茎根，其效各别。其栝圆，皮厚蒂小，楼则形长，赤皮蒂粗……并去壳皮革（隔）膜及油。用根亦取大二三围者，去皮捣烂，以水澄粉用。	本草纲目	84
		去壳。	普济方	70
	栝楼实【瓜蒌】	去壳，去油用。	医学入门	83
	栝楼皮【瓜蒌皮】	剥去壳及皮膜，微炒。	本草品汇精要	74
	栝楼子【瓜蒌子】	去壳皮革（隔）膜及脂。	本草乘雅半偈	104
		剥壳，用仁渗油，只一度，免人恶心。	本草原始	87
		剥壳，用仁渗油（重纸包裹，砖压渗之），只一度，免人恶心，勿多炙，失药润性。解消渴，生津，悦皮肤，去皱。下乳，炒香，酒调末服。止诸血，并炒入药煎汤。	本草蒙筌	76

续表

净制方法	药名	摘录	文献名称	文献编号
去壳	瓜蒌仁【瓜蒌子】	去壳油，为霜。	审视瑶函	102
	海螵蛸	去壳。	普济方	70
	海藻菜【海藻】	荞麦炒，去壳。	普济方	70
	胡椒	凡使，只用内无皱壳者，用方大汉椒【花椒】使壳，胡椒使子，每修炼了，于石槽中碾碎成粉用。	炮炙大法	97
	胡桃【核桃仁】	去壳，不去皮。	秘传证治要诀及类方	71
	火麻【火麻仁】	凡使，去壳，汤浸，剥肉上薄苦皮用。	本草品汇精要	74
	火麻仁	去壳，捶碎。	万氏女科	80
	金橘子仁【金橘核】	微炒，去壳。	增补万病回春	86
	橘核	微炒，去壳，另研。	证治准绳	89
		微炒，去壳。	寿世保元	93
		炒令黄色，去壳为末。	普济方	70
		以新瓦焙香，去壳取仁。	本草原始	87
	款冬花	去壳取子，微炒。	医学入门	83
		去向外裹花零壳，甘草汤浸一宿，待干，揉碎才煎。	本草蒙筌	76
	麻仁【火麻仁】	极难去壳，取帛包置沸汤中，浸至冷，乃出之，垂井中一夜，勿令着水，次日日中曝干，就新瓦上挼去壳，簸扬取仁，粒粒皆完。	本草乘雅半偈	104
	麻子【火麻仁】	去壳，研令极细。	普济方	70
		极难去壳，取帛包置沸汤中，浸至冷，出之，垂井中一夜，勿令着水，次日日中曝干，就新瓦上挼去壳，簸扬取仁，粒粒皆完。	炮炙大法	97
	马槟榔	去皮壳，取仁用。	本草品汇精要	74
	马兜铃	去壳，炒。	医学纲目	82
	麦	去芒壳。	本草品汇精要	74
	麦蘖【麦芽】	去芒壳，水渍之，暖处生芽为蘖。	本草品汇精要	74
	木鳖【木鳖子】	去壳，炒熟。	普济方	70
	木鳖子	去壳，细剉，麸炒。	医学入门	83
	千金子	去壳。	增补万病回春	86
		去壳，不去油。	普济方	70
		去壳，剉碎，研细。	普济方	70

续表

净制方法	药名	摘录	文献名称	文献编号
去壳	芡实	去壳油，炒黄色。	普济方	70
		去壳，麸炒黄色。	普济方	70
		去壳丝油，另研。	普济方	70
		去壳，并醋浸。	普济方	70
		去壳，切作片，捣烂。	普济方	70
		去壳，剉，另研细。	奇效良方	72
		去壳，纸搥（捶）去油。	奇效良方	72
		凡使，去壳用仁，剉碎，或去油用。	本草品汇精要	74
		去壳。	女科撮要	78
		去壳。	医学纲目	82
		带壳炒存性，去壳。	增补万病回春	86
		去壳取仁或去油用。	本草原始	87
		炮过去壳，刮去贴肉绿皮。	鲁府禁方	88
		去壳。	寿世保元	93
		去壳。	审视瑶函	102
		去壳，拣色极白者，用纸包裹，换纸欲十数次，去尽油，以色白、再研纸无油成霜为度。	寿世保元	93
		蒸，去壳。	奇效良方	72
	荞麦	去壳，取仁。	寿世保元	93
		蒸熟去壳，舂粉益人。	医学入门	83
		实舂去壳，磨细作面食之，其茎烧灰淋汁用。	本草品汇精要	74
	肉豆蔻	去壳，醋浸。	普济方	70
	蕤仁	去壳，用白面作饼子裹，文武火煨。	普济方	70
	沙苑蒺藜【沙苑子】	以新瓦焙香，去壳，取仁，研碎入药。	炮炙大法	97
	砂仁	先和皮慢火炒熟，才去壳取仁，研煎。	本草蒙筌	76
	山栀【栀子】	去壳，炒焦。	医学纲目	82
	山栀子【栀子】	去壳。	普济方	70
	蛇床子	去壳，取仁微炒。	本草通玄	101
	石莲【石莲子】	去壳。	医学纲目	82
	石莲子	去壳。	医宗必读	100
	石莲肉【石莲子】	去壳皮心。	普济方	70
	使君子	去壳，面裹煨熟为度，去面不用，切，焙。	奇效良方	72
	蜀椒【花椒】	凡用秦椒、蜀椒，并微炒使出汗，乘热入竹筒中，以梗捣去里面黄壳，取红用，未尽再捣。或只炒热，隔纸铺地上，以碗覆，待冷碾取红用。	本草纲目	84
	酸枣【酸枣仁】	去壳，面裹煨。	医学纲目	82
	酸枣仁	去壳，用仁，或兼用壳。	医学入门	83
		煨，去壳，取肉。	增补万病回春	86
		微火煨，去壳，取仁。	寿世保元	93
		多眠用生，不眠用炒。去壳。	增补万病回春	86
		去壳，研成膏。	普济方	70

续表

净制方法	药名	摘录	文献名称	文献编号
去壳	缩砂密【砂仁】	去壳，研。	外科理例	75
		去壳。	婴童百问	77
		温酒浸半日，去壳。	保婴撮要	81
		温酒浸半日，去壳，纸上炒令香熟。	证治准绳	89
		去壳，炒。	审视瑶函	102
		温酒浸半日，去壳，纸上炒令香熟，以一两半浸，去壳只得一分仁。	普济方	70
		温酒浸半日，去壳，纸上炒香。	景岳全书	94
		去壳，焙燥，研细用。	本草乘雅半偈	104
	缩砂仁【砂仁】	去壳，汤泡洗，再去膜。	普济方	70
	天浆子【甜石榴】	去壳，取仁。	寿世保元	93
		去壳。	景岳全书	94
	田螺	去壳。	济阴纲目	96
		去壳。	婴童百问	77
		去壳，晒干。	外科正宗	95
	菟丝子	菟丝采得，去壳了，用苦酒浸二日，漉出，以黄精自然汁相对，浸一宿至明，用微火煎至干，入臼中，烧热铁杵，一去三千余杵，成粉用之。	本草纲目	84
		去壳，用苦酒浸一宿，取出，再以黄精汁相对浸一宿，至明，微火煎焙干燥，入臼中烧热，铁杵杵之成粉。	本草乘雅半偈	104
	蜗牛	去壳，搥（捶）碎。	审视瑶函	102
		瓦上炒，去壳，细研。	普济方	70
	乌豆【黑大豆】	打去壳，取仁，研碎入煎。	医宗粹言	92
	芜荑	炒，去壳。	炮炙大法	97
	虾米	去皮壳，用青盐酒炒干，香熟为度。	普济方	70
	橡实	霜后收采，去壳蒸之，从巳至未，剉作五片，日干用。	本草纲目	84
	续随子【千金子】	去壳，研，去油取霜。	普济方	70
		去壳，研细，裹压出油，再研如白雪。	普济方	70
		去壳，去油。	外科理例	75
		去壳，研细，裹压出油，再研如白雪。	普济方	70
		去壳，研，以纸包，用物压去油，研粉。	医学入门	83
		凡用，去壳，取色白者，以纸包压去油，取霜用。	本草纲目	84
		去壳，研细，纸包去油。	医宗必读	100
		去壳，取白色者，研烂，纸包压去油，取霜用。	本草通玄	101
		去壳，取其色白者，绵纸包裹，压去油用。	本草乘雅半偈	104
		凡用，去壳，取色白者，以纸包压去油，取霜用。	炮炙大法	97
	旋覆花	去裹花蕊壳皮并蒂，蒸，从巳至午，晒干用。	炮炙大法	97
		去蕊并壳及蒂子，蒸之，从巳至午，熬干用。	本草乘雅半偈	104
	续随子霜【千金子霜】	去壳，研，去油，取霜。	普济方	70

续表

净制方法	药名	摘录	文献名称	文献编号
去壳	益智仁	去壳，取仁，研碎入药。	本草蒙筌	76
		去壳。	增补万病回春	86
	益智子【益智仁】	去壳，取仁，研碎。	寿世保元	93
		二两，去壳，青盐五钱炒。	普济方	70
		去壳，炒。	秘传证治要诀及类方	71
	薏苡【薏苡仁】	去壳，炒。	万氏女科	80
		去壳，盐水炒。	寿世保元	93
		去壳，盐水炒，研细。	医宗必读	100
		去壳，盐水炒。	本草通玄	101
		去壳，炒，临用研。	炮炙大法	97
		去壳净。	增补万病回春	86
	薏苡仁	去壳，取仁。	寿世保元	93
	银杏	舂壳取仁，或和诸药煎汤，炒熟，微研入之。	本草蒙筌	76
		去壳，炒。	济阴纲目	96
	郁李仁	火煨，去壳用。	本草品汇精要	74
		去壳。	鲁府禁方	88
	预知子	去壳。	秘传证治要诀及类方	71
		去壳。	寿世保元	93
	越桃【栀子】	去壳。	寿世保元	93
	枣仁【酸枣仁】	酒浸，去壳，微炒。	奇效良方	72
	栀子	治上焦、中焦连壳用，下焦去壳，洗去黄浆，炒用。治血病，炒黑用。	本草纲目	84
	栀子仁	去壳。	医学纲目	82
去核	橙子	破，去核，切作片子，连皮用。	普济方	70
	川楝【川楝子】	破，去核。	奇效良方	72
	川楝子	四十九个，去核，剉如麻豆大，不得碎细，用巴豆四十九个，去皮，亦不得碎细，同炒，以金铃子【川楝子】深黄为度，去巴豆不用。	普济方	70
	大枣	去核。	奇效良方	72
		去核。	医学纲目	82
		酒润，去核，焙。	本草通玄	101
		去核取肉，炒。	普济方	70
		炮，搥（捶）碎，去核，用肉。	普济方	70
	丁香	去核，煨，裹巴豆，慢火烧烟尽。	奇效良方	72
		去核，用肉。有煮，去皮核用者，有生用者。	仁术便览	85
	覆盆子	去核。	普济方	70
		去核。	普济方	70
		去核，取细末。	证治准绳	89

续表

净制方法	药名	摘录	文献名称	文献编号
去核	诃黎勒【诃子】	麸炒，去核。	普济方	70
		炮，去核。	奇效良方	72
		火煨去核才煎。	本草蒙筌	76
		水泡，面包裹煨熟，去核，或酒浸蒸，去核，焙干。	医学入门	83
		蒸，去核，焙。	医宗必读	100
		凡使，酒浸六时，蒸六时，刀削去路。用肉则去核，用核则去肉，并剉焙用。	本草乘雅半偈	104
	诃子皮【诃子】	煨，去核。	医学纲目	82
	诃子	麸炒黑色，去核用皮。	普济方	70
		面裹火烧，去核，只使皮。	普济方	70
		炮，去核。	奇效良方	72
		用面火炮热，不要生，亦不要焦，去面不用，将诃子破去核不用，只使皮，焙干。	普济方	70
		炮，去核。	婴童百问	77
		半生半煨，去核。	医学纲目	82
		炮，去核。	医学纲目	82
		用面裹火煨熟，不要生，亦不要焦，去面不用，就热咬破诃子，擘去核不用，只用皮，焙干。	证治准绳	89
		面煨，去核。	宋氏女科秘书	91
		炮，去核。	寿世保元	93
		面包煨，去核。	寿世保元	93
		炮，去核。	景岳全书	94
		面裹煨，去核。	济阴纲目	96
		去核。	济阴纲目	96
		面裹煨透，去核。	本草通玄	101
		去核，取末。	审视瑶函	102
		先以水浸令软，以饭甑裹蒸，方剥去皮核，焙。	普济方	70
		面裹火炮，去核不用，只使皮。	普济方	70
		煨，去核。	医学纲目	82
	红枣【大枣】	去核。	秘传证治要诀及类方	71
		去核，剉，炒。	医学纲目	82
		蒸，去核。	增补万病回春	86
		酒蒸，去核，取肉。	寿世保元	93
		酒蒸，去核。	景岳全书	94
		炮，去核。	景岳全书	94
		去核，炒。	景岳全书	94
		去核。	济阴纲目	96
		去核，炒。	医宗必读	100
		浸，去核，细研如糊。	奇效良方	72
		蒸熟，去皮核用。	本草品汇精要	74

续表

净制方法	药名	摘录	文献名称	文献编号
去核	猴香子【木姜子】	去核。	寿世保元	93
		去核。	景岳全书	94
		去核并白毛净。	本草通玄	101
		去核取仁。	本草品汇精要	74
		去核。	普济方	70
	鸡头实【芡实】	去核，取细末。	证治准绳	89
	金铃子【川楝子】	炒，去核。	普济方	70
		去核，麸炒赤。	普济方	70
	金樱子	去核，酒浸。	普济方	70
	李核仁	擘开去核并毛，酒洗入药。	本草原始	87
	楝实【川楝子】	蒸，去皮核。	普济方	70
		去核。	万氏女科	80
	梅实【乌梅】	去核用。	本草品汇精要	74
	南枣	去核。	医学纲目	82
		去核。	炮炙大法	97
		去核。	医宗必读	100
		去核。	审视瑶函	102
		去核。	济阴纲目	96
		酒蒸，去核。	寿世保元	93
	青橘	切，去核，晒干。	奇效良方	72
	桑螵蛸	采得，去核子，用沸浆水浸淘七次，锅中熬干用。别作修事无效也。	本草纲目	84
	山楂	水淘，蒸，去核，净肉用。	炮炙大法	97
		蒸过，晒干，临用再蒸，去核，焙燥，研细用。	本草乘雅半偈	104
		水润蒸，去核。	仁术便览	85
	山茱萸	去核，取肉，焙干称。	普济方	70
		去核。	秘传证治要诀及类方	71
		去核。	奇效良方	72
		去核，酒拌。	外科理例	75
		去核。	婴童百问	77
		去核。	万氏女科	80
		去核。	医学纲目	82
		酒浸，去核，每一斤取皮肉四两，慢火焙干，核能滑精，故去之。	医学入门	83
		水泡，去核用肉，焙。	仁术便览	85
		酒浸，去核。	鲁府禁方	88
		蒸，去核。	证治准绳	89
		去核，取肉制末。	证治准绳	89
		热汤泡软，剥去核。	医宗粹言	92
		去核，焙。	寿世保元	93

续表

净制方法	药名	摘录	文献名称	文献编号
去核	山茱萸	酒蒸，去核取肉。其核勿用为要，恐其滑精难治。	寿世保元	93
		酒蒸，剥去核，取肉，晒干。	寿世保元	93
		去核，酒拌。	外科正宗	95
		去核。	济阴纲目	96
		酒浸，去核。	济阴纲目	96
		酒拌，砂锅上蒸，去核了，一斤取肉皮用，只称成四两以来。凡蒸药，用柳木甑，去水八九寸，水不泛上，余悉准此。	炮炙大法	97
		酒润，去核，微火烘干。	医宗必读	100
		汤润，去核，核能滑精，切勿误用。	本草通玄	101
		去核，酒制。	审视瑶函	102
		以酒润，去核，缓火熬干，勿误食核，令人滑精。	本草乘雅半偈	104
	山茱萸肉【山茱萸】	去核烘干。	先醒斋广笔记	98
	山萸肉【山茱萸】	去核净。	宋氏女科秘书	91
		去核，洗，蒸，慢火炒。	一草亭目科全书；异授眼科	103
		去核净，酒洗蒸过，晒干，炒。	一草亭目科全书；异授眼科	103
	石枣	去核，酒蒸。	普济方	70
	酸枣【酸枣仁】	去核，取仁。	寿世保元	93
	棠毬子【山楂】	蒸，去核用。	寿世保元	93
		去核。	外科正宗	95
		去核。	医宗必读	100
		蒸过晒干，临用再蒸，去核，焙燥研细用。	本草乘雅半偈	104
		九月霜后取带熟者，去核，曝干，或蒸熟，去皮核，捣作饼子，日干用。	本草纲目	84
		陈久者良，水洗，蒸软，去核，晒干。	医学入门	83
	乌梅	去核，焙。	普济方	70
		去核，捣烂。	普济方	70
		去核，醋浸，布裹蒸。	普济方	70
		去核。	普济方	70
		去核。	秘传证治要诀及类方	71
		去核，捣。	秘传证治要诀及类方	71
		以酸醋浸经一宿，取出，去核。	奇效良方	72
		去核。	婴童百问	77
		去核。	万氏女科	80
		去核。	医学纲目	82
		用须去核，微炒之。	本草纲目	84
		去核用肉。	仁术便览	85
		去核。	增补万病回春	86

续表

净制方法	药名	摘录	文献名称	文献编号
去核	乌梅	取青梅，置突上熏黑入药用，去核，微炒。	本草原始	87
		去核，微炒用。	证治准绳	89
		去核，炒干。	证治准绳	89
		去核用。	寿世保元	93
		去核，微炒用。	炮炙大法	97
		去核。	一草亭目科全书；异授眼科	103
	吴茱萸	去核。	普济方	70
	罂粟壳	去核，醋涂炙。	证治准绳	89
	盈尺皂角【皂角】	去核，酥炙。	普济方	70
	郁李仁	碎核取仁，汤泡，去皮，研碎。	寿世保元	93
	枣【大枣】	酒蒸，去核。	寿世保元	93
	皂荚【皂角】	麸裹煨，去核。	炮炙大法	97
	茱萸【吴茱萸】	凡使，以酒润，去核，取皮一斤，只取四两以来，缓火熬干方用。	本草纲目	84
	枳实	采破令干，除核，微槌（捶）令香，用以陈者为良。	本草纲目	84
		制去核，麸炒焦，去麸用。	本草原始	87
去刺/角	白蒺藜【蒺藜】	炒，杵去刺。	普济方	70
		炒焦，去刺。	普济方	70
		炒，捣去刺。	普济方	70
		炒，去角。	普济方	70
		炒赤，去尖刺用。	普济方	70
		炒，去刺。	奇效良方	72
		炒香，去刺。	婴童百问	77
		炒，去刺。	医学纲目	82
		去角。	证治准绳	89
		炒，研去刺，研碎入煎。	医宗粹言	92
		炒，去刺。	寿世保元	93
		用补宜炒熟去刺，用凉宜连刺生捣。	景岳全书	94
		去刺。	外科正宗	95
		炒，去刺。	先醒斋广笔记	98
		用补宜炒熟去刺，用凉宜连刺生捣。	本草正	99
		炒，去刺。	医宗必读	100
		研去刺。	审视瑶函	102
		去刺。	一草亭目科全书；异授眼科	103
	白蒺藜子【蒺藜】	捣去角，簸去浮（秕），炒黄色。	普济方	70
	苍耳【苍耳子】	去刺，搥（捶）碎，酥炙。	普济方	70
	苍耳实【苍耳子】	蒸用或炒熟，捣去刺用。	炮炙大法	97
	苍耳子	炒熟，去外刺，取仁，酒拌蒸，晒干用。	本草乘雅半偈	104

续表

净制方法	药名	摘录	文献名称	文献编号
去刺/角	刺蒺藜【蒺藜】	酒炒，去刺。	医宗必读	100
		炒，去角。	普济方	70
		净拣择了蒸，从午至酉，出，日干，于木臼中舂令皮上刺尽，用酒拌再蒸，从午至酉，出，日干用。	炮炙大法	97
		炒，研去刺，为末，如入煎药临时调服，不入汤煎。	炮炙大法	97
	大枣	入药去刺，略炒。常服用黄精汁蒸三时。	医学入门	83
		入药炒熟，捣去刺用，或酒拌蒸过用。	本草纲目	84
	杜蒺藜【蒺藜】	炒，去刺。	医学纲目	82
	干白蒺藜【蒺藜】	炒，去刺。	普济方	70
	蒺藜	擦去刺。	医学纲目	82
	蒺藜子【蒺藜】	炒，去刺。	景岳全书	94
	金樱子	经霜后半黄时采，红熟则失本性，以竹夹子摘取，大木臼中转杵去刺，勿损破，擘为两片，去其子并内毛，以水淘洗过，烂捣，入大锅，以水煎，不得绝火，煎约水耗一半，取出澄滤去滓，仍慢火煎，似稀饧为度。今入丸散，擘开两片，刮去毛用。	本草品汇精要	74
		经霜后，采红熟者，撞去刺，切开去核。	景岳全书	94
		取黄者，去刺核，焙，净肉。	景岳全书	94
	枇杷叶	去毛刺。	外科正宗	95
	青黛	水飞去脚，缘中有石灰，入服食药中宜飞净用。	炮炙大法	97
	蝎梢【蝎尾】	去刺，炒。	普济方	70
	淫羊藿	去叶边上刺，羊油炒。	仁术便览	85
去穰（瓤）/白	柴胡	去白。	普济方	70
	陈橘皮【陈皮】	一斤，用水浸，去白，焙干，杵为细末，醋一斗熬成膏。	普济方	70
		去白。	普济方	70
		汤洗，去白瓤，焙。	普济方	70
		汤浸，去白瓤，焙。	普济方	70
		汤浸，去白，焙，二两，捣末，醋一斤煎膏。	普济方	70
		去白，焙。	普济方	70
		去白，焙干。	普济方	70
		汤浸，去白，又焙。	奇效良方	72

续表

净制方法	药名	摘录	文献名称	文献编号
去穰（瓤）/白	陈皮	去白，麸炒。	普济方	70
		一斤，去白，生姜洗净，与陈皮对下切片，如伏中，二味晒炒。	普济方	70
		去瓤净，切作条子。	普济方	70
		一钱，去白，巴豆半钱重，同炒干，去巴豆。	普济方	70
		去白。	秘传证治要诀及类方	71
		酒浸，去白，焙。	奇效良方	72
		泔浸一周时，去白。	奇效良方	72
		去白。	外科理例	75
		去白。	婴童百问	77
		去白。	万氏女科	80
		去白。	保婴撮要	81
		汤浸，去白。	医学纲目	82
		去白，用温水洗净，不可用水久泡，则滋味尽去。	增补万病回春	86
		五两，米泔浸一周时，去白，取净三两。	证治准绳	89
		盐煮，去白。	证治准绳	89
		去白。	宋氏女科秘书	91
		去白，盐水浸。	宋氏女科秘书	91
		去白。	寿世保元	93
		去白。	景岳全书	94
		去白。	外科正宗	95
		去白。	济阴纲目	96
		水洗，去白。	济阴纲目	96
		去白，盐水炒。	济阴纲目	96
		去白，干面炒黄，为末。	济阴纲目	96
		去白。	医宗必读	100
		去白者理肺气，留白者和胃气，筋膜及蒂并去之，芳香之品，不见火则力全也。	本草通玄	101
		盐煮，去白。	审视瑶函	102
		去白。	一草亭目科全书；异授眼科	103
	陈枳壳【枳壳】	去穰（瓤），用巴豆七粒，去壳，入内十字缚定好，醋反复煮软，去巴豆，切片，焙干。	鲁府禁方	88
		去穰（瓤），面炒。	一草亭目科全书；异授眼科	103
	臭橘【枸橘】	去瓤核，剉。	普济方	70
	大罂粟壳【罂粟壳】	去瓤，四两，擘破，用白汤少许，入水将壳浴过，令净，炒黄色。	普济方	70
	干瓜子【瓜子】	去皮瓤。	普济方	70
	瓜	去穰（瓤），切片。	寿世保元	93
	栝楼【瓜蒌】	大瓜蒌，去瓤，取子，炒熟，和壳研末。	本草纲目	84
	贯众【绵马贯众】	去穰（瓤）。	奇效良方	72

续表

净制方法	药名	摘录	文献名称	文献编号
去穰（瓤）/白	广陈皮【陈皮】	去白，略蒸。	先醒斋广笔记	98
		汤泡，去白。	审视瑶函	102
	广桔红【橘红】	去白。	先醒斋广笔记	98
	诃黎勒【诃子】	去瓤、黑核，四个二斤，生炮，趁热捣。	普济方	70
	葫芦	去子穰（瓤）实。	济阴纲目	96
	黄橘皮【陈皮】	凡使，勿用柚皮、柑子皮，二件用不得。凡修事，须去白膜一重，剉细，以鲤鱼皮裹一宿，至明取用。	本草纲目	84
		凡橘皮，入和中理胃药则留白，入下气消痰药则去白，其说出于《圣济经》。去白者，以白汤入，盐洗润透，刮去筋膜，晒干用。亦有煮焙者，各随本方。	本草纲目	84
	桔红【橘红】	去白。	医宗必读	100
	桔皮【陈皮】	去白。	婴童百问	77
		去白，切作细条。	证治准绳	89
	橘	去穰（瓤），细剉用。	本草品汇精要	74
	橘红	盐水洗，去白。	增补万病回春	86
	橘皮【陈皮】	半斤，去瓤，候干，称四两，为末，取生姜汁和为饼子，晒干。	普济方	70
		温水浸，去穰（瓤）白，取红。	奇效良方	72
		去白。	保婴撮要	81
		去白。	医学纲目	82
		去白。	证治准绳	89
		去白。	外科启玄	90
		去白时不可浸于水中，止以滚汤手蘸三次，轻轻刮去白，要极净。	炮炙大法	97
	榼藤子	去瓤，炙酥。	普济方	70
	连翘	去穰（瓤）。	医学入门	83
	满尺皂角【皂角】	去瓤核，醋炙。	普济方	70
	米囊皮【罂粟壳】	去瓤，蜜炙，为粗末。	普济方	70
	木瓜	去瓤。	普济方	70
		一枚，去顶瓤，入艾叶一两，蒸熟。	普济方	70
		开顶去瓤，作窝子，入硇砂末，用新罐子盛，蒸，烂研。	普济方	70
		剜去瓤核，将艾捣末入在瓜内，填实，熬令熟，烂研。	普济方	70
		去穰（瓤）。	秘传证治要诀及类方	71
		去瓤，蒸。	外科理例	75
		去穰（瓤），切片。	医学纲目	82
		去穰（瓤），蒸。	景岳全书	94
		忌铁，去穰（瓤）。	医宗必读	100

续表

净制方法	药名	摘录	文献名称	文献编号
去穰（瓤）/白	青橘皮【青皮】	汤浸，去白，焙。	普济方	70
		汤浸，去白，入盐炒。	普济方	70
		去白，炒。	奇效良方	72
		去瓤咀薄，润醋炒干。	本草蒙筌	76
		入药以汤浸，去瓤，切片，醋拌，瓦炒过用。	本草纲目	84
	青皮	去瓤，炒。	秘传证治要诀及类方	71
		去白。	奇效良方	72
		去穰（瓤），细剉用。	本草品汇精要	74
		去瓤，同巴豆十粒炒，去巴豆。	婴童百问	77
		去瓤。	明医杂著	79
		去穰（瓤），炒。	万氏女科	80
		去白。	保婴撮要	81
		去瓤。	保婴撮要	81
		去白，去穰（瓤）。	医学纲目	82
		去穰（瓤）用，消积定痛，醋炒。	医学入门	83
		水泡，去穰（瓤），切，焙。有晒干用。有醋炒用。	仁术便览	85
		少用热水浸透，去穰（瓤），晒干。	增补万病回春	86
		以汤浸，去穰（瓤）切片，醋拌瓦炒过用。	本草原始	87
		去穰（瓤）。	鲁府禁方	88
		去穰（瓤），巴豆二十一粒，炒黄色，去巴豆。	证治准绳	89
		去白。	证治准绳	89
		去瓤。	证治准绳	89
		温水浸一时，去穰（瓤）切片，用麸炒。疏肝气积滞，用醋炒燥。	医宗粹言	92
		水浸，去穰（瓤）切片。	寿世保元	93
		去穰（瓤）。	寿世保元	93
		去白。	济阴纲目	96
		以汤浸，去瓤切片，醋拌瓦炒过用。	炮炙大法	97
		去白。	医宗必读	100
		去白，二两，生用。	普济方	70
	商枳壳【枳壳】	面炒，去瓤。	普济方	70
	石决明	去瓤，细研。	普济方	70
	松脂【松香】	水煮百沸，白滑方可去。	医宗必读	100
	粟壳【罂粟壳】	炒，去穰（瓤）。	外科启玄	90
		温汤泡，去内瓤，去蒂，切丝，蜜水拌炒。	外科正宗	95
	酸石榴皮	去瓤，米醋浸一宿，取出炙黄。	秘传证治要诀及类方	71
	乌梅	醋煮，去瓤。	普济方	70
	香橼	去白，炒。	医宗必读	100
	宣木瓜【木瓜】	去皮瓤，蒸烂。	普济方	70

续表

净制方法	药名	摘录	文献名称	文献编号
去穰（瓤）/白	罂粟壳	去瓤蒂。	普济方	70
		去顶瓤，用姜汁炒。	普济方	70
		去瓤，米醋涂炙黄。	普济方	70
		子研细，壳去穰（瓤）蒂，醋炒入痢药用，或蜜炙用之。	本草品汇精要	74
	皂角	去白，酥炙。	证治准绳	89
	真陈橘皮【陈皮】	去白，切作细条。	普济方	70
	枳壳	去瓤，麸炒。	普济方	70
		麸炒微黄，去瓤。	普济方	70
		去瓤净。	普济方	70
		去瓤，烧欲成灰，却于湿处上放。	普济方	70
		去瓤，麸炒变黄。	普济方	70
		去瓤，用皂角水浸三日，焙干。	普济方	70
		炮，去瓤。	普济方	70
		熬炒微黄，去瓤。	普济方	70
		面炒，去白。	普济方	70
		煨，去瓤。	普济方	70
		水浸，去瓤。	普济方	70
		浆水浸一日，去瓤，煮令烂，研作糊。	普济方	70
		去穰（瓤），麸炒。	奇效良方	72
		去穰（瓤），萝卜汁浸，炒。	奇效良方	72
		汤浸，去瓤，麸炒用。	婴童百问	77
		去瓤，一两，以水润之，以巴豆四十九粒去皮同炒，去巴豆。	婴童百问	77
		汤浸，去穰（瓤）。	医学纲目	82
		水浸软，去穰（瓤），面炒香熟。	医学入门	83
		煨，去穰（瓤）。	本草纲目	84
		商州枳壳厚而绿背者，去穰（瓤），四两，分作四分，一两用苍术一两同炒，一两用萝卜子一两同炒，一两用干漆一两同炒，一两用茴香一两同炒黄，去四味，只取枳壳，为末。	本草纲目	84
		去穰（瓤），每个入巴豆仁一个，合定扎煮，慢火水煮一日，汤减加热汤，勿用冷水，待时足汁尽，去巴豆，切片晒干，勿炒，为末。	本草纲目	84
		水浸，去穰（瓤），切，麸炒。	仁术便览	85
		水渍软，去穰（瓤），麸炒。	增补万病回春	86
		去瓤。	鲁府禁方	88
		去穰（瓤），麸炒。	鲁府禁方	88
		去穰（瓤），一两，剉片，巴豆十五粒，作二片，去壳膜心，同炒，枳壳见微黄色，去巴豆。	证治准绳	89
		水浸润，去穰（瓤），剉片，麸炒微黄。	证治准绳	89
		水浸，去穰（瓤），剉片，麦麸炒微黄，仍用清油浸透一两，焙干，五钱。	证治准绳	89

续表

净制方法	药名	摘录	文献名称	文献编号
去穰（瓤）/白	枳壳	水浸，去穰（瓤），切片，麸炒。	寿世保元	93
		去穰（瓤），烧存性。	景岳全书	94
		去穰（瓤），剉碎。	济阴纲目	96
		去穰（瓤），麸炒。	济阴纲目	96
		去白，麸炒。	济阴纲目	96
		先去瓤，以麸炒过，待麸黑焦，遂出，用布拭上焦黑，然后单捣如粉用。	炮炙大法	97
		去瓤，麸炒。	一草亭目科全书；异授眼科	103
	枳实	去瓤。	普济方	70
		米泔浸，去瓤，麸炒。	普济方	70
		去瓤，麸炒。	秘传证治要诀及类方	71
		刳净内瓤，剉片，麸炒用。	本草蒙筌	76
		去瓤，麸炒。	婴童百问	77
		去穰（瓤），麸炒。	医学纲目	82
		水浸，去穰（瓤），切，麸炒。	仁术便览	85
		麸炒，去瓤，捣，罗过用。	证治准绳	89
		水浸，去穰（瓤），切片，麸炒。	寿世保元	93
		去穰（瓤）。	医宗必读	100
		去瓤，麸炒黄色。	炮炙大法	97
去土/砂（沙）石	阿魏	醋化，去沙石，面和作饼，炙。	普济方	70
	安息香	去砂，酒熬。	普济方	70
		为末，以无灰酒滤去砂（沙）石，慢火熬成膏。	婴童百问	77
		一两半为末，酒淘去砂（沙），取一两，酒煎成膏。	保婴撮要	81
	白丁香【丁香】	淘去沙净。	普济方	70
	白蒿	去根土，或生捣汁，或烧灰淋汁。	本草品汇精要	74
	百部	去枝土，酒浸一宿，焙。	仁术便览	85
	薄荷	去梗土，洗，用叶。	仁术便览	85
	薄荷叶	去土。	普济方	70
		去土。	婴童百问	77
	舶上黄【舶上硫黄】	去沙石，细研如飞尘。	普济方	70
	舶上茴香【八角茴香】	水淘去土。	普济方	70
	柴胡	去苗土，水洗，切。	仁术便览	85
	蝉壳【蝉蜕】	去土，炮干，为末。	普济方	70
		去土。	医学纲目	82
	蝉蜕	去土头足翅。	普济方	70
		去土，炒。	普济方	70
		去泥。	奇效良方	72
		洗去土。	婴童百问	77
		以草鞋踏去土。	证治准绳	89
		去土。	景岳全书	94
		去土。	审视瑶函	102

续表

净制方法	药名	摘录	文献名称	文献编号
去土/砂（沙）石	车前子	凡用，须以水淘洗去泥沙，晒干。入汤液，炒过用。入丸散，则以酒浸一夜，蒸熟研烂，作饼晒干，焙，研。	本草纲目	84
		去土，炒。	仁术便览	85
		去土。	医宗必读	100
	陈皮	去灰土，炒紫色。	普济方	70
		去灰土，炒紫色。	奇效良方	72
	楮实子	淘去泥，微炒。	普济方	70
	川独活【独活】	刷洗去沙土，薄切。	普济方	70
	川黄连【黄连】	净去须上土。	鲁府禁方	88
	穿山甲	炮，去灰土。	寿世保元	93
	苁蓉【肉苁蓉】	去土，酒浸三日，焙干。	普济方	70
	大腹皮	揉去土，有酒洗，有姜汁浸，去毒，有连子用者。	仁术便览	85
	当归	去土，洗，切。	普济方	70
		去土，酒洗，焙用。	本草品汇精要	74
		去芦土。酒浸，行经活血；姜汁浸，焙，不恋膈。头止血，身活血，尾破血，有用全者。	仁术便览	85
		去泥。	证治准绳	89
		去土，劈开，用酒浸，洗，晒干，切片。	医宗粹言	92
		去尘并头尖硬处一分以来，洗净，酒浸一宿。若要破血，即使头一节硬实处；若要止痛止血，即用尾。若一（概）用，不如不使，服食无效，单使妙也。	炮炙大法	97
	当归尾	去土，去细梢，水浸。	普济方	70
	地骨皮	洗，去土、骨，甘草水浸一宿，焙。	仁术便览	85
	地黄	生者，去土。水中浮者为天黄，中者为人黄，沉者为地黄。先将地黄蒸良久，天黄、人黄捣汁，取蒸地黄投其汁中，候冷，如此者三，曝干，酒浸一宿，蒸干。	普济方	70
	地龙	去土，微炒，为末。	普济方	70
		用麻包定，石上搥（捶）去土。	普济方	70
		去土，炒。	普济方	70
		置阴润处少时，用绵纱裹定，轻搥（捶），筛去土，取肉用。	普济方	70
		去土。	秘传证治要诀及类方	71
		去土，炒。	秘传证治要诀及类方	71
		用麻布包，石上搥（捶）去土。	奇效良方	72
		去土，炒。	奇效良方	72
		去土。	女科撮要	78
		去土，炒。	医学纲目	82

续表

净制方法	药名	摘录	文献名称	文献编号
去土/砂（沙）石	地龙	去土，盐水洗，微炙。雷公用糯米泔浸一宿取出，又用酒浸一日，取出焙干。凡制二两，入川椒、糯米各一分，同熬，令糯米熟，去椒米用。	医学入门	83
		去土。	增补万病回春	86
		去泥。	外科启玄	90
		去土，炒干。	景岳全书	94
		去土，酒浸，烘干。	景岳全书	94
		去土，晒干。	外科正宗	95
		去土，炒。	医宗必读	100
	独活	洗土，焙。	普济方	70
		去毛土，洗，晒，切。	仁术便览	85
	杜藿香叶【藿香叶】	洗去土。	医学纲目	82
	伏道艾【艾叶】	揉去尘土，择净枝梗，取叶称五两，先用大肥淮枣一十二两，砂瓶内煮烂，去核，同艾叶一处搥（捶）烂如泥，捻作薄饼子，猛火焙干，乘热急碾为末。	证治准绳	89
	甘菊花【菊花】	去枝蘖。	普济方	70
		去梗。	普济方	70
		去梗。	奇效良方	72
		去梗。	医学纲目	82
		去梗叶，炒。	审视瑶函	102
	甘松	去土。	医学纲目	82
		去土。	奇效良方	72
		去土，焙。	普济方	70
	干地龙【地龙】	去土，以布裹搥（捶）。	普济方	70
	干蝎【全蝎】	去土，炒。	普济方	70
		去土，酒炒。	普济方	70
		去土，炒。	普济方	70
		去土。	奇效良方	72
	藁本	去土。	普济方	70
		去土。	奇效良方	72
		去土。	医学纲目	82
		去土毛，洗，切。	仁术便览	85
	谷精草	洗去土。	普济方	70
	骨碎补	旋取，去土毛。	普济方	70
	贯众【绵马贯众】	去土须用。	本草品汇精要	74
	何首乌	凡用，以布帛拭去土后，用苦竹刀或铜刀切片，米泔浸经宿，曝干，忌铁，以木杵臼捣之。	本草原始	87
		采之，布帛拭去泥土，生时勿损其皮，烈日曝干，密器收贮，一月一曝，临用去皮杵末，酒下最良。别用他制者无效也，忌铁器。	本草乘雅半偈	104
	鹤虱	去土，微炒。	普济方	70

续表

净制方法	药名	摘录	文献名称	文献编号
去土/砂（沙）石	藿香	去土。	秘传证治要诀及类方	71
		去梗土。	奇效良方	72
		洗去土。	证治准绳	89
		去土。	景岳全书	94
		去土。	医宗必读	100
	藿香叶	去土。	普济方	70
		洗去砂（沙）土。	奇效良方	72
	鸡头子【芡实】	水淘去泥沙，锅盛，以好酒煮一日。	普济方	70
	及己	洗去土用。	本草品汇精要	74
	金银花	去土。	医学纲目	82
	荆芥	去根土，用穗，有生用、焙用、烧灰用，有连梗用者。	仁术便览	85
	桔梗	去根土，泔水洗，切，焙。	仁术便览	85
	卷柏	去石沙土。	本草品汇精要	74
	款冬花	去枝土，甘草水浸一宿，阴干。	医学入门	83
	魁蛤【蚶】	洗去土，研细如粉用。	本草品汇精要	74
	昆布	去土。	医学纲目	82
	辽细辛【细辛】	去土叶，为末。	寿世保元	93
	龙胆草【龙胆】	去土。	奇效良方	72
		去芦土，酒浸，晒。	仁术便览	85
	龙骨	去土，涂酥炙，研。	普济方	70
	漏芦	去腐土芦，甘草水拌蒸，切，焙。	仁术便览	85
	露蜂房【蜂房】	洗去蜂粪泥土，蒸半日，晒干，炙令焦黄，细研。	医学入门	83
	马兜铃	去土。	医学纲目	82
	马先蒿	去土及根，剉碎用。	本草品汇精要	74
	蔓椒【花椒】	茎根洗去土，剉碎用。	本草品汇精要	74
	茅根【白茅根】	刷去沙土，剉碎用。	本草品汇精要	74
	牡蛎	米泔浸，刷去土，火烧通赤。	普济方	70
	硇砂	汤化，去土，飞令极净。	普济方	70
		去砂（沙）石，研。	普济方	70
		水飞，去土石，生用。	寿世保元	93
		水飞去尘秽，入瓷器中，重汤煮干，以杀其毒。	本草乘雅半偈	104
	片子姜黄【姜黄】	洗去泥土。	秘传证治要诀及类方	71
	铅丹	今货者多以盐硝砂（沙）石杂之。凡用，以水漂去硝盐，飞去砂（沙）石，澄干，微火炒紫色，地上去火毒入药。	炮炙大法	97
	羌活	去芦土，洗，晒，切。	仁术便览	85
	秦艽	去沙。	普济方	70
		去土。	奇效良方	72
		水洗去土。	医学入门	83

续表

净制方法	药名	摘录	文献名称	文献编号
去土/砂（沙）石	青盐【大青盐】	温水洗去尘土，火煅过用。	医宗粹言	92
	蚯蚓【地龙】	去泥，盐化为水。	景岳全书	94
		翻去腹土。	外科正宗	95
		去泥，盐化为水，治天行瘟疫。	本草正	99
	全蝎	洗去土盐足梢净。	鲁府禁方	88
	肉苁蓉	用清酒浸一宿，至明，去沙土、浮甲尽，劈破中心，去心膜一重，如竹丝草样是，此偏隔人心前气不散，令人上气，不用。凡使用，先须酒浸，并刷草了，却蒸，从午至酉，出，又用酥炙得所。	炮炙大法	97
		先须清酒浸一宿，至明，以棕刷去沙土、浮甲，劈破中心，去白膜一重，如竹丝草样者，有此能隔人心气，致令气上也，以甑蒸之，从午至酉，取出，又令酥炙得所用。	本草乘雅半偈	104
	乳香	去砂（沙）石用，灯心同研。	寿世保元	93
	蛇蜕	去土，炙皮。	普济方	70
		去土，炒。	明医杂著	79
	蛇蜕皮【蛇蜕】	去沙土，碗内烧灰，研令极细。	普济方	70
	升麻	去土。	普济方	70
		水洗，去须土，晒，切。	仁术便览	85
	生地黄【地黄】	去土，洗净。	普济方	70
	生姜	洗去土，有全用，有用肉、用皮、捣汁用者，有火煨者。	仁术便览	85
		洗去土，去皮即热，留皮则冷，入药切片或捣汁用。	本草品汇精要	74
	生铁【铁】	煅后飞，淘去粗赤汁，烘干用，或烧红投淬酒中或水中，并堪用。	本草品汇精要	74
	石斛	用去头土，酒浸，蒸。	本草原始	87
		去头土了，用酒浸一宿，漉出，于日中曝干，却用酥蒸，从巳至酉，却徐徐焙干用。	炮炙大法	97
	石龙肉【石龙芮】	去土。	景岳全书	94
	石龙芮	去土。	秘传证治要诀及类方	71
		去土。	证治准绳	89
		去土。	医宗必读	100
	石蟹	去泥并粗石，细研水飞过用。	本草品汇精要	74
		制去沙石，细研水飞。	本草原始	87
	熟干地黄【地黄】	洗去土。	普济方	70
	缩沙蜜【砂仁】	去皮土。	本草品汇精要	74
	甜葶苈【葶苈子】	去土，隔纸略炒。	医学纲目	82
	菟丝【菟丝子】	淘去沙，酒蒸。	普济方	70

续表

净制方法	药名	摘录	文献名称	文献编号
去土/砂（沙）石	菟丝子	去沙，用无灰酒浸一宿，逼干，随饭蒸熟，入臼捣三五十下，取起焙干。	普济方	70
		去尘土，水淘，酒浸，控干，洗，捣粗末，焙。	普济方	70
		先用水洗去砂（沙），次以酒渍杵烂，捏成薄饼，向日曝干，研末为丸，不堪煎液。	本草蒙筌	76
		水淘洗去沙土，晒干，拣去杂子，酒浸二三日，蒸出芽，捣烂如膏，为丸，或作饼，晒干入药亦好。紧急只用酒炒，研末。	医学入门	83
		半斤，酒浸一宿，洗去砂（沙）土，晒干，蒸三次，晒三次。	证治准绳	89
	威灵仙	洗去土用。	普济方	70
		去土净。	普济方	70
		拣净，剉碎，水淘洗过，焙干。	普济方	70
		去土。	奇效良方	72
		去芦土，酒浸用。	仁术便览	85
	蜗牛壳	净，去泥土。	普济方	70
	乌药	去土。	普济方	70
	吴茱萸	一斤，去枝梗净，四两酒浸，四两醋浸，四两盐汤浸，四两童子小便浸，各一宿，焙干。	普济方	70
	吴茱萸根皮	净，刷去土。	奇效良方	72
	五灵脂	酒研，去石。	普济方	70
		去砂（沙）石。	济阴纲目	96
		拣去沙石，研极细。	普济方	70
		夹石者去石用。	普济方	70
		酒浸，淘去沙石，晒干。	普济方	70
		水澄去砂（沙）石，日干。	普济方	70
		酒浸，淘去土。	普济方	70
		去砂（沙）石。	普济方	70
		炒，去砂（沙）。	普济方	70
		淘去砂（沙）土，微炒用。	普济方	70
		淘去石沙，干醋炒，末。	普济方	70
		水澄去砂（沙）石，晒。	秘传证治要诀及类方	71
		研细，用水澄去沙石，晒干。	奇效良方	72
		去砂石，别研细。	奇效良方	72
		酒研，淘去砂（沙）石。	奇效良方	72
		若用之，先以酒研飞炼，令去砂（沙）石乃佳。	本草品汇精要	74
		水澄去砂（沙）石，日干。	婴童百问	77
		生用者，酒研飞炼，去砂（沙）石。熟用者，飞后炒令烟起，另研。	医学入门	83
		此物多夹沙石，绝难修治。凡用，研为细末，以酒飞去沙石，晒干收用。	本草纲目	84
		为末，水澄去土，焙。有生用者。	仁术便览	85
		去砂（沙）石，筛。	证治准绳	89

续表

净制方法	药名	摘录	文献名称	文献编号
去土/砂（沙）石	五灵脂	此品要精制净，去砂（沙）土，若过用，令人膨饱伤胃。	证治准绳	89
去土/砂（沙）石	五灵脂	酒浸，淘去砂（沙）石，晒干。	证治准绳	89
去土/砂（沙）石	五灵脂	水淘去砂（沙）石，焙干称，炒为末。	证治准绳	89
去土/砂（沙）石	五灵脂	酒飞去砂（沙）石，晒干入药。	景岳全书	94
去土/砂（沙）石	五灵脂	去石。	景岳全书	94
去土/砂（沙）石	五灵脂	澄去砂（沙）。	景岳全书	94
去土/砂（沙）石	五灵脂	制用之法，当用酒飞去砂（沙）石，晒干入药。	本草正	99
去土/砂（沙）石	五灵脂	油飞去沙，晒。	医宗必读	100
去土/砂（沙）石	五灵脂	水澄去沙，晒干。	医宗必读	100
去土/砂（沙）石	五灵脂	醋淘去砂（沙）。	医宗必读	100
去土/砂（沙）石	五灵脂	多夹沙石，极难修治，研细，酒飞去砂（沙）石，晒干。	本草通玄	101
去土/砂（沙）石	五灵脂	用酒研细，仍用酒飞去砂（沙）土，晒干收用。	本草乘雅半偈	104
去土/砂（沙）石	豨莶【豨莶草】	温水洗泥土，摘其叶及枝头，九蒸九曝，捣为末。	本草原始	87
去土/砂（沙）石	细辛	去叶土。	普济方	70
去土/砂（沙）石	细辛	去根土叶。	婴童百问	77
去土/砂（沙）石	细辛	水洗，去土及芦叶头节。	医学入门	83
去土/砂（沙）石	细辛	去土叶。	仁术便览	85
去土/砂（沙）石	细辛	用去头土。	本草原始	87
去土/砂（沙）石	细辛	去土叶。	审视瑶函	102
去土/砂（沙）石	夏枯草	去根土，洗净，熬膏用。有生用、煎汤用者。	仁术便览	85
去土/砂（沙）石	香薷	去枝土，用穗叶。	仁术便览	85
去土/砂（沙）石	香薷	去土。	证治准绳	89
去土/砂（沙）石	香薷	去土。	寿世保元	93
去土/砂（沙）石	新嫩柏叶【侧柏叶】	去土净，米泔浸七日，如在沸汤内，焯过亦得。	普济方	70
去土/砂（沙）石	雄黄	去夹石，研细，水飞过。	增补万病回春	86
去土/砂（沙）石	玄参	用酒洗去尘土，切片晒干用。	医宗粹言	92
去土/砂（沙）石	燕草【灵香草】	去沙土并毛，烧令黑用。	本草品汇精要	74
去土/砂（沙）石	夜明砂	布裹洗，淘去沙土。	奇效良方	72
去土/砂（沙）石	夜明砂	凡采得，以水淘去灰土恶气，取细砂晒干焙用，其砂乃蚊蚋眼也。	本草纲目	84
去土/砂（沙）石	茵陈蒿【茵陈】	去根土，细剉焙干，勿令犯火。	医学入门	83
去土/砂（沙）石	禹余粮	火煅，醋淬，复用瓷钵重擂，水澄汁清，勿留砂（沙）土。	本草蒙筌	76
去土/砂（沙）石	玉簪花	去土，捣汁用。	本草品汇精要	74
去土/砂（沙）石	远志	泔浸，洗去土，搥（捶）去心。	普济方	70
去土/砂（沙）石	蚤休	洗去土。	本草品汇精要	74
去土/砂（沙）石	皂角	略炮，去土。	普济方	70
去土/砂（沙）石	泽泻	去灰土，切作片，去粗皮，酒浸一宿。	奇效良方	72
去土/砂（沙）石	泽泻	去土，蒸。	证治准绳	89
去土/砂（沙）石	泽泻	二两，去灰土，切作片，去粗皮，酒浸一夜。	证治准绳	89

续表

净制方法	药名	摘录	文献名称	文献编号
去土/砂（沙）石	蚱蝉	去土，蒸熟用。	本草品汇精要	74
	踯躅花【杜鹃花】	去土。	普济方	70
	猪苓	去砂（沙）石。	增补万病回春	86
	紫苏	去土，水洗，晒，炒。	仁术便览	85
		去根土，水洗，有用梗、用叶，有梗叶同用者。	仁术便览	85
	紫菀	去苗土。	普济方	70
		洗去土，曝干乃称之。	普济方	70
		去沙。	普济方	70
		去叶土。	奇效良方	72
		去土苗。	医学纲目	82
		去土，有童便洗、姜汁制者，有蜜水浸一宿火焙者。	仁术便览	85
		去头土，水洗净，用蜜水浸一时，焙干用。	本草原始	87
	紫菀茸【紫菀】	用酒洗去土，晒干用。	医宗粹言	92
去苗	柴胡	去苗。	医学纲目	82
		去苗。	审视瑶函	102
	当归	去苗。	婴童百问	77
	防风	去苗。	医学纲目	82
		去苗。	医宗必读	100
	藁本	去苗。	济阴纲目	96
	菊花	去枝。	医学纲目	82
	牛膝	去苗，酒浸，焙。	仁术便览	85
		去苗，酒浸一宿，焙干。	济阴纲目	96
	前胡	去苗。	证治准绳	89
	羌活	去苗。	医学纲目	82
	秦艽	去苗。	外科启玄	90
		去苗。	审视瑶函	102
	石斛	去苗。	审视瑶函	102
	天麻	去苗。	医学纲目	82
	细辛	去苗，焙。	医学纲目	82
		洗，去苗。	证治准绳	89
		去苗。	景岳全书	94
		去苗。	济阴纲目	96
		去苗叶。	医宗必读	100
	香附子【香附】	凡采得，连苗曝干，以火燎去苗及毛，用时以水洗净，石上磨去皮，用童子小便浸透，洗，晒，捣用。或生用，或炒，或以酒醋盐水浸，诸法各从本方，详见于下。又稻草煮之，味不苦。	本草纲目	84
	玄参	去苗。	医学纲目	82
	远志	去苗心。	医学纲目	82
	紫菀	去苗土。	医学纲目	82
	紫菀茸【紫菀】	去苗。	景岳全书	94
	紫苑【紫菀】	去苗。	医宗必读	100

续表

净制方法	药名	摘录	文献名称	文献编号
去茎/枝梗/叶	艾叶	去枝梗，揉如絮用。	本草品汇精要	74
		去枝梗。	济阴纲目	96
		去梗筋二两，同香附用陈醋、老酒煮一时，捣烂焙干。	济阴纲目	96
	白蒺藜【蒺藜】	炒，去梗。	医学纲目	82
	白术	去梗及油黑者，不用米泔浸，切，炒。土炒燥湿健脾胃，姜汁炒燥湿痰寒痰。	仁术便览	85
	柏叶【侧柏叶】	去枝。	奇效良方	72
		凡用，挼去两畔并心枝了，用糯泔浸七日，以酒拌蒸一伏时，每一斤用黄精自然汁十二两浸，焙，又浸又焙，待汁干用之。	本草纲目	84
	薄荷	去梗。	医学入门	83
	北五味子【五味子】	去梗，微炒。	普济方	70
	荜澄茄	凡采得，去柄及皱皮子，用酒浸蒸之，从巳至酉，杵细，晒干入药用。	本草纲目	84
		凡用，去柄及皱皮子，酒蒸，杵用。	本草原始	87
	萹蓄	去老梗。	证治准绳	89
	草石南【石南藤】	剔取叶及嫩茎，去大枝。	普济方	70
	侧柏叶	去粗梗，阴干。	先醒斋广笔记	98
	川椒【花椒】	去枝梗、合口及黑子，焙出汗，地上盆合一时，去火毒，为末用。	仁术便览	85
	大艾【艾叶】	去梗，糯米糊调成饼，焙干，为末。	普济方	70
		去梗。	奇效良方	72
	大茴香【八角茴香】	去枝梗，青盐水拌炒，入肾经。	仁术便览	85
	地骨皮	去梗。	外科正宗	95
	丁香	去枝。	奇效良方	72
		去顶上小泡子及枝梗，另研。	仁术便览	85
	防风	去叉。	奇效良方	72
	覆盆子	去梗，日晒干。	审视瑶函	102
		去梗。	普济方	70
		去枝叶萼。	普济方	70
		去枝蒂。	普济方	70
		凡使，用东流水淘，去黄叶并皮蒂，取子以酒拌蒸一宿，以东流水淘两遍，又晒干方用。	本草纲目	84
		去梗。	证治准绳	89
		去枝叶萼。	医宗必读	100
		去枝蒂。	证治准绳	89

续表

净制方法	药名	摘录	文献名称	文献编号
去茎/枝梗/叶	甘菊花【菊花】	去枝芽。	普济方	70
		去梗。	普济方	70
		去梗。	奇效良方	72
		去梗。	医学纲目	82
		去梗叶，炒。	审视瑶函	102
	甘遂	凡采得，去茎，于槐砧上细剉，用生甘草汤、荠苨自然汁二味搅浸三日，其水如墨汁，乃漉出，用东流水淘六七次，令水清为度，漉出，于土器中熬脆用之。	本草纲目	84
		去茎，于槐砧上细剉，用生甘草汤、荠苨自然汁二味搅浸三日，其水如墨汁，漉出，东流水淘六七次，以水清为度，然后用面包煨熟用。	证治准绳	89
		去茎，槐砧上剉细，用生甘草汤及荠苨自然汁搅浸三日，水如黑汁，乃漉出，用东流水淘六七次，水清为度，取出晒干，纳土器中，熬脆用。	本草乘雅半偈	104
	藁本	去枝叶，洗去土，晒。	仁术便览	85
	枸杞【枸杞子】	去茎蒂。	普济方	70
		去枝梗，拣净。	普济方	70
		去净梗蒂，任作散丸。	本草蒙筌	76
		凡用，拣净枝梗，取鲜明者洗净，酒润一夜，捣烂入药。	本草纲目	84
	枸杞子	凡用，拣净枝梗，取红润鲜明者，酒洗，捣烂入药。	本草原始	87
	旱莲子	去茎叶。	奇效良方	72
	槲若【槲叶】	摘去梗，微炙，剉碎或捣末用之。	本草品汇精要	74
	槐花	去枝梗，炒用。	本草品汇精要	74
	槐角	去梗枝，炒。	普济方	70
	茴香【八角茴香】	八角者，去梗及子。	本草乘雅半偈	104
	藿香	去枝梗，水洗去土用。	本草品汇精要	74
		拣去枝梗入剂。	本草蒙筌	76
		水洗，去土梗，用叶。	医学入门	83
		拣去枝梗。	本草原始	87
		择叶。	普济方	70
	鸡苏【紫苏】	去梗，焙干。	普济方	70
	金银花	去梗，阴干。	医学入门	83
		去叶。	审视瑶函	102
		去梗叶。	外科正宗	95
	荆芥	去梗。	奇效良方	72
		去梗。	医学纲目	82
		陈者良，用去梗取穗，要用止血，须炒黑。	炮炙大法	97

续表

净制方法	药名	摘录	文献名称	文献编号
去茎/枝梗/叶	菊花	去枝萼，有酒洗者。	仁术便览	85
		去梗叶，晒干为末。	审视瑶函	102
		去梗。	证治准绳	89
		去梗。	寿世保元	93
	款冬花	去梗。	普济方	70
		去梗。	秘传证治要诀及类方	71
		去枝。	奇效良方	72
		去枝梗。	医学纲目	82
		去枝梗，甘草汤浸一宿，晒干用。	仁术便览	85
		去梗。	医宗必读	100
		去梗。	景岳全书	94
		去梗蒂，甘草水浸一时，晒干用。	炮炙大法	97
	连翘	去枝梗心，研。	仁术便览	85
		去梗并瓤。	本草原始	87
		去梗心。	寿世保元	93
		去梗，碾。	外科正宗	95
	辽五味子【五味子】	去梗。	寿世保元	93
	刘寄奴	去茎叶，只用实，以布拭去上薄壳皮，酒拌蒸。日干用。	医学入门	83
		去梗。	证治准绳	89
	刘寄奴草【刘寄奴】	去枝。	奇效良方	72
		凡采得，去茎叶，只用实，以布拭去薄壳令净，拌酒蒸，从巳至申，曝干用。	本草纲目	84
		去枝。	证治准绳	89
	麻黄	去节枝，先煎，掠去沫，焙干。	奇效良方	72
	米囊皮【罂粟壳】	去枝梗，剉，蜜炒黄色。	普济方	70
	马鞭草	去粗梗。	普济方	70
		去梗。	证治准绳	89
	马兜铃	采实，去叶蔓，置绢囊中，悬束屋角畔，俟干，劈开去革（隔）膜，只取净子，焙干用。	本草乘雅半偈	104
	密蒙花	去枝。	证治准绳	89
	牡丹皮	去梗。	增补万病回春	86
	蕲艾叶【艾叶】	去筋梗，醋煮汁。	增补万病回春	86
	瞿麦	只用蕊壳，不用茎叶，若一时使，即空心，令人气咽（噎），小便不禁。凡欲用，先须以蓳竹沥浸一伏时，漉出晒干用。	炮炙大法	97
		只用萼壳，不用茎叶，一时同使，令人气噎及小便不禁也。	本草乘雅半偈	104
	桑白皮	去粗枝。	医学纲目	82
	山茵陈【金钟茵陈】	去梗。	普济方	70
	石韦	入药去梗，须微炙用。	本草纲目	84
	威灵仙	去茎。	普济方	70

续表

净制方法	药名	摘录	文献名称	文献编号
去茎/枝梗/叶	吴茱【吴茱萸】	去梗，汤泡，微炒。	寿世保元	93
	吴茱萸	去枝梗，洗净，以破故纸【补骨脂】一两，慢火炒，候香熟，去破故纸【补骨脂】。	普济方	70
		拣去枝梗，不以多少，水浸透。	奇效良方	72
		一斤，去枝梗净，四两酒浸，四两盐汤浸，四两醋浸，四两童子小便浸，各浸一宿，焙干，研。	奇效良方	72
		去梗，炒。	奇效良方	72
		去枝梗。	明医杂著	79
		凡使，去叶梗，每十两以盐二两投东流水四斗中，分作一百度洗之，自然无涎，日干，入丸散用之。若用醋煮者，每十两用醋一镒，煮三十沸后，入茱萸熬干用。	本草纲目	84
		去枝，滚水加盐泡五次，去毒，炒用。	仁术便览	85
		去梗，炒。	增补万病回春	86
		去梗，汤泡三次，炒黑。	证治准绳	89
		一两，去枝梗，洗净，以破故纸【补骨脂】一两同炒，除去同炒之药。	证治准绳	89
		一斤，去枝梗净，四两酒浸，四两盐汤浸，四两醋浸，四两童便浸，各浸一宿，焙干。	证治准绳	89
		凡使，先去叶核并杂物了，用大盆一口，使盐水洗一百转，自然无涎，日干。任入丸散中用。	炮炙大法	97
		去叶梗，每十两用盐二两，投四斗东流水中，分作百度洗之，自然无涎，日干之。	本草乘雅半偈	104
		去梗，汤泡三次，炒黑。	济阴纲目	96
		去梗。	济阴纲目	96
		汤泡，去梗。	先醒斋广笔记	98
	吴茱萸根皮	一斤，去枝梗净，四两酒浸，四两醋浸，四两盐汤浸，四两童子小便浸，各一宿，焙干。	普济方	70
	五倍子	去枝梗，捣末用。	本草品汇精要	74
	五味【五味子】	去梗。	宋氏女科秘书	91
		去梗。	寿世保元	93
	五味子	去梗，炒。	普济方	70
		去枝，水洗晒干，有劈破蜜拌蒸者。	仁术便览	85
		去梗。	证治准绳	89
	豨莶【豨莶草】	枝叶花实俱用，惟去粗茎，蜜酒层层和洒，九蒸九曝，完全细末研成，蜜丸豆大，早起空腹吞服。	本草蒙筌	76
	细辛	去叶。	秘传证治要诀及类方	71
		去上叶。	增补万病回春	86
	香薷	去梗，姜汁炒。	医学入门	83

续表

净制方法	药名	摘录	文献名称	文献编号
去茎/枝梗/叶	小茴香	去枝梗，青盐水拌炒，入肾经。	仁术便览	85
	薤【薤白】	去叶用。	本草品汇精要	74
	旋覆花	去梗。	普济方	70
		去梗叶，蒸熟，晒干，入煎药用绢滤过，免伤人肺。	医学入门	83
	茵陈	去梗。	奇效良方	72
	茵陈蒿【茵陈】	去枝用叶，手搓碎用。	证治准绳	89
	茵芋	剔取叶及嫩茎，去大枝。	普济方	70
	淫羊藿	夹刀夹去叶四旁花枝，细剉，羊脂拌炒，得酒良。	医学入门	83
		以夹刀夹去叶之四畔花枝，每用羊脂四两拌炒，待脂尽为度，得酒良。	本草乘雅半偈	104
	芫花	去梗叶。	医学纲目	82
	远志	热水泡浸一时，破肉去梗，和甘草煮半伏时，去草不用。	医宗粹言	92
	泽兰	剔取叶及嫩茎，去大枝。	普济方	70
		去梗。	奇效良方	72
	踯躅花【杜鹃花】	去枝梗。	普济方	70
	紫苏	去粗梗。	证治准绳	89
		去梗。	宋氏女科秘书	91
去头/尾/翅/足	斑蝥虫【斑蝥】	去翅足，糯米炒透。	普济方	70
		去嘴脚，用三个，为枯柴慢火，与糯米一合和炒，至米黄色为度，去米。	普济方	70
	斑蝥	去头翅足，米炒。	医宗必读	100
		入药除头足并翅，以糯米拌炒，米黄黑色去米。	炮炙大法	97
		去头足并翅，酒洗，和湿糯米铜勺内炒，米熟为度。	先醒斋广笔记	98
		去头足，面炒过。	普济方	70
		去头足翅，醋煮香熟，焙干用。	普济方	70
		去翅足，醋煮熟。	普济方	70
		去头足翼，瓦上焙干。	普济方	70
		去头足，糯米炒令黑色，米黄为度，去米，就地隔纸出火毒，研为末。	普济方	70
		去头翅足，炒过令香。	普济方	70
		去嘴及足翼，只用肉，先以麦面炒熟。	普济方	70
		糯米炒，去头足。	秘传证治要诀及类方	71
		凡使，须在糯米中炒，待米黄色为度，去翅足用。	本草品汇精要	74
		去翅足。	外科理例	75
		去翅足，同糯米炒熟，生者误服，吐泻难当。	本草蒙筌	76
		去翅足，炒。	医学纲目	82

续表

净制方法	药名	摘录	文献名称	文献编号
去头/尾/翅/足	斑蝥	去头翅足，用大米炒。	医学纲目	82
		去翅足，入糯米中炒，米黄为度，生则令人吐泻。	医学入门	83
		入药须去翅足，糯米炒熟，不可生用，即吐泻人。	本草纲目	84
		去翅足，微炙。	本草纲目	84
		去头足翅，水略润，同糯米微火炒透熟，去米，另研。	仁术便览	85
		去翅足。	鲁府禁方	88
		去头足翅，糯米炒黄，去米。	证治准绳	89
		炒同米熟，去足翅。	外科启玄	90
		去头足，同糯米炒令黄，有以牡蛎同炒之。	医宗粹言	92
		去头足，用糯米炒熟，去米。	寿世保元	93
		去头翅，同糯米炒。	景岳全书	94
		去足翅，用糯米同炒，去米不用。	景岳全书	94
	白花蛇【蕲蛇】	去头尾，酒浸。	普济方	70
		去头尾，酒煮，去骨。	秘传证治要诀及类方	71
		去头尾。	炮炙大法	97
	白僵蚕【僵蚕】	去头脚丝。	普济方	70
		去头足，生，为末，以姜汁和作饼子，于火上炙干，又再为末，复以姜汁为饼子，干为度。	普济方	70
	菜花蛇【王锦蛇】	去头尾及脊上一线皮不用，用皂角水洗，新瓦上焙干。	普济方	70
	蚕蛾【原蚕蛾】	炒去足翅。	本草原始	87
		雄者入药，炒去足翅。	本草通玄	101
	蝉壳【蝉蜕】	去翅足泥土。	医学纲目	82
		沸汤洗净，去足翅，晒干。	医宗必读	100
	蝉退【蝉蜕】	去头足，洗净，入甘草水，焙干。	审视瑶函	102
	蝉蜕	去翅爪。	先醒斋广笔记	98
		先去土并足翅。	普济方	70
		去头足。	秘传证治要诀及类方	71
		翅足须除。	本草蒙筌	76
		去头足，洗净。	医学纲目	82
		去翅足，水洗去土，蒸过。	医学入门	83
		凡用蜕壳，沸汤洗去泥土翅足，浆水煮过，晒干用。	本草纲目	84
		去前截，用后截，为末。	本草纲目	84
		去翅足，为末。	本草纲目	84
		去嘴足翅土，焙，研。	仁术便览	85
		去翅足。	鲁府禁方	88
		去足。	外科启玄	90
		去头及足净。	寿世保元	93
		去泥足翅，洗晒。	本草通玄	101
		去头足。	审视瑶函	102
		去头足。	一草亭目科全书；异授眼科	103

续表

净制方法	药名	摘录	文献名称	文献编号
去头/尾/翅/足	蟾蜍	酥炙，去头足。	景岳全书	94
	赤脚蜈蚣【蜈蚣】	去头足尾，酒涂炙。	审视瑶函	102
	赤足蜈蚣【蜈蚣】	微炙，去足。	奇效良方	72
	樗鸡【红娘子】	凡使，去翅足，以糯米或用面炒黄色，去米面用。	本草纲目	84
	大斑蝥【斑蝥】	去头足翅。	景岳全书	94
	地胆【芫青】	去头翅足，秫米炒，米黄为度。	普济方	70
		去头翅足，拌米炒。	证治准绳	89
	地龙	去头足。	医学纲目	82
	蜚虻【虻虫】	去翅足，炒用。	本草品汇精要	74
		入丸散，去翅足，炒熟用。	本草纲目	84
	干虾蟆【虾蟆】	去头足，烧存性。	景岳全书	94
	干蝎【全蝎】	去足，洗，焙。	医学纲目	82
	蛤蚧	采须全具，入药方灵，制宗雷公，去头足鳞，雌雄并用，以酥炙研。	本草蒙筌	76
		去头足，酒洗，去鳞内不净，酥炙用。	医学入门	83
		凡用，去头足，洗去鳞鬣内不净，以酥炙用，或用蜜炙。	本草纲目	84
		凡用，去头足，洗净鳞甲，酥炙。	本草原始	87
		去嘴足，温水浸，去膜，刮了血脉，用好米醋炙。	证治准绳	89
	红娘子	去头足翅，水略润，同糯米微火炒透熟，去米，另研。	仁术便览	85
		去翅。	鲁府禁方	88
		凡使，去翅足，以糯米水或面同炒至黄色，去米面用。	本草原始	87
	花斑蝥【斑蝥】	同糯米炒黄，去米及头足。	外科启玄	90
	花蜘蛛【蜘蛛】	醋浸死，瓦上焙干，去足用。	医宗粹言	92
	鸡	去翅足，火炙干用。	本草品汇精要	74
	蝼蛄	去翅足，炒用。	本草品汇精要	74
		去翅足，炒用。	本草纲目	84
		去翅足，炒。	医宗必读	100
		去足翅，炒。	本草通玄	101
	马陆	和糠炒，令糠焦黑，去头足，研用。	医学入门	83
		凡收得马陆，以糠头炒至糠焦黑，取出去糠，竹刀刮去头足，研末用。	本草纲目	84
	蛮虫	去足翅，炒。	外科理例	75

续表

净制方法	药名	摘录	文献名称	文献编号
去头/尾/翅/足	蝱虫【虻虫】	炒令微黄，去翅足。	普济方	70
		微炒令黄，去翅足。	普济方	70
		去翅足头，炒。	医学纲目	82
		炒去足。	医学纲目	82
		去翅足，熬。	医学纲目	82
		去翅足，炒。	医学纲目	82
		去翅足，麸内炒黄。	医学纲目	82
		去翅足，炒。	医学入门	83
		去翅足，炒熟用。	证治准绳	89
		去翅足，炒。	景岳全书	94
		去足翅，炒。	医宗必读	100
		去足翅，焙。	本草通玄	101
	虻虫	去头足翅，焙。	济阴纲目	96
		去翅足，炒。	济阴纲目	96
		炒焦，去翅足。	济阴纲目	96
		去翅足，炒黑。	济阴纲目	96
	木蝱【虻虫】	去翅足，炒用。	本草品汇精要	74
		收取阴干，去净翅足，炒用。	本草蒙筌	76
		去翅足，炒黄。	医学入门	83
	盘蝥【斑蝥】	去头足翅，醋炙。	证治准绳	89
	螃蟹	去足用盖，烧存性，为末。	济阴纲目	96
	蕲州白花蛇【蕲蛇】	去头尾，酒浸三宿，去尽皮骨。	医宗必读	100
	牵牛【牵牛虫】	去头尾。	普济方	70
	蜣螂	去头翅足，微炒。	普济方	70
		去头，生用。	普济方	70
		去翅足，炙。	普济方	70
		凡使，去足，炒用。	本草品汇精要	74
		去翅足，炙。	婴童百问	77
		去足翅，炒。	保婴撮要	81
		五月五日采取，蒸，藏之，临用去足，火炙，勿置水中，令人吐。	本草纲目	84
		蒸之，临用时去足，火炙，勿置水中，令人吐。	本草原始	87
		去足翅，炒。	景岳全书	94
	蜻蛉【蜻蜓】	去翅足，炒用。	本草品汇精要	74
	蜻蜓	去翅足，微炒。	医学入门	83
	全蝎	去头足。	普济方	70
		去尾。	奇效良方	72
		去尾。	婴童百问	77
		去头足，焙干。	鲁府禁方	88
		焙干，去钩足。	外科启玄	90
		去头足尾，炙。	寿世保元	93
	蛇蜕	去头足，烧存性。	普济方	70

续表

净制方法	药名	摘录	文献名称	文献编号
去头/尾/翅/足	蛇蜕皮【蛇蜕】	去头，以皂荚水浸一宿时，曝干，炒黄。	普济方	70
	守宫【壁虎】	炙干，去足。	奇效良方	72
	天龙【蜈蚣】	酒炙，去头足。	证治准绳	89
	天牛	去翅角足甲，焙干。	本草品汇精要	74
	土狗【蝼蛄】	去头尾，瓦焙干。	奇效良方	72
	土虺蛇	去头尾肠皮骨，醋炙。	普济方	70
	乌蛇【乌梢蛇】	去头尾三寸，用极好酒浸三宿，去刺骨皮，取好净肉。	普济方	70
		入药去头及皮鳞带子，剉断，苦酒浸一宿，漉出，柳木炭火炙干用，或以酥炙用，或以酒煮干用亦可。	本草原始	87
		去头尾，酒煮，去骨。	秘传证治要诀及类方	71
		去头尾，汤浸，去皮骨取肉，炙过。	炮炙大法	97
	乌梢蛇	去头尾，生用。	景岳全书	94
	蜈蚣	酥炙，去头足。	普济方	70
		去头足，炒黄。	普济方	70
		去头足，刮去腹中物，酒浸，炙香。	普济方	70
		入药慢火炙黄，去净头足，研末。	本草蒙筌	76
		去头足，酒浸，炙。	婴童百问	77
		去头尾。	医学纲目	82
		姜汁炙，去头足，为末，再用绵纸盛，就无烟火上炒熟用之。	医学入门	83
		凡治蜈蚣，先以蜈蚣、木末或柳蛀末于土器中炒，令木末焦黑，去木末，以竹刀刮去足甲用。	本草纲目	84
		今人惟以火炙，去头足用。或去尾足，以薄荷叶火煨用之。	本草纲目	84
		去头足，酥炙。	本草纲目	84
		去头足，炙透。	仁术便览	85
		以火炙，去头足。	本草原始	87
		慢火炙，去头足，研末入汤。	医宗粹言	92
		砂锅内炒，去头足。	寿世保元	93
		炙黄，去头足。	寿世保元	93
		酒浸，炙黄，去头足。	寿世保元	93
		去头足，以火炙熟用之。	景岳全书	94
		去头，酒浸，焙干。	景岳全书	94
		于土器中炒令木末焦黑后，去木末了，用竹刀刮去足甲了用。	炮炙大法	97
		以火炙，去头足用，或去尾足，以薄荷叶火煨用之。	炮炙大法	97
		若入药饵，须去头足，以火炙熟用之。	本草正	99

续表

净制方法	药名	摘录	文献名称	文献编号
去头/尾/翅/足	虾蟆	去足，炙焦。	婴童百问	77
		酒浸一宿，去皮肠爪，炙干。	医宗必读	100
	小黄雌鸡【黄鸡】	去翅足头羽，肠肚细切。	济阴纲目	96
	蝎【全蝎】	去足，炒。	本草通玄	101
	雄蚕蛾【原蚕蛾】	炒，去足翅。	医宗必读	100
	野狸【狸骨】	去肚肠皮毛，入瓦罐内，黄泥固济，用炭火煅令焦黄色。	普济方	70
	芫青	去翅足，炒。	普济方	70
		去翅足。	奇效良方	72
		去头翅足，同糯米炒黄，去米不用。	女科撮要	78
		去头翅足，糯米炒黄，米不用。	外科理例	75
		糯米炒黄，去头翅足。	济阴纲目	96
		去头翅足，米炒。	医宗必读	100
	原蚕蛾	入药务择雄蛾，以其敏于生育，折去翅足，微火炒黄，合散为丸，随宜使用，强阴道。	本草蒙筌	76
		去翅足，微炒。	医学入门	83
		炒，去翅足用。	炮炙大法	97
	泽泻	去尾。	寿世保元	93
	蚱蝉	去头足，生用。	普济方	70
		去足翅，炙。	普济方	70
		去头翅足，炙。	普济方	70
	蜘蛛	去足及口，炙令焦，细研。	普济方	70
		去头足，微炒，研。	医宗必读	100
去毛/根毛	白马茎【白马阴茎】	以铜刀破作七片，将生羊血拌蒸半日，晒干，以粗布去毛及干血，剉碎用。	炮炙大法	97
	百节菖蒲	去毛，炒。	普济方	70
	补骨脂	去毛，酒炒。	证治准绳	89
	苍术	刮去毛土，米泔浸一日夜，切，炒。有姜汁炒者。	仁术便览	85
	柴胡	去毛。	婴童百问	77
	菖蒲【石菖蒲】	服食须如上法制，若常用，但去毛微炒耳。	本草纲目	84
		去毛，木臼捣末。	本草纲目	84
		去毛，焙。有酒浸、姜浸焙，有嫩桑枝拌蒸者，忌铁。	仁术便览	85
		去毛。	寿世保元	93
		去毛皮，炒。	医宗必读	100
	大香附子【香附】	去毛刮净，醋（熏）过。	普济方	70
	淡竹壳	用布拭去毛，烧灰存性。	一草亭目科全书；异授眼科	103
	莪术	去毛，有火煨切，有醋煮、醋炒、酒炒者。	仁术便览	85
	伏翼【蝙蝠】	先拭去肉上毛及肠肚嘴脚，然后用酒浸一宿取出，以黄精自然汁涂之，炙令焦干。	医学入门	83
	福泽泻【泽泻】	去毛。	寿世保元	93

续表

净制方法	药名	摘录	文献名称	文献编号
去毛／根毛	狗脊	火燎去毛。	普济方	70
		去毛。	奇效良方	72
		炒去毛。	医学纲目	82
		燎去毛。	证治准绳	89
		去毛，浸酒。	外科启玄	90
		燎去毛制。	济阴纲目	96
		凡修事，火燎去毛，细剉了，酒拌蒸，从巳至申，出，曝干用。	炮炙大法	97
		燎去毛。	医宗必读	100
		火燎去毛，细剉，酒浸一夜，蒸之，从巳至申，取出，晒干。	本草乘雅半偈	104
	狗脊草【狗脊】	火燎去毛，细剉，酒拌蒸半日，晒干。	医学入门	83
	骨碎补	薄切，去毛。	普济方	70
		切，去毛。	普济方	70
		去毛，炒。	秘传证治要诀及类方	71
		去毛，炒。	奇效良方	72
		入药采根，刮去毛用。	本草蒙筌	76
		去毛。	医学纲目	82
		铜刀削去毛，细切，蜜水蒸，晒干。	医学入门	83
		凡采得，用铜刀刮去黄赤毛，细切，蜜拌润，甑蒸一日，晒干用。急用只焙干，不蒸亦得也。	本草纲目	84
		去毛，炒。	寿世保元	93
		去毛。	景岳全书	94
		去毛，微炒。	外科正宗	95
		用铜刀刮去上黄赤毛尽，便细切，用蜜拌令润，架柳甑蒸一日后，出，曝干用。	炮炙大法	97
		去毛细切后，用生蜜拌蒸，从巳至亥。	炮炙大法	97
		剔去毛，蜜蒸。	医宗必读	100
		用铜刀刮去黄赤毛，细切，蜜润柳木甑蒸一日夜，晒干。急用只焙干，不蒸亦得也。	本草乘雅半偈	104
	贯仲【绵马贯众】	去毛。	医宗必读	100
	贯众【绵马贯众】	去毛净。	普济方	70
		去毛。	奇效良方	72
		去毛，切片子，火上白酒汁蘸上焙干。	滇南本草	73
		剉去毛。	医学纲目	82
		去毛皮。	医学入门	83
		用贯众状如刺猬者一个，全用不剉，只揉去毛及花萼，以好醋蘸湿，慢火炙令香熟，候冷为末。	本草纲目	84
		一个全用，只揉去毛、花，蔓用之，不剉断。用好醋蘸湿，慢火炙令香熟，侯冷为细末。	证治准绳	89
	光泽泻【泽泻】	去毛。	一草亭目科全书；异授眼科	103

续表

净制方法	药名	摘录	文献名称	文献编号
去毛／根毛	鬼臼	除根毛。	普济方	70
		去毛，微炒。	普济方	70
		去毛，炙。	奇效良方	72
		去毛。	济阴纲目	96
	黄连	除根毛。	普济方	70
		去毛。	外科理例	75
		去毛。	鲁府禁方	88
		酒炒去头目之火，姜汁炒去痰火胃火，不伤脾胃。去实火三黄解毒汤中用，不必制，只要去毛净。	医宗粹言	92
		去毛，姜炒。	寿世保元	93
		去毛净，酒炒。	景岳全书	94
	金毛狗脊【狗脊】	切作片，去毛。	普济方	70
		炒，去毛净。	普济方	70
		去毛，浸软，切。	普济方	70
		去毛，用肉，出火气，剉。	普济方	70
		去毛净，用好米醋于砂铫内煮，切片子，焙干。	普济方	70
		燎去毛。	奇效良方	72
	金樱子	去毛。	鲁府禁方	88
		微捣，去毛刺净，复捣破去子。	炮炙大法	97
		霜降后采金樱子，不拘多少，以粗器微捣，去毛刺净，复捣破去子，约有一斗，用水二斗煮之，一饭时漉起清汁，又入白水煮之，又漉起，又入白水煮，三次之后，其渣淡而无味，去之，止得净汁，复以细密绢滤过，净锅熬之如饴乃止，收贮瓷樽中，坐凉水内一宿用，其膏大能固精。	医宗粹言	92
	老鹿茸【鹿茸】	炼去毛，截二寸长，劈两片，水洗净。	寿世保元	93
	鹿茸	去毛，酒蒸。去毛，酥炙。	奇效良方	72
		去毛，盐水酒炙。	普济方	70
		去毛，涂酥炙微黄。	普济方	70
		去毛，酒浸一宿，酥炙。	普济方	70
		炼去毛，切片，酒浸，蒸。	普济方	70
		酒浸，炙，去毛。	普济方	70
		涂酥微炙，去毛。	普济方	70
		去毛，切，醋炙。	普济方	70
		去毛，酒浸，炙。	秘传证治要诀及类方	71
		去毛，醋炙。	秘传证治要诀及类方	71
		去毛，酥炙。	明医杂著	79
		用酥涂匀，火焰中急燎去毛尽。微炙用。	医学入门	83
		茄子者，燎去毛，劈开酒浸，炙。	证治准绳	89

续表

净制方法	药名	摘录	文献名称	文献编号
去毛/根毛	鹿茸	燎去毛，或酒或酥，炙令脆。	寿世保元	93
		去毛，醋煮。	寿世保元	93
		燎去毛，酒浸，炙。	景岳全书	94
		燎去毛，酥炙。	济阴纲目	96
		去毛，涂酥炙微黄。	济阴纲目	96
		燎去毛，酒蒸，焙。	济阴纲目	96
		火燎去毛，切片，酥炙。	先醒斋广笔记	98
		去毛，酥炙。	医宗必读	100
		去毛，醋炙。	医宗必读	100
		去毛，酒蒸。	普济方	70
	络石【络石藤】	粗布揩去茎叶上毛，甘草水浸，晒干，忌铁。	医学入门	83
		凡采得，用粗布揩去毛子，以熟甘草水浸一伏时，切，晒用。	本草纲目	84
		用粗布揩叶上、茎蔓上毛了，用熟甘草水浸一伏时出，切，日干任用。	炮炙大法	97
	内脐【海狗肾】	凡使，火燎去毛，酒浸一日，微微火上炙令香，细剉，另研用。	医学入门	83
	嫩鹿茸【鹿茸】	火燎去毛，酒浸三宿，蒸熟焙干。	普济方	70
		草火燎去毛，酥炙黄。	奇效良方	72
		去毛，酥炙微黄。	寿世保元	93
	枇杷叶	拭去毛，炙微黄。	普济方	70
		新布拭去毛，炙。	普济方	70
		刷去毛，生姜汁浸，炙。	普济方	70
		去毛。	秘传证治要诀及类方	71
		去毛，炙。	秘传证治要诀及类方	71
		拭去毛，刷炙。	奇效良方	72
		刷去毛，姜汁炙黄。	奇效良方	72
		背有黄毛，凡入剂中，惟采叶用，以粗布拭去毛净，捣，姜汁浸，炙微黄，剉碎，煎汤。	本草蒙筌	76
		刷去毛净。	婴童百问	77
		去毛。	医学纲目	82
		以粗布拭去毛净，甘草汤洗一遍，拭干，酥炙，其毛射人肺，令咳不可疗。	医学入门	83
		凡用，须火炙，以布拭去毛，不尔射人肺，令咳不已。或以粟秆作刷刷之，尤易洁净。	本草纲目	84
		凡用，以粗布拭去毛或以粟秆作刷刷之，尤易洁净，不尔射人肺，令人咳不已。调胃姜汁涂炙，理肺蜜水涂炙。	本草原始	87
		去毛，姜汁炙香。	证治准绳	89
		去毛，炙。	证治准绳	89

续表

净制方法	药名	摘录	文献名称	文献编号
去毛/根毛	枇杷叶	治咳嗽，去毛不净，反令人嗽。《本草》云：四月采叶曝干，用时须火炙，以布拭去毛，去毛不净，以粟秆作刷刷之令尽，有用甘草汤洗，有用姜汤洗，有以酥涂炙用。	医宗粹言	92
		擦去白毛。	寿世保元	93
		炙，去毛。	景岳全书	94
		去毛，姜炙。	景岳全书	94
		拭去毛。	景岳全书	94
		以粗布拭上毛令尽用，甘草汤洗一遍，却用绵再拭极净，每一两，以酥一分炙之，酥尽为度。此物治咳嗽，如去毛不尽，反令人嗽也。	炮炙大法	97
		去毛刷净，蜜炙。	先醒斋广笔记	98
		刷去背上毛，治胃病姜汁涂炙，治肺病蜜水涂炙。	医宗必读	100
		肥厚而大者良，刷去毛净，不尔令人咳。	本草通玄	101
		粗布拭去白毛，务令极净，否则射人肺，令人咳。	本草乘雅半偈	104
	秦艽	凡用秦，以布拭去黄白毛，乃用还元汤浸一宿，日干用。	本草纲目	84
		凡用秦，先以布拭上黄肉毛尽，然后用童便浸一宿，至明出，日干用。	炮炙大法	97
		拭去黄白毛，还元汤浸一夜，日干用。	本草乘雅半偈	104
	三棱	去毛，有火煨，切，有醋煮、醋炒、酒炒者。	仁术便览	85
		去毛，火煅，切片，醋炒。	寿世保元	93
		去毛，米醋浸一日，切，炒。	炮炙大法	97
	山慈姑【山慈菇】	去毛壳用。	本草乘雅半偈	104
		剥去毛絮。	本草品汇精要	74
	石菖蒲	去毛。	普济方	70
		去毛节，米泔浸一宿。	普济方	70
		去毛。	证治准绳	89
		去毛。	寿世保元	93
		去毛。	先醒斋广笔记	98
		去毛，炒。	一草亭目科全书；异授眼科	103
	石斛	去根毛，酒浸一宿，晒，有酥油拌蒸三时者。	仁术便览	85
	石韦	拭去毛。	普济方	70
		去毛。	奇效良方	72
		去黄毛，微炙。	本草品汇精要	74
		背有黄毛，不拭射人肺中，即成咳嗽难治，务先去净，复拌羊脂炒变焦黄，方入药剂。	本草蒙筌	76
		去毛。	医学纲目	82
		凡用，去黄毛，射人肺，令人咳，不可疗。	本草纲目	84
		用之，去黄毛，毛射人肺，令人咳，不可疗。	本草原始	87
		去毛。	证治准绳	89
		去毛。	济阴纲目	96
		去黄毛极净，否则射人肺，令咳逆难疗也。	本草乘雅半偈	104
		去毛，炙。	医宗必读	100

续表

净制方法	药名	摘录	文献名称	文献编号
去毛/根毛	胎兔【兔骨】	去毛洗净，用阴阳瓦焙干，为末。	审视瑶函	102
	腽肭脐【海狗肾】	内滚水泡，去毛净，切片，新瓦上下慢火烘干入药。	医宗粹言	92
	卫矛	拭去赤毛，酥炒用。	医学入门	83
		采得，只使箭头用。拭去赤毛，以酥缓炒。每一两，用酥二钱半。	本草纲目	84
	乌鸡	去毛细切。	济阴纲目	96
	鲜鹿茸【鹿茸】	火燎，去毛净，酥炙透。如带血者，须慢火，防其皮破血走也。切片为末。	先醒斋广笔记	98
	香附	童便浸一宿，焙干，杵去毛，为粗末。	证治准绳	89
		去毛净，童便炒。	宋氏女科秘书	91
		舂去毛，中断之，略炒。	济阴纲目	96
		去毛，炒焦黑存性，为末。	济阴纲目	96
		擦去毛，不拘多少，米醋浸一日，用瓦铫煮令醋尽。	济阴纲目	96
		去毛，以水洗净，拣去砂（沙）石，于石臼内捣去皮，用童便浸透，晒，捣用，或以酒醋酥盐水姜汁浸，俱瓦上焙干。	炮炙大法	97
		盐水炒，去毛。	医宗必读	100
	香附子【香附】	炒，去毛，河水洗。	普济方	70
		炒，去毛净。	普济方	70
		捣去毛，用新水浸一宿，炒黄色。	奇效良方	72
		用极大子，杵去毛，一斤分四分，童便浸四两，酒浸四两，醋浸四两，米泔浸四两，各浸一宿，取用晒干。	济阴纲目	96
		三两，去毛，同剉碎，用巴豆三十粒，去壳膜研细，用熟水化开巴豆泥，同煨香附透，春三夏一，秋五冬十，取出用水洗，晒干，只用一半香附，却用后药。	奇效良方	72
		凡采得后，阴干，于石臼中捣碎去毛，醋煮或童便浸，炒黑能止血。	本草品汇精要	74
		炒，去毛。	婴童百问	77
		炒，去毛。	医学纲目	82
		去毛。	鲁府禁方	88
		沙盆内去毛皮，焙干。	证治准绳	89
		盐水炒，去毛。	证治准绳	89
		舂去毛，用净米、童便浸一宿，取起，用净水洗过，炒干用。妇科以醋复燥之。	医宗粹言	92

续表

净制方法	药名	摘录	文献名称	文献编号
去毛/根毛	辛夷	去毛。	普济方	70
		去毛。	奇效良方	72
		凡收采入药同煎，宜未开花紫苞蕊，刷去毛，免射人肺，摘去心，不致人烦。	本草蒙筌	76
		凡用辛夷，拭去赤肉毛了，以芭蕉水浸一宿，用浆水煮之，从巳至未，取出焙干用。若治眼目中患，即一时去皮，用向里实者。	本草纲目	84
		凡用，去外毛皮，用向里实者。	本草原始	87
		刷去毛，微焙。	本草通玄	101
		拭净萼上赤毛，用芭蕉水浸一宿，更以浆水煮，从巳至未，取出焙干。若治眼目中患，即一时去皮，用向里实者。	本草乘雅半偈	104
	雄雀	一只，去皮毛，用黄泥固济，令干，以文武火煨令香熟。	普济方	70
	泽泻	去毛。	万氏女科	80
		刮去毛，水洗润，切，有酒浸，有皂角水浸，切，焙用。夏月频晒，不生虫。	仁术便览	85
		去毛，酒浸用。	本草原始	87
		去毛。	宋氏女科秘书	91
		削去毛，热水浸半时，切片。	医宗粹言	92
		米泔浸，去毛，蒸，或捣碎，焙。	炮炙大法	97
	知母	去毛。	奇效良方	72
		去毛，炒。	婴童百问	77
		去毛，炒。	万氏女科	80
		凡用，拣肥润里白者，去毛，切。引经上行，则用酒浸，焙干，下行则用盐水润，焙。	本草纲目	84
		去毛，切。	本草纲目	84
		忌铁，用去毛。	本草原始	87
		凡用，拣肥润里白者，去毛，切，引经上行则用酒浸，焙干，下行则用盐水润，焙。	证治准绳	89
		治嗽酒炒，入肾盐水炒，去毛皮净。	医宗粹言	92
		去毛，酒浸，晒干。	寿世保元	93
		去毛，酒炒。	寿世保元	93
		去毛净，盐酒炒过。	景岳全书	94
		去毛，蜜炙，勿令犯铁器。	炮炙大法	97
		去毛，盐水炒透。	医宗必读	100
		凡用，须去毛剉碎，以盐酒久炒如褐色。	本草通玄	101
		去毛切片，六两，分作四分，如黄柏四制同。	审视瑶函	102

续表

净制方法	药名	摘录	文献名称	文献编号
去丝/丝（嘴）	白僵蚕【僵蚕】	去嘴，怀干。	医学纲目	82
		米泔浸一日，待涎浮水上，焙，去丝及黑口。	医宗必读	100
		去丝嘴，新瓦上焙干。	普济方	70
		去丝嘴，姜汁浸，温炙黄色。	普济方	70
		洗，去丝嘴。	普济方	70
		炒，去丝嘴。	奇效良方	72
		用时去丝绵及子，炒过。	本草纲目	84
		凡使，先以糯米泔浸一日，待蚕桑涎出，如蜗涎浮水上，然后漉出，微火焙干，以布拭净黄肉毛并黑口甲子，捣筛如粉，入药。	本草纲目	84
		炒，去嘴足。	本草纲目	84
		去丝及黑口，炒过用。	本草原始	87
		炒，去丝。	寿世保元	93
		微炒，去嘴。	寿世保元	93
		炒，去丝嘴。	景岳全书	94
		凡使，除丝绵并子尽，以糯米泔浸一宿，待蚕桑涎出，微火焙干，以布净拭蚕上黄肉毛并黑口甲了，单捣，筛如粉用。	炮炙大法	97
		炒，去丝。	先醒斋广笔记	98
		去绵并黑口，炒之。	本草通玄	101
		热水泡，去丝，姜汁炒。	审视瑶函	102
		去丝，酒炒。	普济方	70
	白茯苓【茯苓】	米泔浸，去红丝，焙干。	普济方	70
	蝉蜕	去嘴脚。	婴童百问	77
	杜仲	瓦器内炒黄色去丝。	普济方	70
		酥炙去丝。	普济方	70
		去丝，酒炙微黄色。	普济方	70
		酒炒去丝。	鲁府禁方	88
		姜汁酒炒去丝。	济阴纲目	96
		酥炙去丝。	证治准绳	89
	僵蚕	炒，去丝。	外科正宗	95
		去丝，炒。	婴童百问	77
		去丝，酒炒。	寿世保元	93
		去丝嘴，炒。	秘传证治要诀及类方	71
		糯米泔浸，去涎嘴，火焙，或姜汁炒。	医学入门	83
		去丝嘴，炒。	寿世保元	93
	香附子【香附】	略炒，于砖上磨去毛。	普济方	70
	仲【杜仲】	去丝。	医学纲目	82
	直僵蚕【僵蚕】	去嘴，略炒。	婴童百问	77

续表

净制方法	药名	摘录	文献名称	文献编号
去目	川花椒【花椒】	去目，炒。	审视瑶函	102
	川椒【花椒】	去合口者并细黑子，不须去白，自罗不下，于土铫内熬令得所，铺纸一张于地上，倾椒出火毒。	普济方	70
		去目及开口者，炒。	秘传证治要诀及类方	71
		去目并合口者，炒出汗。	奇效良方	72
		去目，于木臼内杵碎。	奇效良方	72
		去目，炒出汗。	奇效良方	72
		去目并闭目者，生用。	医学纲目	82
		去目。	鲁府禁方	88
		去目，炒。	宋氏女科秘书	91
		去目，微炒。	寿世保元	93
		去目及闭口者，炒出汗，取红末。	景岳全书	94
		炒，去目。	济阴纲目	96
		去目及闭口者，微炒出汗。	济阴纲目	96
	大汉椒【花椒】	去目枝梗及合口者，净称五两，以阿胶二两、米醋三升，同椒于砂瓶内煮极干，取出焙干燥，碾为细末。	证治准绳	89
	大红川椒【花椒】	去合口并子，以黄秆纸托之，就放于热炉内，频拨去油，顿地上盖一宿。	普济方	70
	秦艽	去茎目及闭口者，焙出汗用。	本草品汇精要	74
	蜀椒【花椒】	去目及闭口者，炒去汁。	普济方	70
		去目皮羽者，炒出汗。	普济方	70
		凡使，去目及闭口者，酒拌湿蒸两时久，取出入瓮阴干，勿令见风，或微炒出汗，乘热入竹筒中，以杵舂去附红黄壳。	医学入门	83
		凡制，去目及闭口者，微炒出汗，放冷。	本草原始	87
		去目及闭口者，炒去汗，手搓细用。	证治准绳	89
		凡使，须去目及闭口者不用。其椒子先须酒拌令湿，蒸，从巳至午，放冷密盖，除下火，四畔无气后取出，便入瓷器中盛，勿令伤风用也。	炮炙大法	97
		凡使南椒，须去目及闭口者，以酒拌湿蒸，从巳至午，放冷密盖，无气后取出，便入瓷器中，勿令伤风也。	本草纲目	84
		去目、及闭口者，好酒拌润，蒸之，从巳至午，以盆覆盖，俟冷无气，乃可取出，即入瓷器中封固，无伤风也。	本草乘雅半偈	104
		去闭口者及目用。	普济方	70
	吴茱萸	去目闭口，沸汤洗通三次。	普济方	70
	小椒【花椒】	去目，炒黑。	医学纲目	82

续表

净制方法	药名	摘录	文献名称	文献编号
去蒂	荜澄茄	去蒂。	普济方	70
	豆蔻	须去蒂，取向里子及皮，用茱萸【吴茱萸】同于鏊上缓炒，待茱萸【吴茱萸】色微黄黑，即去茱萸【吴茱萸】，取豆蔻皮及子用之。	本草乘雅半偈	104
		去蒂并内里子后，取皮同茱萸【吴茱萸】于锅中缓炒，待茱萸【吴茱萸】微黄黑，即去茱萸【吴茱萸】，取草豆蔻及子，杵用之。	炮炙大法	97
	覆盆子	入药水洗，去皮蒂，酒蒸，日干。	医学入门	83
		去蒂。	鲁府禁方	88
		去蒂。	寿世保元	93
		去蒂，酒蒸。	医宗必读	100
		去蒂。	普济方	70
	甘菊花【菊花】	去蒂。	先醒斋广笔记	98
		去蒂。	医宗必读	100
		忌火，去蒂，浆过晒干，乘燥入磨。	本草通玄	101
	枸杞【枸杞子】	去蒂。	先醒斋广笔记	98
	枸杞子	去蒂，晒干。	医学入门	83
		去枯蒂者。	景岳全书	94
		去蒂。	外科正宗	95
		去蒂及枯者，酒润一夜，捣烂入药。	炮炙大法	97
	黄栀【栀子】	去顶蒂。	奇效良方	72
	菊花	去蒂用。	炮炙大法	97
	橘皮【陈皮】	去蒂及浮膜，晒干。	医宗必读	100
	连翘	去蒂根，研。	炮炙大法	97
	蔓荆实【蔓荆子】	凡使，去蒂子，下白膜一重，用酒浸一伏时，蒸，从巳至未，出，晒用。	炮炙大法	97
	粟壳【罂粟壳】	去须蒂，醋炒。	普济方	70
		去顶蒂，半生半炒。	奇效良方	72
		去蒂，炒。	外科理例	75
		去顶蒂，炒。	医学纲目	82
		去蒂，炒。	景岳全书	94
		水洗润，去蒂及筋膜，取薄皮醋炒。	本草通玄	101
	天麻	去蒂。	奇效良方	72
	辛夷	去蒂。	外科正宗	95
	旋复花【旋覆花】	去蒂，蒸用。	本草原始	87
	旋覆花	去蒂，焙。	医宗必读	100
	罂粟	去蒂，并拣取不蛀，净，蜜炙，为末，不可焦。	普济方	70

续表

净制方法	药名	摘录	文献名称	文献编号
去蒂	罂粟壳	去蒂，蜜泡，炒。	普济方	70
		去蒂盖。	普济方	70
		去顶盖及蒂瓤，火炙。	普济方	70
		去蒂盖，蜜炙。	秘传证治要诀及类方	71
		去蒂盖，去穰（瓤）蒂。	奇效良方	72
		去蒂萼，醋炒。	奇效良方	72
		去上下蒂顶隔，剉成片子，蜜炒令赤色，净称。	奇效良方	72
		去蒂膜，姜制，炒。	奇效良方	72
		去蒂盖，炒。	婴童百问	77
		去蒂壳，蜜炙。	证治准绳	89
		去蒂，切，焙干。	景岳全书	94
		炙，去蒂。	景岳全书	94
		去蒂穰（瓤），醋炙。	景岳全书	94
		去蒂，蜜炙。	济阴纲目	96
	罂子粟【罂粟】	去蒂，并去筋膜，蜜炙用。	本草原始	87
	御米壳【罂粟壳】	去顶囊，蜜炙。	奇效良方	72
		去蒂，炒黄色。	医学纲目	82
		去顶蒂膈（隔）。	医宗必读	100
去萼	白葵花	去萼，碎。	奇效良方	72
		去萼。	医学纲目	82
		去萼。	证治准绳	89
		去萼。	济阴纲目	96
	赤白葵花	去萼，略焙。	仁术便览	85
	覆盆子	去萼枝净。	普济方	70
	甘菊【菊花】	去萼。	普济方	70
	枸杞子	去萼，酒浸用，同菊花拌，焙，去菊花。	仁术便览	85
	款冬花	去萼。	普济方	70
	蔓荆子	去萼。	奇效良方	72
	旋复花【旋覆花】	去萼。	普济方	70
	罂粟壳	去筋萼，截碎，蜜酒炒熟。	普济方	70
	御米壳【罂粟壳】	去花萼，蜜炒。	普济方	70
去木	白茯神【茯神】	去皮木。	寿世保元	93
	白松香【松香】	去木屑。	证治准绳	89
	丹皮【牡丹皮】	去木。	宋氏女科秘书	91
	地骨皮	去木，洗净。	普济方	70
		去木。	奇效良方	72

续表

净制方法	药名	摘录	文献名称	文献编号
去木	茯神	去木皮，泔水煮。	普济方	70
		去木。	奇效良方	72
		去木。	婴童百问	77
		去木。	明医杂著	79
		去木。	医学纲目	82
		去木。	证治准绳	89
		去木。	济阴纲目	96
		去木。	医宗必读	100
		去木。	普济方	70
	苦参	去木，取皮。	普济方	70
	牡丹皮	去木。	奇效良方	72
		去木，水洗，有醋浸，焙，有酒拌，蒸用者。	仁术便览	85
	生干地黄【地黄】	去木。	普济方	70
	乌药	去木，剉。	普济方	70
		去木，剉碎用。	本草品汇精要	74
		去木，与黄松节同入大木瓜内。	证治准绳	89
		去木。	济阴纲目	96
		去木。	奇效良方	72
		去木。	医宗必读	100
	远志	去木。	医宗必读	100
去子	川楝子	去子，炒。	奇效良方	72
	川椒【花椒】	去子，生用。	普济方	70
		去子，微炒。	普济方	70
		去子并合口者。	医学纲目	82
	附子	竹刀刮去孕子，并底，劈破，于屋下平地，掘一土坑安之，至明取用，焙干。若阴制者，生去皮尖，及底，薄切作片，用东流水，及黑豆浸五日夜，取出，日中晒干。	本草乘雅半偈	104
	葫芦	去子瓤实。	医学纲目	82
	金樱子	干了，以新草鞋于筛内擦刺令净，捶（捶）碎，去子，切，焙。	普济方	70
		干了，以草鞋筛内擦刺令净，捶（捶）破，去子，切，焙。	奇效良方	72
		去子，蒸熟。	景岳全书	94
		去子及毛净，蒸熟，慢火熬成膏。	医宗必读	100
		去子，洗净，捣碎，入瓶中蒸令熟，用汤淋之，取汁，慢火成膏。	普济方	70
	马兜铃	去子。	普济方	70
	木瓜	去子。	证治准绳	89
	山楂	少用温水润透，去子取肉。	增补万病回春	86
		去子。	鲁府禁方	88
		去子。	寿世保元	93

续表

净制方法	药名	摘录	文献名称	文献编号
去子	蜀椒【花椒】	去子并合口者，八两，以火烧一坑子，泼酒在上，次倾椒在上，急用一新瓦盆紧合定，四缝以新土密封一伏时，取出，拣取红，不用白。	普济方	70
	水蛭	炒，去子杵碎，用石灰炒紫黄色，去灰不用，只宜多炒为妙。	奇效良方	72
		以堇竹筒盛，待干，用米泔浸一夜，曝干，展其身，看腹中有子，皆去之。	炮炙大法	97
		腹中有子者去之，性最难死，虽火炙为末，得水即活，若水蛭入腹，生子为害，肠痛黄瘦。	本草通玄	101
	天雄	竹刀刮去孕子，并底，劈破，于屋下平地，掘一土坑安之，至明取用，焙干。若阴制者，生去皮尖，及底，薄切作片，用东流水，及黑豆浸五日夜，取出，日中晒干。	本草乘雅半偈	104
	五味子	去子。	普济方	70
	橡斗皮【橡实壳】	去子，蜜炒。	普济方	70
	牙皂【猪牙皂】	去子。	普济方	70
	猪牙皂角【猪牙皂】	酥炙黄色，去子。	普济方	70
去青	葱白	除青令尽。	普济方	70
	薤白	去青，细切。	奇效良方	72
		除青令尽。	普济方	70
取羽 / 羽皮	鬼箭【鬼箭羽】	削去羽，取皮。	普济方	70
	卫矛	削取皮羽，阴干，拭净赤毛，酥炙，一说只使箭头，每两酥一分，缓炒酥尽为度。（任煎汤液，专治女科。）	本草蒙筌	76
去膜 / 革（隔）膜 / 筋膜	白果肉【白果】	四两，一半去白膜，一半去红膜，擂烂。	寿世保元	93
	白茯苓【茯苓】	去筋。	景岳全书	94
		为末，水澄去筋膜，蒸，晒，再磨，以人乳拌，晒数次。	先醒斋广笔记	98
		去皮筋膜，乳汁浸晒三次。	寿世保元	93
	白羯羊肝【羊肝】	以竹刀刮下如糊，去筋膜。	审视瑶函	102
	白羊肝【羊肝】	去筋膜，忌铁器。	一草亭目科全书；异授眼科	103
	蓖麻子	去壳膜。	奇效良方	72
	草豆蔻	去膜，微炒。	医宗必读	100
	楮实子	去膜，阴干。	审视瑶函	102
	穿山甲	去膜皮，炒胀为度，紫灰亦可。	普济方	70
		去膜，桑柴灰炒，泡起为度，柴灰亦可。	奇效良方	72
		去膜，桑柴灰炒，泡起为度，柴灰亦可。	证治准绳	89
	茯苓	为末，水飞过，掠去筋膜，曝干。	普济方	70
		去皮膜用。	医宗必读	100
	羯羊肝【羊肝】	竹刀薄批，炙令焦，忌用铁刀。去筋膜。	审视瑶函	102
		煮其半，焙干入药。取其半生者，去筋膜，研烂入药。	一草亭目科全书；异授眼科	103
	橘柚	各去白膜，剉细，鲤鱼皮裹一宿，至明取用。	本草乘雅半偈	104

续表

净制方法	药名	摘录	文献名称	文献编号
去膜/膈（隔）膜/筋膜	马勃	去膜用。	本草品汇精要	74
	马兜铃	去革（隔）膜，取向里扁子，入药剂微炒燥为良。	本草蒙筌	76
		去隔膜。	寿世保元	93
		劈作片，取向里子，去革（隔）膜，并令净，用子，勿令去革（隔）膜不尽，用之并皮，炒入药。	炮炙大法	97
	蔓荆【蔓荆子】	凡使，去蒂子下白膜一重，用酒浸一伏时，蒸之，从巳至未，曝干用。	本草纲目	84
		寻常只去膜，打碎用之。	本草纲目	84
	蔓荆子	去白膜，酒炒，打碎。	本草通玄	101
		去膜，晒干为末。	审视瑶函	102
		去蒂子下白膜一重，酒润一伏时，蒸之，从巳至未，晒干收用。	本草乘雅半偈	104
	米壳【罂粟壳】	水润，去顶隔，蜜炒黄色，有生用者，不可轻用。	仁术便览	85
		去顶隔净。	普济方	70
	青羊肝【羊肝】	去膜，薄切，以新瓦炙干。	保婴撮要	81
	粟壳【罂粟壳】	去隔。	奇效良方	72
		泡去筋膜，醋拌炒用。	景岳全书	94
		去筋膜，蜜炒。	外科正宗	95
		泡，去筋膜，醋拌炒用，甚固大肠，久痢滑泻必用。	本草正	99
	续断	搥（捶）碎，去筋脉，酒浸一宿。	奇效良方	72
		去向里硬筋，以醇酒浸宿，烈日曝干，薄片咀成。	本草蒙筌	76
		酒浸一宿，搥（捶）碎去筋，晒干用。	医宗粹言	92
		用酒浸一伏时，槌（捶）碎去筋，焙干用。	炮炙大法	97
	羊肝	不落水，以竹刀刮去膜，研烂如泥。	一草亭目科全书；异授眼科	103
		去筋膜，瓦焙干。	一草亭目科全书；异授眼科	103
	羊肾	薄切，去筋膜，炙干。	景岳全书	94
	罂粟壳	去蒂膜，米醋炒。	普济方	70
		去筋膜，蜜制。	奇效良方	72
		用热水泡软，擘去筋膜，切成丝，用蜜水微炒，晒干用。	医宗粹言	92
		泡，去筋膜，炒。	景岳全书	94
		去膜，蜜拌炒，为末。	外科正宗	95
	罂子粟【罂粟】	用热水泡软，擘去筋膜，切成丝，用蜜水或米醋拌，微炒，晒干用。	炮炙大法	97
	罂子粟壳【罂粟壳】	凡用，以水洗润，去蒂及筋膜，取外薄皮，阴干细切，以米醋拌炒入药，亦有蜜炒、蜜炙者。	本草纲目	84
		去蒂膜，醋炒。	本草纲目	84
	猪石【豚卵】	去脂膜，切破。	济阴纲目	96
		去脂膜，四破。	济阴纲目	96

续表

净制方法	药名	摘录	文献名称	文献编号
去膜/革（隔）膜/筋膜	猪羊靥	暖水洗去脂膜，切，焙。	普济方	70
		暖水洗去脂膜后，晒干，杵为细末。	医学纲目	82
	猪胰子	以稻草水洗去膏膜，干净无油为度，再用布包捣烂入药。	审视瑶函	102
	紫河车	水洗，去红筋，焙干为末。	证治准绳	89
去血肉/皮骨	白花蛇【蕲蛇】	去皮骨，取肉，酒浸，炙令赤色。	普济方	70
		酒浸，去皮骨。	秘传证治要诀及类方	71
		酒浸，去骨，炙干，仍用酒润湿，又炙干，如是炙二十余次了，捣用。	奇效良方	72
		去净头尾骨皮，渍酒旋饮。	本草蒙筌	76
		去骨，焙。	医学纲目	82
		头尾各一尺有大毒，不可用，只用中段干者，以酒浸，去皮骨，炙过收之则不蛀，其骨刺须远弃之，伤人，毒与生者同也。	本草纲目	84
		凡用，去头尾，换酒浸三日，火炙，去尽皮骨，此物甚毒，不可不防。	本草纲目	84
		酒浸，去皮骨，焙。	仁术便览	85
		用中段干者，以酒浸，去皮骨，炙过，其骨刺须远弃之，伤人，毒与生者同也。	本草原始	87
		去头尾各三寸，以防其毒，春秋酒浸三宿，夏一宿，冬五宿。火炙，去尽皮骨，取肉焙干，密封藏之。	景岳全书	94
		去头尾，连骨生用。	景岳全书	94
		头尾全者，酒浸二三日，去骨阴干。	寿世保元	93
		去头尾各三寸，以防其毒，春秋酒浸三宿，夏一宿，冬五宿。火炙，去尽皮骨，取肉焙干，密封藏之。	景岳全书	94
		去头尾，连骨生用。	景岳全书	94
		头尾全者，酒浸二三日，去骨阴干。	寿世保元	93
		用宜去头尾各三寸，以防其毒。	本草正	99
	鳖甲	去边，煮，醋炙黄。	普济方	70
		醋浸二宿，去裙，用火炙令黄色，取末。	普济方	70
		一枚重二两，好醋煮一时辰，令裙襕自脱而出，净洗，别以醋煮，为粗末，取半两净者。	普济方	70
		小便浸三日，逐日换小便，炙黄，去裙襕、脊骨。	普济方	70
		去裙襕、头，醋炙。	普济方	70
		童便浸半月，醋炙，去裙用。	普济方	70
		去裙襕，醋浸炙。	奇效良方	72
		醋涂炙令黄，去裙襕。	婴童百问	77
		去筋，醋炙枯。	万氏女科	80
		醋炙或酒炙透，去裙。	仁术便览	85

续表

净制方法	药名	摘录	文献名称	文献编号
去血肉／皮骨	鳖甲	三两，去裙襕，以米醋一小盏，化硇砂一两，用涂鳖甲，炙以醋尽为度。	证治准绳	89
		取活鳖大者，去肉，用醋煮干，炙燥用之。	景岳全书	94
		去裙，蘸醋炙黄。	寿世保元	93
		取活鳖大者，去肉，用醋煮干，炙燥用之。	景岳全书	94
		去裙，蘸醋炙黄。	寿世保元	93
		醋炙黄色，去裙襕。	济阴纲目	96
		涂酥炙令黄色，去裙。	济阴纲目	96
		须取活鳖大者，去肉，用醋煮干，制燥用之，若诸煮熟肋骨露出者，不堪用。	本草正	99
		去裙留骨。	本草乘雅半偈	104
	蟾蜍	酒浸，去皮骨，炙黄。	普济方	70
		五月五日取得，日干或烘干用。一法去皮爪，酒浸一宿，又用黄精自然汁浸一宿，涂酥，炙干用。	本草纲目	84
	川椒【花椒】	去肉，炒出汗，取干净。	普济方	70
	伏翼【蝙蝠】	凡使，要重一斤者，先拭去肉上毛，及去爪肠，留肉翅并嘴脚，以好酒浸一宿，取出以黄精自然汁五两涂炙至尽，炙干用。	本草纲目	84
	干蟾【蟾蜍】	酥炙，去骨皮。	婴童百问	77
	干虾蟆【虾蟆】	涂酥炙黄赤色，净，剔去骨并腹中恶物。	普济方	70
	龟板【龟甲】	去裙，酥油炙透，有酒炙者。	仁术便览	85
		去裙净，酥炙用。	本草原始	87
	龟甲	去肋酥炙。研细。	医宗必读	100
		去肋用底，去黑皮，酥炙。	本草通玄	101
	蛤蚧	其毒在眼，须去眼及甲上、尾上、腹上肉毛，以酒浸透，隔两重纸缓焙令干，以瓷器盛，悬屋东角上一夜用之，力可十倍，勿伤尾也。	本草纲目	84
		去眼，去甲上、尾上、腹上肉毛，以酒浸，方干，用纸两重，于火上缓隔纸焙炙，待两重纸干焦透后，去纸。取蛤蚧于瓷器中盛，于东舍角畔，悬一宿取用。	炮炙大法	97
	海螵蛸	去外肌骨，火炙微黄色，细研。	本草原始	87
	黑梢蛇【乌梢蛇】	去骨，焙。	医学纲目	82
	虎骨	凡用虎诸骨，并搥（捶）碎去髓，涂酥油，或酒或醋，各随方法，炭火炙黄入药。	本草原始	87
		搥（捶）碎去髓，涂酥，或酒或醋，各随方法，炭火炙黄。	炮炙大法	97
	花蛇【蕲蛇】	凡用花蛇，春秋酒浸三宿，夏一宿，冬五宿，取出炭火焙干，如此三次，以砂瓶盛埋地中一宿，出火毒，去皮骨，取肉用。	本草纲目	84
		酒润，去皮骨，取肉。	本草纲目	84
		温水洗净，头尾各去三寸，酒浸，去骨刺，取净肉。	本草纲目	84
		酒浸，去皮骨，炙干。	本草纲目	84
		酒煮，去皮骨，瓦焙。	本草纲目	84
		酒浸，去皮骨。	寿世保元	93
	鲫鱼	去肠并子。	医学纲目	82

续表

净制方法	药名	摘录	文献名称	文献编号
去血肉/皮骨	牛髓	捣烂去粗。	寿世保元	93
	青皮	去肉。	寿世保元	93
	山茱萸	去肉。	普济方	70
	生鳖甲【鳖甲】	去裙，醋浸一宿，又醋一盏，仰盛，慢火炙令醋尽。	普济方	70
	乌梢蛇	酒浸，去皮骨，焙。	仁术便览	85
	乌蛇【乌梢蛇】	酒浸，去骨皮，慢火炙。	普济方	70
		水浸，去皮骨，好酒浸一宿，炙。	普济方	70
		酒浸，去皮骨，酥拌，炒黄。	普济方	70
		酒浸，去皮骨，炙。	奇效良方	72
		去皮骨，炙用。	本草品汇精要	74
		采得，去头及皮鳞带子，剉断，苦酒浸一宿，漉出，柳木炭火炙干，再以酥炙，于屋下巳地上掘坑埋一夜，再炙干用。或以酒煮干用亦可。	本草纲目	84
	乌贼鱼骨【海螵蛸】	炙黄，去皮，研末。	本草纲目	84
	虾蟆	去皮爪肠肚，阴干，酥炙或酒炙，去骨。或烧灰用。	医学入门	83
		凡使虾蟆，先去皮并肠及爪子，阴干，每个用真牛酥一分涂炙干。若使黑虎，即连头尾皮爪并阴干，酒浸三日，漉出焙用。	本草纲目	84
	熊胆	用篾盛，上下去鲜血。	一草亭目科全书；异授眼科	103
	真白花蛇【蕲蛇】	酒浸三日，去酒，火炙，去皮骨。	寿世保元	93
去枯腐	枸杞子	去枯者及蒂，人乳润过，烘干。	先醒斋广笔记	98
	黄芩	去腐，酒洗。	普济方	70
		去枯朽。	秘传证治要诀及类方	71
		去腐。	证治准绳	89
		去朽，酒炒。	寿世保元	93
		去腐。	医宗必读	100
	升麻	去腐。	普济方	70
	五味子	去枯者，打碎，蜜蒸。	先醒斋广笔记	98
		去枯者，铜刀劈作两片，用蜜浸蒸，从巳至申，或晒，或烘炒。	炮炙大法	97
去骨	巴戟【巴戟天】	酒浸，搥（捶）去骨，晒干用。	增补万病回春	86
		酒浸过宿，槌（捶）去骨，晒干。	寿世保元	93
	巴戟天	甘草汁煮，去骨。	先醒斋广笔记	98
		酒浸三日，弃酒，火炙，去皮骨。	鲁府禁方	88
	白花蛇【蕲蛇】	有大毒，宜去头尾一尺，取中段，酒浸三日，去酒炙干，去皮骨。	医学入门	83
	白鲜皮	去骨净。	普济方	70

续表

净制方法	药名	摘录	文献名称	文献编号
去骨	川巴戟【巴戟天】	酒浸，去骨。	鲁府禁方	88
		去骨。	外科正宗	95
		如法去骨，以甘菊花【菊花】、枸杞子同酒浸，蒸，晒干。	先醒斋广笔记	98
	大戟	凡采得，以浆水煮软，去骨，晒干用。	本草纲目	84
		以浆水煮软，去骨，晒干用。	证治准绳	89
		水煮软，去骨用。	医宗必读	100
	地骨皮	去骨土净。	普济方	70
		去骨。	奇效良方	72
		去骨，水洗，刮去粗皮，焙干，忌铁。	医学入门	83
		去骨。	寿世保元	93
	防风	去叉。	普济方	70
		去叉。	证治准绳	89
		去叉。	景岳全书	94
	红芽大戟	去骨。	证治准绳	89
	牡丹	凡采得根，日干，以铜刀劈破，去骨，剉如大豆许，用酒细拌，蒸，从巳至未，日干用。	本草纲目	84
		铜刀劈破，去骨。	本草原始	87
		去骨，剉如大豆，好酒拌蒸，从巳至未，日干用。	本草乘雅半偈	104
	牡丹皮	去骨。	普济方	70
		去骨。	婴童百问	77
		去骨。	万氏女科	80
		以铜刀劈去骨，阴干，酒拌蒸二时，日干用。	医学入门	83
		去骨。	寿世保元	93
		凡使，采得后日干，用铜刀劈破，去骨了，细剉如豆大许，用清酒拌蒸，从巳至未，出，日干用，阔而厚者良。	炮炙大法	97
		去骨。	普济方	70
	蕲蛇	酒浸一宿，炭火焙干，埋地中出火毒，去皮骨，取肉用。	本草通玄	101
	桑白皮	去骨，铜刀刮去薄皮，勿令皮上涎落。利水，生用。咳嗽，蜜蒸或炒。忌铁与铅。	医学入门	83
	五加皮	去骨净。	普济方	70
	远志	宜去骨取皮，甘草汤浸一宿，漉，向日曝干，入剂煎。	本草蒙筌	76
		先用甘草、黑豆水煮，去骨，后用姜汁炒。	医学入门	83
		用宜甘草汤浸，去骨取肉。	本草原始	87
		甘草水煮，去骨。	鲁府禁方	88
		泔煮，去骨。	证治准绳	89
		甘草汤浸一宿，去骨，晒干。	寿世保元	93
	远志肉【远志】	水洗，去骨，晒干，炒。	一草亭目科全书；异授眼科	103
		甘草煎水浸软，去骨，炒。	一草亭目科全书；异授眼科	103

续表

净制方法	药名	摘录	文献名称	文献编号
去骨	紫金皮【山海棠】	去骨，生。	普济方	70
	皂角刺	去骨，取皮。	普济方	70
去甲 / 鳞甲	牡蛎	除甲并口，采如粉之处，得左顾大者尤良，火煅红，杵罗细末。	本草蒙筌	76
	肉苁蓉	酒浸一宿，去鳞甲及心中白丝，焙。不去隔人心气不散，正气不出。酥炙者。	仁术便览	85
		酒浸，去甲并筋膜。	本草原始	87
		酒浸一宿，刮去鳞甲，切。	证治准绳	89
		坚而不腐者佳，酒洗，去甲。	本草通玄	101
	乌贼鱼骨【海螵蛸】	去甲。	普济方	70
		去甲。	奇效良方	72
		去甲。	女科撮要	78
取肉	白花蛇【蕲蛇】	黔蛇长大，故头尾可去一尺，蕲蛇止可头尾各去三寸，亦有单用头尾者。大蛇一条，只得净肉四两而已。久留易蛀，惟取肉密封藏之，十年亦不坏也。	本草纲目	84
	白豆蔻	取肉。	审视瑶函	102
去尾 / 钩	干蝎【全蝎】	去钩，焙干。	审视瑶函	102
	全蝎	去毒并尾爪。	普济方	70
		去尾针。	普济方	70
		去尾尖。	鲁府禁方	88
去仁	栝楼【瓜蒌】	一颗熟者，去仁，以童子小便一升相和，研，绞取汁。	证治准绳	89
	乌梅	去仁，留核。	奇效良方	72
	盐白梅【白梅】	搥（捶），研，去仁，不去核。	普济方	70
用根	椿木	椿木根采出，拌生葱蒸半日，出生葱，细剉，用袋盛挂屋南畔，阴干用。	炮炙大法	97
		椿木根，用根皮漂净，酒拌炒。	炮炙大法	97
净 / 拣净	艾叶	拣摘净叶，扬去尘屑，入石臼内，木杵捣熟，罗去渣滓，再捣如绵，则炙火得力。	本草乘雅半偈	104
	白丁香【丁香】	拣净。	医学纲目	82
	柏子仁	拣净，酒蒸。	先醒斋广笔记	98
	舶上茴香【八角茴香】	拣净，银石器内隔纸炒香。	普济方	70
	陈皮	净。	普济方	70
		净。	证治准绳	89
	赤芍药【赤芍】	净，洗，焙。	普济方	70
	楮实子	拣净，炒。	一草亭目科全书；异授眼科	103
	川椒【花椒】	拣去闭口者。	一草亭目科全书；异授眼科	103
	川文蛤【五倍子】	槌（捶）破，净，焙。	外科正宗	95

续表

净制方法	药名	摘录	文献名称	文献编号
净 / 拣净	刺蒺藜【蒺藜】	拣净蒸之，从午至酉，日干，木臼舂令刺尽，再用酒拌蒸，从午至酉，日干用。	本草乘雅半偈	104
	大风子油	净。	外科启玄	90
	地榆	净，剉。	普济方	70
	防风	净，洗，焙。	普济方	70
	甘菊花【菊花】	拣净。	普济方	70
	甘松	净。	证治准绳	89
	干姜	炮，净拭。	普济方	70
		洗去灰，炮。	普济方	70
	枸杞子	择。	普济方	70
	瓜蒂	拣净，研碎，以纸卷定，连纸剉细，去纸，用粗罗子过，另放末，将滓炒微黄，次入末一处同炒黄用。	普济方	70
	官桂【肉桂】	拣去粗。	医宗必读	100
	黑豆	拣择令净。	审视瑶函	102
	黑牵牛【牵牛子】	四两，拣净，用茱萸【吴茱萸】二两，慢火同炒，候茱萸【吴茱萸】焦，只取牵牛子一味研取末。	普济方	70
	黑锡【铅】	净。	景岳全书	94
	红曲	簸净，炒。	先醒斋广笔记	98
	花椒	拣去闭口者，炒。炒去汗。	医宗必读	100
	槐花	拣净，酒浸，微炒。若止血，炒黑。	炮炙大法	97
	韭【韭菜子】	拣净，蒸熟，曝干，簸去黑皮，炒黄，研用。	炮炙大法	97
	桔梗	净，焙干。	普济方	70
	橘红	刮净。	寿世保元	93
	连翘	择去枝梗及心，研碎入火煎。	医宗粹言	92
	刘寄奴	拣去茎叶，只用子，粗布拭去薄壳，酒拌蒸，从巳至申，曝干用。	本草乘雅半偈	104
	露蜂房【蜂房】	细剪净。	医学纲目	82
	栾华	拣净，捣为末用。	本草品汇精要	74
	绿豆	拣净，另捣。	医学纲目	82
	沤麻头【麻皮】	拣择净。	普济方	70
	破故纸【补骨脂】	拣，洗，为末。	普济方	70
		拣，洗净，为细末。	奇效良方	72
	牵牛【牵牛子】	拣净。	普济方	70
	麝香	拣尽血毛皮壳，细研，净。	寿世保元	93
		拣净毛皮，干者，研，净。	外科正宗	95
	桃花	凡用，拣令净，以绢袋盛，于檐下悬令干，去尘用。	炮炙大法	97
	甜瓜子	净，炒黄色。	普济方	70
	晚蚕砂【蚕沙】	拣去土子极净，醋炒。	一草亭目科全书；异授眼科	103
	吴茱萸	净择，盐水洗过。	普济方	70
	五加皮	净，洗，焙。	普济方	70
	五灵脂	取净。	普济方	70

续表

净制方法	药名	摘录	文献名称	文献编号
净 / 拣净	细辛	拣去双叶，服之害人，洗净，去泥沙。	炮炙大法	97
		拣去双叶者，切去头上子，以瓜水浸一宿，曝干用。	本草乘雅半偈	104
	香薷	拣净，去根。	奇效良方	72
	小麦	拣净，焙用。	炮炙大法	97
	夜明砂	净，微炒。	外科启玄	90
	茵陈	拣净。	医学纲目	82
		拣净。	普济方	70
	紫苏叶	拣净，去粗梗。	奇效良方	72
去荚	扁豆【白扁豆】	去荚，剁碎用。	本草品汇精要	74
	白豆【豇豆】	去荚用。	本草品汇精要	74
	绿豆	去荚和皮用。	本草品汇精要	74
	豌豆	去荚用。	本草品汇精要	74
去蕊	车前子	凡使，须一窠有九叶，内有蕊，茎可长一尺二寸者。和蕊叶根，去上子，称一镒者，力全。使叶，勿使蕊茎，剉细，于新瓦上摊干用。	本草纲目	84
	款冬花	凡采得，须去向里裹花蕊壳，并向里实如粟零壳者，并枝叶，以甘草水浸一宿，却取款冬花叶相拌裹一夜，晒干，去叶用。	本草纲目	84
	女萎【玉竹】	去头上白蕊，剉成细片，拌豆淋酒蒸，从巳至申，方取曝用。	本草蒙筌	76
	旋覆花	采得花，去蕊并壳皮及蒂子，蒸之，从巳至午，晒干用。	本草纲目	84
去扇	白芜荑【芜荑】	去扇。	婴童百问	77
		去扇。	保婴撮要	81
淘	白粳米【粳米】	水淘净，磨极细末。	寿世保元	93
	蚌粉	水淘，滤去砂（沙）石，却连盏在火上煅通红，刮下，水飞过，细研。	普济方	70
	楮实【楮实子】	入药水沉去浮者，去皮，酒浸蒸半日，焙干。	医学入门	83
	大黑豆【黑豆】	淘洗净。	景岳全书	94
	何首乌	用千里水淘，米泔浸软，用竹刀去皮，曝干。	普济方	70
	黑豆【黑大豆】	淘洗。	普济方	70
	黑牵牛【牵牛子】	淘洗令净，炒令气透便取出，摊令冷，取末。	普济方	70
	胡芦巴	淘净，酒焙。	医宗必读	100
		淘净，酒浸，晒干，蒸熟，炒过用。	本草乘雅半偈	104
		凡入药，淘净，以酒浸一宿，晒干，蒸熟，或炒过用。	本草纲目	84

续表

净制方法	药名	摘录	文献名称	文献编号
淘	胡麻【芝麻】	凡修事，以水淘去浮者，晒干，以酒拌蒸，从巳至亥，出摊晒干，臼中舂去粗皮，留薄皮，以小豆对拌，同炒，豆熟，去豆用之。	本草纲目	84
		凡使，汤淘去浮者，酒蒸半日，晒干，舂去粗皮，微炒。	医学入门	83
		以水淘去浮者，晒干，以酒拌蒸熟，晒干，舂去粗皮用。	本草原始	87
		凡修事，以水淘，浮者去之，沉者漉出，令干，以酒拌蒸，从巳至亥，出摊晒干，于臼中舂，令粗皮一重尽，拌小豆相对同炒，小豆熟即出，去小豆用之。蒸不熟，令人发落。	炮炙大法	97
	家韭子【韭菜子】	四两，水淘净，用枣二两同煮，枣熟，去枣，水淘净，控干，再用酒浸一宿，慢火炒软。	普济方	70
		四两，水淘净，用枣二两同煮，枣熟，去枣，淘净，控干，再用酒浸一宿，火炒软。	奇效良方	72
	蔓荆子	淘净，绢袋盛，甑蒸一伏时，晒干。	审视瑶函	102
		水淘。	一草亭目科全书；异授眼科	103
	牵牛【牵牛子】	水淘去浮者，取沉者晒干，酒拌蒸三时，炒熟，舂去皮，每斤取头末四两。生者尤急。治水肿，以乌牛尿浸；治风气积滞，以童便浸。	医学入门	83
	牵牛子	入水中淘，浮者去之，取沉者晒干，拌酒蒸，从巳至未，晒干。临用，舂去黑皮用之，黑者力速，磨取头末入药。	炮炙大法	97
		晒干，淘去枯浮者，再晒干，酒润蒸之，从巳至未，缓火焙燥，舂去皮用。	本草乘雅半偈	104
	菟丝子	淘净，油烹，焙。	普济方	70
		凡用，以温水淘去沙泥，酒浸一宿，曝干捣之，不尽者，再浸，曝，捣，须臾悉细。	本草纲目	84
		先用甜水淘洗净，浸胀，次用酒渍，煮熟晒干，炒之更妙。	景岳全书	94
		用好水淘净，入陈酒浸一日，文火煮极烂，捣为饼，焙干为末。	景岳全书	94
		淘洗净，用好酒浸三日，用净白布包蒸。	景岳全书	94
		米泔淘洗极净，略晒，拣去稗草子，磨五六次，酒浸一宿，慢火煮干，木槌（捶）去壳。	炮炙大法	97
		水淘去泥，酒浸一宿，焙干研细。	本草通玄	101
		先用甜水淘洗净，浸胀，次用酒渍煮熟，晒干炒之更妙。	本草正	99
	茼苣子	淘洗。	医学纲目	82
		淘洗。	济阴纲目	96
	苡仁【薏苡仁】	淘净，炒熟。	医宗必读	100
	薏苡仁	淘净，炒。	证治准绳	89
		淘净。	医宗必读	100
	针砂	水淘净，醋浸三日，炒成土色为度。	普济方	70

续表

净制方法	药名	摘录	文献名称	文献编号
去虫	防葵	去虫末，甘草水浸一宿，晒干。	医学入门	83
	五倍子	去内虫屑。	证治准绳	89
		去虫，汤药生用，丸药略炒。染发炒至烟起，以浓茶泼之，再炒至烟净，用青布包，以脚踏石压干为末。	医学入门	83
去滓	黑锡【铅】	去滓，净称，与水银结砂（沙）子。	证治准绳	89
		去滓，炒末。	景岳全书	94
	食盐	入药须用水化，澄去脚滓，煎炼白色乃良。	炮炙大法	97
		以水化，澄去脚滓，煎炼白色乃良。	本草原始	87
去丁盖	丁香	若欲使雄，须去丁盖、乳子，发人背痈也。	炮炙大法	97
		去丁盖。	医宗必读	100
		去丁盖，勿令见火。	本草通玄	101
去衣	白豆蔻	去衣，微焙。	医宗必读	100
	柏子仁	炒去衣，研细。	本草通玄	101
	补骨脂	去衣，酒炒。	医宗必读	100
		揉去衣，以胡桃肉拌擦炒之。	本草通玄	101
	海螵蛸	去衣，研细，水漂净，焙干。	一草亭目科全书；异授眼科	103
	胡桃肉【核桃仁】	去衣，研。	医宗必读	100
	缩砂仁【砂仁】	炒，去衣。	医宗必读	100
		炒香，去衣。	本草通玄	101
其他	大怀熟【地黄】	烘晒干，以去水气。	景岳全书	94
	地龙	去白颈，去泥。	普济方	70
	茯神	去木，研细，水飞过用。	医宗粹言	92
	鸡子	一个，煮熟，去黄取白，切，炒。	医学纲目	82
	麦糵【麦芽】	炒黄，去芒，留芽用。	医宗必读	100
	秦艽	去裂纹。	普济方	70
	瞿麦	取穗。	普济方	70
	锡灰	去锡，细研，罗过用。	本草品汇精要	74
	小葵子	去苞，焙，研用。	仁术便览	85

6. 清代

清代净制的品种较多，共计有720余种，涉及药物如下所示：（以A开头）安边桂【肉桂】；（以B开头）巴豆、巴豆霜、巴霜【巴豆霜】、巴戟天、巴戟【巴戟天】、白胶【鹿角胶】、白僵蚕【僵蚕】、白蒺藜【蒺藜】、白花蛇【蕲蛇】、白茯苓【茯苓】、白扁豆、扁豆【白扁豆】、白豆蔻、白蔻【白豆蔻】、白蔻仁【白豆蔻】、白附子、白果、白芥子、白葵花、白茅根、白嫩松香【松香】、白前、白芍、白石英、白术、白霜梅【白梅】、白薇、白鲜皮、白药、白芷、百部、百合、柏子仁、柏仁【柏子仁】、柏实【柏子仁】、斑蝥、半夏、贝母、北杏仁【苦杏仁】、薄荷、荸荠、荜澄茄、毕澄茄【荜澄茄】、荜茇、荜菝【荜茇】、荜拨【荜茇】、蓖麻子、蓖麻【蓖麻子】、蓖麻仁【蓖麻子】、鳖甲、槟榔、补骨脂；（以C开头）川文蛤【五倍子】、葱头、菖蒲【石菖蒲】、川朴硝【朴硝】、草龙胆【龙胆】、陈麻黄【麻黄】、刺蒺藜【蒺藜】、川黄连【黄连】、川糵【黄柏】、川椒【花椒】、川防风【防风】、川杜仲【杜仲】、川当归【当归】、陈艾【艾叶】、蚕豆、蚕砂【蚕沙】、苍耳子、苍耳【苍耳子】、苍术、草豆蔻、草果、草果仁【草果】、草乌、草乌头【草乌】、侧柏叶、柴胡、蝉、蝉蜕、蝉壳【蝉蜕】、蟾蜍、车前子、陈皮、赤茯苓【茯苓】、赤芍、茺蔚子、茺蔚【益母草】、虫、樗白皮、臭椿皮【樗白皮】、樗根白皮【樗白皮】、楮实子、楮实【楮实子】、川楝子、川楝【川楝子】、川练子【川楝子】、川楝实【川楝子】、川木鳖【木鳖子】、川乌、川乌头【川乌】、川芎、川续断【续断】、穿山甲、椿白皮、椿樗、椿根白皮【椿白皮】、椿樗白皮、椿樗根白皮、椿樗根皮、樗根白皮【樗白皮】；（以D开头）淡竹茹【竹茹】、大枳壳【枳壳】、大皂角【皂角】、大田螺【田螺】、大麦冬【麦冬】、大甜梨【梨】、大麻子仁【火麻仁】、大麻仁【火麻仁】、大栝楼【瓜蒌】、大生附子【附子】、大附子【附子】、大腹子【槟榔】、大腹皮、大枣、大黑枣、大豆黄卷、大枫子【大风子】、大黄、大戟、丹参、胆矾、淡竹壳、当归、大当归【当归】、党参、地骨皮、地黄、地龙、地榆、丁香、冬瓜仁【冬瓜子】、独活、杜仲；（以E开头）恶实【牛蒡子】、恶实根【牛蒡根】、阿胶、鹅不食草；（以F开头）番鳖【马钱子】、番木鳖【马钱子】、蜚蝱【虻虫】、蜂房、伏翼【蝙蝠】、防风、防己、肥皂核、肥皂子【肥皂核】、肥皂荚、榧子、榧实【榧子】、凤仙花、佛手柑、茯苓、茯神、浮小麦、浮麦【浮小麦】、附子、覆盆子；（以G开头）桂【肉桂】、桂心、光杏仁【苦杏仁】、广橘红【橘红】、干蟾蜍【蟾蜍】、甘草、甘遂、柑皮、广陈皮【陈皮】、干蟾皮【蟾皮】、干姜、藁本、葛根、钩藤、狗脊、枸杞【枸杞子】、枸杞子、谷芽、骨碎补、瓜蒌、瓜蒌仁【瓜蒌子】、瓜蒌仁（霜）【瓜蒌子】、栝楼【瓜蒌】、栝楼实【瓜蒌】、官桂【肉桂】、贯众、龟甲、龟板【龟甲】、桂枝、蛤蚧；（以H开头）虾蟆、胡麻【芝麻】、怀牛膝、红椒【花椒】、海带【昆布】、杭青皮【青皮】、海蝉蜕【蝉蜕】、海石【浮石】、汉防己【防己】、红芽大戟【大戟】、红枣【大枣】、黄橘皮【陈皮】、海金沙、海螵蛸、海藻、诃子、诃黎勒【诃子】、诃子肉【诃子】、合欢皮、何首乌、荷叶、黑豆、红豆蔻、厚朴、胡椒、胡桃仁【核桃仁】、胡桃【胡桃仁】、胡桃肉【核桃仁】、胡桃瓤【核桃仁】、葫芦巴【胡芦巴】、虎骨、滑石、槐花、槐角、槐实【槐角】、黄柏、黄蘗【黄柏】、黄雌鸡骨【鸡骨】、黄丹【铅丹】、黄精、黄连、黄芪、黄芩、黄蜀葵花、黄药子、火麻仁、藿香；（以J开头）建莲肉【莲子】、建莲子【莲子】、净乌鸡肉【乌骨鸡】、九节菖蒲【石菖蒲】、京三棱【三棱】、净麻黄【麻黄】、金毛狗脊【狗脊】、金毛脊【狗脊】、金头蜈蚣【蜈蚣】、金线重楼【重楼】、巨胜子【芝麻】、净枣皮【山茱萸】、金铃子【川楝子】、桔皮【陈皮】、橘皮【陈皮】、蒺藜、僵蚕、金银花、金樱子、金樱【金樱子】、荆芥、荆芥穗、韭子【韭菜子】、桔梗、菊花、橘核、桔核【橘核】、橘红、桔红【橘红】；（以K开头）苦参、苦楝子、款冬花、昆布；（以L开头）乱发【血余】、连皮缩砂【砂仁】、楝树根、楝实【川楝子】、莲花青皮【青皮】、鹿角菜【角叉菜】、老鹳草、雷丸、藜芦、李仁【李核仁】、荔枝、荔枝子【荔枝】、连翘、净连翘【连翘】、莲子、莲实【莲子】、莲肉【莲子】、莲子肉【莲子】、莲子心、两头尖、零陵香草【零陵香】、硫黄、龙胆草【龙胆】、龙骨、龙眼肉、龙眼【龙眼肉】、蝼蛄、漏芦、芦根、鹿角胶、鹿茸、络石藤、络石【络石藤】、绿豆；（以M开头）米壳【罂粟壳】、绵茵陈【茵陈】、绵黄耆【黄芪】、茅山术【苍术】、茅山苍术【苍术】、茅根【白茅根】、麻黄、麻黄根、马齿苋、马兜铃、麦冬、麦门冬【麦冬】、麦芽、蔓荆子、芒硝、没食子、玫瑰花、梅、虻虫、蝱虫【虻虫】、密蒙花、蜜虎、绵花子【棉花子】、母丁香、牡丹、牡丹皮、木鳖【木鳖子】、木鳖子、木别子【木鳖子】、木瓜、木通、木贼、木贼草【木贼】；（以N开头）南星【天南星】、南山查【山楂】、嫩桑叶【桑叶】、闹羊花、闹洋花【闹羊花】、牛蒡子、牛喉【牛喉咙】、牛膝、糯米、女菀、女贞子、女贞实【女贞子】；（以P开头）蓬莪术【莪术】、漂白术【白术】、硼砂、枇杷、枇杷叶、蒲黄、破故纸【补骨脂】；（以Q开头）青羖羊肝【羊肝】、青羊肝【羊肝】、青化桂【肉桂】、秦椒【花椒】、蚯蚓【地龙】、青盐【大青盐】、青州大红枣【大枣】、蕲蛇、千金子、牵牛子、牵牛【牵牛子】、铅丹、前胡、芡实、羌活、蜣螂、茄根、秦艽、青黛、青皮、青橘皮【青皮】、秋海棠、瞿麦、全蝎、全蝎尾；（以R开头）戎盐【大青盐】、人参、肉苁蓉、肉豆蔻、肉桂、乳香、蕤仁、蕤仁（霜）【蕤仁】、蕤核【蕤仁】；（以S开头）苏叶【紫苏叶】、山栀【栀子】、山栀仁【栀子仁】、粟壳【罂粟壳】、莎草根【香附】、石龙子【蜥蜴】、生南星【天南星】、上肉桂【肉桂】、生白果【白果】、生川乌【川乌】、蜀椒【花椒】、生附子、桑白皮、桑根【桑白皮】、桑根白皮【桑白皮】、桑皮【桑白皮】、沙参、砂仁、缩砂【砂仁】、缩砂仁【砂仁】、山慈姑【山慈菇】、山茨菰【山慈菇】、山慈菇、山药、薯蓣【山药】、山楂、山查【山楂】、山芝麻、山茱萸、山茱【山茱萸】、山萸【山茱萸】、山萸肉【山茱萸】、商陆、商陆根【商陆】、芍药、蛇床子、蛇蜕、麝香、神黄豆、升麻、生姜、石菖蒲、石斛、石决明、石莲子、石莲肉【石莲子】、石莲子肉【石莲子】、石莲【石莲子】、石榴、石韦、使君子、熟地【地黄】、蜀漆、丝瓜络、苏木、苏方木【苏木】、酸枣仁;（以T开头）天鼠粪【夜明砂】、甜肉桂【肉桂】、土狗【蝼蛄】、甜梨【梨】、桃枭【碧桃干】、桃皮【桃茎白皮】、桃仁、天冬、天门冬【天冬】、天花粉、天麻、天鼠肉【蝙蝠】、天雄、甜瓜蒂【公蒂】、甜杏仁、葶苈子、甜葶苈【葶苈子】、通草、铜青【铜绿】、童子尿、土茯苓、土贝母、菟丝子;（以W开头）晚蚕蛾【原蚕蛾】、葳蕤【玉竹】、萎蕤【玉竹】、乌贼鱼骨【海螵蛸】、威灵仙、卫矛、乌梅、乌梅肉【乌梅】、乌梢蛇、乌蛇【乌梢蛇】、乌头、乌药、无名异、芜荑、芜荑仁【芜荑】、吴茱萸、蜈蚣、五倍子、文蛤、五灵脂、五味子;（以X开头）小牙皂【猪牙皂】、雄蚕蛾【原蚕蛾】、雄晚蚕蛾【原蚕蛾】、仙灵脾【淫羊藿】、蝎【全蝎】、蝎子【全蝎】、续随子【千金子】、续随子（霜）【千金子】、杏仁【苦杏仁】、杏仁（霜）【苦杏仁】、杏仁霜【苦杏仁】、杏核仁【苦杏仁】、鲜荷叶【荷叶】、西洋参、豨莶草、豨莶【豨莶草】、细辛、仙茅、鲜生地【地黄】、鲜鱼、香附、香附子【香附】、香薷、香橼、橡斗子【橡实】、小茴香、小麦、小麦粉【小麦】、辛夷、续断、玄参、旋覆花;（以Y开头）牙皂【猪牙皂】、元参【玄参】、萸肉【山茱萸】、云苓【茯苓】、于潜白术【白术】、于术【白术】、雅胆子【鸦胆子】、夜明砂、益母草、益智仁、益智、益智子【益智仁】、薏苡【薏苡仁】、苡仁【薏苡仁】、茵陈蒿【茵陈】、淫羊藿、罂粟、罂粟壳、御米壳【罂粟壳】、油菜籽、榆白皮、玉竹、郁李仁、芫青、原蚕蛾、原蚕【原蚕蛾】、远志、远志肉【远志】;（以Z开头）枣仁【酸枣仁】、真川椒红【花椒】、紫背浮萍【浮萍】、枣【大枣】、蚤休、皂荚【皂角】、皂荚子【皂角子】、皂荚刺【皂角刺】、皂角、皂角子、皂角刺、猪牙皂、猪牙皂角【猪牙皂】、泽泻、浙贝母、浙贝【浙贝母】、芝麻、知母、栀子、蜘蛛、枳壳、枳实、制巴戟天、制白扁豆、制白豆蔻、制白花蛇【制蕲蛇】、制白前、制白薇、制白芷、制百部、制栢叶【制侧柏叶】、制半夏、制贝母、制荜拨【制荜茇】、制槟榔、制苍术、制草豆蔻、制蟾蜍、制菖蒲【制石菖蒲】、制常山、制车前子、制椿根皮【制椿白皮】、制大风子、制大麻仁【制火麻仁】、制当归、制地黄、制独活、制杜仲、制防己、制茯苓、制浮麦【制浮小麦】、制附子、制覆盆子、制甘草、制干姜、制骨碎补、制蛤蚧、制海藻、制诃子、制合欢、制何首乌、制厚朴、制胡芦巴、制胡麻【制芝麻】、制虎骨、制滑石、制槐子【制槐角】、制黄蘗【制黄柏】、制黄精、制黄连、制黄耆【制黄芪】、制蒺藜、制金樱膏【制金樱子】、制韭子【制韭菜子】、制桔梗、制桔皮【制陈皮】、制栝楼【制瓜蒌】、制雷丸、制莲子、制楝实【制川楝子】、制鹿角胶、制麻黄、制马兜铃、制麦门冬【制麦冬】、制蔓荆子、制牡丹皮、制木瓜、制牛蒡子、制牛膝、制女贞实【制女贞子】、制枇杷叶、制前胡、制蜣螂、制秦艽、制青蒿、制青皮、制瞿麦、制肉苁蓉、制肉桂、制桑白皮、制桑螵蛸、制莎草香附子【制香附】、制山药、制山楂、制山茱萸、制芍药、制升麻、制石斛、制石决明、制石韦、制石燕、制柿霜、制蜀椒【制花椒】、制苏木、制酸枣仁、制桃仁、制天花粉、制天门冬【制天冬】、制天雄、制萎蕤【制玉竹】、制乌梅、制吴茱萸、制蜈蚣、制五灵脂、制五味子、制豨莶【制豨莶草】、制仙茅、制香薷、制辛夷、制杏仁【制苦杏仁】、制玄胡索【制延胡索】、制旋覆花、制益母草、制益智仁、制禹余粮、制郁李仁、制远志、制皂荚【制皂角】、制知母、制栀子、制枳实、制猪苓、制紫河车、制紫菀、珠儿参、珠参【珠儿参】、猪苓、竹茹、苎麻、梓白皮、紫草、紫草茸【紫草】、紫河车、紫苏、紫苏梗、紫菀、制白僵蚕【制僵蚕】。

其中新增330余种，涉及药物如下所示:（以A开头）安边桂【肉桂】;（以B开头）白芥子、白蔻仁【白豆蔻】、白芍、白石英、白霜梅【白梅】、柏仁【柏子仁】、荸荠、毕澄茄【荜澄茄】、荜茇、蓖麻仁【蓖麻子】;（以C开头）川文蛤【五倍子】、川巴荳【巴豆】、川朴硝【朴硝】、陈麻黄【麻黄】、川蘗【黄柏】、陈艾【艾叶】、蚕豆、蚕砂【蚕沙】、草果仁【草果】、蝉、赤芍、茺蔚子、虫、樗白皮、樗根白皮【樗白皮】、楮实【楮实子】、川练子【川楝子】、川楝实【川楝子】、川木鳖【木鳖子】、川续断【续断】、椿白皮、椿樗、椿根白皮【椿白皮】、椿樗白皮、椿樗根白皮椿樗根皮、樗根白皮【樗白皮】;（以D开头）大枳壳【枳壳】、淡竹茹【竹茹】、大田螺【田螺】、大麦冬【麦冬】、大甜梨【梨】、大麻子仁【火麻仁】、大生附子【附子】、大腹子【槟榔】、大黑枣、胆矾、党参;（以E开头）阿胶、恶实【牛蒡子】、恶实根【牛蒡根】;（以F开头）番鳖【马钱子】、蜂房、肥皂核、肥皂子【肥皂核】、肥皂荚、凤仙花、佛手柑、浮小麦、浮麦【浮小麦】;（以G开头）光杏仁【苦杏仁】、广橘红【橘红】、柑皮、干蟾皮【蟾皮】、钩藤、谷芽、瓜蒌仁（霜）【瓜蒌子】;（以H开头）杭青皮【青皮】、红椒【花椒】、海石【浮石】、黄雌鸡骨【鸡骨】、海蝉蜕【蝉蜕】、海金沙、诃子肉【诃子】、合欢皮、荷叶、胡桃瓤【核桃仁】、葫芦巴【胡芦巴】、槐实【槐角】、黄丹【铅丹】、黄蜀葵花、黄药子;（以J开头）净乌鸡肉【乌骨鸡】、金头蜈蚣【蜈蚣】、九节菖蒲【石菖蒲】、净麻黄【麻黄】、净连翘【连翘】、建莲肉【莲子】、建莲子【莲子】、金毛脊【狗脊】、巨胜子【芝麻】、净枣皮【山茱萸】、金线重楼【重楼】、金樱【金樱子】、荆芥穗;（以K开头）苦楝子;（以L开头）楝树根、连皮缩砂【砂仁】、莲花青皮【青皮】、鹿角菜【角叉菜】、老鹳草、李仁【李核仁】、荔枝、荔枝子【荔枝】、莲子心、硫黄、龙眼肉、龙眼【龙眼肉】、络石藤;（以M开头）绵茵陈【茵陈】、绵黄耆【黄芪】、麻黄根、马齿苋、麦芽、芒硝、没食子、玫瑰花、梅、蜜虎、绵花子【棉花子】、母丁香、牡丹、木别子【木鳖子】;（以N开头）南山查【山楂】、嫩桑叶【桑叶】、闹羊花、闹洋花【闹羊花】、牛喉【牛喉咙】、女菀、女贞子;（以P开头）漂白术【白术】、硼砂、枇杷、蒲黄;（以Q开头）青羖羊肝【羊肝】、青化桂【肉桂】、秦椒【花椒】、蚯蚓【地龙】、青州大红枣【大枣】、瞿麦、秋海棠、全蝎尾;（以S开头）山栀仁【栀子仁】、生白果【白果】、生南星【天南星】、上肉桂【肉桂】、生川乌【川乌】、莎草根【香附】、桑根【桑白皮】、山查【山楂】、山芝麻、山萸【山茱萸】、山茱【山茱萸】、商陆根【商陆】、神黄豆、石莲子肉【石莲子】、石榴、丝瓜络;（以T开头）桃枭【碧桃干】、甜肉桂【肉桂】、甜梨【梨】、天鼠粪【夜明砂】、天鼠肉【蝙蝠】、天雄、甜瓜蒂【瓜蒂】、甜杏仁、铜青【铜绿】、童子尿、土贝母、土茯苓;（以W开头）晚蚕蛾【原蚕蛾】、乌梅肉【乌梅】、无名异、芜荑仁【芜荑】;（以X开头）仙灵脾【淫羊藿】、小牙皂【猪牙皂】、雄晚蚕蛾【原蚕蛾】、续随子（霜）【千金子】、蝎子【全蝎】、杏仁（霜）【苦杏仁】、杏仁霜【苦杏仁霜】、杏核仁【苦杏仁】、鲜荷叶【荷叶】、西洋参、鲜生地【地黄】、鲜鱼、橡斗子【橡实】、小麦粉【小麦】;（以Y开头）牙皂【猪牙皂】、萸肉【山茱萸】、元参【玄参】、云苓【茯苓】、于潜白术【白术】、于术【白术】、雅胆子【鸦胆子】、油菜籽、玉竹、原蚕【原蚕蛾】;（以Z开头）真川椒红【花椒】、紫背浮萍【浮萍】、皂荚刺【皂角刺】、猪牙皂、浙贝母、浙贝【浙贝母】、芝麻、制巴戟天、制白扁豆、制白豆蔻、制白花蛇【制蕲蛇】、制白前、制白薇、制白芷、制百部、制栢叶【制侧柏叶】、制半夏、制贝母、制荜拨【制荜茇】、制槟榔、制苍术、制草豆蔻、制蟾蜍、制菖蒲【制石菖蒲】、制常山、制车前子、制椿根皮【制椿白皮】、制大风子、制大麻仁【制火麻仁】、制当归、制地黄、制独活、制杜仲、制防己、制茯苓、制浮麦【制浮小麦】、制覆盆子、制甘草、制干姜、制骨碎补、制蛤蚧、制海藻、制诃子、制合欢、制何首乌、制厚朴、制胡芦巴、制胡麻【制芝麻】、制虎骨、制滑石、制槐子【制槐角】、制黄蘗【制黄柏】、制黄精、制黄连、制黄耆【制黄芪】、制蒺藜、制金樱膏【制金樱子】、制韭子【制韭菜子】、制桔梗、制桔皮【制陈皮】、制栝楼【制瓜蒌】、制雷丸、制莲子、制楝实【制川楝子】、制鹿角胶、制麻黄、制马兜铃、制麦门冬【制麦冬】、制蔓荆子、制牡丹皮、制木瓜、制牛蒡子、制牛膝、制女贞实【制女贞子】、制枇杷叶、制前胡、制蜣螂、制秦艽、制青蒿、制青皮、制瞿麦、制肉苁蓉、制肉桂、制桑白皮、制桑螵蛸、制莎草香附子【制香附】、制山药、制山楂、制山茱萸、制芍药、制升麻、制石斛、制石决明、制石韦、制石燕、制柿霜、制蜀椒【制花椒】、制苏木、制酸枣仁、制桃仁、制天花粉、制天门冬【制天冬】、制天雄、制萎蕤【制玉竹】、制乌梅、制吴茱萸、制蜈蚣、制五灵脂、制五味子、制豨莶【制豨莶草】、制仙茅、制香薷、制辛夷、制杏仁【制苦杏仁】、制玄胡索【制延胡索】、制旋覆花、制益母草、制益智仁、制禹余粮、制郁李仁、制远志、制皂荚【制皂角】、制知母、制栀子、制枳实、制猪苓、制紫河车、制紫菀、珠参【珠儿参】、珠儿参、苎麻、梓白皮、紫苏梗、苏叶【紫苏叶】、制白僵蚕【制僵蚕】。

清代净制方法基本沿用前代，如洗、去芦/芦头、去须、去心皮/皮心/心皮膜、去皮、去皮弦/皮弦子、去皮脐、去皮尖、去心、去根/节、去壳、去蕊、去核、去刺/角、去穰（瓤）/白、去土/砂（沙）石、去苗、去茎/枝梗/叶、去头/尾/翅/足、去丝/丝嘴、去毛/根毛、去目、去蒂、去血肉/皮骨、去膜/隔膜/筋膜、去骨、去甲/鳞甲、去木、净/拣净、去尾/钩、淘、取仁、去衣、用根、去子、其他等。

其中采用洗法的药物有41种，涉及药物如下所示：（以B开头）白芍、白芷、百合、半夏；（以C开头）苍耳【苍耳子】、蝉蜕、川文蛤【五倍子】、陈皮、川芎；（以D开头）大戟、胆矾、大腹皮、丹参；（以E开头）鹅不食草；（以G开头）蛤蚧；（以H开头）海藻、红芽大戟【大戟】、槐花、海带【昆布】、黄精；（以J开头）橘红、僵蚕；（以K开头）苦参、昆布；（以L开头）乱发【血余】；（以Q开头）茄根、青盐【大青盐】；（以R开头）戎盐【大青盐】；（以S开头）山药、蛇蜕、山栀仁【栀子仁】、粟壳【罂粟壳】、蜀漆；（以T开头）铜青【铜绿】；（以W开头）无名异、吴茱萸；（以X开头）鲜生地【地黄】、鲜鱼、小麦粉【小麦】；（以Y开头）于术【白术】；（以Z开头）蚤休、制半夏、制海藻、制黄精、紫河车、紫背浮萍【浮萍】、紫菀。

采用去芦/芦头法的药物有26种，如白术、白薇、荜拨【荜茇】、槟榔、柴胡、草龙胆【龙胆】、川当归【当归】、川防风【防风】、丹参、当归、大生附子【生附子】、防风、藁本、黄连、黄芪、怀牛膝、红芽大戟【大戟】、金毛狗脊【狗脊】、桔梗、藜芦、芦根、麻黄根、牛膝、秦艽、人参、沙参、石斛、威灵仙、制当归、制牛膝、紫草茸【紫草】、紫菀。

采用去须法的药物有14种，如白前、白薇、柴胡、狗脊、谷芽、黄精、黄连、龙胆草【龙胆】、芦根、女菀、升麻、制白前、制升麻、紫草、紫菀。

采用去心皮/皮心/心皮膜法的药物有7种，如巴豆、巴豆霜、巴霜【巴豆霜】、百部、覆盆子、莲子、莲肉【莲子】、建莲肉【莲子】、建莲子【莲子】、天冬、天门冬【天冬】、乌药。

采用去皮法的药物有140余种，涉及药物如下所示：（以A开头）安边桂【肉桂】；（以B开头）巴豆、白扁豆、扁豆【白扁豆】、白豆蔻、白蔻【白豆蔻】、白果、白胶【鹿角胶】、白芍、白术、白鲜皮、白药、白芷、白茯苓【茯苓】、柏实【柏子仁】、荸荠、荜澄茄、荜菝【荜茇】、荜茇、蓖麻子、蓖麻【蓖麻子】、蓖麻仁【蓖麻子】、补骨脂；（以C开头）苍术、草豆蔻、草果、草乌、草乌头【草乌】、柴胡、菖蒲【石菖蒲】、赤茯苓【茯苓】、赤芍、川蘗【黄柏】、川杜仲【杜仲】、川楝子、川楝实【川楝子】、川练子【川楝子】、川木鳖【木鳖子】、川乌、川乌头【川乌】、椿白皮、椿樗、椿根白皮【椿白皮】、椿樗白皮、椿樗根白皮、椿樗根皮、樗根白皮【樗白皮】、樗白皮、臭椿皮【樗白皮】；（以D开头）大枣、大豆黄卷、大腹皮、大黄、大戟、大栝楼【瓜蒌】、当归、淡竹茹【竹茹】、地骨皮、独活、杜仲；（以E开头）恶实根【牛蒡根】；（以F开头）防己、肥皂荚、肥皂核、肥皂子【肥皂核】、茯苓、茯神、附子、蜂房、覆盆子、番木鳖【马钱子】；（以G开头）甘草、干姜、葛根、谷芽、官桂【肉桂】、龟甲、桂【肉桂】、桂心、桂枝；（以H开头）红枣【大枣】、海螵蛸、汉防己【防己】、诃子、诃黎勒【诃子】、合欢皮、何首乌、黑豆、厚朴、胡麻【芝麻】、胡椒、胡桃仁【核桃仁】、胡桃【核桃仁】、胡桃瓤【核桃仁】、胡核【核桃仁】、胡桃肉【核桃仁】、黄柏、黄蘗【黄柏】、黄芪、黄药子；（以

J 开头）韭子【韭菜子】、桔梗、金线重楼【重楼】、金铃子【川楝子】、橘核；（以 K 开头）苦楝子；（以 L 开头）雷丸、荔枝子【荔枝】、连皮缩砂【砂仁】、芦根、鹿角胶、楝树根；（以 M 开头）绵黄耆【黄芪】、茅山苍术【苍术】、茅山术【苍术】、茅根【白茅根】、麦芽、木鳖子、木瓜、木通；（以 N 开头）女贞子、女贞实【女贞子】；（以 P 开头）蓬莪术【莪术】；（以 Q 开头）青州大红枣【大枣】、牵牛子、牵牛【牵牛子】、前胡、羌活、青化桂【肉桂】；（以 R 开头）肉桂、蕤仁（霜）【蕤仁】；（以 S 开头）上肉桂【肉桂】、桑白皮、桑根【桑白皮】、桑根白皮【桑白皮】、桑皮【桑白皮】、山慈姑【山慈菇】、山茨菰【山慈菇】、山药、薯蓣【山药】、山楂、山查【山楂】、山栀【栀子】、商陆、商陆根【商陆】、芍药、蛇床子、麝香、升麻、生附子、生姜、石菖蒲、石决明、石莲肉【石莲子】、石莲子肉【石莲子】、熟地【地黄】、苏木；（以 T 开头）桃皮【桃茎白皮】、甜肉桂【肉桂】、桃仁、天花粉、天门冬【天冬】、天雄、甜瓜蒂【瓜蒂】、通草、土茯苓；（以 W 开头）乌头、萎蕤【玉竹】；（以 X 开头）续随子【千金子】、西洋参、仙茅、香附、小麦、杏仁【苦杏仁】、杏仁（霜）【苦杏仁】、续断、旋覆花；（以 Y 开头）元参【玄参】、苡仁【薏苡仁】、榆白皮、玉竹、云苓【茯苓】、于潜白术【白术】、牙皂【猪牙皂】、郁李仁；（以 Z 开头）泽泻、芝麻、枣仁【酸枣仁】、知母、制白豆蔻、制白芷、制苍术、制草豆蔻、制菖蒲【制石菖蒲】、制椿根皮【制椿白皮】、制地黄、制独活、制杜仲、制防己、制甘草、制干姜、制合欢、制何首乌、制厚朴、制胡麻【制芝麻】、制黄蘗【制黄柏】、制黄耆【制黄芪】、制韭子【制韭菜子】、制桔梗、制雷丸、制鹿角胶、制木瓜、制女贞实【制女贞子】、制前胡、制肉桂、制桑白皮、制山药、制芍药、制升麻、制石决明、制柿霜、制桃仁、制天花粉、制天雄、制萎蕤【制玉竹】、制仙茅、制玄胡索【制延胡索】、制益智仁、制皂荚【制皂角】、皂荚子【皂角子】、皂荚【皂角】、皂角、皂角子、制猪苓、制紫菀、珠儿参、珠参【珠儿参】、猪苓、竹茹、苎麻。

去皮弦 / 皮弦子法的药物有 3 种，如川乌头【川乌】、大皂角【皂角】、大牙皂【猪牙皂】、牙皂【猪牙皂】、皂荚【皂角】、皂角、角【皂角】、猪牙皂、猪牙皂角【猪牙皂】。

采用去皮脐法的药物有 8 种，如白附子、槟榔、草乌、草乌头【草乌】、川乌、川乌头【川乌】、大附子【附子】、附子、乌头、南星【天南星】、生南星【天南星】、生川乌【川乌】、天雄、制附子、制天雄。

采用去皮尖法的药物有 12 种，如北杏仁【苦杏仁】、草乌、川乌、川乌头【川乌】、光杏仁【苦杏仁】、杏核仁【苦杏仁】、李仁【李核仁】、蕤仁、蕤核【蕤仁】、桃仁、甜杏仁、乌头、杏仁【苦杏仁】、杏仁霜【苦杏仁霜】、郁李仁、制酸枣仁、制天雄、制杏仁【制苦杏仁】、制郁李仁。

采用去心法的药物有 25 种，如巴戟天、巴戟【巴戟天】、百部、贝母、川贝母、地骨皮、大甜梨【梨】、大麦冬【麦冬】、甘遂、枸杞【枸杞子】、黄芪、金樱子、金樱【金樱子】、建莲肉【莲子】、菊花、连翘、莲子、莲实【莲子】、莲肉【莲子】、莲子肉【莲子】、麦冬、麦门冬【麦冬】、玫瑰花、牡丹、牡丹皮、牛膝、秋海棠、石莲子、天冬、天门冬【天冬】、乌药、辛夷、远志、浙贝母、浙贝【浙贝母】、制巴戟天、制百部、制贝母、制茯苓、制莲子、制麦门冬【制麦冬】、制天门冬【制天冬】、制远志。

采用去根 / 节法的药物有 19 种，如陈麻黄【麻黄】、当归、独活、零陵香草【零陵香】、芦根、净麻黄【麻黄】、绵茵陈【茵陈】、木贼、木贼草【木贼】、石斛、苏木、苏方木【苏木】、威灵仙、香薷、玄参、葳蕤【玉竹】、萎蕤【玉竹】、益母草、茵陈蒿【茵陈】、制常山、制麻黄、制石斛、制苏木、制豨莶【制豨莶草】、制香薷、紫草、紫苏、紫苏梗。

采用去壳法的药物有近 60 种，涉及药物如下所示：（以 B 开头）巴豆、白豆蔻、白蔻【白豆蔻】、白果、柏子仁、柏仁【柏子仁】、蓖麻子、蓖麻【蓖麻子】、扁豆【白扁豆】；（以 C 开头）蚕豆、川巴豆【巴豆】、川椒【花椒】、草果、草果仁【草果】、车前子、茺蔚子、茺蔚【益母草】；（以 D 开头）大枫子【大风子】、大田螺【田螺】、冬瓜仁【冬瓜子】、大麻子仁【火麻仁】、大麻仁【火麻仁】；（以 F

开头）肥皂荚、肥皂子【肥皂核】、番木鳖【马钱子】、榧子、榧实【榧子】;（以G开头）瓜蒌、瓜蒌仁【瓜蒌子】、瓜蒌仁（霜）【瓜蒌子】、栝楼实【瓜蒌】;（以H开头）火麻仁、海螵蛸、胡麻【芝麻】、诃子、红豆蔻、胡桃【核桃仁】;（以J开头）桔核【橘核】、橘核;（以K开头）款冬花;（以L开头）龙眼【龙眼肉】、龙眼肉;（以M开头）马兜铃、绵花子【棉花子】、木鳖子、木别子【木鳖子】;（以Q开头）千金子、秦椒【花椒】、芡实;（以R开头）肉豆蔻、蕤仁;（以S开头）生白果、砂仁、山慈姑【山慈菇】、山慈菇、山芝麻、蛇床子、神黄豆、石莲子、石莲【石莲子】、使君子、酸枣仁、山栀【栀子】、缩砂仁【砂仁】;（以T开头）天麻;（以W开头）乌梅、芜荑;（以X开头）橡斗子【橡实】、续随子【千金子】、续随子（霜）【千金子】;（以Y开头）雅胆子【鸦胆子】、益智仁、益智、益智子【益智仁】、薏苡【薏苡仁】、郁李仁;（以Z开头）枣仁【酸枣仁】、制栝楼【制瓜蒌】、制大风子、制大麻仁【制火麻仁】、制益母草、制栀子。

采用去蕊法的药物有1种，如白葵花。

采用去核法的药物有23种，如白霜梅【白梅】、川椒【花椒】、川楝子、川练子【川楝子】、大枣、大黑枣、肥皂【肥皂荚】、枸杞【枸杞子】、诃子、诃黎勒【诃子】、诃子肉【诃子】、红枣【大枣】、净枣皮【山茱萸】、金铃子【川楝子】、金樱子、苦楝子、荔枝、楝实【川楝子】、龙眼肉、梅、南山查【山楂】、山楂、山茱萸、山萸【山茱萸】、山萸肉【山茱萸】、甜梨【梨】、桃枭【碧桃干】、萸肉【山茱萸】、乌梅、乌梅肉【乌梅】、五味子、香橼、枳实、制诃子、制金樱膏【制金樱子】、制楝实【制川楝子】、制桑螵蛸、制山楂、制山茱萸、制乌梅、制五味子、制枳实。

采用去刺/角法的药物有6种，如白蒺藜【蒺藜】、苍耳子、苍耳【苍耳子】、刺蒺藜【蒺藜】、蒺藜、金樱子、全蝎、仙灵脾【淫羊藿】、制蒺藜、制金樱膏【制金樱子】。

采用去穰（瓤）/白法的药物有10种，如陈皮、大枳壳【枳壳】、佛手柑、柑皮、广橘红【橘红】、广陈皮【陈皮】、杭青皮【青皮】、橘红、桔红【橘红】、金樱子、桔皮【陈皮】、橘皮【陈皮】、莲花青皮【青皮】、木瓜、青皮、青橘皮【青皮】、香橼、枳壳、枳实、制桔皮【制陈皮】、制青皮。

采用去土/砂（沙）石法的药物有27种，如白芥子、白芷、蝉蜕、车前子、地骨皮、地龙、贯众、滑石、黄丹【铅丹】、海石【浮石】、火麻仁、鹿角菜【角叉菜】、龙骨、牡丹皮、铅丹、蚯蚓【地龙】、蛇床子、甜葶苈【葶苈子】、菟丝子、恶实【牛蒡子】、五灵脂、细辛、夜明砂、制车前子、制何首乌、制五灵脂、制禹余粮、猪苓、紫菀。

采用去苗法的药物有4种，如柴胡、防风、漏芦、制莎草香附子【制香附】。

采用去茎/枝梗/叶法的药物有36种，如巴戟天、薄荷、毕澄茄【荜澄茄】、侧柏叶、陈艾【艾叶】、川续断【续断】、党参、地骨皮、地黄、地榆、钩藤、荷叶、藿香、金银花、荆芥、荆芥穗、菊花、款冬花、连翘、马齿苋、马兜铃、闹羊花、闹洋花【闹羊花】、瞿麦、山茱【山茱萸】、苏叶【紫苏叶】、石韦、吴茱萸、豨莶草、豨莶【豨莶草】、细辛、小茴香、旋覆花、益母草、益智、淫羊藿、制栢叶【制侧柏叶】、制覆盆子、制马兜铃、制青蒿、制瞿麦、制石韦、制吴茱萸。

采用去头/尾/翅/足法的药物有29种，如斑蝥、蝉、蝉蜕、蝉壳【蝉蜕】、虫、樗鸡、大当归【当归】、干蟾蜍【蟾蜍】、葛上亭长、甘草、蛤蚧、伏翼【蝙蝠】、海蝉蜕【蝉蜕】、黄芪、金头蜈蚣【蜈蚣】、僵蚕、蝼蛄、虻虫、蜚蝱【虻虫】、蝱虫【虻虫】、蜣螂、全蝎、土狗【蝼蛄】、石龙子【蜥蜴】、乌梢蛇、乌蛇【乌梢蛇】、晚蚕蛾【原蚕蛾】、蜈蚣、细辛、蝎【全蝎】、蝎子【全蝎】、雄蚕蛾【原蚕蛾】、雄晚蚕蛾【原蚕蛾】、原蚕蛾、原蚕【原蚕蛾】、芫青、知母、蜘蛛、紫菀、制白花蛇【制蕲蛇】、制蟾蜍、制蜣螂、制蜈蚣。

采用去丝/丝嘴法的药物有2种，如白僵蚕【僵蚕】、杜仲、僵蚕、制白僵蚕【制僵蚕】。

采用去毛/根毛法的药物有34种，如白茅根、苍耳子、苍术、川黄连【黄连】、菖蒲【石菖蒲】、淡竹壳、阿胶、番鳖【马钱子】、番木鳖【马钱子】、狗脊、骨碎补、贯众、黄连、僵蚕、京三棱【三棱】、金樱子、九节菖蒲【石菖蒲】、金毛狗脊【狗脊】、金毛脊【狗脊】、鹿茸、络石藤、络石【络石藤】、蜜虎、木鳖【木鳖子】、蓬莪术【莪术】、枇杷、枇杷叶、秦艽、莎草根【香附】、山慈姑【山慈菇】、石菖蒲、麝香、石韦、卫矛、葳蕤【玉竹】、仙茅、香附、香附子【香附】、仙灵脾【淫羊藿】、辛夷、玉竹、蚤休、泽泻、知母、制辛夷、制骨碎补、制黄连、制枇杷叶、制秦艽、制石韦、制知母。

采用去目法的药物有 1 种，如川椒【花椒】、红椒【花椒】、秦椒【花椒】、蜀椒【花椒】、制蜀椒【制花椒】。

采用去蒂法的药物有 18 种，如丁香、覆盆子、凤仙花、枸杞【枸杞子】、枸杞子、黄蜀葵花、菊花、款冬花、连翘、蔓荆子、母丁香、嫩桑叶【桑叶】、秦椒【花椒】、粟壳【罂粟壳】、旋覆花、鲜荷叶【荷叶】、辛夷、罂粟、罂粟壳、御米壳【罂粟壳】、制蔓荆子。

采用去血肉 / 皮骨法的药物有 13 种，如鳖甲、白僵蚕【僵蚕】、白花蛇【蕲蛇】、蟾蜍、穿山甲、龟甲、蛤蚧、虎骨、黄雌鸡骨【鸡骨】、净乌鸡肉【乌骨鸡】、蕲蛇、乌梢蛇、虾蟆、制蛤蚧、制紫河车、制白花蛇【制蕲蛇】、制石燕、紫河车。

采用去膜 / 隔膜 / 筋膜法的药物有 18 种，如白豆蔻、草豆蔻、川续断【续断】、广陈皮【陈皮】、黄橘皮【陈皮】、净连翘【连翘】、马兜铃、米壳【罂粟壳】、蔓荆子、牛喉【牛喉咙】、蒲黄、青羖羊肝【羊肝】、青羊肝【羊肝】、肉苁蓉、砂仁、续断、罂粟壳、粟壳【罂粟壳】、皂荚【皂角】、真川椒红【花椒】、制蔓荆子、竹茹。

采用去骨法的药物有 7 种，如大戟、地榆、干蟾皮【蟾皮】、红芽大戟【大戟】、鹿茸、远志、远志肉【远志】、制牡丹皮。

采用去甲 / 鳞甲法的药物有 3 种，如龟甲、龟板【龟甲】、乌贼鱼骨【海螵蛸】、肉苁蓉、制肉苁蓉。

采用去木法的药物有 1 种，如茯神。

采用净 / 拣净法的药物有 21 种，如白术、白嫩松香【松香】、半夏、川楝【川楝子】、大腹皮、诃子肉【诃子】、黄连、韭子【韭菜子】、款冬花、两头尖、芒硝、没食子、密蒙花、牛蒡子、前胡、乳香、土贝母、文蛤、制牛蒡子、制蒺藜、制滑石。

采用去尾 / 钩的药物有 1 种，如全蝎尾。

采用淘法的药物有 16 种，如白石英、蚕砂【蚕沙】、楮实子、浮小麦、浮麦【浮小麦】、胡麻【芝麻】、海金沙、葫芦巴【胡芦巴】、巨胜子【芝麻】、苦参、糯米、牵牛子、牵牛【牵牛子】、青黛、葶苈子、菟丝子、天鼠粪【夜明砂】、五灵脂、夜明砂、制胡芦巴、制浮麦【制浮小麦】。

采用取仁法的药物有 6 种，如白豆蔻、草豆蔻、草果、瓜蒌、砂仁、缩砂【砂仁】、益智仁。

采用去衣法的药物有 6 种，如半夏、白豆蔻、白蔻仁【白豆蔻】、胡桃【核桃仁】、胡桃肉【核桃仁】、黄芩、砂仁、缩砂仁【砂仁】、芜荑、芜荑仁【芜荑】。

采用用根法的药物有 2 种，如藜芦、梓白皮。

采用去子法的药物有 3 种，如大腹皮、栝楼【瓜蒌】、丝瓜络。

采用其他法的药物有 34 种，如白薇、白僵蚕【僵蚕】、半夏、荜拨【荜茇】、蟾蜍、川朴硝【朴硝】、楮实【楮实子】、葱头、大腹皮、丁香、蜂房、甘遂、槐角、槐实【槐角】、苦参、龙胆草【龙胆】、龙眼肉、绿豆、没食子、南星【天南星】、漂白术【白术】、牵牛子、青化桂【肉桂】、肉豆蔻、童子尿、吴茱萸、五倍子、旋覆花、淫羊藿、油菜籽、制黄精、制槐子【制槐角】、制桔梗、制旋覆花、制槟榔、制白薇、制白扁豆、皂角刺。

具体见表 2–7。

表 2-7　清代净制药物统计表

净制方法	药名	摘录	文献名称	文献编号
洗	白芍	温水洗净，剉碎，用好酒浸一日，晒干，炒赤。	串雅内编	133
	白芷	洗，刮，寸截，以石灰拌匀，晒，收，为其易蛀，并欲色白也，入药微焙，切片用。	本草害利	159
	百合	水洗渍一宿，当白沫出，去其水。	温热经纬	158
	半夏	洗。	温热暑疫全书	114
		汤洗七次。	良朋汇集经验神方	124
		汤洗。	医宗金鉴	128
		汤泡七次。	温热暑疫全书	114
		洗去白矾用，妊娠姜汁炒。	长沙药解	130
		盐汤泡七次，洗。	女科要旨	148
		洗。	温热经纬	158
	苍耳【苍耳子】	鲜者连根带叶洗净。	医宗金鉴	128
	蝉蜕	洗净，炙干。	温热经纬	158
	川文蛤【五倍子】	搥（捶）破，洗，刮极净，焙干。	良朋汇集经验神方	124
		搥（捶）破，洗，刮内桴。	随息居重订霍乱论	153
	陈皮	盐洗，去筋膜。	本草汇	106
	川芎	拣极大者，用水洗净，剉碎。	串雅内编	133
	大戟	洗净，焙。	外科证治全生集	127
		泔水浸洗，再用浆水煮干，去骨用。	得配本草	136
	胆矾	风弦烂眼，胆矾三钱，烧，研，泡汤日洗。	握灵本草	105
	大腹皮	黑豆水洗七次。	温热暑疫全书	114
		黑豆水搥（捶）洗七次。	温热暑疫全书	114
		洗。	医宗金鉴	128
		洗净，焙。	幼科释谜	141
		黑豆汁洗净，晒干，煨，切用。	本草汇纂	161
	丹参	洗净，切为末。	本草述	111
	鹅不食草	洗净，晒干。	医宗金鉴	128
	蛤蚧	洗去鳞内砂（沙）土及肉毛，酥炙或蜜炙，或酒浸，焙。	本草从新	132
	海藻	洗去盐水用。（昂按：其用在咸，似不宜过洗。）	本草备要	117
		洗。	食物本草会纂	119
		热水洗净。	良朋汇集经验神方	124
		洗去咸。	医宗金鉴	128
		洗。	医宗金鉴	128
		洗去咸水。	本草从新	132
		洗。	本草纲目拾遗	139
		略洗去咸水用。	本草求真	140
		洗净。	叶天士秘方大全	143
		洗去咸水用。（其用在咸，不宜过洗。）	本草辑要	145
		洗。	外科证治全书	152
		洗去咸。	温热经纬	158
		略洗去咸水用。	本草汇纂	161
		洗去咸水。	医家四要	164

续表

净制方法	药名	摘录	文献名称	文献编号
洗	红芽大戟【大戟】	洗，焙。	随息居重订霍乱论	153
	槐花	温水洗去灰，焙香。	本经逢原	121
	海带【昆布】	洗。	医宗金鉴	128
	黄精	洗净砂泥，蒸晒九次用。	得配本草	136
	橘红	就姜汁洗。	傅青主女科	150
	僵蚕	洗，炒。	医方集解	115
		洗，焙。	医方集解	115
		糯米泔水洗净，炒，研。	外科证治全生集	127
	苦参	泔浸去腥气，蒸用。	本草求真	140
	昆布	洗去咸味用。	本草备要	117
		洗去咸水。	嵩厓尊生全书	122
		洗净。	良朋汇集经验神方	124
		洗净。	本草必用	125
		略洗去咸味。	本草从新	132
		洗净用。	得配本草	136
		洗。	本草纲目拾遗	139
		洗去咸味用。	本草辑要	145
		洗。	外科证治全书	152
		略洗去咸水用。	本草汇纂	161
	乱发【血余】	洗去垢腻，烧末。	医学从众录	149
	茄根	洗。	医宗金鉴	128
	青盐【大青盐】	水洗去泥。	医宗金鉴	128
	戎盐【大青盐】	温水洗去尘土，晒干入药。	本草汇	106
	山药	洗净，切片，晒干或炒黄用，入脾胃土炒，入肾盐水炒。	本草害利	159
	蛇蜕	皂荚水洗净。	本草备要	117
	山栀仁【栀子仁】	洗去黄浆，连壳生用，吐胃中邪热，上焦虚烦炒用，治血病及开郁止痛并炒黑用。	本草害利	159
	粟壳【罂粟壳】	洗去蒂膜，或醋炒、蜜炒取用。	本草求真	140
	蜀漆	暖水洗去腥。	医宗金鉴	128
		洗去腥用。	长沙药解	130
		洗去腥。	温热经纬	158
	铜青【铜绿】	淘洗用之。	握灵本草	105
	无名异	洗。	外科证治全书	152
	吴茱萸	热水洗数次用。	长沙药解	130
	鲜生地【地黄】	洗净，竹刀切片，或捣取汁用。	本草害利	159
	鲜鱼	不拘多少，于端午日取出肠杂，洗净，曝干听用，细切，瓦锅焙焦为末。	本草述	111
	小麦粉【小麦】	麸皮洗筋澄出。	本经逢原	121
	于术【白术】	白米泔水浸三昼夜，洗净浮皮，蒸晒十次，有脂沾手为度，切片熬膏。	本草纲目拾遗	139
	蚤休	洗净，焙用。	得配本草	136

续表

净制方法	药名	摘录	文献名称	文献编号
洗	制半夏	凡使半夏，须用汤洗十余遍，令滑尽。修事半夏四两，用白芥子末二两，搅浊，将半夏投中，洗三遍用之，若洗涎不尽，令人气逆，肝气怒满。今治半夏，惟洗去皮垢。	修事指南	123
	制海藻	近人但洗净咸味，焙干用。	修事指南	123
	制黄精	凡使黄精，须溪水洗净，蒸之。	修事指南	123
	紫河车	水洗，蒸，捣。	本草汇	106
		长流水洗极净，酒蒸，焙干，研末，或煮烂捣碎入药。	本草备要	117
		长流水洗极净，酒煎，焙干，研末，或煮烂捣碎入药。	医家四要	164
	紫背浮萍【浮萍】	取大者，洗净，晒干。	医宗金鉴	128
	紫菀	洗净，炒。	成方切用	137
去芦/芦头	白术	去芦。	本草述	111
		去芦，土炒。	嵩厓尊生全书	122
		去芦。	良朋汇集经验神方	124
	白薇	去芦。	良朋汇集经验神方	124
	荜拨【荜茇】	去梃用头，醋浸，刮净皮粟，免伤肺上气。	本草辑要	145
	槟榔	刮去底，细切之，勿令经火。	握灵本草	105
	柴胡	去芦。	外科大成	110
		去芦。	温热暑疫全书	114
	川当归【当归】	去芦，洗。	良朋汇集经验神方	124
	川防风【防风】	去芦。	洞天奥旨	120
	草龙胆【龙胆】	去芦。	本经逢原	121
	丹参	酒浸，去芦用。	医宗说约	109
		去芦。	本草述	111
		去芦，曝干，酒炒或猪心血拌炒。	本草害利	159
	当归	去芦。	本草述	111
		去芦，酒洗。	医宗金鉴	128
	大生附子【生附子】	切去芦头，童便、甘草水各浸一日，洗净。	增广验方新编	157
	防风	去芦。	医宗说约	109
		去芦。	外科大成	110
		去芦头，炙赤为末。	本草述	111
		去芦并叉头叉尾及形弯者弗用，能令人吐。	本草述钩元	112
		去芦。	良朋汇集经验神方	124
		去芦。	串雅外编	134
		去芦头。	医方丛话	165
	藁本	去芦，水洗，切。	本草述钩元	112
		去芦，水洗，切。	本草述	111
	黄连	去芦。	本草纲目拾遗	139
	黄芪	去芦。	医宗金鉴	128
	怀牛膝	去芦并泥砂（沙）。	得配本草	136

续表

净制方法	药名	摘录	文献名称	文献编号
去芦 / 芦头	红芽大戟【大戟】	去芦，焙。	嵩厓尊生全书	122
		去芦，根洗净，焙为末。	医宗金鉴	128
		去芦，洗，焙。	增广验方新编	157
	金毛狗脊【狗脊】	曝干，火燎去须，细切。酒浸一夜，蒸三时取出，晒干用。	本草害利	159
	桔梗	去芦及浮皮，米泔水浸一宿，切片，微炒。	本草汇	106
		去芦生用。	医宗说约	109
		去头及两畔附枝，米泔浸一宿，焙干用。	本草述	111
		去头及两畔附枝，米泔浸一宿，焙干。	本草述钩元	112
		去芦。	串雅外编	134
		米泔浸，去芦，蒸。	随息居重订霍乱论	153
		去芦及皮。	握灵本草	105
	藜芦	去芦头，糯米泔浸一宿，微炒，不入汤药。	本草述	111
		去芦头，止剔取根，糯米泔浸一宿，微炒用，不入汤药。	本草述钩元	112
	芦根	去芦节。	本草求真	140
	麻黄根	去芦。	吴鞠通医案	144
	牛膝	去芦，酒洗用。	医宗说约	109
		去芦，酒浸。	本草纲目拾遗	139
	秦艽	去沙土、芦头，切用。	药品辨义	118
	人参	去芦，切片用。	医宗说约	109
		去芦。	本草述	111
		去芦。	温热暑疫全书	114
		去芦用。	本草备要	117
		去芦用。	本草必用	125
		去芦。	医宗金鉴	128
		去芦，隔纸焙熟用。土虚火旺，宜生用。脾虚肺怯，宜熟用。	得配本草	136
		去芦。	成方切用	137
		去芦。	傅青主女科	150
	沙参	水洗，去芦用。	本草述钩元	112
	石斛	去头根，酒浸用。或熬膏用之为良。	本草求真	140
		去头根，酒浸用。细剉，水浸，熬膏更良。	本草辑要	145
		去根头，酒浸，晒干。	本草汇	106
	威灵仙	去芦，酒洗。	本草述	111
		去芦，酒洗。	本草述钩元	112
	制当归	凡使当归，须去头芦，以酒浸一宿入药。	修事指南	123
	制牛膝	凡使牛膝，须去头芦。	修事指南	123
	紫草茸【紫草】	采根阴干，去头并两畔髭，以石压扁，曝干，细剉用。	本草害利	159
	紫菀	去芦，蜜水浸一宿，焙干用。	本草述	111
		去芦，蜜水浸一宿，焙干用。	本草述钩元	112

续表

净制方法	药名	摘录	文献名称	文献编号
去须	白前	生甘草水浸一宿，去头须，焙干用。	本草汇	106
		甘草水浸，去头须，焙干用。	本草述	111
		甘草水浸，去头须，焙干用。	本草述钩元	112
		去头须，甘草水浸一昼夜，焙用。	本草求真	140
		去头须，甘草水浸一伏时，焙干用。	本草辑要	145
		去头须，甘草水浸一昼夜，焙用。	本草汇纂	161
		去头须，甘草水浸一伏时，焙用。	医家四要	164
		去头须，甘草水浸一伏时（即一昼夜），焙用。	本草备要	117
		泡，去须，焙。	本草必用	125
		去头须，甘草水浸一伏时，焙用。	本草从新	132
		去头须，以生甘草水浸一宿，焙用。	得配本草	136
	白薇	去须，酒洗用。	本草辑要	145
		去须，酒洗用。	本草备要	117
		去须，酒洗。	本草从新	132
		去须，酒洗，或糯米泔浸一宿，蒸用。	得配本草	136
		去须，酒洗净。	本草求真	140
		去须，酒洗。	本草汇纂	161
		去须，酒洗。	医家四要	164
	柴胡	去须及头，用铜刀削去赤薄皮少许，以粗布拭净，切用，勿令犯火，力便无效也。酒炒则升，蜜炒则和。	本草害利	159
	狗脊	火燎去须，细剉，酒浸，蒸，晒。	本草汇	106
	谷芽	水浸胀满，候生芽，晒干，去须，取其中米。	本草汇	106
	黄精	去须，九蒸九晒用。	本草从新	132
		去须，九蒸九晒用。	医家四要	164
	黄连	去须，微炒。	医门法律	107
		去须。	本草述	111
		去须。	医宗金鉴	128
		去须。	本草害利	159
		去须，酒浸一宿，焙干为末。	医方丛话	165
	龙胆草【龙胆】	铜刀刮去须土，剉细，甘草水浸一宿。	本草述	111
		铜刀刮去须土，剉细，甘草水浸一宿，晒干。虚人酒炒黑用。	本草述钩元	112
	芦根	去须节用。	本草备要	117
		去须节。	本草从新	132
		去须节黄皮，捣汁用，出泥。	得配本草	136
		去须节用。	本草辑要	145
		去须根。	本草汇纂	161
	女菀	去头须，蜜水浸，焙。	本草从新	132

续表

净制方法	药名	摘录	文献名称	文献编号
去须	升麻	去芦须用。	本草备要	117
		去须及头芦用。	握灵本草	105
		去须叉芦头用。	本草汇	106
		去芦须用。	本草备要	117
		去须芦用。	本草从新	132
		去须芦，蒸，曝用。入补剂，蜜水炒用。	本草求真	140
		去须芦用。	本草辑要	145
		去须芦，蒸，曝用。	本草汇纂	161
		去须芦用。有恐其升发者，用蜜水炒。	医家四要	164
	制白前	凡使白前，须用生甘草水浸一伏时，漉出，去头须，焙干收用。	修事指南	123
	制升麻	今人惟取里白外黑而紧实者，谓之鬼脸升麻，去须及头芦，剉用。	修事指南	123
	紫草	去头须，酒洗。	本草备要	117
		去头须，酒洗用。	本草辑要	145
		去头须，酒洗。	本草从新	132
	紫菀	去头须，洗净，每一两，蜂蜜二分，焙用，酒洗。	本草汇	106
		去头须，蜜水浸，焙。	本草汇纂	161
		去头须，洗净，蜜水浸，焙干用。	得配本草	136
		去头须，蜜水炒用。	本草求真	140
		去头须，蜜水浸，焙用。	本草辑要	145
		去头须，蜜水浸，焙用。	本草备要	117
去心皮/皮心/心皮膜	巴豆	去皮心，熬令黄，捣如膏，去油。	握灵本草	105
		去心皮，炒。	医方集解	115
		去心皮，炒黑，研。	医方集解	115
		去皮心膜，或生或熟听用。	医宗说约	109
		去皮心，熬，碾如膏。	温病条辨	146
		去皮心膜，熬黑，研如脂。	温热经纬	158
		去皮心，炒令黄，纸裹压去油，细研。	医方丛话	165
		去皮及心，然后研之极烂，用纸裹压去油。	医方丛话	165
		去皮心，炙，研。	医门法律	107
		去皮心，蒸黑。	本草述	111
		去心皮，炒。	成方切用	137
		去心，熬黑。	时方妙用；时方歌括	147
	巴豆霜	去皮心，熬黑，研如脂。	医宗金鉴	128
		去心皮，此物不去膜则伤胃，不去心则作呕，或用壳、用仁、用油，生用、炒用、醋煮、烧存性用。压去油，名巴豆霜。如去心皮膜油，生用、炒用，为急治水谷道路之剂。炒去烟，令紫黑用，为缓治消坚磨积，可以止泻也。	本草害利	159
		去皮心，熬黑，研如脂。	医宗金鉴	128

续表

净制方法	药名	摘录	文献名称	文献编号
去心皮／皮心／心皮膜	巴霜【巴豆霜】	去皮膜，略去油。	成方切用	137
	百部	以竹刀劈去心皮，用酒浸一宿，漉出，焙干，细剉用。	本草述	111
		竹刀劈去心及皮，酒浸一宿，漉出，焙干，细剉用。	本草述钩元	112
		抽去心。	本经逢原	121
		竹刀劈去心皮，酒浸，焙用。	得配本草	136
		竹刀劈去心皮，酒浸，焙用。	本草求真	140
		取肥实者，竹刀劈去心皮，酒浸，焙用。	本草辑要	145
		竹刀劈去心皮，酒浸，焙用。	本草汇纂	161
		去心皮，酒浸，焙。	医家四要	164
		竹刀劈去心皮，酒浸，焙用。	本草备要	117
		竹刀劈去心皮，酒浸，焙。	本草从新	132
	覆盆子	去皮及心，用细子乌赤色味甘者，水洗晒干后，酒拌蒸一炷香，研末入丸。	本草述钩元	112
		去皮心，用细子乌赤色者，水洗，曝干。	本草述	111
	莲子	去心皮，蒸熟，焙干用。	本草备要	117
		去皮心。	医学从众录	149
		去心皮，蒸熟，焙干用。	本草求真	140
		去心皮，蒸熟，焙干用。	本草辑要	145
	莲肉【莲子】	去心皮，切片。	外科大成	110
		泡，去心皮。	外科大成	110
	建莲肉【莲子】	去心皮，炒。	幼幼集成	129
	建莲子【莲子】	以竹刀劈去心皮，用酒浸一宿，漉出，焙干，细剉用。	幼幼集成	129
	天冬	以竹刀劈去心皮，用酒浸一宿，漉出，焙干，细剉用。	本草求真	140
		竹刀劈去心及皮，酒浸一宿，漉出，焙干，细剉用。	本草汇纂	161
	天门冬【天冬】	抽去心。	得配本草	136
		竹刀劈去心皮花，酒浸，焙用。	本草辑要	145
		竹刀劈去心皮，酒浸，焙用。	本草备要	117
		取肥实者，竹刀劈去心皮，酒浸，焙用。	本草从新	132
	乌药	竹刀劈去心皮，酒浸，焙用。	本草述钩元	112
		去心皮，酒浸，焙。	本草述	111
去皮	安边桂【肉桂】	去粗皮，净。	吴鞠通医案	144
	巴豆	去皮，研如脂。	医宗金鉴	128
		去皮，研，压去油。	类证治裁	155
		去皮，熬令如脂。	医方丛话	165
	白扁豆	去皮，姜汁浸，炒。	医门法律	107
		去皮，炒。	良朋汇集经验神方	124
		入药连皮炒，研用。亦有浸，去皮，及生用者。	本草辑要	145

续表

净制方法	药名	摘录	文献名称	文献编号
去皮	扁豆【白扁豆】	去皮，为末。	食物本草会纂	119
		入药连皮炒，研用。亦有浸，去皮，及生用者。	本草求真	140
		炒，去皮。	傅青主女科	150
		生用，浸，去皮。	本草汇纂	161
	白豆蔻	去皮，研细。	本草汇	106
		去皮，炒用。	握灵本草	105
	白蔻【白豆蔻】	去皮。	嵩厓尊生全书	122
	白果	去皮心，煮熟，蜜饯。	本草纲目拾遗	139
	白胶【鹿角胶】	水浸七日，刮去皱皮，镑如屑，以牛乳满浸，乳耗再添，直候不耗，以油单纸封口，隔汤蒸之，水竭即添，频频看角屑，粉烂如面即住，细筛，漉去乳，焙用。	本草汇	106
	白芍	刮去皮，蜜水拌蒸。	本草汇	106
		竹刀刮去皮并头，剉细，蜜水拌蒸用，今多生用。	本草害利	159
	白术	去油者，去皮切片，米泔水浸透，晒干，陈壁土裹，蒸晒九次，洗净，仍晒干用。	本草述	111
		去皮，放糯米上蒸半炷香久，勿泄气，晒干，研为末。	女科要旨	148
	于潜白术【白术】	米泔水浸一宿，去皮，切片，饭上蒸。	时方妙用；时方歌括	147
	白鲜皮	水洗，去粗皮。	本草述	111
		水洗，去粗皮。	本草述钩元	112
		水洗，去粗皮。	本草汇	106
	白药	去黑皮。	幼科释谜	141
	白芷	刮去皮，蒸，晒，微焙。	本草汇	106
		削去皮，切碎用，黄精等分，拌蒸两次，晒干，去黄精用。提女人崩带，炒炭用。	得配本草	136
	白茯苓【茯苓】	去皮，煮二三沸，切，曝，去赤筋，乳润蒸。	本草汇	106
		去皮为末，人乳拌。	本草述	111
		取坚实者佳，去粗皮用。	药品辨义	118
		去皮。	嵩厓尊生全书	122
		去皮薄切，曝干蒸之，以汤淋去苦味，淋之不止，其汁当甜，乃曝干筛末。	串雅外编	134
		坚白茯苓，去粗皮，焙干为末。	串雅外编	134
		去皮。补阴，人乳拌蒸。	得配本草	136
	柏实【柏子仁】	蒸，晒，炒，去皮，取仁用。	长沙药解	130
	荸荠	辟蛊，曝干，研末服。治胀，去皮食。作粉，可点目翳。	得配本草	136
	荜澄茄	去柄及皱皮，酒浸，蒸半日，细杵。	本草述钩元	112
		去皱皮及柄，酒浸，蒸半日，细杵。	本草述	111
		去柄及皱皮，用酒浸，蒸之，杵细，晒干。	食物本草会纂	119
	荜茇【荜芨】	去梃用头，醋浸一宿，焙干，以刀刮去皮粟子令净乃用，不则伤肺，令人上气。	本草述钩元	112
		醋浸，刮去皮子。	本经逢原	121
		去梃用头，醋浸，刮净皮粟，免伤人肺。	本草备要	117

续表

净制方法	药名	摘录	文献名称	文献编号
去皮	蓖麻子	盐汤煮，去皮。	本草汇	106
		凡使，以盐汤煮半日，去皮取仁，研用。	本草述钩元	112
		凡使蓖麻子，勿用黑夭赤利子，缘在地蒌上生，是颗两头尖，有毒，其蓖麻子，节节有黄黑斑。凡使，以盐汤煮半日，去皮取子，研用。	修事指南	123
		有毒，盐水煮，去皮，研。	本草必用	125
		盐水煮，去皮，研，或用油。忌铁。	本草从新	132
		盐水煮，去皮，研，取油用。忌铁。	本草求真	140
		盐水煮，去皮，研，或取油用。忌铁。	本草辑要	145
		去皮，黄连水浸，每晨用浸水吞一粒至三四粒，治大风疥癞。	本草辑要	145
	蓖麻【蓖麻子】	以盐汤煮半日，去皮取子，研用。	本草述	111
	蓖麻仁【蓖麻子】	以盐汤浸煮半日，去皮取籽，研用。	握灵本草	105
	荜茇	去梃用头，以醋浸一宿，焙干，刮去皮粟子令净。	本草汇	106
	补骨脂	酒洗，浮面者去之，凡使，揉去皮。	握灵本草	105
	破故纸【补骨脂】	择去皮，洗过，曝，捣筛令细。	本草述	111
	苍术	糯米泔浸三日，逐日换水，去粗皮，切，焙用。	本草汇	106
		米泔水浸一宿，去黑皮，切片，炒用。	医宗说约	109
		如法洗浸，去皮，切片。	本草述	111
		去皮，泔水浸，炒。	温热暑疫全书	114
		糯米泔浸，刮去皮，切用。	本经逢原	121
		去皮，切片。	本经逢原	121
		泔水浸，去粗皮，切片，日干，土炒炭。	外科证治全生集	127
		用米泔水浸半日，刮去黑粗皮，晒干捣碎，罗为细末。	串雅外编	134
		糯米泔，刮去皮，切片，同芝麻炒用。	本草辑要	145
		去皮，盐水炒。	医学从众录	149
		半斤，同皂荚【皂角】三挺砂锅内煮一日，去皂荚【皂角】，将苍术刮去皮，切片，盐水炒，净。	类证治裁	155
		泔浸，去皮，麻油拌，炒黄。	温热经纬	158
		去黑皮。	医方丛话	165
	草豆蔻	面包裹，煨，研，去皮。	玉楸药解	131
		面裹，煻火煨，去皮用。	握灵本草	105
		面裹，煨，去皮。	本草汇	106
		面裹，煻火煨熟，去皮，研用。	得配本草	136
	草果	煨，去皮。	医门法律	107
		煨，去皮。	医方集解	115
	草乌	炮，去皮。	医方集解	115
		有烈毒，去皮取白肉，每斤绿豆半升同煮，豆开花，去豆，取乌切，磨粉。	外科证治全生集	127
		汤泡，去皮。	医宗金鉴	128
		去皮。	串雅外编	134
		去皮，姜汁拌，晒，隔纸炒。	本草纲目拾遗	139
		泡，去皮。	外科证治全书	152
	草乌头【草乌】	炮，去皮，姜汁炙。	类证治裁	155

续表

净制方法	药名	摘录	文献名称	文献编号
去皮	柴胡	银刀刮去赤皮及须头。	本草汇	106
		去皮，切，忌经火。	外科证治全生集	127
	菖蒲【石菖蒲】	刮去粗皮，米泔浸，饭上蒸。	握灵本草	105
	赤茯苓【茯苓】	去黑皮。	医门法律	107
		去皮。	本草述	111
	赤芍	各以竹刀刮去皮并头，剉细，蜜水拌蒸，从巳至未，晒干用。	本草述钩元	112
	川楝子	酒拌透蒸，去皮。入丸，用核槌（捶）细，不用肉。入煎，用肉不用核。本地者细，以火烧存性。	外科证治全生集	127
		用肉，去皮、核。	得配本草	136
		蒸，去皮、核，焙。	医宗金鉴	128
		酒煮，去皮、核。	类证治裁	155
	川楝实【川楝子】	酒浸蒸软，去皮、核，取净肉捻作饼，焙干。	本经逢原	121
	川练子【川楝子】	去皮取肉，去核用。	本草求真	140
	川蘗【黄柏】	皮刮净，人乳浸透，炙干，切，研。	本草述	111
	川杜仲【杜仲】	去粗皮，酥炙断丝。	本草述	111
	川木鳖【木鳖子】	米泔水泡，去皮毛，切片。	串雅补	135
	川乌	去皮。	医方集解	115
		去皮，生用。	医宗金鉴	128
		汤泡，去皮。	医宗金鉴	128
		汤泡，去皮。	外科证治全书	152
	川乌头【川乌】	泡，去皮。	增广验方新编	157
	椿白皮	去粗皮，醋炙，或蜜炙。	得配本草	136
	椿樗	并刮去粗皮，阴干，临时切焙用。	本草述钩元	112
	椿根白皮【椿白皮】	去粗皮。	良朋汇集经验神方	124
		去粗皮，醋炙或蜜炙。	本草从新	132
	椿樗白皮	去粗皮，或醋炙、蜜炙用。	本草备要	117
		去粗皮，或醋炙、蜜炙用。	本草辑要	145
	椿樗根白皮	凡使，须取东引根皮，洗净，刮去粗皮，拌生葱蒸过，挂干。	药品辨义	118
	椿樗根皮	去粗皮用，或醋炙。	药品辨义	118
	樗根白皮【樗白皮】	去粗皮，醋炙。	时病论	163
		东引者，去粗皮，醋炙。	医方集解	115
		去粗皮，醋炙。	成方切用	137
	樗白皮	洗净，刮粗皮，拌生葱蒸。	本草汇	106
	臭椿皮【樗白皮】	去粗皮，醋炙或蜜炙。只入丸散，不入汤药。	医家四要	164
	大枣	去皮、核。	外科证治全书	152
		入药煎，洗净，打碎。入丸药，煮烂，去皮、核。	医宗说约	109
	大豆黄卷	浸黑大豆，出芽常五寸，去皮干之即为黄卷。	握灵本草	105
	大腹皮	去皮，酒洗，黑豆汤再洗，煨用。	本草备要	117
		去皮，酒洗，黑豆汤再洗。	本草从新	132

续表

净制方法	药名	摘录	文献名称	文献编号
去皮	大黄	去皮，酒洗。	温热暑疫全书	114
去皮	大黄	去皮，破六片。	医宗金鉴	128
去皮	大黄	去皮，酒浸。	医宗金鉴	128
去皮	大黄	去皮，清酒浸。	温热经纬	158
去皮	大戟	去皮，制。	温病条辨	146
去皮	大栝楼【瓜蒌】	去皮，焙，为末。	医宗金鉴	128
去皮	当归	洗，去皮。	医学从众录	149
去皮	地骨皮	去粗皮，炒。	良朋汇集经验神方	124
去皮	淡竹茹【竹茹】	须取鲜竹刮之，磋去在外硬青，止用向里黄皮。	本草述钩元	112
去皮	淡竹茹【竹茹】	肉薄，节间起白霜者，刮去青皮，用第二层。	得配本草	136
去皮	独活	去皮，焙用。	本草汇	106
去皮	独活	去皮，焙用。	外科证治全生集	127
去皮	独活	切片，拌淫羊藿蒸，日干用，或去皮，焙用。	得配本草	136
去皮	独活	去皮，焙用。	本草求真	140
去皮	独活	采根曝干，去皮，或焙用。	本草害利	159
去皮	独活	去皮，焙用。	本草汇纂	161
去皮	杜仲	去粗皮，盐酒炒。	本草汇	106
去皮	杜仲	去粗皮，姜汁浸炒。亦有生用者。	医宗说约	109
去皮	杜仲	去皮切片，姜汁浸炒。	本草述	111
去皮	杜仲	去皮，酒炒去丝。	本草述	111
去皮	杜仲	去粗皮，剉。	本草备要	117
去皮	杜仲	刮去粗皮，切片，咸水、酒拌炒，慢火去丝用。	药品辨义	118
去皮	杜仲	去皮，酥炙，或盐水炒。	本草必用	125
去皮	杜仲	去皮，每斤用蜜三两涂炙，蜜尽为度。	外科证治全生集	127
去皮	杜仲	去粗皮，炙，剉。	医宗金鉴	128
去皮	杜仲	去粗皮，剉，或酥炙、蜜炙、盐酒炒、姜汁炒断丝用。	本草从新	132
去皮	杜仲	去皮用。治泻痢，酥炙。	得配本草	136
去皮	杜仲	去粗皮，净，盐水炒断丝。	沈氏女科辑要笺正	138
去皮	杜仲	去外粗皮，黄酒泡一夜，晒干，姜汁炒去丝。	本草纲目拾遗	139
去皮	杜仲	去粗皮，剉，或酥，或酒，或蜜以炙，或姜，或盐，或酒以炒。在人随症活变耳。	本草求真	140
去皮	杜仲	去粗皮，剉，或酥炙、蜜炙、盐酒炒、姜汁炒断丝用。	本草辑要	145
去皮	杜仲	凡使，削去粗皮，剉，或酥炙、酒炙、蜜炙、盐酒炒、姜汁炒断丝用。	本草害利	159
去皮	杜仲	去粗皮，剉，或酥或蜜炙，或姜或酒炒。	本草汇纂	161
去皮	杜仲	去粗皮，剉，或酥炙、醋炙、蜜炙、盐酒炒、姜汁炒断丝。	医家四要	164
去皮	防己	去皮，酒洗，晒干用。	握灵本草	105
去皮	防己	去皮，酒浸洗。	医宗说约	109
去皮	防己	去皮，剉，酒洗。	本草述	111
去皮	防己	去皮，剉，酒洗，晒干用。	本草述钩元	112
去皮	防己	去皮。	良朋汇集经验神方	124
去皮	防己	去皮。	医宗金鉴	128

续表

净制方法	药名	摘录	文献名称	文献编号
去皮	肥皂荚	去皮弦子，取净肉。	本经逢原	121
	肥皂核	煮熟，去皮用。	得配本草	136
	肥皂子【肥皂核】	去黑皮，打碎。	医宗说约	109
	茯苓	去皮，入补药用人乳拌蒸。	医宗说约	109
		去粗皮。	外科大成	110
		去皮，研末，以水淘去筋膜及浮者，取沉者捻块，以人乳十碗浸匀，曝干研用。	本草述	111
		去皮，更宜水飞去筋，制法见茯神后。用赤苓则不必飞。	本草述钩元	112
		去皮。	温热暑疫全书	114
		去皮。	良朋汇集经验神方	124
		去皮用。	本草必用	125
		去皮，乳拌蒸。	本草辑要	145
		去皮。	傅青主女科	150
		去皮。	本草汇纂	161
	茯神	去皮木用。	医宗说约	109
		去皮木用，恐燥，人乳拌蒸。	得配本草	136
		去皮及中木用。	本草求真	140
	附子	炮，去皮，切八片。	医门法律	107
		以盐水浸七度，去皮。	本草述	111
		去皮。	医方集解	115
		去皮，生用，破八片。	医宗金鉴	128
		炮，去皮，破八片。	医宗金鉴	128
		炮，去皮，破，别煮取汁。	医宗金鉴	128
		炮，去皮。	笔花医镜	162
	蜂房	去外粗皮，酒净，炒用。	本草求真	140
	覆盆子	去皮、蒂，酒煮用。	得配本草	136
	番木鳖【马钱子】	用香油（炸），待浮起，取出，乘热去皮为末。	良朋汇集经验神方	124
		六两，水煮，去皮，麻油炸黄，不令焦枯。	串雅补	135
	甘草	炙者，同长流水蘸湿，频烤至熟，刮去赤皮。	本草述钩元	112
		去赤皮。	幼幼集成	129
		熟用，去皮，蜜炙。	长沙药解	130
		去外粗皮。	本草从新	132
		去皮。	串雅外编	134
		去皮，蜜炙。	串雅外编	134
		去皮，蜜炙。	成方切用	137
		去皮，微炒。	随息居重订霍乱论	153
		去皮，炒。	增广验方新编	157
	干姜	水浸三日，去皮，浸六日，更刮去皮，晒干，置瓷缸中，酿三日。	本草汇	106
		即生姜之宿根老母姜，置流水中浸三日，刮净皮，晒干为之，又名军姜。	本草便读	166
		水淹三日，去皮，置流水中六日，更刮去皮，晒干，置瓷罐中，酿三日乃成。	食物本草会纂	119

续表

净制方法	药名	摘录	文献名称	文献编号
去皮	葛根	去皮。	本草述	111
		去皮用。	本草述钩元	112
	谷芽	炒黄，杵去皮用。	本草述	111
	官桂【肉桂】	去皮。	医宗金鉴	128
		去皮。	本草纲目拾遗	139
	龟甲	取胁用底，刮去黑皮，或酒、醋、猪脂，旋涂旋炙，或以酥，铫中熬黄，研极细。	本草汇	106
	桂【肉桂】	用时刮去粗皮，旋切，有余以纸重裹，使不泄其辛气。妊娠不得已而用之，须火焙过。	本草述钩元	112
		去皮用，见火无功。	本草必用	125
		去粗皮。	吴鞠通医案	144
	桂心	本于肉桂，去外粗皮，取当中心者为桂心。	本草求真	140
		小桂枝去皮。	女科要旨	148
	桂枝	去皮用。	长沙药解	130
		去皮。	温病条辨	146
	红枣【大枣】	煮熟，去皮、核。	良朋汇集经验神方	124
		饭锅上蒸熟，去皮、核。	串雅内编	133
		煮熟，去皮、核。	串雅内编	133
		不破皮红枣【大枣】，饭上蒸熟，去皮、核。	本草纲目拾遗	139
	海螵蛸	汤泡，去皮。	外科大成	110
		炙黄，去皮。	本草述	111
		去皮，研细。	医宗金鉴	128
		去壳皮。	外科证治全书	152
		刮去皮甲，微火炙过，研细末。	增广验方新编	157
	汉防己【防己】	以车前草根相对蒸半日，晒干用，今惟去皮，剉，酒洗，晒干用。	本草害利	159
	诃子	去皮取肉用，用肉则去核，生用清金行气，煨熟温胃固肠。	本草辑要	145
		酒浸后蒸一伏时，刀削去皮，肉剉焙用，用核则去肉，生用清金，煨用固肠。	本草害利	159
	诃黎勒【诃子】	酒浸后蒸，去皮取肉，焙。	本草汇	106
	合欢皮	去粗皮，炒用。	得配本草	136
		去粗皮，炒用。	本草求真	140
		去粗皮，炒用。入煎为末，熬膏外治并妙。	本草害利	159
		去粗皮，炒。	本草汇纂	161

续表

净制方法	药名	摘录	文献名称	文献编号
去皮	何首乌	忌铁器，竹刀切去黑皮。	握灵本草	105
去皮	何首乌	用竹刀刮去黑皮，米泔浸二日，切片。	本草汇	106
去皮	何首乌	去黑皮，米泔浸一宿，竹刀切。	医门法律	107
去皮	何首乌	去皮，用黑豆同煮，捣膏。	外科大成	110
去皮	何首乌	大者，赤白各一斤，去皮，切片。	医方集解	115
去皮	何首乌	以竹刀刮去皮，拌黑豆，九蒸九晒。	本经逢原	121
去皮	何首乌	半斤者，用刀刮去皮，用砂锅内下乌羊肉一斤，黑豆半斤，量酌水，放此药后覆蒸一二时辰，取出晒干。	良朋汇集经验神方	124
去皮	何首乌	去皮，黑豆同煮，去豆，捣膏。	医宗金鉴	128
去皮	何首乌	凡使，赤白各半，泔浸，竹刀刮皮，切片，用大豆拌匀，入柳甑砂锅上，九蒸九晒。	本草从新	132
去皮	何首乌	泔浸，竹刀刮皮，切片，以黑豆拌蒸，晒九次用。	得配本草	136
去皮	何首乌	去皮，切片，黑大豆拌，九蒸九晒。	成方切用	137
去皮	何首乌	凡使，赤白各半，泔浸，竹刀刮皮，切片，用黑豆与首乌拌匀，铺柳甑，入砂锅，九蒸九晒。	本草求真	140
去皮	何首乌	凡使，赤白各半，泔浸，竹刀刮皮，切片，用黑豆与首乌拌匀，铺柳甑，入砂锅，九蒸九晒用。	本草辑要	145
去皮	何首乌	泔浸，竹刀刮皮，切片。	本草汇纂	161
去皮	黑豆	炒，去皮。	医方集解	115
去皮	黑豆	去皮，炒。	妇科玉尺	142
去皮	黑豆	炒，去皮。	时方妙用；时方歌括	147
去皮	黑豆	炒，去皮。	医学从众录	149
去皮	黑豆	炒，去皮。	类证治裁	155
去皮	厚朴	去粗皮，姜汁浸透。	本草汇	106
去皮	厚朴	炙，去皮。	医门法律	107
去皮	厚朴	去粗皮，用姜汁拌浸，仍用姜渣同炒，以姜渣黑色为度。	本草述	111
去皮	厚朴	去粗皮，用姜汁拌浸，仍用姜渣同炒，以姜渣黑色为度。	本草述钩元	112
去皮	厚朴	去皮，姜汁炒。	温热暑疫全书	114
去皮	厚朴	去粗皮，姜汁炙，或醋炒用。	本草备要	117
去皮	厚朴	去粗皮，剉。	药品辨义	118
去皮	厚朴	刮去粗皮，姜汁炒。	本草必用	125
去皮	厚朴	去皮，切片，每斤取带皮姜四两，切片同煮，汁干，炒透去姜。	外科证治全生集	127
去皮	厚朴	去皮，炙。	医宗金鉴	128
去皮	厚朴	去皮，姜汁炒。	长沙药解	130
去皮	厚朴	刮去粗皮，切片，姜汁炒。	本草从新	132
去皮	厚朴	去粗皮，姜汁炒或醋炒用。	得配本草	136
去皮	厚朴	去粗皮，姜汁炒用。	本草求真	140
去皮	厚朴	去粗皮，姜汁炙或醋炒用。	本草辑要	145
去皮	厚朴	去皮，炙。	外科证治全书	152
去皮	厚朴	去皮，姜汁炒。	温热经纬	158
去皮	厚朴	去皮阴干，姜汁炒。刮去粗皮，用生姜汁炒炙，或浸炒用。味苦，不以姜制，则棘人喉舌。	本草害利	159
去皮	厚朴	去粗皮，姜汁炒。	本草汇纂	161
去皮	厚朴	刮去粗皮，切片，姜汁炒。	医家四要	164

续表

净制方法	药名	摘录	文献名称	文献编号
去皮	胡椒	去粗皮。	串雅内编	133
	胡桃仁【核桃仁】	去皮。	医门法律	107
	胡桃【核桃仁】	润燥养血，去皮用，敛涩，连皮用。	本草备要	117
		润燥，去皮，用敛涩，连皮用。	得配本草	136
		润燥养血，去皮用，敛涩，连皮用。	本草辑要	145
		皮性涩，若连皮用，则敛肺固肾，涩精。油者有毒，能杀人。	本草分经	156
	胡桃瓤【核桃仁】	汤浸去皮，细研如泥。	本草述	111
	胡核【核桃仁】	润燥养血，去皮，敛涩，连皮。油者有毒。	本草从新	132
	胡桃肉【核桃仁】	去皮。	本草述	111
		养血，去皮用，敛涩，连皮用。	本草求真	140
	黄柏	去粗皮。	医门法律	107
		去粗皮，切片，蜜炒，盐酒炒，人乳炒，童便炒，或生用，随病用之。	医宗说约	109
		去粗皮，酒浸一日夜，炙焦。	增广验方新编	157
		去外粗皮，切用。	药品辨义	118
	黄蘗【黄柏】	去皮，蜜炙。	本草述	111
		去皮。	医宗金鉴	128
		去皮。	本草纲目拾遗	139
		凡使蘗皮，削中粗皮用。	本草辑要	145
	胡麻【芝麻】	淘净，蒸九度，去皮，炒香。	食物本草会纂	119
	黄芪	去皮刮皮，以蜜水涂炙。	本草汇	106
		去皮。	本草述	111
	黄药子	刮去粗皮用。	本草述	111
	韭子【韭菜子】	蒸熟，晒干，簸去黑皮，然后炒黄用。	握灵本草	105
		燥干，簸去黑皮。	本草汇	106
	桔梗	去浮皮，泔浸，微炒用。	本草备要	117
		去头枝浮皮，泔水浸一宿，切片，微炒。	外科证治全生集	127
		去浮皮，泔浸，微炒。	本草从新	132
		刮去浮皮，米泔浸，微炒。	得配本草	136
		去浮皮，泔浸，微炒用。	本草求真	140
		去浮皮，泔浸，切片，微炒用。	本草辑要	145
		去浮皮，泔浸，微炒。	医家四要	164
	金线重楼【重楼】	去外黑皮。	串雅内编	133
	金铃子【川楝子】	酒拌蒸透，皮软，刮皮取肉。	本草汇	106
		温汤浸过，去皮。	本草述	111
		蒸，去皮、核。	校注医醇賸义	160
		蒸，去皮、核。	医门法律	107
		蒸，去皮、核。	本草述	111
	橘核	去皮，炒。	本草从新	132
		去皮，炒用。	本草求真	140

续表

净制方法	药名	摘录	文献名称	文献编号
去皮	苦楝子	去皮，取肉，去核用。用核则槌（捶）碎，姜水煮一伏时，去肉用。	本草备要	117
		酒蒸，待皮软，刮去皮，取肉去核。凡使肉，不使核，使核不使肉，如使核，搥（捶）碎。	本草从新	132
		酒蒸，去皮，取肉，去核用。用核则槌（捶）碎，浆水煮一伏时，去肉用。	本草辑要	145
	雷丸	甘草水浸，铜刀刮去黑皮，破开，甘草水再浸，再蒸，日干用。生用。	握灵本草	105
		竹刀刮去黑皮，研开，甘草水浸一宿，酒拌蒸，晒。	本草汇	106
		水浸，去皮，切，焙，为末。	本草述	111
		竹刀刮去黑皮，甘草水浸一宿，酒拌蒸，或炮用。	本草备要	117
		去黑皮。	良朋汇集经验神方	124
		竹刀刮去黑皮，甘草水浸一宿，酒拌蒸，或炮。	本草从新	132
		竹刀刮去黑皮，甘草水浸一宿，酒拌蒸，或炮用。	本草辑要	145
		竹刀刮去黑皮，甘草水浸一宿，酒拌蒸，或炮用。	本草汇纂	161
	荔枝子【荔枝】	去皮。	串雅外编	134
	连皮缩砂【砂仁】	炒黑，去皮。	良朋汇集经验神方	124
	芦根	取肥，去须并赤黄皮。	本草汇	106
		去皮。	重楼玉钥	154
	鹿角胶	以鹿角寸截，米泔浸七日，令软，再入急流中浸七日，刮去粗皮，以东流水桑柴火煮七日，旋旋添水，取汁滤净，加无灰酒，熬成膏，冷则胶成矣。	本草崇原	108
	楝树根	去皮，取白肉。	外科证治全生集	127
	绵黄耆【黄芪】	去皮，蜜、酒拌炒。	医学从众录	149
	茅山苍术【苍术】	去粗皮，米泔浸。	温热经纬	158
	茅山术【苍术】	米泔浸，蒸晒三次，去皮，切片。	本草述	111
	茅根【白茅根】	洗，去衣皮。	本草汇	106
	麦芽	炒黄，杵去皮用。	本草述	111
	木鳖子	去油、皮。	串雅外编	134
	木瓜	以铜刀削去硬皮并子，切片，晒干。	本草述	111
		铜刀剥去硬皮并子，切片，晒干入药用。	本草述钩元	112
		以金制刀削去硬皮并子，切片，晒干。	食物本草会纂	119
		忌铁器，以铜刀削去硬皮并子，切片，晒干入药，以陈久者良。	本草害利	159
	木通	采枝阴干，去皮、节，洗，切片，生用。	本草害利	159
	女贞子	如法去皮。	本草述	111
		洗，去皮，酒拌蒸，晒干用。	得配本草	136
	女贞实【女贞子】	一斗，如法去皮，每斗用马料黑豆一斗，拣净，淘洗干，同蒸透，九蒸九晒。	本草述	111
	蓬莪术【莪术】	去粗皮，蒸熟，曝干。入气分灰火煨透，乘热捣之，入血分醋、酒磨。	本草害利	159
	青州大红枣【大枣】	去皮、核。	幼幼集成	129

续表

净制方法	药名	摘录	文献名称	文献编号
去皮	牵牛子	碾，取头末，去皮麸不用，亦有半生半熟用者。	本草述钩元	112
		去皮，研用。	玉楸药解	131
		取子，淘去浮者，舂去皮，酒蒸，研细。	本草从新	132
	牵牛【牵牛子】	研，取头末，去皮用。	握灵本草	105
		取子，淘去浮者，舂去皮用。	本草备要	117
	前胡	刮去皮须，以甜竹沥浸润，晒干。	本草汇	106
		水洗，刮去黑皮并芦。	本草述	111
		凡使，水洗，刮去黑皮并芦，或用竹沥浸润，晒干。	本草述钩元	112
		去净皮须，入竹沥内浸润，日干，切用。	外科证治全生集	127
		去皮及髭丫，甜竹沥浸润，日干用。	得配本草	136
	羌活	去黑皮、腐烂用。	本草汇	106
		去皮及腐朽者用。	本草述钩元	112
		去皮，焙用。	外科证治全生集	127
		制法与独活同（切片，拌淫羊藿蒸，日干用，或去皮焙用）。	得配本草	136
		采根，曝干，去皮。或焙用。	本草害利	159
	青化桂【肉桂】	去粗皮，取肉，研细末。	幼幼集成	129
	蕤仁（霜）【蕤仁】	去皮，研极细，纸包压去油，再研，再压数次。	类证治裁	155
	肉桂	去粗皮。	医门法律	107
		去粗皮。	外科大成	110
		去粗皮用，其毒在皮。	本草备要	117
		去皮。	良朋汇集经验神方	124
		拣薄者，刮去粗皮。	医宗金鉴	128
		去粗皮，其毒在皮。不见火。	本草从新	132
		去皮。	得配本草	136
		去皮。	成方切用	137
		去粗皮，研细，冲。	吴鞠通医案	144
		去粗皮。	医学从众录	149
		去皮。	增广验方新编	157
		去粗皮用，或研末冲入药煎，勿令泄气，或用米糁捣和为丸，先吞，或用枣肉糊丸，如前法吞，随症施用。	本草害利	159
		去粗皮，剉，入药勿见火。	本草汇纂	161
		去粗皮，不见火。	医家四要	164
	上肉桂【肉桂】	去皮。	时方妙用；时方歌括	147
	桑白皮	米泔浸三宿，刮去黄皮，剉细。	本草述	111
		刮去外皮，取白用。	本草备要	117
		刮去皮，取白，或恐泻气，蜜炙用。	本草求真	140
		铜刀刮去青黄薄皮一重，取里白皮，切，焙干用，或蜜炙入药，其皮中涎勿去之，药力俱在其上也。忌铁及铅。或云木之白皮亦可用。	本草害利	159
		刮去皮，取白，蜜炙。	本草汇纂	161
	桑根【桑白皮】	剥去白皮，炙黄黑，剉。	本草述	111

续表

净制方法	药名	摘录	文献名称	文献编号
去皮	桑根白皮【桑白皮】	须采土内嫩根，去骨，铜刀刮去薄皮，勿去皮上涎，其药力在此也。	本草述钩元	112
		刮去粗皮，蜜水炙，有涎出，勿去之。	本草必用	125
		刮去薄皮，取白，或生用，或蜜炙。	本草从新	132
		刮去外皮，取白用，如恐其泻气，用蜜炙之。忌铁。	本草辑要	145
	桑皮【桑白皮】	刮去薄皮，取白，或生用，或蜜炙。	医家四要	164
	山慈姑【山慈菇】	去皮，净。	外科证治全生集	127
		去皮，洗净，焙。	随息居重订霍乱论	153
		洗，去毛皮，焙干，研末。	医宗金鉴	128
	山茨菰【山慈菇】	去毛皮，焙。	嵩厓尊生全书	122
	山药	湿者，去皮。	医学从众录	149
	薯蓣【山药】	去皮，酒蒸用。	握灵本草	105
		铜刀刮去赤皮，白矾末少许，洗去涎，蒸，曝用。	本草汇	106
	山楂	有大、小二种，小者入药去皮、核，捣作饼子，日干用。	本草求真	140
		去皮、核用。	本草备要	117
		蒸熟，去皮、核，捣作饼，生食损齿。	握灵本草	105
	山查【山楂】	有大、小二种，小者入药，一名棠梂子，去皮、核用。	本草辑要	145
	商陆	铜刀刮去皮，薄切，以东流水浸两宿，用黑豆拌蒸，晒干。	本草汇	106
		铜刀刮去皮，水浸一宿。	本经逢原	121
		铜刀刮去皮，水浸一宿，黑豆拌蒸。	本草从新	132
		铜刀刮去皮，薄切。	得配本草	136
		铜刀刮去皮，水浸一宿，黑豆拌蒸。	本草汇纂	161
		刮去皮，水浸一宿，黑豆拌蒸。	医家四要	164
	商陆根【商陆】	铜刀刮去皮，薄切，东流水浸三日，取出，和绿豆同蒸半日，去豆，晒干或焙。	本草述	111
		铜刀刮去皮，薄切，东流水浸三日，取出，和绿豆同蒸半日，去豆，晒干或焙用。	本草述钩元	112
	芍药	竹刀去皮并头，剉细，蜜水拌蒸，从巳至未，晒干用。	本草述	111
	蛇床子	去皮，炒。	类证治裁	155
	麝香	去毛皮。	外科大成	110
	升麻	刮去粗皮，用黄精自然汁浸一宿，曝干，去须及头芦，剉，蒸，再曝用。	本草害利	159
	山栀【栀子】	微炒，去皮。上焦、中焦连壳，下焦去壳，洗去黄浆，炒用。内热用仁，表热用皮。	得配本草	136
	生姜	火煨，去皮。	增广验方新编	157
		去皮则热，留皮则冷，古方以姜茶饮治痢，热痢留皮，冷痢去皮，或用蜜炙。	本草害利	159
	石菖蒲	去皮，微炒用。	本草备要	117
		去皮，微炒用。忌铁器。	本草求真	140
		去皮，微炒。	本草汇纂	161
	生附子	去皮。	幼幼集成	129
	石决明	面裹煨，磨去粗皮，研一万下，水飞。	本草汇	106
	石莲肉【石莲子】	去肉青翳并外皮。	医学从众录	149

续表

净制方法	药名	摘录	文献名称	文献编号
去皮	石莲子肉【石莲子】	于砂盆中擦去赤皮。	本草述	111
	熟地【地黄】	酒浸一夜，去皮。	串雅外编	134
	苏木	凡使，去粗皮并节。	握灵本草	105
	甜肉桂【肉桂】	去皮。	医学从众录	149
	桃皮【桃茎白皮】	去外粗皮。	本草述	111
	桃仁	去皮。	幼幼集成	129
		去皮。	本草述	111
		留皮赤色入肝，连尖生研行血，润便去尖炒熟，去皮取其纯白。	嵩厓尊生全书	122
	天花粉	去皮，切片，水浸三日。	握灵本草	105
		去皮，捣细，罗粉用。	本草述	111
		去皮，寸切，水浸，逐日换水，四五日取出，捣泥，以绢袋滤汁，澄粉晒干用。今唯去皮，切片，曝干用。	本草害利	159
	天门冬【天冬】	采根，蒸，剥去皮，四破去心，必须曝于日中，或火烘干用。	本草害利	159
	天雄	制法如附子（去皮，蒸过）。	握灵本草	105
	甜瓜蒂【瓜蒂】	去瓜皮，用蒂，约半寸许，晒极干，研用。	得配本草	136
	通草	去皮、芦，生用。	本草述钩元	112
	土茯苓	去皮，为末。	本草述钩元	112
		竹刀去皮。	洞天奥旨	120
	乌头	熬，去皮。	医宗金鉴	128
	恶实根【牛蒡根】	竹刀刮净，蒸熟，曝干用，不尔令人欲吐。	得配本草	136
	萎蕤【玉竹】	竹刀刮去皮节，蒸用。止嗽，蜜水拌蒸。去风，酒拌蒸。	得配本草	136
		一名玉竹，竹刀刮去皮节，发散用生，补剂用蜜水拌，饭上蒸熟用。	本草求真	140
		竹刀刮去皮节，蜜水或酒浸，蒸用。	本草辑要	145
	续随子【千金子】	去皮。	本草述	111
	西洋参	刮去皮，饭上蒸九次，日中曝九次。	沈氏女科辑要笺正	138
	仙茅	清水洗，竹刀刮去皮，米泔浸，去赤汁，酒拌蒸之，曝干。	本草汇	106
		浸，去赤汁，蒸熟，去皮，捣膏。	外科大成	110
		米泔浸，蒸，去皮。	外科大成	110
		竹刀去皮，切，糯米泔浸，去赤汁，出毒用，忌铁。	本草备要	117
		浸，去赤汁，蒸熟，去皮，捣膏。	医宗金鉴	128
		竹刀去皮，切，糯米泔浸一宿，去赤汁，则毒出。忌铁。	本草从新	132
		清水洗净，竹刀刮去皮，以乌豆汁浸，或糯米泔浸，去赤汁出毒。	得配本草	136
		竹刀去皮，切，糯米泔浸，去赤汁，出毒用。	本草辑要	145
	香附	去皮，童便浸，水洗，捣，醋盐水拌炒。	外科证治全生集	127
	小麦	去皮即温，补虚养气。连皮用，除烦热。炒，研，治泻痢。	得配本草	136
	续断	去皮、硬筋，酒浸。	本草汇纂	161

续表

净制方法	药名	摘录	文献名称	文献编号
去皮	杏仁【苦杏仁】	去皮及双仁者。	洞天奥旨	120
		蒸熟，去皮尖，炒。	增广验方新编	157
	杏仁（霜）【苦杏仁】	去皮，面裹作包，煻火煨熟，去面研烂，压去油。	本草述	111
	旋覆花	去皮及蒂，洗净，微焙。	本草汇	106
		去皮，带蕊、壳，蒸用。	本草备要	117
		凡使，去皮及蒂，洗净，微焙。	握灵本草	105
		去皮、蒂、蕊、壳，蒸用，入药须绢包煎，恐防肺而反嗽。	得配本草	136
		去皮、蒂、蕊、壳用。	本草求真	140
		去皮、蒂、蕊、壳，蒸用。	本草辑要	145
	元参【玄参】	汤泡，去粗皮。	医宗金鉴	128
	苡仁【薏苡仁】	汤浸，去皮。	幼科释谜	141
	榆白皮	去粗皮，取白用。	本草备要	117
		去粗皮，取白。	本草从新	132
		去粗皮，取白用。	本草辑要	145
		去粗皮，取白。	本草汇纂	161
	玉竹	竹刀刮去节皮，蜜水浸，蒸，焙。	本草汇	106
	云苓【茯苓】	去皮，人乳拌，饭锅上蒸，晒。	成方切用	137
		去皮，切片，人乳拌蒸，晒干。	增广验方新编	157
	牙皂【猪牙皂】	去皮，炙。	串雅内编	133
	郁李仁	汤浸，去皮，炙，炒熟。	医门法律	107
		滚水泡，去皮，另研。	外科大成	110
		汤浸，去皮及双仁者，研如膏，勿去油。	本经逢原	121
		滚水浸，去皮。	医宗金鉴	128
		汤泡，去皮。	成方切用	137
		核捣碎取仁，先以汤浸，去皮尖，用生蜜浸一宿，漉出阴干，研如膏用。	本草害利	159
	泽泻	去皮，酒浸，焙。	本草必用	125
		去皮，盐水拌，或酒浸。	医家四要	164
	芝麻	去皮，炒。	本草纲目拾遗	139
	枣仁【酸枣仁】	去皮。	本草述	111
	知母	去皮，酒炒。	本草述	111
	制白豆蔻	凡使白豆蔻，入药去皮，炒用。	修事指南	123
	制白芷	凡使白芷，采得，刮去上皮。	修事指南	123
	制苍术	苍术性烈，须米泔浸洗二日，去上粗皮用。	修事指南	123
	制草豆蔻	今人唯以面裹，煻火煨熟，去皮用之。	修事指南	123
	制菖蒲【制石菖蒲】	凡使菖蒲，采得，以铜刀刮去黄黑硬节皮一重。	修事指南	123
	制椿根皮【制椿白皮】	刮去粗皮，阴干，临用时切焙入用更佳。	修事指南	123
	制地黄	凡使生地黄，去皮。	修事指南	123
	制独活	此乃服食家治法，寻常去皮，或焙用尔。	修事指南	123
	制杜仲	凡使杜仲，须削去粗皮。	修事指南	123
	制防己	今人多去皮，剉，酒洗，晒干用。	修事指南	123

续表

净制方法	药名	摘录	文献名称	文献编号
去皮	制甘草	方书炙甘草皆用长流水蘸湿炙之，至热刮去赤皮。	修事指南	123
	制干姜	凡作干姜，水淹三日，去皮，置流水中六日，更刮去皮。	修事指南	123
	制合欢	凡使夜合树皮，即合欢皮，去粗皮，炒黑色用。	修事指南	123
	制何首乌	新采去皮，铜刀切片。时珍曰：近世治法，用何首乌赤、白各一斤，竹刀刮去粗皮。	修事指南	123
	制厚朴	凡使厚朴，要紫色味辛者为好，刮去粗皮。入丸散，每一斤用酥四两，炙熟用。若入汤饮，用自然姜汁八两，炙尽为度。大明曰：凡入药，去粗皮，用姜汁炙或浸炒。	修事指南	123
	制胡麻【制芝麻】	凡修事，以水淘去浮者，晒干，以酒拌蒸，从巳至亥，出，摊晒干，臼中舂去粗皮，留薄皮，以小豆对拌同炒，豆熟，去豆用之。	修事指南	123
	制黄蘗【制黄柏】	凡使黄柏皮，削中粗皮，用生蜜水浸半日，漉出晒干。	修事指南	123
	制黄耆【制黄芪】	凡使黄耆【黄芪】，须去头上皱皮。	修事指南	123
	制韭子【制韭菜子】	凡使韭子【韭菜子】，须拣净，蒸熟，曝干，簸去黑皮，炒黄，方可入药。	修事指南	123
	制桔梗	今但刮去浮皮，米泔水浸一夜，切片微炒用。	修事指南	123
	制雷丸	凡使雷丸，须用甘草水浸一夜，铜刀刮去黑皮，破作四五片。	修事指南	123
	制鹿角胶	采全角锯开，并长三寸，以物盛，于急水中浸一百日，取出，刀刮去黄皮，拭净，以醋煮七日。	修事指南	123
	制木瓜	凡使木瓜，勿犯铁器，以铜刀削去硬皮并子。	修事指南	123
	制女贞实【制女贞子】	凡使女贞实【女贞子】，去梗叶，酒浸一日夜，布袋擦去皮，晒干，为细末。	修事指南	123
	制前胡	凡使前胡，先用竹刀刮去黑皮并髭，细剉，以甜竹沥浸令润，日中晒干用。	修事指南	123
	制肉桂	凡使肉桂，厚而辛烈，去粗皮用，其去内外皮者，即为桂心也。	修事指南	123
	制桑白皮	凡使桑白皮，采十年以上向东畔嫩根，铜刀刮去青黄薄皮一重，取里白皮。	修事指南	123
	制山药	凡使山药，采得，以铜刀刮去赤皮，洗去涎，蒸过，曝干用。	修事指南	123
	制芍药	凡使芍药，须用竹刀刮去皮并头上，剉细。	修事指南	123
	制升麻	凡使升麻，采得刮去粗皮。	修事指南	123
	制石决明	凡使石决明，须用面裹煨熟，磨去粗皮。	修事指南	123
	制柿霜	凡使柿霜，须用大柿去皮，捻扁，日晒夜露至干，待生白霜乃取出，刮霜用。	修事指南	123
	制桃仁	凡使桃仁，须去皮。	修事指南	123
	制天花粉	凡使天花粉，须秋冬采根，去皮，寸切，水浸，逐日换水，间四五日取出，捣如泥，以绢衣滤之澄粉，晒干用。	修事指南	123
	制天雄	凡丸散，炮，去皮用。	修事指南	123

续表

净制方法	药名	摘录	文献名称	文献编号
去皮	制萎蕤【制玉竹】	凡使萎蕤【玉竹】，须用竹刀刮去节皮，洗净。	修事指南	123
	制仙茅	凡使仙茅，采得，以清水洗，刮去皮。	修事指南	123
	制玄胡索【制延胡索】	《济生方》凡用玄胡索【延胡索】治妇女治血气，去皮醋炒。	修事指南	123
	制益智仁	温隐居方治子痫昏，去皮炒黑用。	修事指南	123
	制皂荚【制皂角】	凡使皂荚【皂角】，须用赤肥并不蛀者，以新汲水浸一宿，用铜刀削去粗皮，以酥反复炙透，搥（捶）去子、皮，每用荚一两，酥五钱。	修事指南	123
	皂荚子【皂角子】	去皮，水浸软，煮糖渍食之。	本草从新	132
	皂荚【皂角】	水浸，刮去粗皮。	本草汇	106
		刮去皮用，酥炙。	医宗金鉴	128
	皂角	刮去皮用，酥炙。	医门法律	107
		去皮，酥炙。	本草述	111
	皂角子	煮熟，去黄皮，煅存性用。	得配本草	136
	制猪苓	凡使猪苓，采得，用铜刀刮去粗皮，薄切，以东流水浸一夜，至明漉出，细切，以升麻叶对蒸一日，去叶，晒干用。	修事指南	123
	制紫菀	凡使紫菀，须去头、皮及土，用东流水洗净。	修事指南	123
	珠儿参	须多去皮，再用滚水泡，以其苦劣之味在外皮，近中心则苦味减而稍甘。	本草从新	132
	珠参【珠儿参】	须多去皮，滚水泡过，然后可用。	本草纲目拾遗	139
	猪苓	水浸，去皮，蒸，晒。	本草汇	106
		铜刀刮去粗皮用。	本草述	111
		铜刀刮去粗皮用。同升麻对蒸一日。取其行湿，生用良。	本草述钩元	112
		去皮。	温热暑疫全书	114
		去皮。	本草必用	125
		去黑皮。	医宗金鉴	128
		去皮用。	长沙药解	130
		去皮。	本草从新	132
		去皮用。	本草求真	140
		去皮。	幼科释谜	141
		去皮用。	本草辑要	145
		去皮。	温热经纬	158
		铜刀削去粗皮，薄切。	本草害利	159
		去皮。	医家四要	164
		去黑皮。	外科证治全书	152
	竹茹	刮去青皮，用第二层。	本草汇	106
		取极鲜竹刮皮，磋去外硬青，止用向里黄皮。	本草述	111
		刮去青皮，用第二层。	本草从新	132
		用刀轻轻刮去竹皮上粉青，取青内之皮。	本草崇原	108
		取竹，刮去外膜，取二层如麻缕者良。	本草求真	140
		刮去青皮，用第二层。	本草汇纂	161
		刮去青皮，用第二层。	医家四要	164

续表

净制方法	药名	摘录	文献名称	文献编号
去皮	苎麻	去黑皮，切。	本草述	111
去皮弦/皮弦子	川乌头【川乌】	泡，去皮弦。	医宗金鉴	128
	大皂角【皂角】	去皮弦及子，酥炙黄。	幼幼集成	129
	小牙皂【猪牙皂】	火煅，去皮弦。	良朋汇集经验神方	124
	牙皂【猪牙皂】	去子弦，炒紫焦，研末。	医学从众录	149
	皂荚【皂角】	凡使，取赤肥并不蛀者，水浸一宿，刮去粗皮，酥炙，搥（捶）去子（弦）。	握灵本草	105
		炙，去皮子。	本草述	111
		去皮弦子，酥炙。	本经逢原	121
		去皮弦子，蜜炙。	嵩厓尊生全书	122
		有小毒，刮去皮弦及子，酥炙。	本草必用	125
		去皮子弦，或蜜炙、酥炙，绞汁烧灰。	本草从新	132
		刮去皮弦，酥炙。	成方切用	137
	皂角	去皮子。	本草述	111
		去皮弦，烧存性。	本草述	111
		微火煨，去皮子，捣筛。	本草述	111
		去皮弦，炙。	医方集解	115
		去粗皮子弦，或蜜炙、酥炙，绞汁烧灰。	本草备要	117
		去皮弦。	嵩厓尊生全书	122
		去粗皮弦子，酥炙或蜜炙，或取汁，或烧炭用。	得配本草	136
		去皮弦，炙。	成方切用	137
		去粗皮子弦。	本草辑要	145
		去皮弦子，煨。	类证治裁	155
		去皮弦。	类证治裁	155
		泡，去皮子弦。	增广验方新编	157
		去皮子弦，或蜜炙、酥炙，绞汁烧灰用。	医家四要	164
		去皮子弦，炒黄。	医学从众录	149
		去弦，净。	串雅内编	133
	角【皂角】	去皮子，蜜炙，槌（捶）碎。	本草述	111
	猪牙皂	微火炙软，去皮弦子，再炙其肉，为末，为丸服则通下，为散吹鼻则宣上。	药品辨义	118
	猪牙皂角【猪牙皂】	煨黄，去皮弦，出火毒，为末。	本草述	111
		去皮弦，微炒。	医宗金鉴	128
		去皮弦子，炒。	串雅内编	133
去皮脐	白附子	炮，去皮脐。	本草汇	106
		炮，去皮脐。	本草述	111
	槟榔	去空心者，刮去脐皮。	本草汇	106
	草乌	水泡，去皮脐。	良朋汇集经验神方	124
		去皮脐。	串雅内编	133
	草乌头【草乌】	炮，去皮脐。	幼科释谜	141
		炮，去脐皮。	类证治裁	155

续表

净制方法	药名	摘录	文献名称	文献编号
去皮脐	川乌	炮，去皮脐。	医方集解	115
		水泡，去皮脐。	良朋汇集经验神方	124
		去皮脐，面裹煨。	串雅补	135
		去皮脐。	幼科释谜	141
	川乌头【川乌】	去皮脐。	本草述	111
	大附子【附子】	面包煨，去皮脐。	良朋汇集经验神方	124
		去皮脐，切作大片，用白蜜涂，炙令透，老黄色为度。	外科证治全书	152
		去脐，切四块，以甘草水浸七日，每日一换，至期用面半斤裹好，放炭中煨熟，切片，焙干。	增广验方新编	157
	附子	炮，去皮脐。	医门法律	107
		一个重一两二分者佳，先用甘草、防风煎汤煮，二四滚，去皮脐，切片。	医宗说约	109
		炮，去皮脐。	外科大成	110
		去皮脐，姜汁浸透，切片火煨，炙以姜汁，一钟尽为度。	外科大成	110
		童便泡，去皮脐。	良朋汇集经验神方	124
		便浸水煮，去皮脐用。	本草经解要	126
		炮，去皮脐。	医宗金鉴	128
		去皮脐，汤泡浸。	医宗金鉴	128
		剥去皮脐，甘草水泡浸。	医家四要	164
		熟用以沸汤泡少顷，或童便浸三日，去皮脐。	握灵本草	105
	乌头	熟用以沸汤泡少顷，或童便浸三日，去皮脐。	握灵本草	105
	南星【天南星】	去皮脐。	增广验方新编	157
	生南星【天南星】	去皮脐。	医宗金鉴	128
		去皮脐。	幼幼集成	129
	生川乌【川乌】	去皮脐。	良朋汇集经验神方	124
		去皮脐。	医宗金鉴	128
	天雄	煨，去皮脐，切片，隔纸焙干，稍生服之，则麻木昏晕。	玉楸药解	131
	制附子	附子生用则发散，熟用则峻补。生用者，为阴制之法，去皮脐入药。熟用者，以水浸过，炮令发坼，去皮脐，乘熟切片，再炒令内外俱黄，去火毒入药。	修事指南	123
	制天雄	熟用，一法每十两以酒浸七日，掘土坑，用炭半秤煅赤，去火，以醋二升沃之，候干，乘热入天雄在内，小盆合一夜，取出去脐用之。	修事指南	123
去皮尖	北杏仁【苦杏仁】	泡，去皮尖，炒黄。	幼幼集成	129
	草乌	汤泡，去皮尖。	外科大成	110
		去皮尖，炮。	外科大成	110
		去皮尖，炮。	医宗金鉴	128
	川乌	汤泡，去皮。	外科大成	110
		黑豆酒煮，去皮尖。	外科大成	110
		去皮尖，醋煮。	良朋汇集经验神方	124
		黑豆酒煮，去皮尖。	医宗金鉴	128

续表

净制方法	药名	摘录	文献名称	文献编号
去皮尖	川乌头【川乌】	一两用青盐【大青盐】一钱，酒一盏，浸一宿，去皮尖，焙干。	本草述	111
	光杏仁【苦杏仁】	去皮尖，炒黄色，另研。	幼幼集成	129
	杏核仁【苦杏仁】	以汤浸，去皮尖，炒黄，或用面麸炒过，捣泥。	食物本草会纂	119
	李仁【李核仁】	汤泡，去皮尖，研如泥。	本经逢原	121
	蕤仁	凡使，以汤浸，去皮尖，劈作两片，同芒硝、木通水煮一伏时，取仁研膏用。	握灵本草	105
		汤浸，去皮尖，同芒硝、木通水煮，取仁研膏。	本草汇	106
		破核取仁，去皮尖，研用。	医宗说约	109
		取仁，浸，去皮尖，研用。	本草备要	117
		汤浸，取仁，去皮尖，水煮过，研膏。	本草从新	132
		水浸，去皮尖，研用，治好眠生用，治不眠熟用。	得配本草	136
		取仁，浸，去皮尖，研用。	本草辑要	145
	蕤核【蕤仁】	汤浸，去皮尖，劈作两片，芒硝、木通、通草同煎一伏时，取出研膏入药。	本草求真	140
	桃仁	行血连皮尖生用，润燥去皮尖炒用，俱研碎，或烧存性用。双仁者有毒，不可食。	本草辑要	145
		泡，去皮尖，炒用，双仁者不用。	握灵本草	105
		汤浸，去皮尖，炒用。	本草汇	106
		去双仁，泡，去皮尖，炒，为末用。	医宗说约	109
		泡，去皮尖。	外科大成	110
		去皮尖，麸炒微黄。	外科大成	110
		以汤浸，去皮尖，炒黄。	本草述	111
		去皮尖，熬令黑烟出，热研如脂膏。	本草述	111
		去皮尖。	痧胀玉衡	113
		去皮尖。	医方集解	115
		行血连皮尖生用，润燥去皮尖炒用，俱研碎。	本草备要	117
		去皮尖。	本经逢原	121
		去皮尖。	良朋汇集经验神方	124
		泡，去皮尖，研，勿用双仁者。	本草必用	125
		以汤浸，去皮尖，双仁勿用。	医宗金鉴	128
		去皮尖，熬。	医宗金鉴	128
		去皮尖，炒。	医宗金鉴	128
		去皮尖、油。	医宗金鉴	128
		泡，去皮尖。	长沙药解	130
		泡，去皮尖，炒，研碎。双仁者有毒，不可用。	本草从新	132
		去皮尖，捣碎。	串雅内编	133
		引血，连皮尖生用。润燥活血，浸，去皮尖，炒用，或麸皮同炒，研用。双仁者有毒，不可用。	得配本草	136
		去皮尖，研。	成方切用	137
		行血连皮尖生用，润燥去皮尖炒用，俱研碎，或烧存性用。双仁者有毒，不可食。	本草求真	140
		去皮尖。	女科要旨	148
		去皮尖。	外科证治全书	152

续表

净制方法	药名	摘录	文献名称	文献编号
去皮尖	桃仁	去皮尖，炒。	类证治裁	155
		去皮尖。	增广验方新编	157
		去皮尖。	温热经纬	158
		去皮尖，炒。	本草汇纂	161
		泡，去皮尖，炒，研。双仁者勿用。	医家四要	164
		行血宜连皮尖生用，润燥活血以汤浸，去皮尖，炒黄，或用麦麸同炒，或烧存性，各随本方。双仁者有毒，不可食。	本草害利	159
		汤洗，去皮尖、双心，麸炒微黄。	医方丛话	165
		欲散连皮尖，欲降去皮尖，均研用。	本草便读	166
	甜杏仁	去皮尖，研。	吴鞠通医案	144
	乌头	去皮尖。	串雅外编	134
	杏仁【苦杏仁】	双仁者杀人，拣去不用。凡使，泡，去皮尖，麸炒用。	握灵本草	105
		姜水泡，去皮尖，焙，煎饮。	本草汇	106
		汤浸，去皮尖，炒黄。	本草汇	106
		麸炒，去皮尖。	医门法律	107
		汤浸，去皮尖，炒。	医门法律	107
		去皮尖。	叶天士秘方大全	143
		泡，去皮尖，炒，为末用。	医宗说约	109
		去皮尖，去油为粉。	外科大成	110
		去皮尖，晒干。	本草述	111
		以汤浸，去皮尖，麸炒，研用。	本草述	111
		去皮尖，杵为膏。	本草述	111
		泡，去皮尖，砂钵内研如泥，入水再研，澄去浊脚。	本草述	111
		泡，去皮尖，微炒。	本草述	111
		姜水泡，去皮尖，焙。	本草述	111
		蒸熟，去皮尖，研，滤取净汁。	本草述	111
		去皮尖。	痧胀玉衡	113
		去皮尖。	温热暑疫全书	114
		去皮尖。	医方集解	115
		去皮尖，炒，研。	医方集解	115
		去皮尖，炒，研，发散连皮尖研。双仁者杀人。	本草备要	117
		去皮尖则缓，连皮尖则锐，忌见火。如花六出，必双仁独粒，有毒忌用，杀人。	药品辨义	118
		去皮尖，纸压去油，取霜。	洞天奥旨	120
		去皮尖，炒黄色。	良朋汇集经验神方	124
		泡，去皮尖，焙，研。治风寒肺病药中，亦有连皮尖用者，取其发散也。双仁者有毒，杀人。	本草必用	125
		汤泡，去皮尖，双仁者大毒，勿用。	本草经解要	126
		泡，去皮尖。	外科证治全生集	127
		汤浸，去皮尖。	医宗金鉴	128
		去皮尖，熬黑。	医宗金鉴	128
		去皮尖，炒黄。	医宗金鉴	128
		去皮尖，麸炒。	医宗金鉴	128

续表

净制方法	药名	摘录	文献名称	文献编号
去皮尖	杏仁【苦杏仁】	双仁者杀人。去皮尖，炒，研，发散连皮尖研。	本草从新	132
		去皮尖。	串雅外编	134
		汤浸，去皮尖，炒黄或麸炒，研用，发散连皮尖研用。	得配本草	136
		泡，去皮尖，炒黄。	成方切用	137
		去皮尖。	本草纲目拾遗	139
		去皮尖，炒，研，发散连皮尖研，双仁者杀人，得火良。	本草求真	140
		去皮尖，炒，研，发散连皮尖研，双仁者杀人，得火良。	本草辑要	145
		去皮尖，碾细。	温病条辨	146
		去皮尖。	女科要旨	148
		去皮尖，炒。	医学从众录	149
		去皮尖，研。	医学从众录	149
		去皮尖。	外科证治全书	152
		去皮尖，研用。如发散，连皮尖研，双仁者杀人。	本草分经	156
		去皮尖，蒸熟捣碎，开水冲服。	增广验方新编	157
		去皮尖，去油，研。	增广验方新编	157
		去皮尖，炒黄。	温热经纬	158
		凡用，汤浸，去皮尖，炒黄或用面（麸）炒过，研。治风寒肺病药中，亦有连皮尖用者，取其发散也。	本草害利	159
		去皮尖，炒，研。	本草汇纂	161
		去皮尖，炒，研。发散连皮尖研，又谓尖取其发，连皮取其涩。	医家四要	164
		汤浸，去皮尖、双仁，面炒微黄色。	医方丛话	165
	杏仁霜【苦杏仁霜】	去皮尖，熬别作脂。	医宗金鉴	128
		去皮尖，捣碎，以纸包，压去油，以成白粉为度。	幼幼集成	129
	郁李仁	汤浸，去皮尖，研膏用。	握灵本草	105
		汤浸，去皮尖及双仁，生蜜润，研膏。	本草汇	106
		以汤浸，去皮尖，用生蜜浸一宿，漉出，阴干，研如膏用之。	本草述	111
		先以汤浸，去皮尖，再用生蜜浸一宿，漉出阴干，研如膏用。	本草述钩元	112
		去皮尖，蜜浸，研。	本草备要	117
		汤浸，去皮尖，蜜浸，研为膏。	本草从新	132
		去皮尖，蜜浸用，研。	本草求真	140
		去皮尖，蜜浸，研。	本草辑要	145
		得酒则入胆，去皮尖。	本草分经	156
	制酸枣仁	凡使酸枣仁，以叶拌蒸半日，去皮尖，后入有炒用者。	修事指南	123
	制天雄	凡使天雄，须去皮尖底用。	修事指南	123
	制杏仁【制苦杏仁】	凡使用杏仁【苦杏仁】，以汤浸，去皮尖，炒黄或用麸炒过。	修事指南	123
	制郁李仁	凡使郁李仁，以汤浸，去皮尖。	修事指南	123

续表

净制方法	药名	摘录	文献名称	文献编号
去心	巴戟天	酒浸一宿，去心，焙。急用以温水浸软，去心。	握灵本草	105
		去心。	医门法律	107
		去心，酒浸，焙用。	本草备要	117
		去心，酒浸，焙用。	药品辨义	118
		酒浸，去心，焙。	本经逢原	121
		酒洗，去心。	嵩厓尊生全书	122
		去心，酒浸，焙用。	本草从新	132
		滚水浸，去心。	得配本草	136
		去心，酒浸，焙用。	本草求真	140
		去心，酒浸，焙用。	本草辑要	145
		去心月。	本草分经	156
		采根打去心，阴干，用酒浸一宿，剉焙入药。	本草害利	159
		去心，酒浸，焙用。	本草汇纂	161
		去心，酒浸，焙用。	医家四要	164
	巴戟【巴戟天】	去心，击破。以枸杞子汤浸软，漉出，再酒浸，焙用。	本草汇	106
		汤泡，去心，微焙。	外科大成	110
		槌（捶）去心，酒浸，焙。	本草述	111
		酒洗，去心。	良朋汇集经验神方	124
		去心。	医宗金鉴	128
		酒洗，去心。	本草纲目拾遗	139
		去心，酒浸。	傅青主女科	150
	百部	去心，酒浸，焙用。	本草汇	106
	贝母	去心，同糯米炒。	握灵本草	105
		去心。	本草汇	106
		去心，研末用。	医宗说约	109
		去心。	外科大成	110
		姜汁泡，去心。	本草述	111
		去心，麸炒黄，为末。	本草述	111
		姜汁泡，去心。	本草述钩元	112
		去心，糯米拌炒黄，捣用。	本草备要	117
		取川产者佳，去心用。	药品辨义	118
		去心，研。	本草必用	125
		去心，糯米炒。	本草经解要	126
		去心，糯米炒黄。	外科证治全生集	127
		去心。	外科证治全书	152
		去心，米拌炒。	本草汇纂	161
		去心，捣用。	医家四要	164
		去心，捣用。	本草从新	132
		去心，蒸。	增广验方新编	157
		去心，米拌炒用。	本草求真	140
		去心，糯米拌炒黄用。	本草辑要	145
		去心，蒸。	时方妙用；时方歌括	147
		去心。	医学从众录	149

续表

净制方法	药名	摘录	文献名称	文献编号
去心	川贝母	去心，碾。	医宗金鉴	128
		去时感火痰，去心，糯米拌炒，米熟为度，去米用。	得配本草	136
		去心。	傅青主女科	150
		去心。	重楼玉钥	154
		去心，面炒黄。	增广验方新编	157
		去心，研。	校注医醇賸义	160
		去心。	医方丛话	165
	地骨皮	温水洗净，用槌打扁，去心，止取嫩皮，晒干，捣碎，罗为细末。	串雅外编	134
	大甜梨【梨】	铜刀挖去心。	医学从众录	149
	大麦冬【麦冬】	去心，糯米拌炒。	幼幼集成	129
		去心。	幼幼集成	129
	甘遂	去心，制。	温病条辨	146
	枸杞	凡掘得根，以东流水浸，刷去土，搥（捶）去心，用熟甘草汤浸一宿，焙干。	本草述钩元	112
	黄芪	去心，蜜水润炙。	外科证治全生集	127
	金樱子	去心刺。	医宗说约	109
	金樱【金樱子】	去心毛，酒浸。	增广验方新编	157
	建莲肉【莲子】	去心。	幼幼集成	129
	菊花	去心蒂，地骨皮煎汁拌蒸。	得配本草	136
	连翘	去心，打碎，除肺火止用心，赤鼻良验。	医宗说约	109
		去心。	良朋汇集经验神方	124
		去心用。	本草经解要	126
		去心。	医宗金鉴	128
		去心。	叶天士秘方大全	143
		去心。	外科证治全书	152
		去心蒂。	增广验方新编	157
	莲子	去心，蒸，焙。	本草汇	106
		去心。	本草必用	125
		去心，蒸，晒，为末。	幼幼集成	129
		去心用。	玉楸药解	131
		去心，葱盐炒。	串雅外编	134
		连皮打碎，去心。	吴鞠通医案	144
		去心。	校注医醇賸义	160
		去心。	医家四要	164
	莲实【莲子】	入药蒸熟，去心，焙干用。	握灵本草	105
		蒸熟，去心。	食物本草会纂	119
	莲肉【莲子】	去心。	本草述	111
		去心。	良朋汇集经验神方	124
		去心。	医宗金鉴	128
		去心，蒸熟。	幼幼集成	129
		去心。	成方切用	137
		去心。	本草纲目拾遗	139
		去心净，末。	医学从众录	149
		用去心皮，补脾胃固精气，炒熟用良。	本草正义	151
		去心。	增广验方新编	157

续表

净制方法	药名	摘录	文献名称	文献编号
去心	莲子肉【莲子】	去心，炒。	沈氏女科辑要笺正	138
	麦冬	温水洗，去心用，不令心烦。唯伤寒科带心用。	医宗说约	109
		去心，姜汁炒。	医宗说约	109
		去心。	痧胀玉衡	113
		去心。	医方集解	115
		抽去心用。	药品辨义	118
		去心。	本经逢原	121
		去心。	医宗金鉴	128
		去心。	串雅外编	134
		酒浸，去心。	本草纲目拾遗	139
		去心用，入滋补药酒浸。	本草求真	140
		去心。	温病条辨	146
		去心。	傅青主女科	150
		去心用，恐其增烦。	本草正义	151
		去心。	外科证治全书	152
		去心。	重楼玉钥	154
		去心炒。	增广验方新编	157
		去心。	本草汇纂	161
		去心。入滋补药，酒润或拌米炒黄。	医家四要	164
	麦门冬【麦冬】	汤润，去心，或以瓦焙软，乘热去心。	握灵本草	105
		微火焙软，去心用。	本草汇	106
		去心。	外科大成	110
		去心不令人烦，入汤药以水润，去心。	本草述	111
		去心，搥（捶）扁极薄，晒干，加隔纸焙焦用。	本草述	111
		去心。	温热暑疫全书	114
		去心用。	本草备要	117
		去心。	良朋汇集经验神方	124
		去心用。	本草必用	125
		去心。	本草经解要	126
		去心。入滋补药，酒润制其寒，或拌米炒黄。	本草从新	132
		心能令人烦，去心，忌铁，入凉药生用。入补药酒浸。糯米拌蒸亦可。	得配本草	136
		去心用。	本草辑要	145
		去心。	女科要旨	148
		晒干收之，抽去心用，不尔令人烦，近时多连心用。	本草害利	159
		去心用。亦有连心用者，以其心如人之脉络，一颗十余枚，个个贯通，取其能贯通经络之意，故生脉散用之者，以能复脉中之津液也。	本草便读	166
	玫瑰花	去心蒂，焙，为末。	本草纲目拾遗	139
	牡丹	去心。	医宗金鉴	128
	牡丹皮	去心，酒洗用。	药品辨义	118
		去心净，酒浸。	医宗金鉴	128
	牛膝	去心，盐水炒。	增广验方新编	157

续表

净制方法	药名	摘录	文献名称	文献编号
去心	秋海棠	采花去心，白蜜拌匀，蒸晒十次，令化为度。	本草纲目拾遗	139
	石莲子	去心。	良朋汇集经验神方	124
		去心。	傅青主女科	150
	天冬	去心。	医宗说约	109
		去心。	痧胀玉衡	113
		去心。	医方集解	115
		打扁，抽去心。	药品辨义	118
		去心，酒浸。	嵩厓尊生全书	122
		去心。	良朋汇集经验神方	124
		去心。	医宗金鉴	128
		去心。	成方切用	137
		去心，焙干。	医学从众录	149
		去心。	外科证治全书	152
		去心。	重楼玉钥	154
		去心皮，酒蒸。	医家四要	164
	天门冬【天冬】	去心，酒洗用。	握灵本草	105
		去心，酒拌蒸。	本草汇	106
		汤泡，去心。	外科大成	110
		水浸洗，去心，取肉。	本草述	111
		去心，搥（捶）扁极薄，曝干，加隔纸焙焦用。	本草述	111
		去心。	温热暑疫全书	114
		焙热，去心。	本经逢原	121
		去心用。	本草必用	125
		去心。	本草经解要	126
		去心，酒润。	外科证治全生集	127
		去心。	幼幼集成	129
		酒浸，去心。	本草纲目拾遗	139
	乌药	酒浸一宿，去心用，炒研用亦可。	得配本草	136
	辛夷	去毛免射人肺，去心不致人烦。	本草述	111
		去心及毛，毛射肺中，令人发咳。	本草必用	125
		去心及皮毛，甘草汤浸，炒，或芭蕉水浸，焙干用。	得配本草	136
		九用采实，曝，去心及外皮毛，入药微焙。毛射肺，令人咳。	本草害利	159
	远志	用须去心。	握灵本草	105
		去心，甘草汤浸一宿，焙干用。	本草汇	106
		甘草汤泡，去心用。	医宗说约	109
		泔水浸，去心，为末。	外科大成	110
		汤泡，去心，微炒。	外科大成	110
		去心。	本草述	111
		米泔浸洗，搥（捶），去心，为末。	本草述	111
		去心。	医方集解	115
		去心，炒。	医方集解	115
		去心，甘草水浸一宿用。	本草备要	117
		去心。	良朋汇集经验神方	124

续表

净制方法	药名	摘录	文献名称	文献编号
去心	远志	去心，甘草汤浸，晒干用。	本草经解要	126
		去心。	医宗金鉴	128
		去心，甘草水浸一宿用。	本草从新	132
		米泔水浸，搥（捶）碎，去心用。不去心，令人闷绝。再用甘草汤泡一宿，漉出日干，或焙干用。	得配本草	136
		去心。	成方切用	137
		酒浸，去心。	本草纲目拾遗	139
		去心，用甘草水浸一宿，曝干，焙干用。	本草求真	140
		去心，甘草水浸一宿用。	本草辑要	145
		去心。	傅青主女科	150
		去心用。	本草分经	156
		去心。	时病论	163
		去心，甘草水浸一宿用。	医家四要	164
	浙贝母	去心。	医宗金鉴	128
	浙贝【浙贝母】	去心，炒。	外科证治全生集	127
		去心，炒。	本草纲目拾遗	139
	制巴戟天	若急用，只宜温水浸软去心也。	修事指南	123
	制百部	凡使百部，须采得以竹刀劈，去心皮花，作数十条。	修事指南	123
	制贝母	孕妇咳嗽，去心，麸炒黄，为末。	修事指南	123
	制茯苓	凡使茯苓，用皮去心，捣细，于水盆中搅浊，浮者滤去之，此是茯苓赤筋。	修事指南	123
	制莲子	剁其黑壳，谓之莲肉，以水浸，去赤皮青心，入药须蒸熟去心，或晒，或焙干用，亦有每一斤用猪肚一个，盛贮煮熟，捣焙用者。	修事指南	123
	制麦门冬【制麦冬】	凡使麦门冬，须用肥大者，汤泽，抽去心，不尔令人烦。时珍曰：凡入汤液，以滚水润湿少顷，抽去心，或以瓦焙软，乘热去心。	修事指南	123
	制天门冬【制天冬】	凡使天门冬，采得，去皮心，用柳木甑及柳木柴蒸一伏时。	修事指南	123
	制远志	凡使远志，须去心。	修事指南	123
去根／节	陈麻黄【麻黄】	去根节，用蜜酒煮黑。	幼幼集成	129
	当归	酒洗，去节，入止血药中醋炒。	本草必用	125
	独活	去节。	外科证治全书	152
	零陵香草【零陵香】	去根，以盐酒浸半月，炒干。	串雅内编	133
	芦根	去须节并赤黄皮。	握灵本草	105
		去须节并赤黄皮用。	本草述钩元	112
		去须节。	本草从新	132
		日干，去发节并赤黄皮用。或捣取汁用。	本草害利	159
	净麻黄【麻黄】	去节。	幼幼集成	129

续表

净制方法	药名	摘录	文献名称	文献编号
去根/节	净麻黄【麻黄】	去根节，煮，去沫。	本草必用	125
		凡用，去根节，水煮十余沸。	握灵本草	105
		去根节，煮数沸，抹去上沫，焙干。	本草汇	106
		去节。	医门法律	107
		去节根，切断用之。	医宗说约	109
		去节净。	外科大成	110
		去节。	本草述	111
		折去节根。	本草述钩元	112
		去节，泡。	温热暑疫全书	114
		去节。	医方集解	115
		凡用麻黄，去节，醋汤略泡，晒干备用，庶免太发。	医方集解	115
		去根节，汤泡，去沫，晒干用。	本经逢原	121
		去根节，煮，去沫。	本草必用	125
		去节，水煮，去沫用。	本草经解要	126
		去节，汤泡。	医宗金鉴	128
		发汗用茎，去节，煮十余沸，掠去浮沫。	本草从新	132
		去根节。	串雅内编	133
		去节。	幼科释谜	141
		去根。	幼科释谜	141
		连根节。	叶天士秘方大全	143
		去节。	吴鞠通医案	144
		去节。	叶天士秘方大全	143
		去节。	时方妙用；时方歌括	147
		去节。	温病条辨	146
		去根节。	医学从众录	149
		去根节，炒。	外科证治全书	152
		去节，焙。	随息居重订霍乱论	153
		去根节，制用。	本草分经	156
		去节。	增广验方新编	157
		折去节根，水煮十余沸，以竹片掠去上沫，沫令人烦，或用醋泡，或蜜炙则和，亦有生用，须煎去沫。	本草害利	159
		发汗用茎去节，止汗须用茎节。	本草求真	140
		发汗用茎去节，煮十余沸，掠去浮沫，或用醋汤略泡，晒干备用。止汗用根节。	本草辑要	145
	绵茵陈【茵陈】	去根，细剉，勿令犯火。	本草害利	159
	木贼	去节用。	握灵本草	105
		去节，烘过。	本草述	111
		去节，童便浸一宿，焙干用。	本草述钩元	112
		去节。	医方集解	115
		去节。	成方切用	137
		去节，微炒。	外科证治全书	152

续表

净制方法	药名	摘录	文献名称	文献编号
去根/节	木贼草【木贼】	去节。	外科证治全书	152
		去节。	时病论	163
		去节。	医家四要	164
	石斛	去根，酒洗，一法蜜炙。	医宗说约	109
		去根头，酒洗，蒸用，唯入汤膏，不入丸散。	本草述	111
		去根头，酒洗，蒸用。	本草述钩元	112
		去头根，酒浸用。	本草备要	117
		去头根，酒浸。	本草从新	132
		凡使，去根头，用酒浸一宿，曝干，以酥拌，蒸之五时，徐徐焙干，用入补药乃效，或熬膏用。	本草害利	159
	苏木	去皮节。	本草述	111
	苏方木【苏木】	去皮节，细剉，和梅枝蒸半日，阴干用。	本草述钩元	112
	威灵仙	去根。	外科大成	110
	香薷	去根留叶，阴干，勿令犯火。	本草述钩元	112
		去根留叶，剉，曝干用，勿令犯火，陈久者良。	本草害利	159
	玄参	去根。	外科大成	110
	葳蕤【玉竹】	根以竹刀刮去节皮，洗净，蜜水浸一宿，蒸了，焙干用。	本草述	111
		竹刀刮去皮节，蜜水或酒浸蒸用。	本草备要	117
	萎蕤【玉竹】	采根，以竹片刮去节皮，洗净，蜜水浸一宿，蒸后焙用。	本草述钩元	112
	益母草	去根。	本草纲目拾遗	139
	茵陈蒿【茵陈】	阴干，去根，细剉，弗令犯火。	本草述钩元	112
		去根用。	得配本草	136
	制常山	凡使常山，采时连根苗收，如用茎叶，临时去根。	修事指南	123
	制麻黄	凡用麻黄，折去节根，水煮十余沸，以竹片掠去上沫，沫令人烦。	修事指南	123
	制石斛	凡使石斛，须去根头。	修事指南	123
	制苏木	凡使苏木，须去上粗皮并节。	修事指南	123
	制豨莶【制豨莶草】	凡使豨莶，五月、六月、九月采叶，去根茎花实，净洗，曝干。	修事指南	123
	制香薷	凡使香薷，采得去根留叶。	修事指南	123
	紫草	去根，取茸用。	本草汇	106
		去根取茸，取其初发阳气。	本草述	111
		入药，去根取茸，细剉，白汤泡用。	本草述钩元	112
		去根髭，取嫩茸，以甘草水浸，炒用。血热者生用，脾虚者酒净，焙，或同糯米炒用。	得配本草	136
	紫苏	苏梗去节。	嵩厓尊生全书	122
		宣通风毒则单用茎，去节尤良。	本草害利	159
	紫苏梗	去节用。	得配本草	136

续表

净制方法	药名	摘录	文献名称	文献编号
去壳	巴豆	去壳及心，炒紫黑。	本经逢原	121
		去壳，去油。	嵩厓尊生全书	122
		去壳，用厚纸搥（捶）去油。	良朋汇集经验神方	124
		不去油，去壳。	医宗金鉴	128
		去壳，炒，研用。	长沙药解	130
		去皮壳。	串雅内编	133
		去心膜及壳，隔纸炒令油出，须生熟得中，焦则力少，生又损人。	串雅内编	133
		去壳。	妇科玉尺	142
		去壳，研，用纸包压数次，去净油。	增广验方新编	157
	白豆蔻	去壳，炒香，研碎用。	药品辨义	118
		去壳。	良朋汇集经验神方	124
		去壳微焙，研细用。	得配本草	136
		去壳。	医学从众录	149
		去壳微焙，研细。	医家四要	164
	白蔻【白豆蔻】	去壳，炒，为末用。	医宗说约	109
	白果	去壳，切碎，炒黄。	医宗说约	109
		炒黄，去壳。	成方切用	137
	柏子仁	霜白采取实，去壳，蒸，曝，舂擂取仁，炒，研，去油用。油透者勿入药。	本草害利	159
		去壳，以醇酒浸，曝干研用。或隔纸焙，去油。	握灵本草	105
		去壳。	本草述	111
		拣去壳用，入丸以温火隔纸微焙，压去油，为末。若油黑色勿用。	药品辨义	118
	柏仁【柏子仁】	去壳，去油，取霜用。	医宗说约	109
	蓖麻子	去壳，捣用。	医宗说约	109
		去壳。	本草述	111
		去壳，研烂。	幼幼集成	129
		去壳，取油涂纸，烧烟熏之，治舌上出血及喉痹舌肿等症。	得配本草	136
		去壳。	妇科玉尺	142
	蓖麻【蓖麻子】	去壳，取仁。	本经逢原	121
	扁豆【白扁豆】	炒，去壳。	成方切用	137
	蚕豆	炒，去壳。	串雅外编	134
	川巴荳【巴豆】	炮，去皮壳，勿焦。	洞天奥旨	120
	川椒【花椒】	闭口者杀人，微炒出汗，研去黄壳，取红，名椒红。	药品辨义	118
		去闭口者，能杀人。微炒去汗，捣去里面黄壳，取红用，名椒红。	本草从新	132
	草果	去壳，生用。	本经逢原	121
	草果仁【草果】	去壳。	笔花医镜	162
	车前子	去壳，略炒用。	药品辨义	118
	茺蔚子	微炒香，或蒸熟，烈日曝燥，舂簸去壳，取仁用。	本草述	111

续表

净制方法	药名	摘录	文献名称	文献编号
去壳	茺蔚【益母草】	子微炒香，蒸熟，烈日曝燥，杵去壳，拌童便陈酒，九蒸九晒。	本经逢原	121
		子微炒香，或蒸熟晒燥，舂簸去壳，取仁用。	本草述钩元	112
	大枫子【大风子】	去壳取仁。	本经逢原	121
		去壳。	串雅外编	134
		去壳，日久油黄勿用。	得配本草	136
	大田螺【田螺】	去壳，线穿晒干。	医宗金鉴	128
	冬瓜仁【冬瓜子】	去壳。	笔花医镜	162
	大麻子仁【火麻仁】	取帛包置沸汤中，浸至冷，悬井中一夜，勿着水，次日日中晒干，挼去壳。	握灵本草	105
	大麻仁【火麻仁】	极难去壳，帛裹置沸汤，待冷，悬井中一夜，晒干，就新瓦上挼去壳，捣用。	本草备要	117
		去壳，研用。	得配本草	136
		难去壳，帛裹置沸汤待冷，悬井中一夜，晒干，就新瓦上挼去壳，捣用。	本草辑要	145
		去壳，捣用。	医家四要	164
	肥皂荚	去硬壳及黄膜，但取其仁，炒，研。	本经逢原	121
	肥皂子【肥皂核】	去壳。	洞天奥旨	120
	番木鳖【马钱子】	刮去壳，咀片，含少许。	外科大成	110
	榧子	去壳。	串雅外编	134
	榧实【榧子】	去壳衣，蒸用。	得配本草	136
	瓜蒌	去壳，打烂去油。	医宗说约	109
		并去壳皮革（隔）膜及油。	本草害利	159
	瓜蒌仁【瓜蒌子】	去壳，去油。	外科大成	110
		入丸去壳，夹纸压去油，去尽则失其润性矣。	药品辨义	118
	瓜蒌仁（霜）【瓜蒌子】	用子，剥壳用仁，渗油，只一度，免人恶心，毋多次，失药润性。	本草述	111
	栝楼实【瓜蒌子】	去壳皮革（隔）膜及油，捣烂，以水澄粉。	本草汇	106
		去壳，纸包压去油。	本经逢原	121
	火麻仁	微炒，去壳。	医门法律	107
		微火焙，去壳。	医宗金鉴	128
		去壳。	幼幼集成	129
		微炒去壳。	成方切用	137
		入药微炒，研用，入丸汤泡，去壳。	本草求真	140
	海螵蛸	烧，去壳。	增广验方新编	157
	胡麻【芝麻】	极难去壳，取帛包至沸汤中浸至冷出之，垂井中一夜，勿令著水，次日日中曝干，就新瓦上挼去壳，簸扬取仁粒。	本草述	111
	诃子	去壳。	串雅外编	134
	红豆蔻	去壳，研用。	玉楸药解	131
		去壳。	医学从众录	149
	胡桃【核桃仁】	去壳。	串雅内编	133
		去壳肉，只用隔膜，炒。	串雅内编	133
		去壳膜。	医学从众录	149

续表

净制方法	药名	摘录	文献名称	文献编号
去壳	桔核【橘核】	去壳炒用。	得配本草	136
	橘核	以新瓦焙香，去壳取仁用。	本草述钩元	112
		新瓦焙香，去壳取仁，研碎。	食物本草会纂	119
		去壳，焙香，研碎。	本经逢原	121
		治腰肾冷痛、小肠疝气，去壳，炒，研，酒服良。	本草辑要	145
	款冬花	甘草水浸，晒用，梗蒂外壳去焉。	嵩厓尊生全书	122
	龙眼【龙眼肉】	去壳，取肉。	医宗说约	109
	龙眼肉	其核去黑壳，研末止金疮出血。	本草害利	159
	马兜铃	肺气喘急，马兜铃二两，去壳膜，用酥半两。	握灵本草	105
		去壳，微焙。	本经逢原	121
	绵花子【棉花子】	炒，去壳，磨粉。	本草纲目拾遗	139
		炒黄黑色，去壳为末。	本草纲目拾遗	139
	木鳖子	去壳。	洞天奥旨	120
		去壳。	本草纲目拾遗	139
		去壳不去油，切片。	本草纲目拾遗	139
	木别子【木鳖子】	去壳。	医宗金鉴	128
	千金子	去壳，色白者研数十次，去净油，成霜为度。	良朋汇集经验神方	124
		去壳服，白仁纸包压去油净，取霜。	玉楸药解	131
		去壳取白者，研烂，以纸包压去油，取霜用。	得配本草	136
		去壳，研去油，取霜用。	增广验方新编	157
		去壳，取白色者，以纸包压去油，取霜用。	本草辑要	145
	秦椒【花椒】	修治同川椒（微炒去汗，捣去里面黄壳，取红用）。	本草从新	132
	芡实	去壳，炒。	医宗说约	109
		去壳。	医学从众录	149
	肉豆蔻	去壳，但用肉……用汤调糯米粉，或醋调面包，灰火中煨黄熟取出，以纸捶（捶）去油净。勿犯铜铁。	本草述钩元	112
		去壳，用汤调糯米粉包，灰火中煨黄熟取出，以纸槌（捶）去油净，勿令犯铜铁。	本草述	111
	蕤仁	去壳，汤浸，去皮尖，水煮过，研细，纸包压去油。	本经逢原	121
		去壳油。	医宗金鉴	128
	生白果	香油浸两三年，去壳，用肉。	医方丛话	165
	砂仁	先和皮慢火炒熟，去壳，研用。	本草汇	106
		去壳，烧酒洗，焙干。	增广验方新编	157
		炒，去壳，研。	医家四要	164
	山慈姑【山慈菇】	去毛壳用。	得配本草	136
	山慈菇	去毛壳，焙。	本草汇	106
	山芝麻	去壳，酒炒。	本草纲目拾遗	139
	蛇床子	去壳取仁，以生地黄汁拌蒸黑色，微炒。	本草汇	106
		入丸散，用布包挼去皮壳，取仁微炒。	本草述	111
		去壳，取仁，微研用。	长沙药解	130
		去壳，取仁，微炒，杀其毒则不辣，酒浸日干，以地黄汁拌蒸，焙干用。	得配本草	136
		去皮壳，取仁微炒。	本草求真	140
		去皮壳，炒熟用之。	本草正义	151
		去皮壳取仁，微炒。	本草汇纂	161

续表

净制方法	药名	摘录	文献名称	文献编号
去壳	神黄豆	筒瓦火焙，去其黑壳，碾末。	本草纲目拾遗	139
	石莲子	去壳。	本草汇	106
		去壳，打碎用。	药品辨义	118
	石莲【石莲子】	去壳。	医宗说约	109
	使君子	慢火微煨，去壳。	本草汇	106
		去壳，取肉，杀虫。	医宗说约	109
		去壳用仁。	本草述	111
		去壳用仁，或兼用壳。	本草述钩元	112
		去壳。	医方集解	115
		去壳，或生或熟，听用。	得配本草	136
	酸枣仁	去壳，治不眠。	得配本草	136
	山栀【栀子】	去壳。	幼科释谜	141
	缩砂仁【砂仁】	去壳，炒，研，汤冲服则气足。	玉楸药解	131
	天麻	去壳用，蒺藜子同煮，去子，以湿纸包煨熟，取出切片，酒浸一宿，焙干用。	得配本草	136
	乌梅	去核，微炒。	本草汇	106
	芜荑	炒，去壳。	本草述钩元	112
		去壳取仁，微炒。	本经逢原	121
		去壳，炒，杀虫，和面炒。	得配本草	136
	橡斗子【橡实】	去壳，水浸，蒸熟，焙干。	本草汇	106
	续随子【千金子】	去壳，取白色者，纸包压去油，取霜用。	本草述钩元	112
		去壳，取色白者，以纸包压去油，取霜。	本经逢原	121
		去壳，取色白者，研细，纸包压去油。	本草从新	132
		去壳，取白色者，研细，纸包压去油。	本草汇纂	161
		去壳，细研用，纸包压去油。	医家四要	164
	续随子（霜）【千金子】	去壳，取白色者，以纸包压去油，取霜用。	本草述	111
	雅胆子【鸦胆子】	去壳，搥（捶）去油。	本草纲目拾遗	139
		去壳，纸包压去油。	本草纲目拾遗	139
	益智仁	去壳，盐水炒。	握灵本草	105
		去壳，炒，研，消食最良。	玉楸药解	131
	益智	去壳，盐水炒。	本草汇	106
		去壳，研末。	医宗说约	109
	益智子【益智仁】	去壳，炒，临用研。	本草述	111
	薏苡【薏苡仁】	去壳，净炒用。	医宗说约	109
	郁李仁	去壳用。	医宗说约	109
		去壳，研用。	得配本草	136
	枣仁【酸枣仁】	去壳，研末。	医宗说约	109
	制栝楼【制瓜蒌】	凡使栝楼【瓜蒌】，并去壳皮革（隔）膜及油用。根亦取大二三围者，去皮捣烂，以水澄粉用。	修事指南	123
	制大风子	凡取大风子油法，用子三斤，去壳及黄油者。	修事指南	123
	制大麻仁【制火麻仁】	凡使麻仁，极难去壳，取帛包置沸汤中，浸至冷出之，垂井中一夜，勿令着水，次日日中曝干，就新瓦上去壳，簸扬取仁，粒粒皆完。	修事指南	123

续表

净制方法	药名	摘录	文献名称	文献编号
去壳	制益母草	亦或蒸熟，烈日曝燥，春簸去壳，取仁用。	修事指南	123
	制栀子	去壳，洗去黄浆，炒用。	修事指南	123
去蕊	白葵花	去蕊心。	医宗金鉴	128
去核	白霜梅【白梅】	去核。	医宗金鉴	128
	川椒【花椒】	去核及闭口，微炒出汗，乘热入竹筒中，捣去里面黄壳，取红用。	本草汇	106
		去核。	串雅外编	134
	川楝子	去核。	幼幼集成	129
		去核用。	本草分经	156
		去核，炒。	增广验方新编	157
	川练子【川楝子】	酒蒸俟皮软，寒因热用，去肉取核，搥（捶）碎用。用肉则去核。	药品辨义	118
	大枣	去皮核，研成膏。	良朋汇集经验神方	124
		去核。	医宗金鉴	128
		去核。	吴鞠通医案	144
		去核。	温病条辨	146
		擘去核。	本经逢原	121
		劈去核。	本草汇	106
	大黑枣	去蒂核用。	药品辨义	118
	肥皂【肥皂荚】	去核。	本草述	111
	枸杞【枸杞子】	去核，炒。	增广验方新编	157
	诃子	酒浸，蒸，去核用。用核者去皮。	握灵本草	105
		酒浸，蒸，去核，焙干，用肉。	本草述	111
		煨，去核。	医方集解	115
		酒蒸一伏时，去核取肉用。用核则去肉。	本草备要	117
		去核。	良朋汇集经验神方	124
		煨，去核。面裹煨。	成方切用	137
		酒蒸，去核用肉。	本草求真	140
		火内煨，去核。	增广验方新编	157
		酒蒸，去核。	本草汇纂	161
		去核用肉。	医方丛话	165
	诃黎勒【诃子】	去核，煨熟。	本经逢原	121
		酒蒸一伏时，去核，焙。	本草从新	132
		酒蒸，去核取肉用。清金行气生用，温胃固肠煨用。	得配本草	136
		面裹煨，去核。	本草汇	106
	诃子肉【诃子】	面煨，去核。	医宗金鉴	128
	红枣【大枣】	去核。	外科证治全生集	127
		去核。	医学从众录	149
		去核，烧枯。	增广验方新编	157
	净枣皮【山茱萸】	蒸，去核。	幼幼集成	129
	金铃子【川楝子】	蒸，去核。	成方切用	137

续表

净制方法	药名	摘录	文献名称	文献编号
去核	金樱子	去刺核用，熬膏亦良。	本草备要	117
		去刺核，研，或熬膏，熬膏则甘，全失涩味。	本草从新	132
		去核。	成方切用	137
		取半黄者，熟则纯甘，去刺核，熬膏甘多涩少。	本草求真	140
		去核。	医学从众录	149
		去核并白毛，干捣末，熬膏。	本草汇	106
	苦楝子	酒拌蒸，待皮软，去皮取肉，去核。	握灵本草	105
		泡，云核。	医宗金鉴	128
		去核。	医学从众录	149
	荔枝	去核。	串雅内编	133
	楝实【川楝子】	去核。	本草述	111
		去核。	本草必用	125
	龙眼肉	去核。	沈氏女科辑要笺正	138
	梅	用须去核，微炒。	食物本草会纂	119
		去核微炒，或蒸熟。	本草害利	159
	南山查【山楂】	去核。	良朋汇集经验神方	124
	山楂	去核用，核能化食磨积，治疝，催生，研碎化瘀，勿研消食。童便浸，姜汁炒炭，去积血甚效。	得配本草	136
		去核，炒，为末。	本草纲目拾遗	139
		去核晒干，或蒸熟，去皮核，捣作饼子，日干用。	本草害利	159
		去核。	外科大成	110
		去核。	本草述	111
		去核曝干，或蒸熟，去皮核，捣作饼子，日干用。	本草述钩元	112
		去核，或云核亦有力。	医方集解	115
		去核，曝干，或蒸熟，去皮核，捣作饼子，日干用。	食物本草会纂	119
		去核，童便浸。	本经逢原	121
		浸透，去净其核，日干，炒炭。	外科证治全生集	127
	山茱萸	酒润，蒸，去核用。	握灵本草	105
		去核，酒洗用。一云核味涩，遗精者连核用。	医宗说约	109
		去核。	外科大成	110
		去核，酒浸。	外科大成	110
		去核用，核能滑精。	本草备要	117
		酒润，去核用。	药品辨义	118
		去核，微焙。	本经逢原	121
		核能滑精，酒润去之，烘干。	本草必用	125
		去核。	本草经解要	126
		去核，酒蒸。	长沙药解	130
		去核，核能滑精。	本草从新	132
		去核，酒蒸。带核则滑精。	得配本草	136
		去核。	本草纲目拾遗	139
		去核用。	本草求真	140
		去核，用核能滑精。	本草辑要	145
		凡使，以酒润，去核取皮，缓火熬干方用。核能滑精，不可服。	本草害利	159
		去核。	本草汇纂	161
		去核用。	医家四要	164
		酒润，去核。	本草汇	106
		酒拌匀，去核取皮，酒蒸一炷香用。	本草述钩元	112

续表

净制方法	药名	摘录	文献名称	文献编号
去核	山萸【山茱萸】	蒸，去核。	傅青主女科	150
	山萸肉【山茱萸】	去核。	医宗金鉴	128
	甜梨【梨】	一个，刀切去顶，去核，入蜜于内，原顶盖上，用面包裹，灰火煨熟，去面食梨。	良朋汇集经验神方	124
	桃枭【碧桃干】	酒拌蒸，去核，焙干用。	得配本草	136
	萸肉【山茱萸】	去核用。	本草分经	156
	乌梅	苦酒浸乌梅一宿，去核，蒸熟。	医方集解	115
		苦酒浸乌梅一宿，去核，蒸熟。	沈氏女科辑要笺正	138
		去核。	良朋汇集经验神方	124
		以苦酒渍乌梅一宿，去核，蒸之。	医宗金鉴	128
		醋浸一宿，去核，米蒸。	长沙药解	130
		去核。	串雅外编	134
		去核煅炭，敷疮蚀恶肉主效。	得配本草	136
		苦酒浸乌梅一宿，去核，蒸熟。	成方切用	137
		苦酒浸乌梅一宿，去核，蒸熟。	沈氏女科辑要笺正	138
		去核，炒。	叶天士秘方大全	143
		去核，焙。	叶天士秘方大全	143
		去核。	温病条辨	146
		以苦酒浸乌梅一宿，去核，饭上蒸之。	时方妙用；时方歌括	147
		去核。	医学从众录	149
		去核。	温热经纬	158
	乌梅肉【乌梅】	蒸，去核，取净肉。	幼幼集成	129
	五味子	水洗，去核，取肉。	本草述	111
	香橼	去核，切片。	串雅内编	133
		去核，薄切作细片，以时酒同入砂罐内煮令熟烂，自黄昏只五更为度，用蜜拌匀服。	医方丛话	165
	枳实	采破，除核，微炙令干，切片，小麦麸炒焦，去麸用。	本草害利	159
	制诃子	凡使诃子，须以酒浸后蒸一伏时，以刀削去路，取细剉焙用。用肉则去核。	修事指南	123
	制金樱膏【制金樱子】	霜后用竹夹子摘取，入木臼中杵去刺，擘去核，以水淘洗过，捣烂。	修事指南	123
	制楝实【制川楝子】	凡使楝实，须采得熬干，酒拌令透，蒸待皮软，刮去皮，取肉去核用。凡使肉，不使核，使核不使肉，如使核，搥（捶）碎，用浆水煮一伏时，晒干。其花落子，谓之石茱萸，不入药用。	修事指南	123
	制桑螵蛸	凡使，须觅桑树东畔枝上采得，去核子。	修事指南	123
	制山楂	凡用山楂，九月霜后取带熟者，去核曝干。或蒸熟，去皮核，捣作饼子，日干用。	修事指南	123
	制山茱萸	凡使山茱萸，以酒润，去核，取皮。	修事指南	123
	制乌梅	凡使乌梅，须去核，微炒之。	修事指南	123

续表

净制方法	药名	摘录	文献名称	文献编号
去核	制五味子	刘公石保寿堂治肾虚遗精，水浸，去核用。	修事指南	123
	制枳实	枳实采破令干，除核。	修事指南	123
去刺/角	白蒺藜【蒺藜】	去刺。	外科大成	110
		炒，去刺。	外科大成	110
		去刺，酒泡，炒黄。	外科大成	110
		去刺，捣末。	痧胀玉衡	113
		捣去刺。	痧胀玉衡	113
		炒，去刺。	本草经解要	126
		焙黄，去刺。	外科证治全书	152
		去刺，酒蒸用。	增广验方新编	157
		酒炒，研去刺用。	本草害利	159
		去刺，酒拌蒸。	本草汇纂	161
		白蒺藜去刺，炒，磨末。	本草纲目拾遗	139
	苍耳子	炒熟，捣去刺。	本草述	111
		去刺，酒拌蒸。	本草备要	117
		炒，去刺，研破。	医宗金鉴	128
		炒熟去刺用，或酒拌蒸过用。	得配本草	136
		去刺，酒拌蒸用。	本草求真	140
		去刺，酒拌蒸。	本草辑要	145
		去刺用。	本草分经	156
		去刺，酒拌蒸。	本草汇纂	161
	苍耳【苍耳子】	去刺，酒蒸。	本草从新	132
	刺蒺藜【蒺藜】	炒，去刺。	本草述	111
		去刺，酒拌蒸。	本草备要	117
		炒，去刺，研。	本草必用	125
		去刺，酒拌蒸。	本草辑要	145
		去刺，酒拌蒸。	医家四要	164
	蒺藜	炒，去刺。	医宗金鉴	128
		酒洗，炒，去刺。	本草纲目拾遗	139
		拣净蒸之，日干。	本草汇	106
		去刺，用酒拌再蒸，再炒去刺。	本草汇	106
	金樱子	去刺、蒂，蒸熟。	本草述	111
		去刺、核用，熬膏亦良。	本草备要	117
		去外刺内穰（瓤）。	良朋汇集经验神方	124
		杵去刺及子。	本草必用	125
		取半黄者（熟则纯甘）。去刺、核用，熬膏亦良。	本草辑要	145
		取半黄者，去刺。	本草汇纂	161
		去刺、核，研，或熬膏。	医家四要	164
	全蝎	去刺，洗净，炒。	医宗说约	109
		去刺，洗净，炒。	串雅内编	133
	仙灵脾【淫羊藿】	去四弦刺，酒焙。	本草纲目拾遗	139

续表

净制方法	药名	摘录	文献名称	文献编号
去刺/角	制蒺藜	入药不计丸散，并炒去刺用。	修事指南	123
	制金樱膏【制金樱子】	霜后用竹夹子摘取，入木臼中杵去刺，擘去核，以水淘洗过，捣烂。	修事指南	123
去穰（瓤）/白	陈皮	去白。	外科大成	110
		去白。	本草述	111
		去白。	温热暑疫全书	114
		去白。	医方集解	115
		去白，盐水浸炒。	医方集解	115
		入补养药则留白，入下气消痰药则去白。不去白，反生痰。去核、皮，炒用。	本草备要	117
		去白。	医宗金鉴	128
		去白。	成方切用	137
		去白。	本草纲目拾遗	139
		去白。	幼科释谜	141
		去白，淡盐水浸泡，刮剉七次，炒。	叶天士秘方大全	143
		去白，盐水炒。	妇科玉尺	142
		散气消痰，留白甘而缓，去白辛而速。	本草正义	151
		去白。	增广验方新编	157
		去白。	温热经纬	158
	大枳壳【枳壳】	去瓤、子、皮膜。	串雅补	135
	佛手柑	取陈者，除去穰（瓤）、核用。	本草辑要	145
		去白或炒，鲜者尤佳。或蒸露用。	本草害利	159
	柑皮	去白用。	本草辑要	145
	广橘红【橘红】	去白。	时病论	163
	广陈皮【陈皮】	去白，用酒炒。	幼幼集成	129
		去白，盐水洗浸。	成方切用	137
		去净白。	重楼玉钥	154
	杭青皮【青皮】	去穰（瓤）。	幼幼集成	129
	橘红	即广陈皮去白，功用各别，取其力胜故也。	药品辨义	118
	桔红【橘红】	去白。	妇科玉尺	142
	金樱子	去外刺、内穰（瓤）。	良朋汇集经验神方	124
	桔皮【陈皮】	去白。	医宗金鉴	128
	橘皮【陈皮】	和中补脾胃留白用，消痰理肺气去白用，去蒂及浮膜。	本草必用	125
		去白，切作细条。	本草述	111
		汤浸去白，晒干，面炒微黄。	良朋汇集经验神方	124
		和中补脾胃留白用，消痰理肺气去白用……去蒂及浮膜。	本草必用	125
		去白名橘红，痰嗽童便浸，晒，痰积姜汁拌，入下焦盐水炒济，和蜜炙。去红曰橘白，疏通滞气，盐水炒用。	本草害利	159
	莲花青皮【青皮】	去穰（瓤）。	医宗金鉴	128
	木瓜	切顶，去瓤。	本草述	111

续表

净制方法	药名	摘录	文献名称	文献编号
去穰（瓤）/白	青皮	汤浸，去瓤切片，醋拌，瓦炒。	本草汇	106
		醋炒，去穰（瓤）。	医宗说约	109
		以汤浸，去瓤切片，醋拌，瓦炒过用。	本草述	111
		去穰（瓤）。	良朋汇集经验神方	124
		去穰（瓤）。	医宗金鉴	128
		去瓤，切片，醋拌炒。	本草从新	132
		去白。	医宗金鉴	128
		去白，醋炒。	叶天士秘方大全	143
		去白。	医学从众录	149
		去瓤，切片，醋拌炒。	医家四要	164
	青橘皮【青皮】	汤浸，去瓤切片，醋拌，瓦上炒过用。消积定疼，醋炒。	本草述钩元	112
		汤浸，去穰（瓤），切片醋拌，瓦炒过。	食物本草会纂	119
		浸去苦味，瓤拣净。	串雅外编	134
		入药以汤浸，去瓤切片，醋拌，瓦炒过用。消积定痛，醋炒。	本草害利	159
	香橼	去白，炒。	本草汇	106
		去白，炒。	本草必用	125
	枳壳	麸炒，去穰（瓤）。	医宗说约	109
		去穰（瓤）。	本草述	111
		去穰（瓤），麸炒，待麸黑焦出用。	本草述钩元	112
		麸炒，去穰（瓤）。	医宗金鉴	128
		刮去内中穰（瓤）。	幼幼集成	129
		去瓤，切片，麸皮炒用。	本草害利	159
		去穰（瓤）、核，面炒。	外科证治全生集	127
		去穰（瓤）、核，以麸炒焦，去麸用。	得配本草	136
	枳实	麸炒，去穰（瓤）。	医宗说约	109
		去穰（瓤），炒。	医宗金鉴	128
		去穰（瓤）、核，面炒。	外科证治全生集	127
	制桔皮【制陈皮】	凡使桔皮，入和中理胃药则留白，入下气消痰药则去白，其说出于《圣济经》。去白者，以白汤入盐洗润透，刮去筋膜，晒干用。	修事指南	123
	制青皮	凡使青皮入药，以汤浸，去瓤。	修事指南	123
去土/砂（沙）石	白芥子	去净沙土，略炒存性，生用力猛，宜酌用。	药品辨义	118
	白芷	水浸去灰，切，炒。	外科证治全生集	127
	蝉蜕	去土。	外科大成	110
	车前子	洗去泥沙，晒干。入汤液炒过用，入丸散则以酒浸一夜，蒸熟，研烂作饼，晒干，焙，研。	本草害利	159
	地骨皮	凡使根，掘得，以东流水浸，刷去土，搥（捶）去心，以熟甘草汤浸一宿，焙干用。	本草害利	159

续表

净制方法	药名	摘录	文献名称	文献编号
去土/砂（沙）石	地龙	去泥净，阴阳瓦焙干为末。	洞天奥旨	120
		去土，酒洗。	良朋汇集经验神方	124
		去泥。	本草纲目拾遗	139
		去泥。	吴鞠通医案	144
		去土。	外科证治全书	152
	贯众	去土。	洞天奥旨	120
	滑石	去黄垢土。	温热暑疫全书	114
		刮去浮黄土用。	药品辨义	118
	黄丹【铅丹】	凡用，以水漂去硝盐，飞去砂（沙）石，澄干，微炒紫色，地上去火毒入药。	本草述	111
		水飞去盐砂（沙），炒透，摊地出火气用。	外科证治全书	152
	海石【浮石】	去砂（沙）。	成方切用	137
	火麻仁	洗去土，炒。	增广验方新编	157
	鹿角菜【角叉菜】	洗去泥砂（沙）。	得配本草	136
	龙骨	去泥土，水飞过。	本草纲目拾遗	139
	牡丹皮	酒洗，去硷（碱）土，曝干。	本经逢原	121
	铅丹	用水漂去盐硝、砂（沙）石，微火炒紫色，摊地上去火毒用。	本草辑要	145
	蚯蚓【地龙】	去土。	医宗金鉴	128
	蛇床子	去土。	外科大成	110
	甜葶苈【葶苈子】	去土，隔纸略炒。	幼幼集成	129
	菟丝子	淘去泥沙。	本草备要	117
	恶实【牛蒡子】	以酒淘去沙土，又掠去浮面者不用，取沉重者晒干，瓦器上微炒，研细用。	本草述	111
	五灵脂	凡用，研为细末，以酒飞去砂（沙）石，晒干收用。	握灵本草	105
		去砂（沙）石。	医方集解	115
		研末，酒飞去砂（沙）石用。	本草备要	117
		凡用，研为细末，以酒飞去砂（沙）石，晒干。	食物本草会纂	119
		拣去砂（沙）石，酒拌，晒干。	良朋汇集经验神方	124
		研末，酒飞，去砂（沙）石用。行血宜生，止血宜炒。	本草从新	132
		酒飞去沙石，晒干用。	得配本草	136
		酒飞去砂（沙）石，晒干入药。行血宜生，止血宜炒。	本草求真	140
		血闭能通（生用），经多能止（炒用）。研末，酒飞去砂（沙）石用。行血宜生，止血宜炒。	本草辑要	145
		澄去砂（沙），炒令烟尽。	温病条辨	146
		去土，炒。	女科要旨	148
		澄去砂（沙），炒令烟尽。	随息居重订霍乱论	153
		生用散血，炒用止血。酒飞去砂（沙）石用。	本草分经	156
		澄去砂（沙），炒令烟尽。	温热经纬	158
		酒飞去砂（沙）石，晒干入药。	本草汇纂	161
	细辛	去土、叶用。	医宗说约	109
	夜明砂	凡使，淘去灰及恶气，取细砂（沙），晒干，焙用。	握灵本草	105
		以水淘去灰土恶气，取细砂（沙）晒干，焙用。	食物本草会纂	119
	制车前子	凡用车前子，须以水淘洗去泥砂（沙）。	修事指南	123

续表

净制方法	药名	摘录	文献名称	文献编号
去土/砂（沙）石	制何首乌	凡使何首乌，布拭去土。	修事指南	123
	制五灵脂	凡使五灵脂，此物多夹沙石，绝难修治，凡用，研为细末，以酒飞去沙石，晒干收用。	修事指南	123
	制禹余粮	凡使禹余粮，须用细研，水洮（淘），取汁澄之，勿令有沙土也。	修事指南	123
	猪苓	去砂（沙）石。	医宗说约	109
	紫菀	洗去土。	本草述	111
		净去砂（沙）土，须中有白色者亦去之，芦头并梢不用，蜜水拌，焙干用。	药品辨义	118
去苗	柴胡	去苗。	良朋汇集经验神方	124
	防风	去苗。	本草述	111
	漏芦	去苗，洗净。	增广验方新编	157
	制莎草香附子【制香附】	凡采得，连苗曝干，以火燎去苗及毛，用时以水洗净，石上磨去皮。	修事指南	123
去茎/枝梗/叶	巴戟天	去梗，酒浸，蒸晒。	玉楸药解	131
	薄荷	去梗。	本经逢原	121
	毕澄茄【荜澄茄】	去柄及皱皮用，酒浸蒸，曝干，或酒拌炒用。	得配本草	136
	侧柏叶	去梗，九蒸九晒。	增广验方新编	157
	陈艾【艾叶】	用粉糊浆透，日干，杵去粉并叶屑，则成白绒，谓之熟艾。	外科证治全生集	127
	川续断【续断】	去梗筋，酒浸炒。入血崩金疮药生用。	得配本草	136
	党参	去梢。	外科证治全书	152
	地骨皮	去梗。	外科大成	110
	地黄	去枝梢。	女科要旨	148
	地榆	去梢，酒拌炒黑。	本经逢原	121
	钩藤	去梗，纯用嫩钩，其功十倍。	本草述钩元	112
	荷叶	去梗。	串雅外编	134
	藿香	唯用其叶，不用枝梗。	握灵本草	105
		水洗去土、梗，用叶。	本草述钩元	112
	金银花	去梗叶。	外科大成	110
	荆芥	陈者良，去梗，取穗，有微炒用以杀辛气者，若用以止血，须炒黑。	本草述钩元	112
	荆芥穗	去梗。	外科大成	110
	菊花	去梗叶。	医宗金鉴	128
	款冬花	拣净花，甘草水浸，曝用。	本草求真	140
		去梗蒂，甘草水浸一时，曝干用。	本草述	111
		去梗蒂，甘草水浸一时，晒干用。	本草述钩元	112
		去蒂梗用。	药品辨义	118
		拣净花，甘草水浸一宿，曝用。	本草从新	132
		拣净花，甘草水浸一宿，曝用。	本草辑要	145
	连翘	去梗，碾。	外科大成	110
	马齿苋	入药须去茎。	握灵本草	105
	马兜铃	去叶及蔓，以生绢袋盛于东屋角畔，待干，劈开去革（隔）膜，取净子，焙用。采根，曝干用。	本草害利	159

续表

净制方法	药名	摘录	文献名称	文献编号
去茎/枝梗/叶	闹羊花	择去梗、蒂、蕊、叶，洗去灰沙，晒干，砂锅微焙。	医宗金鉴	128
	闹洋花【闹羊花】	择去梗、蒂、蕊、叶，洗去灰沙，晒干，砂锅微焙。	外科大成	110
	瞿麦	只用蕊壳，不用茎叶，若同用，令人气噎，小便不禁。以篁竹沥浸漉，晒用。	得配本草	136
		凡使，只用蕊壳，不用茎叶。	握灵本草	105
	山茱【山茱萸】	去枝梗。	女科要旨	148
	苏叶【紫苏叶】	去梗。	串雅外编	134
	石韦	去梗，微炙。	本经逢原	121
		去梗及黄毛，微炙用。	本草求真	140
		去梗，微炙用。	本草述	111
	吴茱萸	去梗，炒。	医宗说约	109
		陈久者良，去梗，泡去烈汁用。	药品辨义	118
		去枝梗。	医宗金鉴	128
	豨莶草	去粗茎，留枝、叶、花、实，酒拌，蒸晒九次，蜜丸。	本草备要	117
		去粗茎，留枝、叶、花、实，酒拌，蒸晒九次，蜜丸，捣汁熬膏，炼蜜三味收之，加以酒治，始可投服。	本草求真	140
		拣去粗茎，留枝、叶、花、实，酒拌，蒸晒九次。	医方集解	115
		去粗茎，留枝、叶、花、实，酒拌，蒸晒九次用。	本草辑要	145
	豨莶【豨莶草】	去茎用叶，九蒸九晒。	本草纲目拾遗	139
	细辛	拣去双叶者用。	本草备要	117
		拣去双叶。	医家四要	164
		拣去双叶者，以瓜水浸一宿，曝干用。	得配本草	136
		去叶芦，炒焦。	本草纲目拾遗	139
		去双叶者用，双叶服之害人。	本草求真	140
		拣去双叶者用。	本草辑要	145
		双叶者服之害人，须拣去，洗净泥砂（沙）。	本草述钩元	112
	小茴香	去枝梗，微炒香。	串雅外编	134
	旋覆花	去梗叶，蒸熟晒干入药。	本草述钩元	112
	益母草	净叶去梗。	沈氏女科辑要笺正	138
	益智	去枝梗。	女科要旨	148
	淫羊藿	以夹刀夹去叶之四畔花枝，每斤用羊脂四两拌炒，脂尽为度。	本草述钩元	112
		去边茎，净一斤，用羯羊油、腰眼油一斤，切碎锅化，候冷炒拌。	嵩厓尊生全书	122
		去花枝洗净，剉细末，每斤用羊脂四两拌炒，脂尽为度。	得配本草	136
		去枝，羊脂拌炒。得酒良。	本草求真	140
		去枝，羊脂拌炒。	本草辑要	145
		去枝梗荆刺，羊油酥炙妙。	增广验方新编	157
		去枝，羊脂拌炒，得酒良。	本草汇纂	161
		去枝，羊脂拌炒。	医家四要	164
	制栢叶【制侧柏叶】	凡使栢叶【制侧柏叶】，须拨两畔并心枝子。	修事指南	123

续表

净制方法	药名	摘录	文献名称	文献编号
去茎/枝梗/叶	制覆盆子	凡使，用东流水淘去黄叶并皮蒂，取子以酒拌蒸一宿，以东流水淘两遍，又晒干方用。	修事指南	123
	制马兜铃	凡用马兜铃，采得实，去叶及蔓，以生绢袋盛于东屋角畔，待干，劈开去革（隔）膜，取净子焙用。	修事指南	123
	制青蒿	凡使青蒿，惟中为妙，到膝即仰，到腰即俛。使子不使叶，使根不使茎，四件者若同使，翻然成痼疾也。	修事指南	123
	制瞿麦	凡使瞿麦，须用蕊壳，不用茎叶。	修事指南	123
	制石韦	入药去梗，须微炙用，一法以羊脂炒干用。	修事指南	123
	制吴茱萸	凡使吴茱萸，须去叶梗，每十两以盐二两，投东流水四斗中，分做一百度洗之；凡用茱萸，须深汤中浸去苦烈汁，七次始可，焙用。	修事指南	123
去头/尾/翅/足	斑蝥	去头足，糯米炒熟，生用则吐泻人，亦有用米取气不取质者。	本草从新	132
		去翅足，炒。	本草述	111
		凡使，去翅足，糯米炒熟，生用即吐泻。	握灵本草	105
		用糯米炒，去头足翅。	本草汇	106
		去足翅，糯米拌炒，以米黄为度，去米用。	医宗说约	109
		去头足。	外科大成	110
		去头足，炒。	医方集解	115
		去头足，糯米炒熟，生用则吐泻人，亦有用米取气不取质者。	本草备要	117
		去头足，米一撮炒。	洞天奥旨	120
		七个，去头足翅，糯米四十九粒同炒，长米不用。	良朋汇集经验神方	124
		去头足。	串雅内编	133
		去翅足，糯米炒黄。	串雅内编	133
		去头足，糯米炒黄色。	串雅补	135
		八月豆叶上收取阴干，去头足翅，酒浸洗，和糯米炒焦黄，去米研用。	得配本草	136
		去翅足。	本草纲目拾遗	139
		去翅足，炙黄用。去头足，糯米炒热。生用则吐泻，亦有用米取气不取质者。	本草求真	140
		去头翅足，糯米炒熟用。	本草辑要	145
		去翅足，糯米炒熟用。	本草正义	151
		去翅足。	外科证治全书	152
		陈土炒，去头足。	外科证治全书	152
		去足翅，炒。	类证治裁	155
		去头足，糯米炒熟。	本草汇纂	161
		均去翅足，同糯米炒，去末。	本经逢原	121
	蝉	去翅足，水洗去土，蒸过用。	本草述钩元	112

续表

净制方法	药名	摘录	文献名称	文献编号
去头/尾/翅/足	蝉蜕	去头。	外科大成	110
		去翅足，土炒。	外科大成	110
		去翅足，水洗去土，蒸过。	本草述	111
		去足翅。	医宗金鉴	128
		去翅足，焙干。	幼幼集成	129
		去头。	串雅内编	133
		去头足。	吴鞠通医案	144
		入药洗去泥土、翅足，浆水煮，晒干用。	本草求真	140
		洗去泥土、翅足，浆水煮，晒干用。	本草汇纂	161
		沸汤洗去泥土、翅足，浆水煮，晒干。	本草汇	106
		洗去泥土、翅足，浆水煮，晒干用。	本草备要	117
		去足。	洞天奥旨	120
		去翅足用。	本经逢原	121
		滚汤洗去泥、翅足，干。	外科证治全生集	127
		去足。	医宗金鉴	128
		洗去泥土、翅足，浆水煮，晒干。	本草从新	132
		洗净，去翅足，浆水煮，日干用。	得配本草	136
		去头足、泥沙，水洗，晒干为末，水飞三次用。	本草纲目拾遗	139
		酒洗，去头足。	本草纲目拾遗	139
		入药，洗去泥土、翅足，浆水煮，晒干用。（攻毒全用。）	本草辑要	145
		去头足。	外科证治全书	152
		去足。	增广验方新编	157
		凡用，沸汤洗去泥土、翅足，浆水煮过，晒干用。	握灵本草	105
	蝉壳【蝉蜕】	水洗净泥沙，去足翅用。	本草必用	125
	虫	去足，焙（存性）。	本草汇	106
		去足。	本草述	111
		去足，炒。	本经逢原	121
	樗鸡	均去翅足，同糯米炒，去末。	本经逢原	121
	大当归【当归】	去头尾取身，切片，以好酒洗过，晒干听用。	幼幼集成	129
	干蟾蜍【蟾蜍】	去四足，以香油涂之，炙焦为末。	幼幼集成	129
	葛上亭长	均去翅足，同糯米炒，去末。	本经逢原	121
	甘草	凡用，须去头尾。	握灵本草	105
		凡使，须去头尾尖处，补中散表寒炙用，泻火热生用。	本草辑要	145
	蛤蚧	酒洗，去头足鳞。	本草汇	106
		凡使，去头足（雷敩曰：其毒在眼，用须去眼），洗去鳞内不净及肉毛，酥炙，或蜜炙，或酒浸，焙用。	本草备要	117
		去头留尾，酥炙。	本经逢原	121
		其毒在眼，去眼，或去头足，洗去鳞内不净，以酥炙，或以蜜炙，或以酒浸透。	得配本草	136
		其药力在尾，尾不全者不效，去头足（因毒在眼，须去其头），洗去鳞内不净及肉毛，酥炙，或蜜炙，或酒浸，焙用。	本草求真	140
		凡使，去头足（其毒在眼，用须去眼），洗去鳞内不净及肉毛，酥炙，或蜜炙，或酒浸，焙用。	本草辑要	145
		其力在尾，毒在眼，去头足，酥炙用。	本草分经	156
		去头足，洗去鳞内砂土（沙）及肉毛，酥炙、蜜炙、酒浸，焙。	本草汇纂	161
	伏翼【蝙蝠】	除翅足，烧焦，研末。	食物本草会纂	119

续表

净制方法	药名	摘录	文献名称	文献编号
去头/尾/翅/足	海蝉蜕【蝉蜕】	去翅足，洗，晒干。	幼幼集成	129
	黄芪	去头，刮皮，生用。	本草述	111
		去头，刮皮，治痈疽生用，治肺气虚蜜炙用，治下虚盐水或蒸或炒用。	本草述钩元	112
	金头蜈蚣【蜈蚣】	炙，去头足。	增广验方新编	157
	僵蚕	炙，去足。	洞天奥旨	120
	蝼蛄	去翅足，炒（雄入药）。	本草汇	106
		去翅足，炒。	本草述	111
		去翅足，炒用。	本草述钩元	112
		去翅足，炒。	本草从新	132
		去翅足，炒熟，用下截，勿用上截。	得配本草	136
		去翅足，炒用。	本草求真	140
		去翅足，炒用。	本草辑要	145
		去翅足，炒。	本草汇纂	161
	虻虫	去足翅，炒。	本草从新	132
	蜚蝱【虻虫】	去翅足，炒熟用。	本草述	111
	蝱虫【虻虫】	去足翅，炒。	本草汇	106
		去头足翅。	医方集解	115
		去翅足，炒。	本经逢原	121
		熬，去头足。	医宗金鉴	128
		熬，去翅足。	医宗金鉴	128
		炒枯，去翅足，研细用。	长沙药解	130
		去头足翅。	成方切用	137
		去翅足，炒用。	本草求真	140
		去翅足，熬。	时方妙用；时方歌括	147
		去翅足，熬。	温热经纬	158
		去翅足，炒熟用。	本草害利	159
		去翅足，炒。	本草汇纂	161
		去翅足，微炒。	医方丛话	165
	蜣螂	去足翅，火炙。	医宗说约	109
		贮瓶内，火煨，去头足。	外科大成	110
		五月五日采取，蒸过藏之，临用去足，火炙。	本草述钩元	112
		去足，火炙。	本经逢原	121
		去翅足。	医宗金鉴	128
		五月五日取，蒸，炒，去足翅用，勿置水中，以使人吐。	得配本草	136
		去翅足，炙。	幼科释谜	141
		去足，火炙用（勿置水中，令人吐）。	本草辑要	145

续表

净制方法	药名	摘录	文献名称	文献编号
去头/尾/翅/足	全蝎	去足翅。	本草汇	106
		去足。	医宗说约	109
		去足，焙。	医方集解	115
		去尾足。	洞天奥旨	120
		去足勾（钩），炒净。	洞天奥旨	120
		洗去盐、足。	洞天奥旨	120
		去足，热水洗去盐毒，微炒。	良朋汇集经验神方	124
		去尾毒，洗去盐泥，炒干，为细粉。	幼幼集成	129
		酒洗淡，去足，焙用。	得配本草	136
		去足，酒洗。	本草纲目拾遗	139
		全用去足，焙，或用尾，尾力尤紧。	本草求真	140
		以生姜厚片铺锅内，置蝎于其上，轻烙姜片至黄色，取蝎去毒并头足，研为末。	外科证治全书	152
		全用去足，焙，或用尾。	本草汇纂	161
	土狗【蝼蛄】	去头翅。	串雅外编	134
		去头尾，瓦上焙干。	本草述	111
	石龙子【蜥蜴】	去头足，酒浸，酥炙。	本经逢原	121
		入药雌雄并用，去头足，酒浸酥炙用。	本草辑要	145
	乌梢蛇	去头及皮鳞，剉断，酒浸一宿，漉出炙干用，或以酒煮干亦可。	本草述钩元	112
		去头与皮骨，酒煮，或酥炙用。	本草备要	117
		去头与皮骨，酒煮，或酥炙。	本草从新	132
	乌蛇【乌梢蛇】	去头及皮鳞，剉断，酒浸一宿，漉出，炙干用。	本草述	111
	晚蚕蛾【原蚕蛾】	焙干，去翅足。	本草述	111
		去头足翅。	医宗金鉴	128
	蜈蚣	去头足，炙黄用。	医宗说约	109
		酒浸炙黄，去头足。	医宗说约	109
		炙，去头足。	外科大成	110
		炙黄，去头足末，研匀。	外科大成	110
		炙，去头足。	本草述	111
		火炙，去头足用，或去尾足，以薄荷叶裹，火煨用之。	本草述钩元	112
		火炙，去头足尾甲。	本草备要	117
		炙，去头足。	洞天奥旨	120
		火炙，去足。	本经逢原	121
		去头足，焙，研。	本经逢原	121
		去头足。	良朋汇集经验神方	124
		火炙，去头足尾甲，将薄荷叶火煨用。	本草从新	132
		去头足，用荷叶包煨，或柳蚛（蛀）末于新瓦上同炒，俟蚛（蛀）黑为度，或酒炙。	得配本草	136
		去足尾，酒炙为末。	本草纲目拾遗	139
		去头尾。	幼科释谜	141
		取赤足黑头者，炙，去头足尾甲，将荷叶火煨用，或酒炙。	本草辑要	145
		若入药须去头足，火炙熟用。	本草正义	151
		去足。	外科证治全书	152
		火炙，去头足尾甲，将薄荷叶火煨用。	本草害利	159

续表

净制方法	药名	摘录	文献名称	文献编号
去头/尾/翅/足	细辛	去头爪，水浸一宿，切，曝。	外科证治全生集	127
		拣去双叶，去头，水浸一宿，晒干用。	本草汇	106
		切去头子，以瓜水浸一宿，曝用。	本草害利	159
	蝎【全蝎】	入药为全蝎，尾为蝎梢，去毒去足，微炙用。	握灵本草	105
		全用去足，焙，或用尾。	本草备要	117
		去毒及足尾，滚醋泡去咸，炒干。	本经逢原	121
		去足，焙。	本草从新	132
		全用去足，焙，或用尾，尾力尤紧。	本草辑要	145
		去足，焙用。	本草分经	156
		去足，焙。尾名蝎梢，其力尤紧。	本草害利	159
	蝎子【全蝎】	水洗三次，去咸，炙，研用。	外科证治全生集	127
	雄蚕蛾【原蚕蛾】	去头足翅，制法同僵蚕。	得配本草	136
	雄晚蚕蛾【原蚕蛾】	有小毒，炒，去翅足。	本草必用	125
	原蚕蛾	炒，去头足翅。	本草汇	106
	原蚕【原蚕蛾】	去翅足，炒用。	握灵本草	105
	芫青	去头足翅。	外科证治全书	152
		均去翅足，同糯米炒，去末。	本经逢原	121
	知母	去尾，切片。上行酒润焙，下行盐水润焙。	外科证治全生集	127
	蜘蛛	去足炙焦，研细末。	幼幼集成	129
	紫菀	去头及土，用东流水洗净，以蜜浸一宿，焙干用。	本草害利	159
	制白花蛇【制蕲蛇】	凡使白花蛇，干者以酒浸，去皮骨。凡用，去头尾，换酒浸三日，火炙，去尽皮骨，此物甚毒，不可不防。黔蛇长大，故头尾可去一尺，止可头尾各去三寸，亦有单用头尾者，大蛇一条，只得净肉四两而已……以砂瓶盛封口，埋入地中一宿，出火气，去皮骨取肉用。	修事指南	123
	制蟾蜍	一法去皮、爪子，浸一宿。	修事指南	123
	制蜣螂	凡使蜣螂，须是五月五日采取，蒸，藏之，临用去足火炙。勿置水中，令人吐。	修事指南	123
	制蜈蚣	凡治蜈蚣，先以蜈蚣、木末或柳蛀末于土器中炒，令木末焦黑，去木末，以竹刀刮去足甲用。蜈蚣本不知是何物也，今人惟以火炙，去头足用，或去尾足，以薄荷叶火煨用之。	修事指南	123
去丝/丝嘴	白僵蚕【僵蚕】	炒，去嘴。	医门法律	107
		去黑口及丝，炒。	本经逢原	121
		糯米泔浸一日，待桑涎浮出，焙干，去丝及黑口，捣用。	本草从新	132
		炒，去丝嘴，拣直者佳。	重楼玉钥	154
		洗净，焙，去丝及黑口，研。	本草必用	125
		米泔水浸一日，待涎浮水上，焙，去丝及黑口。	本草汇	106
	杜仲	去丝，炒。	串雅内编	133
		糯米煎汤，浸透，炒去丝。	串雅内编	133
		酒洗，去丝。	女科要旨	148
		炒去丝，为末。	女科要旨	148
		炒去丝。	增广验方新编	157
		盐水炒去丝。	增广验方新编	157
		便浸，炒去丝。	嵩厓尊生全书	122

续表

净制方法	药名	摘录	文献名称	文献编号
去丝/丝嘴	僵蚕	炒，去丝嘴，薄荷叶包，炙。	幼科释谜	141
		去丝嘴，炒。	医方集解	115
		直的，去丝嘴，炒。	医宗金鉴	128
		去嘴，为末。	串雅内编	133
		炒，去丝，去头足。	本草纲目拾遗	139
		微炒黄色，去嘴。	本草纲目拾遗	139
		去丝嘴。	增广验方新编	157
		去丝嘴，炒。	本草述	111
		去嘴、足，微炒。	本草述	111
	制白僵蚕【制僵蚕】	所在养蚕处有之，不拘早晚，但用白色而条直、食桑叶者佳，用时去丝绵及子，炒过……凡使僵蚕，先以糯米泔浸一日，待蚕桑涎出，如蜗涎浮水上，然后漉出，微火焙干，以布拭净黄肉毛并黑口甲，捣筛如粉，然后入药。	修事指南	123
去毛/根毛	白茅根	去毛用。	本草害利	159
	苍耳子	去毛，敲碎。	外科证治全生集	127
	苍术	米泔浸，去毛净。	串雅外编	134
	川黄连【黄连】	去毛。	本草述	111
	菖蒲【石菖蒲】	铜刀刮去皮毛，米泔浸之，饭上蒸之。	本草汇	106
		一寸九节者良，去毛，切，微炒用。	药品辨义	118
		去毛，微炒。	医家四要	164
	淡竹壳	以布拭去毛，烧灰存性。	本草纲目拾遗	139
	阿胶	取乌驴皮，刮净去毛，急流水中浸七日，入瓷锅内渐增阿井水，煮三日夜，则皮化，滤清，再煮稠黏，贮盆中乃成乎。	本草崇原	108
	番鳖【马钱子】	炒焦，去毛。	嵩厓尊生全书	122
	番木鳖【马钱子】	泡，去毛，研末。	良朋汇集经验神方	124
		油（炸）去毛。	医宗金鉴	128
	狗脊	剉，炒，去毛须，酒浸一夕用。	本草述	111
		去毛须，剉，酒浸一夕用。	本草述钩元	112
		去毛，切，酒拌蒸，熬膏良。	本草备要	117
		去毛，酒浸。	洞天奥旨	120
		酒浸，炒，去毛。	本经逢原	121
		去毛，盐泥固济，煅红。	本经逢原	121
		去毛，酒蒸。	玉楸药解	131
		火燎去毛，切碎，酒浸蒸，取出，晒干用。	得配本草	136
		去毛，切片，酒蒸，熬膏良。	本草求真	140
		去毛，切，酒拌蒸，熬膏良。	本草辑要	145
		烧去毛。	类证治裁	155

续表

净制方法	药名	摘录	文献名称	文献编号
去毛/根毛	骨碎补	去毛，蜜润蒸，晒用。	握灵本草	105
		铜刀刮去黄黑毛，蒸，焙。	本草汇	106
		去毛，微炒。	外科大成	110
		以竹刀去皮毛，切薄片，曝干，石碾为末。	本草述	111
		铜刀刮去黄赤毛，细切，蜜拌润，甑蒸一日，曝干用。	本草述	111
		铜刀刮去黄赤毛，细切，蜜拌润，甑蒸半日，晒干用，急用只焙干，不蒸亦得。	本草述钩元	112
		去毛用，或蜜拌蒸。	本草备要	117
		去皮毛，蜜蒸用。	药品辨义	118
		炒，去毛。	良朋汇集经验神方	124
		去毛，微炒。	医宗金鉴	128
		铜刀刮去黄赤毛，细切，蜜拌蒸，晒。	本草从新	132
		去毛，蜜拌蒸用。	本草求真	140
		铜刀刮去黄赤毛，细切，焙干用。或蜜拌蒸。	本草辑要	145
		去毛。	女科要旨	148
		去毛，炒。	外科证治全书	152
		以铜刀刮去黄毛，细切，蜜拌蒸，日晒干用。	本草害利	159
		刮去黄赤毛，细切，蜜拌蒸，晒。	医家四要	164
		铜刀刮去黄赤毛，细切，蜜拌蒸，晒。	本草汇纂	161
	贯众	去皮毛，剉，焙。	本草汇	106
		去皮毛，剉，焙，为末。	本草述	111
		不用剉，只揉去毛及花萼，以好醋蘸湿，慢火炙令香熟，候冷为末。	本草述	111
		赤白带下年深，诸药不效者，贯众一个，全用不剉，只揉去毛及花萼。	本草述钩元	112
		去毛。	女科要旨	148
		去毛。	类证治裁	155
	黄连	去毛。	温热暑疫全书	114
		去毛。	本草备要	117
		去毛。	本草从新	132
		去毛。	本草辑要	145
		去毛，姜汁炒。	本草汇纂	161
		去毛。食积火，黄土炒。	医家四要	164
	僵蚕	米泔浸一日，待桑涎浮出，取起焙干，拭净肉毛口甲，捣用。	本草求真	140
		糯米泔浸一日，待桑涎浮出，漉起焙干，拭净肉毛口甲，捣用。	本草辑要	145
		先以糯米泔浸一日，待蚕桑涎出，如蜗涎浮水中，然后洒出，微火焙干，以布拭净黄肉毛并黑口甲了，用入丸散，捣筛如粉入药。	本草害利	159
	京三棱【三棱】	去毛，醋浸，煨熟。	幼幼集成	129

续表

净制方法	药名	摘录	文献名称	文献编号
去毛/根毛	金樱子	剖开去核及毛。	本经逢原	121
		去毛、刺用。	得配本草	136
		去内子与毛，外去刺。	本草纲目拾遗	139
		去毛净。	本草纲目拾遗	139
	九节菖蒲【石菖蒲】	去毛。	本草述	111
	金毛狗脊【狗脊】	去毛，切，酒拌蒸。	本草从新	132
		去毛，酒浸。	增广验方新编	157
		去毛，切，酒拌蒸。	医家四要	164
	金毛脊【狗脊】	去毛，切片。	校注医醇賸义	160
	鹿茸	燎去毛，破开，酥炙或酒炙，炒，研，亦有酒蒸焙用者。	握灵本草	105
		酥涂，火中灼去毛，炙脆，研细。	本草汇	106
		去毛，酥炙。	外科大成	110
		烙去毛，酥炙。	本草必用	125
		酥涂，灼去毛，微炙。不涂酥，则伤茸。亦有酒炙者。	本草从新	132
		去毛骨用。	得配本草	136
		去毛切片，酥炙，勿伤焦。	时方妙用；时方歌括	147
		焙，去毛，酒蒸，焙。	类证治裁	155
		去净毛，涂酥炙令微黄色。	医方丛话	165
	络石藤	粗布揩去茎叶上毛，熟甘草水浸，晒干用。	本草述钩元	112
	络石【络石藤】	用粗布揩去毛、子，以热甘草水浸透，切，晒用。	本草汇	106
	蜜虎	取一枚，瓦上火焙，去其周身绒毛，剪去头足尾翅，再用火焙，为末。	本草纲目拾遗	139
	木鳖【木鳖子】	用碗片刮去皮毛，取仁，切薄片。	串雅内编	133
	蓬莪术【莪术】	去毛，醋浸，煨熟。	幼幼集成	129
	枇杷【枇杷叶】	刷去黄毛，蜜炙用。	医宗说约	109
		去毛令尽。	本草述	111
	枇杷叶	凡用，拭去毛，甘草汤洗，再拭。	握灵本草	105
		粗布拭去毛，甘草水洗过。	本草汇	106
		刷去毛，蜜涂炙。	医门法律	107
		粗布拭尽毛，用甘草汤洗，再用绵拭极净，不极净反令人嗽。治肺病，蜜水涂炙。治胃病，姜汁涂炙。	本草述钩元	112
		去毛，炙。	温热暑疫全书	114
		拭净毛，毛射肺，令人咳。	本草备要	117
		刷去毛净，不尔令人咳。	药品辨义	118
		须火炙，以布拭去毛，不尔射人肺，令咳不已。或以粟杵作刷刷之。	食物本草会纂	119
		粗布拭去毛，以甘草汤洗一遍。	食物本草会纂	119
		刷去毛，蜜炙。	本经逢原	121
		粗布拭去毛，不净射肺，作咳难疗。	本草必用	125
		火炙，刷尽毛。	本草经解要	126
		去毛，蜜炙。	医宗金鉴	128
		刷去毛，蜜涂炙黄用。	幼幼集成	129
		火上炙之，刷净毛。	幼幼集成	129
		去毛，蜜炙止嗽最善。	玉楸药解	131
		拭净毛，毛射肺，令人咳。	本草从新	132

续表

净制方法	药名	摘录	文献名称	文献编号
去毛/根毛	枇杷叶	刷去毛洁净，毛射人肺，令咳不已。	得配本草	136
		刷去毛，蜜涂炙黄。	成方切用	137
		拭净毛，以免射肺作咳，或姜炙，或蜜炙，各依方用。	本草求真	140
		拭净毛，毛射肺令人咳。	本草辑要	145
		去毛，蜜炙。	时方妙用；时方歌括	147
		去净毛，炙。	温病条辨	146
		去毛。	外科证治全书	152
		治肺蜜炙，治胃姜汁炙，刷去毛。	本草分经	156
		去毛筋。	温热经纬	158
		刷去毛，蜜炙。	校注医醇賸义	160
		去毛，蜜炙。	时病论	163
		拭去毛，胃病姜汁涂炙，肺病蜜水涂炙。	医家四要	164
	秦艽	洗净，以布拭去黄白毛，还元汤浸一宿，日干用。	本草汇	106
		拭去黄白毛，水洗去土用。	本草述钩元	112
		去毛，浸一宿，曝干，切片。	外科证治全生集	127
		以布刷去黄白毛，童便浸一宿，炒干用。	得配本草	136
	莎草根【香附】	曝干，火去毛。	本草汇	106
	山慈姑【山慈菇】	去毛壳用。	本草求真	140
		去毛壳用。	本草辑要	145
		去毛壳。	本草害利	159
	石菖蒲	去毛。	外科大成	110
		用铜刀刮去毛，微炒，捣碎入药。	本草述钩元	112
		去毛。	良朋汇集经验神方	124
		取鲜者，洗净去毛，木器捣碎，犯铜铁，令人吐逆。	得配本草	136
		去毛，微炒用。	本草辑要	145
		烧去毛。	女科要旨	148
		去毛，微炒。忌铁器。	本草害利	159
	麝香	拣净皮毛，研末。	医宗金鉴	128
	石韦	去黄毛、梗，微炙，治发背，酒调服。黄毛射人肺，令人咳不可疗。	得配本草	136
		去毛。	温热经纬	158
		拭去背上黄毛，微炙。	本草汇纂	161
		拭去毛，羊脂炒焦黄用。	医宗说约	109
		去黄毛，免射肺作咳。	本草述	111
		刷去黄毛，免射肺作咳，并宜去梗，微炙用。	本草述钩元	112
		去毛。	医宗金鉴	128
		用须拭去背上黄毛，微炙。	本草从新	132
		去毛，微炙用。	本草辑要	145
		去毛。	温病条辨	146
		去毛。	类证治裁	155
		去毛。	校注医醇賸义	160
		拭去背上黄毛，微炙。	医家四要	164
	卫矛	去赤毛，酥炙。	得配本草	136
	葳蕤【玉竹】	去毛，蜜水或酒浸，蒸用。	本草从新	132

续表

净制方法	药名	摘录	文献名称	文献编号
去毛/根毛	仙茅	去毛，糯米汁浸，去赤汗。	玉楸药解	131
	香附	捣，去毛。	医宗说约	109
		去毛。	本草述	111
		去毛用。	本草备要	117
		去毛，水浸一昼夜，炒老黄色。	女科要旨	148
		去净毛，酒制。	增广验方新编	157
		火燎去毛，以水洗净，石上磨去皮须，生用上行胸膈，外达皮肤，或磨汁。	本草害利	159
	香附子【香附】	擦去毛，焙。	本草述	111
	仙灵脾【淫羊藿】	取叶一斤，去毛，拌蒸。	类证治裁	155
	辛夷	刷去毛，微焙。	本草汇	106
		去毛，免射人肺，去心，不致人烦，水洗微炒。	本草述钩元	112
		去外皮毛，毛射肺，令人咳，微炒用。	本草备要	117
		剥去毛瓣取仁。	本经逢原	121
		去心及毛，毛射肺中，令人发咳。	本草必用	125
		去外皮毛，毛射肺，令人咳，微焙。	本草从新	132
		去外皮毛，微炒。	本草求真	140
		炒，去毛。	吴鞠通医案	144
		去外皮毛，毛射肺，令人咳，微炒用。	本草辑要	145
		去外皮毛用。	本草分经	156
		去外皮毛，微炒。	本草汇纂	161
		去外皮毛，微焙。	医家四要	164
		凡用，拭去毛，微炙。	握灵本草	105
	玉竹	去毛，蜜水或酒浸，蒸用。	医家四要	164
	蚤休	去皮毛，切，焙。	外科证治全生集	127
	泽泻	米泔浸，去毛，蒸或捣碎，焙。	本草述	111
		细剉，酒浸一宿，漉出，晒干用。一法米泔浸，去毛，蒸，或捣碎，焙。	本草述钩元	112
		去毛。	温热暑疫全书	114
	知母	竹刀去毛，切，炒。	本草汇	106
		去毛，切，隔纸炒。	本草述	111
		去毛，切，上行用酒浸，焙干，下行同盐水润，焙。	本草述钩元	112
		去毛。	温热暑疫全书	114
		去毛，略炒用，入肾用咸水。	药品辨义	118
		去毛，上行酒焙，下行盐水焙。	本草必用	125
		去毛，盐水炒。	本草经解要	126
		去毛四两，制与黄柏同。	串雅内编	133
		去毛，铜刀切片，犯铁器损肾，欲上行酒拌焙燥，欲下行盐水润焙。	得配本草	136
		去毛，切，得酒良，上行酒浸焙干，下行盐水拌炒，忌铁。	本草害利	159
	制辛夷	凡使辛夷，拭去赤肉毛了，若治眼中患，即一时去皮，用向里实者。	修事指南	123
	制骨碎补	凡使骨碎补，采得，以铜刀刮去黄赤毛。	修事指南	123

续表

净制方法	药名	摘录	文献名称	文献编号
去毛 / 根毛	制黄连	凡使黄连，以布拭去肉毛。	修事指南	123
	制枇杷叶	凡使枇杷叶，须火炙，以布拭去毛。	修事指南	123
	制秦艽	凡用秦艽，以布拭去黄白毛。	修事指南	123
	制石韦	凡使石韦，须去黄毛，射人肺，令人咳不可疗。	修事指南	123
	制知母	凡用，拣肥润里白者，去毛，切。	修事指南	123
去目	川椒【花椒】	去目，焙。	嵩厓尊生全书	122
		去目并合口者，炒出汗，取红末。	良朋汇集经验神方	124
		除目及闭口，去汗。	医宗金鉴	128
		去目及合口者。	医宗金鉴	128
		去目，炒。	串雅内编	133
		去目及闭口者，炒出汗，取细末。	成方切用	137
		去目及闭口者。	本草纲目拾遗	139
		闭口者有毒杀人，微炒去汗，捣去里面黄壳，取红用。得盐良。	本草求真	140
		闭口者杀人，微炒出汗，捣去里面黄壳，取红用，名椒红。得盐良，入肾。	本草辑要	145
		去子并合口者。	女科要旨	148
		闭口者杀人，黄土能解其毒，微炒出汗，去黄壳取红，亦名椒红。	本草分经	156
	红椒【花椒】	去目。	本草述	111
	秦椒【花椒】	去目，炒去汗，取红。	本经逢原	121
	蜀椒【花椒】	去目及闭口者，炒去汗用。	长沙药解	130
		去目及闭口者，微炒去汗，捣去里面黄壳，取红用，名椒红，得盐良。	本草害利	159
	制蜀椒【制花椒】	凡使蜀椒【花椒】，须去目及闭口者，以酒拌湿蒸，从巳至午，放冷密盖至无气，取出便入瓷器中，勿令伤风也。宗奭曰：凡使秦椒【花椒】、蜀椒【花椒】，并微炒使出汗，乘热入竹筒中，以梗捣去里面黄壳，取红用，未尽再捣。或只炒热，隔纸铺地上，以碗覆，待冷碾取红用。	修事指南	123
去蒂	丁香	去蒂。	叶天士秘方大全	143
	覆盆子	去蒂，酒拌蒸用。	药品辨义	118
		去蒂，酒蒸。	本草必用	125
		去蒂淘净，捣饼，用时酒拌蒸。	本草从新	132
		去蒂淘净，捣饼，用时酒拌蒸。	本草求真	140
		去蒂淘净，捣饼，用时拌酒蒸。	本草辑要	145
		去蒂淘净，捣饼，用时酒拌蒸。	本草汇纂	161
		去蒂淘净，酒拌蒸。	医家四要	164
		去蒂，淘净，捣饼，用时酒拌蒸。	本草备要	117
	凤仙花	去青蒂，研末。	医宗金鉴	128

续表

净制方法	药名	摘录	文献名称	文献编号
去蒂	枸杞【枸杞子】	去蒂及枯者，酒浸一宿，捣烂入药。	本草述钩元	112
	枸杞子	去蒂。	外科大成	110
	黄蜀葵花	去蒂心。	洞天奥旨	120
	菊花	去蒂，浆过晒干。	本草汇	106
	款冬花	去蒂梗用。	药品辨义	118
		去蒂梗壳，甘草水浸一宿，日干用。蜜水拌更润。	得配本草	136
	连翘	去蒂根，研。	本草述钩元	112
	蔓荆子	去蒂并白膜，酒浸一伏时，蒸，焙。	本草汇	106
	母丁香	去蒂及子。	本经逢原	121
	嫩桑叶【桑叶】	去蒂，洗净曝干。	成方切用	137
	秦椒【花椒】	出汗，去蒂。	食物本草会纂	119
	粟壳【罂粟壳】	去蒂。	嵩厓尊生全书	122
		洗，去蒂膜，或醋炒、蜜炒。	本草汇纂	161
	旋覆花	去蒂，焙。煎成，须绢滤清服之。	本草必用	125
	鲜荷叶【荷叶】	去蒂。	吴鞠通医案	144
	辛夷	去蒂。	外科大成	110
	罂粟	以水洗润，去蒂及筋膜，取外薄皮阴干，细切，以米醋拌炒入药，亦有蜜炒、蜜炙者。	本草述钩元	112
	罂粟壳	取壳，水洗润，去蒂及筋膜，取外薄皮，米醋炒。	本草汇	106
		去蒂膜，醋炒。	本草述	111
		温水泡，去两头顶蒂筋膜，蜜炙黄色。	良朋汇集经验神方	124
	御米壳【罂粟壳】	凡使壳，洗，去蒂及筋膜，去薄皮。	本草备要	117
		去蒂，蜜炙。	医宗金鉴	128
		去蒂，蜜炒。	成方切用	137
		洗，去蒂及筋膜，取薄皮，醋炒或蜜炒用。（性紧涩，不制多令人吐逆。）	本草辑要	145
		凡使壳，洗，去蒂及筋膜，去薄皮，醋炒或蜜炒。	本草从新	132
	制蔓荆子	凡使蔓荆子，须去蒂子下白膜一重，用酒浸一伏时，蒸之，从巳至未，熬干用。寻常只去膜打碎用之。	修事指南	123
去血肉/皮骨	鳖甲	去裙，醋炙。	嵩厓尊生全书	122
		用须活鳖，去肉，醋煮炙。若熟食，露骨者不堪用。	本草正义	151
	白僵蚕【僵蚕】	凡使，米泔浸一日，微火焙，拭去黄肉毛并黑口甲，剉粉用。	握灵本草	105

续表

净制方法	药名	摘录	文献名称	文献编号
去血肉/皮骨	白花蛇【蕲蛇】	白花头尾有大毒，只用中段，酒浸，去皮骨，炙，其骨刺须远弃之。	握灵本草	105
		酒浸，火炙，去尽皮骨，去火毒。	本草汇	106
		酒煮，去皮骨，瓦焙，取肉。	本草述	111
		五寸，酒浸，去皮骨，炙干。	本草述	111
		头尾各有大毒，中段以酒浸过，骨刺须远弃之。	嵩厓尊生全书	122
		头尾有大毒，尾有爪甲，去头尾各一尺，酒浸五日，每日换酒，去酒埋于地下一宿，尽去皮骨，炙用。	得配本草	136
		头尾有毒，各去三寸，亦有单用头尾者。酒浸三日，去尽皮骨，大蛇一条，只得净肉四两。	本草求真	140
		头尾有毒，各去三寸，亦有单用头尾者。酒浸三日，去尽皮骨，大蛇一条，只得净肉四两。	本草辑要	145
		去头尾各三寸，以防其毒。春秋酒浸三宿，夏一宿，冬五宿，炙，去皮骨，取肉，焙干封藏，久不坏。	本草正义	151
		头尾及骨，俱有大毒，须尽去之。	本草述钩元	112
		头尾有毒，各去三寸，亦有单用头尾者。酒浸三日，去尽皮骨，大蛇一条，只得净肉四两。	本草备要	117
		去头尾，酒浸酥炙，炭火微焙，去尽皮骨。	本经逢原	121
		去头尾，酒浸，除皮骨炙，则不蛀。	外科证治全生集	127
		头尾尤毒，各去三寸，亦有单用头尾者，酒浸三日，去尽皮骨。有大毒，大蛇一条，只得净肉四两。	本草从新	132
	蟾蜍	焙干，去爪皮，酒浸，去肉用。	本草求真	140
	穿山甲	去筋膜，灰炒。	叶天士秘方大全	143
	龟甲	去两肋，酥炙为末。	痧胀玉衡	113
	蛤蚧	凡用，先去眼及遍身肉毛，酒浸，两重纸焙。	握灵本草	105
		去眼及去甲上、尾上肉毛，炙令黄色，勿伤尾，效在尾也。	本草述	111
		其毒在眼，须去眼及甲上、尾上、腹上肉毛，炙令黄色，弗伤其尾，效在尾也。	本草述钩元	112
	虎骨	搥（捶）碎去髓，酥涂炙黄，或酒或醋随宜。	本草必用	125
		用骨搥（捶）碎，去髓，涂酥，或酒或醋炙，各随方法入药。	本草求真	140
	黄雌鸡骨【鸡骨】	去肉净，酒浸炙。	幼科释谜	141
	净乌鸡肉【乌骨鸡】	去皮油，酒蒸。	增广验方新编	157
	蕲蛇	皮骨尤毒，宜去净。	本草分经	156
		去头尾，用热酒浸二三日，秋冬浸五六日，浸松后，去骨蒸熟，焙干。	增广验方新编	157
		小者为佳，去骨并头尾三寸，酒浸，取净末。	增广验方新编	157
	乌梢蛇	去头皮骨，酒浸一宿，酥炙，埋地下一宿用。	得配本草	136
		无毒，去头与皮骨，酒煮或酥炙用。	本草求真	140
		去头与皮骨，酒煮或酥炙用。（无毒。）	本草辑要	145
	虾蟆	去筋骨，用肉腿。	良朋汇集经验神方	124

续表

净制方法	药名	摘录	文献名称	文献编号
去血肉/皮骨	制蛤蚧	凡使蛤蚧，毒在眼，须去眼及甲上、尾上、腹上肉，以酒浸透，隔两重纸缓焙令干，以瓷器盛，悬屋东角上一夜用之，力可十倍，勿伤尾也。	修事指南	123
	制紫河车	取得，以清米泔摆净，竹器盛，于长流水中洗，去筋膜。	修事指南	123
	制白花蛇【制蕲蛇】	凡使白花蛇，干者以酒浸，去皮骨。凡用，去头尾，换酒浸三日，火炙，去尽皮骨，此物甚毒，不可不防。黔蛇长大，故头尾可去一尺，蕲蛇止可头尾各去三寸，亦有单用头尾者，大蛇一条，只得净肉四两而已……以砂瓶盛，封口，埋入地中一宿，出火气，去皮骨取肉用。	修事指南	123
	制石燕	凡使石燕，须要重一斤者，先拭去肉上毛及去爪肠，留肉翅并嘴脚。	修事指南	123
	紫河车	酒洗，去筋，蒸，焙。	本草纲目拾遗	139
		米泔摆净，长流水中久洗，去筋膜，蒸，捣，和药用。	本草求真	140
		用米泔洗去血，生捣。	医学从众录	149
去膜/隔膜/筋膜	白豆蔻	去净隔膜。	本经逢原	121
	草豆蔻	去膜，微炒用。	本草害利	159
		去膜，微炒。	本草从新	132
		去膜，微炒。	医家四要	164
	川续断【续断】	七八月采根，去里向硬筋，酒浸一伏时，焙干入药。	本草害利	159
	广陈皮【陈皮】	去筋。	增广验方新编	157
	黄橘皮【陈皮】	去白膜，重剉细。	食物本草会纂	119
	净连翘【连翘】	除去心隔，取净者。	幼幼集成	129
	马兜铃	劈开，去隔膜，取向里子，微炒入药。	本草述钩元	112
		去筋膜，取子用。	本草备要	117
		去筋膜，取扁子用之。	药品辨义	118
		去筋膜，用子。	本草从新	132
		去膈膜，取净子炒用。	得配本草	136
		去筋膜，取子用。	本草求真	140
		去筋膜，取子用。	本草辑要	145
		去筋膜，取子。	本草汇纂	161
	米壳【罂粟壳】	去顶膜。	嵩厓尊生全书	122
	蔓荆子	凡使，去蒂下白膜一重，酒浸蒸之。	握灵本草	105
		去膜，打碎用。	本草述钩元	112
		去膜，打碎用，亦有酒蒸炒用者。	本草备要	117
		去膜，打碎用，或略炒。	药品辨义	118
		去膜拷碎，酒蒸用，或酒拌炒用。	得配本草	136
		去膜，酒蒸，炒，或打碎用。	本草求真	140
		去膜，打碎用，亦有酒蒸炒用者。	本草辑要	145
		去膜，酒蒸，炒，或打碎。	本草汇纂	161
	牛喉【牛喉咙】	去膜及两头筋节，以醋浸，炙燥，烧存性。	本草述	111
	蒲黄	罗去粗筋，取粉。	本经逢原	121
	青羖羊肝【羊肝】	去膜，切片，入新瓦内烘干。	本草述	111

续表

净制方法	药名	摘录	文献名称	文献编号
去膜 / 隔膜 / 筋膜	青羊肝【羊肝】	去筋膜，切韭叶厚片。	医宗金鉴	128
	肉苁蓉	清酒浸去浮甲咸味，以棕刷去沙土，劈破，去心中丝膜，蒸半日，酥炙用。	本草汇	106
		酒洗，去筋膜。	嵩厓尊生全书	122
		去鳞并内膜，酒浸捣膏。	医宗金鉴	128
		酒洗，去甲膜。	本草纲目拾遗	139
		酒浸，去膜。	本草纲目拾遗	139
		去甲膜，洗淡。	外科证治全书	152
		酒洗，去筋膜，焙干。	增广验方新编	157
	砂仁	研去膜。	增广验方新编	157
	续断	酒浸一伏时，搥（捶）碎，去筋，焙干。	本草述	111
		酒浸一伏时，搥（捶）碎，去筋，焙干用。	本草述钩元	112
		去向里硬筋，酒浸用。	本草备要	117
		去里硬筋，酒浸用。	本草求真	140
		去向里硬筋，酒浸用。	本草辑要	145
	罂粟壳	去筋膜，酥炙，烧炭，酒炒绞汁，依方法制。	得配本草	136
	粟壳【罂粟壳】	去筋膜，蜜炒。	外科大成	110
		去筋膜，蜜炙。	医宗金鉴	128
		去筋蒂，蜜炙。	叶天士秘方大全	143
		泡，去筋膜，醋拌炒入药。	本草正义	151
	皂荚【皂角】	去肥筋膜，蜜炙、醋炒俱可用。加乌梅合用，乃得法。	得配本草	136
	真川椒红【花椒】	去白膜，闭口勿用。	本草述	111
	制蔓荆子	凡使蔓荆子，须去蒂子下白膜一重，用酒浸一伏时，蒸之，从巳至未，熬干用。寻常只去膜打碎用之。	修事指南	123
	竹茹	选大青竹，磁片刮去外膜，取第二层如麻缕者，除去屑末。	本经逢原	121
去骨	大戟	水煮软，去骨用。	本草必用	125
		去附枝，水煮透，去骨，切。	外科证治全生集	127
		浆水煮软，去骨。	本草从新	132
		水浆煮，去骨用。	本草求真	140
		浆水煮，去骨，晒干用。	本草辑要	145
		须去骨用，中其毒者，唯菖蒲能解之。	本草分经	156
	地榆	磨细，水洗，去骨，切，曝，磨粉。	外科证治全生集	127
	干蟾皮【蟾皮】	去骨，炙。	幼科释谜	141
	红芽大戟【大戟】	去骨。	医宗金鉴	128
		去骨。	幼幼集成	129
	鹿茸	炙后，去顶骨用茸。	本经逢原	121

续表

净制方法	药名	摘录	文献名称	文献编号
去骨	远志	甘草汤泡，去骨。	本经逢原	121
		去骨，用净肉一两，甘草一节同煮过，去草。	良朋汇集经验神方	124
		去净骨。	吴鞠通医案	144
		去骨。	女科要旨	148
		甘草汤泡，去骨。	医学从众录	149
		去骨取皮，甘草汤渍一宿，因苦下行，以甘缓之，使上发也，漉出曝干。	本草述	111
		去骨。	增广验方新编	157
	远志肉【远志】	去骨取皮用，否则令人烦闷。	本草害利	159
	制牡丹皮	凡采得根，日干，以铜刀劈破去骨。	修事指南	123
去甲 / 鳞甲	龟甲	锯去四边，石上磨净，灰火炮过，涂药炙黄用。	食物本草会纂	119
	龟板【龟甲】	取腹去背，酒浸，酥炙，或熬胶。	本经逢原	121
	乌贼鱼骨【海螵蛸】	去甲。	女科要旨	148
	肉苁蓉	酒浸一宿，刷去浮甲。	本草述	111
		酒浸一宿，刷去浮甲，劈破，去中心白膜如竹丝草样。	本草述钩元	112
		酒浸一宿，刷去浮甲，劈破，除内筋膜，酒蒸半日。	本草备要	117
		以酒浸，去浮甲，去咸味，劈开中心，去白膜一重，再用白酒煮烂为度用。	药品辨义	118
		酒洗，去甲及腐，切片焙用。	本经逢原	121
		若使甲膜不去，必妨上气不出。	嵩厓尊生全书	122
		红色者，河水洗净，去甲，酒浸，焙干。	嵩厓尊生全书	122
		去甲，酒洗。	良朋汇集经验神方	124
		酒洗，去甲。	本草必用	125
		酒浸一宿，刷去浮甲，劈破，除内筋膜，酒蒸半日，又酥炙用。	本草从新	132
		酒浸，刷去浮甲，劈破中心，去肉筋膜如竹丝草样者，有此能隔人心前气不散，令人上气也。	得配本草	136
		去鳞，酒洗。	外科大成	110
		酒洗，去鳞甲。	成方切用	137
		酒浸，去鳞，焙干酥炙。	外科大成	110
		去鳞并肉膜，酒浸捣膏。	外科大成	110
		酒浸，刷去浮甲，劈除内筋膜，酒蒸半日，酥炙用。忌铁器。	本草求真	140
		酒洗，去甲。	叶天士秘方大全	143
		酒浸一宿，刷去浮甲，除内筋膜，酒蒸半日，又酥炙用。忌铁。	本草辑要	145
		酒洗，去甲。	傅青主女科	150
		酒洗，去甲。	握灵本草	105
	制肉苁蓉	凡使肉苁蓉，先须清酒浸一宿，至明以棕刷去沙土、浮甲，劈碎中心，去白膜一重。	修事指南	123
去木	茯神	去木。	医宗金鉴	128
		去木。	本草述	111

续表

净制方法	药名	摘录	文献名称	文献编号
净 / 拣净	白术	漂净，土炒焦。	外科证治全生集	127
	白嫩松香【松香】	拣净。	医宗金鉴	128
	半夏	汤浸，去涎净，姜汁拌，焙。	本草经解要	126
	川楝【川楝子】	净肉。	医学从众录	149
	大腹皮	其树多栖鸩鸟，恐染鸩毒，宜以酒净，或咸汤净，晒干。	药品辨义	118
	诃子肉【诃子】	净肉。	幼幼集成	129
	黄连	净，酒浸一宿，焙干为末。	女科要旨	148
	韭子【韭菜子】	拣净蒸熟，曝干，去黑皮，炒用。治带浊，醋炒酒下。	得配本草	136
	款冬花	拣净，甘草水浸一宿，曝用。	本草备要	117
	两头尖	拣净两头圆。	吴鞠通医案	144
	芒硝	汤者提净。	外科大成	110
	没食子	拣去虫食成孔者，忌铜铁器，用浆水于砂盆中研，焙干，再研如乌犀色。	本草从新	132
		拣去虫食成孔者。	医家四要	164
	密蒙花	拣净，酒浸一宿，候干，蜜拌蒸晒三次用。	本草辑要	145
	牛蒡子	酒蒸，拭净，焙。	本草经解要	126
		凡用子，拣净，以酒拌蒸，待有白霜重出，以布拭去，焙干，捣粉用。	本草害利	159
		拣，酒拌蒸，待有白霜，以布拭去，焙干，捣粉用。	本草汇	106
	前胡	内有硬者，名雄前胡，须拣去勿用。	本草从新	132
		肉有硬者，名雄前胡，须拣去勿用。	本草害利	159
	乳香	净，末。	外科大成	110
	土贝母	净。	痧胀玉衡	113
	文蛤	去末，净。	外科证治全生集	127
	制牛蒡子	凡使牛蒡子，须用拣净，以酒拌蒸，待有白霜重出，以布拭去，焙干捣粉用。	修事指南	123
	制蒺藜	凡使蒺藜，拣净蒸之。	修事指南	123
	制滑石	凡使滑石，须用白滑石，以刀刮净。	修事指南	123
去尾 / 钩	全蝎尾	拣去钩，洗净，炒干。	幼幼集成	129
淘	白石英	打小豆大，水淘净用。	握灵本草	105
	蚕砂【蚕沙】	淘净，晒干用，去风湿酒拌炒用。	得配本草	136
		取晚者，淘净，晒干。	本草汇纂	161
		淘净，晒干。	医家四要	164
	楮实子	水浸，浮者去之，酒拌蒸，焙干用。	得配本草	136
	浮小麦	水淘浮起者，焙用。	得配本草	136
	浮麦【浮小麦】	水淘浮起者，焙用。	食物本草会纂	119
	胡麻【芝麻】	水淘，去浮者，以酒拌蒸，晒干，炒用。	本草汇	106
	海金沙	淘净，取浮者曝干。	本经逢原	121
		淘净，取浮者晒干。	本草求真	140
	葫芦巴【胡芦巴】	淘净，酒浸，曝，或蒸，或炒。	医家四要	164
	巨胜子【芝麻】	淘净。	成方切用	137

续表

净制方法	药名	摘录	文献名称	文献编号
淘	苦参	以糯米泔浸一宿，去浮面腥气，晒干。	医宗说约	109
		糯米浓泔一宿，其腥秽气并浮在水面上，须重重淘过，即蒸三时，取晒切用。	本草害利	159
	糯米	淘，晒，炒。	本草汇	106
	牵牛子	淘去浮者，酒拌蒸熟，晒干，碾去皮麸，去头末用，亦有半生半熟用者。	得配本草	136
	牵牛【牵牛子】	取子，淘去浮者，舂去皮。	本草求真	140
		取子淘去浮者，舂去皮，酒蒸研细。	医家四要	164
	青黛	淘，取浮标。	本草汇	106
	葶苈子	酒淘净，晒干，纸上同糯米炒，去米，研用。	得配本草	136
	菟丝子	酒淘净，晒干。入煎剂再微炒，研破。凡丸药中都用菟丝饼，取其研末易细。	医家四要	164
	天鼠粪【夜明砂】	淘净晒干，焙用。	得配本草	136
	五灵脂	淘净。	幼幼集成	129
	夜明砂	淘净，焙用。	本草备要	117
		淘净。	医方集解	115
		淘净。	成方切用	137
		淘净，焙用。	本草求真	140
		淘净，焙用。	本草辑要	145
		淘净，焙。	本草汇纂	161
	制胡芦巴	凡使胡芦巴，淘净，以酒浸一宿，晒干，蒸熟，炒过用。	修事指南	123
	制浮麦【制浮小麦】	凡使浮麦，须用清水淘净，晒干，文武火炒，待用。	修事指南	123
取仁	白豆蔻	取仁。	本草述	111
	草豆蔻	面裹煨，取仁用。	药品辨义	118
		面裹煨熟，取仁，忌铁器。	本草求真	140
	草果	面裹煨熟，取仁用。	医家四要	164
		面裹煨熟，取仁用，忌铁。	本草害利	159
	瓜蒌	取仁炒香。	串雅内编	133
	砂仁	取仁研用。	药品辨义	118
	缩砂【砂仁】	取仁。	本草述	111
	益智仁	取仁，咸水拌，炒用。	药品辨义	118
		取仁，盐水炒。	本草害利	159
去衣	半夏	水浸七日，每日换水，衣去净。	握灵本草	105
		水浸，去衣。	医门法律	107
		水浸，去衣。	成方切用	137
	白豆蔻	去衣，焙，研。	本草必用	125
		去衣，微焙，研细。	本草从新	132
	白蔻仁【白豆蔻】	去衣，微焙，研细用。	本草害利	159
	胡桃【核桃仁】	去衣。	医宗说约	109
	胡桃肉【核桃仁】	去衣。	成方切用	137
	黄芩	刮去外衣内朽，咀片。	本草汇	106
	砂仁	炒，去衣，研。	本草必用	125
		炒，去衣，研。	本草从新	132
		采，炒，去衣，研入药。砂仁壳力缓。	本草害利	159

续表

净制方法	药名	摘录	文献名称	文献编号
去衣	缩砂仁【砂仁】	炒香，去衣。	握灵本草	105
	芜荑	去衣，面炒黄用。	医宗说约	109
	芜荑仁【芜荑】	炒，去衣。	良朋汇集经验神方	124
用根	藜芦	取根，去头用。	本草求真	140
		取根，去头用。	本草辑要	145
		取根，去头。	本草从新	132
	梓白皮	取根，去外黑皮。	本经逢原	121
去子	大腹皮	去子，洗净如绒用。鸩鸟多栖槟榔树上，凡用槟榔、大腹子皮，宜先以酒洗，以大豆汁再洗过，晒干，入灰火烧，煨，切用。	本草害利	159
	栝楼【瓜蒌】	去子，取肉，蒸，研。	医学从众录	149
	丝瓜络	去子，剪碎。	串雅内编	133
其他	白薇	去髭，酒洗，糯米泔浸，蒸，晒用。	本草汇	106
	白僵蚕【僵蚕】	取僵直者为雄蚕，折断，腹内黑而光亮者真，糯米泔浸去涎，漉起焙干，拭净黄白毛口甲，炒，研用。酒净炒亦可。	得配本草	136
	半夏	采根曝干，浸七日，逐日换水，沥去涎，切片，姜汁拌炒。	本草害利	159
	荜拨【荜茇】	去梃用头，以醋浸一宿，焙干，刮去皮粟子令净，乃用。如不制，令人伤肺。	得配本草	136
	蟾蜍	小儿疳积，腹大黄瘦，立秋后大虾蟆（俗名）去手足肠，以清油涂之，阴阳瓦炙熟食之，积秽自下。	握灵本草	105
		去皮肠爪，酒浸。	本草汇	106
	川朴硝	去渣。	串雅外编	134
	楮实【楮实子】	取子，浸去浮者，酒蒸用。	本草辑要	145
	葱头	去青，用白连须。	药品辨义	118
	大腹皮	去黑翳，黑豆汤泡洗。	痧胀玉衡	113
	丁香	去丁盖，忌火。	本草必用	125
		须去出丁盖乳子，发人背痈也，不可见火。	本草害利	159
	蜂房	去虫。	洞天奥旨	120
	甘遂	用东流水浸去黑水，面裹煨熟用，以去其毒。入丸散，捣为末。	本草害利	159
	槐角	去单子及五子者，铜槌（锤）捶（捶）碎，牛乳拌蒸。	本草求真	140
	槐实【槐角】	去单子及五子者，铜槌（锤）捶（捶）碎，牛乳拌蒸。	本草备要	117
		去单子及五子者，铜槌（锤）捶（捶）碎，牛乳拌蒸。	本草从新	132
		去单子及五子者，铜锤槌（捶）碎，牛乳拌蒸。	本草辑要	145
		去单子及五子者，铜捶（捶）碎，牛乳拌蒸。	本草害利	159
	苦参	糯米浸一宿，去腥气，蒸用。	得配本草	136
	龙胆草【龙胆】	去头须，切细，甘草汤拌，曝。	外科证治全生集	127
	龙眼肉	去外黑，槌（捶）碎。	本草纲目拾遗	139
	绿豆	荡皮。	食物本草会纂	119
	没食子	去虫食者，炒，研，或泡，或用浆水于砂盆中研末，焙干用。	得配本草	136
	南星【天南星】	矾水浸。	嵩厓尊生全书	122
	漂白术【白术】	去净干片，以黄土研碎，拌炒极黄，取起，筛去土。	幼幼集成	129

续表

净制方法	药名	摘录	文献名称	文献编号
其他	牵牛子	取子，淘去浮者，舂去皮用。	本草辑要	145
	青化桂【肉桂】	取心。	幼幼集成	129
	肉豆蔻	糯米粉裹或面煨熟，须去油净，忌铁。	本草害利	159
	童子尿	去头尾少许，五合，取大粉甘草一寸，四破，浸之，露一夜，去甘草。	本草述	111
	吴茱萸	滚汤泡去苦烈汁。	本草从新	132
		陈者良，泡去苦烈汁用。	本草求真	140
		汤泡去苦汁用。	本草分经	156
	五倍子	去蛀末，炒。	外科大成	110
		去虫。	本草纲目拾遗	139
		去虫，炒，研。	本草纲目拾遗	139
		去窠虫，炒黄。	医学从众录	149
	旋覆花	采花，去蕊并壳及蒂，蒸，晒干用。有细毛，恐射肺，令人咳，须用绢包好入煎剂。	本草害利	159
	淫羊藿	去边刺，酥油炙。	良朋汇集经验神方	124
	油菜籽	枯取以榨油。	食物本草会纂	119
	制黄精	饵黄精法：取瓮去底，入黄精密盖，蒸，曝，九蒸九曝。	修事指南	123
	制槐子【制槐角】	凡使槐子，采得，去单子并五子者，只取两子者，以铜锤搥（捶）破，用乌牛乳浸一宿，蒸过用。	修事指南	123
	制桔梗	凡使桔梗，须去头上尖硬，细剉，用生百合捣膏，水浸一伏时，火熬令干用。	修事指南	123
	制旋覆花	凡使旋覆花，须去蕊并壳皮及蒂子。	修事指南	123
	制槟榔	凡使，用白槟及存坐稳正、心坚有锦文者为妙，以刀刮去底。	修事指南	123
	制白薇	凡使白薇，须以糯米泔汁浸一宿，取出，去髭，于槐砧上细剉，蒸之，从申至巳，晒干用。后人惟以酒洗用。	修事指南	123
	制白扁豆	凡用白扁豆，须取硬壳扁豆子，连皮炒熟入药。亦有水浸，去皮，及生用者。	修事指南	123
	皂角刺	去针。	洞天奥旨	120

二、净制理论和原理的沿革

历代净制方法和药物较多，净制的目的和炮制原理在各朝代的典籍中也都有一定的记载。但唐代及唐代之前，相关记录较少，宋代以后开始逐渐增多，自明代开始至清代，保留下来的净制理论和原理才逐渐完整。

1. 唐代之前

整理历代炮制文献发现（表 2-8），关于净制原理的记载从汉代的《金匮玉函经》开始出现，但所记载仅有半夏一种药材，主要是通过汤洗，达到降低毒性的目的。梁代陶弘景在《本草经集注》中对麦冬有“汤泽，抽去心，不尔令人烦”的记述，说明人们已在医疗实践中认识到净选对临床疗效的影响。

表 2–8　汉代文献中关于净制原理的论述

药名	摘录	文献名称	文献编号
半夏	洗不熟有毒也。	金匮玉函经	2
	令滑尽，不尔戟人咽。	本草经集注	9
麦冬	汤泽，抽去心，不尔令人烦。	本草经集注	9

2. 唐代

唐代关于净制原理（表 2–9）的记载也较简单，只是在消除药物副作用的基础上，增加了分离药用部位一项。例如《外台秘要》中写葱白“勿令有青处，青即热，白即冷”，说明不同药用部位具有不同的临床疗效。

表 2–9　唐代文献中关于净制原理的论述

药名	摘录	文献名称	文献编号
葱白	勿令有青处，青即热，白即冷。	外台秘要	15
花椒	口闭者煞人。	新修本草	11
枇杷叶	用枇杷叶须火炙，布拭去毛，毛射人肺，令咳不已。	新修本草	11
辛夷	去中心及外毛，毛射人肺，令人咳。	新修本草	11

3. 宋代

宋代文献中，有关净制理论（表 2–10）的记载主要集中在以下两方面：（1）除去非药用部位。如《重修政和经史证类备用本草》中记录人参“采根用时，去其芦头，不去者吐人，慎之”。（2）分离不同药用部位。如《雷公炮炙论》中记载当归“若要破血，即使头一节硬实处，止痛止血，即用尾，若一时用，不如不使，服食无效，单使妙也”。

表 2–10　宋代文献中关于净制原理的论述

药名	摘录	文献名称	文献编号
半夏	若洗不净，令人气逆，肝气怒满。	雷公炮炙论	20
贝母	其中有独颗团、不作两片、无皱者，号曰丹龙精，不入用。若误服，令人筋脉永不收，用黄精、小蓝汁合服，立愈。	雷公炮炙论	20
当归	若要破血，即使头一节硬实处。止痛止血，即用尾。若一时用，不如不使，服食无效，单使妙也。	雷公炮炙论	20
	若要破血，即使头一节。若要止痛止血，即用尾。若一时用，不如不使，服食无效也。	太平惠民和剂局方	37
蛤蚧	毒在眼。勿伤尾，效在尾也。	雷公炮炙论	20
麻黄	凡使，去节并沫，若不尽，服之令人闷。	雷公炮炙论	20
麦冬	温水洗去心用，不令心烦，唯伤寒科带心用。	重修政和经史证类备用本草	30
瞿麦	只用蕊壳，不用茎叶，若一时使，即空心，令人气咽，小便不禁。	雷公炮炙论	20
人参	采根用时，去其芦头，不去者吐人，慎之。	重修政和经史证类备用本草	30
细辛	拣去双叶，服之害人。	雷公炮炙论	20
辛夷	若治眼目中患，即一时去皮，用向里实者。	雷公炮炙论	20

续表

药名	摘录	文献名称	文献编号
远志	凡使，先须去心，若不去心，服之令人闷。	雷公炮炙论	20
	如不去心，令人烦闷。	太平惠民和剂局方	37

4. 元代

元代文献记载的净制原理（表 2–11），基本沿用了前代除去非药用部位、分离药用部位两个方面。如《活幼心书》中记载麻黄“去节存根，功全表里”，《汤液本草》中记载当归“头止血，身和血，梢破血”，须分离头、身和梢，分别入药。

表 2–11　元代文献中关于净制原理的论述

药名	摘录	文献名称	文献编号
当归	头止血，身和血，梢破血。	汤液本草	60
橘红	若补脾胃，不去白。理胸中肺气，去白捣细用。	卫生宝鉴	64
麻黄	去节存根，功全表里。	活幼心书	59
吴茱萸	汤洗去烈味。	脾胃论	58

5. 明代

净制理论在明代得到了一定的发展，涉及的药物种类也明显增加，包含植物药和动物药（表 2–12）。在炮制理论方面涉及以下几种情况：（1）分离药用部位。如橘皮“补脾胃，不去白，若理胸中滞气，去白”，当归“身养血，尾破血，全活血”。（2）除去非药用部位。如人参“去芦，其芦能上涌吐痰”，仙茅“去赤汁，毒出无妨”。（3）进行分档。如沉香“须要不枯，如觜角硬重，沉于水下者为上，半沉者次之，不可见火”。

表 2–12　明代文献中关于净制原理的论述

药名	摘录	文献名称	文献编号
巴豆	巴豆不去膜则伤胃，不去心则作呕。	奇效良方	72
白头翁	花子茎叶，功无差等。	本草乘雅半偈	104
蟾酥	色黄，体重，味辛，其汁不可入目，令人赤肿盲。	本草原始	87
沉香	凡使沉香，须要不枯，如觜角硬重，沉于水下者为上，半沉者次之，不可见火。	本草纲目	84
当归	甘辛，阳中微阴，头破血，身行血，尾止血。	普济方	70
	身养血，尾破血，全活血。	寿世保元	93
	头止血而上行，梢破血而下行，身养血而中守，全活血而不定。	本草通玄	101
地榆	梢能行血，必当去之。	本草通玄	101
	其梢能行血，不可不知。	本草纲目	84
	去叉头叉尾及枯黑者，叉头令人发狂，叉尾发人痼疾也。	本草乘雅半偈	104
	去芦并叉头叉尾及形弯者弗用，能令人吐。	炮炙大法	97
茯苓	去皮净，若消浮肿，水肿，肿病，不必去皮，五皮散单用茯苓皮是也。	医宗粹言	92
甘草	梢去肾经痛。	普济方	70
	疮科用节，下部用梢，缓火用生大者好。	仁术便览	85
葛根	去皮用之效速。	本草蒙筌	76
桂枝	桂之毒在皮，故方中皆去皮用。	证治准绳	89
花椒	口闭者煞人。	本草蒙筌	76

续表

药名	摘录	文献名称	文献编号
黄芩	飘者治上焦。	增补万病回春	86
橘红	和中理胃留白，下气消痰去白用之。	本草原始	87
橘皮【陈皮】	补脾胃，不去白，若理胸中滞气，去白。	本草发挥	69
雷丸	赤者杀人，白者善。	本草蒙筌	76
莲子	食不去心，恐成卒暴霍乱。	寿世保元	93
白花蛇【蕲蛇】	其刺须远弃之，伤人，毒与生者同。	炮炙大法	97
人参	肺虚气短少气，虚喘烦热，去芦用之。	增补万病回春	86
	去芦，其芦能上涌吐痰。	医宗粹言	92
	芦能耗气，又能发吐耳。	本草通玄	101
	去芦，芦与参相反，吐药中有用芦者。	仁术便览	85
山楂	核有功力，不可去。	本草通玄	101
山茱萸	其核勿用为要，恐其滑精难治。	寿世保元	93
	核能滑精，切勿误服。	本草通玄	101
生姜	要热则去皮，要冷则留皮。	本草通玄	101
桃仁	双仁者有毒，不可用。	仁术便览	85
五灵脂	此品要精制净，去砂（沙）土，若过用，令人膨饱伤胃。	证治准绳	89
仙茅	去赤汁，毒出无妨。	本草蒙筌	76
	去赤汁，阴干用，便不损人。	本草通玄	101
辛夷	宜未开花紫苞蕊。刷去毛，免射人肺，摘去心，不致人烦。	本草蒙筌	76
云母	纯黑者不堪服，令人淋沥发疮根，即阳起石也。	本草乘雅半偈	104
紫苏	紫苏茎去节，治风寒湿痹。	医学入门	83

6. 清代

清代有关净制原理的记载继续增多（表 2–13），净制原理主要体现在以下三方面：（1）除去非药用部位。如大戟“须去骨用，中其毒者，唯菖蒲能解之”，防风“去芦并叉头叉尾及形弯者弗用，能令人吐”。（2）分离药用部位。如防风“上部用身，下部用梢”，紫苏“叶发汗，梗安胎，子消痰喘。叶梗为末，治囊脱”。（3）对药材本身进行区分。如黄芩“枯而飘者泻上焦之火，实而坚者退下部之热”。

表 2–13　清代文献中关于净制原理的论述

药名	摘录	文献名称	文献编号
巴豆	不去膜则伤胃，不去心则作呕。	握灵本草	105
柏子仁	最多油，去油者，恐过滑以动便。	本草新编	116
赤茯苓【茯苓】	凡用皮去心，捣细，于水盆中搅浊，浮者滤去之，此是茯苓赤筋，若误服饵，令人瞳子并黑睛点小兼盲目。	本草害利	159
赤石脂	赤入血分，白入气分。	本草求真	140
大戟	须去骨用，中其毒者，唯菖蒲能解之。	本草分经	156
防风	去芦并叉头叉尾及形弯者弗用，能令人吐。	本草述钩元	112
	上部用身，下部用梢。	本草备要	117
茯神	若用之导邪，止去其筋可也，不必取水底细末。	本草述钩元	112
	去皮木用，恐燥，人乳拌蒸。	得配本草	136
甘草	甘草梢达茎中而止疼。	医方集解	115
蛤蚧	其毒在头足，其力在尾，如虫蛀其尾者，不足用。	玉楸药解	131
	其药力在尾，尾不全者不效，去头足（因毒在眼，须去其头）。	本草求真	140
黄芩	枯而飘者泻上焦之火，实而坚者退下部之热。	本草必用	125

续表

药名	摘录	文献名称	文献编号
藿香	古唯用叶，今枝梗亦用，因叶多伪也。	本草害利	159
金樱子	内多毛及子，必去之净，才能补肾涩精，其腹中之子偏能滑精，煎膏不去子，全无功效也。	本草新编	116
橘皮【陈皮】	和中补脾胃，留白用。消痰理肺气，去白用。	本草必用	125
麦冬	温水洗，去心用，不令心烦，唯伤寒科带心用。	医宗说约	109
	通脉，不去心。	本草述钩元	112
肉豆蔻	若有郁火，去油入剂。	嵩厓尊生全书	122
山楂	去核，或云核亦有力。	医方集解	115
细辛	去双叶者用，双叶服之害人。	本草求真	140
远志	生用戟人之咽，梗不去，令人烦闷。	药品辨义	118
	去骨取皮用，否则令人烦闷。	本草害利	159
紫草	去根取茸，取其初发阳气。	本草述	111
紫河车	不可洗去筋膜，洗去反不佳，以泄其元气也。	本草新编	116
紫苏	苏梗去节，安胎用，只顺气养阴，用叶无益。	嵩厓尊生全书	122
	宣通风毒，则用茎去节尤良。	本草害利	159
	叶发汗，安胎，子消痰喘。叶梗为末，治囊脱。	外科证治全生集	127

三、小结

历代净制的方法和药物品种很多，净制的方法主要有清洗、去芦、去皮壳、去毛、去心、去枝梗、去茎根、去核瓤、去头鳞骨足翅甲等，净制的药物品种涉及了1000多种常见中药。从各朝代净制中药品种的新增数量和总量看，明代是净选发展比较快的时期，仅新增品种就达到370种左右，共有520余种。

对历代净制方法和理论进行整理和总结，有助于考证和了解中药净选加工的原始意图。对于除去非药用部位的炮制理论，如明代《本草蒙筌》中所说的“剜去瓤免胀，抽去心除烦”和清代《修事指南》中所说的“去芦者免吐，去核者免滑，去皮者免损气，去丝者免昏目，去筋膜者免毒性，去鳞甲者免毒存也”，虽带总结性，但并不全面，有很大的局限性。因为有些说法是针对某一种中药而得出的。如“去芦”有记载的只有人参，而其他同类药材的“去芦”则是人参“去芦”的推广沿用。对同一种中药的净选问题，历代文献记载不一，即使同一文献也有截然不同的记载。如《本草纲目》山茱萸条“集解”项载“弘景曰……当合核用也”，“修治”项下载“敩曰：凡使，以酒润……其核能滑精，不可服”，去核与留核两种说法并存。了解和考证历史文献，可以完善研究方案，科学地看待实验结果。

结合中药净选生产和研究的实际，目前存在几种倾向。有人认为净选费工、费时，大可不必；有人认为净选是浪费药材，会减少经济收入；也有人过于强调遵古炮制，甚至对历史文献断章取义；还有人只凭某一成分（有的是非有效成分）或某一药理作用就匆忙下结论，缺乏历史分析和临床验证。

笔者认为，净制必不可少，几乎每种药材在使用前均需进行净制。通过净制，可以除去药材中的泥沙杂质及虫蛀、霉变品，选取药用部位，去除无药效或质量较次的部分，或去除有毒的部位，或区分不同的药用部位，这对保证用药的安全、有效和调剂的准确是非常重要的。在将来的研究中，可以从化学成分、药理作用等方面进行综合评价，以探讨净制的必要性。

（本章编审专家：孙立立）

第三章

中药切制技术的历史沿革研究

将净制后的药材进行软化，再切成一定规格的片、丝、块、段等，这一炮制工艺被称为饮片切制。根据药物质地，采取“质坚宜薄”“质松宜厚”的切制原则。药物经过切制后，可提高有效成分的煎出率；便于炮制时控制火候，使药物受热均匀；利于各种辅料间的均匀接触和吸收，提高炮制效果；便于调配处方和制剂；便于鉴别；利于贮存。

饮片切制历史悠久，它是由“㕮咀”发展而来，“㕮咀”指以口咬碎。早在汉代以前的《五十二病方》中，就载有“细切”“削”“刌”等饮片切制用语。南北朝刘宋时代的《雷公炮炙论》中记述了切、剉、擘、捶、舂、捣、研、杵、磨、水飞等切制操作。历经汉、唐，发展到南宋时期，制药事业日臻完善，如元朝周密在回忆南宋的《武林旧事》一书中，曾记载杭州已有制售“熟药圆散，生药饮片”的作坊了。至明代中期，陶华在《伤寒六书》制药法中明确提出了“饮片”一词：“一用川大黄，须锦纹者，佳。剉成饮片，用酒搅匀，干燥，以备后用。”张仲景在《金匮玉函经》指出“凡㕮咀药，欲如豆大，粗则药力不尽”，阐明了药物切制与药效的关系。而“别捣令如膏，乃稍纳药末中，更下粗多”，更被视为现行药典以“稀释法”制巴豆霜之始。本章就切制技术的历史沿革、切制方法及药物的历史沿革进行文献资料的整理，以供研究参考。

一、切制品种和方法的沿革

本章重点检索了与中药炮制相关的167本医药古籍，并参考了《历代中药炮制资料辑要》《历代中药炮制法汇典·古代部分》《中华人民共和国药典》和各省市炮制规范，对历代切制中药品种数进行了统计。其中，唐代之前切制品种记载较少，有60余种药物；唐代有所增加，有100种左右，新增近70种；宋代增幅明显，有440余种，新增330余种；元代共200余种药物，新增40余种；在明代有480余种药物，新增近160种；清代记载的有475种左右，新增130种左右。现代保留的切制药物有460种左右。

历代采用切制法炮制药物时，有切、研、碎、刮、槌（捶）、捣、舂、削、擘、打、斩、劈、截、杵、碾、磨、剉、镑、破开、搓、剪、割、敲、锯、水飞等记载。

具体统计见表3–1。

表3–1　历代切制方法统计表

方法	朝代						
	唐代之前	唐	宋	元	明	清	现代
切	√	√	√	√	√	√	√
研	√	√	√	√	√	√	√
碎	√	√	√	√	√	√	√
刮	√	√	√	√	√	√	
槌/搥（捶）	√	√	√	√	√	√	
捣	√	√	√	√	√	√	√
舂						√	
削	√	√	√		√	√	
擘	√	√	√		√	√	
打	√	√	√		√	√	√
折	√						
斩	√	√			√		
劈	√		√		√	√	√
截	√		√	√	√	√	
杵	√		√	√	√	√	
碾			√	√	√	√	√
磨		√	√		√	√	√
剉	√	√	√	√	√	√	√
镑			√	√	√	√	√
破开			√	√	√		
搓				√	√	√	
剪			√		√	√	√
割					√		
敲					√	√	√
擂					√		
筛（过箩）					√		√

续表

方法	朝代						
	唐代之前	唐	宋	元	明	清	现代
撕			√				
锯					√	√	
擂					√	√	
揉				√			
斫			√				
剖					√		
片			√				
剁							√
拍			√				
剥					√		
刨							√
砸							√
捶						√	
拷						√	
为散			√				
为泥				√			
水飞			√	√	√	√	√
为（作）粉		√	√	√			
为末			√	√	√	√	
为屑			√			√	
铡							√
制粉							√
轧粉							√

1. 唐代之前

唐代之前切制的药物共有 60 余种，涉及药物如下所示：（以 B 开头）白芷、百合、巴豆、白胶香、白前、巴戟天；（以 C 开头）川穹【川芎】、赤石脂、沉香；（以 D 开头）丹砂【朱砂】、杜仲、代赭石【赭石】、丁香；（以 G 开头）干枣【大枣】、瓜蒂、瓜蒌、甘草、干地黄【地黄】、干姜；（以 H 开头）滑石、黄柏；（以 J 开头）决明子；（以 L 开头）鹿角、龙齿、龙骨、羚羊角；（以 M 开头）麦冬门【麦冬】、茅根【白茅根】、牡丹【牡丹皮】、麻黄；（以 Q 开头）前胡、瞿麦；（以 P 开头）硼砂、螵蛸【桑螵蛸】；（以 R 开头）忍冬茎叶【忍冬藤】、蕤核【蕤仁】；（以 S 开头）桑根白皮【桑白皮】、芍药、射干、生菖蒲根【石菖蒲】、生姜、生梓白皮【梓白皮】、石膏、山茱萸；（以 T 开头）桃仁、桐皮、太一禹余粮【禹余粮】；（以 W 开头）文蛤、五味子；（以 X 开头）雄黄、小草【远志】、犀角、杏仁【苦杏仁】、细辛；（以 Y 开头）野葛、远志；（以 Z 开头）竹茹、竹叶、栀子、泽兰、知母。

按照典籍的记载，唐代之前切制方法有 16 种，包括切、剉、研、碎、截、削、刮、捣、擘、折、斩、劈、杵、槌（捶）、打破、其他。切的药物有 16 种，如白芷、川穹【川芎】、甘草、干地黄【地黄】、干姜、麦冬门【麦冬】、茅根【白茅根】、前胡、桑根白皮【桑白皮】、芍药、射干、生姜、生梓白皮【梓白皮】、泽兰、知母、竹叶【淡竹叶】。剉的药物有 5 种，如赤石脂、杜仲、瓜蒂、黄柏、忍冬茎叶【忍冬藤】。研的药物有 4 种，如硼砂、桃仁、雄黄、丹砂【朱砂】，朱砂。碎的药物有 7 种，如赤石脂、代赭石【赭石】、滑石、龙骨、石膏、太一禹余粮【禹余粮】、禹余粮、五味子。截的药物有 3 种，如羚羊角、犀角、鹿角。削的药物有 1 种，如桐皮。刮的药物有 1 种，如竹茹。捣的药物有 9 种，如巴豆、白胶香、丁香、瓜蒌、龙齿、龙骨、生菖蒲根【石菖蒲】、桃仁、杏仁【苦杏仁】。擘的药物有 4 种，如百合、大枣、干枣【大枣】、瓜蒌、栀子。折的药物有 1 种，为麻黄。斩的药物有 4 种，如白前、瞿麦、细辛、小草【远志】。劈的药物有 1 种，如大枣。杵的药物有 1 种，如文蛤。槌（捶）的药物有 4 种，如巴戟天、牡丹【牡丹皮】、野葛、远志。打破的药物有 4 种，如决明子、蕤核【蕤仁】、山茱萸、五味子。其他的有沉香、螵蛸【桑螵蛸】。

具体见表 3–2。

表 3–2　唐代之前切制药物统计表

切制方法	药名	摘录	文献名称	文献编号
切	白芷	切。	刘涓子鬼遗方	8
	川穹【川芎】	切。	刘涓子鬼遗方	8
	甘草	细切。	刘涓子鬼遗方	8
	干地黄【地黄】	切，蒸，焙。	刘涓子鬼遗方	8
	干姜	切。	注解伤寒论	5
	麦门冬【麦冬】	薄切。	本草经集注	9
	茅根【白茅根】	细切。	肘后备急方	7
	前胡	切。	刘涓子鬼遗方	8
	桑根白皮【桑白皮】	细切。	肘后备急方	7
	芍药	切。	注解伤寒论	5
	射干	薄切。	本草经集注	9
	生姜	切。	金匮要略方论	3
		切。	新辑宋本伤寒论	4
		切。	注解伤寒论	5
		薄切。	本草经集注	9
		切。	金匮玉函经	2
	生梓白皮【梓白皮】	切。	新辑宋本伤寒论	4
	泽兰	切。	刘涓子鬼遗方	8
	知母	切。	金匮要略方论	3
	竹叶【淡竹叶】	切。	肘后备急方	7
剉	赤石脂	剉，筛末。	金匮要略方论	3
	杜仲	剉碎。	华氏中藏经	6
	瓜蒂	剉。	金匮要略方论	3
	黄柏	细剉。	肘后备急方	7
	忍冬茎叶【忍冬藤】	剉。	华氏中藏经	6
研	硼砂	研。	华氏中藏经	6
	桃仁	破，研。	肘后备急方	7
	雄黄	研。	金匮要略方论	3
		研。	华氏中藏经	6
	丹砂【朱砂】	研。	刘涓子鬼遗方	8
	朱砂	研。	华氏中藏经	6

续表

切制方法	药名	摘录	文献名称	文献编号
碎	赤石脂	碎。	金匮玉函经	2
		碎，筛末。	新辑宋本伤寒论	4
		碎，筛末。	注解伤寒论	5
	代赭石【赭石】	碎。	金匮要略方论	3
	滑石	碎。	金匮玉函经	2
		碎。	金匮要略方论	3
		碎。	注解伤寒论	5
	龙骨	碎。	刘涓子鬼遗方	8
	石膏	碎。	金匮要略方论	3
		碎。	新辑宋本伤寒论	4
		碎。	注解伤寒论	5
		碎。	金匮玉函经	2
	太一禹余粮【禹余粮】	碎。	新辑宋本伤寒论	4
	五味子	碎。	金匮玉函经	2
	禹余粮	碎。	金匮玉函经	2
		碎。	注解伤寒论	5
截	羚羊角	刮截作屑。	本草经集注	9
	犀角	刮截作屑。	本草经集注	9
	鹿角	锯截鹿角屑。	肘后备急方	7
削	桐皮	削去上黑者，细擘之。	肘后备急方	7
刮	竹茹	刮青。	肘后备急方	7
捣	巴豆	别捣令如膏，乃稍纳药末中，更下粗罗。	金匮玉函经	2
	白胶香	捣。	肘后备急方	7
	丁香	捣。	肘后备急方	7
	瓜蒌	捣。	金匮要略方论	3
	龙齿	并炙，捣碎之。	本草经集注	9
	龙骨	捣碎。	肘后备急方	7
	生菖蒲根【石菖蒲】	捣，绞取汁。	肘后备急方	7
	桃仁	别捣令如膏，乃稍纳药末中，更下粗罗。	金匮玉函经	2
	杏仁【苦杏仁】	别捣令如膏，乃稍纳药末中，更下粗罗。	金匮玉函经	2
擘	百合	擘。	金匮要略方论	3
	大枣	擘。	金匮要略方论	3
		擘。	新辑宋本伤寒论	4
		擘。	注解伤寒论	5
		擘，去皮。	金匮玉函经	2
	干枣【大枣】	擘破。	本草经集注	9
	瓜蒌	擘破。	本草经集注	9
	栀子	擘。	新辑宋本伤寒论	4
		擘。	注解伤寒论	5
		擘。	肘后备急方	7
		擘破。	本草经集注	9

续表

切制方法	药名	摘录	文献名称	文献编号
折	麻黄	折之，皆先煮数沸，生则令人心烦，汗出不可止，折节益佳。	金匮玉函经	2
斩	白前	三分斩之。	本草经集注	9
	瞿麦	五分斩之。	本草经集注	9
		斩折，不㕮咀。	金匮玉函经	2
	细辛	三分斩之。	本草经集注	9
		斩折之。	金匮玉函经	2
	小草【远志】	五分斩之。	本草经集注	9
		斩折，不㕮咀。	金匮玉函经	2
劈	大枣	劈。	金匮玉函经	2
杵	文蛤	杵为散。	金匮要略方论	3
槌（捶）	巴戟天	皆槌（捶）破，去心。	本草经集注	9
	牡丹【牡丹皮】	皆槌（捶）破，去心。	本草经集注	9
	野葛	皆槌（捶）破，去心。	本草经集注	9
	远志	皆槌（捶）破，去心。	本草经集注	9
打破	决明子	打破。	本草经集注	9
	蕤核【蕤仁】	打破。	本草经集注	9
	山茱萸	打破。	本草经集注	9
	五味子	打破。	本草经集注	9
其他	沉香	令破如大豆粒。	肘后备急方	7
	螵蛸【桑螵蛸】	当中破之。	本草经集注	9

2. 唐代

唐代切制药物有 100 种左右，涉及药物如下所示：（以 B 开头）巴戟天、白前、白石英、白术、百合、半夏、扁豆、槟榔；（以 C 开头）车前草、车前叶、赤石脂、磁石、葱白；（以 D 开头）淡竹叶、当陆【商陆】、大麻仁【火麻仁】、代赭石【赭石】、丹砂【朱砂】、丹参、冬麻仁【火麻仁】、豆蔻子；（以 F 开头）伏龙肝；（以 G 开头）干枣【大枣】、干漆、高良姜、葛根、枸杞根、瓜蒌、光明砂【朱砂】；（以 H 开头）寒水石、红花子、胡粉【铅粉】、琥珀、滑石、槐枝、槐子、黄柏、黄明胶、黄芪、黄芩；（以 J 开头）荆芥、粳米、橘皮【陈皮】、决明子；（以 K 开头）苦竹根、苦竹叶；（以 L 开头）羚羊角、龙齿、龙骨、芦根、鹿骨、鹿角；（以 M 开头）马齿菜【马齿苋】、麻子【火麻仁】、麦门冬【麦冬】、茅根【白茅根】、没药；（以 N 开头）牛黄、牛膝；（以 Q 开头）秦皮、瞿麦；（以 R 开头）人参、乳香；（以 S 开头）桑根白皮【桑白皮】、桑枝、山茱萸、商陆根【商陆】、射干、射香【麝香】、生姜、生地黄【地黄】、生地骨皮【地骨皮】、生干地黄【地黄】、生石斛【石斛】、生天门冬【天冬】、石膏、石硫磺【硫黄】、石韦、蜀大黄【大黄】；（以 T 开头）太阴玄精石【玄精石】、通草；（以 W 开头）葳蕤、猬皮【刺猬皮】、五灵脂、五味子；（以 X 开头）犀角、细辛、小草【远志】、薤白、雄黄、血竭；（以 Y 开头）野葛、薏苡根、薏苡仁、榆白皮、郁李仁、芫花根白皮、远志、禹余粮；（以 Z 开头）枣肉【大枣】、泽漆、泽漆叶、珍珠、栀子、钟乳【钟乳石】、紫苏茎叶、紫苏子、竹叶。

新增 68 种，如白石英、白术、半夏、扁豆、槟榔、车前草、车前叶、磁石、葱白、大黄、大麻仁【火麻仁】、冬麻仁【火麻仁】、麻子【火麻仁】、丹参、淡竹叶、当陆【商陆】、豆蔻子、伏龙肝、干漆、高良姜、葛根、枸杞根、寒水石、红花子、胡粉【铅粉】、琥珀、槐枝、槐子、黄明胶、黄芪、黄芩、荆芥、粳米、橘皮【陈皮】、苦竹根、苦竹叶、芦根、鹿骨、马齿菜【马齿苋】、没药、牛黄、牛膝、秦皮、人参、乳香、桑枝、射香【麝香】、生地黄【地黄】、生干地黄【地黄】、生地骨皮【地骨皮】、生石斛【石斛】、生天门冬【天冬】、商陆根【商陆】、石硫磺【硫黄】、石韦、蜀大黄【大黄】、太阴玄精石【玄精石】、通草、葳蕤、猬皮【刺猬皮】、五灵脂、薤白、血竭、薏苡根、薏苡仁、榆白皮、郁李仁、芫花根白皮、禹余粮、泽漆、泽漆叶【泽漆】、珍珠、钟乳【钟乳石】、紫苏茎叶、紫苏子。

唐代切制方法有13种，包括切、研、碎、刮、槌（捶）、捣、削、擘、打、斩、磨、剉、为粉。

其中切的药物有40种，如白茅根、白术、百合、半夏、车前草、车前叶、赤石脂、葱白、大黄、丹参、淡竹叶、当陆【商陆】、地骨皮、干地黄【地黄】、葛根、枸杞根、瓜蒌、胡粉【铅粉】、槐枝、槐子、黄明胶、黄芩、生地黄【地黄】、生干地黄【地黄】、生地骨皮【地骨皮】、橘皮【陈皮】、苦竹叶、芦根、麦门冬【麦冬】、茅根【白茅根】、牛膝、秦皮、桑白皮、桑根白皮【桑白皮】、桑枝、商陆根【商陆】、射干、生姜、通草、葳蕤【玉竹】、薤白、榆白皮、芫花根白皮、泽漆、泽漆叶、竹叶、紫苏茎叶。

研的药物有30种，如白石英、赤石脂、磁石、大麻仁【火麻仁】、丹砂【朱砂】、冬麻仁【火麻仁】、伏龙肝、光明砂【朱砂】、寒水石、红花子、琥珀、滑石、羚羊角、龙齿、龙骨、马齿菜【马齿苋】、麻子【火麻仁】、没药、牛黄、乳香、蕤仁、射香【麝香】、麝香、石硫磺【硫黄】、禹余粮、太阴玄精石【玄精石】、五灵脂、犀角、雄黄、血竭、郁李仁、枣肉【大枣】、珍珠、钟乳【钟乳石】、朱砂。

剉的药物有12种，如白石英、大黄、高良姜、黄柏、黄芪、荆芥、苦竹根、人参、通草、猬皮【刺猬皮】、犀角、薏苡根。

碎的药物有10种，如槟榔、代赭石【赭石】、豆蔻子、干漆、粳米、龙骨、鹿骨、生地黄【地黄】、石膏、郁李仁。

槌（捶）的药物有4种，如巴戟天、生石斛【石斛】、野葛、远志。

为粉的药材有7种，如丹砂【朱砂】、羚羊角、鹿角、牛黄、麝香、犀角、雄黄。

捣的药物有5种，如扁豆、槟榔、生天门冬【天冬】、薏苡仁、紫苏子。

磨的药物有1种，羚羊角。

刮的药物有1种，石韦。

擘的药物有2种，甘草、栀子。

斩的药物有4种，如白前、小草【远志】、瞿麦、细辛。

打破的药物有4种，如山茱萸、五味子、决明子。

削的药物有1种，黄柏。

具体见表3–3。

表3–3　唐代切制药物统计表

切制方法	药名	摘录	文献名称	文献编号
切	白茅根	切。	外台秘要	15
	白术	切。	备急千金要方	10
	百合	切。	外台秘要	15
	半夏	切。	外台秘要	15
	车前草	切。	外台秘要	15
	车前叶	切。	食医心鉴	17
	赤石脂	切。	外台秘要	15

续表

切制方法	药名	摘录	文献名称	文献编号
切	葱白	切。	备急千金要方	10
		切。	外台秘要	15
		切。	经效产宝	16
		切。	食医心鉴	17
	大黄	切。	外台秘要	15
	丹参	切。	外台秘要	15
	淡竹叶	切。	外台秘要	15
	当陆【商陆】	切。	备急千金要方	10
	地骨皮	切。	外台秘要	15
	干地黄【地黄】	切。	备急千金要方	10
	葛根	切。	外台秘要	15
	枸杞根	切。	备急千金要方	10
		切。	外台秘要	15
	瓜蒌	切。	外台秘要	15
	胡粉【铅粉】	切。	外台秘要	15
	槐枝	切。	备急千金要方	10
	槐子	切。	经效产宝	16
	黄明胶	切作小片子。	食疗本草	14
	黄芩	切。	外台秘要	15
	橘皮【陈皮】	切。	外台秘要	15
	苦竹叶	切。	外台秘要	15
	芦根	切。	备急千金要方	10
	麦门冬【麦冬】	入汤皆切。	备急千金要方	10
		薄切。	备急千金要方	10
	茅根【白茅根】	切。	备急千金要方	10
		去黑皮，切。	经效产宝	16
	牛膝	切。	备急千金要方	10
	秦皮	切。	外台秘要	15
	桑白皮	切。	备急千金要方	10
		切。	外台秘要	15
		切。	经效产宝	16
		切。	食医心鉴	17
	桑根白皮【桑白皮】	切。	备急千金要方	10
	桑枝	细切。	外台秘要	15
	商陆根【商陆】	切。	备急千金要方	10
		去皮细切。	备急千金要方	10
	射干	切。	外台秘要	15
	生地黄【地黄】	切。	外台秘要	15
	生干地黄【地黄】	切。	食医心鉴	17
	生地骨皮【地骨皮】	切。	备急千金要方	10

续表

切制方法	药名	摘录	文献名称	文献编号
切	生姜	切，炒取焦干。	备急千金要方	10
		入汤皆切。	备急千金要方	10
		薄切。	备急千金要方	10
		切令薄细。	外台秘要	15
	通草	切。	外台秘要	15
	葳蕤【玉竹】	切。	外台秘要	15
	薤白	切。	外台秘要	15
		一把，寸切。	外台秘要	15
		切。	经效产宝	16
		切。	备急千金要方	10
	榆白皮	切。	备急千金要方	10
	芫花根白皮	切。	外台秘要	15
	泽漆	切。	备急千金要方	10
	泽漆叶	切。	外台秘要	15
	竹叶	切。	备急千金要方	10
		切。	外台秘要	15
	紫苏茎叶	切。	备急千金要方	10
研	白石英	研。	外台秘要	15
	赤石脂	研。	食医心鉴	17
	磁石	研，水淘去赤汁，干之研之。	外台秘要	15
		研，以水浮去浊汁。	食医心鉴	17
	大麻仁【火麻仁】	别研。	颅囟经	18
	丹砂【朱砂】	研。	外台秘要	15
	冬麻仁【火麻仁】	研如泥。	经效产宝	16
	伏龙肝	研。	外台秘要	15
	光明砂【朱砂】	研。	外台秘要	15
	寒水石	研。	外台秘要	15
	红花子	微热，研碎。	经效产宝	16
	琥珀	研。	经效产宝	16
		别研。	颅囟经	18
	滑石	研。	经效产宝	16
	羚羊角	研。	外台秘要	15
	龙齿	研。	经效产宝	16
	龙骨	研。	外台秘要	15
		别研。	仙授理伤续断秘方	19
	马齿菜【马齿苋】	研取汁。	经效产宝	16
	麻子【火麻仁】	研。	外台秘要	15
	没药	研。	经效产宝	16
		别研。	仙授理伤续断秘方	19
	牛黄	研。	外台秘要	15
		研。	颅囟经	18
	乳香	研。	经效产宝	16
		别研。	仙授理伤续断秘方	19

续表

切制方法	药名	摘录	文献名称	文献编号
研	蕤仁	去赤皮，研。	外台秘要	15
	射香【麝香】	别研。	仙授理伤续断秘方	19
	麝香	研。	食疗本草	14
		研。	外台秘要	15
	石硫磺【硫黄】	研。	外台秘要	15
	禹余粮	研入。	外台秘要	15
	太阴玄精石【玄精石】	研。	经效产宝	16
	五灵脂	用灯心【灯心草】别研。	仙授理伤续断秘方	19
	犀角	研为末。和水服。	食疗本草	14
	雄黄	研。	外台秘要	15
	血竭	别研。	仙授理伤续断秘方	19
	郁李仁	研，滤取汁。	食医心鉴	17
	枣肉【大枣】	研作脂。	备急千金要方	10
	珍珠	研。	外台秘要	15
	钟乳【钟乳石】	炼，研成粉。	外台秘要	15
	朱砂	研。	经效产宝	16
剉	白石英	剉。	食医心鉴	17
	大黄	细剉。	外台秘要	15
	高良姜	剉。	食医心鉴	17
	黄柏	剉。	外台秘要	15
	黄芪	剉。	食医心鉴	17
	荆芥	剉。	仙授理伤续断秘方	19
	苦竹根	细剉。	食疗本草	14
	人参	细剉。	外台秘要	15
	通草	剉。	食医心鉴	17
	猬皮【刺猬皮】	细剉。	食疗本草	14
	犀角	铁剉剉碎用，或水磨服。	银海精微	13
	薏苡根	剉之。	备急千金要方	10
碎	槟榔	碎。	外台秘要	15
		合皮碎。	外台秘要	15
	代赭石【赭石】	碎。	外台秘要	15
	豆蔻子	碎。	外台秘要	15
	干漆	研碎。	外台秘要	15
	粳米	研碎。	外台秘要	15
	龙骨	碎。	外台秘要	15
	鹿骨	碎。	备急千金要方	10
	生地黄【地黄】	打碎。	外台秘要	15
	石膏	碎。	备急千金要方	10
		碎。	经效产宝	16
	郁李仁	碎。	外台秘要	15

续表

切制方法	药名	摘录	文献名称	文献编号
槌（捶）	巴戟天	皆槌（捶）破，去心。	备急千金要方	10
	生石斛【石斛】	槌碎。	外台秘要	15
	野葛	皆槌（捶）破，去心。	备急千金要方	10
	远志	皆槌（捶）破，去心。	备急千金要方	10
为粉	丹砂【朱砂】	熟末如粉，临服入汤中，搅令调和服之。	备急千金要方	10
	羚羊角	须末如粉。	备急千金要方	10
		屑作末，研，和蜜服。	食疗本草	14
	鹿角	须末如粉。	备急千金要方	10
	牛黄	须末如粉。	备急千金要方	10
	麝香	须末如粉。	备急千金要方	10
	犀角	须末如粉。	备急千金要方	10
	雄黄	熟末如粉，临服入汤中，搅令调和服之。	备急千金要方	10
捣	扁豆	生捣叶一把，以少酢【醋】浸汁服之。	食疗本草	14
	槟榔	捣末服。	新修本草	11
	生天门冬【天冬】	捣取汁。	外台秘要	15
	薏苡仁	捣如粟米。	食医心鉴	17
	紫苏子	捣令碎，以水滤之取汁。	食医心鉴	17
磨	羚羊角	生磨和水，涂肿上。	食疗本草	14
刮	石韦	刮去黄皮。	外台秘要	15
擘	干枣【大枣】	擘破。	备急千金要方	10
	栀子	擘破。	备急千金要方	10
斩	白前	三分斩之。	备急千金要方	10
	瞿麦	五分斩之。	备急千金要方	10
	细辛	三分斩之。	备急千金要方	10
	小草【远志】	五分斩之。	备急千金要方	10
打破	决明子	打破。	备急千金要方	10
	山茱萸	打破。	备急千金要方	10
	蕤核【蕤仁】	打破。	备急千金要方	10
	五味子	打破。	备急千金要方	10
削	黄柏	削去上皮，取里好处薄斜削。	外台秘要	15

3. 宋代

宋代切制药物有440余种，涉及药物如下所示：（以A开头）阿魏、艾叶、安息香；（以B开头）芭蕉根、白瓷瓦屑、白豆蔻、白矾、白附子、白及、白殭蚕【僵蚕】、白胶香、白芥子、白马蹄、白茅根、白梅、白前、白芍药【白芍】、白石英、白石脂、白檀【檀香】、白檀香【檀香】、白头翁、白薇、白药【白药子】、白玉屑【玉屑】、白术、百草霜、百合、白蔹、百灵藤、柏白皮、柏脂、柏子仁、半夏曲、蚌粉、薄荷、贝齿、贝母、萆薢、蓖麻子、壁鱼【衣鱼】、扁蓄【萹蓄】、鳖甲、槟榔、舶上硫黄【硫黄】、蘗木【黄柏】、白茯苓【茯苓】、萹竹叶【萹蓄】；（以C开头）辰砂【朱砂】、苍耳根、赤茯苓【茯苓】、苍术、川郁金【郁金】、草乌、曾青、蟾酥、菖蒲【石菖蒲】、常山、车前草、车前子、沉香、陈皮、赤地利、赤芍药【赤芍】、赤石脂、赤小豆、樗白皮、楮白皮、川大黄【大黄】、川苦楝【川楝子】、川芍、川升麻【升麻】、川乌头【川乌】、川穹【川芎】、穿山甲、垂柳梢、椿根白皮【椿白皮】、磁石、雌黄、刺猬;(以D开头)大麻仁【火麻仁】、大腹皮、大瓜、大戟、大理石、大鳔胶【鱼鳔胶】、大枣、代赭【赭石】、玳瑁、丹参、丹砂【朱砂】、胆矾、淡竹茹【竹茹】、淡竹叶、当归、铛墨【百草霜】、稻米、灯心【灯心草】、滴乳香末【乳香】、地骨皮、地黄、地龙、地菘、地榆、丁香、冬消梨、独活、独颗蒜【大蒜】、杜仲;(以E开头)阿胶、莪术、恶实【牛蒡子】、恶实根【牛蒡根】;(以F开头)矾石、防风、防己、防葵、肥栀子【栀子】、粉霜、枫香脂、伏龙肝、茯神中心木【茯神】、附子;(以G开头)光明砂【朱砂】、甘草、甘菊花头子【菊花】、干姜、甘李根、甘遂、柑子皮、干蛤蟆【虾蟆】、干漆、干茄子根、干柿、干蝎末、干蒸饼、高良姜、干葛【葛根】、钩藤、谷精草、骨碎补、瓜蒂、瓜蒌、瓜蒌根【天花粉】、瓜蒌子、贯众、龟甲、桂心【肉桂】;(以H开头)海蛤【蛤粉】、海螵蛸、海桐皮、寒水石、好红花【红花】、好墨【墨】、何首乌、鹤虱、恒山、红蓝花【红花】、红花子、红芽大戟、胡葱、胡粉【铅粉】、胡椒、槲皮、虎骨、虎睛、虎头骨、虎杖、琥珀、花蕊石、滑石、桦皮、槐白皮、槐木瘤节、槐树寄生、黄柏、黄丹【铅丹】、黄豆蔻、黄精、黄连、黄明胶、黄牛胆、黄牛角、黄芪、黄芩、黄戌茎并肾、黄松木节【黄松节】、茴根;(以J开头)京三棱【三棱】、荆三棱【三棱】、鸡肝、鸡骨降真香【降香】、蒺藜、姜黄、姜石、降香、胶饴、金钗石斛【石斛】、金星草、金牙石、井泉石、桔梗、橘叶;(以K开头)空青、枯白矾灰、苦参、苦楝皮、苦竹叶、葵根、葵子;(以L开头)狼毒、狼牙、冷饭团、藜芦、李核仁、理石、荔根、连皮大腹、练鹊、楝根、连须葱白【葱白】、蔄茹、灵砂【朱砂】、羚羊角、刘寄奴、硫黄【硫黄】、柳白皮、柳枝并叶【柳枝】、龙齿、龙胆、龙骨、龙角、龙脑、龙脑薄荷、芦荟、炉甘石、鹿角尖、鹿角胶、鹿角屑【鹿角】、露蜂房、乱发【血余】、萝卜子【莱菔子】、螺青、绿豆粉;(以M开头)麻黄、麻子【火麻仁】、麻仁【火麻仁】、马兰根、马鞭草、马齿苋、马兜铃、马珂、马先蒿、马牙硝【芒硝】、玛瑙、芒硝、茅根、没药、密陀僧、绵黄芪、母丁香、牡蛎、木鳖子、木瓜、木兰皮、木虻【虻虫】、木桃、木通、木香、木贼;(以N开头)南木香、硇砂、脑麝、腻粉、牛黄、牛角、牛膝、女萎【玉竹】;(以O开头)藕粉、藕汁;(以P开头)排风草、蓬术【莪术】、硼砂、砒霜、茈胡【柴胡】、葡萄枝、蒲黄、朴青;(以Q开头)麒麟竭【血竭】、千金子、铅白霜【铅霜】、前胡、茜草、茜根【茜草】、羌活、蜣螂、蔷薇根皮、蔷薇茎叶、茄种、茄子根、秦艽、秦皮、青黛、青蒿、青礞石、青苇、青盐、青羊角、青州枣【大枣】、轻粉、楸白皮、瞿麦、全蝎;(以R开头)人参、人参芦头【人参】、肉苁蓉、肉桂、乳香末【乳香】;(以S开头)生葛根【葛根】、桑根白皮【桑白皮】、桑螵蛸、桑枝、沙参、砂仁、山豆根、山药、山楂、山茱萸、杉材、杉木节、珊瑚、生商陆【商陆】、商路【商陆】、蛇黄、蛇蜕皮【蛇蜕】、麝香、神曲、生艾汁、生地黄【地黄】、生干地黄【地黄】、生芦根【芦根】、熟干地【地黄】、熟干地黄【地黄】、生姜、生木瓜【木瓜】、生犀、生柞木【柞木】、石菖蒲、石胆、石膏、石斛、石决明、石硫磺【硫黄】、石榴根、石蟹、石盐、石燕子【石燕】、石脂、石钟乳、食盐、熟艾、鼠尾草、薯蓣【山药】、水晶、水银、松节、松糖、松香、松叶、松脂、苏枋木【苏木】、苏木、苏木节、苏子【紫苏子】、蒜、酸石榴;(以T开头)太阴玄精【玄精石】、桃白皮、桃花石、桃枝并叶、天蓼木、天麻、天门冬、天南星、天台乌药【乌药】、天竺黄、甜竹根、铁粉、葶苈【葶苈子】、通草、通石、铜绿、兔脑髓、兔丝子【菟丝子】;(以W开头)王不留行、文蛤、莴苣子、乌鸡子清【鸡子】、乌梅、乌头、乌犀【犀角】、乌药、乌鱼骨、无名异、五倍【五倍子】、五倍子、五加皮、五灵脂、五味子;(以X开头)熏黄【雄黄】、犀角屑【犀角】、细香墨【墨】、仙灵脾【淫羊藿】、香薷草、囊荷根、象齿、象皮、象牙、消石【硝石】、小麦麸、薤白、新罗人参【人参】、杏仁【苦杏仁】、杏叶、雄黄、雄鸡肝、熊胆、续断、续随子【千金子】、玄石、血竭、薰陆香；（以Y开头）延胡索、盐绿、羊桃根、羊蹄【土大黄】、羊蹄根【土大黄根】、羊子肝【羊肝】、阳起石、野葛、夜明沙【夜明砂】、益智、薏苡仁、淫羊藿、英粉、罂粟壳、榆白皮、榆皮、禹余粮、玉屑、郁李仁、预知子、云母、芸薹；（以Z开头）硃砂【朱砂】、枣叶、皂荚瘤节、皂荚【皂角】、梓州厚朴【厚朴】、皂荚针【皂角刺】、泽泻、樟木瘤节、珍珠末【珍珠】、珍珠母、知母、栀子仁、枳壳、枳实、钟乳粉【钟乳】、猪肝、猪苓、猪蹄、猪脂、苧根【苎麻根】、梓树皮、紫草、紫葛、紫石英、紫檀香、自然铜、棕榈皮。

新增330余种，涉及药物如下所示：（以A开头）阿魏、艾叶、安息香；（以B开头）白茯苓【茯苓】、芭蕉根、白瓷瓦屑、白矾、白附子、白及、白殭蚕【白僵蚕】、白芥子、白马蹄、白茅根、白梅、白前、白芍药【白芍】、白石英、白石脂、白檀【檀香】、白檀香【檀香】、白头翁、白薇、白药【白药子】、白玉屑【玉屑】、百草霜、百合、白蔹、百灵藤、柏白皮、柏脂、柏子仁、半夏曲、蚌粉、薄荷、贝齿、贝母、萆薢、蓖麻子、壁鱼【衣鱼】、扁蓄【萹蓄】、鳖甲、蘗木【黄柏】；（以C开头）川郁金【郁金】、赤茯苓【茯苓】、苍耳根、苍术、草乌、蟾酥、菖蒲【石菖蒲】、常山、车前子、赤地利、赤芍药【赤芍】、赤小豆、樗白皮、椿根白皮【椿白皮】、楮白皮、川苦楝【川楝子】、川升麻【升麻】、川乌头【川乌】、穿山甲、垂柳梢、磁石、雌黄；（以D开头）大腹皮、大瓜、大戟、大理石、大鳔胶【鱼鳔胶】、玳瑁、丹参、胆矾、淡竹茹【竹茹】、当归、铛墨【百草霜】、稻米、灯心【灯心草】、地龙、地菘、地榆、冬消梨、独活、独颗蒜【大蒜】；（以E开头）阿胶、莪术、恶实【牛蒡子】、恶实根【牛蒡根】；（以F开头）矾石、防风、防己、防葵、粉霜、枫香脂、茯神中心木【茯神】、附子；（以G开头）甘菊花头子【甘菊花】、甘李根、甘遂、柑子皮、干蛤蟆【虾蟆】、干茄子根、干柿、干蝎末、干蒸饼、干葛【葛根】、钩藤、谷精草、骨碎补、瓜蒌根【天花粉】、瓜蒌子、贯众、龟甲、桂心【肉桂】；（以H开头）海蛤【蛤粉】、海螵蛸、海桐皮、好红花【红花】、好墨【墨】、何首乌、鹤虱、恒山【常山】、红蓝花【红花】、红芽大戟【大戟】、胡葱、胡椒、槲皮、虎骨、虎睛、虎头骨、虎杖、花蕊石、桦皮、槐白皮、槐木瘤节、槐树寄生、黄丹【铅丹】、黄豆蔻、黄精、黄连、黄牛胆、黄牛角、黄戌茎并肾、黄松木节【黄松节】、茴根；（以J开头）京三棱【三棱】、荆三棱【三棱】、鸡肝、鸡骨降真香【降香】、蒺藜、姜黄、姜石、降香、胶饴、金星草、金牙石、井泉石、桔梗、橘叶；（以K开头）空青、枯白矾灰、苦参、苦楝皮、葵根、葵子；（以L开头）狼毒、狼牙、冷饭团、藜芦、李核仁、理石、荔根、连皮大腹、练鹊、楝根、蔄茹、刘寄奴、柳白皮、柳枝并叶【柳枝】、龙胆、龙角、龙脑、龙脑薄荷、芦荟、炉甘石、鹿角胶、露蜂房【蜂房】、乱发【血余】、萝卜子【莱菔子】、螺青、绿豆粉【绿豆】；（以M开头）马兰根、马鞭草、马兜铃、马珂、马先蒿、马牙硝【芒硝】、玛瑙、芒硝、密陀僧、母丁香、牡蛎、木鳖子、木瓜、木兰皮、木虻【虻虫】、木桃、木通、木香、木贼；（以N开头）南木香、硇砂、脑麝、腻粉、牛角、女萎【玉竹】；（以O开头）藕汁、藕粉；（以P开头）排风草、蓬术【莪术】、砒霜、茈胡【柴胡】、葡萄枝、蒲黄、朴青；（以Q开头）麒麟竭【血竭】、千金子、铅白霜【铅霜】、茜草、茜根、羌活、蜣螂、蔷薇根皮、蔷薇茎叶、茄种、茄子根、秦艽、青黛、青蒿、青礞石、青苇、青盐、青羊角、轻粉、楸白皮、全蝎；（以R开头）人参芦头【人参】、肉苁蓉、肉桂；（以S开头）生葛根【葛根】、沙参、砂仁、山豆根、山药、山楂、杉材、杉木节、珊瑚、蛇黄、蛇蜕皮、麝香、神曲、生艾汁、生木瓜【木瓜】、生柞木【柞木】、石胆、石决明、石榴根、石蟹、石盐、石燕子【石燕】、石脂、食盐、熟艾、鼠尾草、薯蓣【山药】、水晶、水银、松节、松糖、松叶、松香、松脂、苏枋木【苏木】、苏木、苏木节、苏子【紫苏子】、蒜、酸石榴；（以T开头）桃白皮、桃花石、桃枝并叶、天蓼木、天麻、天南星、天台乌药【乌药】、天竺黄、甜竹根、铁粉、葶苈【葶苈子】、通石、铜绿、兔脑髓、兔丝子【菟丝子】；（以W开头）王不留行、文蛤、莴苣子、乌鸡子清【鸡子】、乌梅、乌头、乌药、乌鱼骨、无名异、五倍【五倍子】、五倍子、五加皮;(以 X 开头)熏黄【雄黄】、细香墨【墨】、仙灵脾【淫羊藿】、香薷草、蘘荷根、象齿、象皮、象牙、消石【硝石】、小麦麸、杏叶、雄鸡肝、熊胆、续断、续随子【千金子】、玄石、薰陆香;(以 Y 开头)延胡索、盐绿、羊桃根、羊蹄【土大黄根】、羊蹄根【土大黄】、羊子肝【羊肝】、阳起石、夜明沙【夜明砂】、益智、英粉、罂粟壳、预知子、云母、芸薹;(以 Z 开头)灶突墨【百草霜】、梓州厚朴【厚朴】、枣叶、皂荚瘤节、皂荚【皂角】、皂荚针【皂角刺】、泽泻、曾青、樟木瘤节、枳壳、枳实、猪肝、猪苓、猪蹄、猪脂、苎根【苎麻根】、紫草、紫葛、紫石英、紫檀香、自然铜、棕榈皮。

宋代切制方法有 28 种，包括切、研、碎、刮、槌(捶)、捣、削、擘、打、劈、磨、剉、为(作)粉、拍、截、杵、水飞、碾、镑、为末、破开、为屑、为散、斫、片、撕、剪。

其中，切的药物有 87 种，如生姜、黄连、大黄等。

研的药物有 145 种，如血竭、乳香、没药等。

碎的药物有 1 种，即石膏。

刮的药物有 9 种，如干姜、槟榔、山药等。

槌 /(捶)的药物有 19 种，如石膏、乌梅、滑石等。

捣的药物有 77 种，如栀子、白前、人参等。

拍的药物有 2 种，即胡椒、皂角刺。

削的药物有 7 种，如杜仲、木通、肉桂等。

擘的药物有 6 种，如黄芪、大枣、乌梅等。

打的药物有 4 种，如丹砂【朱砂】、硫磺【硫黄】、雄黄等。

劈的药物有 4 种，如大枣、百合、杉材等。

剉的药物有 169 种，如大黄、木通、当归等。

截的药物有 1 种，即黄芪。

杵的药物有 24 种，如乳香、没药、干漆等。

磨的药物有 8 种，如雄黄、沉香、槟榔等。

为(作)粉的药物有 1 种，即干葛。

碾的药物有 9 种，如乳香、没药、地龙等。

镑的药物有 8 种，如犀角、羚羊角、玳瑁等。

为末的药物有 25 种，如白及、贯众、茯苓等。

破开的药物有 3 种，即甘草、鸡肝、猪肝。

为屑的药物有 4 种，如羚羊角、鹿角、葛根。

为散的药物有 1 种，即鹤虱。

斫的药物有 1 种，即代赭【赭石】。

片的药物有 1 种，即前胡。

撕的药物有 1 种，即棕榈皮。

剪的药物有 3 种，即乱发【血余】、没药、橘叶。

水飞法多与其他方法配合使用，主要涉及 17 味药，包括白石英、蚌粉、光明砂【朱砂】、丹砂【朱砂】、黄丹、硫磺【硫黄】、石膏、石决明、石蟹、水晶、雄黄、珍珠、紫石英、自然铜、琥珀、姜石、滑石、雌黄。

具体见表 3-4。

表 3–4　宋代切制药物统计表

切制方法	药名	摘录	文献名称	文献编号
研	阿魏	研。	太平圣惠方	21
		细研。	鸡峰普济方	36
	安息香	用胡桃穰（瓤）研。	苏沈良方	23
		研。	苏沈良方	23
	白矾	微敲，研。	旅舍备要方	24
		研为粉。	鸡峰普济方	36
		枯，研。	女科百问	53
		研。	女科百问	53
	白胶香	细研。	鸡峰普济方	36
		研。	小儿卫生总微论方	38
		研。	三因极一病证方论	41
		研。	济生方	46
	白芥子	细研。	重修政和经史证类备用本草	30
	白石英	细研，水飞过。	太平圣惠方	21
		研为粉。	鸡峰普济方	36
	白石脂	研如粉。	重修政和经史证类备用本草	30
	白玉屑【玉屑】	细研。	太平圣惠方	21
	百草霜	研令极细，再罗过。	太平惠民和剂局方	37
	白蔹	研。	校正集验背疽方	44
	柏脂	细研。	太平圣惠方	21
	柏子仁	研，用纸裹压去出油。	博济方	22
		研。	普济本事方	35
		研。	女科百问	53
	蚌粉	细研。	太平圣惠方	21
		研极细，水飞过。	小儿卫生总微论方	38
	贝齿	烧，研。	伤寒总病论	27
	草薢	研细。	校注妇人良方	45
	蓖麻子	细研。	重修政和经史证类备用本草	30
	壁鱼【衣鱼】	研。	太平圣惠方	21
	舶上硫黄【硫黄】	细研。	旅舍备要方	24
	草乌	研为末。	急救仙方	51
	曾青	研为粉。	鸡峰普济方	36
	蟾酥	研。	小儿药证直诀	28
	辰砂【朱砂】	研。	小儿药证直诀	28
		研。	洪氏集验方	40
		研。	三因极一病证方论	41
		研。	校注妇人良方	45
	沉香	研。	济生方	46
	赤石脂	研。	洪氏集验方	40
	雌黄	细研。	太平圣惠方	21
	大瓜	大者一枚，破为两段，去瓤子，入通明乳香一两，研。	脚气治法总要	26

续表

切制方法	药名	摘录	文献名称	文献编号
研	大黄	细研。	鸡峰普济方	36
	大理石	研如粉。	圣济总录	32
	大麻仁【火麻仁】	研。	校注妇人良方	45
	代赭石【赭石】	研为粉。	鸡峰普济方	36
	熏黄【雄黄】	研。	太平圣惠方	21
	丹砂【朱砂】	细研水飞。	太平圣惠方	21
		研。	伤寒总病论	27
		细研。	重修政和经史证类备用本草	30
		研为粉。	鸡峰普济方	36
	胆矾	研。	全生指迷方	33
	铛墨	以水或酒细研。	重修政和经史证类备用本草	30
	稻米	水淘生研。	太平圣惠方	21
	滴乳【乳香】	研。	女科百问	53
	滴乳香末【乳香】	研。	小儿卫生总微论方	38
	地黄	细研。	鸡峰普济方	36
		研，取汁留滓，炒。	校注妇人良方	45
	冬消梨	研，绞取汁。	太平圣惠方	21
	恶实【牛蒡子】	研末。	重修政和经史证类备用本草	30
	矾石	细研末。	重修政和经史证类备用本草	30
		研为粉。	鸡峰普济方	36
		煅，研。	校注妇人良方	45
	粉霜	研。	苏沈良方	23
		研。	小儿药证直诀	28
	枫香脂	细研为散。	重修政和经史证类备用本草	30
		研。	圣济总录	32
		细研。	鸡峰普济方	36
	伏龙肝	细研。	太平圣惠方	21
		细研。	鸡峰普济方	36
		研细末。	小儿卫生总微论方	38
	釜底煤	研。	类证活人书	29
	甘菊花头子【菊花】	研为末。	脚气治法总要	26
	干柿	煮软，细研如糊。	太平圣惠方	21
	瓜蒌子	研。	校注妇人良方	45
	光明砂【朱砂】	细研，水飞过。	太平圣惠方	21
	蛤粉	研。	全生指迷方	33
	海蛤	细研。	太平圣惠方	21
	海螵蛸	细研。	太平圣惠方	21
	寒水石	研。	太平圣惠方	21
		研。	小儿药证直诀	28
		研为粉。	鸡峰普济方	36
		飞，研。	小儿卫生总微论方	38
	鹤虱	细研。	重修政和经史证类备用本草	30
	红花子	微熬，研碎。	重修政和经史证类备用本草	30

续表

切制方法	药名	摘录	文献名称	文献编号
研	胡粉【铅粉】	细研。	小儿卫生总微论方	38
	琥珀	研如粉。	重修政和经史证类备用本草	30
		研。	圣济总录	32
		研。	产育宝庆集	34
		细研。	鸡峰普济方	36
		研。	小儿卫生总微论方	38
		研。	洪氏集验方	40
		研。	传信适用方	42
		研。	卫生家宝产科备要	43
		研细。	卫生家宝产科备要	43
		细研。	校注妇人良方	45
		研如粉。	类编朱氏集验医方	50
		研。	女科百问	53
	花蕊石	研为粉。	鸡峰普济方	36
	滑石	研。	伤寒总病论	27
		研细。	小儿药证直诀	28
		研粉。	重修政和经史证类备用本草	30
		研如面。	重修政和经史证类备用本草	30
		研。	全生指迷方	33
		研为粉。	鸡峰普济方	36
		急用研细即得。	太平惠民和剂局方	37
		研细。	洪氏集验方	40
		研细。	卫生家宝产科备要	43
		研。	校注妇人良方	45
	黄丹【铅丹】	细研，火飞过，水飞过。	急救仙方	51
	藕粉	研。	伤寒总病论	27
	金牙石	研为粉。	鸡峰普济方	36
	井泉石	用之当细研为粉，不尔，使人淋。	重修政和经史证类备用本草	30
	空青	细研。	太平圣惠方	21
	枯白矾灰	研。	小儿卫生总微论方	38
	葵子	研。	校注妇人良方	45
	李核仁	去皮，细研。	重修政和经史证类备用本草	30
	理石	细研如粉。	太平圣惠方	21
		研为粉。	鸡峰普济方	36
	灵砂【朱砂】	研细。	类编朱氏集验医方	50
	羚羊角	以索子扎缚定一处，镑取细末，再研粉。	博济方	22
	硫黄	细研，水飞过。	太平圣惠方	21
		研。	产育宝庆集	34
		研为粉。	鸡峰普济方	36
		研细。	太平惠民和剂局方	37
		研细，水飞过。	太平惠民和剂局方	37
		研。	校注妇人良方	45

续表

切制方法	药名	摘录	文献名称	文献编号
研	硫磺【硫黄】	研。	伤寒总病论	27
		研（与水银）。	小儿药证直诀	28
		研如粉。	卫生家宝产科备要	43
	龙齿	细研如粉。	太平圣惠方	21
		研。	伤寒总病论	27
		研。	普济本事方	35
		研细。	小儿卫生总微论方	38
		研。	校注妇人良方	45
	龙骨	研。	伤寒总病论	27
		研。	急救仙方	51
	龙脑	研，焙。	小儿药证直诀	28
		细研。	重修政和经史证类备用本草	30
		研。	普济本事方	35
		细研。	鸡峰普济方	36
		研极细。	太平惠民和剂局方	37
		研。	校注妇人良方	45
		研。	女科百问	53
		研。	太平圣惠方	21
	芦荟	细研。	太平圣惠方	21
		细研。	鸡峰普济方	36
		研。	小儿卫生总微论方	38
		细研。	洪氏集验方	40
		研。	洪氏集验方	40
	炉甘石	研。	博济方	22
	硇砂【硇砂】	研。	伤寒总病论	27
	鹿角尖	用研，钵内同老米醋浓磨。	类编朱氏集验医方	50
	螺青	研。	洪氏集验方	40
	绿豆	水淘生研。	太平圣惠方	21
	绿豆粉	研。	小儿卫生总微论方	38
	麻黄	研。	产育宝庆集	34
	麻仁	研。	济生方	46
	麻子	研。	旅舍备要方	24
		研。	疮疡经验全书	68
	马珂	研。	太平圣惠方	21
	马牙硝【芒硝】	研。	旅舍备要方	24
		研细。	小儿卫生总微论方	38
		研。	洪氏集验方	40
	玛瑙	细研。	太平圣惠方	21
	芒硝	研。	三因极一病证方论	41
		研。	卫生家宝产科备要	43

续表

切制方法	药名	摘录	文献名称	文献编号
研	没药	研。	产育宝庆集	34
		研。	普济本事方	35
		细研。	鸡峰普济方	36
		研。	洪氏集验方	40
		研为末。	洪氏集验方	40
		研。	三因极一病证方论	41
		研。	卫生家宝产科备要	43
		研。	校注妇人良方	45
		研。	类编朱氏集验医方	50
		研。	产宝杂录	52
		研。	女科百问	53
	密陀僧	研。	太平圣惠方	21
		细研。	重修政和经史证类备用本草	30
	木鳖子	去皮，研。	三因极一病证方论	41
	硇砂	研，飞过。	博济方	22
		研。	普济本事方	35
		研为粉。	鸡峰普济方	36
		研。	产宝杂录	52
	脑麝	研。	小儿药证直诀	28
	腻粉	水银同研。	小儿药证直诀	28
	牛黄	研。	苏沈良方	23
		研。	旅舍备要方	24
		细研。	重修政和经史证类备用本草	30
		研。	全生指迷方	33
		研为粉。	鸡峰普济方	36
		研令细。	太平惠民和剂局方	37
		细研。	小儿卫生总微论方	38
		研。	洪氏集验方	40
		研碎。	三因极一病证方论	41
	硼砂	研。	伤寒总病论	27
		研。	小儿药证直诀	28
		研为粉。	鸡峰普济方	36
		研。	小儿卫生总微论方	38
	砒霜	细研。	太平圣惠方	21
		细研。	重修政和经史证类备用本草	30
		研如粉。	重修政和经史证类备用本草	30
		研。	全生指迷方	33
		研飞如粉。	普济本事方	35
	蒲黄	研。	小儿卫生总微论方	38
	朴青	细研。	太平圣惠方	21
	麒麟竭【血竭】	细研为末。	重修政和经史证类备用本草	30
		研极细。	太平惠民和剂局方	37
		研。	传信适用方	42

续表

切制方法	药名	摘录	文献名称	文献编号
研	千金子	研。	校注妇人良方	45
		研。	女科百问	53
	铅白霜【铅霜】	研。	圣济总录	32
	铅霜	研。	太平圣惠方	21
		细研。	太平圣惠方	21
		研。	小儿药证直诀	28
		细研为散。	重修政和经史证类备用本草	30
		研。	全生指迷方	33
		研为粉。	鸡峰普济方	36
		研细。	小儿卫生总微论方	38
	青黛	研。	太平圣惠方	21
		细研。	太平圣惠方	21
		研。	伤寒总病论	27
		研。	小儿药证直诀	28
		细研。	鸡峰普济方	36
		研。	小儿卫生总微论方	38
	青礞石	研。	苏沈良方	23
	青盐	研为粉。	鸡峰普济方	36
		研。	济生方	46
	轻粉	研。	小儿卫生总微论方	38
		研。	洪氏集验方	40
	全蝎	研。	传信适用方	42
	人参	研为细末。	类编朱氏集验医方	50
	乳香	研。	太平圣惠方	21
		研。	苏沈良方	23
		研。	旅舍备要方	24
		研。	伤寒总病论	27
		细研为末。	重修政和经史证类备用本草	30
		研。	圣济总录	32
		研。	产育宝庆集	34
		以乳钵坐水盆中研。	普济本事方	35
		研。	普济本事方	35
		细研。	鸡峰普济方	36
		研极细。	太平惠民和剂局方	37
		研。	洪氏集验方	40
		柳木槌研。	三因极一病证方论	41
		研。	传信适用方	42
		研成末。	卫生家宝产科备要	43
		研。	校注妇人良方	45
		研。	济生方	46
		研。	类编朱氏集验医方	50
		研。	急救仙方	51
	乳香末【乳香】	乳钵内研细末，外以冷水浸钵，轻研。	卫生家宝产科备要	43

续表

切制方法	药名	摘录	文献名称	文献编号
研	砂仁	研末。	疮疡经验全书	68
	山楂	研碎，炒，磨去子。	疮疡经验全书	68
	珊瑚	细研如粉。	重修政和经史证类备用本草	30
	麝香	研。	太平圣惠方	21
		研。	旅舍备要方	24
		研。	伤寒总病论	27
		研。	小儿药证直诀	28
		细研。	重修政和经史证类备用本草	30
		研。	全生指迷方	33
		研。	产育宝庆集	34
		研。	普济本事方	35
		细研。	鸡峰普济方	36
		研令细。	太平惠民和剂局方	37
		研。	小儿卫生总微论方	38
		研。	洪氏集验方	40
		研。	三因极一病证方论	41
		研。	传信适用方	42
		研为细末。	卫生家宝产科备要	43
		研极细。	卫生家宝产科备要	43
		研。	校注妇人良方	45
		细研。	类编朱氏集验医方	50
		研。	女科百问	53
	生艾汁	如无，以水浓研熟艾亦得。	伤寒总病论	27
	石胆	细研。	太平圣惠方	21
		细研如面。	重修政和经史证类备用本草	30
		研为粉。	鸡峰普济方	36
	石膏	细研，水飞过。	太平圣惠方	21
		研。	伤寒总病论	27
		细研。	全生指迷方	33
		研。	产育宝庆集	34
		研细，水飞。	普济本事方	35
		研为粉。	鸡峰普济方	36
		研细。	小儿卫生总微论方	38
		研如粉。	传信适用方	42
		细研如粉。	卫生家宝产科备要	43
		研极细。	校注妇人良方	45
		细研。	类编朱氏集验医方	50
		研。	女科百问	53
	石决明	细研，水飞过。	太平圣惠方	21
	石硫磺【硫黄】	研如粉。	重修政和经史证类备用本草	30
		以柳木槌研三两日。	重修政和经史证类备用本草	30
		牛角研令极细。	重修政和经史证类备用本草	30
	石蟹	细研，水飞过。醋磨。	重修政和经史证类备用本草	30
	石燕	研为粉。	鸡峰普济方	36

续表

切制方法	药名	摘录	文献名称	文献编号
研	石燕子【石燕】	研。	传信适用方	42
	石脂	研为粉。	鸡峰普济方	36
	薯蓣【山药】	放砂盆中细研。	履巉岩本草	55
	水晶	细研。	太平圣惠方	21
		细研，水飞过。	太平圣惠方	21
	水银	与硫黄同研无星。	苏沈良方	23
		研不见星，如黑煤色为度。	小儿药证直诀	28
		与腻粉同研。	小儿药证直诀	28
		以枣肉同研无星用。	圣济总录	32
	松糖	研。	急救仙方	51
	松香	细研。	鸡峰普济方	36
	松脂	细研。	太平圣惠方	21
		研极细。	太平惠民和剂局方	37
	苏木节	研。	小儿卫生总微论方	38
	蒜	研膏。	校注妇人良方	45
	太阴玄精【玄精石】	研细。	太平圣惠方	21
	天南星	研为末。	小儿卫生总微论方	38
	天竺黄	细研。	太平圣惠方	21
		研。	小儿药证直诀	28
		细研。	圣济总录	32
		研。	全生指迷方	33
		细研。	鸡峰普济方	36
		研。	小儿卫生总微论方	38
	铁粉	细研。	太平圣惠方	21
		水研。	小儿卫生总微论方	38
		研。	女科百问	53
	葶苈【葶苈子】	研。	女科百问	53
	铜绿	研。	太平圣惠方	21
	兔脑髓	去皮膜，研如膏。	校注妇人良方	45
	菟丝子	酒浸湿，研。	三因极一病证方论	41
	莴苣子	细研。	重修政和经史证类备用本草	30
	乌鱼骨	研极细，飞过用。	博济方	22
	乌贼鱼骨【海螵蛸】	细研。	重修政和经史证类备用本草	30
	五灵脂	研。	苏沈良方	23
		多夹沙石，绝难修治。若用之，先以酒研飞，炼，令去沙石乃佳。	重修政和经史证类备用本草	30
		研。	产育宝庆集	34
		研。	卫生家宝产科备要	43
	细香墨【墨】	研。	女科百问	53
	蘘荷根	研，绞取汁。	太平圣惠方	21

续表

切制方法	药名	摘录	文献名称	文献编号
研	消石【硝石】	细研如粉。	太平圣惠方	21
		生，研为细末。	重修政和经史证类备用本草	30
		研。	女科百问	53
	硝石	研。	伤寒总病论	27
		研。	普济本事方	35
	雄黄	研如粉。	太平圣惠方	21
		细研。	苏沈良方	23
		研。	伤寒总病论	27
		研。	全生指迷方	33
		研，水飞。	小儿卫生总微论方	38
		研。	三因极一病证方论	41
		研。	校注妇人良方	45
		研末。	女科百问	53
	熊胆	细研。	太平圣惠方	21
		研。	太平圣惠方	21
		温水化研。	小儿卫生总微论方	38
	续随子【千金子】	研碎。	重修政和经史证类备用本草	30
		去壳研，以纸裹，用物压出油，重研末。	重修政和经史证类备用本草	30
		去壳研细。以纸包压去油。	疮疡经验全书	68
	玄石	研为粉。	鸡峰普济方	36
	血竭	研。	洪氏集验方	40
		研。	类编朱氏集验医方	50
		研。	急救仙方	51
		研。	女科百问	53
	薰陆香	研。	普济本事方	35
	盐绿	研。	太平圣惠方	21
	阳起石	研如粉。	太平圣惠方	21
		研如粉。	圣济总录	32
		研为粉。	鸡峰普济方	36
		研。	校注妇人良方	45
		细研。	济生方	46
	英粉	研碎。	太平圣惠方	21
	禹余粮	用之宜细研，以水洮（淘），取汁澄之，勿令有沙土也。	重修政和经史证类备用本草	30
		研为粉。	鸡峰普济方	36
	玉屑	研为粉。	鸡峰普济方	36
	郁李仁	研如杏酥。	重修政和经史证类备用本草	30
	云母	研为粉。	鸡峰普济方	36
	泽泻	研成块子。	传信适用方	42

续表

切制方法	药名	摘录	文献名称	文献编号
研	珍珠	细研，水飞过。	太平圣惠方	21
		为药须久研如粉面，方堪服饵。研之不细，伤人脏腑。	重修政和经史证类备用本草	30
		研。	圣济总录	32
	珍珠末	研。	小儿药证直诀	28
	珍珠母	研如粉。	普济本事方	35
		研如粉。	女科百问	53
	钟乳【钟乳石】	研。	校注妇人良方	45
	钟乳粉【钟乳石】	研为粉。	鸡峰普济方	36
	朱砂	细研，水飞过。	太平圣惠方	21
		研。	旅舍备要方	24
		研。	小儿药证直诀	28
		研。	圣济总录	32
		研。	全生指迷方	33
		研。	产育宝庆集	34
		研水飞。	普济本事方	35
		细研。	小儿卫生总微论方	38
		研细。	小儿卫生总微论方	38
		研，飞。	小儿卫生总微论方	38
		研。	洪氏集验方	40
		研。	传信适用方	42
		研如粉。	卫生家宝产科备要	43
		细研。	校注妇人良方	45
		研。	女科百问	53
	紫石英	细研如粉。	太平圣惠方	21
		细研，水飞过。	太平圣惠方	21
		研。	伤寒总病论	27
		研如粉。	圣济总录	32
		研。	产育宝庆集	34
		研，水飞。	普济本事方	35
		研为粉。	鸡峰普济方	36
	自然铜	细研。	太平圣惠方	21
		研极细，水飞过。	重刊本草衍义	31
		研为粉。	鸡峰普济方	36
		研极细。	校注妇人良方	45
剉	阿胶	剉碎。	博济方	22
		剉碎。	卫生家宝产科备要	43
		剉。	济生方	46
	艾叶	细剉。	重修政和经史证类备用本草	30
	安息香	三两细剉，以无灰酒一升浸一宿，以瓷碗中盛重汤煮成膏。	太平圣惠方	21
		五两，细剉，入蜜十两，煎成膏。	太平圣惠方	21

续表

切制方法	药名	摘录	文献名称	文献编号
剉	白茯苓【茯苓】	去黑皮，剉。	校正集验背疽方	44
剉	白僵蚕【僵蚕】	剉。	卫生家宝产科备要	43
剉	白茅根	剉。	太平圣惠方	21
剉	白茅根	剉。	小儿卫生总微论方	38
剉	白芍药【白芍】	剉。	太平圣惠方	21
剉	白芍药【白芍】	剉。	小儿卫生总微论方	38
剉	白芍药【白芍】	剉。	卫生家宝产科备要	43
剉	白术	剉碎。	博济方	22
剉	白术	细剉。	全生指迷方	33
剉	白术	剉。	太平惠民和剂局方	37
剉	白术	剉。	洪氏集验方	40
剉	白术	剉。	卫生家宝产科备要	43
剉	白檀【檀香】	剉。	普济本事方	35
剉	白檀香【檀香】	剉。	太平圣惠方	21
剉	白头翁	剉。	太平圣惠方	21
剉	白薇	剉，焙。	卫生家宝产科备要	43
剉	白芷	剉碎。	太平惠民和剂局方	37
剉	白芷	剉。	类编朱氏集验医方	50
剉	百灵藤	细剉。	太平圣惠方	21
剉	柏白皮	剉。	太平圣惠方	21
剉	半夏曲	剉。	济生方	46
剉	贝母	剉。	卫生家宝产科备要	43
剉	扁蓄【萹蓄】	细剉。	重修政和经史证类备用本草	30
剉	鳖甲	剉作片子。	圣济总录	32
剉	鳖甲	剉成小片。	普济本事方	35
剉	鳖甲	剉成粗末。	鸡峰普济方	36
剉	槟榔	细剉。	太平圣惠方	21
剉	槟榔	剉。	圣济总录	32
剉	槟榔	剉碎。	卫生家宝产科备要	43
剉	苍耳根	剉。	太平圣惠方	21
剉	草乌	每个破作两片，剉如骰子大。	类编朱氏集验医方	50
剉	草乌	剉碎。	类编朱氏集验医方	50
剉	菖蒲【石菖蒲】	剉。	太平圣惠方	21
剉	菖蒲【石菖蒲】	剉。	重刊本草衍义	31
剉	菖蒲【石菖蒲】	剉碎。	太平惠民和剂局方	37
剉	常山	剉碎。	太平惠民和剂局方	37
剉	车前子	剉。	全生指迷方	33
剉	沉香	剉。	圣济总录	32
剉	沉香	剉碎，捣罗为细末。	太平惠民和剂局方	37
剉	沉香	剉。	小儿卫生总微论方	38
剉	沉香	剉。	洪氏集验方	40
剉	陈皮	剉。	小儿药证直诀	28
剉	赤茯苓【茯苓】	去皮，剉。	卫生家宝产科备要	43
剉	赤芍药【赤芍】	剉。	卫生家宝产科备要	43

续表

切制方法	药名	摘录	文献名称	文献编号
剉	赤石脂	块剉。	伤寒总病论	27
	楮白皮	剉。	太平圣惠方	21
	川大黄【大黄】	剉碎。	太平圣惠方	21
	川苦楝【川楝子】	和核剉片。	小儿卫生总微论方	38
	川穹【川芎】	剉。	太平惠民和剂局方	37
		剉碎。	太平惠民和剂局方	37
		剉。	洪氏集验方	40
		剉。	类编朱氏集验医方	50
	川芎	剉。	卫生家宝产科备要	43
		剉开。	卫生家宝产科备要	43
	川芍	剉。	小儿药证直诀	28
	川升麻【升麻】	剉。	卫生家宝产科备要	43
	川乌	大者破作四边，小者破作两边，剉如骰子大。	类编朱氏集验医方	50
	川郁金【郁金】	剉。	小儿卫生总微论方	38
	穿山甲	剉碎。	普济本事方	35
	垂柳梢	剉。	太平圣惠方	21
	椿根白皮【椿白皮】	剉。	济生方	46
	刺猬	剉。	洪氏集验方	40
	大腹皮	剉。	太平圣惠方	21
		剉。	小儿卫生总微论方	38
	大黄	剉碎。	太平圣惠方	21
		粗剉。	重修政和经史证类备用本草	30
		剉如骰子样。	圣济总录	32
		剉碎。	小儿卫生总微论方	38
		剉碎。	卫生家宝产科备要	43
		微炒，剉。	校正集验背疽方	44
		剉。	济生方	46
		剉。	女科百问	53
	大戟	剉碎。	太平圣惠方	21
	大麻仁【火麻仁】	剉，研如膏。	太平圣惠方	21
	大螵胶	碎，剉。	洪氏集验方	40
	丹参	细剉。	重修政和经史证类备用本草	30
	淡竹叶	剉。	伤寒总病论	27
	当归	剉。	太平圣惠方	21
	地骨皮	细剉。	重修政和经史证类备用本草	30
	地菘	剉。	太平圣惠方	21
	地榆	剉。	太平圣惠方	21
		细剉。	重修政和经史证类备用本草	30
		剉。	卫生家宝产科备要	43
	丁香	油者，剉碎，怀干。	卫生家宝产科备要	43

续表

切制方法	药名	摘录	文献名称	文献编号
剉	独活	剉。	重修政和经史证类备用本草	30
		剉。	全生指迷方	33
		剉。	太平惠民和剂局方	37
		剉。	三因极一病证方论	41
	防己	剉碎。	卫生家宝产科备要	43
	防葵	剉碎。	太平圣惠方	21
	茯苓	剉。	卫生家宝产科备要	43
	茯神中心木【茯神】	剉如米。	三因极一病证方论	41
	附子	剉作小块子。	全生指迷方	33
	甘草	剉。	太平圣惠方	21
		细剉。	博济方	22
	甘李根	剉。	太平圣惠方	21
	甘遂	剉碎。	博济方	22
		剉。	女科百问	53
	干葛【葛根】	剉。	小儿药证直诀	28
		细剉。	小儿卫生总微论方	38
		剉。	卫生家宝产科备要	43
		剉。	类编朱氏集验医方	50
		剉片。	疮疡经验全书	68
	干蛤蟆【虾蟆】	剉，酒熬膏。	小儿药证直诀	28
	干姜	剉碎。	小儿卫生总微论方	38
	干茄子根	细剉，饭上蒸一炊时。	太平圣惠方	21
	高良姜	剉。	太平圣惠方	21
		细剉，微炒，杵末。	重修政和经史证类备用本草	30
		剉。	鸡峰普济方	36
		剉碎。	太平惠民和剂局方	37
		剉。	洪氏集验方	40
		剉碎，炒。	卫生家宝产科备要	43
		剉，油炒。	卫生家宝产科备要	43
		剉碎。	卫生家宝产科备要	43
		剉。	济生方	46
	葛根	剉。	太平圣惠方	21
	钩藤	剉。	太平圣惠方	21
	瓜蒌	细剉。	太平圣惠方	21
	桂心	剉。	卫生家宝产科备要	43
	海桐皮	剉。	太平圣惠方	21
	好墨【墨】	剉。	类编朱氏集验医方	50
	何首乌	剉。	类编朱氏集验医方	50
		剉。	履巉岩本草	55
	马兰根	剉。	小儿卫生总微论方	38
	恒山【常山】	剉。	太平圣惠方	21
	红花	剉。	类编朱氏集验医方	50

续表

切制方法	药名	摘录	文献名称	文献编号
剉	厚朴	剉作小块子。	全生指迷方	33
		剉。	校正集验背疽方	44
		剉。	类编朱氏集验医方	50
	虎杖	剉。	太平圣惠方	21
		细剉。	太平圣惠方	21
		剉。	卫生家宝产科备要	43
	琥珀	细剉。	太平圣惠方	21
	槐白皮	剉。	太平圣惠方	21
	槐木瘤节	剉。	太平圣惠方	21
	槐树寄生	细剉。	太平圣惠方	21
	黄柏	剉。	小儿卫生总微论方	38
	黄芩	剉。	太平圣惠方	21
	黄明胶	剉。	卫生家宝产科备要	43
	黄芪	剉碎。	重修政和经史证类备用本草	30
		剉。	产育宝庆集	34
		剉。	小儿卫生总微论方	38
		剉。	卫生家宝产科备要	43
		剉碎。	卫生家宝产科备要	43
		拣，不用叉附及蛀者，剉作二寸长截。	校正集验背疽方	44
		剉。	济生方	46
	黄松节	剉。	太平圣惠方	21
	黄松木节【黄松节】	剉。	太平圣惠方	21
	茴根	剉。	太平圣惠方	21
	鸡骨降真香【降香】	剉。	类编朱氏集验医方	50
	姜黄	剉。	卫生家宝产科备要	43
	降香	剉。	小儿卫生总微论方	38
	京三棱【三棱】	炮，剉。	太平圣惠方	21
		微煨，剉。	太平圣惠方	21
		剉。	全生指迷方	33
		细剉，酒浸一宿。	济生方	46
		剉。	济生方	46
	荆三棱【三棱】	剉末。	普济本事方	35
	桔梗	细剉。	重修政和经史证类备用本草	30
	苦参	剉。	太平圣惠方	21
	苦竹叶	剉。	太平圣惠方	21
	葵根	剉。	太平圣惠方	21
	狼毒	剉碎。	太平圣惠方	21
		剉。	济生方	46
	狼牙	细剉。	重修政和经史证类备用本草	30
	荔根	剉。	太平圣惠方	21
	连皮大腹	剉。	全生指迷方	33
	练鹊	细剉。	重修政和经史证类备用本草	30

续表

切制方法	药名	摘录	文献名称	文献编号
剉	楝根	剉。	重修政和经史证类备用本草	30
	羚羊角	剉。	全生指迷方	33
		剉成粗末。	鸡峰普济方	36
		剉，取末。	小儿卫生总微论方	38
	刘寄奴	剉。	卫生家宝产科备要	43
	柳白皮	剉。	太平圣惠方	21
	柳枝	细剉。	太平圣惠方	21
	柳枝并叶	细剉。	太平圣惠方	21
	龙胆	浙中又有山龙胆草，味苦涩，取根细剉，用生姜自然汁浸一宿，去其性，焙干，捣。	重修政和经史证类备用本草	30
	龙角	剉成粗末。	鸡峰普济方	36
	龙脑薄荷	剉。	太平圣惠方	21
	芦根	剉。	太平圣惠方	21
		剉。	重修政和经史证类备用本草	30
	鹿角	剉。	洪氏集验方	40
	露蜂房【蜂房】	剉碎。	传信适用方	42
	马鞭草	剉细。	重修政和经史证类备用本草	30
	马兜铃	细剉，和皮子。	太平圣惠方	21
		剉。	太平圣惠方	21
	马先蒿	细剉，炒为末。	重修政和经史证类备用本草	30
	茅根【白茅根】	剉。	太平圣惠方	21
		洗，剉。	伤寒总病论	27
	木兰皮	剉。	太平圣惠方	21
	木通	剉。	太平圣惠方	21
	木香	细剉。	太平惠民和剂局方	37
	木贼	细剉。	重刊本草衍义	31
	牛角	剉。	鸡峰普济方	36
	牛膝	细剉为末。	重修政和经史证类备用本草	30
	蓬术【莪术】	细剉。	济生方	46
	茈胡【柴胡】	细剉。	重修政和经史证类备用本草	30
	萹竹叶【萹蓄】	剉。	太平圣惠方	21
	葡萄枝	剉。	太平圣惠方	21
	茜草	剉。	太平圣惠方	21
	茜根【茜草】	入药剉炒用，生捣罗为散。	重修政和经史证类备用本草	30
		剉。	小儿卫生总微论方	38
	羌活	剉。	太平惠民和剂局方	37
	蔷薇根皮	剉，洗去泥土。	太平圣惠方	21
	秦艽	去苗，细剉。	重修政和经史证类备用本草	30
	秦皮	剉。	伤寒总病论	27
	青蒿	细剉。	重修政和经史证类备用本草	30
	青苇	剉。	太平圣惠方	21
	楸白皮	剉。	太平圣惠方	21

续表

切制方法	药名	摘录	文献名称	文献编号
剉	人参芦头【人参】	细剉。	太平圣惠方	21
	肉苁蓉	剉。	类编朱氏集验医方	50
	三棱	剉，醋浸一宿。	博济方	22
	桑白皮	剉。	博济方	22
		剉。	脚气治法总要	26
	桑根白皮【桑白皮】	剉。	太平圣惠方	21
	桑枝	剉。	太平圣惠方	21
	山药	剉。	太平惠民和剂局方	37
	杉木节	剉。	太平圣惠方	21
	芍药	剉碎。	太平惠民和剂局方	37
		剉。	卫生家宝产科备要	43
	神曲	细剉。	卫生家宝产科备要	43
	生犀	剉末。	小儿药证直诀	28
	生柞木	剉。	校注妇人良方	45
	石菖蒲	剉。	卫生家宝产科备要	43
	石斛	细剉。	三因极一病证方论	41
	石榴根	剉，净洗。	太平圣惠方	21
	石榴皮	剉碎。	太平圣惠方	21
	石盐	剉。	太平圣惠方	21
	熟艾	剉。	太平圣惠方	21
	松节	（取茯神中根心子用）一两，剉如米。	脚气治法总要	26
	苏木	剉。	类编朱氏集验医方	50
	檀香	剉碎，捣罗为细末。	太平惠民和剂局方	37
		剉屑。	传信适用方	42
	桃白皮	剉。	太平圣惠方	21
	桃枝并叶	细剉。	太平圣惠方	21
	天蓼木	剉。	太平圣惠方	21
	天麻	剉。	太平圣惠方	21
		细剉。	洪氏集验方	40
		剉。	女科百问	53
	天南星	剉。	太平圣惠方	21
		挫。	小儿药证直诀	28
		剉如豆大，以炉灰汁浸一宿，取出，洗净，焙干，捣末用。	重修政和经史证类备用本草	30
	天台乌药【乌药】	剉。	类编朱氏集验医方	50
	甜竹根	剉。	太平圣惠方	21
	乌鸡	将其肉碎剉，毛即烧灰，亦同酿酒。	太平圣惠方	21
	乌头	剉。	三因极一病证方论	41
	乌药	剉。	脚气治法总要	26
		剉碎。	小儿卫生总微论方	38
	犀角	剉成粗末。	鸡峰普济方	36

续表

切制方法	药名	摘录	文献名称	文献编号
剉	仙灵脾【淫羊藿】	一斤，细剉，以酒七升，煮至二升，滤出滓。	太平圣惠方	21
	象皮	剉片，火炙。	疮疡经验全书	68
	续断	剉碎。	太平惠民和剂局方	37
	延胡索	剉碎。	博济方	22
	羊桃根	剉。	太平圣惠方	21
	羊蹄【土大黄】	剉。	重修政和经史证类备用本草	30
		剉根。	重刊本草衍义	31
	野葛	剉。	太平圣惠方	21
	淫羊藿	细剉。	重修政和经史证类备用本草	30
	罂粟壳	细剉。	小儿卫生总微论方	38
	榆白皮	剉。	太平圣惠方	21
	郁金	剉。	卫生家宝产科备要	43
	皂荚瘤节	剉。	太平圣惠方	21
	皂荚针	剉。	太平圣惠方	21
	皂角	剉碎。	校正集验背疽方	44
	泽泻	水洗，剉作块。	校正集验背疽方	44
	樟木瘤节	剉。	太平圣惠方	21
	枳壳	去穰（瓤）剉碎。	卫生家宝产科备要	43
	枳实	剉。	卫生家宝产科备要	43
	猪蹄	剉。	太平圣惠方	21
	苎根【苎麻根】	剉。	产宝杂录	52
	苧根【苎麻根】	剉。	重修政和经史证类备用本草	30
	梓树皮	细剉。	太平圣惠方	21
	梓州厚朴【厚朴】	细剉。	小儿药证直诀	28
	紫草	细剉。	重修政和经史证类备用本草	30
	紫葛	剉。	太平圣惠方	21
		细剉。	重修政和经史证类备用本草	30
	紫檀香	剉。	太平圣惠方	21
切	阿胶	切碎。	类证活人书	29
	阿魏	薄切，微焙。	苏沈良方	23
	艾叶	切。	卫生家宝产科备要	43
	芭蕉根	切。	太平圣惠方	21
	白术	切。	卫生家宝产科备要	43
		切作片子。	卫生家宝产科备要	43
	白芷	切片。	类编朱氏集验医方	50
	半夏	汤洗七次，薄切，姜汁浸一日，焙。	小儿卫生总微论方	38
		薄切片。	校注妇人良方	45
		切作片，薄如纸。	类编朱氏集验医方	50
	蘗木【黄柏】	片切。	重修政和经史证类备用本草	30
	苍术	切片。	类编朱氏集验医方	50
	菖蒲【石菖蒲】	薄切，令日干。	重修政和经史证类备用本草	30
	车前草	切。	伤寒总病论	27

续表

切制方法	药名	摘录	文献名称	文献编号
切	赤茯苓【茯苓】	切。	洪氏集验方	40
	樗白皮	细切，捣如泥。	重修政和经史证类备用本草	30
	川大黄【大黄】	切。	博济方	22
	川乌头【川乌】	切作片，水浸一宿，切作算子条。	三因极一病证方论	41
	葱白	切。	太平圣惠方	21
	大腹皮	切。	类证活人书	29
	大黄	大黄二大两，切如棋子。和少酥炒，令酥尽入药中，切不得令黄焦，则无力。捣筛为末。	重修政和经史证类备用本草	30
		粗切。	重修政和经史证类备用本草	30
	淡竹叶	切。	小儿卫生总微论方	38
	当归	细切。	博济方	22
		切。	圣济总录	32
		切细。	全生指迷方	33
	灯心【灯心草】	切。	伤寒总病论	27
	地黄	生切。	济生方	46
	莪术	切片。	类编朱氏集验医方	50
	恶实根【牛蒡根】	切。	圣济总录	32
	防风	细切。	洪氏集验方	40
		洗净，切，焙。	洪氏集验方	40
	甘草	切作细块。	传信适用方	42
	甘遂	薄切。	苏沈良方	23
		采根节切之，阴干。	重修政和经史证类备用本草	30
	干葛【葛根】	切。	洪氏集验方	40
	干蒸饼	切如骰子块。	传信适用方	42
	谷精草	切碎。	太平圣惠方	21
	何首乌	临用之，以苦竹刀切，米泔浸，经宿曝干，木杵臼捣之，忌铁。	重修政和经史证类备用本草	30
	红芽大戟【大戟】	切薄片，取头末。	疮疡经验全书	68
	厚朴	去粗皮，切。	洪氏集验方	40
	胡葱	细切。	太平圣惠方	21
	槲皮	切。	重修政和经史证类备用本草	30
	虎睛	切碎，酒浸一宿，焙干。	小儿卫生总微论方	38
	桦皮	细切。	伤寒总病论	27
	黄豆蔻	和皮细切。	女科百问	53
	黄精	细切。	太平圣惠方	21
	黄连	四分，碎切，以童子小便五大合浸经宿。	重修政和经史证类备用本草	30
	黄牛胆	细切，曝干。	太平圣惠方	21
	黄芪	薄切。	圣济总录	32
		切。	小儿卫生总微论方	38
	黄戌茎并肾	切，焙干。	太平圣惠方	21
	姜黄	采根，片切，曝干。	重修政和经史证类备用本草	30
		切片。	小儿卫生总微论方	38

续表

切制方法	药名	摘录	文献名称	文献编号
切	胶饴	细切。	苏沈良方	23
	桔梗	切作小块。	普济本事方	35
		洗净，去头尾，薄切，焙燥。	洪氏集验方	40
	苦楝皮	细切。	博济方	22
	连须葱白【葱白】	寸切。	伤寒总病论	27
	芦根	去须，切。	伤寒总病论	27
		切。	重修政和经史证类备用本草	30
	马齿苋	切。	太平圣惠方	21
	绵黄芪【黄芪】	细切。	传信适用方	42
	木瓜	木刀切两半。	校注妇人良方	45
	木桃	和核切，阴干为末。	太平圣惠方	21
	木通	切。	类证活人书	29
	木贼	切。	重修政和经史证类备用本草	30
	南木香	切。	洪氏集验方	40
	牛角	切成片。	卫济宝书	39
	牛膝	切。	卫生家宝产科备要	43
		细切。	传信适用方	42
	女萎【玉竹】	切。	重修政和经史证类备用本草	30
	藕汁	切，研汁。	伤寒总病论	27
	蔷薇茎叶	切。	伤寒总病论	27
	茄种	切碎。	小儿卫生总微论方	38
	茄子根	切。	圣济总录	32
	肉苁蓉	薄切。	传信适用方	42
		切。	女科百问	53
	桑白皮	切。	伤寒总病论	27
	桑螵蛸	切破。	圣济总录	32
	商陆	切。	太平圣惠方	21
	商路【商陆】	切。	鸡峰普济方	36
	生地黄【地黄】	细切。	太平圣惠方	21
		以竹刀子切。	太平圣惠方	21
	生干地黄【地黄】	切。	小儿卫生总微论方	38
	生葛根【葛根】	切。	伤寒总病论	27
	生姜	碎切。	太平圣惠方	21
		切。	旅舍备要方	24
		薄切。	伤寒总病论	27
		切如（绿）豆大，烂捣，绞取汁。	重修政和经史证类备用本草	30
		切。	圣济总录	32
		薄切。	圣济总录	32
		切。	全生指迷方	33
		切碎。	普济本事方	35
		切作片子。	太平惠民和剂局方	37
		切。	洪氏集验方	40
		细切如蝇头大。	卫生家宝产科备要	43
		切。	女科百问	53
		切片。	女科百问	53

续表

切制方法	药名	摘录	文献名称	文献编号
切	生芦根【芦根】	切碎。	小儿卫生总微论方	38
	生木瓜【木瓜】	和皮细切。	太平圣惠方	21
	生商陆【商陆】	切作豆大。	苏沈良方	23
	熟干地【地黄】	细切。	产育宝庆集	34
	熟干地黄【地黄】	切。	卫生家宝产科备要	43
	松叶	切。	太平圣惠方	21
	天麻	切。	传信适用方	42
	天门冬【天冬】	细切，阴干，捣下筛。	重修政和经史证类备用本草	30
		薄切，曝于日中，或火烘之。	重修政和经史证类备用本草	30
	天南星	薄切片子。	小儿卫生总微论方	38
		切碎。	小儿卫生总微论方	38
	通草	薄切作片子，片片相似。	小儿卫生总微论方	38
		切。	卫生家宝产科备要	43
	乌梅	切片。	类编朱氏集验医方	50
	香薷草	切。	小儿卫生总微论方	38
	薤白	切。	伤寒总病论	27
		切。	小儿卫生总微论方	38
		切，洗。	卫生家宝产科备要	43
		切。	校注妇人良方	45
	新罗人参【人参】	切片。	济生方	46
	杏叶	切。	太平圣惠方	21
	雄鸡肝	切，焙干。	太平圣惠方	21
	羊蹄根【土大黄根】	切作片。	洪氏集验方	40
	羊子肝【羊肝】	竹刀切。	类编朱氏集验医方	50
	益智	切。	洪氏集验方	40
	榆柏皮	切，焙。	卫生家宝产科备要	43
		切。	校注妇人良方	45
	芸薹	细切，研烂。	太平圣惠方	21
	枣叶	切。	太平圣惠方	21
	知母	切。	卫生家宝产科备要	43
	栀子	切碎。	类证活人书	29
	猪脂	切。	伤寒总病论	27
	竹叶	细切。	太平圣惠方	21
	苧根【苎麻根】	切碎。	苏沈良方	23
捣	阿胶	捣碎。	太平圣惠方	21
	白瓷瓦屑	细捣，研为末。	重修政和经史证类备用本草	30
	白豆蔻	捣筛，更研细。	重修政和经史证类备用本草	30
	白附子	生捣为末。	太平圣惠方	21
	白殭蚕【僵蚕】	捣筛细末。	重修政和经史证类备用本草	30
	白前	捣为末。	重修政和经史证类备用本草	30
	白石脂	捣罗为末。	太平圣惠方	21
	百合	捣罗为末。	太平圣惠方	21
	半夏	用生姜三钱，同捣成曲，焙干。	小儿药证直诀	28

续表

切制方法	药名	摘录	文献名称	文献编号
捣	半夏曲	每半夏一两，用生姜二两，同捣，捏作片子。	鸡峰普济方	36
	槟榔	捣碎。	太平圣惠方	21
	蘗木【黄柏】	捣末。	重修政和经史证类备用本草	30
	赤地利	捣末。	重修政和经史证类备用本草	30
	赤石脂	捣碎。	太平圣惠方	21
	赤小豆	捣，研。	重修政和经史证类备用本草	30
	樗白皮	捣。	重修政和经史证类备用本草	30
	磁石	捣碎，水淘去赤汁。	太平圣惠方	21
		捣碎。	济生方	46
	大黄	捣碎。	洪氏集验方	40
	独活	捣碎。	太平圣惠方	21
	矾石	捣为末。	重修政和经史证类备用本草	30
	伏龙肝	捣，筛，研为末。	重修政和经史证类备用本草	30
	甘遂	捣，筛。	重修政和经史证类备用本草	30
	干漆	入药须捣碎。	重修政和经史证类备用本草	30
		捣碎。	卫生家宝产科备要	43
	瓜蒌根【天花粉】	捣碎。	圣济总录	32
	桂心	捣令碎。	太平圣惠方	21
	鹤虱	捣，筛。	重修政和经史证类备用本草	30
	红蓝花【红花】	捣为末。	重修政和经史证类备用本草	30
	胡椒	捣碎。	太平圣惠方	21
	虎骨	捣为末。	太平圣惠方	21
	黄连	捣，碎。	太平圣惠方	21
	蒺藜	生捣为末。日干，舂去刺，然后杵为末。	重修政和经史证类备用本草	30
	姜石	捣，研，水飞过。	太平圣惠方	21
	金钗石斛【石斛】	捣为末。	产育宝庆集	34
		捣为细末。	卫生家宝产科备要	43
	金星草	捣末。	重修政和经史证类备用本草	30
	桔梗	捣罗为散。	重修政和经史证类备用本草	30
	藜芦	细捣为末。	重修政和经史证类备用本草	30
	茼茹	捣为散。	重修政和经史证类备用本草	30
	鹿角胶	捣碎。	太平圣惠方	21
	麻子【火麻仁】	捣碎，小便浸，取汁。	重修政和经史证类备用本草	30
	牡蛎	捣为粉。	重修政和经史证类备用本草	30
	木虻【虻虫】	捣为末。	重修政和经史证类备用本草	30
	蒲黄	捣为散。细研。	重修政和经史证类备用本草	30
	秦皮	捣末。	太平圣惠方	21
	人参	捣为末。	重修政和经史证类备用本草	30
	沙参	捣，筛末。	重修政和经史证类备用本草	30
	山豆根	捣末。	重修政和经史证类备用本草	30
	山茱萸	捣碎。	太平惠民和剂局方	37

续表

切制方法	药名	摘录	文献名称	文献编号
捣	蛇黄【蛇含石】	捣碎，细研如粉。	太平圣惠方	21
	石膏	捣碎。	太平圣惠方	21
		捣末，细研为粉。	重修政和经史证类备用本草	30
	石燕	捣如黍米粒大。	重修政和经史证类备用本草	30
	石钟乳	捣。	重修政和经史证类备用本草	30
	食盐	捣末。	重修政和经史证类备用本草	30
	鼠尾草	捣为末。	重修政和经史证类备用本草	30
	薯蓣【山药】	日干，捣细，筛为粉。	重修政和经史证类备用本草	30
	酸石榴	和皮捣烂。	太平圣惠方	21
	桃花石	捣碎。	太平圣惠方	21
	天麻	捣罗为末。	太平圣惠方	21
	天南星	捣。	苏沈良方	23
		捣为末。	重修政和经史证类备用本草	30
		捣。	扁鹊心书	54
	通石	捣末。	重修政和经史证类备用本草	30
	菟丝子	捣。	太平圣惠方	21
	文蛤	捣，筛。	重修政和经史证类备用本草	30
	五加皮	捣末。	重修政和经史证类备用本草	30
	五灵脂	捣罗为末。	重修政和经史证类备用本草	30
		捣罗为末。	重修政和经史证类备用本草	30
	延胡索	熬，捣为末。	重修政和经史证类备用本草	30
	夜明沙【夜明砂】	捣为散。	重修政和经史证类备用本草	30
	薏苡仁	捣为散。	重修政和经史证类备用本草	30
	罂粟壳	捣碎。	洪氏集验方	40
	榆皮	取榆白皮炒令黄，捣为散。	重修政和经史证类备用本草	30
	郁李仁	捣碎。	重修政和经史证类备用本草	30
	预知子	捣末。	太平圣惠方	21
	皂荚【皂角】	用一斤，生，捣碎，以水一斗，浸一宿，揉取汁。	太平圣惠方	21
	泽泻	捣筛取末。	重修政和经史证类备用本草	30
	珍珠	臼中捣令细，绢罗重重筛过。	太平惠民和剂局方	37
	栀子	生捣为末。	重修政和经史证类备用本草	30
	猪苓	捣，筛。	重修政和经史证类备用本草	30
	紫葛	痈肿恶疮，取根皮，捣为末，醋和封之。	重修政和经史证类备用本草	30
	自然铜	先捣碎，更研如粉。	圣济总录	32
擘	大枣	合汤皆擘之。	重修政和经史证类备用本草	30
		擘。	三因极一病证方论	41
	青州枣【大枣】	擘，去核。	太平圣惠方	21
	肥栀子【栀子】	擘碎。	类证活人书	29
	好红花【红花】	细擘。	类编朱氏集验医方	50
	黄芪	擘开。	太平惠民和剂局方	37

续表

切制方法	药名	摘录	文献名称	文献编号
擘	乌梅	擘破，水渍，以少蜜相和。	重修政和经史证类备用本草	30
	栀子仁	擘，剉，搥（捶）碎。	太平圣惠方	21
镑	白马蹄	镑。	圣济总录	32
	玳瑁	镑。	圣济总录	32
		镑过为末。	三因极一病证方论	41
		细镑，捣罗为末。	太平圣惠方	21
	龟甲	镑末。	圣济总录	32
	虎头骨	镑。	伤寒总病论	27
	羚羊角	镑。	伤寒总病论	27
		镑，杵。	伤寒总病论	27
		镑。	圣济总录	32
		镑。	普济本事方	35
		镑。	太平惠民和剂局方	37
		镑。	三因极一病证方论	41
		镑。	校注妇人良方	45
		镑。	济生方	46
		镑。	陈氏小儿痘疹方论	47
		镑。	产宝杂录	52
		镑。	疮疡经验全书	68
	鹿角	镑。	三因极一病证方论	41
	青羊角	镑屑。	圣济总录	32
	乌犀【犀角】	镑屑。	普济本事方	35
		镑。	太平惠民和剂局方	37
	犀角	镑。	类证活人书	29
		镑。	圣济总录	32
		镑。	普济本事方	35
		镑屑。	小儿卫生总微论方	38
		镑。	洪氏集验方	40
		镑。	三因极一病证方论	41
		镑。	校注妇人良方	45
		镑。	济生方	46
		镑屑。	类编朱氏集验医方	50
		镑。	女科百问	53
		镑。	疮疡经验全书	68
		镑，或用水磨。	疮疡经验全书	68
剪	橘叶	剪碎。	疮疡经验全书	68
	乱发【血余】	剪碎。	太平圣惠方	21
	没药	剪碎。	产育宝庆集	34
槌（捶）	白胶香	槌（捶）碎。	脚气治法总要	26
	白梅	搥（捶）碎。	太平圣惠方	21
	白石英	搥（捶）碎。	三因极一病证方论	41
	独颗蒜	搥（捶）碎。	太平圣惠方	21
	甘草	搥（捶）碎。	传信适用方	42

续表

切制方法	药名	摘录	文献名称	文献编号
槌（捶）	红花子	搥（捶）碎。	伤寒总病论	27
	滑石	搥（捶）碎。	卫生家宝产科备要	43
	黄连	搥（捶）碎。	类编朱氏集验医方	50
	黄牛角	搥（捶）碎。	洪氏集验方	40
	黄芪	搥（捶）碎。	小儿卫生总微论方	38
		搥（捶）扁。	卫生家宝产科备要	43
	冷饭团	木槌（捶）碎之，忌铁。	疮疡经验全书	68
	硫黄	槌（捶）如皂荚子大。	三因极一病证方论	41
	石膏	槌（捶）碎。	类证活人书	29
		搥（捶）碎。	小儿卫生总微论方	38
		搥（捶）碎。	三因极一病证方论	41
	苏枋木【苏木】	搥（捶）碎。	类编朱氏集验医方	50
	乌梅	搥（捶）碎。	卫生家宝产科备要	43
		搥（捶）碎。	太平圣惠方	21
	五倍【五倍子】	搥（捶）碎，洗净。	疮疡经验全书	68
	五倍子	搥（捶）破。	洪氏集验方	40
	五味子	搥（捶）碎。	疮疡经验全书	68
	杏仁【苦杏仁】	搥（捶）碎。	济生方	46
	禹余粮	槌（捶）碎。	伤寒总病论	27
劈	百合	劈。	类证活人书	29
	川乌头【川乌】	每个劈作四片。	太平圣惠方	21
	大枣	劈破。	太平圣惠方	21
	杉材	劈开作片。	重修政和经史证类备用本草	30
拍	胡椒	拍碎。	太平圣惠方	21
	皂角刺	拍碎，剉。	传信适用方	42
磨	槟榔	熟水磨令尽。	太平圣惠方	21
	沉香	磨。	旅舍备要方	24
	大麻仁【火麻仁】	冷地上摊，以新砖磨破，簸去皮，以密筛筛过，择去壳。	脚气治法总要	26
	乌鸡子清【鸡子】	以手磨成水，须磨千百次，自然化成水，然后用。	类编朱氏集验医方	50
	无名异	用时以醋磨。	重修政和经史证类备用本草	30
	雄黄	新汲水磨，捣为末，细筛。	重修政和经史证类备用本草	30
	郁金	磨末。	急救仙方	51
	自然铜	以酒磨服。	重修政和经史证类备用本草	30
杵	薄荷	杵细，罗取末。	太平圣惠方	21
	赤石脂	杵罗为末如面。	重修政和经史证类备用本草	30
	赤小豆	杵末。	重修政和经史证类备用本草	30
	川狼毒【狼毒】	杵末。	重修政和经史证类备用本草	30
	代赭【赭石】	杵碎细。如入汤用，则绵裹。	伤寒总病论	27
	丹参	杵为散。	重修政和经史证类备用本草	30
	干漆	杵碎。	小儿卫生总微论方	38
	黄连	入生姜同杵。	博济方	22

续表

切制方法	药名	摘录	文献名称	文献编号
杵	黄芩	杵末。	重修政和经史证类备用本草	30
	鹿角	杵为末。	校正集验背疽方	44
	鹿角屑	杵。	伤寒总病论	27
	麻子【火麻仁】	杵，研，滤取汁。	重修政和经史证类备用本草	30
		杵碎，熬。	重修政和经史证类备用本草	30
	没药	杵碎。	类编朱氏集验医方	50
	蜣螂	杵末。	重修政和经史证类备用本草	30
	乳香	杵碎。	类编朱氏集验医方	50
	生地黄【地黄】	杵膏。	校注妇人良方	45
	石膏	杵碎。	普济本事方	35
	苏子【紫苏子】	杵碎。	重修政和经史证类备用本草	30
	菟丝子	先于臼内杵百下，筛去杂物，末。	全生指迷方	33
	乌梅	和核烂杵为末。	重修政和经史证类备用本草	30
	乌贼鱼骨【海螵蛸】	杵末。	重修政和经史证类备用本草	30
	犀角屑	怀中令暖，即杵碎。	伤寒总病论	27
	薏苡仁	杵碎。	重修政和经史证类备用本草	30
	榆皮	取白皮阴干后，焙，杵为末。	重修政和经史证类备用本草	30
碾	地龙	碾。	洪氏集验方	40
	瓜蒂	细碾为末。	重修政和经史证类备用本草	30
	滑石	碾末，水飞。	疮疡经验全书	68
	萝卜子【莱菔子】	碾碎。	疮疡经验全书	68
	没药	碾。	校正集验背疽方	44
	排风草	碾为细末。	履巉岩本草	55
	乳香	碾。	校正集验背疽方	44
	熟艾	碾末，以竹筛筛过。	脚气治法总要	26
	硃砂【朱砂】	碾。	苏沈良方	23
刮	白附子	刮。	小儿药证直诀	28
	槟榔	以刀刮去底，细切。	太平惠民和剂局方	37
	淡竹茹【玉竹】	刮。	女科百问	53
	干姜	刮净，剉。	圣济总录	32
	秦艽	刮，削作片子，温水中浴四十九遍，捣二千杵如粉。	圣济总录	32
	山药	竹刀刮去皮，布巾揩净，切作片子。	传信适用方	42
	石决明	刮，削。	圣济总录	32
	象牙	刮取屑，细研。	重修政和经史证类备用本草	30
	竹茹	刮。	伤寒总病论	27
斫	代赭【赭石】	斫碎。	类证活人书	29
削	苍术	削去黑皮。	圣济总录	32
		削戌小块子。	类编朱氏集验医方	50
	杜仲	用之薄削去上皮，横理切令丝断也。	重修政和经史证类备用本草	30
	甘草	炙，削去赤皮，细剉。	校正集验背疽方	44
	柑子皮	削去白瓤。	校正集验背疽方	44
	骨碎补	用治耳聋，削作细条。	重修政和经史证类备用本草	30

续表

切制方法	药名	摘录	文献名称	文献编号
削	木通	削去粗皮，剉，研细。	普济本事方	35
		削去粗皮，碾为细末。	普济本事方	35
	肉桂	削去粗皮，剉。	校正集验背疽方	44
为末	安息香	为末。	三因极一病证方论	41
		为末。	女科百问	53
	白及	为末。	重修政和经史证类备用本草	30
	白药	为末。	重修政和经史证类备用本草	30
	百合	为末。	重修政和经史证类备用本草	30
	贝母	作末服之。	重修政和经史证类备用本草	30
	车前子	末。	重修政和经史证类备用本草	30
	大黄	细末。	陈氏小儿病源方论	48
	茯苓	木舂千下，为末。	洪氏集验方	40
		为末。	传信适用方	42
	干蝎末	细末。	小儿卫生总微论方	38
	谷精草	为末。	重修政和经史证类备用本草	30
	贯众	为末。	重修政和经史证类备用本草	30
	黄芩	为细末。	普济本事方	35
	马鞭草	为末。	重修政和经史证类备用本草	30
	母丁香	为末。	卫生家宝产科备要	43
	木香	末。	重修政和经史证类备用本草	30
	蒲黄	为末。	洪氏集验方	40
	麒麟竭【血竭】	为末。	卫生家宝产科备要	43
	羌活	为末。	重修政和经史证类备用本草	30
	瞿麦	为末。	重修政和经史证类备用本草	30
	蛇蜕皮【蛇蜕】	为末。	小儿卫生总微论方	38
	菟丝子	为末。	普济本事方	35
	王不留行	为末。	重修政和经史证类备用本草	30
	香白芷【白芷】	为末。	洪氏集验方	40
	象齿	为末。	重修政和经史证类备用本草	30
	小麦麸	炒黄，为细末。	校注妇人良方	45
为屑	葛根	为屑。剉。	重修政和经史证类备用本草	30
	羚羊角	屑。	小儿卫生总微论方	38
		屑。	校注妇人良方	45
		屑。	济生方	46
	鹿角	屑。	卫生家宝产科备要	43
	乌犀【犀角】	屑。	女科百问	53
	犀角	屑。	校注妇人良方	45
		屑。	女科百问	53
为散	鹤虱	为散。	重修政和经史证类备用本草	30
碎	石膏	碎。	圣济总录	32
破开	甘草	破开。	太平惠民和剂局方	37
	鸡肝	破开。	小儿卫生总微论方	38
	猪肝	破开。	小儿卫生总微论方	38

续表

切制方法	药名	摘录	文献名称	文献编号
打	雌黄	打碎，研细，水飞过。	太平惠民和剂局方	37
	丹砂【朱砂】	打碎，研细，水飞过。	太平惠民和剂局方	37
	光明砂【朱砂】	打如皂荚子大。	太平惠民和剂局方	37
	硫黄	打如皂荚子大。	太平惠民和剂局方	37
	雄黄	打碎，研细，水飞过。	太平惠民和剂局方	37
		打如皂荚子大。	太平惠民和剂局方	37
截	黄芪	洗净寸截，槌（捶）破丝，擘。	太平惠民和剂局方	37
		寸截，槌（捶）破。	洪氏集验方	40
为（作）粉	干葛【葛根】	出粉。	洪氏集验方	40
片	前胡	片芦。	卫生家宝产科备要	43
撕	棕榈皮	撕开。	卫生家宝产科备要	43
水飞	辰砂【朱砂】	水飞。	疮疡经验全书	68

4. 元代

元代的切制药物有200余种，涉及药物如下所示：（以A开头）阿魏、安息香；（以B开头）白牵牛【牵牛子】、巴豆、巴豆霜、白扁豆、白丁香、白豆蔻、白姜、白龙骨、白糯米、白芍药【白芍】、白术、白檀【檀香】、白茼苣子、百草霜、百药煎、柏子仁、半夏、薄荷叶、北南星【天南星】、荜拨【荜茇】、扁柏叶、槟榔；（以C开头）川黄连【黄连】、川大黄【大黄】、苍耳、苍术、草龙胆【龙胆】、草乌、草益智仁【益智仁】、柴胡、车前子、辰砂【朱砂】、沉香、陈蜂窝【蜂房】、豉、赤伏龙肝【灶心土】、川椒【花椒】、川楝子、川乌头【川乌】、穿山甲、磁石；（以D开头）大川芎【川芎】、大豆、大戟、大蓟、大麦蘖【麦芽】、代赭【赭石】、胆矾、胆南星、当归身、灯草【灯心草】、滴乳【乳香】、地骨皮、丁香、豆蔻、独活；（以E开头）阿胶、莪术；（以F开头）防风、粉白南星【天南星】、枫香脂、茯苓、浮石、附子；（以G开头）甘草、甘菊花【菊花】、干姜、干生姜、葛根、瓜蒂、瓜蒌仁【瓜蒌子】、栝蒌根【天花粉】、广茂（术）【莪术】、桂枝；（以H开头）黑牵牛【牵牛子】、寒水石、汉防己【防己】、诃黎勒【诃子】、何首乌、荷叶、黑附子、黑椒、红丹、红花、红蓝花【红花】、厚朴、琥珀、花蕊石、滑石、槐角刺、黄蘖【黄柏】、黄丹、黄芪、茴香【小茴香】、火麻子仁【火麻仁】；（以J开头）金色自然铜【自然铜】、净黄连【黄连】、鸡骨常山【常山】、鸡冠花、鸡心槟榔【槟榔】、金丝矾【黄矾】、金丝水蛭【水蛭】、锦纹大黄【大黄】、京三棱【三棱】、荆芥穗、粳米、桔梗；（以K开头）苦参；（以L开头）良姜【高良姜】、羚羊角、龙齿、龙骨、龙脑、鹿茸、罗青、驴蹄、绿矾；（以M开头）麻子仁【火麻子】、麻黄、麻仁【火麻仁】、麦蘖【麦芽】、蔓荆子、茅根、茅香、没药、密陀僧、牡丹皮、牡蛎、木鳖子、木通、木香；（以N开头）硇砂、牛蒡子、牛黄、牛角腮、牛膝；（以P开头）盆消【芒硝】、砒、枇杷叶、朴硝；（以Q开头）麒麟竭【血竭】、前胡、茜根【茜草】、羌活、秦艽、青黛、青礞石、青皮、轻粉、瞿麦；（以R开头）人参、肉桂、乳香、蕤仁；（以S开头）三棱、桑白皮、山药、山栀【栀子】、山栀子【栀子】、麝香、升麻、生地黄【地黄】、生姜、生犀【犀角】、石膏、石决明、石绿、石青、石亭脂、石燕子【石燕】、使君子肉【使君子】、黍米、黍粘子【牛蒡子】、双杏仁【苦杏仁】、水飞朱砂【朱砂】、松脂、苏木、酸石榴根皮、蒜、缩砂仁【砂仁】；（以T开头）檀香、桃仁、天麻、铁脚威灵仙【威灵仙】、通草、铜绿、铜钱、透明硫磺【硫黄】、兔丝子【菟丝子】；（以W开头）威灵仙、猬皮【刺猬皮】、乌梅肉【乌梅】、乌犀【犀角】、吴茱萸、五灵脂、五味子；（以X开头）犀角、锡、细墨【墨】、细辛、香白芷【白芷】、小蓟、新桑白皮【桑白皮】、杏仁【苦杏仁】、雄黄、玄胡【延胡索】;(以Y开头)圆白天南星【天南星】、延胡索、阳起石、夜明沙【夜明砂】、罂粟壳、郁李仁;(以Z开头)枣肉【大枣】、皂荚【皂角】、皂角、泽泻、针砂、真正蛤粉【蛤粉】、知母、栀子、枳壳、枳实、朱砂、猪苓、紫草、紫石英、紫苏子、棕榈皮。

新增40余种，如巴豆霜、白丁香、白姜、白糯米、白牵牛【牵牛子】、白萵苣子、百药煎、荜茇【荜茇】、扁柏叶、豉、川椒【花椒】、大豆、大蓟、大麦蘖【麦芽】、浮石、广茂(术)【莪术】、桂枝、诃黎勒【诃子】、荷叶、黑附子【附子】、黑牵牛【牵牛子】、黑椒【胡椒】、槐角刺、鸡冠花、金丝矾【黄矾】、金丝水蛭【水蛭】、栝蒌根【天花粉】、驴蹄、绿矾、麦蘖【麦芽】、蔓荆子、茅香、枇杷叶、青皮、石绿、石青、石亭脂、使君子肉【使君子】、黍米、铜钱、铁脚威灵仙【威灵仙】、吴茱萸、犀牛、锡、小蓟。

元代切制方法有18种，包括切、研、碎、刮、作粉、搥(捶)、捣、截、杵、剉/铡、水飞、碾、镑、为末、破开、搓、为泥、揉。

其中，切的药物有17种，如川乌、草乌、苍术等。

研的药物有79种，如巴豆、杏仁【苦杏仁】、桃仁等。

碎的药物有3种，即雄黄、延胡索、茴香【小茴香】。

刮的药物有5种，如半夏、升麻、苍术等。

作粉的药物有3种，即白糯米、粳米、黍米。

搥(捶)的药物有2种，即蕤仁、槐角刺。

捣的药物有37种，如石膏、枳壳、枳实等。

截的药物有1种，即金丝水蛭【水蛭】。

杵的药物有11种，如滑石、槟榔、栀子等。

剉/铡的药物有76种，如瞿麦、木通、灯草等。

水飞的药物有10种，如石膏、龙齿、朱砂等。

碾的药物有2种，即瓜蒂、黑牵牛【牵牛子】。

镑的药物有5种，如犀角、沉香、羚羊角等。

为末的药物有21种，如大黄、牵牛、山药等。

破开的药物有1种，即苦楝子。

搓的药物有8种，如红花、藿香、阿胶等。

为泥的药物有1种，即蒜。

揉的药物有1种，即朴硝。

具体见表3-5。

表3-5 元代切制药物统计表

切制方法	药名	摘录	文献名称	文献编号
碎	茴香【小茴香】	炒黄色，碎用。	汤液本草	60
	雄黄	碎飞。	素问病机气宜保命集	56
	延胡索	碎用。	汤液本草	60
研	阿魏	别研。	瑞竹堂经验方	62
	安息香	研。	瑞竹堂经验方	62
	巴豆	研。	儒门事亲	57
		去壳，不去油，别研。	瑞竹堂经验方	62
		研出油。	丹溪心法	65
	巴豆霜	研如沉霜，去油用霜。	脾胃论	58

续表

切制方法	药名	摘录	文献名称	文献编号
研	白丁香	研。	瑞竹堂经验方	62
	百草霜	研细。	丹溪心法	65
	百药煎	研。	瑞竹堂经验方	62
	柏子仁	炒，另研。	瑞竹堂经验方	62
		研。	丹溪心法	65
	半夏	汤泡七次，晒，研为末，用生姜自然汁捏作饼，阴极干。	瑞竹堂经验方	62
	荜菝【荜茇】	研细，用猪胆汁拌匀，再入胆内，悬阴干。	丹溪心法	65
	扁柏叶	烧灰存性，研极细末，用纸包，碗盖于地上一夕，出火毒。	十药神书	66
	辰砂【朱砂】	另研。	瑞竹堂经验方	62
		研。	丹溪心法	65
	赤伏龙肝【伏龙肝】	研细。	儒门事亲	57
	磁石	研，水飞。	丹溪心法	65
	大黄	烧灰存性，研极细末，用纸包，碗盖于地上一夕，出火毒。	十药神书	66
	大蓟	烧灰存性，研极细末，用纸包，碗盖于地上一夕，出火毒。	十药神书	66
	代赭【赭石】	烧，醋淬七次，研。	丹溪心法	65
	胆矾	研。	瑞竹堂经验方	62
	滴乳【乳香】	另研，同于乳钵内再细研。	瑞竹堂经验方	62
	枫香脂	研。	瑞竹堂经验方	62
	浮石	烧赤，醋淬七次，研。	外科精义	63
	瓜蒌仁【瓜蒌子】	研和润。	丹溪心法	65
	寒水石	研。	瑞竹堂经验方	62
		烧半日，研。	外科精义	63
		细研。	丹溪心法	65
	诃黎勒【诃子】	面裹，煻灰火中煨之，令面黄熟，去核，细研为末。	汤液本草	60
	荷叶	烧灰存性，研极细末，用纸包，碗盖于地上一夕，出火毒。	十药神书	66
	黑椒【胡椒】	研如泥。	丹溪心法	65
	琥珀	研细。	瑞竹堂经验方	62
	花蕊石	烧过存性，研如粉。	丹溪心法	65
		火煅存性，研为末。	十药神书	66
	滑石	研细，飞去灰石。	瑞竹堂经验方	62
		另研。	原机启微	67
	黄丹【铅丹】	细研，水飞。	瑞竹堂经验方	62
		研细，水飞净。	瑞竹堂经验方	62
	金色自然铜【自然铜】	研为细末用之。	儒门事亲	57
	金丝矾【黄矾】	研。	瑞竹堂经验方	62
	龙骨	另研。	瑞竹堂经验方	62
		新瓦上煅，另研细。	瑞竹堂经验方	62

续表

切制方法	药名	摘录	文献名称	文献编号
研	龙脑	研。	瑞竹堂经验方	62
		研。	丹溪心法	65
	罗青	研。	瑞竹堂经验方	62
	绿矾	另研。	儒门事亲	57
	麻仁【火麻仁】	研。	丹溪心法	65
	麻子仁【火麻仁】	研。	丹溪心法	65
	麦蘖【麦芽】	炒，另研。	瑞竹堂经验方	62
	茅根【白茅根】	烧灰存性，研极细末，用纸包，碗盖于地上一夕，出火毒。	十药神书	66
	没药	研细。	儒门事亲	57
		炙，研。	瑞竹堂经验方	62
		研。	丹溪心法	65
	密陀僧	研。	瑞竹堂经验方	62
	蜜陀僧【密陀僧】	一两金色者，研极细，水淘，可得六七钱。	儒门事亲	57
	牡丹皮	烧灰存性，研极细末，用纸包，碗盖于地上一夕，出火毒。	十药神书	66
	木鳖子	取仁研。	丹溪心法	65
	硇砂	研。	瑞竹堂经验方	62
		另研末。	原机启微	67
	牛蒡子	研碎。	活幼心书	59
	牛黄	研。	丹溪心法	65
	盆消【芒硝】	研。	瑞竹堂经验方	62
	砒	研。	儒门事亲	57
	麒麟竭【血竭】	另研。	瑞竹堂经验方	62
	茜根【茜草】	烧灰存性，研极细末，用纸包，碗盖于地上一夕，出火毒。	十药神书	66
	青黛	研。	瑞竹堂经验方	62
	青礞石	研。	瑞竹堂经验方	62
	轻粉	研。	瑞竹堂经验方	62
		另研。	原机启微	67
	乳香	研。	儒门事亲	57
		研。	瑞竹堂经验方	62
		研。	丹溪心法	65
		另研末。	原机启微	67
	蕤仁	去壳，研。	瑞竹堂经验方	62
		研细。	原机启微	67
	山栀【栀子】	烧灰存性，研极细末，用纸包，碗盖于地上一夕，出火毒。	十药神书	66
	麝香	研。	瑞竹堂经验方	62
		研。	丹溪心法	65
		另研末。	原机启微	67
		研。	儒门事亲	57
	生地黄【地黄】	洗，水浸，研如泥。	外科精义	63

续表

切制方法	药名	摘录	文献名称	文献编号
研	石决明	另研。	原机启微	67
研	石决明	另研极细入药。	原机启微	67
研	石亭脂	生用，研。	瑞竹堂经验方	62
研	松脂	研。	丹溪心法	65
研	桃仁	以汤浸，去皮尖，研如泥用。	汤液本草	60
研	桃仁	研如泥用。	卫生宝鉴	64
研	桃仁	研如泥。	丹溪心法	65
研	桃仁	研。	丹溪心法	65
研	铜绿	研。	瑞竹堂经验方	62
研	铜钱	研细。	儒门事亲	57
研	透明硫磺【硫黄】	研。	丹溪心法	65
研	菟丝子	酒浸，研，焙，取末。	丹溪心法	65
研	五灵脂	研。	瑞竹堂经验方	62
研	五灵脂	酒研，洗去砂（沙）土。	卫生宝鉴	64
研	五灵脂	姜汁制，另研。	丹溪心法	65
研	五灵脂	酒研，淘。	丹溪心法	65
研	五味子	酒浸，研末。	丹溪心法	65
研	锡	用水银研成砂子。	儒门事亲	57
研	细墨【墨】	烧，研。	瑞竹堂经验方	62
研	小蓟	烧灰存性，研极细末，用纸包，碗盖于地上一夕，出火毒。	十药神书	66
研	杏仁【苦杏仁】	研如泥。	丹溪心法	65
研	杏仁【苦杏仁】	净研。	丹溪心法	65
研	杏仁【苦杏仁】	研。	丹溪心法	65
研	雄黄	研。	瑞竹堂经验方	62
研	阳起石	研细，水飞。	丹溪心法	65
研	夜明沙【夜明砂】	另研。	原机启微	67
研	郁李仁	研如泥。	脾胃论	58
研	针砂	研极细。	丹溪心法	65
研	朱砂	研细，水飞过。	瑞竹堂经验方	62
研	朱砂	须研细，水飞，滤干，若入膏中，得熬膏成，稍凝冷，即下急搅，勿令沉聚，大凡石类，一一如此。	外科精义	63
研	朱砂	研为末。	丹溪心法	65
研	紫石英	火煅醋淬七次，研细。	瑞竹堂经验方	62
研	紫石英	火煅七次，研。	丹溪心法	65
研	自然铜	煅，醋淬七次，研。	瑞竹堂经验方	62
研	棕榈皮	烧灰存性，研极细末，用纸包，碗盖于地上一夕，出火毒。	十药神书	66
剉 / 铡	阿胶	剉，炒。	活幼心书	59
剉 / 铡	阿胶	剉碎，炒过。	活幼心书	59
剉 / 铡	阿胶	剉碎，炒。	卫生宝鉴	64

续表

切制方法	药名	摘录	文献名称	文献编号
剉/铡	白扁豆	剉，去壳，一斤，用生姜一斤，碎切，烂煮，拌匀，酿经一宿，焙干。	活幼心书	59
	白姜	一两，剉片，巴豆九粒，去壳，同炒微黄，去巴豆。	活幼心书	59
	白芍药【白芍】	铡碎，剉桶剉，竹筛齐用。	卫生宝鉴	64
	半夏	铡细用。	卫生宝鉴	64
	北南星【天南星】	剉破，瓦器盛，东壁土同醋煮，少时滤干，切片，焙。	活幼心书	59
	苍术	剉片。	活幼心书	59
		剉，泔浸一宿，焙干。	瑞竹堂经验方	62
		剉。	丹溪心法	65
	草龙胆【龙胆】	铡碎，剉桶剉，竹筛齐用。	卫生宝鉴	64
	柴胡	剉如豆大。	脾胃论	58
		铡碎，剉桶剉过，竹筛齐之用。	卫生宝鉴	64
	川大黄【大黄】	剉碎。	儒门事亲	57
	川黄连【黄连】	剉如大豆，用童子小便浸一宿，滤去滓，晒干为末。	瑞竹堂经验方	62
	穿山甲	汤浸透，取甲剉碎，同热灰铛内慢火炒令焦黄。	活幼心书	59
		剉细，用蛤粉炒胀，去粉。	瑞竹堂经验方	62
	大川芎【川芎】	剉碎，酿醋炒透，候干。	活幼心书	59
	大黄	铡碎，竹筛齐用。	卫生宝鉴	64
	当归身	剉，焙。	瑞竹堂经验方	62
	灯草【灯心草】	铡细生用。	卫生宝鉴	64
	地骨皮	剉细用。	卫生宝鉴	64
	独活	铡碎，剉桶剉过，竹筛齐之用。	卫生宝鉴	64
	莪术	醋煮透，滤干，剉，焙。	活幼心书	59
	防风	剉。	儒门事亲	57
		剉如豆大。	脾胃论	58
		铡碎，剉桶内剉过，竹筛齐之用。	卫生宝鉴	64
	甘草	剉。	儒门事亲	57
		剉，炒。	脾胃论	58
		剉。	脾胃论	58
		炙赤色，剉。	瑞竹堂经验方	62
	干姜	剉细用。	卫生宝鉴	64
	干生姜	铡用。	卫生宝鉴	64
	葛根	铡碎，剉桶剉，竹筛齐之用。	卫生宝鉴	64
	广茂（术）【莪术】	铡开捣细，纱罗罗过用。	卫生宝鉴	64
	桂枝	以铡碎用。	卫生宝鉴	64
	汉防己【防己】	铡细，剉桶剉，竹筛齐用。	卫生宝鉴	64
	诃子	铡用。	卫生宝鉴	64
	黑附子【附子】	铡细用。	卫生宝鉴	64

续表

切制方法	药名	摘录	文献名称	文献编号
剉/铡	厚朴	剉，炒。	脾胃论	58
		剉碎，每一斤用生姜一斤，薄片切，烂杵，拌匀，酿一宿，慢火炒干用。	活幼心书	59
		凡用，须去粗皮，生姜涂制，炙微焦，剉。	外科精义	63
		铡碎，姜制微炒，剉桶剉，竹筛齐用。	卫生宝鉴	64
	黄蘗【黄柏】	剉，炒。	脾胃论	58
		为细末，治口疮、瘫痪必用药也。	卫生宝鉴	64
		铡碎，剉桶剉，竹筛齐用。	卫生宝鉴	64
	黄连	铡碎用之。	卫生宝鉴	64
		剉如黄豆大，一两，童便浸一宿，晒，为末。	原机启微	67
	黄芪	剉细。	外科精义	63
		碎，剉桶剉，竹筛齐之用。	卫生宝鉴	64
	鸡骨常山【常山】	薄剉，晒干。	活幼心书	59
	鸡冠花	剉，微炒存性。	卫生宝鉴	64
	鸡心槟榔【槟榔】	薄，剉，晒干。	活幼心书	59
	京三棱【三棱】	铡开，捣，细纱罗罗过用。	卫生宝鉴	64
	净黄连【黄连】	剉，用茱萸炒，扔去叶梗。	活幼心书	59
		剉碎，姜汁炒过。	活幼心书	59
	桔梗	剉。	儒门事亲	57
		剉，炒。	活幼心书	59
		剉用，蜜水浸透。	活幼心书	59
		蜜水炒，剉用。	活幼心书	59
		铡碎，剉桶剉，竹筛齐用。	卫生宝鉴	64
	苦参	铡细，剉桶剉，竹筛齐之用。	卫生宝鉴	64
	良姜【高良姜】	剉用，东壁土炒。	活幼心书	59
		铡细用。	卫生宝鉴	64
	麻黄	剉碎。	活幼心书	59
		凡用，根节煮三沸，掠去沫，晒干，剉。	外科精义	63
	茅香	剉，蜜炒。	卫生宝鉴	64
	牡丹皮	铡细用。	卫生宝鉴	64
	木通	铡碎，剉桶剉，竹筛齐用。	卫生宝鉴	64
	木香	铡细用。	卫生宝鉴	64
	南星【天南星】	剉作小块，汤煮少时。	活幼心书	59
	胆南星	剉碎，用腊月黄牛胆酿经一夏用。	活幼心书	59
	牛角腮	剉，炒。	卫生宝鉴	64
	枇杷叶	净，刷去叶后毛，剉碎。	活幼心书	59
	前胡	铡剉用。	卫生宝鉴	64
	羌活	剉如豆大。	脾胃论	58
		碎，剉桶内剉过，竹筛齐之用。	卫生宝鉴	64
	秦艽	铡碎，剉桶内剉，竹筛齐之用。	卫生宝鉴	64
	瞿麦	铡细用。	卫生宝鉴	64
	人参	铡细用。	卫生宝鉴	64

续表

切制方法	药名	摘录	文献名称	文献编号
剉/铡	三棱	炮，剉。	活幼心书	59
	桑白皮	剉，炒。	活幼心书	59
		去粗皮，剉碎，蜜水炒透。	活幼心书	59
		铡，剉桶内剉，竹筛齐之用。	卫生宝鉴	64
		剉。	儒门事亲	57
	山药	剉作小块。	活幼心书	59
		剉碎，炒黄。	瑞竹堂经验方	62
	升麻	剉。	脾胃论	58
	生地黄【地黄】	洗，去苗，剉碎，酒浸一宿，焙酥黄色。	瑞竹堂经验方	62
		铡细用。	卫生宝鉴	64
	苏木	铡细用。	卫生宝鉴	64
	酸石榴根皮	净洗，剉，焙。	活幼心书	59
	檀香	细剉。	活幼心书	59
	桃仁	凡用，须汤浸，去皮尖双仁，炒，剉，或研。	外科精义	63
	天麻	剉用。	卫生宝鉴	64
	天南星	剉作小块。	活幼心书	59
	通草	铡细生用。	卫生宝鉴	64
	威灵仙	去芦，细剉，焙，研为末。	活幼心书	59
		铡剉用。	卫生宝鉴	64
	猬皮【刺猬皮】	剉碎，罐内烧存性。	卫生宝鉴	64
	乌梅	铡细用。	卫生宝鉴	64
	细辛	铡细用。	卫生宝鉴	64
	香白芷【白芷】	铡碎，剉桶内剉过，竹筛齐之用。	卫生宝鉴	64
	新桑白皮【桑白皮】	剉。	丹溪心法	65
	杏仁【苦杏仁】	凡用，须汤浸，去皮尖双仁，炒，剉，或研。	外科精义	63
	罂粟壳	去蒂，剉碎，蜜水炒。	活幼心书	59
		剉碎。	活幼心书	59
	皂荚【皂角】	剉三寸长。	活幼心书	59
	皂角	凡用，须不蛀者，去黑皮弦子，酥炙黄色，剉。	外科精义	63
	知母	细剉，酒洗。	脾胃论	58
		剉，炒。	脾胃论	58
	枳壳	剉片。	活幼心书	59
		剉片，麦麸炒过，仍以清油润透一宿，焙干。	活幼心书	59
		凡用，须麸炒，去穰（瓤），剉。	外科精义	63
	枳实	剉片。	活幼心书	59
		凡用，须麸，炒去穰（瓤），剉。	外科精义	63
	紫草	铡细用之。	卫生宝鉴	64
切	半夏	汤泡，切作片，以皂角水浸一日，晒干。	丹溪心法	65
		切碎，香油炒。	丹溪心法	65

续表

切制方法	药名	摘录	文献名称	文献编号
切	苍术	切作片子，日曝干，剉碎，炒。	脾胃论	58
		米泔浸，切片，面炒。	瑞竹堂经验方	62
		一斤，用泔浸，去皮，切作片，用生葱白一斤，切碎，加盐一两同炒，苍术黄色为度，去葱不用。	瑞竹堂经验方	62
	草乌	去皮尖，切片，盐炒香熟，去盐。	瑞竹堂经验方	62
	川乌	生，去皮脐，切片。	瑞竹堂经验方	62
		细切，炒。	丹溪心法	65
	川芎	切作片子。	卫生宝鉴	64
	大黄	切片，焙干为末。	卫生宝鉴	64
		切。	卫生宝鉴	64
		湿纸裹煨，勿焦，切，焙干，再酒润，炒熟，焙干。	丹溪心法	65
	大戟	酒浸三宿，切片，焙干。	瑞竹堂经验方	62
	粉白南星【天南星】	切作片，用腊雪水浸七日，去水晒干。	丹溪心法	65
	附子	切作片子。	儒门事亲	57
	广茂（术）【莪术】	切。	卫生宝鉴	64
	京三棱【三棱】	切片，焙干。	瑞竹堂经验方	62
		竹刀切作片子，晒干。	卫生宝鉴	64
	驴蹄	细切。	丹溪心法	65
	木鳖子	竹刀切片，用三年米醋浸三宿，其油已去，焙干。	瑞竹堂经验方	62
	南星【天南星】	二两，切作片，用白矾末五钱，水浸一二日，晒干。又云一两。	丹溪心法	65
	生姜	去皮，细切。	儒门事亲	57
		切作片，用青盐糁（掺）过，焙干而用之。	卫生宝鉴	64
	使君子肉【使君子】	薄切。	活幼心书	59
		切，焙。	瑞竹堂经验方	62
	乌梅	切细。	儒门事亲	57
	乌梅肉【乌梅】	切薄。	活幼心书	59
	圆白天南星【天南星】	切片，以生姜汁并浆水各半，荫（阴）满煮，带性晒。	丹溪心法	65
	枣肉【大枣】	薄切。	活幼心书	59
捣	白豆蔻	捣细用。	卫生宝鉴	64
	白术	捣碎，纱罗子罗过用。	卫生宝鉴	64
	白蔄茞子	捣为末。	儒门事亲	57
	槟榔	捣细用。	卫生宝鉴	64
	草益智仁【益智仁】	捣细用。	卫生宝鉴	64
	车前子	捣细，纱罗过用。	卫生宝鉴	64
	川椒【花椒】	捣取椒红，取约四两。	儒门事亲	57
	川楝子	捣细用。	卫生宝鉴	64
	川芎	捣细，以细罗罗细用。	卫生宝鉴	64
	大麦蘖【麦芽】	先捣细，炒黄色，取面用。	卫生宝鉴	64
	丁香	捣细用。	卫生宝鉴	64

续表

切制方法	药名	摘录	文献名称	文献编号
捣	豆蔻	捣细用。	卫生宝鉴	64
	茯苓	捣细，纱罗过用。	卫生宝鉴	64
	何首乌	木臼捣为末。	丹溪心法	65
	琥珀	捣细，纱罗子罗过用。	卫生宝鉴	64
	滑石	捣，水飞用。	卫生宝鉴	64
	茴香【小茴香】	捣细用。	卫生宝鉴	64
	火麻子仁【火麻仁】	捣。	儒门事亲	57
	栝蒌根【天花粉】	捣细，罗过用。	卫生宝鉴	64
	蔓荆子	拣，捣用。	卫生宝鉴	64
	牡蛎	捣罗用。	卫生宝鉴	64
	牛膝	酒浸，另捣。	瑞竹堂经验方	62
	青皮	捣细用。	卫生宝鉴	64
	肉桂	捣用。	卫生宝鉴	64
	山栀子【栀子】	捣细用。	卫生宝鉴	64
	石膏	捣细罗用。	卫生宝鉴	64
	石燕子【石燕】	捣如黍米大。	丹溪心法	65
	黍粘子【牛蒡子】	捣细用。	卫生宝鉴	64
	双杏仁【苦杏仁】	捣烂。	瑞竹堂经验方	62
	缩砂仁【砂仁】	捣细用。	卫生宝鉴	64
	兔丝子【菟丝子】	洗净，捣末。	瑞竹堂经验方	62
	吴茱萸	捣用。	卫生宝鉴	64
	玄胡【延胡索】	捣细用。	卫生宝鉴	64
	郁李仁	捣。	儒门事亲	57
	泽泻	捣碎，纱罗过用。	卫生宝鉴	64
	枳壳	捣细，纱罗子罗过用。	卫生宝鉴	64
	枳实	捣，罗过用。	卫生宝鉴	64
	猪苓	捣，罗过用。	卫生宝鉴	64
镑	白檀【檀香】	镑。	瑞竹堂经验方	62
	沉香	镑。	瑞竹堂经验方	62
	羚羊角	镑。	瑞竹堂经验方	62
		镑。	卫生宝鉴	64
		镑。	原机启微	67
		镑为细末，研之用。	儒门事亲	57
	生犀【犀角】	镑末。	卫生宝鉴	64
	乌犀【犀角】	镑。	原机启微	67
	犀角	镑用。	汤液本草	60
		凡用，生不曾见火者，即镑错为末。	外科精义	63
		镑。	丹溪心法	65
		镑为末用之。	卫生宝鉴	64
杵	白牵牛【牵牛子】	炒，杵碎。	活幼心书	59
	槟榔	杵细用。	汤液本草	60
	川楝子	杵细用。	汤液本草	60
	大麦蘖【麦芽】	先杵细，炒黄，取面用。	汤液本草	60

续表

切制方法	药名	摘录	文献名称	文献编号
杵	琥珀	杵细用。	汤液本草	60
	滑石	杵细，水飞用。	汤液本草	60
	蔓荆子	拣净，杵碎用。	汤液本草	60
	生地黄【地黄】	取新者，杵作泥极烂。	儒门事亲	57
	吴茱萸	洗去苦味，日干，杵碎用。	汤液本草	60
	栀子	杵细用。	汤液本草	60
	紫苏子	略炒，杵碎。	活幼心书	59
碾	瓜蒂	碾破，以纸卷定，连纸剉细，去纸，用粗罗罗过，另放末，将渣炒微黄，次入末一处同炒黄。	儒门事亲	57
	黑牵牛【牵牛子】	微炒令香熟，碾，取头末。	外科精义	63
作粉	白糯米	作粉。	儒门事亲	57
	粳米	作粉。	儒门事亲	57
	黍米	作粉。	儒门事亲	57
为末	荜菝【荜茇】	为末。	丹溪心法	65
	苍耳	用根茎叶，炒灰存性，为末。	外科精义	63
	陈蜂窝	为末。	卫生宝鉴	64
	牵牛【牵牛子】	头末。	丹溪心法	65
	豉	为末。	儒门事亲	57
	大豆	为细末。	儒门事亲	57
	大黄	为末。	丹溪心法	65
	甘菊花【菊花】	末之。	儒门事亲	57
	干姜	为粗末。	儒门事亲	57
	火麻子【火麻仁】	为细末用。	儒门事亲	57
	锦纹大黄【大黄】	为细末，用米醋熬成膏，浇于新砖瓦上，再将大黄倾于瓦上，于伏内日晒夜露，干为末。	瑞竹堂经验方	62
	龙齿	末。	丹溪心法	65
	鹿茸	为末。	卫生宝鉴	64
	木鳖子	去皮油，为末。	瑞竹堂经验方	62
	乳香	为细末用之。	儒门事亲	57
	山药	取末。	丹溪心法	65
	石膏	为末。	儒门事亲	57
	铁脚威灵仙【威灵仙】	末。	儒门事亲	57
	真正蛤粉【蛤粉】	为细末。	儒门事亲	57
为泥	蒜	为泥。	儒门事亲	57
截	金丝水蛭【水蛭】	每个作三截。	儒门事亲	57
水飞	白丁香	水飞。	儒门事亲	57
	白龙骨	水飞。	卫生宝鉴	64
	红丹	水飞过。	活幼心书	59

续表

切制方法	药名	摘录	文献名称	文献编号
水飞	黄丹【铅丹】	水飞。	儒门事亲	57
		水飞。	儒门事亲	57
		水飞。	丹溪心法	65
		水飞。	原机启微	67
	龙齿	水飞。	卫生宝鉴	64
	石膏	水飞。	儒门事亲	57
		水飞。	外科精义	63
	石绿	水飞。	瑞竹堂经验方	62
	石青	水飞。	瑞竹堂经验方	62
	水飞朱砂【朱砂】	先以磁石引去铁屑，次用水乳钵内细杵，取浮者飞过，净器中澄清，去上余水，如此法一般精制，见朱砂尽干用。	活幼心书	59
	雄黄	水飞。	儒门事亲	57
		飞。	卫生宝鉴	64
		水飞过。	儒门事亲	57
	朱砂	飞。	卫生宝鉴	64
		水飞，另研。	丹溪心法	65
揉	朴硝	揉细生用。	汤液本草	60
搥（捶）	蕤仁	搥（捶）碎。	卫生宝鉴	64
	槐角刺	搥（捶）碎。	丹溪心法	65
刮	半夏	刮去皮，同半夏捣细作饼子，炙微黄。	卫生宝鉴	64
	苍术	刮去皮，捣细用。	卫生宝鉴	64
	川乌头【川乌】	刮去皮脐，铡细用。	卫生宝鉴	64
	升麻	刮去黑皮兼腐烂，里白者佳，铡碎，剉桶内剉过，竹篩齐之用。	卫生宝鉴	64
	知母	刮去黑皮苗，里白者佳，铡细用。	卫生宝鉴	64
搓	阿胶	搓细用。	卫生宝鉴	64
	薄荷	去枝梗，搓碎用。	汤液本草	60
	薄荷叶	搓碎用之。	卫生宝鉴	64
	川椒【花椒】	手搓细用。	卫生宝鉴	64
	红花	手搓碎用。	卫生宝鉴	64
	红蓝花【红花】	搓碎用。	汤液本草	60
	藿香	以手搓细用。	卫生宝鉴	64
	荆芥穗	手搓碎用。	卫生宝鉴	64
	连翘	以手搓细用。	卫生宝鉴	64
	茵陈蒿【茵陈】	手搓碎用。	卫生宝鉴	64
破开	苦楝子	破四片，炒。	瑞竹堂经验方	62

5. 明代

明代的切制药物有480余种，涉及药物如下所示：（以A开头）阿魏、艾叶、安息香；（以B开头）巴豆、巴豆霜、巴戟天、白扁豆、白石脂、白丁香、白豆蔻、白垩、白矾、白茯苓【茯苓】、白果、白花蛇【蕲蛇】、白滑石、白芨【白及】、白蒺藜【蒺藜】、白姜、白殭蚕【僵蚕】、白胶【鹿角胶】、白胶香、白芥子、白龙骨、白马茎【白马阴茎】、白茅根、白明砒【砒石】、白砒【砒石】、白前、白青【扁青】、白砂蜜【蜂蜜】、白商陆【商陆】、白芍药【白芍】、白石英、白术、白薇、白羊石、白药【白药子】、白柘皮【柘木白皮】、白芷、百部、百部根【百部】、百合、柏实【柏子仁】、栢子仁【柏子仁】、蚌粉、薄荷叶、北南星【天南星】、贝齿、贝子、萆薢、蓖麻子、扁青、鳔胶【鱼鳔胶】、鳖甲、槟郎【槟榔】、槟榔、冰片、舶上硫磺【硫黄】、蘖木【黄柏】、蘖米、不油白术【白术】;（以C开头）菜瓜、蚕沙、苍耳子、苍术、草豆蔻、草果子【草果】、草决明【决明子】、草乌头【草乌】、侧柏叶、曾青、柴胡、菖蒲【石菖蒲】、常山、车前子、辰砂【朱砂】、沉香、陈皮、陈枳壳【枳壳】、橙皮、橙子、赤石脂、赤铜屑、樗根、川巴戟【巴戟天】、川大黄【大黄】、川当归【当归】、川黄连【黄连】、川楝子、川牛膝、川乌头【川乌】、川郁金【郁金】、穿山甲、椿根、椿根白皮【椿白皮】、椿木、椿樗、慈石【磁石】、磁霜【磁石】、雌黄、刺蒺藜【蒺藜】、刺猬皮、苁蓉【肉苁蓉】、葱白、长石;（以D开头）大半夏【半夏】、大乌头【乌头】、丹砂【朱砂】、大枫子【大风子】、大川乌【川乌】、大川芎【川芎】、大腹皮、大怀生地黄【地黄】、胆南星、大黄、大戟、大蓟、大蓟根、大青石【青石】、大全蝎【全蝎】、大肉苁蓉【肉苁蓉】、大石蟹【石蟹】、代赭【赭石】、玳瑁、丹参、胆矾、淡竹叶、大当归【当归】、当归身、灯心草、滴乳香【乳香】、地榆、地榆根【地榆】、丁香、豆蔻、独活、独角仙【蜣螂】、独茎川当归【当归】、杜仲;（以E开头）恶实根【牛蒡根】、恶实【牛蒡子】、阿胶、莪术;（以F开头）发髲、番木鳖肉【马钱子】、矾石、方解石、防风、防己、肥葱、肥嫩柳枝【柳枝】、肥嫩桃枝【桃枝】、粉草【甘草】、粉霜【轻粉】、伏龙肝、茯苓、茯神、附子（大附子）;（以G开头）栝楼【瓜蒌】、栝蒌实【瓜蒌】、甘草、龟板【龟甲】、甘遂、干葛【葛根】、干姜、干木瓜【木瓜】、干漆、干柿、高良姜、狗脊、枸杞【枸杞子】、枸杞根、谷精草、骨碎补、瓜蒌子、瓜蒌根【天花粉】、官硼砂【硼砂】、贯众、光明砂【朱砂】、广木香【木香】、归身【当归身】、龟板【龟甲】、龟胶【龟甲胶】、桂府滑石【滑石】、桂心【肉桂】、虢丹【铅丹】、蛤粉、蛤蚧;（以H开头）蒿本【藁本】、海粉、海螵蛸、海石、寒水石、汉防己【防己】、旱莲草【墨旱莲】、好黄丹【铅丹】、诃黎勒【诃子】、何首乌、荷叶、黑豆、黑羊石、红曲、厚朴、胡黄连、胡椒、胡桃肉【核桃仁】、槲皮、虎骨、琥珀、花乳石【花蕊石】、花蕊石、滑石、怀地黄【地黄】、怀山药【山药】、槐角、槐实、黄蘖【黄柏】、黄蚕茧壳【蚕茧】、黄丹【铅丹】、黄精、黄蜡、黄连、黄明胶、黄芪、黄耆【黄芪】、黄芩、黄蜀葵花、黄鱼鳔胶、茴香【小茴香】;（以J开头）鸡苏、鸡头实【芡实】、鸡心槟榔【槟榔】、鸡子、拣草乌【草乌】、拣丁香【丁香】、姜石、降香、金钗石斛【石斛】、金毛狗脊【狗脊】、金樱子、京三棱【三棱】、荆三棱【三棱】、井泉石、韭、桔梗、桔皮【陈皮】、菊花、橘核、橘红、橘柚、决明子;（以K开头）空青、孔公孽【方解石】、苦参、苦竹叶、昆布、括楼仁【瓜蒌子】;（以L开头）绿青、萝卜子【莱菔子】、兰叶、蓝叶、狼毒、老母鸭肝、雷丸、理石、鲤鱼、砺石、连翘、莲肉【莲子】、莲实【莲子】、楝皮、楝实、良姜【高良姜】、羚羊角、硫黄、硫磺【硫黄】、柳叶、龙齿、龙胆草【龙胆】、龙骨、漏芦、芦甘石【炉甘石】、芦根、芦荟、鹿角霜、鹿角、鹿茸、络石、驴蹄、绿豆、绿矾、莱菔子;（以M开头）麻黄、麻仁、玛瑙、麦门冬【麦冬】、麦芽、蔓荆实【蔓荆子】、芒硝、茅根【白茅根】、茅山苍术【苍术】、茅山术【苍术】、没石子【没食子】、没药、礞石、糜角【麋角】、麋角、密陀僧、绵黄耆【黄芪】、明丹砂【朱砂】、明砒【砒石】、墨、牡丹【牡丹皮】、牡丹皮、牡狗阴茎、牡蛎、木鳖子、木耳、木瓜、木瓜实【木瓜】、木通、木香;（以N开头）南星【天南星】、硇砂、嫩雄鸡肝、溺白垽【人中白】、凝水石、牛黄、牛膝、女贞实【女贞子】;（以P开头）蓬莪术【莪术】、蓬术【莪术】、蓬砂【硼砂】、砒【砒石】、螵蛸【桑螵蛸】;（以Q开头）脐带、麒麟竭【血竭】、起阳石【阳起石】、牵牛子、芡实、芡实肉【芡实】、茜根【茜草】、羌活、茄子根、青黛、青橘皮【青皮】、青礞石、青皮、青石脂、青葙子、青盐、青羊肝、轻粉、蚯蚓【地龙】、瞿麦;（以R开头）蘘荷、人参、人中白、戎盐、肉苁蓉、肉豆蔻、肉蔻【肉豆蔻】、乳香、蕤核【蕤仁】、蕤仁;（以S开头）三棱、桑白皮、桑根白皮【桑白皮】、桑根皮【桑白皮】、桑螵蛸、桑上寄生【桑寄生】、砂仁、山东黄丹【铅丹】、山豆根、山柰、山药、山楂、山栀子【栀子】、商陆、上白茯苓【茯苓】、上好羊脑炉甘石【炉甘石】、上制炉甘石【制炉甘石】、芍药、蛇含石、蛇黄【蛇含石】、蛇皮【蛇蜕】、射香【麝香】、神曲、升麻、生玳瑁【玳瑁】、生地【地黄】、生冬葵根【冬葵根】、生附子【附子】、生姜、生芦根【芦根】、生丝黄绢、生犀角【犀角】、石床、石膏、石斛、石花、石灰、石决明、石硫黄【硫黄】、石绿、石蛇、石蟹、石燕、石燕子【石燕】、石钟乳、食盐、使君子、熟艾、熟地【地黄】、熟羊肝、蜀当归【当归】、蜀漆、鼠粘子【牛蒡子】、薯蓣【山药】、水花朱、水蛭、苏方木【苏木】、苏木、苏子【紫苏子】、粟壳【罂粟壳】、酸枣、酸枣仁、缩砂密【砂仁】;（以T开头）獭肝、胎兔、太阴玄精石【玄精石】、桃核仁【桃仁】、桃花石、桃枭、桃枝、天花粉、天麻、天麻草【天麻】、天门冬【天冬】、天南星、半夏、天雄、天竺黄、铁粉、铜绿、铜青、土瓜根、兔丝子【菟丝子】、菟丝子;（以W开头）瓦楞子、腽肭脐【海狗肾】、威灵仙、萎蕤【玉竹】、猬皮【刺猬皮】、蜗牛、乌鸡、乌梅肉【乌梅】、乌犀【犀角】、乌犀角【犀角】、乌药、乌贼骨、无食子【没食子】、吴白术【白术】、五倍子、五加皮、五灵脂、五色石脂、五味子;（以X开头）犀角、细辛、仙灵脾【淫羊藿】、仙茅、鲜鹿茸、香附子【香附】、象皮、象牙、硝石、小草【远志】、小黄雌鸡、小蓟、小蓟根、小紫苏、蝎、薤白、新会皮【陈皮】、新罗白附子【白附子】、新罗人参【人参】、杏仁【苦杏仁】、雄黄、雄雀屎、芎䓖【川芎】、续断、续随子、萱草根、玄参、玄精石、血竭、熏陆香;（以Y开头）延胡索、焰硝【硝石】、羊肝、羊肾、阳起石、夜明砂、益智仁、益智子、茵陈蒿【茵陈】、殷孽、淫羊藿、罂粟壳、罂子粟壳【罂粟壳】、鹰条、鹰眼、鱼膘、鱼胶【鱼鳔胶】、榆皮、禹余粮、郁金、预知子、云片白术【白术】;（以Z开头）枣子肉【大枣】、蚤休、皂荚子【皂角子】、皂角、皂角刺、灶心黄土【伏龙肝】、泽兰、泽兰叶、泽泻、樟脑、珍珠、真阿魏【阿魏】、真陈橘皮【陈皮】、真蛤粉【蛤粉】、真黄丹【铅丹】、真雄黄【雄黄】、真熊胆【熊胆】、真针砂【针砂】、真紫苏子【紫苏子】、知母、栀子、蜘蛛、枳壳、枳实、钟乳石、朱砂、珠母【珍珠母】、硃砂【朱砂】、猪苓、猪毛、猪脬、猪肾、猪石子【豚卵】、猪牙皂、猪羊靥、竹叶、苎根【苎麻根】、紫草、紫河车、紫石英、紫苏、紫团人参、自然铜、棕榈皮、棕榈子。

新增近160种，如白果、白花蛇【蕲蛇】、白滑石、白马阴茎【白马茎】、白明矾【矾石】、白矾【矾石】、白青【扁青】、白砂蜜【蜂蜜】、白羊石、白柘皮【柘木白皮】、百部、柏实【柏子仁】、贝子、扁青、鳔胶、冰片、蘖米、菜瓜、蚕沙、草豆蔻、草果子【草果】、草决明【决明子】、侧柏叶、陈枳壳【枳壳】、橙皮、橙子、赤铜屑、川巴戟【巴戟天】、川大黄【大黄】、川当归【当归】、川黄连【黄连】、川郁金【郁金】、椿根、椿木、椿樗、磁霜、大枫子【大风子】、大蓟根、大青石【青石】、大石蟹【石蟹】、豆蔻、独角仙【蜣螂】、独茎川当归【当归】、发皮、方解石、肥葱、蒿本【藁本】、狗脊、枸杞【枸杞子】、龟板【龟甲】、龟胶【龟甲胶】、虢丹【铅丹】、蛤蚧、海粉、海石、旱莲草【墨旱莲】、黑豆、黑羊石、红曲、胡黄连、胡桃肉【核桃仁】、花乳石【花蕊石】、黄蚕茧壳【蚕茧】、黄蜡、黄蜀葵花、黄鱼鳔胶、鸡苏、鸡头实【芡实】、鸡子、姜石、金樱子、韭、菊花、橘核、橘红、橘柚、孔公孽【方解石】、昆布、括楼仁（霜）【瓜蒌子（霜）】、兰叶、蓝叶、老母鸭肝、雷丸、鲤鱼、砺石、连翘、莲肉【莲子】、莲实【莲子】、良姜、漏芦、芦根、络石【络石藤】、没石子【没食子】、礞石、麋角【麋角】、麋角、牡狗阴茎、木耳、嫩雄鸡肝、溺白垽【人中白】、凝水石、女贞实【女贞子】、脐带、起阳石【阳起石】、绿青、青石脂、青葙子、青羊肝、蘘荷、人中白、戎盐、肉蔻【肉豆蔻】、桑寄生、生冬葵根【冬葵根】、生丝黄绢、石床、石花、石灰、石蛇、熟羊肝、水花朱、蜀漆、粟壳【罂粟壳】、酸枣、酸枣仁、獭肝、胎兔、桃核仁【桃仁】、桃枭、天花粉、天雄、铜青、土瓜根、瓦楞子、腽肭脐【海狗肾】、蜗牛、五色石脂、仙茅、香附子【香附】、小黄雌鸡、小蓟根、新罗白附子【白附子】、雄雀屎、萱草根、玄参、焰硝【硝石】、羊肝、羊肾、茵陈蒿【茵陈】、殷孽、棕榈皮、鹰条、鹰眼、鱼膘、鱼胶【鱼鳔胶】、蚤休、灶心黄土【伏龙肝】、樟脑、长石、蜘蛛、珠母【珍珠母】、猪毛、猪脬、猪肾、猪石子【豚卵】、猪牙皂角【猪牙皂】、猪羊靥、紫河车、紫团人参。

明代切制方法有30种，包括切、研、碎、刮、搥（捶）、捣、削、擘、打、斩、劈、截、杵、磨、剉、水飞、碾、镑、为末、破开、搓、剪、割、剖、剥、撞、筛、擂、锯、敲、其他。

其中，切的药物有189种，如川乌、苍术、杜仲等。

研的药物有189种，如辰砂【朱砂】、代赭石【赭石】、雄黄等。
碎的药物有2种，即石膏、阿胶。
刮的药物有24种，如商陆、升麻、槟榔等。
搥（捶）的药物有14种，如肉蔻、磁石、续断等。
捣的药物有36种，如石膏、栀子、牛黄等。
削的药物有9种，如杜仲、芡实、木瓜等。
擘的药物有1种，即罂粟壳。
打的药物有10种，如五味子、苏木、茅根【白茅根】等。
斩的药物有4种，如小草【远志】、瞿麦、细辛等。
劈的药物有4种，如茯苓、当归、牡丹皮等。
截的药物有5种，如麻黄、龙胆草、牛膝等。
杵的药物有2种，即菟丝子、豆蔻【草豆蔻】。
磨的药物有4种，如木香、犀角、青葙子等。
剉的药物有56种，如知母、沉香、犀角等。
水飞的药物有56种，如炉甘石、阳起石、代赭石【赭石】等。
碾的药物有6种，如黑豆、巴豆、琥珀等。
镑的药物有31种，如玳瑁、羚羊角、犀角等。
为末的药物有28种，如珍珠、石燕、胎兔等。
破开的药物有1种，即白马阴茎【白马茎】。
搓的药物有1种，即苍术。
剪的药物有3种，即蛇蜕、生丝黄绢、鱼胶【鱼鳔胶】。
割的药物有1种，即何首乌。
剖的药物有1种，即山药。
剥的药物有1种，即附子。
撞的药物有1种，即金樱子。
筛的药物有1种，即石灰。
擂的药物有1种，即芦甘石【炉甘石】。
锯的药物有1种，即白胶【鹿角胶】。
敲的药物有1种，即巴豆。
其他的有何首乌、乳香、没药。
具体见表3–6。

表3–6　明代切制药物统计表

切制方法	药名	摘录	文献名称	文献编号
研	阿胶	凡使，先于猪脂内浸一宿，至明出于柳木火上炙，待炮了，可研用。	炮炙大法	97
		猪脂浸一夜，取出，柳木火上炙燥，研细。	本草乘雅半偈	104
	阿魏	凡使，先于净钵中研如粉了，于热酒器上裛过，任入药用。	炮炙大法	97
		酒浸，研。	医宗必读	100
		乳研极细，热酒器上。	本草乘雅半偈	104
	安息香	酒煮，研。	本草通玄	101
	巴豆	去心及膜，火焙，细研，去油用。	医宗必读	100
	巴豆霜	另研。	医宗必读	100

续表

切制方法	药名	摘录	文献名称	文献编号
研	巴霜【巴豆霜】	另研。	医宗必读	100
	白丁香	端午取用甘草汤浸一宿，晒干，研细收贮。	一草亭目科全书；异授眼科	103
		取外白者是丁香，黑者不用。甘草水煮过，研细，纸包。	一草亭目科全书；异授眼科	103
	白豆蔻	药煎成方炒，研，入一二沸即起。	炮炙大法	97
		研。	医宗必读	100
		即入汤液，但当研细，待诸药煎好，乘沸点服尤妙。	本草通玄	101
	白矾	研。	医学纲目	82
	白蒺藜【蒺藜】	研去刺。	审视瑶函	102
	白胶香	另研。	医宗必读	100
	白芥子	研用。	炮炙大法	97
	白明砒【砒石】	煅烟尽为度，研末。	审视瑶函	102
	白砒【砒石】	煅，研末。	审视瑶函	102
	白石脂	煅红，研细，水飞。	证治准绳	89
		另研。	医宗必读	100
		净瓦上煅通红，研细，水飞。	医宗必读	100
	白羊石	研细，水飞用。	本草品汇精要	74
	柏子仁	另研。	医宗必读	100
		炒去衣，研细。	本草通玄	101
	贝齿	研，飞。	审视瑶函	102
		干，研。	审视瑶函	102
	贝子	入药洒洗，火煅，细研，水飞用。	医学入门	83
	萆薢	另研。	医宗必读	100
	蓖麻子	凡使，先须和皮，用盐汤煮半日，去皮取子，研过用。	炮炙大法	97
		盐汤煮半日，去壳及衣，取中仁研细用。	本草乘雅半偈	104
	鳖甲	醋炙透焦，研细，再拌醋，瓦上焙干，再研如飞面。	炮炙大法	97
		醋炙，研极细。	先醒斋广笔记	98
		不经汤煮者，醋炙黄，研细。	本草通玄	101
	冰片	研细。	审视瑶函	102
	蘖米	凡谷皆可生蘖，有粟、黍、谷、麦、豆，诸蘖皆水浸胀，候生芽，曝干，去须，取其中米炒，研面用。	炮炙大法	97
		诸蘖米，各以其谷。日用水润，候其芽生，曝干去须，取其中米，研面用。	本草乘雅半偈	104
	蚕沙	麻油浸研，主烂弦风眼，涂之顿瘥。	本草通玄	101
	草决明【决明子】	炒，研碎。	审视瑶函	102
	侧柏叶	烧灰存性，研细。	医宗必读	100

续表

切制方法	药名	摘录	文献名称	文献编号
研	辰砂【朱砂】	研，飞。	秘传证治要诀及类方	71
研	辰砂【朱砂】	研，水飞。	婴童百问	77
研	辰砂【朱砂】	细研。	医学纲目	82
研	辰砂【朱砂】	二两，不夹石者，用夹绢袋盛悬于银石器内，用椒红三两，取井花水调椒入于器内，可八分，别用锅子注水，置朱砂在器内，重汤煮，令鱼眼沸，三昼夜为度，取出辰砂，细研，水飞。	证治准绳	89
研	辰砂【朱砂】	另研。	医宗必读	100
研	辰砂【朱砂】	研极细。	审视瑶函	102
研	辰砂【朱砂】	研，纸包。	一草亭目科全书；异授眼科	103
研	辰砂【朱砂】	研极细，水飞候干。	一草亭目科全书；异授眼科	103
研	沉香	别研。	医宗必读	100
研	沉香	研。	一草亭目科全书；异授眼科	103
研	沉香	用纸裹怀中，候暖，乳研易于成粉。	本草乘雅半偈	104
研	赤石脂	火煅通赤，放冷，细研，水飞三次，晒干。	医学入门	83
研	赤石脂	研如粉，新汲水飞过，晒干，亦有火煅水飞者。	本草原始	87
研	赤石脂	研如粉，新汲水飞过三度，晒干用，亦有火煅水飞者。	炮炙大法	97
研	赤石脂	另研。	医宗必读	100
研	赤铜屑	即打铜落下屑也。或以红铜火煅，水淬，亦自落下，以水淘净，用好酒入砂锅内，炒见火星，取研末用。煅两伏时，去土，研如粉用。凡修事五两，以醋两镒为度，令人只以火煅醋淬七次，研细，水飞过用。	炮炙大法	97
研	川巴戟	酒浸，去骨晒干，炒，研。	一草亭目科全书；异授眼科	103
研	川郁金	研细末。	医宗必读	100
研	磁石	醋淬十次，细研，水飞过。	普济方	70
研	磁石	火煅，醋淬七次，细研，水飞。	普济方	70
研	磁石	煅，研，水飞。	奇效良方	72
研	磁石	火煅，醋淬九次，细研，水飞，或炼汁饮之，但久服必有大患。	医学入门	83
研	磁石	入药须火烧醋淬，研末，水飞，或醋煮三日夜。	本草纲目	84
研	磁石	火烧，醋淬，研末，水飞。	本草原始	87
研	磁石	置巨火中煅，醋淬七次。晒干，令研细，水飞，候干。	一草亭目科全书；异授眼科	103
研	磁霜	要好磁器打碎锋芒是也。用炭火煅红，取出淬童便中，如此数次。研细筛过，纸包听用。	一草亭目科全书；异授眼科	103
研	雌黄	细研，入瓦罐中火煅通红，候冷，细研水飞用。	医学入门	83
研	雌黄	研细。	医宗必读	100
研	刺蒺藜【蒺藜】	炒，研，刺去为末，如入煎药，临时调服，不入汤煎。	炮炙大法	97
研	大黄	烧灰存性，研细。	医宗必读	100
研	大蓟	烧灰存性，研细。	医宗必读	100
研	大青石	研细纸包。	一草亭目科全书；异授眼科	103
研	大石蟹	细研。	审视瑶函	102

续表

切制方法	药名	摘录	文献名称	文献编号
研	代赭【赭石】	细研，水飞。	医学纲目	82
	代赭石【赭石】	研为末，水飞过，日干。	婴童百问	77
		火煅，醋淬七次，研粉，水飞用。	医学入门	83
		火煅，醋淬七次，细研，水飞过用。	本草原始	87
		细研，以腊水重重飞过，水上有赤色如薄云者，去之，澄净去水，再以茗汁煮一伏时，取出，研万余匝用。铁铛烧赤，下白腊一两，待化，投新汲水冲之，再煮一二十沸，取出，晒干用。	本草乘雅半偈	104
	丹砂【朱砂】	细研，水飞，滤过后焙干，炙，研如粉。	普济方	70
		细研，水飞，灰碗内铺纸渗干用。	医学入门	83
	淡竹叶	研细末。	一草亭目科全书；异授眼科	103
	当归身	研末。	审视瑶函	102
	灯心草	以粳米粉浆染过，晒干，研末，入水澄之，浮者是灯心【灯心草】也，晒干用。	炮炙大法	97
	滴乳香【乳香】	乳钵坐水研。	普济方	70
	发髮	凡入丸散膏中，先用苦参水浸一宿，漉出，入瓶子以火煅之通赤，放冷研用。	炮炙大法	97
	矾石	火煅，研细，水飞用。	本草品汇精要	74
		凡使白矾石，贮瓷瓶内，置火中煅令内外通赤，钳揭起盖，旋安石蜂巢入内烧之，每十两，用巢六两，烧尽为度，取出放冷，研粉，以纸裹安五寸深土坑中一宿取用。又法，取光明如水晶，酸、咸、涩味俱全者，研作细粉，以瓷瓶用六一泥固之，候泥干，入粉三升于瓶内，旋入五方草及紫背天葵，各取汁一镒，俟汁干，盖瓶口，更泥封上下，用火百斤煅之，从巳至未，去火取出，则色如银，研如轻粉用。	本草乘雅半偈	104
	粉霜【轻粉】	细研。	审视瑶函	102
	伏龙肝	细研，以滑石水飞过两遍，令干，用熟绢裹，却取子时安于旧额内一伏时，重研了用。	炮炙大法	97
	茯神	去水，研细，水飞过用。	医宗粹言	92
	干漆	火煅，黑烟起尽，存性，研如飞尘。	炮炙大法	97
	谷精草	生，研为末。	审视瑶函	102
	骨碎补	炒熟，研末，猪腰夹煨，空心食之，能治耳鸣及肾虚久痢牙痛。	本草正	99
	瓜蒌子	蛤粉拌炒，研细。	先醒斋广笔记	98
	龟甲	去肋，酥炙，研细。	医宗必读	100
	蛤粉	研为粉。	本草发挥	69
	蛤蚧	细捣，研如粉用。	炮炙大法	97
	海螵蛸	俱可研末饮服。	本草正	99
		去衣，研细，水漂净，焙干。	一草亭目科全书；异授眼科	103
		用槐花煎汁，研细。	一草亭目科全书；异授眼科	103
	海石	研，水飞。	寿世保元	93
	寒水石	烧通赤，研，飞。	普济方	70
	荷叶	烧灰存性，研细。	医宗必读	100

续表

切制方法	药名	摘录	文献名称	文献编号
研	黑羊石	研细，水飞用。	本草品汇精要	74
	红曲	陈久者吹净，炒，研用。	炮炙大法	97
	胡椒	汉椒使壳，胡椒使子，每修拣了，于石槽中碾碎成粉用。	炮炙大法	97
	胡桃肉【核桃仁】	去衣，研。	医宗必读	100
	琥珀	另研。	医宗必读	100
		用水调侧柏子末，安瓷锅中，置琥珀于内煮之，从巳至申，当有异光，研粉筛用。	本草乘雅半偈	104
	花乳石【花蕊石】	凡入丸散，以罐固济，顶火煅过，出火毒，研细，水飞，晒干用。	本草纲目	84
		凡入丸散，以罐固济顶，火煅过，出火毒，研细，水飞，晒干用。	炮炙大法	97
		作釜固济，顶火煅过，埋土中过宿，取研如尘，水飞三五度，晒干用。	本草乘雅半偈	104
	花蕊石	以罐固济，顶火煅过，出火毒，研细，水飞，晒干用。	本草原始	87
		用罐固济，火煅过，研细，水飞用之。	景岳全书	94
		凡入丸散，须用罐固济，火煅过，研细，水飞用之。	本草正	99
	滑石	研细，以水飞净，服下方得滑通。	本草蒙筌	76
		拣去粗者，择细腻者，研为极细末，水飞入药，令粗入煎汤，皆不作效。	医宗粹言	92
		研末，水飞过。	寿世保元	93
	黄蚕茧壳	煅存性，研。	先醒斋广笔记	98
	黄丹【铅丹】	用铁铫火煅过，研细末，水飞过，重汤蒸干，再研多时，须极细。	普济方	70
		汤泡，再细研，水飞过。	一草亭目科全书；异授眼科	103
	茴香【小茴香】	隔纸焙燥，研极细。	本草乘雅半偈	104
	降香	紫糖色者真，切如豆大，炒略焦，研，再炒。	先醒斋广笔记	98
	井泉石	凡用，细研，水飞过。不尔，令人淋。	本草纲目	84
	韭	拣净，蒸熟，曝干，簸去黑皮，炒黄，研用。	炮炙大法	97
	橘核	以新瓦焙香，去壳，取仁，研碎入药。	炮炙大法	97
	决明子	炒，研。	炮炙大法	97
		炒熟，研细。	本草通玄	101
	空青	研细，水飞。	奇效良方	72
		研，飞。	审视瑶函	102
	孔公孽【方解石】	研细，水飞过用。	本草品汇精要	74
	莱菔子	炒，研。	炮炙大法	97
		生研堪吐风痰，醋调能消肿毒。	医宗必读	100
		炒，研碎。	审视瑶函	102
	雷丸	以米泔水浸苍术少许，将雷丸同苍术用火煴之，用雷丸，去苍术，炒干，研为细末。	审视瑶函	102
	理石	研细，水飞过用。	本草品汇精要	74
	砺石	研细，水飞过用。	本草品汇精要	74
	连翘	去蒂、根，研。	炮炙大法	97
	硫黄	研极细，用柳木槌子杀过。	医宗必读	100

续表

切制方法	药名	摘录	文献名称	文献编号
研	硫磺【硫黄】	细研，飞。	普济方	70
		细研，水飞过。	普济方	70
		凡使，溶化入麻油中，或入童便中浸七日，细研，水飞。入痼冷药，以雀脑髓拌之则不臭。	医学入门	83
	龙齿	捣碎入丸，煅，研。	炮炙大法	97
		另研。	医宗必读	100
		煅过，研细，水飞。	本草通玄	101
	龙骨	洗净，研如粉极细。	炮炙大法	97
		用酒浸一宿，焙干，研粉，水飞。	炮炙大法	97
		煅赤，研细水飞，稍不细则沾肠胃以作热。	本草通玄	101
		研为粉。	本草发挥	69
	芦荟	研细。	一草亭目科全书；异授眼科	103
	炉甘石	五两，童便煅浸三十次，却研极细，用黄连、龙胆草各一两，当归二钱，煎水两碗，飞过，重汤蒸干，再研约百次，要冷如冰，面极细。	普济方	70
		用砂罐一个，于炭火中煨令通赤，以童便或黄连水淬之，再煅再淬九次，细研，水飞过用。	医学入门	83
		凡用炉甘石，以炭火煅红，童子小便淬七次，水洗净，研粉，水飞过，晒用。	本草纲目	84
		炭火煅红，童便淬七次，研粉，水飞过，晒用。	景岳全书	94
		以炭火煅红，童便淬七次，水洗净，研粉，水飞过，晒用。	炮炙大法	97
		经火煅而松腻味涩者为上，制宜炭火煅红，童便淬七次，研粉，水飞过，晒用。若煅后坚硬不松不腻者，不堪也。	本草正	99
		将炉甘石置倾银罐内。炭火煅成碧色取起，以连汁、童便淬之。如此煅淬七次。加硃砂【朱砂】三钱同研为末。水飞去脚，候干又研，极细如尘，收贮听用。	一草亭目科全书；异授眼科	103
	鹿角霜	酥拌炒，研如飞面。	先醒斋广笔记	98
	萝卜子【莱菔子】	炒，另研。	医宗必读	100
	绿豆	生，研。	炮炙大法	97
	绿矾	火煅通红，淬入米醋中，烘干，研如飞粉。	炮炙大法	97
		火煅，研细。	先醒斋广笔记	98
	麻仁	别研。	医宗必读	100
		另研。	医宗必读	100
	玛瑙	研，飞。	审视瑶函	102
	麦芽	炒，研，磨取净面。	先醒斋广笔记	98
	蔓荆子	炒，研。	一草亭目科全书；异授眼科	103
	芒硝	水飞过，用五重纸滴过，去脚，于铛中干之，方入乳钵，研如粉任用。	炮炙大法	97
	茅根【白茅根】	烧灰存性，研细。	医宗必读	100
	没石子【没食子】	用浆水于砂盆中研，焙干再研。忌铜铁器。	医宗必读	100

续表

切制方法	药名	摘录	文献名称	文献编号
研	没药	以灯心草同研，或以糯米数粒同研，或以人指甲二三片同研，或以乳钵坐热水中乳之，云皆易细，总不如研细，和人乳略蒸，再研匀，晒干，研如飞尘为妙。药将沉下，一二沸即起，勿多煮。	炮炙大法	97
		箬上烘去油，同灯心【灯心草】研之则细。	医宗必读	100
		另研。	医宗必读	100
		以酒研如泥，水飞，晒干，或同灯心【灯心草】研则易细。	本草通玄	101
		研。	审视瑶函	102
	礞石	以大坩埚一个，用礞石四两，杵碎，入硝石等分，拌匀，炭火十五斤簇定，煅至硝尽，星黄如麸金，取出研极细，水飞数过，晒干，再乳万匝。	本草乘雅半偈	104
	麋角	研。	炮炙大法	97
	密陀僧	火煅，醋淬，研细，水飞过。	普济方	70
		火煅，醋淬，研细，水飞过用。	奇效良方	72
		水研飞净。	外科启玄	90
	明丹砂【朱砂】	研。	审视瑶函	102
	明砒【砒石】	研细。	医宗必读	100
	墨	烧红，细研。	医宗必读	100
	牡丹皮	烧灰存性，研细。	医宗必读	100
	牡蛎	东流水入盐一两煮一伏时后，入火中烧令通赤，然后入钵中研如粉用也。	炮炙大法	97
		火煅，醋淬七次，研极细如飞面。	炮炙大法	97
		白者三两，入瓷瓶，盐泥固济，炭五斤，煅半日，取出研细。	医宗必读	100
		每用左顾者二十四枚，以东流水一斗，盐二两，煮一伏时，再入火中煅赤，研粉。	本草乘雅半偈	104
	南星【天南星】	一个重半两以上者，研为末，生姜自然汁和成一块，入朱砂一粒豆大、乳香一粒豆大，和南星用文武火煨令香熟，切作薄片，焙干。	普济方	70
		冬月研末，入牛胆中，悬风处。	医宗必读	100
	硇砂	凡用，须细研水飞过，入瓷器中重汤煮令自干，以杀其毒。或用黄丹【铅丹】、石灰作匮，火煅通赤，取出另研。	医学入门	83
		研。	医宗必读	100
		研细。	审视瑶函	102
	溺白垽【人中白】	研极细，水飞数过，再研万匝，仍如有恶臭，随泡随飞，约数百遍，以无臭为度。	本草乘雅半偈	104
	凝水石	四两，炭火煅三五时辰取出，于地坑内安放，盖令出火毒一时，以温水飞研如粉，取二两。	普济方	70
		研用。	医学入门	83
	牛蒡子	酒炒，研。	医宗必读	100
		炒，研。	审视瑶函	102
		炒，研。	一草亭目科全书；异授眼科	103

续表

切制方法	药名	摘录	文献名称	文献编号
研	牛黄	另研。	医宗必读	100
		细研。	审视瑶函	102
	蓬砂【硼砂】	研如飞尘。	炮炙大法	97
	硼砂	研。	审视瑶函	102
		将竹沥收二钱，萝卜汁拌收二钱，令干，细研入药。	一草亭目科全书；异授眼科	103
	螵蛸【桑螵蛸】	去粗皮，研。	审视瑶函	102
	脐带	新瓦上炙焦存性，另研细。	先醒斋广笔记	98
	麒麟竭【血竭】	凡用，另研。若同他药捣，则化为飞尘。	医宗必读	100
	起阳石	用火煅透，研极细如面。	炮炙大法	97
	牵牛子	酒蒸，研细。	医宗必读	100
	铅丹	水飞过，细研，炒紫色用。	本草品汇精要	74
		黑铅一斤，土硫黄、硝石各一两，先熔铅成汁，下醋点之，滚沸时下黄一小块，续下硝少许，沸定点醋，依前下少许硝、黄，已消沸定，黄亦尽，炒为末，成丹矣。入药又炒令色变，细研，水飞二遍。	医学入门	83
		即黄丹也，生铅一味，火煅，研成细末，水飞过用。	炮炙大法	97
	芡实肉【芡实】	研为细粉。	医宗必读	100
	茜根【茜草】	烧灰存性，研细。	医宗必读	100
	青石脂	火煅通赤，放冷，研细，水飞用。	本草品汇精要	74
	青盐	研。	审视瑶函	102
		用甘草水煮过，研细。	一草亭目科全书；异授眼科	103
	轻粉	细研。	审视瑶函	102
	蚯蚓【地龙】	生研和药。	医宗必读	100
	人中白	火煅，研。	炮炙大法	97
		烧，研为末，大治诸湿溃烂。或生用为末亦可。	本草正	99
	戎盐	研。	医宗必读	100
	乳香	用黄连水等水研飞过。	奇效良方	72
		以灯心草同研，或以糯米数粒同研，或以人指甲二三片同研，或以乳钵坐热水中乳之，云皆易细，总不如研细，和人乳略蒸，再研匀晒干，研如飞尘为妙。药将沉下，一二沸即起，勿多煮。	炮炙大法	97
		箬上烘去油，同灯心【灯心草】研之则细。	医宗必读	100
		另研。	医宗必读	100
		以酒研如泥，水飞，晒干，或同灯心【灯心草】研则易细。	本草通玄	101
		研。	审视瑶函	102
		去油，研。	审视瑶函	102
		去油，细末。	一草亭目科全书；异授眼科	103
	蕤核【蕤仁】	去衣，绵纸包研，去油用。	炮炙大法	97
	蕤仁	去皮，研。	一草亭目科全书；异授眼科	103
	砂仁	略炒，吹去衣，研用。	炮炙大法	97
		欲其温缓，须用炒研，入肺、肾、膀胱，各随使引。	本草正	99
	山豆根	或末，或研。	炮炙大法	97
	山楂	蒸过，晒干，临用再蒸，去核，焙燥，研细用。	本草乘雅半偈	104

续表

切制方法	药名	摘录	文献名称	文献编号
研	山栀子【栀子】	烧灰存性，研细。	医宗必读	100
	上好羊脑炉甘石【炉甘石】	打如莲子大，一分重为则。研为细末。	一草亭目科全书；异授眼科	103
	上制炉甘石【制炉甘石】	姜汁煮三次，候干，细研过筛。另取瓷罐盛之，不可出气。	一草亭目科全书；异授眼科	103
		用细辛、荆芥穗、薄荷各一两，煮浓汁大半钟，亦煮三次，如前研细筛过，另用瓷罐收贮。	一草亭目科全书；异授眼科	103
		用晚蚕沙三升，炒为末，滚水淋灰汁大半钟，亦煮三次，候干研细，另用瓷罐收贮。	一草亭目科全书；异授眼科	103
		用童便煮三次，候干，研细，另用瓷罐收贮。	一草亭目科全书；异授眼科	103
	蛇含石	入药火烧赤色，醋淬三四次，研末，水飞过用。	本草原始	87
		大者，三两，铁铫盛烧通红，钳取出，倾入醋中，候冷取出，研极细。	医宗必读	100
	蛇黄【蛇含石】	如入药，烧赤三四次，醋淬，研细，飞过用。	本草品汇精要	74
		入药烧赤，醋淬三四次，研末水飞用。	本草纲目	84
	射香【麝香】	研细。	一草亭目科全书；异授眼科	103
	麝香	细研筛用之。	炮炙大法	97
		微研。	医宗必读	100
		另研。	医宗必读	100
		研。	审视瑶函	102
		拣去皮毛，研细。	审视瑶函	102
		向日开之，但微研，不必苦细耳，如欲细甚，入醇酒少许，不损香气。	本草乘雅半偈	104
	神曲	研细，炒黄。	医宗必读	100
	石床	研细，水飞过用。	本草品汇精要	74
	石膏	细研，水飞过。	普济方	70
		研极细，水飞。	普济方	70
		煅赤，研。	医宗必读	100
		研极细。	审视瑶函	102
	石花	研细，水飞过，以酒渍服。	本草品汇精要	74
	石灰	凡使，用醋浸一宿，漉出待干，下火煅令腥脏之气出，用瓶盛着，密盖放冷，拭上灰令净，细研用。	炮炙大法	97
	石决明	东流水煮一伏时，研极细，入药。	审视瑶函	102
		煅，研。	一草亭目科全书；异授眼科	103
	石硫黄【硫黄】	研如飞尘，用以杀虫行血。	炮炙大法	97
	石绿	细研九度，飞过。	医学纲目	82
		研，飞。	审视瑶函	102
	石蛇	研细，水飞用。	本草品汇精要	74
	石蟹	去泥并粗石，细研，水飞过用。	本草品汇精要	74
		去沙石，细研，水飞。	本草原始	87
	石燕	研细，水飞过用。	本草品汇精要	74
		火烧令通赤，水中淬三次，研极细，水飞，焙干。	证治准绳	89
	石钟乳	研。	炮炙大法	97

续表

切制方法	药名	摘录	文献名称	文献编号
研	熟艾	研，糯米稀糊拌匀，炒熟，乘热入碾末之。	普济方	70
	鼠粘子【牛蒡子】	酒炒，研。	先醒斋广笔记	98
	苏子【紫苏子】	略炒，研极细，煎成药。	炮炙大法	97
		炒，研极细。	先醒斋广笔记	98
	酸枣	炒爆，研细入药。	炮炙大法	97
	酸枣仁	炒爆，研。	先醒斋广笔记	98
	缩砂密【砂仁】	去壳，焙燥，研细用。	本草乘雅半偈	104
	太阴玄精石【玄精石】	研细，水飞。	婴童百问	77
	桃核仁	研如泥用。	本草发挥	69
	桃花石	研细，水飞过用。	本草品汇精要	74
	天竺黄	炙，研。	审视瑶函	102
	铁粉	另研。	医宗必读	100
	铜绿	水洗净，细研，水飞去石，澄清，慢火熬干。	医学入门	83
	铜青	研。	医宗必读	100
	兔丝子【菟丝子】	酒浸五日，曝干，研为末。	审视瑶函	102
		酒煮制，研。	一草亭目科全书；异授眼科	103
		酒煮，打作饼，焙干再研，即成细末。	医宗必读	100
		酒浸通软，乘湿研，焙干。	医宗必读	100
		水淘去泥，酒浸一宿，焙干，研细。	本草通玄	101
	瓦楞子	火煅，醋淬，研。	医宗必读	100
	猬皮【刺猬皮】	炙脆，研用。	炮炙大法	97
	蜗牛	生研服，入药炒用。	炮炙大法	97
		连壳煅灰存性，研极细末。	先醒斋广笔记	98
	乌贼骨【海螵蛸】	凡使，水煮一时，炙令黄，去皮细研，水飞，日干。	医学入门	83
	无食子【没食子】	凡使，勿令犯铜铁，并被火惊者。用浆水于盆中或硬石上研令尽，却焙干，研了用。勿捣，能为黑犀色。	炮炙大法	97
		勿犯铁器，并被火惊。以浆水砂盆研令尽，焙干再研，如乌犀色为度。	本草乘雅半偈	104
	五灵脂	凡用，研为细末，以酒淘飞澄去砂（沙）脚，日干，醋拌炒。	炮炙大法	97
		研。	医宗必读	100
		多夹沙石，极难修治，研细，酒飞去砂（沙）石，晒干。	本草通玄	101
		用酒研细，仍用酒飞去砂（沙）土，晒干收用。	本草乘雅半偈	104
	五色石脂	研如粉，新汲水飞过三度，晒干用。	本草乘雅半偈	104
	五味子	酒浸，别研为末。	医宗必读	100
	香附	童便炒，研细末。	先醒斋广笔记	98
	硝石	一两，同硫磺【硫黄】为末，入瓷碟内微火炒，柳条搅，火不可太过，恐伤药力，再研极细，名二气末。	医宗必读	100
		研。	医宗必读	100
	小蓟	烧灰存性，研细。	医宗必读	100
	蝎	酒洗净，炙干，研。	炮炙大法	97

续表

切制方法	药名	摘录	文献名称	文献编号
研	杏核仁【苦杏仁】	须细研之。	本草发挥	69
	杏仁【苦杏仁】	别研。	医宗必读	100
		泡，去皮尖，麸炒黄，入瓦器研去油。	审视瑶函	102
	雄黄	研，水飞。	普济方	70
		用桃叶煮水，研，飞。	普济方	70
		研细，水飞过，令干。	奇效良方	72
		研细，水飞。	婴童百问	77
		研，水飞。	医学纲目	82
		去夹石，研细，水飞过。	增补万病回春	86
		研如飞尘，水飞数次。	炮炙大法	97
		别研。	医宗必读	100
		研，飞。	审视瑶函	102
	雄雀屎	钵中研如粉，煎甘草汤浸一宿，倾上清甘草水尽，焙干。	炮炙大法	97
	续随子【千金子】	去壳，研细，纸包去油。	医宗必读	100
	血竭	研细，待众药磨完，然后入之。若同众药捣，则化作尘飞也。	本草通玄	101
		艾熏，研。	审视瑶函	102
		研细。	一草亭目科全书；异授眼科	103
	熏陆香	挂窗隙良久，取研则不粘易碾，或同酒研如泥，水飞晒干，或糯米数粒，或灯心草数茎，或人指爪甲二三片，并研之亦易细。	本草乘雅半偈	104
	延胡索	酒润或醋润，蒸之，从巳至亥，焙干，研细用。	本草乘雅半偈	104
	阳起石	酒煮半月，研极细，水飞过。	普济方	70
		酒煮半日，细研，水飞过。	普济方	70
		火煅，醋淬七次，细研，水飞用。	医学入门	83
		凡用，火中煅赤，酒淬七次，研细，水飞过，日干。亦有用烧酒浸过，同樟脑入罐升炼，取粉用者。	本草纲目	84
		煅，醋淬七次，细研，水飞过入药。	本草原始	87
	夜明砂	研。	审视瑶函	102
		用缓火隔纸焙燥，研极细入药。	本草乘雅半偈	104
	益智仁	去壳，盐水炒，研细。	医宗必读	100
	益智子【益智仁】	去壳，炒，临用研。	炮炙大法	97
	鹰眼	炙干为末，研令极细，以人乳汁再研。	审视瑶函	102
	禹余粮	醋淬，研，飞。	医学纲目	82
		火煅，醋淬七次，研末，水飞用。	医学入门	83
	预知子	去皮，研服。	炮炙大法	97
	灶心黄土【灶心土】	乳研极细，水飞。	本草乘雅半偈	104
	长石	研细，水飞过用。	本草品汇精要	74

续表

切制方法	药名	摘录	文献名称	文献编号
研	珍珠	细研，水飞过。	普济方	70
		绢包，入豆腐中煮一炷香，研极细。	医宗必读	100
		绢包，人腐中煮，研。	本草通玄	101
		煅，研细末。	一草亭目科全书；异授眼科	103
		将珠钱许，置豆腐内碗盛蒸一时久，研极细，收贮所用。	一草亭目科全书；异授眼科	103
	真蛤粉【蛤粉】	研。	审视瑶函	102
	真黄丹【铅丹】	研细，水飞，候干，用厚纸盛锅内炒熟，取起，地上候冷，又炒又冷，如此九次，去尽铅气，又研如尘听用。	一草亭目科全书；异授眼科	103
	真熊胆【熊胆】	炙，研末。	一草亭目科全书；异授眼科	103
	真针砂【针砂】	五两，淘净炒干，用醋二钟，同禹粮铫内煮干，更用铫并药烧红，倾净砖地上候冷，研极细。	医宗必读	100
	真紫苏子【紫苏子】	隔纸焙，研细。	先醒斋广笔记	98
	蜘蛛	去头、足，微炒，研。	医宗必读	100
	朱砂	乳钵内研，飞过。	普济方	70
		细研，水飞，蜜炒尤佳。	普济方	70
		研，水飞。	普济方	70
		细研，急水飞过，候灰池渗干尤佳。	普济方	70
		研，水飞。	婴童百问	77
		研细，水飞过。	增补万病回春	86
		研，水飞。	证治准绳	89
	珠母【珍珠母】	研。	医宗必读	100
	硃砂【朱砂】	细研无声。	一草亭目科全书；异授眼科	103
	猪毛	煅存性，研细末。	先醒斋广笔记	98
	猪脬	炙，研碎。	医宗必读	100
	紫河车	火烘干，研细，忌铁。	先醒斋广笔记	98
	紫石英	研细。	普济方	70
		研，水飞。	普济方	70
		入凡散，火煅醋淬七遍，研细，水飞用。	本草品汇精要	74
		研，水飞。	医学纲目	82
		火煅醋淬七次，细研，水飞用。	医学入门	83
		火煅，研细。	医宗必读	100
	自然铜	凡使，火煅，醋淬九次，细研，水飞用。	医学入门	83
		火煅，醋淬七次，研细，水飞用。	本草原始	87
		研细，水飞用。	景岳全书	94
		烧红，醋淬九次，研细如烟。	先醒斋广笔记	98
		宜研细水飞用，或以酒磨服。	本草正	99
		醋煅淬，研。	医宗必读	100
	棕榈皮	烧灰存性，研细。	医宗必读	100
	棕榈子	入药烧灰用，不可绝过，即是煅存性，研如飞尘，散瘀止血之神药也。	炮炙大法	97
碎	阿胶	碎，炒。	医宗必读	100
	石膏	碎。	普济方	70

续表

切制方法	药名	摘录	文献名称	文献编号
剉	巴戟天	今法惟以酒浸一宿，剉，焙入药。	炮炙大法	97
	白扁豆	炒熟，剉去壳，一斤，碎切烂杵，拌匀酿经一宿，焙干。	证治准绳	89
	白马茎【白马阴茎】	以铜刀破作七片，将生羊血拌蒸半日，晒干，以粗布去毛及干血，剉碎用。	炮炙大法	97
	白薇	用糯米泔汁浸一宿，至明取出，去髭了，于槐砧上细剉，蒸，从巳至申，出用，夏月浸二时许。	炮炙大法	97
		用糯米泔浸一宿，去髭，槐砧上剉细，蒸之，从申至巳，晒干用。	本草乘雅半偈	104
	白柘皮【柘木白皮】	剉。	普济方	70
	百部根	去心、皮，用酒浸一宿，漉出，焙干，细剉用。	炮炙大法	97
	天南星	剉碎，瓦器盛，东壁土同醋煮少时，滤干，切片，焙。	证治准绳	89
	苍术	剉细作片子，先以米泔浸一宿，漉出，复用清水浸一宿，漉出，焙干，或日干用。	普济方	70
	草乌	剉，炒。	医宗必读	100
	曾青	勿用夹石及铜青者，每一两，取紫背天葵、甘草、青芝月干、湿各一镒，细剉，入瓷锅内，置青于中，用东流水二镒，缓火煮五昼夜，勿令水火失时，取出，更用东流水浴过，研乳如粉用。	本草乘雅半偈	104
	沉香	剉末。	审视瑶函	102
	川黄连【黄连】	剉如豆大，童便浸一宿，晒干，为末。	审视瑶函	102
	椿木	只用根，采出拌生葱蒸半日，出生葱，细剉，用袋盛挂屋南畔，阴干用。	炮炙大法	97
	椿樗	拌生葱蒸半日，剉细，盛挂屋角南畔，阴干用。	本草乘雅半偈	104
	慈石【磁石】	一斤，用五花皮、地榆各一镒，取绵十五两，二件并剉。于石上搥（捶）作二三十块，将石入瓷瓶中，下草药，以东流水煮三日夜，取出，拭干，布裹再搥（捶）细，乃碾如尘，水飞过，再碾用。	本草乘雅半偈	104
	刺猬皮	剉。	医学纲目	82
	大川芎【川芎】	剉片（二个剉作四十片）。	普济方	70
	大黄	剉细蒸之，从巳至未，取出晒干。	本草乘雅半偈	104
	大戟	去皮，剉，炒黄。	医学纲目	82
		于槐砧上细剉，与海芋叶拌蒸，从巳至申，去芋叶，晒干用。	本草乘雅半偈	104
	当归	剉，微炒。	普济方	70
	独活	细剉。	炮炙大法	97
		采得，剉细，以淫羊藿拌浥二日，曝干，去藿用，免人心烦。	本草乘雅半偈	104
	防己	凡使防己，要心花纹黄色者，然后细剉，车前草根相对同蒸，半日后出，去车前草根，细剉用之。	炮炙大法	97
		细剉，用车前草根相对蒸半日，晒干取用。	本草乘雅半偈	104

续表

切制方法	药名	摘录	文献名称	文献编号
剉	附子	去皮脐，剉如半枣大，称一两，用生姜自然汁半斤，银石器内慢火煮，姜汁尽为度，薄切，焙。	普济方	70
	甘遂	去茎，槐砧上剉细，用生甘草汤及荠苨自然汁搅浸三日，水如黑汁，乃漉出，用东流水淘六七次，水清为度，取出晒干，纳土器中，熬脆用。	本草乘雅半偈	104
	狗脊	凡修事，火燎去毛，细剉了，酒拌蒸，从巳至申，出，曝干用。	炮炙大法	97
		火燎去毛，细剉，酒浸一夜，蒸之，从巳至申，取出晒干。	本草乘雅半偈	104
	贯众	去皮毛，剉，焙。	医宗必读	100
	厚朴	剉指面大，用生姜二斤，不去皮，净洗切片，用水五升同煮，水尽去姜，只焙干厚朴。	普济方	70
		细剉，用生姜一两研烂，同淹一宿，炒令黄。	普济方	70
	黄耆【黄芪】	细剉，焙干，为细末，入白蜜一匙、好酒一升，煮如糊。	普济方	70
	荆三棱【三棱】	剉如半枣大，好醋浸二宿，焙干，取末。	普济方	70
		细剉，酒浸一宿。	普济方	70
	桔梗	去头上硬尖二三分，并两畔附枝，槐砧上细剉，用生百合捣膏，投水中浸一伏时，取出，缓火熬干，每桔梗四两，用百合二两五钱。	本草乘雅半偈	104
	橘柚	各去白膜，剉细，鲤鱼皮裹一宿，至明取用。	本草乘雅半偈	104
	苦参	先须用糯米浓泔汁浸一宿，上有腥秽气，并在水面上浮，并须重重淘过，即蒸，从巳至申，出，曝干，细剉用之，不入汤药。	炮炙大法	97
	昆布	凡使，先煮去咸味，焙，细剉用。	炮炙大法	97
		剉细，以东流水煮之，从巳至亥，待咸味去，晒干用。	本草乘雅半偈	104
	羚羊角	剉细，避风捣筛，更研万匝如飞尘，免刮人肠。	医宗必读	100
		剉细。	审视瑶函	102
		以绳缚之，用铁剉剉细，重重密裹避风，旋旋取用，捣筛极细，更研万匝入药，免刮人肠。	本草乘雅半偈	104
	漏芦	细剉，拌生甘草相对蒸，从巳至申，去甘草，拣净用。	炮炙大法	97
	麻黄	去节并沫，若不尽，服之令人闷。用夹刀煎去节并头，槐砧上用铜刀细剉，煎三四十沸，竹片掠去上沫尽，漉出，晒干用之。	炮炙大法	97
	木通	剉，炒黄。	普济方	70
	南星【天南星】	二个，各重一两，去皮脐，剉棋子片，酸浆一碗，姜一分，切片子，煮酸浆水浸，去姜，焙干。	普济方	70
		剉碎，瓦器盛，东壁土同醋煮少时，滤干切片，焙。	证治准绳	89
	牛膝	去头芦，用黄精汁浸一宿，取出，剉细，焙干。	本草乘雅半偈	104
	茜草根【茜草】	用铜刀于槐砧上剉细，日干，勿犯铅铁器。	本草乘雅半偈	104
	茜根【茜草】	凡使，用铜刀于槐砧上剉，日干，勿犯铁并铅。	炮炙大法	97

续表

切制方法	药名	摘录	文献名称	文献编号
剉	青橘皮【青皮】	剉，用巴豆半两，拍破，同炒黄，去巴豆不用。	普济方	70
	桑上寄生【桑寄生】	用铜刀，和根枝茎细剉，阴干了用。	炮炙大法	97
		根茎枝叶并铜刀剉细，阴干，不可见火。	本草乘雅半偈	104
	石斛	酒浸，细剉，熬膏。	医宗必读	100
	蜀漆	临用去根，同甘草相拌，水润蒸之，去甘草，细剉，再以甘草汁拌蒸，晒干，取用。	本草乘雅半偈	104
	水蛭	细剉后，用微火炒令色黄乃熟。	炮炙大法	97
		须晒干，细剉，以微火炒黄熟方可用，或以冬收猪脂煎令焦黄用之亦可。	本草正	99
	苏方木【苏木】	去粗皮并节，剉极细，梅枝捣烂同拌蒸之，从巳至申，阴干用。	本草乘雅半偈	104
	天星【天南星】	一个，剉块，生姜一两，切，川厚朴一两，剉碎，水三升同煮，令南星【天南星】透，姜、朴去，只用南星【天南星】，切，焙。	普济方	70
	腽肭脐【海狗肾】	用酒浸一宿后，以布裹，微微火上炙令青，细剉，单捣用也。	炮炙大法	97
	犀角	凡使，勿用奴犀、牸犀、病水犀、挛子犀、无润犀，惟取乌黑肌皱、坼裂光润者，剉屑，入臼杵细，研万匝乃用。	本草纲目	84
		剉细末。	审视瑶函	102
	新罗人参【人参】	剉薄片，湿纸裹煨。	普济方	70
	雄黄	每雄黄一两，用甘草、紫背天葵、地胆、碧棱花各五两，细剉，以东流水入坩埚中，煮三伏时，取出，捣如粉，水飞，澄去黑者，晒干，再研用。	本草乘雅半偈	104
	茵陈蒿【茵陈】	须用叶有八角者，采得阴干，去根，细剉用，勿令犯火。	炮炙大法	97
		用叶有八角者，阴干，去根，剉，勿令犯火。	本草乘雅半偈	104
	淫羊藿	细剉，用羊脂相对拌炒过，待羊脂尽为度。每修事一斤，用羊脂四两为度也。	炮炙大法	97
	皂角	寸剉，先用水浸三日，去原浸水，却以一碗水取浓汁，去滓，入银石器内熬去五六分。	普济方	70
	泽兰	须细剉之，用绢袋盛于屋南畔角上，令干用。	炮炙大法	97
		细剉，以绢裹盛之，悬于屋之南畔角上，阴干收用。	本草乘雅半偈	104
	泽泻	细剉，酒浸一宿，漉出，曝干用。	炮炙大法	97
		不计多少，剉极细，酒浸一宿，取出，曝干。	本草乘雅半偈	104
	知母	于槐砧上细剉，焙干，木臼杵捣。	炮炙大法	97
		凡用，须去毛，剉碎，以盐酒久炒如褐色。	本草通玄	101
		槐砧上剉细，木臼捣烂，勿犯铁器。	本草乘雅半偈	104
	紫草	须用蜡水蒸之，待水干取，去头并两畔髭，细剉用。	炮炙大法	97
切	阿胶	切，炙。	普济方	70
	巴豆	去皮，切开。	济阴纲目	96

续表

切制方法	药名	摘录	文献名称	文献编号
切	白茯苓【茯苓】	去皮，为末，飞取沉者。	普济方	70
		去皮，切，焙。	普济方	70
		去皮，切作块，以猪苓一分，用放于瓷器内，用水煮至二十余沸，取出焙干，研为细末。	奇效良方	72
		四两，切碎，同猪苓二两煮半日，去猪苓。	宋氏女科秘书	91
		去皮切片，乳汁浸，晒干，再浸再晒三次。	寿世保元	93
		去皮，四两，切块，用猪苓二钱五分，同于瓷器内煮二十余沸，取出晒干，不用猪苓。	景岳全书	94
	白果	去壳，切碎，炒黄。	增补万病回春	86
		去壳，切碎，炒黄色。	证治准绳	89
	白花蛇	切片，炙黄。	外科正宗	95
	白芨【白及】	切片，焙干，切为细末。	寿世保元	93
	白及	水洗，切。	炮炙大法	97
	白姜	切作片，微炒。	奇效良方	72
	白茅根	细切。	济阴纲目	96
	白砂蜜【蜂蜜】	色白者妙，用隔年葱一根，切短，与蜜一同熬，去白膜，葱软熟为度，滤滓放定，用纸取蜡面。	普济方	70
	白商陆【商陆】	去粗皮，薄切，曝干。	普济方	70
	白芍药【白芍】	酒浸，切片，炒。	先醒斋广笔记	98
	白术	切，炒。	普济方	70
		米泔浸半日，切，焙，麸炒黄。	普济方	70
		汤浸半月，切片子，用蜜炙香黄色。	普济方	70
		切薄片，蜜略涂，纸衬铫，慢火炒。	普济方	70
		泔浸一宿，切，焙。	医学纲目	82
		米泔浸，切，土炒或乳浸。	本草原始	87
		米泔水浸，用山黄土拌，蒸九次，晒九次，去土，切片，焙干。	证治准绳	89
		去芦，淘米泔水洗，薄切，晒干，或陈壁土炒。	寿世保元	93
		苦者勿用，以米泔水浸一宿，切片，炒。	景岳全书	94
		米泔浸，去油者，山黄土裹，蒸晒九次，洗净去皮，切片晒干。	炮炙大法	97
		米泔水浸半日，土蒸切片，蜜水拌匀，炒令褐色。	医宗必读	100
	白药【白药子】	以水洗，切碎，曝干。	本草原始	87
	白芷	水润，切片。有焙用、生用，有同黄精拌蒸者，夏日频晒，免生虫，伏日切片好。	仁术便览	85
		沸汤泡，切。	景岳全书	94
	百部	碎切。	普济方	70
	百合	蜜拌蒸软，切。	仁术便览	85
	半夏	切片，姜汁和匀，焙干。	普济方	70
		浆水浸一宿，切，汤洗七遍，入粟米一合，同炒黄，去米。	普济方	70
		半两，切作小粒，用大猪苓半两，同炒色黄，去猪苓。	普济方	70

续表

切制方法	药名	摘录	文献名称	文献编号
切	半夏	水浸，切作片，用浆水、雪水各半，同煮三五沸，焙干。	普济方	70
		生，切片。	普济方	70
		用酒同生姜自然汁浸四十九日，切破，焙干。	普济方	70
		切碎，铜器内炒。	普济方	70
		切作片。	普济方	70
		每个切四片，姜汁浸一宿。	普济方	70
		生姜汁煎，浸软，切作片子。	普济方	70
		六两，去脐，浆水五升，生姜半斤薄切，甘草、桑白皮一两，剉，入石铫内慢火煮一复时，只取半夏，余药不用。	普济方	70
		姜汁浸软，切片。	普济方	70
		汤洗七次，细切如豆，不捣。	普济方	70
		一两，用生姜四两，去皮细切，同捣令烂，制作饼。	普济方	70
		用生姜自然汁浸两宿，取出，切成片子，新瓦上焙干。	普济方	70
		一两，生姜四两，取汁，先以汤洗半夏七次，浸三日后，于日内煎干，切作片子，焙用。	普济方	70
		二两，用皂角五锭挼汁，浸一宿，控干，切作片子。	普济方	70
		煮软，切，焙。	普济方	70
		二两半，水浸，切作片，用浆水、雪水各半，同煮三五沸，焙干。	普济方	70
		汤浸七次，切，焙干为末，姜汁和作饼子，烧化白，捣末。	普济方	70
		姜水浸一宿，切片，汤洗七次，入粟米一合，同炒黄，去米。	普济方	70
		汤泡七次，切片，焙干。	婴童百问	77
		今治半夏，惟洗去皮垢，以汤泡浸七日，逐日换汤，晾干，切片，姜汁拌，焙入药。或研为末，以姜汁入汤浸澄三日，沥去涎水，晒干用，谓之半夏粉。	本草纲目	84
		切用。有同生姜、白矾、皂角煮透切用者。	仁术便览	85
		生姜汤泡透，切片，再用姜汁浸，炒用。如治风痰，用牙皂、白矾、生姜煎汤泡透，晒干用。	增补万病回春	86
		汤泡透，切片，姜汁浸炒。	鲁府禁方	88
		用滚水入明矾或皮硝同泡，泡之时，勿得动，一时汤冷，又易滚汤泡之，泡五七次者为佳，切片，仍以生姜捣汁拌，微炒过用，去风痰湿痰皆用此。若理脾止泻，如六君子汤中用者，宜半夏曲，曲之性不甚燥，而得中和故也。	医宗粹言	92
		滚水泡透，切片，姜汁炒。	寿世保元	93
		汤泡，切片，姜炒。	寿世保元	93
		汤泡透，切片，用杏仁【苦杏仁】炒过，不伤胎气。	寿世保元	93

续表

切制方法	药名	摘录	文献名称	文献编号
切	半夏	用生姜汁煮三五十沸，取出，切作块，更煮令熟，焙干为末。	景岳全书	94
		汤泡，切片，以皂角水浸一日，晒干。	景岳全书	94
	薄荷叶	切，焙。	医学纲目	82
	萆薢	细切。	普济方	70
		利刀切片，酒浸，烘干。	本草蒙筌	76
		酒浸，切片。	寿世保元	93
	鳔胶	切段，微溶。	外科正宗	95
	槟榔	有火煨，切，有酸米饭裹、湿纸包火煨者，有生用，有石灰制者。	仁术便览	85
		切片，锡灰炒。	鲁府禁方	88
	不油白术【白术】	去芦，米泔浸过一宿，切片，微炒。	寿世保元	93
	菜瓜	去瓤，切片。	寿世保元	93
	苍术	米泔浸，切，炒干，末。	普济方	70
		去皮，切作片，炒。	普济方	70
		薄切，酒浸，干。	普济方	70
		米泔浸一宿，用竹刀刮去黑皮，切，用葱白一捏炒黄，去葱。	普济方	70
		一斤，用泔浸，去皮，切作片，用生葱白一斤切碎，加盐二两同炒，苍术黄色为度，拣去葱不用。	普济方	70
		一斤，米泔浸一宿，切作片子，用薤白一斤同切，合鸡血过一宿。	普济方	70
		泔浸，切片，同葱白炒黄色，去葱不用。	秘传证治要诀及类方	71
		二两，用米泔水浸一宿，用竹刀刮去黑皮，切片，用葱白一握同炒黄，去葱。	奇效良方	72
		八两，剉如豆大，米泔浸二日，或焙，或晒干，分作四处：一分用乌头一两，去皮脐，切作片，川楝子净肉一两，同苍术一处炒黑色为度；一分用川椒去目一两，陈皮一两，破故纸【补骨脂】一两，酒浸一宿，炒令干，次下苍术、川椒等一处炒黄；一分用茴香一两，青盐一两半，食盐半两，先下苍术炒黄，次下茴香等一处炒黄色；一分用醇酒和醋各一两，煮苍术令透，取出焙干，再煮二次。	奇效良方	72
		米泔浸，切片，焙。	保婴撮要	81
		切，焙。	医学纲目	82
		一斤，米泔浸一宿，切，用韭白一斤细切，同罨过一宿。	医学纲目	82
		苍术性燥，故以糯米泔浸，去其油，切片，焙干用。亦有用芝麻同炒，以制其燥者。	本草纲目	84
		切，炒。有姜汁炒者。	仁术便览	85
		二两，米泔浸一宿，刮去皮，切碎，以葱白一握同炒黄色，去葱。	证治准绳	89
		去皮，用米泔水浸一宿，切片，曝干。	医宗粹言	92

续表

切制方法	药名	摘录	文献名称	文献编号
切	苍术	米泔浸二宿，去皮，切片。	寿世保元	93
		米泔浸，切，焙。	济阴纲目	96
		米泔浸一宿，去皮，切片，酒炒。	先醒斋广笔记	98
	草豆蔻	一两，用生姜五两，切片用，拌炒，以水三升，慢火煮水干为度，取出焙干。	奇效良方	72
	草果	切，焙。	仁术便览	85
	草果子【草果】	去壳，切碎。	普济方	70
	草乌	去皮脐，生用，切作大块。	普济方	70
		半斤，水浸一宿，切作片子，用盐四两，合鸡血一宿，次日炒干。	普济方	70
		一两，盐一两，入水少许，作咸汁，浸二宿，一日一次翻转，切，用铫子炒黄色，为末。	普济方	70
		以黑豆一升，水煮令草乌都黑，惟心中一点白为度，切，焙。	普济方	70
		半斤，水浸一宿，切，用盐四两罨一宿，次日炒干。	医学纲目	82
		洗净，去皮，切片。	寿世保元	93
		切厚片。	先醒斋广笔记	98
	草乌头【草乌】	水浸三宿，切作片，慢火焙干。	普济方	70
		去皮，细切，盐炒。	普济方	70
		醋炙，切片，麸炒。	普济方	70
	柴胡	水洗，切。	仁术便览	85
	菖蒲【石菖蒲】	米泔浸一宿，切，焙。	普济方	70
		净洗，切作片子。	普济方	70
		薄切，日干。	本草纲目	84
	常山	细切。	普济方	70
		酒浸，切片。	增补万病回春	86
		用酒浸过一宿，切用，则不吐。	医宗粹言	92
		酒浸，切片。	寿世保元	93
		酒浸一宿，切薄片，慢火酒炒。	本草通玄	101
	陈皮	切作条子。	普济方	70
		切丝。	寿世保元	93
		四两，切碎，用盐二钱，入水中拌，浸一宿，晒干。	景岳全书	94
	陈枳壳【枳壳】	去瓤，用巴豆七粒，去壳，入内，十字缚定，好醋反复煮软，去巴豆，切片，焙干。	鲁府禁方	88
	橙皮	切丝。	寿世保元	93
	橙子	去核，切作片子，连皮用。	普济方	70
		破去核，切作片子，连皮用。	奇效良方	72
	樗根	去粗皮，取二层白皮，切片，酒炒。	寿世保元	93
	川大黄【大黄】	切片，蜜蒸。	先醒斋广笔记	98
	川当归【当归】	去芦，酒浸，切，焙。	普济方	70
	川黄连【黄连】	去须，切片。	先醒斋广笔记	98
		切片。	先醒斋广笔记	98
		去芦，切碎。	一草亭目科全书；异授眼科	103

续表

切制方法	药名	摘录	文献名称	文献编号
切	川楝子	汤浸，去薄皮，切作片子。	医学纲目	82
	川乌	切片，姜汁浸，晒。	普济方	70
		去皮尖，切作片子，分两处，将一处用齑汁于砂石器内煮腐。	普济方	70
		去皮尖，切片，盐炒香，去盐。	普济方	70
		炮，去皮脐，切，焙，炒变色。	普济方	70
		大者二两，切作片子，用搥（捶）碎大蒜一枚、乌豆半两同煮，豆熟为度，留汁用。	普济方	70
		去皮，切片，同盐炒黄色，去盐。	秘传证治要诀及类方	71
		切厚片。	先醒斋广笔记	98
	川乌头【川乌】	四两，米泔浸软，去皮，切作片子，用盐四两炒黄，去盐不用。	普济方	70
		切作小块，蛤粉炒黄。	普济方	70
		切作片子，水浸一宿，切作条，更以米泔浸一宿，不洗，日干，麸炒微赤为度。	普济方	70
		切作片，水浸一宿，切作算子条，更以米泔浸一宿，不洗，日干，麸炒微赤为度。	奇效良方	72
		细切。	医学纲目	82
	川芎	醋煮微软，切作片子。	普济方	70
		盐水煮，捞起，切片。	增补万病回春	86
		醋煮微软，切片。	证治准绳	89
	椿根	切，去皮。	普济方	70
	椿根白皮【椿白皮】	切，焙。	仁术便览	85
	刺猬皮	切方，三指大。	医学纲目	82
		炙，切片，再炒黄，为末。	外科正宗	95
	苁蓉【肉苁蓉】	酒浸一伏时，切，焙干。	普济方	70
	葱白	细切。	济阴纲目	96
		剥去粗皮，十余根作一缚，切一指厚。	济阴纲目	96
	大半夏【半夏】	每个切二块，木猪苓亦作片，水浸，同炒燥，不用猪苓。	普济方	70
		四两，汤洗七次，每个切作两片，用白矾末一两，沸汤浸一昼夜，漉出，别用汤洗七次，去矾，候干，一片作两片，再用姜自然汁于瓷盆中浸一昼夜，却于汤中炖令姜汁干尽，以慢火焙干，为末，再用生姜自然汁溲成饼，日干，或焙干，炙黄，勿令色焦。	普济方	70
		半两，切作豆子大，用萝卜【莱菔】一个，也切作豆子大，水一碗，煮水尽为度。	普济方	70
		汤煮，每个切四片，用明矾泡汤浸，露七日夜，漉出，姜汁捣成饼，焙干。	奇效良方	72
	大川乌【川乌】	炮，去皮脐，切碎，炒黄色。	普济方	70
	大当归【当归】	去芦，酒洗，切，去头尾，留中，焙干。	普济方	70
	大枫子【大风子】	切细。	证治准绳	89

续表

切制方法	药名	摘录	文献名称	文献编号
切	大附子【附子】	去皮脐，切作四片。	普济方	70
		切，有同黄连、甘草、童便煮，有盐水、姜汁煮者。	仁术便览	85
		童便浸三日，切片，晒干。	鲁府禁方	88
		面裹，火煨，去皮脐，切片，童便浸，焙干。	寿世保元	93
		童便浸三日，面裹煨，去皮脐，切四片，童便浸，煮干。	寿世保元	93
		切四片，童便浸，火焙干。	寿世保元	93
	大腹皮	鸩鸟多集槟榔树上，凡用槟榔皮，宜先以酒洗，后以大豆汁再洗过，晒干，入灰火烧煨，切用。	本草纲目	84
	大怀生地黄【地黄】	用好酒拌炒，锅内蒸熟取出，再用砂仁一两、茯苓二两，二味用绢袋包，藏在地黄内，用酒浸平，慢火煮干，去砂、茯不用，竹刀切碎，晒干。	鲁府禁方	88
	大黄	米汁蒸，切，焙。	普济方	70
		米泔浸三日，逐日换泔，取出切，焙干，为细末。	普济方	70
		薄切，醋一碗煮干用。	普济方	70
		酒洗过，饭上蒸熟，切片，曝干。	普济方	70
		细切，以水一升半，别浸一宿。	奇效良方	72
		二两，酒浸，切作大片，用巴豆肉一粒，贴在大黄上，用绢包裹，汤锅蒸过，取出，去巴豆，将大黄晒干，研。	奇效良方	72
		切，炒。	外科理例	75
		面裹煨，去面，切，焙。	婴童百问	77
		酒洗过，蒸熟，切片，曝干。	婴童百问	77
		湿纸裹，饭上蒸熟，去纸，切，炒。	女科撮要	78
		生，细切，水一盏浸半日，煎汁用之。	医学纲目	82
		凡使，细切，以纹如水旋斑紧重者，剉片蒸之，从巳至未，晒干，又洒腊水蒸之，从未至亥，如此凡七次。晒干，却洒淡蜜水再蒸一伏时，其大黄必如乌膏样，乃晒干用。	本草纲目	84
		切片，酒拌蒸。	鲁府禁方	88
		醋浸湿，纸裹煨过，切。	证治准绳	89
		面裹煨，去面，切，焙。	证治准绳	89
		锦纹好大黄一斤，切薄片，分作四分，听用。一分用川黄连去毛一两，切片，水浸汁，拌大黄，同炒干为度。一分用吴茱萸去梗一两，用水泡出汁，拌大黄，同炒干为度。一分用人乳汁浸拌大黄，同炒干为度。一分用童便浸大黄，炒干为度。	寿世保元	93
		细切，内纹如水旋斑紧重，剉，蒸，从巳至未，晒干，有用腊水蒸，从未至亥，如此蒸七度，却洒薄蜜水蒸一伏时，其大黄擘如乌膏样，于日中晒干用之为妙。下药酒浸一时，煮二三沸即服。	炮炙大法	97
	大戟	酒浸三宿，切片，焙干。	医学纲目	82
	大蓟根【大蓟】	细切。	济阴纲目	96
	大全蝎【全蝎】	一个，酒浸软，竹刀切作二片。	普济方	70
	大肉苁蓉【肉苁蓉】	白酒浸洗，去鳞甲，切片。	先醒斋广笔记	98

续表

切制方法	药名	摘录	文献名称	文献编号
切	大乌头【乌头】	去皮尖，蜜一大盏，煎减半，取出，切，洗。	普济方	70
	丹参	晒干用，切。	仁术便览	85
	淡竹叶	切。	普济方	70
	当归	净洗，薄切。	普济方	70
		去芦头，切，酒浸一宿，焙干。	普济方	70
		细切，醋炒。	普济方	70
		去尾头，切片子，酒浸一宿。	普济方	70
		温水洗，薄切，焙干。	普济方	70
		切，焙，粗捣。	普济方	70
		切碎。	奇效良方	72
		切，焙。	奇效良方	72
		去芦，切，焙。	婴童百问	77
		酒浸，洗净，切片。体肥痰盛，姜汁浸，晒。身养血，尾破血，全活血。	寿世保元	93
	地榆根【地榆】	刷洗去土，切片，煨。	普济方	70
	地榆	止血，取上截切片，炒用，其梢则能行血，不可不知。	本草纲目	84
	丁香	切作细条。	证治准绳	89
	独活	切碎。	普济方	70
		洗，晒，切。	仁术便览	85
	独角仙【蜣螂】	切作二片。	普济方	70
	独茎川当归【当归】	去芦头并梢，洗，以好酒浸一宿，次日漉出控干，切作薄片子，火焙令干。	普济方	70
	杜仲	细切，姜汁浸，炒去丝。	普济方	70
		去粗皮，炙香，切。	普济方	70
		去皮，切，生姜汁炒。	普济方	70
		切，姜汁拌，炒丝尽。有酥油拌炒者，有酒浸炒者。	仁术便览	85
		去粗皮，切碎，用生姜汁一两，同蜜少许，拌炒断丝，三两。	证治准绳	89
		去粗皮，切，姜汁炒断丝。其丝不断，又复炒，孕娠用糯米同炒之。	医宗粹言	92
		去皮，切片，酥炙。	先醒斋广笔记	98
		去皮，切片，盐酒炒去丝。	先醒斋广笔记	98
	莪术	有火煨，切，有醋煮、醋炒、酒炒者。	仁术便览	85
		去根，火煨，切片，醋炒。	寿世保元	93
	恶实【牛蒡子】	切，焙。	奇效良方	72
	恶实根【牛蒡根】	切，炒。	奇效良方	72
	番木鳖肉【马钱子】	切细。	证治准绳	89
	防风	细切。	普济方	70
		净洗，切，焙。	普济方	70
	肥葱	细切，剉。	奇效良方	72
	肥嫩柳枝【柳枝】	切如寸许，水洗，干。	医学纲目	82
	肥嫩桃枝【桃枝】	切作如寸，洗净，为末。	医学纲目	82

续表

切制方法	药名	摘录	文献名称	文献编号
切	粉草【甘草】	切作细块。	普济方	70
		切作细块。	证治准绳	89
	茯苓	切作片子，饭上蒸三次，焙干。	普济方	70
		作丸散者，先煮二三沸，乃切，曝干用。	本草纲目	84
	附子	大者一只，生，去皮脐，切作四段，以自然生姜汁一大盏浸一宿，火炙干，再于姜汁内蘸，再炙再蘸，以尽为度。	普济方	70
		切作片子，小豆四升，水一斗，煮令水尽，拣出附子，末之。	普济方	70
		生，去皮脐，切开，取生姜自然汁一盏，浸一宿，取出炙尽，无浸姜汁为度，薄切。	普济方	70
		大者一枚，去皮脐，切作片，生姜汁一盏、蛤粉同炒，焙干。	普济方	70
		去皮脐，切作半枣大，称一两，用生姜自然汁半升，银石器内慢火熬，姜汁尽为度，薄切，焙。	奇效良方	72
		四两，去皮脐，切作片子。	奇效良方	72
		一只，去皮脐，切作四片，以蜜煎令附子黄色，以汤洗去蜜，切作片。	奇效良方	72
		切作四块，再浸数日，炮。	外科理例	75
		生，去皮脐，切作大片，蜜涂炙令黄。	医学纲目	82
		或以小便浸二七日，拣去坏者，以竹刀每个切作四片，井水淘净，逐日换水，再浸七日，晒干用。	本草纲目	84
		附子生用则发散，熟用则峻补。生用者，须如阴制之法，去皮脐入药。熟用者，以水浸过，炮令发坼，去皮脐，乘热切片，再炒令内外俱黄，去火毒入药。	本草纲目	84
		厥冷回阳用生，引诸药行经用面裹火煨，去皮脐，切四片，用童便浸透，晒干。	增补万病回春	86
		童子小便中浸透，湿纸包裹，灰火内煨熟，如芋香为度，去皮脐，切片子用。	证治准绳	89
		面裹火煨，去皮脐，童便浸一宿，慢火煮，晒干密封，旋切片用，亦有该生用者。	寿世保元	93
		去皮脐，切四片，拌醋一碗，炙附子，蘸醋尽为度。	济阴纲目	96
		童便浸一日，去皮，切作四片，童便及浓甘草汤同煮，汁尽为度，烘干。	医宗必读	100
		趁热切作片子，厚薄如钱，用生姜半斤取汁，以慢火煮附子，令汁尽，焙干。	普济方	70
	甘草	切如大豆。	普济方	70
		切。	外科正宗	95
		凡使，去头尾赤皮，切作三寸长，劈为六七片，入瓷器中，好酒浸蒸，从巳至午，取出曝干，剉细入药。	本草乘雅半偈	104
	干葛【葛根】	切。	仁术便览	85

续表

切制方法	药名	摘录	文献名称	文献编号
切	干木瓜【木瓜】	切。	奇效良方	72
	干柿	细切，焙令焦黑。	普济方	70
	高良姜	沸汤泡三次，切，焙。	普济方	70
		敲碎，用水二碗煮干，切成薄片。	普济方	70
		煨，切，油炒。	普济方	70
		煨，切，油炒。	奇效良方	72
		一两，用陈壁土三合，以水二碗同煮干，切片。	景岳全书	94
	藁本	切。	仁术便览	85
	狗脊	切，酒拌蒸用。	本草原始	87
	枸杞根	切。	普济方	70
	骨碎补	薄切，去毛。	普济方	70
		切，去毛。	普济方	70
		去毛，细切后，用生蜜拌蒸，从巳至亥。	炮炙大法	97
	瓜蒌根【天花粉】	切片，炒焦。	济阴纲目	96
	贯众	切片，于火上白酒汁蘸上焙干。	滇南本草	73
		洗净，切片，炒。	炮炙大法	97
	广木香【木香】	木香一块，方圆一寸，黄连半两，用水半升同煎，去黄连，只薄切木香，焙干。	本草原始	87
	龟胶【龟甲胶】	切碎，炒珠。	景岳全书	94
	桂心【肉桂】	去粗皮、淡者，不见火，切。	普济方	70
	汉防己【防己】	用去皮，切片。	本草原始	87
	旱莲草【墨旱莲】	炒干，切碎。	寿世保元	93
	蒿本【藁本】	去芦，水洗，切。	炮炙大法	97
	何首乌	米泔浸一宿，用竹刀切去皮，切作片子，焙干。	普济方	70
		净洗，以竹刀刮去皮，切一斤，与净黑豆一升同用，新汲水浸一宿，炊以豆烂为度，取出曝干。	普济方	70
		米泔浸一宿，去皮，竹刀切。	普济方	70
		采得，以苦竹刀切之，米泔浸经宿，曝干，木杵臼捣用之。一用大枣拌蒸，一用黑豆拌蒸，俱以枣、豆熟为度。又法九蒸九曝，并勿犯铁器。	本草品汇精要	74
		春夏秋采其根，雌雄共用，乘湿以布拭去土，曝干，临时以苦竹刀切，米泔浸经宿，曝干，木杵臼捣之，忌铁器。	本草纲目	84
		方用新采者，去皮，铜刀切薄片，入甑内，以瓷锅蒸之，旋以热水从上淋下，勿令满溢，直候无气息，乃取出，曝干用。	本草纲目	84
		切大片，黑豆一层，何首乌一层，蒸晒各七遍，听用，忌铁器。	仁术便览	85
		一斤，铜刀切碎，黑豆三升，水泡，入甑内，与首乌层层铺盖，蒸一炷香尽，取出晒干，如此三次，听用。	鲁府禁方	88
		去黑皮，米泔浸一宿，竹刀切。	证治准绳	89
		干者，米泔水浸透，竹刀刮去皮，切片，用黑豆以水浸透，同何首乌蒸之，豆熟为度，九次者佳。	医宗粹言	92

续表

切制方法	药名	摘录	文献名称	文献编号
切	何首乌	用米泔水浸三宿，切，焙，为末。	景岳全书	94
		临用勿去皮，以苦竹刀切，米泔浸经宿，同豆九蒸九晒，木杵臼捣之，勿犯铁器。	炮炙大法	97
		洗净，切片。	先醒斋广笔记	98
		取鲜者，竹刀切片，晒干。	先醒斋广笔记	98
		将何首乌先用米泔水浸一日，以竹刀刮去粗皮，切作大片，用黑豆铺甑中一层，却铺何首乌一层，再铺豆一层，却铺牛膝一层，又豆一层，重重相间，面上铺豆盖之，蒸以豆熟为度，取起晒干，次日如前，换豆再蒸，如此七次，去豆用。	景岳全书	94
	厚朴	去粗皮，细切，以生姜研烂淹半日，炒干。	普济方	70
		去粗皮，切碎，姜汁炒令黄。	普济方	70
		去粗皮，切，姜汁淹一宿，焙，炒。	普济方	70
		去粗皮，以水一盏煮尽后，细切，焙干。	普济方	70
		去粗皮，切片，姜汁炒。	医宗粹言	92
		姜汁炙香，细切。	济阴纲目	96
	胡黄连	切片，姜汁拌炒。	外科正宗	95
	槲皮	切。	证治准绳	89
	怀山药【山药】	水润，切片，同葱、盐炒黄，去葱、盐不用。	寿世保元	93
	槐角	洗，切碎。	普济方	70
	黄柏	去粗皮，细切，炒至赤黑色。	普济方	70
		洗，切，有酒炒、蜜炙、盐水炒，有生用，有腊月猪胆炙透用者。	仁术便览	85
		去粗皮，切片，蜜炒、酒炒、人乳炒、童便炒或生用。	增补万病回春	86
		去粗皮，切片。	一草亭目科全书；异授眼科	103
	黄檗【黄柏】	切片，蜜拌炒褐色。	先醒斋广笔记	98
	黄精	凡采得，以溪水洗净，蒸之，从巳至子，薄切，曝干用。	本草纲目	84
	黄蜡	切片。	普济方	70
	黄连	五两，用水洗净，晒干，却将一两切碎煎水，四两研为细末，重罗过，再研极细，用水飞过，却于砂铫内煮。此药最难细，冬月用雪水洗净，晒干，再研方细。	普济方	70
		去须，切。	普济方	70
		去须，分作二分，一分同姜切片，同炒黑色，一分姜汁浸一宿，次日晒干。	奇效良方	72
		细切，用陈壁泥同炒。	医学纲目	82
		细切，姜汁慢炒。	医学纲目	82
		水润，切，有酒炒、姜汁炒，有生用、乳汁浸用者。	仁术便览	85
		细切，用陈壁泥同炒。	证治准绳	89
		五两，水洗净，晒干，却将一两切碎煎水，四两碾为细末，重罗过，再研极细，用水飞过，却于砂铫内煮。此药最难，冬月用雪水和药，晒干，再研方细。	证治准绳	89

续表

切制方法	药名	摘录	文献名称	文献编号
切	黄连	净十两，切如豆粒，用净吴茱萸五两，二味用热水拌，合入罐内，置热汤中炖一日，同炒至黄连紫黄色为度，去茱萸不用。	景岳全书	94
		去须切片，分开粗细，各置姜汁拌透，用绵纸衬，先用山黄土炒干，研细，再炒至将红，以连片隔纸放上炒干，再加姜汁，切不可用水。	炮炙大法	97
	黄明胶	细切，面炒成珠，研末。	本草纲目	84
	黄芪	水洗，切，有蜜炙、姜汁炙、生用者。	仁术便览	85
		生，切。	外科正宗	95
	黄耆【黄芪】	薄切。	普济方	70
	黄芩	入肺经，用枯芩去腐，酒浸，切，炒。入大肠或安胎等，俱用子芩酒浸，切，炒。	炮炙大法	97
	黄鱼鳔胶	切碎，用蛤粉炒成珠，以无声为度。	证治准绳	89
	鸡苏	切。	证治准绳	89
	鸡心槟榔【槟榔】	切作细块。	普济方	70
	鸡子	一个，煮熟，去黄取白，切，炒。	医学纲目	82
	拣草乌【草乌】	以童便浸七日，便再浸，去皮尖，切碎，同盐炒。	普济方	70
	拣丁香【丁香】	切作细块。	普济方	70
	金钗石斛【石斛】	切，酒浸，焙。	普济方	70
	金毛狗脊【狗脊】	切作片，去毛。	普济方	70
		去毛，浸软，切。	普济方	70
		出毛净，用好米醋于砂铫内煮，切片子，焙干。	普济方	70
	京三棱【三棱】	醋煮透，竹篦切，晒干。	医学纲目	82
		浸软，切片。	证治准绳	89
		醋煮软，竹刀切片，晒干。	证治准绳	89
		浸软，切片。	景岳全书	94
	荆三棱【三棱】	切作片子。	普济方	70
		切。	普济方	70
		醋煮，令竹篦子刺，透软切作片子，晒干。	普济方	70
		浸软，切片。	普济方	70
		醋浸一宿，切作片子，焙干用。	普济方	70
	桔梗	切，用蜜拌，于饭上蒸三日。	普济方	70
		切作小块，姜汁浸。	普济方	70
		净洗，去头，薄切，焙干。	普济方	70
		切，焙。	仁术便览	85
	桔皮【陈皮】	去白，切作细条。	证治准绳	89
	橘红	入药用热水略洗，捞出稍干切片。和中理胃留白，下气消痰去白用之。	本草原始	87
	苦参	碎切。	普济方	70
		采得，用糯米浓泔汁浸一宿，其腥秽气并浮在水面上，须重重淘过，即蒸之，从巳至申，取，晒，切用。	本草纲目	84
	苦竹叶	切。	普济方	70
	昆布	酒洗，切丝。	外科正宗	95
	栝楼【瓜蒌】	洗，取子，切，焙。	本草纲目	84

续表

切制方法	药名	摘录	文献名称	文献编号
切	栝蒌实【瓜蒌】	连子连皮细切用，今人止用核仁，非也。	证治准绳	89
	兰叶	一握，切碎。	证治准绳	89
	蓝叶	切细。	医学纲目	82
	狼毒	以醋煮半日，细切，曝干。	普济方	70
		切作块，先用醋煮三五沸，焙干，剉。	普济方	70
		切成片子。	本草原始	87
	老母鸭肝	水泡，切片，新瓦焙干，忌铁器。	一草亭目科全书；异授眼科	103
	雷丸	用苍术汤泡，去皮，切。	炮炙大法	97
	鲤鱼	净，细切。	证治准绳	89
	莲肉【莲子】	去皮、心，切片。	外科正宗	95
	莲实【莲子】	去皮，不以多少，酒浸一宿，入于猪肚内，用水煮熟取出，焙干，切细。	奇效良方	72
	楝皮	切，焙。	本草纲目	84
	良姜【高良姜】	用米醋一升，于瓷瓶内煮干，乘热切碎，焙。	普济方	70
		水浸软，切片，用麻油炒令深黄色，取出。	普济方	70
		同蓬术、三棱用米醋一升于瓷瓶内煮干，乘热切，焙。	证治准绳	89
	柳叶	细切。	普济方	70
	漏芦	切，焙。	仁术便览	85
	芦根	切。	普济方	70
		切。	济阴纲目	96
	鹿茸	去毛，切片，酒浸，蒸。	普济方	70
		去毛，切，醋炙。	普济方	70
		燎去毛，切，酥炙。	医学纲目	82
		火燎去毛，切片，酥炙。	先醒斋广笔记	98
		用黄精自然汁浸两日，取出切，焙，免人渴也。	本草乘雅半偈	104
	络石【络石藤】	凡采得，用粗布揩去毛了，以熟甘草水浸一伏时，切，晒用。	本草纲目	84
	驴蹄	细切，炒。	医学纲目	82
	麻黄	切细，炒黄色。	普济方	70
	麦门冬【麦冬】	或以竹刀连心切作薄片，醇酒浸一宿，连酒磨细，入布囊内揉出白浆，点生姜汁、杏仁末各少许，频搅数百下，久之澄清，去酒，晒干收用。	本草乘雅半偈	104
	茅山苍术【苍术】	米泔浸一宿，切片子，用老葱白同炒半黄色为度。	普济方	70
		切片，用真麻油浸一日夜，去油，晒干为末。	先醒斋广笔记	98
	茅山术【苍术】	米泔浸，蒸晒三次，去皮，切片。	先醒斋广笔记	98
	绵黄耆【黄芪】	打扁，二寸许切，以汤泡蜜一大匙，浸半日，控干，焙黄色。	普济方	70
		生切，焙干。	普济方	70
	牡狗阴茎	六月上伏日取，阴干百日，切片，酥拌炒。	炮炙大法	97
	木鳖子	竹刀切片，用三年醋浸三宿，焙干。	普济方	70
		去壳，切作片，捣烂。	普济方	70

续表

切制方法	药名	摘录	文献名称	文献编号
切	木瓜	切碎，晒干。	普济方	70
		切片，曝干。	普济方	70
		生，去皮瓤，切，焙。	奇效良方	72
		去瓤，切片。	医学纲目	82
		酒浸，切，晒。	仁术便览	85
		木刀切。	证治准绳	89
		竹刀切。	济阴纲目	96
	木瓜实【木瓜】	今人但切片晒干入药尔。	本草纲目	84
	木通	去皮，切片。	寿世保元	93
	木香	切作片子，焙干。	普济方	70
		一两，别用黄连一两为粗末，将木香浸水一升，慢火煮尽水，去黄连不用，切，焙干。	普济方	70
		碎切。	普济方	70
		切片。	先醒斋广笔记	98
	南星【天南星】	三个，每个切作四段，逐个如蜈蚣法制（即一蜜炙，一酒浸，一纸裹煨）。	普济方	70
		切作片。	普济方	70
		每个切作十余块，用半夏煮水，浸三日，须是每日换水，次用白矾二两研碎，调入水内，再浸三日，洗净焙干。	普济方	70
		水煮一滚，每个切作四块。	普济方	70
		每个切作四块。	奇效良方	72
		先用白矾汤浸洗七次，然后用水煮令软，切片，焙干。	奇效良方	72
		切片，用浆水、姜汁煮，存性。	医学纲目	82
		切薄片，油浸黄。	医学纲目	82
		生姜汤泡透，切片，姜汁浸，炒，用一两研末，腊月黑牯牛胆将末入，搅匀，悬风处吹干，名牛胆南星。	增补万病回春	86
		汤泡透，切片，姜汁浸，炒。	鲁府禁方	88
		切薄片，油浸黄。	证治准绳	89
		姜汤泡透，切片用。或为末包入牛胆内，名曰牛胆南星。	寿世保元	93
		二两，切片，用白矾末五钱，水浸一二日，晒干。	景岳全书	94
	嫩雄鸡肝	水泡，切片，新瓦焙干，忌铁器。	一草亭目科全书；异授眼科	103
	牛蒡根	去粗皮，细切。	普济方	70

续表

切制方法	药名	摘录	文献名称	文献编号
切	牛膝	酒浸，切，焙。	普济方	70
		水洗，细切，焙干。	普济方	70
		洗净，细切。	普济方	70
		温酒浸，切，焙。	普济方	70
		去苗，用醇酒浸一宿，切，焙干。	普济方	70
		切，焙。	奇效良方	72
		去芦，酒洗，干，切。	医宗粹言	92
	蓬莪术【莪术】	醋煮，切片，焙干，为末。	普济方	70
		切片。	普济方	70
		火炮，醋浸，煨，切。	炮炙大法	97
	蓬术【莪术】	切。	普济方	70
	羌活	净洗，去芦，切，焙。	普济方	70
		去芦，细切。	普济方	70
		洗，晒，切。	仁术便览	85
	茄子根	切，焙。	奇效良方	72
	青橘皮【青皮】	入药以汤浸，去瓤，切片，醋拌，瓦炒过用。	本草纲目	84
	青皮	白马尿浸三日，令软透，切。	普济方	70
		去白，二两，一两生用，一两切碎，以斑蝥五十个，去头翅足，同炒黄色，去斑蝥不用。	普济方	70
		细切，醋炒。	医学纲目	82
		切，焙。有晒干用，有醋炒用。	仁术便览	85
		以汤浸，去瓤，切片，醋拌，瓦炒过用。	本草原始	87
		温水浸一时，去瓤，切片，用麸炒。疏肝气积滞，用醋炒燥。	医宗粹言	92
		水浸，去瓤，切片。	寿世保元	93
		以汤浸，去瓤，切片，醋拌，瓦炒过用。	炮炙大法	97
	青羊肝	去膜，薄切，以新瓦炙干。	保婴撮要	81
	蚯蚓【地龙】	凡收得，用糯米泔浸一夜，漉出，以无灰酒浸一日，焙干，切，每一两，以蜀椒、糯米各二钱半同炒，至米熟，拣出用。	本草纲目	84
	人参	先洗净，去芦，薄切，焙干。	普济方	70
		切片。	外科正宗	95
		切。	济阴纲目	96
		去芦，人乳浸，饭上蒸，切片，烘干。	先醒斋广笔记	98
	肉苁蓉	酒浸一宿，切，焙。	普济方	70
		酒浸，切，焙。	秘传证治要诀及类方	71
		酒浸，切，焙。	医学纲目	82
		切片，酥炒。	景岳全书	94
		酒洗，去皮，炒，切，焙。	审视瑶函	102
	肉豆蔻	切。	仁术便览	85
	肉蔻【肉豆蔻】	面裹煨熟，切碎，纸包搥（捶）。	增补万病回春	86

续表

切制方法	药名	摘录	文献名称	文献编号
切	三棱	有火煨，切，有醋煮、醋炒、酒炒者。	仁术便览	85
		热水泡浸一时，慢火煨透，切。	医宗粹言	92
		去毛，火煅，切片，醋炒。	寿世保元	93
		煨，切。	济阴纲目	96
		去毛，米醋浸一日，切，炒。	炮炙大法	97
	桑螵蛸	焙，切，以面炒令黑色为度。	普济方	70
		切破，炙令黄。	普济方	70
	山柰	切片，曝干。	本草原始	87
	山药	切片，用乳拌湿，候润透，晒，微焙。	外科正宗	95
		切片，炒。	先醒斋广笔记	98
	上白茯苓【茯苓】	一两，切一分厚，咀片，用砂仁二钱，用茯苓合碗内饭上蒸熟，只用茯苓。	外科正宗	95
	芍药	热水泡半日，切片，酒炒过，则不患酸寒伐生气。行血分，得酒制尤力大。脾胃不足呕秽者，有用姜炒。	医宗粹言	92
	蛇皮	细切，炒令黑色。	普济方	70
	升麻	晒，切。	仁术便览	85
	生地【地黄】	用酒洗，竹刀切片。	寿世保元	93
		以铜刀切，炒。	济阴纲目	96
	生地黄【地黄】	竹刀切，木臼捣烂。	普济方	70
		二斤，细切，用无灰酒一斗，夜浸昼晒，酒尽为度，阴干。	普济方	70
		一斤，切，以上好酒一斗渍之，昼曝夜渍，酒尽则止，曝干，捣，筛。	普济方	70
		以铜竹刀切，炒。	普济方	70
		以铜竹刀切，炒。	证治准绳	89
	生冬葵根【冬葵根】	洗，二斤，细切烂捣，生细布捩取汁三合。	普济方	70
	生附子【附子】	切，略炒燥。	景岳全书	94
	生姜	切片，米泔浸三日，晒令半干。	普济方	70
		切作片子。	普济方	70
		细切。	普济方	70
		去皮，细切。	普济方	70
		于星火内煨熟，切片。	普济方	70
		一斤，切作片子，以青盐二两研细，同淹一宿，于日中晒干，如无青盐，只用食盐。	普济方	70
		洗，薄切片。	普济方	70
		二斤，切作片子，以盐二两淹一宿，焙干。	普济方	70
		切，用青棒擂过，白面拌，焙干。	普济方	70
		切，盐淹一宿，焙干。	普济方	70
		切，曝燥。	普济方	70
		一斤，切成片子，盐三两淹一宿。	普济方	70
		三斤，和皮切作片子，以盐三两淹一宿，慢火焙干。	普济方	70

续表

切制方法	药名	摘录	文献名称	文献编号
切	生姜	一斤四两，薄切，洗，炒令水气尽，再入米醋二升，熬干为度。	普济方	70
		四两，洗，切，烂研，生细布捩取汁半合。	普济方	70
		细切如蝇头大，新瓦上炒令焦黑。	普济方	70
		六两，净洗，切片，以飞面四两和匀，就日中晒干。	秘传证治要诀及类方	71
		切如芡实大，断续炒之焦黑。	奇效良方	72
		四两，切片，盐半两，淹一宿，炒令黑色。	奇效良方	72
		一斤，洗净，切碎，瓷盆内用盐四两淹一宿，日中拌晒，以盐水尽为度。	奇效良方	72
		二斤，和皮切作片，以青皮三两同淹一宿，慢火焙干。	奇效良方	72
		半斤，洗，切，曝干，用盐二两淹一宿，炒过，入陈醋末一两，同炒令干。	奇效良方	72
		切作片子，用青盐掺过，再白面拌净，焙干用之。	奇效良方	72
		一斤，去皮，切片，以盐二两淹一宿，焙干。	医学纲目	82
		细切，新瓦炒令焦黑。	医学纲目	82
		六两，洗净，切片，以飞面四两和匀，就日中晒干。	证治准绳	89
		一两，去皮，切片，盐一两浸一宿，焙干。	寿世保元	93
		切。	济阴纲目	96
		切，炒。	济阴纲目	96
		切碎，炒黑。	济阴纲目	96
		切碎，新瓦上炒令焦黑。	济阴纲目	96
	生芦根【芦根】	切。	普济方	70
		切。	秘传证治要诀及类方	71
	石菖蒲	米泔浸一宿，切，焙。	普济方	70
		去须，切，无灰好酒浸，冬三宿，夏二宿。	普济方	70
		九节者，米泔浸，切，焙。	奇效良方	72
		米泔浸，切，醋浸，炙。	奇效良方	72
	使君子	取肉，切，焙干。	普济方	70
		切，焙。	奇效良方	72
	熟地【地黄】	酒拌，蒸至黑色。竹刀切片，勿犯铁器。用姜汁炒，除膈闷。	寿世保元	93
		洗，切，焙干，酒焙。	济阴纲目	96
	熟地黄【地黄】	先焙干，切，酒蒸七次，焙干。	普济方	70
	熟羊肝	薄切，晾干。	普济方	70
	蜀当归【当归】	切，焙干，杵末。	普济方	70
	薯蓣【山药】	补益药及脾胃中熟用，外科生用，切用铜刀。	炮炙大法	97
	苏木	细切。	济阴纲目	96
	粟壳【罂粟壳】	温汤泡，去内瓤，去蒂，切丝，蜜水拌炒。	外科正宗	95
	獭肝	薄切，瓦上焙干。	普济方	70

续表

切制方法	药名	摘录	文献名称	文献编号
切	桃枭	十一月采得，以酒拌蒸之，从巳至未，焙干，以铜刀切，焙，取肉用。	本草纲目	84
	桃枝	细切。	普济方	70
	天花粉	秋冬采根，去皮寸切，水浸，逐日换水，四五日取用，捣泥，以绢衣滤汁澄粉，晒干用。	本草纲目	84
		深掘大根，厚削皮至白处，寸切之，水浸，一日一易，经五日取出，烂捣，研，以绢袋盛之，澄滤令极细如粉。去水，服方寸匕，或作粉粥食之，润燥补虚用之。	本草原始	87
	天麻	酒浸，切，焙。	普济方	70
		酒浸，切，焙。	奇效良方	72
		此乃治风痹药，故如此修事也。若治肝经风虚，惟洗净，以湿纸包，于煻火中煨熟，取出切片，酒浸一宿，焙干用。	本草纲目	84
		一法，麸裹煨透，切。	炮炙大法	97
	天麻草	切。	证治准绳	89
	天门冬【天冬】	焙干，去心，切。	奇效良方	72
	天南星	酸浆水煮透心软，切，曝干。	普济方	70
		浆水煮，切，焙。	普济方	70
		一枚重一两者，先用白矾汤洗七次，然后用水煮令软，切作片子，焙干。	普济方	70
		用酒同生姜自然汁浸四十九日，切破，焙干。	普济方	70
		汤浸，薄切片子，生姜汁浸一宿。	普济方	70
		煮软，切，焙。	普济方	70
		一两，切成片，用生姜半斤取汁，文火制干，却入蜜半匙，直炒黄色，取出为末。	普济方	70
		白矾水煮软，切，焙。	普济方	70
		切作片子，用皂角水浸一宿，来日就铫子熬，看以水尽为度。	普济方	70
		切作十片，汤浸七次。	普济方	70
		切片，用浆水、姜汁煮，存性。	普济方	70
		炮裂，去粗皮脐，切成片子。	普济方	70
		重八九钱以上者用一个，就地上作小坑，深七八寸，用火炭五斤，烧通红，以好米醋半盏洒入坑中，即纳南星【天南星】于内，以火炭条密盖之，又用盆盖其上一伏时，取出洗净，切，焙。	普济方	70
		以牛胆制者，用二两，如无，即用浆水煮透，软切作片子，焙干。	奇效良方	72
		汤泡七次，去皮脐，切，焙干。	医学纲目	82
		洗，切，姜汁浸一夕。	医学纲目	82
		用正端天南星一斤，土坑烧赤，沃酒一斗入坑，放南星，盆覆，泥固济，一夜取出，酒和水洗净，切片，焙干为末。	本草纲目	84
		汤泡透，切片，姜汁炒。	鲁府禁方	88
		水煮软，切片。	证治准绳	89
		四两，用黄土半斤，将生姜汁拌黄土成曲剂，包裹慢火煨香透，去土不用，将南星【天南星】切细，焙干。	证治准绳	89
		切碎，醋浸二日，炒。	先醒斋广笔记	98

续表

切制方法	药名	摘录	文献名称	文献编号
切	天南星	治风热痰，以酒浸一宿，桑柴火蒸之，常洒酒入甑内，令气猛，一伏时取出，竹刀切开，味不麻舌为熟，未熟再蒸，至不麻乃止。脾虚多痰，则以生姜渣和黄泥包南星煨熟，去泥焙用。	本草纲目	84
		先用米泔水浸三五日，以透为度，洗净切片，以碗一个盛贮，晒干，先姜汁，次皂汁，又次矾汁，又次硝水，晒干。一用生姜汁浸一旦夕，晒干；一用皂角煎水，去渣，浸一旦夕，晒干；一用白矾一两煎水，浸一旦夕，晒干；一用朴硝一两煎水，浸一旦夕，晒干。	寿世保元	93
	半夏	先用米泔水浸三五日，以透为度，洗净切片，以碗一个盛贮，晒干，先姜汁，次皂汁，又次矾汁，又次硝水，晒干。一用生姜汁浸一旦夕，晒干；一用皂角煎水，去渣，浸一旦夕，晒干；一用白矾一两煎水，浸一旦夕，晒干；一用朴硝一两煎水，浸一旦夕，晒干。	寿世保元	93
	天雄	童便浸一日，去皮，切作四片，童便及浓甘草汤同煮，汁尽为度，烘干。	医宗必读	100
	土瓜根	切碎，酒制。	外科理例	75
	腽肭脐【海狗肾】	切，细研，一两一分，用酒二斤淘精细，入铫子，慢火煎成膏。	普济方	70
		内滚水泡，去毛净，切片，新瓦上下慢火烘干入药。	医宗粹言	92
	威灵仙	酒浸，切，焙。	普济方	70
	猬皮【刺猬皮】	切，炙令黑。	普济方	70
		切，炙令焦。	奇效良方	72
	乌鸡	去毛，细切。	济阴纲目	96
	乌梅肉【乌梅】	切，炒。	奇效良方	72
	乌头	六两，以江水浸七日，取出切片，以盐四两炒干。或先切片子，以江水浸两日，同姜炒黄为度。	普济方	70
		六两，以江水浸七日，取出切片，以盐四两炒干。或先切片子，以江水浸两日，炒黄为度，同盐取出。	奇效良方	72
		生，去皮，盐水浸一月，取出，切作片，再以生姜汁浸一宿，炒干。	奇效良方	72
		凡用，炮裂，去皮脐，切片。	本草品汇精要	74
	乌药	童便煮，切。	仁术便览	85
		洗净，切。	炮炙大法	97
	吴白术【白术】	米泔浸一宿，以竹刀切，焙干，捣罗为末。	普济方	70
	五加皮	用吴茱萸一两，以水一碗，煮水尽为度，去茱萸，取五加皮，细切，焙干。	普济方	70
	仙灵脾【淫羊藿】	切。	普济方	70
	仙茅	切片，刮去皮，米泔浸，曝干。	普济方	70

续表

切制方法	药名	摘录	文献名称	文献编号
切	鲜鹿茸【鹿茸】	火燎去毛净，酥炙透。如带血者，须慢火，防其皮破血走也。切片，为末。	先醒斋广笔记	98
	香附子【香附】	切。	普济方	70
	象皮	同黄砂炒，候软切片，再炒候脆方研。	先醒斋广笔记	98
	小黄雌鸡	去翅、足、头、羽，肠肚细切。	济阴纲目	96
	小蓟根	细切。	济阴纲目	96
	小紫苏	蜜拌透，晒干，微蒸片时，连梗叶切片。	外科正宗	95
	薤白	细切。	普济方	70
		细切。	奇效良方	72
	新会皮【陈皮】	切细丝。	普济方	70
	新罗白附子【白附子】	以湿纸裹煨，候冷纸干，取出，细切成片子，焙干。	普济方	70
	杏仁【苦杏仁】	一两，用桑根白皮二两，细切，河水一碗，同煮一复时，只用杏仁【苦杏仁】。	普济方	70
		去皮尖、双仁，切碎，纸上炒令黄色，捣如膏。	普济方	70
		去皮尖，切小片。	医学纲目	82
		去皮尖，切。	景岳全书	94
	芎穷【川芎】	净洗，切，焙干。	普济方	70
	续断	凡采得根，横切，剉之，又去向里硬筋，以酒浸一伏时，焙干入药用。	本草纲目	84
		酒洗，切片。	寿世保元	93
		采得其根，横切，剉之，去向里硬筋，酒浸一伏时，焙干用。	本草乘雅半偈	104
	玄参	洗，焙，切。	医学纲目	82
		用酒洗去尘土，切片，晒干用。玄参行表，治浮游无根之火，得酒气而力愈健。	医宗粹言	92
		用酒洗去尘土，切片，晒干用。	炮炙大法	97
	延胡索	醋煮，切。	炮炙大法	97
		醋煮，切片。	先醒斋广笔记	98
	羊肾	一对，酒一升煮干，取出切片，曝干。	普济方	70
		薄切，去筋膜，炙干。	景岳全书	94
		三对，切开，用盐半两擦，炙熟，捣膏。	景岳全书	94
	罂粟壳	去蒂，切，焙干。	景岳全书	94
	罂子粟壳【罂粟壳】	凡用，以水洗润，去蒂及筋膜，取外薄皮，阴干，细切，以米醋拌炒入药，亦有蜜炒、蜜炙者。	本草纲目	84
	鱼膘	切碎，每块针刺，灯火上炙脆，研。	先醒斋广笔记	98
	榆皮	洗，切，焙。	普济方	70
		去里面白皮，切片，晒干。	寿世保元	93

续表

切制方法	药名	摘录	文献名称	文献编号
切	郁金	切，炒。	普济方	70
		用皂角水煮，切片，焙干。	普济方	70
		雪水煮令透，切，曝干。	普济方	70
		用浆水、生姜、皂荚三味煮半日，令软，切作片子，焙干，麸炒。	普济方	70
		皂荚水煮软，切，焙。	普济方	70
		用皂角水煮，切片，焙干。	奇效良方	72
	云片白术【白术】	鲜白者，米泔浸去涩水，切片，晒干，同麦芽拌炒。	外科正宗	95
	枣子肉	薄切，用瓦盛，慢火焙干。	证治准绳	89
	蚤休	入药洗，切，焙用。	本草纲目	84
	皂荚子【皂角子】	切片，微炒。	外科正宗	95
	皂角	切作段子。	普济方	70
		切碎。	医学纲目	82
	皂角刺	切，焙。	仁术便览	85
	泽兰叶	切，研。	济阴纲目	96
	泽泻	水浸，切，酒浸，蒸一次。	普济方	70
		切成块子，酒浸一宿，略蒸。	普济方	70
		去灰土，切作片，去粗皮，酒浸一宿。	奇效良方	72
		二两，去灰土，切作片，去粗皮，酒浸一夜。	证治准绳	89
		切片，蒸，焙干。	寿世保元	93
		切片，去甲，新瓦焙干。	景岳全书	94
		切片，炒。	先醒斋广笔记	98
		米泔浸，切片，炒。	先醒斋广笔记	98
	樟脑	樟木新者，切片，以井水浸三日三夜，入锅煎之，柳木频搅，待汁减半，柳上有白霜，即滤去滓，倾汁入瓦盆内，经宿自然结成块也。	本草原始	87
	真阿魏【阿魏】	切薄片。	外科正宗	95
	真陈橘皮【陈皮】	去白，切作细条。	普济方	70
	知母	切片，焙干，为细末。	普济方	70
		切。	奇效良方	72
		切。	医学纲目	82
		凡用，拣肥润里白者，去毛，切。引经上行，则用酒浸，焙干。下行，则用盐水润，焙。	本草纲目	84
		去毛，切。	本草纲目	84
		凡用，拣肥润里白者，去毛，切。引经上行，则用酒浸，焙干。下行，则用盐水润，焙。	证治准绳	89
		去毛，切片。	审视瑶函	102
	枳壳	切，麸炒。	仁术便览	85
		热水浸一时，取起晾干，慢火煨透热即起，切片用。破至高之气，消食去积滞，用麸炒，不尔气刚，恐伤元气。	医宗粹言	92
		水浸，去瓤，切片，麸炒。	寿世保元	93

续表

切制方法	药名	摘录	文献名称	文献编号
切	枳实	切，麸炒。	仁术便览	85
		水渍软，切片，麸炒。	增补万病回春	86
		水浸，去瓤，切片，麸炒。	寿世保元	93
	猪苓	切。	仁术便览	85
	猪肾	去脂膜，切细，研为膏。	普济方	70
	猪石子【豚卵】	去脂膜，切破。	济阴纲目	96
	猪牙皂	去皮丝，切作一寸。	普济方	70
	猪羊靥	暖水洗去脂膜，切，焙。	普济方	70
	竹叶	切。	奇效良方	72
		切细。	医学纲目	82
		切细。	济阴纲目	96
	苎根【苎麻根】	去黑皮，切。	医学纲目	82
		去黑皮，切。	济阴纲目	96
	紫苏	切丝。	寿世保元	93
	紫团人参	去芦头，切作片子，慢火焙干。	普济方	70
捣	白垩	捣，筛末，以盐汤飞过，曝干用，则免结涩人肠也。每垩二两，用盐一分。	本草纲目	84
	白僵蚕【僵蚕】	用糯米泔浸一日，俟桑涎吐出，浮水上者，即掠去之，洗净漉起，微火焙干，净布拭去黄肉毛并黑口甲，捣筛如粉。	本草乘雅半偈	104
	白青【扁青】	先捣罗，更以水飞极细，候干再研用。	本草品汇精要	74
	柏实【柏子仁】	去油者，酒拌蒸，另捣如泥，或蒸熟曝烈，舂簸取仁，炒研入药。	炮炙大法	97
	扁青	先捣罗，更以水飞过更细，乃再研。	本草品汇精要	74
	车前子	入丸散，酒浸一宿，蒸熟，捣烂作饼，晒干，焙，研。	本草乘雅半偈	104
	磁石	捣碎，细研，水飞过。	普济方	70
		捣碎，水冲去赤汁。	普济方	70
		烧令赤，以醋淬七次，捣碎，研，水飞过。	奇效良方	72
	丹砂【朱砂】	取砂以香水浴过，拭干，碎捣，更研三伏时。	本草乘雅半偈	104
	恶实【牛蒡子】	一名鼠粘子，一名大力子，用酒拌蒸，待上有薄白霜重出，用布拭上，然后焙干，捣如粉用。	炮炙大法	97
	方解石	捣为末，水飞过用。	本草品汇精要	74
	茯苓	捣作细末，入水盆中频搅，浮者滤去之，此即赤膜也，误服令人目盲，或瞳子细小。	本草乘雅半偈	104
	干漆	捣碎，炒熟，不尔损人肠胃。	本草乘雅半偈	104
	枸杞【枸杞子】	捣，焙。	审视瑶函	102
	何首乌	雌雄各半，采、刮、捣俱不犯铁，用浓米泔一伏时，漉出，于银器内先排枣一重，各擘开，上铺何首乌一重，又用枣一重，复再铺何首乌一重，令尽。次日，清河水于药上有水约五指，用慢火熬煮，候枣极烂，并何首乌稍软，取出不用枣，只拣何首乌，入在清冷水中浸少时，用竹刀刮去黑皮及两面浮沫令净，竹刀切作薄片子，慢火焙干。	普济方	70

续表

切制方法	药名	摘录	文献名称	文献编号
捣	滑石	捣为细末。	医学纲目	82
		白者佳，捣，水飞用。	证治准绳	89
	怀地黄【地黄】	酒润，蒸晒九次，竹刀切片，酒煮，捣膏。	一草亭目科全书；异授眼科	103
	姜石	捣碎，细研，水飞过。	普济方	70
		以浓米泔浸七日，干捣，研，水飞过。	普济方	70
	京三棱【三棱】	乘热捣。	普济方	70
	桔梗	去芦及浮皮并尖，以百合捣烂，同浸一日，剉碎，微焙。	本草通玄	101
	括楼仁（霜）【瓜蒌子】	捣碎，用粗纸压去油。	炮炙大法	97
	龙骨	香草汤浴两度，捣粉，绢袋盛之，用燕子一只，去肠肚，安袋于内，悬井面上一宿，取出再研极细用。	本草乘雅半偈	104
	芦荟	先捣成粉，待众药末出，然后入药中。	炮炙大法	97
	密陀僧	凡使，捣细，安瓷锅中，重纸袋盛柳蛀末，焙之。次下东流水浸满，火煮一伏时，去柳末、纸袋取用。	炮炙大法	97
	牛黄	凡用，须先捣，细研如尘，却绢裹，又用黄嫩牛皮裹，安于井面上去水三四尺以来一宿，至明方取用之。	炮炙大法	97
		单捣细，研如尘，绢裹定，更以黄牛嫩皮裹，悬井中一宿，去水三四尺，明早取用。	本草乘雅半偈	104
	蓬术【莪术】	入灰火中煨熟，捣，切。	景岳全书	94
	绿青	先捣罗，更以水飞过，乃再研至细用。	本草品汇精要	74
	生地黄【地黄】	洗净，捣取汁。	普济方	70
	石膏	捣粉，甘草水飞，晒干，或火煅红。	医学入门	83
		石臼中捣成粉，以密绢罗，生甘草水飞过了，水澄令干，重研用之。作散者，煅熟，入煎剂，半生半熟。	炮炙大法	97
		石臼中捣研成粉，罗过，生甘草水飞两遍，澄清去水，晒干再研。	本草乘雅半偈	104
	石决明	先捣碎，水飞细。	普济方	70
		捣，细研，水飞过。	普济方	70
		先去上粗皮，用盐并东流水于大瓷器中煮一伏时了，漉出，拭干，捣为末，研如粉，更用东流水于瓷器中如此淘之三度，待干，再研一万匝方入药。	炮炙大法	97
		用盐入东流水煮一伏时，漉出，捣如粉。	审视瑶函	102
	石蟹	捣末，水飞。	一草亭目科全书；异授眼科	103
	石燕	烧令通赤，水中淬三次，捣，研，水飞，焙干。	医学纲目	82
		捣末，水飞，听用。	一草亭目科全书；异授眼科	103
	石燕子【石燕】	捣，研，水飞，焙干。	普济方	70
		火烧令通红，水中淬一二次，捣研极细，水飞，焙干。	奇效良方	72

续表

切制方法	药名	摘录	文献名称	文献编号
捣	南星【天南星】	四两，用真黄土半斤，将生姜捣烂，和土包裹南星，慢火煨香，取去土，用南星切片，炒干，碾末。	普济方	70
		生，捣为细末。	普济方	70
		捣碎，生姜汁和作饼子，炙微黄色，令干。	普济方	70
	菟丝子	一法用酒煮一昼夜，捣作饼，晒干，然后复研方细。一法以白纸条同研方细。	炮炙大法	97
	犀角	凡修治，剉其屑，入臼中捣令细，再入钵中研万匝方入药。	炮炙大法	97
	玄精石	捣碎，细研，水飞，干。	医学入门	83
	殷孽	捣为末，水飞过用。	本草品汇精要	74
	珍珠	于臼中捣令细，以绢罗重重筛过。	炮炙大法	97
	栀子	去皮，取仁，同甘草水浸一宿，漉出，焙干，捣筛为末。	本草乘雅半偈	104
	枳壳	先去瓤，以麸炒过，待麸黑焦遂出，用布拭上焦黑，然后单捣如粉用。	炮炙大法	97
镑	玳瑁	镑。	奇效良方	72
	羚羊角	镑，另研。	奇效良方	72
		镑。	普济方	70
		凡使，烧灰存性用，或镑屑用之。	本草品汇精要	74
		镑屑。	婴童百问	77
		镑。	女科撮要	78
		镑。	医学纲目	82
		镑为末。	景岳全书	94
		镑。	外科正宗	95
		镑。	济阴纲目	96
		镑。	医宗必读	100
		镑末。	一草亭目科全书；异授眼科	103
		镑。	一草亭目科全书；异授眼科	103
	鹿角	镑为屑，研细。	济阴纲目	96
		镑。	普济方	70
	麋角	镑为屑，入酥少许，慢火炒黄色。	奇效良方	72
		一具，净水浸三日，刮去粗皮，镑为屑，盛在瓷瓶内，银瓶更佳，以牛乳浸一日，乳耗更添，只候不耗，于角上削乳深于二指，乃用大麦，只看瓶器大小，临时安顿甑内，约厚二寸，上置瓶，更用添，用大麦周回填实，惟露瓶口，不住火，熬一伏时，如锅内若水耗时，可旋添，直候角屑蒸得细腻，如面相似，即去火，取出细研。	普济方	70
		镑，用酒浸一宿。	奇效良方	72
		镑。	普济方	70
	生玳瑁【玳瑁】	镑过，为末。	普济方	70
	乌犀角【犀角】	镑。	一草亭目科全书；异授眼科	103
		镑屑，为细末。	普济方	70

续表

切制方法	药名	摘录	文献名称	文献编号
镑	犀角	细镑。	普济方	70
		镑。	秘传证治要诀及类方	71
		镑。	奇效良方	72
		镑。	婴童百问	77
		镑屑。	婴童百问	77
		镑。	明医杂著	79
		镑。	保婴撮要	81
		镑。	医学纲目	82
		镑。	景岳全书	94
		镑屑。	景岳全书	94
		镑。	外科正宗	95
捶（捶）	磁石	将磁石于瓷瓶中，下草药，以东流水煮三日夜，然后漉出，拭干，以布裹之，向大石上再搥（捶）令极细了，却入乳钵中研细如尘，以水沉飞过了，又研如粉用之。	炮炙大法	97
	干姜	半斤，以甘草半斤，搥（捶）碎，煮至甘草味淡，取出干姜，切作片子，焙。	普济方	70
	虎骨	搥（捶）碎，去髓，涂酥，或酒或醋，各随方法，炭火炙黄。	炮炙大法	97
		搥（捶）碎涂酥，或酒或醋，各随方法，柳炭火炙黄脆，研如飞尘，否则粘着肠间为痞积也。	本草乘雅半偈	104
	槐实	用铜锤搥（捶）破，乌牛乳浸一宿，蒸一伏时，晒干收用。	本草乘雅半偈	104
	黄耆【黄芪】	今人但搥（捶）扁，以蜜水涂炙数次，以熟为度，亦有以盐汤润透，器盛，于汤瓶蒸熟，切用者。	本草纲目	84
	金樱子	搥（捶）碎，去子，切，焙。	普济方	70
		干了，以草鞋筛内擦刺令净，搥（捶）破，去子，切，焙。	奇效良方	72
	楝实	如使核，搥（捶）碎，浆水煮一伏时，晒干用。	本草乘雅半偈	104
	蔓荆实【蔓荆子】	一法炒，搥碎用。	炮炙大法	97
	蓬莪术【莪术】	和白面裹，慢火煨熟，去面，就热杵碎。	普济方	70
	肉蔻【肉豆蔻】	面包煨熟，切片，纸包，搥（捶）去油。	寿世保元	93
	萎蕤【玉竹】	去壳，搥（捶）碎。	审视瑶函	102
	续断	用酒浸一伏时，槌（捶）碎去筋，焙干用。	炮炙大法	97
	紫石英	槌（捶）作圆块，以葵菜煮半日，研细，水飞。	普济方	70
杵	豆蔻【草豆蔻】	去蒂并内里了后，取皮同吴茱萸子锅中缓炒，待茱萸微黄黑，即去茱萸，取草豆蔻及子，杵用之。	炮炙大法	97
	菟丝子	去壳，用苦酒浸一宿，取出，再以黄精汁相对浸一宿，至明，微火煎焙干燥，入臼中烧热，铁杵杵之成粉。	本草乘雅半偈	104
		杵末。	普济方	70
削	杜仲	削去粗皮，每十六两，用酥一两、蜜三两和涂，火炙，以尽为度，剉细用。	本草乘雅半偈	104
	骨碎补	铜刀削去毛，细切，蜜水蒸，晒干。	医学入门	83

续表

切制方法	药名	摘录	文献名称	文献编号
削	诃黎勒【诃子】	凡使，酒浸六时，蒸六时，刀削去路。用肉则去核，用核则去肉，并剉，焙用。	本草乘雅半偈	104
		凡修事，先于酒内浸，然后蒸一伏时，其诃黎勒【诃子】以刀削路，细剉，焙干用之。	炮炙大法	97
	厚朴	削去粗皮，洗，切，水煮数十沸，晒干，杵细，以姜等分研细，拌和，罨两宿，焙干。	普济方	70
	木瓜	用铜刀削去硬皮并子，薄切，于日中晒，却用黄牛乳汁拌蒸，从巳至未，其木瓜如膏煎，却于日中摊晒干用也。今止去瓤，搥（捶）碎用。	炮炙大法	97
		勿犯铁器，铜刀削去硬皮并子，切片晒干，黄牛乳汁拌蒸，从巳至未，俟如膏煎，乃晒用也。今为切片，晒干，力少味不全矣。	本草乘雅半偈	104
	木瓜实【木瓜】	凡使木瓜，勿犯铁器，以铜刀削去硬皮并子，切片晒干，以黄牛乳汁拌蒸，从巳至未，待如膏煎，乃晒用也。	本草纲目	84
	泽泻	削去毛，热水浸半时，切片。	医宗粹言	92
	猪苓	采得，铜刀削去粗皮，薄切，以东流水浸一夜，至明漉出，细切，以升麻叶对蒸一日，去叶，晒干用。	本草纲目	84
		锋刀削去黑皮，滚水泡透，用槌打实，切之成片。	医宗粹言	92
		削去黑皮，切片。	寿世保元	93
		用铜刀削去粗皮一重，薄切，下东流水浸一夜，至明漉出，细切，蒸一日出，熬干用。	炮炙大法	97
刮	白芍药【白芍】	拣有皮者，直刮去皮，切，焙。	普济方	70
		以竹刀刮去粗皮并头上了，剉之，将蜜水拌蒸，从巳至未，曝干用之。今人多以酒浸，蒸，切片，或用烦亦良。	炮炙大法	97
	白芷	采得，刮去皮，细剉，以黄精片等分同蒸一伏时，晒干，去黄精用。	本草乘雅半偈	104
	槟郎【槟榔】	先以刀刮去底，细切，勿经火。	炮炙大法	97
	槟榔	刀刮去底，细切，急治生用，经火则无力，缓治略炒，或醋煮过。	医学入门	83
		半白半黑并心虚者不入药，用以刀刮去底，细切之，勿令经火。	本草原始	87
		刮去底，细切之，经火则无力。	本草乘雅半偈	104
	檗木【黄柏】	用川檗皮刮净一斤，作四分，用酒、蜜、人乳、糯米泔各浸透，炙干，切，研。	本草纲目	84
	苍术	四斤，米泔水浸软，竹刀子刮去皮，切作片子，一斤用花椒三两炒黄，去花椒；一斤用盐三两炒黄，去盐；一斤用好醋一升煮汁尽；一斤用好酒一升煮令汁尽。	普济方	70
	菖蒲【石菖蒲】	刮去皮须，切片，米泔浸三伏时，漉去苦水。	普济方	70

续表

切制方法	药名	摘录	文献名称	文献编号
刮	川牛膝	八两，以何首乌（赤白雌雄各一斤）先用米泔水浸一日夜，以竹刀刮去粗皮，切作大片，用黑豆铺甑中一层，却铺何首乌，再铺豆一层，却铺川牛膝一层，又豆一层，重重相间，面上铺豆覆之，以豆熟为度，取去豆，晒干，次日如前，用生豆再蒸，如法蒸七次，晒七次，去豆用。	证治准绳	89
	地榆	刮去须土，水洗，切。	仁术便览	85
	骨碎补	用铜刀刮去上黄赤毛尽，便细切，用蜜拌令润，架柳甑蒸一日后，出，曝干用。	炮炙大法	97
		用铜刀刮去黄赤毛，细切，蜜润，柳木甑蒸一夜，晒干。急用只焙干，不蒸亦得也。	本草乘雅半偈	104
	何首乌	二斤，米泔浸，竹刀子刮去皮，切作片子，用瓦甑蒸。先铺黑豆三升、干枣二升，上放何首乌，更铺枣二升、黑豆三升。用冷单覆着，上用盆合定，候其黑豆与枣香熟，却然后取出豆、枣不用。	普济方	70
		米泔浸一宿，用竹刀刮去皮，切片，焙干用。	奇效良方	72
		用何首乌赤白各一斤，竹刀刮去粗皮，米泔浸一夜，切片。用黑豆三斗，每次用三升三合三勺，以水泡过，砂锅内铺豆一层，首乌一层，重重铺尽，蒸之。豆熟，取出去豆，将何首乌晒干，再以豆蒸。如此九蒸九晒，乃用。	本草纲目	84
		米泔水浸三宿，竹刀刮去粗皮，切片。黑豆五升，同首乌滚水浸一时，蒸熟去豆。	鲁府禁方	88
	厚朴	刮去粗皮，切片，姜汁炒。	医宗必读	100
	滑石	以刀刮去浮面黄者，研如粉，以牡丹皮同煮一伏时，出，去牡丹皮，取滑石，却用东流水淘，飞去下脚七次，于日中晒干方用。	炮炙大法	97
		竹刀刮净，研极细，用牡丹皮同煮一伏时，去牡丹皮，取出，以东流水飞过数次，晒干用。	本草乘雅半偈	104
	鹿角	大者，刮去粗皮，镑末二三两，棉纸垫铁锅内，文火炒，为细末，用二两。	济阴纲目	96
	麋角	一具，净水浸三日，刮去粗皮，镑作屑，盛在瓷瓶内，银瓶尤佳，以牛乳浸一日，乳耗更添，直候不耗，于角屑上乳深二指以来，用大麦，只看瓶器大小，临时安顿甑内，约厚三寸，上置瓶，不住火蒸一伏时，如锅内水耗，旋添汤，直候角屑蒸得细腻，如面相似，即住火取出，细研。	奇效良方	72
	蘘荷	凡使白蘘荷，以铜刀刮去粗皮一重，细切，入砂盆中研如膏，取自然汁炼作煎，新器摊冷，如干胶状，刮取用之。	本草纲目	84
	肉苁蓉	酒浸一宿，刮去鳞甲，切。	证治准绳	89
	桑白皮	刮去红皮，切碎，用酒炒微黄色为度。	医宗粹言	92

续表

切制方法	药名	摘录	文献名称	文献编号
刮	桑根白皮【桑白皮】	凡使，采十年以上向东畔嫩根，铜刀刮去青黄薄皮一重，取里白皮，切，焙干用。其皮中涎勿去之，药力俱在其上也。忌铁及铅。木之白皮亦可用，煮汁染褐色，久不落。	本草纲目	84
	桑根皮【桑白皮】	铜刀刮去黄皮，切，焙干用。皮中涎勿去之，药力俱在上也。忌铁及铅。	本草原始	87
	商陆	铜刀刮去皮，薄切，东流水浸三日，取出，和绿豆同蒸半日，去豆晒干，或焙。	医学入门	83
		铜刀刮去皮，薄切作片，东流水浸两宿，取出，以黑豆叶重重间隔，入甑蒸之，从午至亥，候冷，去豆叶，曝干，剉用。无豆叶，以黑豆代之。	本草乘雅半偈	104
	芍药	各以竹刀刮去皮并头，剉细，蜜水拌蒸，从巳至未，晒干用。	本草乘雅半偈	104
	升麻	刮去粗皮，黄精自然汁浸一宿，曝干，剉，蒸，再曝用。	本草乘雅半偈	104
	天南星	一斤，每个重一两上下者，用温汤浸洗，刮去里外浮皮并虚软处令净。	普济方	70
		用温汤浸洗，刮去里外浮皮。	婴童百问	77
	仙茅	糯米泔浸三宿，用竹刀刮去皮，于槐木砧子上切，阴干。	奇效良方	72
		以竹刀刮，切，糯米泔浸去赤汁，出毒后，无妨损。	本草纲目	84
		采得，以清水洗，刮去皮，于槐砧上用铜刀切豆许大，以生稀布袋盛，于乌豆水中浸一宿取出，用酒拌湿蒸之，从巳至亥，取出，曝干。勿犯铁器及牛乳，斑人鬓须。	本草纲目	84
		竹刀子刮去皮，切如豆粒，米泔浸两宿，阴干。	本草原始	87
		糯米泔水浸三宿，用竹刀刮去皮，木砧上切片，阴干用。	医宗粹言	92
		凡制用之法，于八九月采得，用竹刀刮去黑皮，切如豆粒，糯米泔浸两宿，去赤汁，用酒拌蒸之，从巳至亥，制之极熟，自无毒矣，然后曝干。	景岳全书	94
	象牙	刮去屑，细研用。	炮炙大法	97
	羊肝	不落水，以竹刀刮去膜，研烂如泥。	一草亭目科全书；异授眼科	103
	泽泻	刮去毛，水洗润切，有酒浸，有皂角水浸切，焙用。夏月频晒，不生虫。	仁术便览	85
劈	当归	去土，劈开，用酒浸，洗，晒干，切片。	医宗粹言	92
	茯苓	去黑皮，劈破如枣大，清水渍，经一日一宿，再易水，取出，于日中曝干，随手研为散。	普济方	70
	黄耆【黄芪】	去头上皱皮，蒸半日，劈作细条，槐砧剉用。	本草乘雅半偈	104

续表

切制方法	药名	摘录	文献名称	文献编号
劈	牡丹【牡丹皮】	用铜刀劈破，去骨，剉如大豆，好酒拌蒸，从巳至未，日干用。	本草乘雅半偈	104
	牡丹皮	凡使，采得后日干，用铜刀劈破，去骨了，细剉如豆大许，用清酒拌蒸，从巳至未，出，日干，用阔而厚者良。	炮炙大法	97
割	何首乌	米泔浸一宿，用竹刀割去皮，切片焙干用。	普济方	70
剖	山药	竹刀剖去皮，布巾绞净，切作片子，将皂角刺上曝干。	普济方	70
碾	艾叶	如入丸散，将茯苓作片同碾，即时可作细末。	本草乘雅半偈	104
	巴豆	炒烟起焦黑为度，碾极细末。	先醒斋广笔记	98
	黑豆	细碾，罗取粉。	普济方	70
	琥珀	生碾。	一草亭目科全书；异授眼科	103
	京三棱【三棱】	细碾，罗取粉。	普济方	70
	蓬术【莪术】	炮，炼熟，碾碎。	普济方	70
截	龙胆草	截碎。	普济方	70
	鹿角	将鹿角截碎，龟板打碎，长流水浸三日，刮去垢。入砂锅，用河水慢火鱼眼沸，桑柴煮三昼夜，不可断火，当添滚水，不可添冷水，至三日取出晒干，碾为末。	审视瑶函	102
	龟板【龟甲】	将鹿角截碎，龟板打碎，长流水浸三日，刮去垢。入砂锅，用河水慢火鱼眼沸，桑柴煮三昼夜，不可断火，当添滚水，不可添冷水，至三日取出晒干，碾为末。	审视瑶函	102
	麻黄	寸截，沸汤掠去沫。	普济方	70
	牛膝	寸截，用酒一碗浸一伏时，煮三两沸，捣烂取汁，熬成膏。	普济方	70
打	白果	打碎。	医宗必读	100
	穿山甲	炒黄，打碎。	本草通玄	101
	茯苓	打碎，切。	普济方	70
	蔓荆子	去白膜，酒炒，打碎。	本草通玄	101
	茅根【白茅根】	打碎。	先醒斋广笔记	98
	青礞石	大锅一口，以礞石四两，打碎，入硝四两拌匀，炭火十五斤簇定，煅至硝尽，其石色如金为度，取出，研末，水飞去硝毒，晒干用之。	本草原始	87
		入罐，打碎，礞石四两，硝石四两，拌匀，火煅至硝尽，石色如金为度，研细，水飞。	本草通玄	101
	乳香	打碎，人乳浸烂，研匀。	先醒斋广笔记	98
	苏木	打碎。	先醒斋广笔记	98
	五味子	去枯者，打碎，蜜蒸，烘干。	先醒斋广笔记	98
		去枯者，打碎，蜜蒸。	先醒斋广笔记	98
	紫石英	生用，打碎如米豆大。	本草品汇精要	74
水飞	白赤脂	烧赤，水飞，研细，晒干。	医学纲目	82

续表

切制方法	药名	摘录	文献名称	文献编号
水飞	白丁香	水飞过，重汤煮干，再研。	普济方	70
		水飞过，重汤内煮干，再研。	奇效良方	72
		飞过。	审视瑶函	102
	白矾	飞。	奇效良方	72
		飞。	医学纲目	82
	白果	去壳，切碎，炒。	景岳全书	94
	白滑石	水飞。	鲁府禁方	88
		水飞。	寿世保元	93
	白胶香	飞，倾石上。	外科理例	75
	白龙骨	水飞。	医学纲目	82
		酒煮，水飞。	医学纲目	82
		酒煮，水飞。	证治准绳	89
	白石英	入药火煅醋淬七次，水飞用。	医学入门	83
		火煅醋淬七次，水飞过，晒干，任用。	本草原始	87
	白石脂	以火烧令赤，水飞，研细，日干。	奇效良方	72
		烧赤，水飞，研细，焙干。	济阴纲目	96
	蚌粉	飞过。	普济方	70
		飞过。	奇效良方	72
	舶上硫磺【硫黄】	先飞，拣去砂（沙）石，研为细末。	婴童百问	77
	辰砂【朱砂】	水飞。	医学纲目	82
		研细，水飞。	医宗必读	100
		水飞。	审视瑶函	102
	沉香	磨细澄粉，忌见火。	本草通玄	101
	赤石脂	水飞。	医学纲目	82
		亦有火煅水飞者。	本草纲目	84
		飞。	景岳全书	94
		煅，水飞。	医宗必读	100
	磁石	火煅，醋淬，水飞。	医宗必读	100
	代赭石	煅，醋淬，研为末，水飞过，晒干。	保婴撮要	81
		煅红，醋淬，水飞。	本草通玄	101
	丹砂【朱砂】	寻常入药，乳极细，水飞过用。	本草品汇精要	74
		瓷钵细擂，以流水飞三次，晒干任用。	本草原始	87
	胆矾	飞过。	普济方	70
	伏龙肝	凡使，火煅，水飞两遍，令干。	医学入门	83
	茯苓	水飞，去皮及沙，细研为末。	普济方	70
	官硼砂【硼砂】	飞过。	增补万病回春	86
	光明砂【朱砂】	水飞。	医学纲目	82
	桂府滑石【滑石】	水飞过。	证治准绳	89
		水飞。	外科启玄	90
	虢丹【铅丹】	水飞过，炒。	普济方	70
	蛤粉	水飞。	普济方	70
	海粉	飞过。	增补万病回春	86

续表

切制方法	药名	摘录	文献名称	文献编号
水飞	寒水石	烧赤，飞过，研细。	普济方	70
		烧令赤，出火毒，水飞过。	普济方	70
		煅令赤，出火毒，水飞过。	奇效良方	72
		水飞。	医学纲目	82
		煅令赤，出火毒，水飞过。	证治准绳	89
	好黄丹【铅丹】	飞砂。	景岳全书	94
	花乳石【花蕊石】	煅，研，水飞。	本草通玄	101
	花蕊石	火煅，水飞。	医宗必读	100
	滑石	水飞。	医学纲目	82
		飞。	景岳全书	94
		煅，水飞。	济阴纲目	96
		水飞。	先醒斋广笔记	98
		水飞。	医宗必读	100
		飞过。	审视瑶函	102
	黄丹【铅丹】	水飞过，晒干。	普济方	70
		水飞过用。	普济方	70
		水飞过，炒紫色。	寿世保元	93
		水飞。	医学纲目	82
		水飞七次，炒紫色。	寿世保元	93
		水飞过。	寿世保元	93
		炒，飞。	外科正宗	95
		水飞，炒紫。	外科正宗	95
		水飞。	审视瑶函	102
		黄连水飞，晒干，研为细末。	审视瑶函	102
	龙骨	烧脆研细方精，仍水飞淘，免着肠胃。	本草蒙筌	76
		捣罗，水飞三遍，重绢研细，去水，干，入熟绢袋盛，缝合，置五斗米下炊一次，干，重研细。	普济方	70
		水飞。	普济方	70
		水飞过，同黑豆蒸熟，晒干用之。	景岳全书	94
		酒蒸，晒干，水飞为末。	济阴纲目	96
		火炼，水飞，酒煮，曝。	医宗必读	100
	芦甘石【炉甘石】	火煅通红，用童便淬，如此七次，水飞净，晒干听用。	审视瑶函	102
	炉甘石	煅过，净水飞。	医学纲目	82
		煅，童便淬七次，飞净。	景岳全书	94
		煅，淬童便七次，飞。	景岳全书	94
		煅，水飞。	医宗必读	100
		煅红，童便淬七次，研粉，水飞。	本草通玄	101
	没药	用黄连水飞过。	普济方	70
		用黄连等水飞过。	奇效良方	72
	礞石	用大坩埚一个，以礞石四两打碎，入硝石四两拌匀，炭火十五斤簇定，煅至硝尽，其石色如金为度，取出研末，水飞去硝毒，晒干用。	本草纲目	84

续表

切制方法	药名	摘录	文献名称	文献编号
水飞	密陀僧	水飞。	医学纲目	82
		飞过。	审视瑶函	102
	硇砂	纸上飞过。	普济方	70
		水飞。	普济方	70
		水飞，为末。	普济方	70
		纸上飞过。	奇效良方	72
		飞，研。	奇效良方	72
		水飞，去土石，重煮（水飞后又水煮干用）。	本草蒙筌	76
		凡用，须水飞过，去尘秽，入瓷器中，重汤煮干，则杀其毒。	本草纲目	84
		今时人多用水飞净，醋煮干如霜，刮下用之。	本草纲目	84
		飞令极净。	普济方	70
		水飞，去土石。生用败肉，火煅可用。	寿世保元	93
	砒【砒石】	水飞。	医学纲目	82
	铅丹	水飞，研。	普济方	70
	青黛	水飞过。	寿世保元	93
	青礞石	火煅，水飞。	医宗必读	100
	青盐	水飞过用。	医学入门	83
	人中白	乃溺器澄淀白垽也，煅过，水飞用。	本草通玄	101
	乳香	用黄连水飞过。	普济方	70
	山东黄丹【铅丹】	水飞，焙干。	一草亭目科全书；异授眼科	103
	蛇含石	火煅，醋淬三四次，水飞，研细用之。	医学入门	83
	生犀角【犀角】	净水磨，纸上飞过。	奇效良方	72
	石决明	盐水煮，水飞。	医宗必读	100
	石蟹	煅，飞。	审视瑶函	102
	石燕	火煅，醋淬九遍，飞过。	审视瑶函	102
	食盐	炒赤，或水飞过，不可多用。	医学入门	83
	水花朱	净水飞，去漂脚，晒干，取细末。	证治准绳	89
	铜绿	黄连水煮，飞过，阴干。	审视瑶函	102
	铜青	飞过，水浸。	普济方	70
	五灵脂	水飞。	本草纲目	84
		酒飞，去砂（沙）石，晒干入药。	景岳全书	94
	雄黄	水飞。	保婴撮要	81
		捣为细粉，水飞过用。	本草原始	87
		水飞。	寿世保元	93
		飞。	景岳全书	94
		研细，水飞。	医宗必读	100
	玄精石	水飞。	医宗必读	100
	焰硝【硝石】	汤化，飞，淘去粗，熬霜。	普济方	70
	阳起石	酒浸，煮半日，细研，水飞过。	普济方	70
		火煅，水飞，研用，不入汤药。	本草品汇精要	74
		水飞。	景岳全书	94
		火煅，酒淬七次，水飞。	医宗必读	100
		火煅，水飞。	本草通玄	101

续表

切制方法	药名	摘录	文献名称	文献编号
水飞	鹰条	一钱，以水一碗飞过，用研丁香、没药，用水淘，飞过。	普济方	70
		一钱，以水一碗飞过。	奇效良方	72
	钟乳石	入银器煮，水减即添，煮二日夜。色变黄白，换水再煮。色青不变，毒去尽矣，水飞过。再研半日。	医宗必读	100
	朱砂	水飞。	奇效良方	72
		飞过。	女科撮要	78
		飞过。	保婴撮要	81
		水飞。	医学纲目	82
		水飞。	鲁府禁方	88
		水飞。	寿世保元	93
		飞。	景岳全书	94
		水飞。	济阴纲目	96
	硃砂【朱砂】	水飞。	医宗必读	100
		研细，水飞三次为度。	本草通玄	101
	紫石英	火煅，醋淬七次，水飞过，晒干，任用。	本草原始	87
		火煅，醋炙，水飞。	医宗必读	100
为末	白茯苓【茯苓】	为末，水澄，去筋膜，蒸，晒，再磨，以人乳拌，晒数次。	先醒斋广笔记	98
	半夏	洗七次，为细末。	普济方	70
	苍耳子	宜炒熟为末，白汤点服。	本草正	99
	大黄	为末，置砂器中，以水搅八十一遍，飞过。	医学纲目	82
	茯苓	令末。	医宗必读	100
		为末，水飞过，掠去筋膜，曝干。	普济方	70
	归身【当归身】	为粗末，炒黑。	一草亭目科全书；异授眼科	103
	寒水石	煅赤，为末，水飞。	景岳全书	94
		煅，为末。	一草亭目科全书；异授眼科	103
	旱莲草【墨旱莲】	以青盐腌一二宿，晒干，为极细末。	先醒斋广笔记	98
	琥珀	细末。	一草亭目科全书；异授眼科	103
	黄蜀葵花	作末及浸油俱可。	炮炙大法	97
	鸡头实【芡实】	凡用，蒸熟，烈日晒裂，取仁，亦可舂取粉用。入涩精药，有连壳用者。	炮炙大法	97
	菊花	去梗叶，晒干为末。	审视瑶函	102
	羚羊角	宜为末，蜜水调服，或烧脆研末，酒调服之。	本草正	99
	麻黄	为粗末，炒黑。	一草亭目科全书；异授眼科	103
	蔓荆子	去膜，晒干为末。	审视瑶函	102
	木耳	用罐盛，大火内煅去烟，存性为末。	炮炙大法	97
	南星【天南星】	为末，入腊月牛胆中阴干百日，为末。	医学纲目	82
	女贞实【女贞子】	酒拌，九蒸九晒，净末。	先醒斋广笔记	98
	硼砂	为末用，汤内飞。	普济方	70
	石燕	煅末。	审视瑶函	102
	胎兔	去毛洗净，用阴阳瓦焙干，为末。	审视瑶函	102
	铜绿	为末。	审视瑶函	102

续表

切制方法	药名	摘录	文献名称	文献编号
为末	五倍子	或生，或炒，俱为末。	炮炙大法	97
	萱草根	晒干为末，或用水煎、酒煎、研汁，皆可服。	炮炙大法	97
	夜明砂	洗净，为末。	一草亭目科全书；异授眼科	103
	珍珠	为末。	审视瑶函	102
	真雄黄【雄黄】	为末，水飞候干。	一草亭目科全书；异授眼科	103
斩	白前	三分，斩之。	普济方	70
	瞿麦	五分，斩之。	普济方	70
	细辛	三分，斩之。	普济方	70
	小草【远志】	五分，斩之。	普济方	70
剪	蛇蜕	剪细。	普济方	70
	生丝黄绢	一尺，剪碎。	医宗必读	100
	鱼胶【鱼膘胶】	剪碎，以蛤粉炒成珠。	先醒斋广笔记	98
搓	苍术	米泔水浸二宿，搓去黑皮，切片。	增补万病回春	86
		米泔水浸透，搓去黑皮，切片，炒。	寿世保元	93
擘	罂粟壳	用热水泡软，擘去筋膜，切成丝，用蜜水微炒，晒干用。	医宗粹言	92
剥	附子	用甘草不拘，大约酌附子多寡而用，甘草煎极浓汤，先浸数日，剥去皮脐，切为四块，又添浓甘草汤再浸二三日，捻之软透，乃咀为片，入锅内文火炒至将干，庶得生熟匀等，口嚼尚有辣味是其度也。	景岳全书	94
撞	金樱子	经霜后，采红熟者，撞去刺，切开去核。	景岳全书	94
磨	草决明【决明子】	炒，磨碎。	一草亭目科全书；异授眼科	103
	木香	磨。	医宗必读	100
	青葙子	水淘去泥，磨碎。	一草亭目科全书；异授眼科	103
	犀角	磨。	医宗必读	100
筛	石灰	筛过极细，炒红，用好醋熬成膏。	医宗必读	100
擂	芦甘石【炉甘石】	擂碎。	审视瑶函	102
锯	白胶【鹿角胶】	采全角锯开，并长三寸，急水中浸一百日，取出，刮去黄皮，拭净，以醋煮七日，旋旋添醋，勿令少歇，成时不用着火，只从子至戌也，日足角软如粉，便捣烂，每十两入无灰酒一镒，煮成胶，阴干，研筛用。	本草乘雅半偈	104
破开	白马茎【白马阴茎】	生取，阴干百日，用时以铜刀破作七片，将生羊血拌蒸半日，晒干，粗布拭去皮及干血，剉碎用。	本草乘雅半偈	104
敲	巴豆	去壳，敲碎，每两用麻油并酒各七合，煮干，研膏用。	本草乘雅半偈	104
其他	何首乌	作大片，忌铁器。	普济方	70
	没药	作细块，火上烧，放于通风处吹。	普济方	70
	乳香	作细块，火上烧，放于通风处吹。	普济方	70

6. 清代

清代切制品有 475 种左右，涉及药物如下所示：（以 A 开头）阿魏、艾叶、安石榴【石榴】、安息香；（以 B 开头）巴豆、巴豆仁【巴豆】、巴戟天、芭蕉、白扁豆花、白当归【当归】、白豆叩【白豆蔻】、白叩仁【白豆蔻】、白豆蔻、白垩、白矾、白茯苓【茯苓】、白附子、白果、白滑石、白芨【白及】、白蒺藜【蒺藜】、白殭蚕【僵蚕】、白胶【鹿角胶】、白胶香、白芥子、白颈蚯蚓【地龙】、白蔹、白茅根、白梅、白明矾【白矾】、白砒【砒石】、白茄蒂、白芍、白石羔【石膏】、白石英、白术、白犀角【犀角】、白云苓【茯苓】、白芷、白朱砂、百部、百草霜、百合、柏子仁、栢子仁【柏子仁】、斑蝥、半夏、贝母、贝子、贝齿、荸荠、萆薢、蓖麻、蓖麻仁【蓖麻子】、蓖麻子、扁豆、鳖甲、槟榔、冰片、补骨脂;（以C开头）蚕豆壳、蚕故纸【蚕退纸】、苍耳、苍耳子、苍术、草豆蔻、草果、草果仁【草果】、草蔻【草豆蔻】、草乌、侧柏叶、蟾酥、常山、车前、车前子、辰砂【朱砂】、沉香、陈皮、橙核、赤芍、赤石脂、赤铜屑、赤小豆、臭椿根、川贝母、川蘗【黄柏】、川大黄【大黄】、川楝子、川木鳖【木鳖子】、川熟附【附子】、川乌、川穹【川芎】、川续断【续断】、川紫贝子【紫贝】、穿山甲、椿樗、磁石、刺猬皮;（以D开头）大麻仁【火麻仁】、大当归【当归】、大豆黄卷、大风子肉【大风子】、大附子【附子】、大腹皮、大腹子【槟榔】、大龟甲【龟甲】、大黄、大茴【八角茴香】、大茴香【八角茴香】、大戟、大栝蒌【瓜蒌】、大熟地【地黄】、大蒜、大枣、代赭石【赭石】、玳瑁、丹参、丹砂【朱砂】、胆矾、当归、当归身、当门子【麝香】、刀豆、灯心【灯心草】、地骨皮、地栗粉【荸荠】、地龙、地榆、地榆炭、丁香、冬瓜皮、冬瓜仁【冬瓜子】、独活、独囊蒜【大蒜】、杜仲;（以E开头）阿胶、鹅管石;（以F开头）发灰【血余炭】、番木鳖【马钱子】、防风、肥皂【肥皂荚】、肥皂子【肥皂核】、粉草【甘草】、粉甘草【甘草】、粉滑石【滑石】、蜂窠【蜂房】、凤眼草、伏龙肝、伏翼【蝙蝠】、芙蓉花【木芙蓉】、茯苓、茯神、浮小麦、附子;（以G开头）狗支螺【紫贝子】、栝蒌实【瓜蒌】、栝蒌【瓜蒌】、甘草、甘遂、甘蔗、柑子核、干艾、干蟾蜍、干地黄【地黄】、干漆、干丝瓜、高良姜、公丁香、狗脊、枸杞子、谷芽、骨碎补、瓜蒌、瓜蒌根【天花粉】、瓜蒌实【瓜蒌】、官粉【铅粉】、贯众、光杏仁【苦杏仁】、广胶【黄明胶】、广青黛、龟板【龟甲】、龟甲、龟胶【龟甲胶】、鬼臼、蛤粉、蛤蚧、蛤蜊壳;（以H开头）黑牵牛【牵牛子】、孩儿茶【儿茶】、海蚌珠【珍珠】、海浮石、海狗肾、海螵蛸、寒水石、汉防已【防已】、旱莲草【墨旱莲】、何首乌、荷叶、黑附子、黑铅、红豆叩【红豆蔻】、红芽大戟【大戟】、红枣肉【大枣】、厚杜仲【杜仲】、厚朴、胡粉【铅粉】、胡黄连、胡椒、胡麻、胡麻仁、胡荽、胡桃肉【核桃仁】、虎骨、虎睛、琥珀、花椒、花乳石【花蕊石】、花蕊石、滑石、怀山药【山药】、槐花、槐角、槐米、槐实【槐角】、黄蘗【黄柏】、黄大豆、黄丹、黄橘皮【陈皮】、黄连、黄明胶、黄芪、黄耆【黄芪】、黄鱼齿、茴香【小茴香】、火漆;（以J开头）殭蚕【僵蚕】、鸡内金、鸡肚腹内肫皮【鸡内金】、鸡子抱出卵壳【鸡子壳】、蒺藜、蒺藜子、拣参【人参】、江子仁【巴豆】、降真香【降香】、接骨仙桃、羯羊肝、金果榄、金铃子【川楝子】、金毛脊【狗脊】、金星草、金樱子、锦纹大黄【大黄】、荆芥、荆芥穗、井泉石、净皮消【芒硝】、净枣皮【山茱萸】、镜面砂【朱砂】、韭、韭菜子、韭子、桔梗、菊花苗【菊花】、橘核、橘皮【陈皮】、苣胜子、决明子;（以K开头）枯矾、苦参、苦楝、苦楝根白皮【苦楝皮】、苦楝根皮【苦楝皮】、苦葶苈【葶苈子】、苦葶苈子、昆布;（以L开头）露蜂房【蜂房】、莱菔子、老生姜【生姜】、老鸦蒜【石蒜】、梨、李仁【郁李仁】、荔枝、荔枝核、连翘、莲肉【莲子】、莲心、莲子、楝树子【川楝子】、羚羊、羚羊角、鲮甲【穿山甲】、刘寄奴、硫黄、柳木、龙齿、龙胆、龙胆草【龙胆】、龙骨、龙脑香、龙眼壳、龙眼肉、蝼蛄、芦根、芦荟、炉甘石、鹿角、鹿角尖、鹿角胶、鹿茸、路路通、乱发、萝卜【莱菔】、萝卜子【莱菔子】、萝菔子【莱菔子】、螺青、螺蛳肉、骡蹄心、绿豆、绿矾;（以M开头）麻子仁【火麻仁】、麻仁、马牙硝【芒硝】、麦芽、蔓荆子、蔓菁子【芜菁】、毛鹿茸【鹿茸】、茅根【白茅根】、茅山苍术【苍术】、茅山术【苍术】、没石子【没食子】、没药、玫瑰花、蝱虫【虻虫】、礞石、麋角、米鱼胶【鱼鳔胶】、密陀僧、绵花子【棉花子】、绵茵陈【茵陈】、棉杜仲【杜仲】、明净硫黄【硫黄】、明天麻【天麻】、明雄黄【雄黄】、墨、牡丹皮、牡蛎、木鳖【木鳖子】、木鳖子、木瓜、木蝴蝶、木槿花、木通、木香;(以N开头)南蛇牙齿、南木香、南沙参、南苏子【紫苏子】、南陀僧【密陀僧】、硇砂、嫩鹿茸【鹿茸】、凝水石、牛蒡、牛蒡子、牛黄、牛旁子【牛蒡子】、牛皮胶【黄明胶】、糯米;(以O开头)藕节;(以P开头)蓬莪(术)【莪术】、蓬砂【硼砂】、砒【砒石】、砒石、劈砂【朱砂】、皮硝【芒硝】、片脑【冰片】、漂白术【白术】、蒲公英、朴硝;(以Q开头)蛴螬、牵牛【牵牛子】、铅白霜、芡实、羌活、蜣螂、荞麦、茄、秦艽、青黛、青化桂【肉桂】、青橘皮【青皮】、青礞石、青绵、青木香、青皮、青葙子、青箱子【青葙子】、轻粉、蚯蚓、全蝎;(以R开头)人胞【紫河车】、人参、人发、人指甲、人中白、榕根须、肉苁蓉、肉桂、肉蔻【肉豆蔻】、乳香、蕤仁、蕤仁霜;(以S开头)三棱、三七、桑白皮、桑根、桑寄生、桑螵蛸、桑上寄生【桑寄生】、扫帚子【地肤子】、沙参、沙苑蒺藜【沙苑子】、砂仁、山茶、山查【山楂】、山茨菰【山慈菇】、山慈姑【山慈菇】、山黄荆子、山甲【穿山甲】、山药、山楂、山芝麻、山栀仁【栀子】、商陆、上沉香【沉香】、芍药、蛇床子、蛇含石、射香【麝香】、麝香、神黄豆、神曲、生鳖甲、生地【地黄】、生附子、生姜、生硫黄【硫黄】、生龙骨、生牡蛎、生石膏、生梓白皮【梓白皮】、石菖蒲、石羔【石膏】、石膏、石斛、石灰、石决明、石莲、石莲子、石硫黄【硫黄】、石榴花、石榴皮、石绿、石蟹、石燕、石钟乳、熟地【地黄】、鼠妇、鼠骨、鼠粘子【牛蒡子】、水红花子、水黄连、水银、水蛭、丝瓜、丝瓜络、丝瓜皮、松毛、松香、苏木、苏子、酸枣仁、缩砂密【砂仁】、缩砂仁【砂仁】、锁阳;(以T开头)獭肝、太乙禹余粮【禹余粮】、檀香、桃奴、桃仁、天虫【白僵蚕】、天花粉、天麻、天南星、天雄、天竺黄、甜瓜蒂、甜瓜子、甜杏仁、铁落、铁屑、葶苈、葶苈子、铜绿、铜青【铜绿】、土蜂窠【蜂房】、土茯苓、土狗【蝼蛄】、土红花【红花】、土藜芦、土人参、土虱、兔丝子【菟丝子】、菟丝子、陀僧【密陀僧】;(以W开头)腽肭脐【海狗肾】、煨姜、猬皮【刺猬皮】、文蛤、蜗牛、乌爹泥【孩儿茶】、乌梅、乌梢蛇、乌头、乌犀【犀角】、乌犀角【犀角】、乌药、乌贼鱼骨【海螵蛸】、无名异、无食子【没食子】、吴茱萸、蜈蚣、五倍子、文蛤、五灵脂、五色石脂、五味【五味子】、五味子;(以X开头)吸铁石【磁石】、犀角、犀角尖、豨莶草、蜥蜴、仙茅、鲜生地【地黄】、鲜鱼、香附、香橼、香樟树皮、象胆、象皮、象牙、硝石、小麦、小枳实【枳实】、小紫苏、蝎尾、蟹壳、辛夷、新白珍珠【珍珠】、杏仁【苦杏仁】、杏仁(霜)【苦杏仁】、雄黄、雄鼠、续断、续随子【千金子】、血竭、血余;(以Y开头)牙皂【猪牙皂】、杨梅树皮、羊肝、羊角、羊胫骨、阳起石、杨梅、夜交藤、益智、益智子【益智仁】、薏苡仁、于潜白术【白术】、鱼鳔胶、禹粮石【禹余粮】、禹余粮、郁金、郁李仁、元参【玄参】、元胡索【延胡索】、远志、云苓【茯苓】、云母粉;(以Z开头)枣仁【酸枣仁】、皂刺、皂矾、皂荚【皂角】、皂荚子【皂角子】、皂角、皂角刺、皂角树根皮、泽泻、樟冰【樟脑】、蟑螂、赭石、珍珠、真江蚕【僵蚕】、真降香节【降香】、真龙齿【龙齿】、真犀角【犀角】、真熊胆【熊胆】、正龙齿【龙齿】、知母、栀子、蜘蛛、直殭蚕【僵蚕】、枳壳、枳实、制阿胶、制巴戟天、制栢实【制柏子仁】、制半夏、制槟榔、制柴胡、制菖蒲【制石菖蒲】、制常山、制车前子、制沉香、制赤石脂、制椿根皮、制葱、制大黄、制代赭石【制赭石】、制丹砂【制朱砂】、制灯心草、制独活、制杜仲、制防己、制茯苓、制附子、制甘草、制骨碎补、制海蛤、制何首乌、制虎骨、制花乳石【制花蕊石】、制黄精、制桔梗、制苦参、制昆布、制羚羊角、制龙胆、制龙骨、制炉甘石、制蔓荆子、制礞石、制牡蛎、制木瓜、制牛蒡子、制牛膝、制女萎【制玉竹】、制茜草、制青皮、制青葙子、制桑寄生、制桑椹、制桑叶、制麝香、制升麻、制石羔【制石膏】、制石硫黄、制水蛭、制苏木、制五灵脂、制仙茅、制香薷、制血竭、制阳起石、制禹余粮、制泽兰、制泽泻、制知母、制猪苓、钟乳、钟乳石、朱砂、珠参【珠儿参】、珠子、猪(胰)子、猪肺、猪苓、猪牙皂、猪脂、紫贝、紫草茸【紫草】、紫河车【紫河车】、紫绛真香【降香】、紫石英、紫苏、紫苏子、紫苑【紫菀】、自然铜、䗪虫【土鳖虫】。

新增130种左右，涉及药物如下所示:(以A开头)安石榴【石榴】;(以B开头)白扁豆花、白茄蒂、斑蝥、荸荠、补骨脂；（以C开头）蚕豆壳、蚕故纸【蚕退纸】、橙核、臭椿根、川紫贝子【紫贝】、椿樗；（以D开头）大豆黄卷、大茴香【八角茴香】、刀豆、地栗粉【荸荠】、冬瓜皮、冬瓜仁【冬瓜子】；（以E开头）鹅管石；（以F开头）发灰、肥皂【肥皂荚】、肥皂子【肥皂核】、凤眼草、伏翼【蝙蝠】、芙蓉花、浮小麦；（以G开头）甘蔗、干丝瓜、谷芽、广胶【黄明胶】、鬼臼、蛤蜊壳；（以H开头）孩儿茶【儿茶】、黑铅、红豆叩【红豆蔻】、胡麻、胡麻仁、胡荽、花椒、槐花、槐米、黄鱼齿、火漆；（以J开头）鸡内金、鸡子抱出卵壳【鸡子壳】、江子仁【巴豆】、接骨仙桃、羯羊肝、金果榄、净枣皮【山茱萸】、苣胜子；（以L开头）老鸦蒜【石蒜】、梨、荔枝、荔枝核、龙眼壳、龙眼肉、蝼蛄、路路通、螺蛳肉、骡蹄心；（以M开头）玫瑰花、蝱虫【虻虫】、米鱼胶【鱼鳔胶】、绵花子【棉花子】、木蝴蝶、木槿花；（以N开头）南沙参、糯米；（以O开头）藕节；（以P开头）蒲公英；（以Q开头）蛴螬、荞麦、青木香；（以R开头）人胞【紫河车】、人指甲、榕根须；（以S开头）三七、扫帚子【地肤子】、山茶、山茨菰【山慈菇】、山慈姑【山慈菇】、山黄荆子【黄荆子】、山芝麻、蛇床子、石榴花、鼠妇、鼠骨、水黄连、丝瓜络、丝瓜皮、松毛、锁阳；（以T开头）桃仁、甜瓜子、甜杏仁、土人参、土茯苓、土狗【蝼蛄】、土虱；（以W开头）乌梢蛇、蜈蚣；（以X开头）吸铁石【磁石】、豨莶草、蜥蜴、鲜鱼、香橼、香樟树皮、象胆、蟹壳、辛夷、雄鼠；（以Y开头）杨梅树皮、羊角、羊胫骨、杨梅、夜交藤、元参【玄参】；（以Z开头）䗪虫【土鳖虫】、皂矾、皂角树根皮、蟑螂、制桑椹、制桑叶、制香薷、珠参、猪（胰）子、猪肺、紫苑【紫菀】。

这一时期的切制方法有切、研、碎、刮、搥（捶）、捣、削、擘、打、劈、截、杵、磨、剉、水飞、碾、镑、为末、搓、为屑、剪、擂、锯、敲、舂、捶、拷等。

具体分类及对应药物见表3–7。

表3–7　清代切制药物统计表

切制方法	药名	摘录	文献名称	文献编号
捣	阿胶	以蚌粉同炒珠，捣为末。	良朋汇集经验神方	124
	艾叶	石臼杵，捣熟。	本草汇	106
		揉捣如绵，谓之熟艾，炙火用。	本草备要	117
	白扁豆花	花主赤白带下，捣。	医宗说约	109
	白果	捣碎。	傅青主女科	150
	白蒺藜【蒺藜】	捣去刺用。	医宗说约	109
		去刺，捣末。	痧胀玉衡	113
		捣去刺。	痧胀玉衡	113
		炒，捣碎。	成方切用	137
	白颈蚯蚓【地龙】	治大热，捣汁，井水调下。入药或晒干为末，或盐化为水，或微炙，或烧灰，各随本方。	本草辑要	145
	白茅根	洗净，捣烂。	本草述钩元	112
	白梅	治伤暑霍乱，和仁捣碎，以仁能除烦热。	本草必用	125
	贝母	去心，捣用。	医家四要	164
	贝子	烧赤，捣细如面，以清酒淘过用，白者入气分，紫者入血分，花者兼入血气。	本草辑要	145
	贝齿	烧赤，捣细为面，以清酒淘过。	本经逢原	121
	荸荠	捣汁用。	本草必用	125
	蓖麻子	捣用。	医宗说约	109
	鳖甲	或酒或醋炙黄，捣碎。	本草必用	125

续表

切制方法	药名	摘录	文献名称	文献编号
捣	补骨脂	炒熟，捣碎用。	嵩厓尊生全书	122
	苍耳	捣用。	医宗说约	109
	苍耳子	捣去刺，酒拌蒸用。	本草汇	106
	苍术	用米泔水浸半日，刮去黑粗皮，晒干，捣碎，罗为细末。	串雅外编	134
	草果	捣末用。	医宗说约	109
	草蔻【草豆蔻】	捣末用。	医宗说约	109
	车前子	酒蒸，捣碎，焙，研。	本草备要	117
		酒蒸，捣饼，焙，研用。	本草求真	140
	赤石脂	捣，筛。	串雅内编	133
	磁石	捣。	串雅外编	134
	大麻仁【火麻仁】	极难去壳，帛裹置沸汤，待冷，悬井中一夜，晒干，就新瓦上挼去壳，捣用。	本草备要	117
		捣用。	本草从新	132
		难去壳，帛裹置沸汤，待冷，悬井中一夜，晒干，就新瓦上挼去壳，捣用。	本草辑要	145
		去壳，捣用。	医家四要	164
	地骨皮	温水洗净，用槌打扁，去心，止取嫩皮，晒干，捣碎，罗为细末。	串雅外编	134
	独囊蒜【大蒜】	捣。	本草述	111
	肥皂子【肥皂核】	捣烂如泥。	外科大成	110
	芙蓉花	鲜捣，或阴干研末用。	得配本草	136
	甘蔗	入药捣烂绞汁用。	本草必用	125
	干艾	浸捣。	温热暑疫全书	114
	干地黄【地黄】	以细小者捣烂，取汁，拌肥大者，晒干。	本草崇原	108
	干漆	捣碎，炒令烟尽。	本草汇	106
		捣碎，炒熟，不尔损人肠胃。	本草述	111
	公丁香	捣。	幼幼集成	129
	枸杞子	洗净，酒润透，捣烂。	本草汇	106
		酒润一夜，捣烂入药。	本草害利	159
	寒水石	捣碎，入一盒子内，火煅令通赤，取出埋地土内出火毒，研细。	本草述	111
	何首乌	去皮，黑豆同煮，去豆，捣膏。	医宗金鉴	128
	虎骨	酥炙，捣末。	医宗说约	109
	虎睛	羊血浸一宿，焙干，捣粉用。	本草必用	125
	琥珀	用水调侧柏子末，安瓷锅中同煮，捣粉。	本草汇	106
		用柏子仁末入瓦锅同煮半日，捣末用。	本草备要	117
		用水调侧柏子末，置瓷锅中，置琥珀于内煮之，捣粉用。	本草必用	125
		用柏子仁末入瓦锅同煮半日，捣末用。	本草辑要	145
		用柏子末入瓦锅同煮半日，捣末用。	本草汇纂	161
		以柏子仁入瓦锅同煮半日，捣末。	医家四要	164

续表

切制方法	药名	摘录	文献名称	文献编号
捣	僵蚕	捣末。	医宗说约	109
	殭蚕【僵蚕】	糯米泔浸一日，待桑涎浮出，漉起，焙干，拭净肉毛口甲，捣用。	本草辑要	145
		入丸散，捣，筛如粉入药。	本草害利	159
	接骨仙桃	捣汁。	本草纲目拾遗	139
	金星草	捣烂敷。	本草从新	132
	金樱子	干，捣末用之。	本草述钩元	112
	韭	捣汁用。	医宗说约	109
	菊花苗	捣烂。	得配本草	136
	决明子	捣碎煎。	本草备要	117
		捣碎用。	本草求真	140
		捣碎。	本草汇纂	161
	栝蒌实【瓜蒌】	捣烂，以水澄粉。	本草汇	106
		捣。	医宗金鉴	128
	梨	捣烂取汁用。	医宗说约	109
	连翘	捣碎。	本草必用	125
	硫黄	敲纽粒，以萝卜【莱菔】捣烂绞汁煮，再换紫背浮萍汤煮，再煎角刺汤飞过，去尽毒臭，日干研粉。	外科证治全生集	127
	芦根	捣汁用。	医宗说约	109
		捣碎。	本草必用	125
	芦荟	捣粉。	本草汇	106
	鹿茸	慢火焙干，捣。	食物本草会纂	119
	茅根【白茅根】	捣汁用。	医宗说约	109
		捣碎。	本草必用	125
	密陀僧	捣纽，火煮，水飞。	本草汇	106
		雷敩曰：凡使密陀僧，须捣细，安瓷锅中，重纸袋盛柳蚌末焙之，次下东流水浸满，火煮一伏时，去柳末、纸袋，取用。	修事指南	123
	牛蒡子	捣粉用。	本草汇	106
		酒拌蒸，待有白霜重出，以布拭去，焙干，捣粉用。	本草辑要	145
	蓬莪（术）【莪术】	煨透，乘热捣之，入气分。或醋磨、酒磨，或煮熟用，入血分，入肝。	医家四要	164
	蒲公英	鲜蒲公英，连根、叶捣汁。	外科大成	110
	芡实	捣烂，曝干，再捣，研末。	本草述	111
		蒸熟，捣粉用。涩精药或连壳用。	本草备要	117
		蒸熟，捣粉。	本草求真	140
		蒸熟，捣粉用。涩精药或连壳用。	本草辑要	145
		蒸熟，捣粉。	本草汇纂	161
		蒸熟，捣粉。	医家四要	164
	青葙子	临时捣。	本草汇	106
		捣用。	本草求真	140

续表

切制方法	药名	摘录	文献名称	文献编号
捣	人胞【紫河车】	蒸，捣，和药。	握灵本草	105
	肉苁蓉	捣膏。	外科大成	110
		去鳞并内膜，酒浸，捣膏。	医宗金鉴	128
	沙参	捣筛为末。	本草述	111
	沙苑蒺藜【沙苑子】	酒蒸，捣。	本经逢原	121
	山楂	捣末用，炒黑，能治血积。	医宗说约	109
	生地黄【地黄】	捣膏。	外科大成	110
		酒浸，捣。	温热暑疫	114
	石膏	捣粉，生甘草水飞。	本草汇	106
		石臼中捣成粉，密绢罗过，生甘草水飞过，水澄令干，重研用之。近人因其性寒，火煅过用，或糖拌炒过，则不妨脾胃。作散者煅熟，入煎剂半生半熟。凡入煎剂，碎之如粟米大。	本草述钩元	112
	石决明	捣碎。	本草从新	132
		生捣。	本草害利	159
	熟地黄【地黄】	捣膏。	外科大成	110
		蒸，捣。	外科证治全书	152
	苏木	捣碎。	傅青主女科	150
	桃仁	去皮尖，捣碎。	串雅内编	133
	天花粉	捣烂，水浸三日，取沉者，晒干用。	外科大成	110
		去皮，捣细，罗粉用。	本草述	111
	葶苈【葶苈子】	捣末。	本草述	111
		以糯米相合，微焙，待米熟，去米捣用，或酒炒。	本草害利	159
	土红花【红花】	根如葛头，入药薄切，用米泔浸一宿，更用清水浸一宿，捣服。	本草纲目拾遗	139
	土虱	捣烂。	洞天奥旨	120
	猬皮【刺猬皮】	酥炙黄，捣末。	医宗说约	109
	文蛤	醋煮半日许，捣粉。	本经逢原	121
	五味子	微焙，捣碎。	本经逢原	121
	犀角	凡入药，须用生犀角……尖更佳，剉屑置怀中即燥，捣粉用，入汤磨服尤佳。	本草必用	125
		纸裹纳怀中，待热捣之，立碎。	本草从新	132
		入丸散，剉细，纸裹纳怀中，待热捣之，立碎。	本草辑要	145
	仙茅	捣膏。	外科大成	110
	鲜生地【地黄】	捣取汁用。	本草害利	159
	香樟树皮	刮去面上黑黄，用第二层皮，捣碎。	串雅内编	133
	象胆	先捣成粉。	得配本草	136
	云母粉	捣粉成浆，晒干用。	握灵本草	105
	皂角	捣，筛。	本草述	111
	皂角刺	捣烂。	外科证治全生集	127

续表

切制方法	药名	摘录	文献名称	文献编号
捣	珍珠	捣细，更研一万下，方可服食。	握灵本草	105
		人乳浸三日，绢包入豆腐中，煮一炷香，捣碎，研二万余如飞面。	本草汇	106
		以人乳浸三日，煮，捣，研用。	得配本草	136
	栀子	捣碎。	温病条辨	146
	制海蛤	凡使海蛤，用浆水煮一伏时，每一两入地骨皮、新柏叶各二两，同煮一伏时，东流水淘三次，捣粉用。保升曰：取得……煮五十刻，以枸杞汁拌匀，入竹筒内蒸一伏时，捣用。	修事指南	123
	制牛蒡子	凡使牛蒡子，须用拣净，以酒拌蒸，待有白霜重出，以布拭去，焙干，捣粉用。	修事指南	123
	制青葙子	凡使青葙，须先烧铁杵臼，乃捣用之。	修事指南	123
	制石羔【制石膏】	凡使石羔【石膏】，须石臼中捣成粉，罗过，生甘草水飞过，澄，晒，筛，研用。时珍曰：古法惟打碎如豆大，绢包入汤煮之。	修事指南	123
	紫河车	酒煮，捣膏。	外科大成	110
		白酒煮烂，捣膏。	医宗金鉴	128
水飞	白滑石	水飞。	幼幼集成	129
	辰砂【朱砂】	飞。	外科大成	110
		水飞。	洞天奥旨	120
		水飞。	外科证治全书	152
		飞。	温热经纬	158
	赤石脂	水飞。	本草述	111
		水飞数次，再用。	重楼玉钥	154
	磁石	水飞。	本草汇	106
		拭干，搥（捶）碎，乳细，水飞如尘。	握灵本草	105
	代赭石【赭石】	水飞用。	握灵本草	105
		水飞。	本草汇	106
		煅红，醋淬，水飞。	药品辨义	118
	粉滑石	水飞。	幼幼集成	129
	伏龙肝	水飞过两次，令干用。	本草述	111
		水飞二次，令干。	本草述钩元	112
	广青黛【青黛】	滚水冲之，炖饭锅上，用绢筛滤去粗滓，水飞四五次，提取净漂澄清，日干，去脚。	增广验方新编	157
	蛤粉	水飞。	本草述	111
	寒水石	水飞，研。	医门法律	107
	琥珀	水飞取净末。	医宗金鉴	128
		水飞取净。	类证治裁	155
	花乳石【花蕊石】	水飞。	本草汇	106

续表

切制方法	药名	摘录	文献名称	文献编号
水飞	滑石	水飞过用。	本草述钩元	112
		水飞。	良朋汇集经验神方	124
		水研飞。	本草经解要	126
		滑石、丹皮对分煮透，取石研，水飞。	外科证治全生集	127
		水飞。	医宗金鉴	128
		水飞。	串雅内编	133
		水飞。	吴鞠通医案	144
		飞。	温病条辨	146
		飞。	随息居重订霍乱论	153
		水飞。	时病论	163
	黄丹【铅丹】	飞。	外科大成	110
		水飞，炒紫。	外科大成	110
		飞过。	本草述	111
		水飞过。	医宗金鉴	128
		水飞。	串雅内编	133
		水飞。	幼科释谜	141
	龙齿	水飞。	外科证治全生集	127
		酒浸一宿，焙干，水飞三度用。	得配本草	136
		酒煮，焙干，水飞用。	得配本草	136
		修治同龙骨。又法煅赤，醋淬七次，水飞用。	本草害利	159
	龙骨	酒浸一宿，焙干，水飞三度用。	得配本草	136
		酒煮，焙干，水飞用。	得配本草	136
		去泥土，水飞过。	本草纲目拾遗	139
		火煅红，淬入米醋内，水飞。	重楼玉钥	154
		凡入药，须水飞，晒干，每斤用黑豆一斗蒸一伏时，晒干用。否则着人肠胃，晚年作热也。	本草害利	159
	没药	水飞，研。	医家四要	164
	牡蛎	水飞。	医学从众录	149
		煅透，水飞。	增广验方新编	157
	硇砂	水飞过，醋煮，干如霜用。	本草备要	117
		水飞，醋煮，干如霜，刮下用。	得配本草	136
	劈砂【朱砂】	水飞。	痧胀玉衡	113
	朴硝	凡使朴硝，以水飞过，以五重纸滴，去脚，于铛中干之，方入乳钵，研如粉候用。	握灵本草	105
	青黛	飞。	外科大成	110
		水飞。	医方集解	115
		水飞净用。	本草备要	117
		水飞净用。	得配本草	136
		水飞。	得配本草	136
		水飞。	成方切用	137
		水飞净用（内多石灰，故须淘净）。	本草辑要	145
		水飞。	校注医醇賸义	160
		水飞。	时病论	163

续表

切制方法	药名	摘录	文献名称	文献编号
水飞	人中白	水飞。	本草汇	106
	乳香	性黏难研，水飞过，用钵坐热水中研之。或用灯心【灯心草】同研，则易细。	本草备要	117
		水飞，研。	医家四要	164
	麝香	水飞。	本草纲目拾遗	139
	生龙骨【龙骨】	水飞。	医学从众录	149
	生石膏【石膏】	以甘草汤飞五七次。	类证治裁	155
	石膏	水飞。	串雅外编	134
		甘草水飞。	本草求真	140
	石决明	地榆汁同煮，研，水飞用。	得配本草	136
		煅，童便淬，研，水飞用。	得配本草	136
		面裹煨熟，水飞用。	得配本草	136
	石蟹	细研，水飞用。	得配本草	136
	石钟乳	水飞。	本草汇	106
	铜绿	水飞。	本草纲目拾遗	139
	雄黄	以米醋入萝卜汁煮干，乃可入药，不尔有毒，水飞用。	握灵本草	105
		飞。	外科大成	110
		水飞。	外科证治全生集	127
		水飞。	医宗金鉴	128
		水飞。	本草纲目拾遗	139
		水飞。	幼科释谜	141
	珍珠	末水飞。	食物本草会纂	119
	朱砂	水飞。	医门法律	107
		水飞。	本草述	111
		水飞。	本草经解要	126
		飞过。	幼幼集成	129
		水飞。	本草纲目拾遗	139
		飞。	温病条辨	146
		水飞取净。	类证治裁	155
	紫石英	水飞。	握灵本草	105
		水飞。	本草汇	106
	自然铜	水飞，煅用。	本经逢原	121
研	阿胶	蛤粉炒，研用。	长沙药解	130
	阿魏	研细用。	本草汇	106
		研粉。	本草述钩元	112
		用钵研细。	本草备要	117
		炒焦，研细。	玉楸药解	131
		用钵研细。	本草从新	132
		用钵研细。	本草求真	140
		用钵研细。	本草辑要	145
		用钵研细。	本草汇纂	161
	安石榴【石榴】	榴花曝干，研细。	本经逢原	121

续表

切制方法	药名	摘录	文献名称	文献编号
研	安息香	酒煮，研。	本草汇	106
	巴豆	研。	医门法律	107
		熬黄，研末。	本草述	111
		去油，研匀。	本草述	111
		研烂。	本经逢原	121
		去壳，炒，研用。	长沙药解	130
		去皮心，炒令黄，纸裹，压去油，细研。	医方丛话	165
	巴豆仁【巴豆】	研，用白仁。	医宗金鉴	128
	白扁豆	入药连皮炒，研用，亦有浸去皮及生用者。	本草辑要	145
		炒，研。或生用，或去皮炒。	本草害利	159
	白豆叩【白豆蔻】	去壳，炒香，研碎用。	药品辨义	118
		研细，汤冲服。	玉楸药解	131
		研用。	本草辑要	145
	白豆蔻	去皮，研细。	本草汇	106
		研细用。	本草备要	117
		去衣，焙，研。	本草必用	125
		研。	医宗金鉴	128
		去衣，微焙，研细。	本草从新	132
		去壳，微焙，研细。	医家四要	164
	白垩	煅，研，盐汤飞过，晒干用。（每垩二两，用盐一分。）	本草辑要	145
	白矾	烧，研。	本草述	111
		研极细。	幼科释谜	141
		研末，取方砖一块，以火烧红，洒水于砖上，将矾末布于砖上，以瓷盘覆盖，四面灰拥一日夜，矾飞盘上，扫下用。	外科证治全书	152
	白芨【白及】	研用。	得配本草	136
	白蒺藜【蒺藜】	酒浸，焙焦，去刺，研。	本经逢原	121
	白胶香	研。	串雅内编	133
	白芥子	炒，研。	医宗说约	109
		研用。	本草必用	125
		研碎。	串雅外编	134
		炒，研末。	重楼玉钥	154
	白叩仁【白豆蔻】	去衣，微焙，研细用。	本草害利	159
	白明矾【白矾】	研粉。	外科证治全生集	127
	白砒【砒石】	研末。	医宗金鉴	128
	白石羔【石膏】	研为末。	医宗金鉴	128
	白石英	煅，研。	校注医醇賸义	160
	白朱砂	研细，水飞。	本草纲目拾遗	139
		烧红，醋淬七次，研极细末。	本草纲目拾遗	139
		火罐烧红，童便淬七次，研成粉。以童便和醋煅制二十一次方用。	本草纲目拾遗	139

续表

切制方法	药名	摘录	文献名称	文献编号
研	百草霜	筛，研。	医宗金鉴	128
		研为细末。须乡间烧茅草锅底取之，烧柴炭者不用。	幼幼集成	129
	柏子仁	蒸，晒，炒，研，去油。油透者勿入药。	本草从新	132
		炒，研，去油。	成方切用	137
		蒸熟，曝干自裂，入药炒，研，去油用。	本草求真	140
		炒，研，去油，油透者勿用。	本草辑要	145
		霜后采取实，去壳，蒸，曝，舂擂取仁，炒，研，去油用。油透者勿入药。	本草害利	159
		炒，研，去油用。	本草汇纂	161
		蒸，晒，炒，研，去油。	医家四要	164
		曝干，研用。	握灵本草	105
		蒸熟，曝干自裂，入药炒，研。	本经逢原	121
		炒，研，去油。	嵩厓尊生全书	122
		蒸，晒，或炒，研。有油透者勿入药。	本草必用	125
	半夏	焙，研末。	串雅内编	133
	贝母	研末用。	医宗说约	109
		以童便秋冬浸三日，春夏浸一日夜，捞起水淋洗净，晒干，研末。	良朋汇集经验神方	124
		去心，研。	本草必用	125
	蓖麻	以盐汤煮半日，去皮取子，研用。	本草述	111
	蓖麻仁【蓖麻子】	以盐汤浸煮半日，去皮取子，研用。	握灵本草	105
		研烂，取油作捻烧烟。	本草述	111
	蓖麻子	凡使蓖麻子，勿用黑夭赤利子，缘在地蒌上，是颗两头尖，有毒，其蓖麻子节节有黄黑斑。凡使，以盐汤煮半日，去皮取子，研用。	修事指南	123
		有毒，盐煮，去皮研。	本草必用	125
		研粉，去净油方妥。	外科证治全生集	127
		去壳，研烂。	幼幼集成	129
		盐水煮，去皮，研，或用油，忌铁。	本草从新	132
		研烂。	串雅外编	134
	扁豆	入药连皮炒，研用，亦有浸去皮及生用者。	本草求真	140
		炒，研。	医学从众录	149
		生用，或炒，研。	医家四要	164
	鳖甲	研极细用，醋炙亦可。	医宗说约	109
		研为细末。	本草述	111
		但宜研末调服，世人俱炙片，入汤药中煎之，则不得其功矣。	本草新编	116
		醋炙酥，研粉。	增广验方新编	157
	槟榔	研末。	医学从众录	149
	冰片	研。	外科证治全生集	127
	补骨脂	酒淘，微炒香，研用。	药品辨义	118
	蚕豆壳	炒成炭，研细。	本草纲目拾遗	139

续表

切制方法	药名	摘录	文献名称	文献编号
研	苍耳子	炒，研。	本草述	111
	草豆蔻	面裹，煻火煨熟，去皮，研用。	得配本草	136
	草果仁【草果】	研。	医宗金鉴	128
	草乌	面裹煨熟，炒，研。	增广验方新编	157
	侧柏叶	烧，研。	本草述	111
	车前	研细用。	医宗说约	109
	车前子	入丸散，以酒浸一夜，蒸，晒，焙，研粉用。	握灵本草	105
		酒浸一夜，蒸熟，研烂作饼，晒干，焙，研。	本草汇	106
		以酒浸一夜，蒸熟，研烂作饼，晒干，焙，研。	本草述	111
		入泻药，炒，研。	得配本草	136
		炒，研。	外科证治全书	152
		炒，研。	本草汇纂	161
		入利水药，炒，研。	医家四要	164
	辰砂【朱砂】	另研。	医宗金鉴	128
		研细。	温病条辨	146
		研细，取猪心血和，仍放入心内，湿纸包煨，心熟为度，取出晒干。	增广验方新编	157
	沉香	研之或磨粉。入煎剂，临时磨汁入之。	握灵本草	105
		干研末，或酒磨。	外科证治全生集	127
		研。	随息居重订霍乱论	153
	橙核	治闪挫腰疼，炒，研，酒服。	本草辑要	145
	赤石脂	研，水飞。	本草汇	106
		研如粉，新汲水飞过三次，曝干用。	外科大成	110
		研粉，水飞用。	本草备要	117
		研粉，水飞用。	药品辨义	118
		研粉，水飞。	本草从新	132
		赤入血分，白入气分。研粉，水飞用。	本草求真	140
		研粉，水飞用。	本草辑要	145
		研粉，水飞。	医家四要	164
	赤铜屑	砂锅内炒见火星，研用。	握灵本草	105
		以水淘净，用好酒入砂锅内，炒见火星，取，研末用。	本草述	111
	赤小豆	醋浸五宿，炒，研，以醋和涂。	握灵本草	105
		研。	温病条辨	146
	川贝母	去心，研。	校注医醇賸义	160
	川蘗【川黄柏】	皮刮净，人乳浸透，炙干，切，研。	本草述	111
		米泔浸透，炙干，切，研。	本草述	111
	川大黄【大黄】	研极细末。	医宗金鉴	128
	川芎	煅，研。	本草纲目拾遗	139
	穿山甲	研末。	外科大成	110
		炙，研。	串雅内编	133
		土炒，研。	外科证治全书	152

续表

切制方法	药名	摘录	文献名称	文献编号
研	磁石	火煅，醋淬七次，研细用。	医宗说约	109
		火煅，醋淬九次，细研，水飞。或炼汁饮之。	本草述	111
		火煅，醋淬，研末，水飞。	本草从新	132
	大风子肉【大风子】	另研。	医宗金鉴	128
	大茴【八角茴香】	炒，研细末。	医家四要	164
	大茴香【八角茴香】	炒黄色，烟尽为度，置土上，以碗覆之少时，取出，研末。	串雅内编	133
	大枣	去皮、核，研成膏。	良朋汇集经验神方	124
	代赭石【赭石】	火烧，醋淬十次，研细，水飞，日干。	本草述	111
		煅赤，以醋淬三次，研细，水飞。	本草必用	125
		火煨，醋浸三五次，研。	医宗金鉴	128
		火煅，醋淬至酥，研末，水飞过用。	幼幼集成	129
		煅红，醋淬，研细。	长沙药解	130
	丹砂【朱砂】	研末，水飞用。	医宗说约	109
		细研，水飞三次用。	本草备要	117
		研粉，水飞。	外科证治全生集	127
		细研，水飞三次用。（生用无毒，火炼则有毒，服食常杀人。）	本草辑要	145
	胆矾	研用为末。	医宗说约	109
		研。	串雅内编	133
	当门子【麝香】	研。	随息居重订霍乱论	153
	灯心【灯心草】	入丸散，以粳粉浆染过，晒干，研末，入水澄之，浮者是灯心。	本草害利	159
	丁香	研末，乳蒸三四次。	外科证治全生集	127
	冬瓜皮	烧存性，研末。	本草汇纂	161
	鹅管石	煅，研。	校注医醇賸义	160
	发灰【血余炭】	研用。	医宗说约	109
	番木鳖【马钱子】	泡，去毛，研末。	良朋汇集经验神方	124
		水磨，切片，炒，研，或醋或蜜。	得配本草	136
	肥皂【肥皂荚】	子，炒，研用。	本草汇纂	161
	蜂窠【蜂房】	炒枯存性，研细用。	长沙药解	130
	凤眼草	炒干，研末。	本草纲目拾遗	139
	伏龙肝	研细，水飞。	本草汇	106
		研细，以水飞过用。	外科大成	110
		研细，水飞用。	本草备要	117
		研，水飞。	得配本草	136
		研细，水飞用。	本草辑要	145
		研细，水飞用。	握灵本草	105
	伏翼【蝙蝠】	除翅足，烧焦，研末。	食物本草会纂	119
	茯苓	凡入丸散，研粉，澄滤取粉，以人乳蒸用。	握灵本草	105
		去皮，研末，以水淘，去筋膜及浮者，取沉者捻块，以人乳十碗浸匀，曝干，研用。	本草述	111
		生，研。	女科要旨	148

续表

切制方法	药名	摘录	文献名称	文献编号
研	茯神	生，研。	女科要旨	148
	干漆	炒枯存性，研细用。	长沙药解	130
	干丝瓜	烧存性，研末。	妇科玉尺	142
	公丁香	研。	幼幼集成	129
	谷芽	研面。	本草汇	106
	骨碎补	研末，入猪肾煨，一味即治久痢。	嵩厓尊生全书	122
	瓜蒌实【瓜蒌】	研。	时病论	163
	官粉【铅粉】	研。	医宗金鉴	128
	龟板【龟甲】	放炭火上炙焦，用白酒浆涂之，再炙以焦黄为度，研末。	医宗金鉴	128
		入丸散，须研极细。	本草从新	132
		放炭火上炙燥，用新酒浆，笔蘸浆涂上，反复炙，涂三次，以焦黄为度，研细末。	外科证治全书	152
	龟甲	炙黄，研细。	本草汇	106
		研极细用。	医宗说约	109
		醋炙，炒，研细用。	长沙药解	130
	鬼臼	研，水飞。	傅青主女科	150
	蛤粉	煅，研用。	玉楸药解	131
	蛤蚧	隔纸缓焙熟，令黄色，研用。	得配本草	136
	蛤蜊壳	煅，研粉用。	得配本草	136
	孩儿茶【儿茶】	研。	医宗金鉴	128
	海蚌珠【珍珠】	研末。	幼幼集成	129
	海螵蛸	去皮，研细。	医宗金鉴	128
		刮去皮甲，微火炙过，研细末。	增广验方新编	157
	寒水石	研用。	医宗说约	109
		研如乳粉。	外科大成	110
		研极细末。	医宗金鉴	128
		研。	幼科释谜	141
		研。	医学从众录	149
	旱莲草【墨旱莲】	利水，童便煮。恐妨胃，姜汁蒸。研末服，治脏毒。	得配本草	136
	荷叶	烧存性，研末。	本草述	111
	红豆叩【红豆蔻】	去壳，研用。	玉楸药解	131
	胡椒	研末用。	本草述钩元	112
	胡麻	九蒸九晒，研。	本草必用	125
	胡麻仁	炒，研。	幼幼集成	129
		炒，研。	校注医醇賸义	160
	胡桃肉【核桃仁】	去皮，研烂。	医方集解	115
	虎骨	醋炙，用柳炭火炙黄脆，研如飞尘。	本草述	111
		酥炙，研用，熬膏佳。	玉楸药解	131
	虎睛	入羊血浸一宿，焙干，研末用。	得配本草	136

续表

切制方法	药名	摘录	文献名称	文献编号
研	琥珀	研细。	医宗说约	109
		研。	外科大成	110
		令研极细。	医宗金鉴	128
		研末。	本草纲目拾遗	139
		研。	温病条辨	146
	花乳石【花蕊石】	出火毒，研细，水飞，干用。	本草述	111
		煅，研，水飞用。	玉楸药解	131
		煅，研，水飞用。	本草辑要	145
	花蕊石	最难制，非研至无声，断不可轻用，盖此物愈细愈妙。	本草新编	116
		以罐固济顶，火煅过，出火毒，研细，水飞，晒干用。	本草求真	140
		花蕊石一斤，土色硫黄四两，上为末，和匀，先用纸泥封固瓦罐一个，入二药，仍用纸泥封口，晒干，用炭煅二炷香，次日取出研细。	女科要旨	148
		若妇人腹有恶血，煅，研，水飞制过服之。	本草正义	151
		煅，研细。	类证治裁	155
	滑石	研粉，牡丹皮同煮，水飞。	本草汇	106
		研细，水飞用。	医宗说约	109
		研细，用牡丹皮煎汁煮过，晒干。	本草必用	125
		先以刀刮净，研粉，以丹皮同煮一伏时，去牡丹皮，取滑石以东流水淘过，晒干用。	本草害利	159
	槐实	拣去单子、五子，研碎，蒸用。	药品辨义	118
	黄蘗【黄柏】	蜜涂炙九次，研末。	外科证治全书	152
	黄大豆	炒黑，研末。	本经逢原	121
	黄连	研末。	串雅内编	133
		炒，研。	串雅内编	133
	黄鱼齿	煅，研。	类证治裁	155
	茴香	淘净，入盐少许炒，研为末。	本草述	111
	火麻仁	入药微炒，研用，入丸汤泡去壳。	本草求真	140
		微研，炒，捣去壳。	本草汇纂	161
	火漆	入无油净锅内令化，炒黄烟净，见白烟起，退火取出，研。	本草纲目拾遗	139
	鸡内金	烧存性，研。	得配本草	136
	鸡肚腹内肫皮【鸡内金】	勿洗，阴干，烧过存性，研末。	幼幼集成	129
	鸡子抱出卵壳【鸡子壳】	炒，研末用。	得配本草	136
	降真香【降香】	取红者，研用。	得配本草	136
	金星草	研末，酒吞。	本草从新	132
	金樱子	去刺、核，研。	本草从新	132
		去刺、核，研，或熬膏。	医家四要	164
	井泉石	细研，水飞过，不尔令人淋。	得配本草	136
	净皮消【芒硝】	研极细末。	医宗金鉴	128

续表

切制方法	药名	摘录	文献名称	文献编号
研	净枣皮【山茱萸】	炒，研。	幼幼集成	129
	镜面砂【朱砂】	研末，水飞，晒干，研用。	幼幼集成	129
	韭菜子	蒸，曝，炒，研。	本草汇纂	161
	韭子	蒸，晒，炒，研。	本草从新	132
		蒸，曝，炒，研用。	本草求真	140
		蒸，曝，炒，研用。	本草辑要	145
		蒸，晒，炒，研。	医家四要	164
	橘核	新瓦焙香，去壳，取仁，研碎。	食物本草会纂	119
		去壳，焙香，研碎。	本经逢原	121
		治腰肾冷痛、小肠疝气，去壳，炒，研，酒服良。	本草辑要	145
	枯矾	细研，入瓦罐中煅半日。	本草述	111
	苦葶苈子【葶苈子】	研泥。	医宗金鉴	128
	栝蒌【瓜蒌】	去子取肉，蒸，研。	医学从众录	149
	莱菔子	炒，研用。	本草必用	125
		炒，另研。	幼幼集成	129
		生用研汁，能吐风痰……熟则下气定喘，消食宽膨。	本草求真	140
	䗪虫【土鳖虫】	炒枯存性，研细用。	长沙药解	130
	李仁【郁李仁】	汤泡，去皮尖，研如泥。	本经逢原	121
	荔枝	连壳煅，研，止呃逆。	本草辑要	145
		连壳、核烧枯，研末。	增广验方新编	157
	荔枝核	研碎，焙。	本草必用	125
		炒黄色，烟尽为度，置土上，碗覆之，少时取出，研末。	串雅内编	133
		煅炭存性。研末用。	得配本草	136
	连翘	去蒂根，研。	本草述钩元	112
	羚羊角	烧存性，研末。	得配本草	136
		剉，研极细，磨汁。	本草汇纂	161
	鲮甲【穿山甲】	取甲炒焦，研细。	玉楸药解	131
	刘寄奴	研，以热水泡之，治肠泻无度，下咽即止。	得配本草	136
	硫黄	甘草汤煮，研用。	医宗说约	109
		研。	外科大成	110
		火中熔化，即投水中，去毒，研细。	串雅内编	133
		袋悬罐内，以紫背浮萍同水煮数十沸，取出，候干研末。	串雅外编	134
	柳木	烧灰，研末。	幼幼集成	129
	龙齿	研。	外科大成	110
	龙胆	炒，研。	幼科释谜	141

续表

切制方法	药名	摘录	文献名称	文献编号
研	龙骨	煅赤，研细。	本草汇	106
		研末，入鸡腹煮一宿。	医方集解	115
		栀柏汁内煮干，研细。	嵩厓尊生全书	122
		生，研，水飞。	外科证治全生集	127
		煅，研细用。	长沙药解	130
		煅，研末。	医学从众录	149
		醋泡，焙枯，研敷。	增广验方新编	157
	龙脑香	入药另研，用旧瓷钵轻轻捶研，急则钵热，便随香窜耗也。	本草述钩元	112
	龙眼肉	火烧枯存性，研末。	本草纲目拾遗	139
		其核去黑壳研末，止金疮出血。	本草害利	159
	蝼蛄	焙干，研末，酒服。	握灵本草	105
	芦荟	入药需另研。	本草述钩元	112
		研细，生用。	医宗金鉴	128
		研。	幼科释谜	141
	炉甘石	研粉，水飞。	本草汇	106
		煅红，童便浸数次，水洗，研细，水飞。	玉楸药解	131
		童便淬七次，研粉，水飞。	本草从新	132
		用童便浸七日，用炭火销银砂锅内煅红，再入童便内浸十日，晒干，研细末。	增广验方新编	157
	鹿角	截五寸长，烧赤，投一升酒中，又烧又浸，如此数次，研细。	本草述	111
	鹿角胶	蛤粉炒，研用。	玉楸药解	131
	鹿茸	研细。	本草汇	106
		酥炙用，研碎，酒煮，去渣熬浓，重汤煮膏最佳。	玉楸药解	131
	路路通	煅存性，研末。	本草纲目拾遗	139
	露蜂房【蜂房】	烧，研，酒服，治阴痿。入盐烧过，研末擦之。	握灵本草	105
	萝卜子【莱菔子】	研用。	医宗说约	109
		研碎。	串雅外编	134
		炒，研。	增广验方新编	157
	螺青	另研。	医宗金鉴	128
	骡蹄心	行远路者，阴阳瓦煅存性，研细。	医宗金鉴	128
	绿豆	生，研，绞汁。	本草汇纂	161
	绿矾	入醋煅赤，研细。	本草必用	125
		烧至汁尽，研末。	增广验方新编	157
	麻仁【火麻仁】	略炒，研，生研用亦可。	药品辨义	118
		去壳，炒，研用。	长沙药解	130
	麻子仁【火麻仁】	微炒，研。	本经逢原	121
	马牙硝【芒硝】	另研。	外科大成	110
		研极细。	幼科释谜	141
	麦芽	研用。	医宗说约	109
		炒，研，磨取净面。	随息居重订霍乱论	153

续表

切制方法	药名	摘录	文献名称	文献编号
研	没石子【没食子】	砂盆研，隔纸焙。	本草汇	106
		拣去虫食成孔者，忌铜铁器，用浆水于砂盆中研，焙干，再研如乌犀色。	本草从新	132
		炒，研用。虫蚀成孔者拣去，忌铜铁。	本草求真	140
		炒，研用。虫食成孔者拣去，忌铜铁器。	本草辑要	145
	没药	同灯心【灯心草】研，或以酒研，水飞，晒干。	本草汇	106
		去油，研。	医宗金鉴	128
		炒干，研用。	玉楸药解	131
		研末。	串雅内编	133
		箬上烘去油，同灯心【灯心草】研则细。	得配本草	136
		炙，研。	本草纲目拾遗	139
		性黏难研，水飞过，用钵坐热水中研之。	本草辑要	145
		用灯心【灯心草】同研则易细。	本草辑要	145
		研末，酒服。	本草正义	151
		用钵坐热水中，以灯心【灯心草】同研则易细。	本草汇纂	161
	蝱虫【虻虫】	炒枯，去翅足，研细用。	长沙药解	130
	礞石	研末，水飞，去硝毒用。	本草备要	117
		研末，水飞，去硝毒。	本草汇纂	161
	米鱼胶【鱼鳔胶】	炒酥，研末。	医学从众录	149
	密陀僧	外敷生用，内服火煅黄色，细研。	本草述钩元	112
		研，水浸煮，澄去水，日干入膏。	外科证治全生集	127
		研细末。	幼幼集成	129
		研细，水飞。	玉楸药解	131
		研细末。	幼科释谜	141
	绵花子【棉花子】	研，取仁。	外科大成	110
		新瓦炒去油焦，研细。	本草纲目拾遗	139
	明雄黄【雄黄】	另研。	幼幼集成	129
	墨	火煅，细研，或水浸软，纸包煨，剉，不问徽墨、京墨、油烟，但光如漆且香者勿用。	外科大成	110
	牡蛎	研末。	医宗说约	109
		研。	外科大成	110
		煅粉，研细用。	长沙药解	130
		煅，研。	得配本草	136
		醋煅，研。	类证治裁	155
		先用盐水煮一时后，入火煅红，研粉用，或生用。	本草害利	159
		煅，研。	校注医醇賸义	160
	木鳖【木鳖子】	木鳖仁，研泥。	串雅内编	133
	木鳖子	仁，研泥。	串雅外编	134
	木蝴蝶	铜铫上焙燥，研细。	本草纲目拾遗	139
	木香	研。	温热暑疫	114
		生，研。	本草纲目拾遗	139
	南苏子【紫苏子】	研泥。	医宗金鉴	128
	南陀僧【密陀僧】	研末。	医宗金鉴	128

续表

切制方法	药名	摘录	文献名称	文献编号
研	硇砂	令研极细末。	医宗金鉴	128
	凝水石	煅，研。	医门法律	107
		每凝水（凝水石）十两，须用生姜二十两，捣取自然汁煮干，研粉用。	本草述钩元	112
	牛蒡子	酒拌蒸，焙干，研粉用。	握灵本草	105
		炒，研。	校注医醇賸义	160
	牛黄	研如尘用。	握灵本草	105
		研。	医宗说约	109
		研。	外科大成	110
		细研。	医宗金鉴	128
	牛旁子【牛蒡子】	炒，研细。	吴鞠通医案	144
	糯米	炒熟，研粉。	医学从众录	149
	蓬砂【硼砂】	研用。	医宗说约	109
		研如飞尘。	外科大成	110
		研如飞尘用。	本草述钩元	112
	硼砂	研。	外科大成	110
		研粉。	外科证治全生集	127
		研细，飞过。	医宗金鉴	128
	砒石	醋煮，与芽茶或绿豆仁同研，以去毒。	本经逢原	121
	片脑【冰片】	研。	医宗金鉴	128
	漂白术【白术】	取净干片，以黄土研碎，拌炒极黄，取起，筛去土。	幼幼集成	129
	蛴螬	炒枯存性，研细用。	长沙药解	130
	牵牛【牵牛子】	研烂，取头末用。	医宗说约	109
		取子，淘去浮者，舂去皮，酒蒸，研细。	本草汇纂	161
		取子，淘去浮者，舂去皮，酒蒸，研细。	医家四要	164
	牵牛子	去皮，研用。	玉楸药解	131
	铅白霜	另研。	外科大成	110
		研。	外科大成	110
	芡实	微炒，研末。	本草纲目拾遗	139
	羌活	炒，研。	增广验方新编	157
	蜣螂	烧，研。	握灵本草	105
		炒枯存性，研细用。	长沙药解	130
	荞麦	炒，研。	本草述	111
	青黛	研。	医宗金鉴	128
		研，筛过。	幼幼集成	129
		水飞极细，晒干再研。	医学从众录	149
	青化桂【肉桂】	去粗皮，研。	幼幼集成	129
	青礞石	研细，同火硝煅红，水淘净，晒干用。	医宗说约	109
		同火硝等分，煅如金色，研细，水飞。	本草必用	125
		研末，水飞。	医家四要	164
	青皮	炒黄色，烟尽为度，置土上，以碗覆之，少时取出，研末。	串雅内编	133

续表

切制方法	药名	摘录	文献名称	文献编号
研	轻粉	研不见星。	医宗金鉴	128
		隔纸微炒，研。	外科证治全书	152
	人发【血余】	烧灰存性，研细用。	长沙药解	130
	人指甲	炙，研。	外科证治全书	152
	人中白	研。	外科大成	110
		煅，研用。	本草求真	140
		煅，研末，大治湿烂下疳、恶疮。	本草正义	151
	肉桂	去粗皮，研细，冲。	吴鞠通医案	144
		去粗皮用，或研末冲入药煎，勿令泄气，或用米糁捣和为丸，先吞，或用枣肉糊丸，如前法吞，随症施用。	本草害利	159
	肉蔻【肉豆蔻】	面裹煨熟，研碎用。	医宗说约	109
	乳香	同灯心【灯心草】研，或以酒研，水飞，晒干。	本草汇	106
		细研。	外科大成	110
		箬上烘去油，用灯心【灯心草】研之则细。	本草必用	125
		去油，研。	医宗金鉴	128
		炒干，研用。	玉楸药解	131
		性黏难研，水飞过，用钵坐热水中，以灯心【灯心草】同研，则易细。	本草从新	132
		研末。	串雅内编	133
		箬上烘去油，同灯心【灯心草】研则细。	得配本草	136
		炙，研。	本草纲目拾遗	139
		惟黏难研，水飞过，用钵坐热水研之。	本草求真	140
		同灯心【灯心草】同研，则易细。	本草求真	140
		性黏难研，水飞过，用钵坐热水中研之。	本草辑要	145
		用灯心【灯心草】同研，则易细。	本草辑要	145
		二钱，入砂锅内加灯心【灯心草】四分，微火炒出烟，去灯心【灯心草】，研细末。	增广验方新编	157
		水飞过，用钵坐热水中，以灯心【灯心草】同研。	本草汇纂	161
	蕤仁	破核取仁，去皮尖，研用。	医宗说约	109
		取仁，浸，去皮尖，研用。	本草备要	117
		去壳，汤浸，去皮尖，水煮过，研细，纸包压去油。	本经逢原	121
		水浸，去皮尖，研用。治好眠生用，治不眠熟用。	得配本草	136
		取仁，浸，去皮尖，研用。	本草辑要	145
	蕤仁霜	去皮，研极细，纸包压去油，再研再压数次。	类证治裁	155
	三七	研用良。	本草求真	140
	桑螵蛸	炙，研服之。	本草便读	166
	扫帚子【地肤子】	炒黄，研末。	串雅内编	133

续表

切制方法	药名	摘录	文献名称	文献编号
研	砂仁	先和皮慢火炒熟，去壳，研用。	本草汇	106
		研用。	本草备要	117
		取仁，研用。	药品辨义	118
		研。	医宗金鉴	128
		炒，去衣，研。	本草从新	132
		研用。	本草辑要	145
		研末。	医学从众录	149
		炒，研。	傅青主女科	150
		炒，去衣，研入药。砂仁壳力缓。	本草害利	159
		炒，去壳，研。	医家四要	164
	山茨菰【山慈菇】	童便浸透，焙干，研末。	本草纲目拾遗	139
	山黄荆子【黄荆子】	研末。	本草纲目拾遗	139
	山甲【穿山甲】	炒，研。	医学从众录	149
	山芝麻	研极细末。	本草纲目拾遗	139
	蛇床子	去壳取仁，微研用。	长沙药解	130
	蛇含石	研极细。	医门法律	107
		以新铁铫盛入炭火中，烧石与铫子一般红，用钳取蛇黄倾入醋中，候冷，研极细末，听用。	温热经纬	158
	射香【麝香】	另研。	医宗金鉴	128
		拣净皮毛，研末。	医宗金鉴	128
	麝香	微研。	食物本草会纂	119
		微研用。	得配本草	136
		研细。	温病条辨	146
	神曲	研。	医宗说约	109
		炒，研用。	长沙药解	130
		产后欲回乳者，炒，研，酒服。	本草正义	151
	生硫黄【硫黄】	研极细末。	幼幼集成	129
	石膏	煅熟研末，性缓，兼敷热疮。	医宗说约	109
		研细，甘草水飞过。近人因其寒，或用火煅，则不伤胃。	本草备要	117
		研细，绵裹入药煎。虚热煅用。	长沙药解	130
		研细，甘草水飞。	本草从新	132
		煅红，出火毒，研细。	串雅内编	133
		研细。	本草求真	140
		研。	幼科释谜	141
		研细，甘草水飞用。近人因其寒，或用火煅，则不伤胃，味淡难出，若入煎剂，须先煮数十沸。	本草辑要	145
		研。	外科证治全书	152
		研细，甘草水飞。近因其寒胃，用火煅则不甚伤胃，但用之甚少则难见功。冰糖拌过，则不妨脾胃。	本草害利	159
		研细，甘草水飞。	医家四要	164
	石灰	半斤，研极细末，大黄四两，入锅内炒通红，去大黄，取石灰听用。	串雅内编	133

续表

切制方法	药名	摘录	文献名称	文献编号
研	石决明	研极细。	握灵本草	105
		研细用。	医宗说约	109
		生，研。	外科大成	110
		盐水煮一伏时，或面裹煨熟，研粉极细，水飞用。	本草备要	117
		炒，研。	本经逢原	121
		盐水煮一伏时，或面裹煨熟，研粉极细，水飞。	本草从新	132
		盐水煮一伏时，或面裹煨熟，研粉极细，水飞用。	本草辑要	145
		盐水煮一伏时，或面裹煨熟，研粉极细，水飞。	本草汇纂	161
		面裹煨熟，研细，水飞。	医家四要	164
	石硫黄【硫黄】	入童便中浸七日，细研，水飞用。	本草辑要	145
	石榴皮	炒，研。	医学从众录	149
	石绿	研，筛，水飞。	外科大成	110
	石蟹	细研，水飞用。	本草备要	117
		细研，水飞。	本草从新	132
		细研，水飞用。	本草辑要	145
	石燕	研细，水飞用。	医宗说约	109
	石钟乳	亦须制伏，方可入药。雷公之制自佳，非研万遍，断不可轻用也。夫石钟乳断不可经火，研极细末，别用牡丹皮煮汁泡三日，去汁用之尤佳。无毒而得大益矣。	本草新编	116
		以甘草、紫背天葵同煮一伏时，杵粉，入钵细研，水飞，澄过，再研万遍。	本经逢原	121
		焙，研，水飞澄过，绢笼日干，再研，收用。	得配本草	136
		以甘草、紫背天葵煮一伏时，细研，水飞，再研。用未经炼者，令人淋。	本草辑要	145
	鼠妇	炒枯存性，研细用。	长沙药解	130
	鼠粘子【牛蒡子】	酒炒，研。	医宗金鉴	128
	水红花子	研损用。	外科证治全生集	127
	水银	同轻粉研不见星。	医宗金鉴	128
		蒸枣研如泥。	幼科释谜	141
	水蛭	曝干，猪油熬黑，令研极细。	本经逢原	121
		炒去烟尽，另研。	医宗金鉴	128
		炒枯存性，研细用。	长沙药解	130
		性最难死，曝干，猪油熬黑，研细，炙透用。	本草辑要	145
	松香	治疮，用葱汁拌煮干，研用。	医宗说约	109
	苏子【紫苏子】	或生研，或微焙用。	握灵本草	105
		拣净，略炒，研用，不宜隔宿。	药品辨义	118
		炒，研。	本草从新	132
		炒，研。	傅青主女科	150
		炒，研。	医家四要	164
	酸枣仁	研。	本草汇	106
		研。	外科大成	110
		炒，研用。	本草辑要	145

续表

切制方法	药名	摘录	文献名称	文献编号
研	缩砂密【砂仁】	安胎，带壳炒熟，研用。	得配本草	136
		略炒，吹去衣，研用。	本草述	111
		研碎用。	本草求真	140
	桃奴	研。	幼科释谜	141
	桃仁	泡，去皮尖，研。勿用双仁者。	本草必用	125
		泡，去皮尖，炒，研碎。双仁者有毒，不可用。	本草从新	132
		去皮尖，研。	成方切用	137
		泡，炒，研。	傅青主女科	150
		泡，去皮尖，炒，研。	本草分经	156
		泡，去皮尖，炒，研。双仁者勿用。	医家四要	164
		行血连皮尖生用，润燥去皮尖炒用，俱研碎，或烧存性用。双仁者有毒，不可食。	本草辑要	145
	天雄	炮，研。	本草述	111
	天竺黄	研。	外科大成	110
		研匀。	医宗金鉴	128
	甜瓜蒂	去瓜皮，用蒂，约半寸许，晒极干，研用。	得配本草	136
	甜瓜子	炒，研。	校注医醇賸义	160
	甜杏仁	去皮尖，研。	吴鞠通医案	144
	铁落	水浸一宿，研，澄清饮水。	得配本草	136
	铁屑	醋拌，放铜勺内煅干，再拌，如此三次，研细。	串雅外编	134
	葶苈子	酒淘净，晒干，纸上同糯米炒，去米，研用。	得配本草	136
	铜绿	研细。	医宗金鉴	128
		研细末。	幼幼集成	129
	铜青【铜绿】	研细，水化去石，慢火熬干……研。	外科大成	110
	土藜芦	晒燥研末。	本草纲目拾遗	139
	兔丝子【菟丝子】	研作饼，焙干，再研末，研时入纸条数枚，则有力也。	握灵本草	105
		酒淘，蒸，研。	医门法律	107
		酒浸四五日，蒸，研作饼，微火焙干，再研末。	本草述	111
		酒浸，生芽，研烂。	本草述	111
		酒浸，研。	医学从众录	149
		酒淘净，晒干。入煎剂再微炒，研破。凡丸药中都用菟丝饼，取其研末易细。	医家四要	164
	陀僧【密陀僧】	研细，水飞用。	医宗说约	109
	文蛤	火煅，研粉。	本草汇	106
		煅粉，研细用。	长沙药解	130
	蜗牛	或生研，或炙用。	医宗说约	109
		研烂。	外科大成	110
	乌梅	烧灰存性，研为细末。	幼幼集成	129
	乌梢蛇	酒浸，焙，研。	幼科释谜	141
		蒸熟，取肉焙，研为末，蒸饼丸米粒大，以喂乌鸡，待尽，杀鸡烹熟，取肉焙，研末，酒服。	握灵本草	105

续表

切制方法	药名	摘录	文献名称	文献编号
研	乌头	烧枯，研末。	增广验方新编	157
	乌药	酒浸一宿，炒，亦有煅，研用者。	本草从新	132
		炒，研。	得配本草	136
		酒浸一宿，煅，研用。	本草汇纂	161
	乌贼鱼骨【海螵蛸】	以卤水煮一伏时，炙令黄，研细，水飞。	本草汇	106
	无名异	研细用，一法醋磨。	医宗说约	109
	无食子【没食子】	先取浆水于砂盆中研，焙干，再研如乌犀色入药。	本草述钩元	112
	吴茱萸	生、炒研用。	外科证治全生集	127
	蜈蚣	去头足，焙，研。	本经逢原	121
		炙焦，研末。	幼幼集成	129
		炙研服之。	本草便读	166
	五倍子	或生，或炒，研末。	本草必用	125
		烧灰存性，研末。	幼幼集成	129
		去蛀末，炙干，研末。	串雅内编	133
		去虫，炒，研。	本草纲目拾遗	139
	五灵脂	研细，酒飞，去砂石，晒干。	本草汇	106
		研末，酒飞，去砂石用。行血宜生，止血宜炒。	本草备要	117
		凡用，研为细末，以酒飞去砂石，晒干。	食物本草会纂	119
		研细，酒飞，去砂石，晒干。	本经逢原	121
		研细，酒飞，去砂，晒。	本草必用	125
		研末，酒飞，日干。	外科证治全生集	127
		醋煮化，焙干，研细。	医宗金鉴	128
		研末，酒飞，去砂石用。行血宜生，止血宜炒。	本草从新	132
		研末，酒飞，去砂石用。行血宜生，止血宜炒。	医家四要	164
	五色石脂	凡使，研如粉，新汲水飞过三次，晒干用。	本草述钩元	112
	五味	研碎。	本草述	111
	五味子	研。	外科大成	110
		研。	医宗金鉴	128
		研。	医学从众录	149
		酒浸，研，焙。	类证治裁	155
	吸铁石【磁石】	火煅，醋淬，研细，水飞。	玉楸药解	131
	豨莶草	洗净，用好酒拌蜜蒸，晒干，蒸，拌九次，晒九次，研末。	良朋汇集经验神方	124
	蜥蜴	酥炙，研细用。	玉楸药解	131
	象皮	其皮尤难碎，人身怀之三日，研之如粉矣。	本草新编	116
		烧灰存性，研细用。	玉楸药解	131
		砂锅内焙焦，研细末。	外科证治全书	152
	蟹壳	蒸熟，去皮尖，研，滤取净汁。	串雅内编	133
	新白珍珠【珍珠】	入豆腐内煮数滚，研极细末，无声方用。	医宗说约	109

续表

切制方法	药名	摘录	文献名称	文献编号
研	杏仁【苦杏仁】	合皮熟研用。	医宗金鉴	128
		双仁者杀人。去皮尖，炒，研。发散，连皮尖研。	本草从新	132
		去皮尖，炒，研。发散，连皮尖研。双仁者杀人，得火良。	本草求真	140
		醋煮杏仁二枚，灯上煅，研烂。	幼科释谜	141
		去皮尖，炒，研。发散，连皮尖研。双仁者杀人，得火良。	本草辑要	145
		去皮尖，研。	医学从众录	149
		去皮尖，研用。如发散，连皮尖研。双仁者杀人。	本草分经	156
		去皮尖，去油，研。	增广验方新编	157
		去皮尖，炒，研。	本草汇纂	161
		去皮尖，研。	时病论	163
		去皮尖，炒，研。发散，连皮尖研，又谓尖取其发，连皮取其涩。	医家四要	164
	杏仁霜	去皮，面裹作包，煻火煨熟，去面研烂，压去油。	本草述	111
	雄黄	研细，水飞用。	医宗说约	109
		另研，水飞数次。	外科大成	110
		研如飞尘，水飞数次。	本草述钩元	112
		研，飞。	良朋汇集经验神方	124
		研。	医宗金鉴	128
		研。	串雅外编	134
	雄鼠	一只，烂去其皮，取全骨炙枯，研细末。	幼幼集成	129
	续随子【千金子】	去壳，取色白者，研细，纸包压去油。	本草从新	132
		生杵，研末。	串雅内编	133
		去壳，取白色者，研细，纸包压去油。	本草汇纂	161
		去壳，细研用，纸包压去油。	医家四要	164
	血竭	凡使，先研作粉，筛过，入丸散中。若同众药，则化作尘飞也。	握灵本草	105
		凡使，需另研，若同众药捣，则化作尘飞。	本草述钩元	112
		研。	医宗金鉴	128
		须另研作粉，筛过。	本草从新	132
		研。	本草纲目拾遗	139
		须另研作粉，筛过。若同众药捣，则化尘飞也。	本草害利	159
		另研作粉，筛过。	本草汇纂	161
	血余	研。	本草汇	106
	牙皂【猪牙皂】	去子弦，炒紫焦，研末。	医学从众录	149
	羊胫骨	烧灰，研末。	医方丛话	165
	阳起石	凡使，煅极红，研极细。	握灵本草	105
		研细，水飞。	本草汇	106
		研细，水飞。	医门法律	107
		火煅，醋淬七次，研粉，水飞。亦有用烧酒、樟脑升炼取粉者。	本草从新	132
		研细，水飞。	成方切用	137
		研末，水飞。	校注医醇賸义	160
	杨梅	下痢不止，杨梅烧研，米饮服。	握灵本草	105

续表

切制方法	药名	摘录	文献名称	文献编号
研	益智	去壳，研末。	医宗说约	109
	益智子	去壳，炒，临用研。	本草述	111
	薏苡仁	炒熟，微研。	本草辑要	145
	禹粮石【禹余粮】	细研，水淘取汁，澄之，勿令有砂（沙）土可也。	本草述钩元	112
	禹余粮	凡用，细研，水洮（淘）取汁。	握灵本草	105
		研细，水澄，飞。	本草汇	106
		细研，水淘，澄。	本经逢原	121
		研粉，水飞。	本草从新	132
		细研，淘，取汁澄用。	本草求真	140
		细研，淘，取汁澄用。	本草汇纂	161
		研细，水飞。	医家四要	164
	郁金	研。	串雅外编	134
	郁李仁	研膏用。	握灵本草	105
		研。	外科大成	110
		去皮尖，蜜浸用，研。	本草求真	140
		去皮尖，蜜浸，研。	本草辑要	145
		汤浸，去皮尖，蜜浸，研为膏。	本草汇纂	161
		汤浸，去皮尖，蜜炙，研如膏。	医家四要	164
	元胡索【延胡索】	酒炒，研。	增广验方新编	157
	枣仁【酸枣仁】	多眠生用，不眠用炒。去壳，研末。	医宗说约	109
		炒，研。	成方切用	137
		炒，研。	校注医醇賸义	160
	皂刺	一二斤，九蒸九晒，研为末。	握灵本草	105
	皂矾	新瓦上以火煅变红色为度，放地上，候冷研细。	幼幼集成	129
	猪牙皂	炒烟尽存性，研末，钱许烧酒吞服，可治诸药不效之胸疼。但入丸散，不入汤剂。	本草正义	151
	赭石	煅，研。	校注医醇賸义	160
	珍珠	研极细用。	医宗说约	109
		乳浸三日，研粉极细用，不细伤人脏腑。	本草备要	117
		豆腐内煮半炷香时取出，研末。	医宗金鉴	128
		取新洁、未经钻缀者，乳浸三日，研粉极细如飞面。	串雅内编	133
		取新洁、未经钻缀者，乳浸三日，研粉极细用。	本草辑要	145
		人乳浸三日，研粉极细如飞面用。	本草害利	159
		取体坚硬、新洁、未经钻缀者，乳浸三日，研粉极细如飞面。	本草汇纂	161
		入豆腐煮过，研细，水飞。	本草纲目拾遗	139
	真龙齿	一两，火煅，醋淬，研末，水飞过，晒干，取五钱。	幼幼集成	129
	栀子	炒透，研。	本草必用	125
		烧灰，研末。	幼幼集成	129
	蜘蛛	去足，炙焦，研细末。	幼幼集成	129
		炒枯存性，研细用。	长沙药解	130
	枳实	麸炒黑，勿令焦，研用。	长沙药解	130

续表

切制方法	药名	摘录	文献名称	文献编号
研	制栢实【制柏子仁】	寻常用只蒸熟曝烈，舂簸取仁，炒研入药。	修事指南	123
	制车前子	入丸散则以酒浸一夜，蒸熟，研烂作饼，晒干，焙，研。	修事指南	123
	制沉香	欲入丸散，以纸裹置怀中，待燥研之，或入乳钵，以水磨粉，晒干亦可。若入煎剂，惟磨汁，临时入之。	修事指南	123
	制赤石脂	凡使赤石脂，须研如粉，新汲水飞过三度，晒干用。	修事指南	123
	制葱	凡使葱，须采来依纹擘碎，用绿梅子相对拌蒸一伏时，去梅子，砂盆中研如膏，瓦器晒干用。	修事指南	123
	制代赭石【制赭石】	凡使代赭石，研细，以腊水重重飞过，水面上有赤色如薄云者去之，乃用细茶脚汤煮一伏时，取出又研一万匝，以净铁铛烧赤，下白蜜蜡一两，待化，投新汲水中冲之，再煮一二十沸，取出晒干用。时珍曰：今人惟煅赤，醋淬三次或七次，研，水飞过，取其相制，并为肝经血分引用也。	修事指南	123
	制丹砂【制朱砂】	今法惟取好砂研末，以水飞三次，用其末。砂多杂石末、铁屑，不堪入药。又方：以绢袋盛砂，用荞麦灰淋汁，煮三伏时取出，流水浸洗过，研粉，飞，晒用。	修事指南	123
	制灯心草	凡用灯心草，难研，以粳米粉浆染过，晒干研末，入水澄之，浮者是灯心也，晒干用。	修事指南	123
	制花乳石【制花蕊石】	入丸散，以罐固济，顶火煅过，出火毒，研细，水飞，晒干用。	修事指南	123
	制龙骨	《事林广记》云：用酒浸一宿，焙干研粉，水飞三度用。如急用，以酒煮，焙干。或云凡入药，须用水飞过，晒干。每斤用黑豆一斗蒸一伏时，晒干，否则着人肠胃，晚作热也。	修事指南	123
	制炉甘石	凡使炉甘石，以炭火煅红，童子小便淬七次，洗净，研粉，水飞过，晒用。	修事指南	123
	制礞石	凡使礞石，须用大坩埚一个，以礞石四两打碎，入硝石四两拌匀，炭火十五斤簇定，煅至硝尽，其石色如金为度，取出研末，水飞去硝毒，晒干用。	修事指南	123
	制桑椹	凡使桑椹，采摘微研，以布滤汁，石器熬成稀膏，量多少入蜜熬稠，贮瓷器中。	修事指南	123
	制桑叶	经霜桑叶研末，米汤送服，止盗汗。	修事指南	123
	制麝香	凡使麝香，用当门子尤妙，以子日开之，微研用，不必苦细也。	修事指南	123
	制五灵脂	凡使五灵脂，此物多夹沙石，绝难修治。凡用，研为细末，以酒飞去沙石，晒干收用。	修事指南	123

续表

切制方法	药名	摘录	文献名称	文献编号
研	制血竭	凡使血竭，先研作粉，筛过，入丸散中用，若同众药捣，则化作灰飞也。	修事指南	123
	制阳起石	凡用，火中煅赤，酒淬七次，研细，水飞过，日干。亦有用烧酒浸过，同樟脑入罐升炼，取粉用者。	修事指南	123
	制禹余粮	凡使禹余粮，须用细研，水洮（淘），取汁澄之，勿令有沙土也。	修事指南	123
	钟乳【钟乳石】	研末，水飞用。	医宗说约	109
	钟乳石	甘草汤煮，研。	类证治裁	155
	朱砂	研细，水飞。	本草汇	106
		研细。	外科大成	110
		研细，水飞三次为度。	药品辨义	118
		须研极细，水飞，生用。	本草必用	125
		研如飞面。	医宗金鉴	128
		水飞，研细。	医宗金鉴	128
		细研，水飞三次。	本草从新	132
		研，甘草同煮过，去甘草。	本草纲目拾遗	139
		研极细。	幼科释谜	141
		研细，水飞。	女科要旨	148
		研细。	随息居重订霍乱论	153
		入猪心血，酒蒸，研。	类证治裁	155
		细研，水飞，如火炼则有毒。	本草分经	156
	珠子	研细，无声为度。	痧胀玉衡	113
	猪牙皂	焙干，研。	串雅外编	134
	紫贝	以蜜、醋相对浸之，蒸过取出，以清酒淘，研。	本草汇纂	161
		生，研末用。	本草求真	140
	紫石英	火煅，醋淬凡七遍，研末，水飞三四次，晒干。	本草述	111
		火煅，醋淬七次，研末，水飞。	本草从新	132
		研。	吴鞠通医案	144
		生，研极细。	温病条辨	146
	紫苏	九月半枯时收子，子炒研用。	本草害利	159
		炒，研。	本草汇纂	161
	紫苏子	炒熟，研碎用。	得配本草	136
		炒，研用。	本草求真	140
	紫苑【紫菀】	微炒，研末。	幼幼集成	129
	自然铜	研末，水飞。	本草汇	106
		火煅，醋淬七次，细研，水飞用。	本草述	111
		火煅，醋淬，研细，水飞。	玉楸药解	131
		火煅，醋淬七次，细研，甘草水飞。	本草从新	132
切	白当归【当归】	酒洗，晒，切。	幼幼集成	129
	白茯苓【茯苓】	糯米酒煮软，竹刀切片，阴干。	本草述	111
		去皮薄切，曝干蒸之，以汤淋去苦味，淋之不止，其汁当甜，乃曝干筛末。	串雅外编	134

续表

切制方法	药名	摘录	文献名称	文献编号
切	白附子	切片，微炒。	良朋汇集经验神方	124
	白术	浸一宿，切片，土拌蒸透，去土，勿炒。	外科证治全生集	127
		泔浸，切片盘盛，隔布上下铺湿米，蒸至米烂，晒干用。	长沙药解	130
		米泔浸，用山黄土拌，九蒸九晒，去土，切片焙干。	成方切用	137
		米泔水浸，山黄土拌蒸九次，晒九次，去土，切片焙干。	随息居重订霍乱论	153
	白云苓【茯苓】	切片，姜汁拌蒸，晒干。	幼幼集成	129
	白芷	水浸去灰，切，炒。	外科证治全生集	127
		削去皮，切碎，用黄精等分拌蒸两次，晒干，去黄精用。提女人崩带，炒炭用。	得配本草	136
		洗刮寸截，以石灰拌匀晒收，为其易蛀，并欲色白。入药微焙，切片用。	本草害利	159
	百部	切片，晒干，炒，取净末。	本草纲目拾遗	139
	半夏	切破。	本草述	111
		用水浸透，内无白星为度，入明矾、生姜水煮透，略干切片。	药品辨义	118
		选肥者，生姜明矾汤浸透，煮透，切片，日干。消痰，堕胎。生研细末，立疗刀斧跌破，止血。	外科证治全生集	127
		汤泡七次，切片。	医学从众录	149
		采根曝干，浸七日，逐日换水，沥去涎，切片，姜汁拌炒。	本草害利	159
		浸七日，逐日换水，沥去涎，切片。	医家四要	164
	萆薢	切片，盐水拌炒。	本草汇	106
	槟榔	刮去底，细切之，勿令经火。	握灵本草	105
		切作小块。	本草述	111
		浸透切片，近时方药亦有以火煨焙用。	本草害利	159
	苍耳	切碎。	外科大成	110
	苍术	切片，炒用。	医宗说约	109
		切片。	本草述	111
		用糯米泔水浸透，切片，入米粉中炒，或糠拌炒，亦可去内霜。	药品辨义	118
		糯米泔浸，刮去皮，切用。	本经逢原	121
		去皮，切片。	本经逢原	121
		泔水浸，去粗皮，切片，日干，土炒炭。	外科证治全生集	127
		泔浸，切片盘盛，隔布上下铺湿米，蒸至米烂，晒干用。	玉楸药解	131
	草乌	切片，炙脆，研粉。	外科证治全生集	127
	蟾酥	切片，酒浸，研浆。	外科证治全生集	127
	常山	酒浸一宿，切片，慢火炒。	握灵本草	105
		切片，炒。	本草汇	106
	陈皮	切丝。	串雅外编	134
	赤芍	切片，酒炒。	本草害利	159

续表

切制方法	药名	摘录	文献名称	文献编号
切	川木鳖【木鳖子】	米泔水泡，去皮毛，切片。	串雅补	135
	川熟附【附子】	切，焙干燥。	幼幼集成	129
	川续断【续断】	切片，酒炒。	幼幼集成	129
	刺猬皮	切片，再炒黄为末。	医宗说约	109
		炙，切片，再炒黄。	外科证治全书	152
		炙，切片，再炒黄，研末。	医宗金鉴	128
	大当归【当归】	去头、尾，取身切片，以好酒洗过，晒干听用。	幼幼集成	129
	大附子【附子】	去皮脐，切作大片，用白蜜涂炙，令透老黄色为度。	外科证治全书	152
		去脐，切四块，以甘草水浸七日，每日一换，至期用面裹好，放炭中煨熟，切片，焙干。	增广验方新编	157
	大腹皮	黑豆汁洗净，晒干，煨，切用。	本草汇纂	161
	大腹子【槟榔】	滚水泡渍，切。	本经逢原	121
	大黄	湿纸裹，饭上蒸熟，去纸，切，炒。	医门法律	107
		切，浸汤成汁。	医宗金鉴	128
		切片，同石灰入锅内炒石灰桃红色，取起，去大黄，放地上一夜，收，研末听用。	外科证治全书	152
		切，炒黑。	妇科玉尺	142
		纸裹蒸，切，炒。	妇科玉尺	142
	大熟地	切片，烘干，炒枯。	增广验方新编	157
	大蒜	切片，烧红。	本草述	111
	丹参	切。	本草述	111
	当归身	切，焙。	幼幼集成	129
	地栗粉【荸荠】	即荸荠，又名乌芋，切片晒干入药，最消痞积。	本草新编	116
	地榆	切之如绵者良，酒洗。	本草述	111
	地榆炭	取上截，切片，炒黑用。梢反行血。	本草害利	159
	丁香	切细作条。	本草述	111
	独活	切片，拌淫羊藿蒸，日干用。	得配本草	136
	番木鳖【马钱子】	切片，瓦上炙炭存性，研末。	外科证治全生集	127
		切片，瓦上炙炭存性。	外科证治全书	152
	防风	采根，曝干，切用。	本草害利	159
	粉草【甘草】	切作细块。	本草述	111
	附子	切八片。	医门法律	107
		生用，去皮，切。	温热暑疫	114
		童便浸三日，日易两次，再以甘草汤煮透，切片用。	药品辨义	118
		水洗略浸，切片，炙如炒米色。	沈氏女科辑要笺正	138
		发散附子须生，用补附子宜熟……水浸，面裹煨令发坼，乘热切片。	本草求真	140
		生用只切薄片，以东流水同黑豆浸五日，晒干用。	握灵本草	105
	高良姜	切片，炒。	医学从众录	149

续表

切制方法	药名	摘录	文献名称	文献编号
切	狗脊	火燎去毛，切碎，酒浸，蒸，取出晒干用。	得配本草	136
		去毛，切片，酒蒸……熬膏良。	本草求真	140
		切片，酒蒸。	本草汇纂	161
	骨碎补	以竹刀去皮毛，切薄片。	本草述	111
		铜刀刮去黄赤毛，细切，蜜拌润蒸一日。	本草述	111
		铜刀刮去黄赤毛，细切，蜜拌蒸，晒。	本草从新	132
		铜刀刮去黄赤毛，细切，焙干用。或蜜拌蒸。	本草辑要	145
		以铜刀刮去黄毛，细切，蜜拌蒸，日晒干用。	本草害利	159
		刮去黄赤毛，细切，蜜拌蒸，晒。	医家四要	164
	瓜蒌根【天花粉】	薄切，人乳拌蒸，竹沥拌晒。	良朋汇集经验神方	124
	瓜蒌实【瓜蒌】	切。	校注医醇賸义	160
	广胶【黄明胶】	切如米粒大，入葱汁内泡之。	医宗金鉴	128
	龟胶【龟甲胶】	切碎，炒珠。	成方切用	137
	何首乌	竹刀切。	医门法律	107
		凡使，紫白各半，米泔浸，竹刀切片，黑豆拌匀，蒸晒九次用。	药品辨义	118
		米泔换浸一两天，铜刀切片，黑豆拌匀，砂锅蒸晒数次。	玉楸药解	131
		去皮切片，黑大豆拌，九蒸九晒。	成方切用	137
		泔浸，竹刀刮皮，切片。	本草汇纂	161
	厚杜仲【杜仲】	切片，用白糯米炒断丝。	增广验方新编	157
		切片，用盐水浸七日，其水每日一换，铜锅缓火炒断丝。	增广验方新编	157
	厚朴	去皮切片，每斤取带皮姜四两，切片同煮，汁干炒透，去姜。	外科证治全生集	127
		刮去粗皮，切片，姜汁炒。	本草从新	132
		刮去粗皮，切片，姜汁炒。	医家四要	164
	胡黄连	切片，姜汁拌炒。	医宗说约	109
		切片，姜汁拌炒。	本草纲目拾遗	139
		切片，姜汁拌炒。	外科证治全书	152
	胡荽【芫荽】	切碎。	医宗金鉴	128
	怀山药【山药】	切片，炒。	随息居重订霍乱论	153
	黄柏	去粗皮，切片，蜜炒、盐酒炒、人乳炒、童便炒或生用，随病用之。	医宗说约	109
	黄连	切片，姜汁拌炒，研末。	医宗金鉴	128
	黄芪	血虚肺燥，搥（捶）扁蜜炙。发表生用。气虚肺寒，酒炒。肾虚气薄，盐汤蒸润，切片用。	本草求真	140
	拣参【人参】	切片，焙干。	幼幼集成	129
		焙干，切片。	幼幼集成	129
	羯羊肝	用新瓦盆焙干，竹刀切片。	医宗金鉴	128
	金果榄	切薄片。	本草纲目拾遗	139
	金毛脊【狗脊】	去毛，切片。	校注医醇賸义	160
	桔梗	切片，微炒。	本草汇	106

续表

切制方法	药名	摘录	文献名称	文献编号
切	橘皮	切作细条。	本草述	111
	苦参	切片，酒浸湿，蒸晒九次为度，炒黄为末。	外科大成	110
		切片，略焙干。	幼幼集成	129
		糯米浓泔淘过，其腥秽气并浮在水面上，须重重淘过，即蒸三时，取晒切用。	本草害利	159
	苦楝根白皮【苦楝皮】	切，焙。	串雅外编	134
	苦楝根皮【苦楝皮】	切，焙。	类证治裁	155
	昆布	切丝。	外科大成	110
	老生姜	切片，炒黑。	洞天奥旨	120
	莲肉	切片。	外科大成	110
	鹿茸	去毛，切片，酥炙，勿伤焦。	时方妙用；时方歌括	147
	萝卜【莱菔】	切片，蜜渍少时，炙干数次，细嚼，盐汤下，日三服。	握灵本草	105
	茅山苍术【苍术】	米泔水浸一夜，切片，焙干。	外科证治全书	152
	茅山术【苍术】	米泔浸，蒸三次，去皮，切片。	本草述	111
	棉杜仲【杜仲】	切片，盐水拌炒，以丝断为度。	幼幼集成	129
	明天麻【天麻】	湿纸包，于糠火中煨熟，取出切片，酒浸一宿，焙干用。	本草害利	159
	牡丹皮	切片，酒炒用。	本草害利	159
	木鳖子	切片，陈土炒。	洞天奥旨	120
		去壳，不去油，切片。	本草纲目拾遗	139
	木瓜	忌铁器，以铜刀削去硬皮并子，切片，晒干入药，以陈久者良。	本草害利	159
	木通	切细。	串雅内编	133
		采枝阴干，去皮节，洗，切片生用。	本草害利	159
	木香	临用切片，勿令隔宿，恐走香气，减力效少。	药品辨义	118
		切片。	本草纲目拾遗	139
	南沙参	水润，打扁，切片。	本草纲目拾遗	139
	嫩鹿茸【鹿茸】	切片，炒干。	幼幼集成	129
	羌活	切片。	幼幼集成	129
		切片，拌淫羊藿蒸，日干用。	得配本草	136
	茄	妇人血黄，黄茄子切片，阴干，为末服。	握灵本草	105
	秦艽	酒洗，切片。	医宗说约	109
	青橘皮【青皮】	汤浸，去瓤，切片，醋拌，瓦炒过。	食物本草会纂	119
	青木香	切。	随息居重订霍乱论	153
	青皮	以汤浸，去瓤，切片，醋拌，瓦炒过用。	本草述	111
	人参	切片用。	医宗说约	109
		切片，焙干。	幼幼集成	129
		饭上蒸软，切片，隔纸烘，研。	时方妙用；时方歌括	147

续表

切制方法	药名	摘录	文献名称	文献编号
切	肉苁蓉	切片。	医方集解	115
		酒洗，去甲及腐，切片，焙用。	本经逢原	121
		切片。	串雅外编	134
		酒洗，去鳞甲，切片，烘干。	妇科玉尺	142
		切片，洗淡，酒浸一宿，次日煎三四沸食。	时方妙用；时方歌括	147
		酒洗，切片。	医学从众录	149
	三棱	面裹煨，切片，醋炒用。	医宗说约	109
		醋煮，竹刀切片。	良朋汇集经验神方	124
	桑白皮	取白肉，切，焙。	外科证治全生集	127
	桑上寄生【桑寄生】	铜刀细切，阴干用，勿见火。	本草害利	159
	山药	切片。	外科大成	110
		肥大上白者，切片，乳拌令透，晒后微焙。	医宗金鉴	128
		洗净，切片，晒干，或炒黄用。入脾胃土炒，入肾盐水炒。	本草害利	159
	商陆	切细，煮熟。	握灵本草	105
	芍药	切片，酒润，覆盖过宿。	本草崇原	108
	生地【地黄】	切片，蛤粉炒。	校注医醇賸义	160
		切片，红花炒。	校注医醇賸义	160
	生附子【附子】	切，略炒燥。	成方切用	137
	生姜	切。	温热暑疫	114
		切碎。	医宗金鉴	128
		切丝。	串雅外编	134
		切碎，捣烂。	串雅外编	134
		切片。	医学从众录	149
		切片。	串雅内编	133
	生梓白皮【梓白皮】	切。	医宗金鉴	128
	石菖蒲	取九节者，切片。	幼幼集成	129
		切片。	幼幼集成	129
		薄切。	串雅外编	134
	熟地【地黄】	切片，砂仁炒。	校注医醇賸义	160
	水黄连	切片，炒。	本草纲目拾遗	139
	水蛭	取干者，用铁刀细切如小米大，火炒至黄黑色，有烟起取出。	本草新编	116
		切碎如米大，烈火炒黑。水蛭必须炒黑，万不可半生，则反害人矣。	洞天奥旨	120
	松毛	切细用。	本草从新	132
	锁阳	洗涤去皮，薄切晒干。	本草述钩元	112
	天花粉	去皮切片，水浸三日，逐日换水，捣如泥，绢袋滤出粉用。	握灵本草	105
		水泡，切片，用竹沥拌干，如是三次，再同乳汁浸，饭上蒸干。	本草述	111

续表

切制方法	药名	摘录	文献名称	文献编号
切	天麻	切片，焙用。	本草汇	106
		湿纸包煨熟，切片，酒浸一宿，焙用。	本草备要	117
		湿纸裹煨熟，切片。	本经逢原	121
		湿纸包煨熟，切片，酒浸一宿。	本草从新	132
		湿纸包裹，熟切片，酒浸一宿，焙用。	本草求真	140
		湿纸包煨熟，切片，酒浸一宿，焙干用。	本草辑要	145
		湿纸包煨熟，切片，酒浸一宿，焙。	医家四要	164
	天南星	浆水煮软，切，炒。	本草述	111
	天雄	煨，去皮脐，切片，隔纸焙干，稍生服之，则麻木昏晕。	玉楸药解	131
	土人参	切片，三两，用陈绍酒饭上蒸熟。	本草纲目拾遗	139
	煨姜	切片。	本草从新	132
		取生姜洗净，用粗纸包裹，浸湿，入火灰中煨熟，切片入药。	本草害利	159
	乌药	米泔水浸透，切片，微炒。	药品辨义	118
	乌头	生用只切薄片，以东流水同黑豆浸五日，晒干用。	握灵本草	105
	鲜生地【地黄】	洗净，竹刀切片。	本草害利	159
	鲜鱼	细切，瓦锅焙焦为末。	本草述	111
	香橼	去核，切片。	串雅内编	133
		去核，薄切作细片，以时酒同入砂罐内煮令熟烂，自黄昏至五更为度，用蜜拌匀服。	医方丛话	165
	象皮	切碎。	外科大成	110
		切薄片，用小锅焙黄色，以干为度，勿令焦。	串雅外编	134
		切片，焙。	增广验方新编	157
	小紫苏	蜜拌晒干，微蒸片时，连梗叶切片。	医宗金鉴	128
	辛夷	切。	校注医醇賸义	160
	牙皂【猪牙皂】	切片。	医学从众录	149
	羊肝	以竹刀切片用，忌铜器及醋。	本草害利	159
	夜交藤	切。	校注医醇賸义	160
	于潜白术【白术】	米泔水浸一宿，去皮，切片，饭上蒸。	时方妙用；时方歌括	147
	鱼鳔胶	切碎，用蛤粉炒成珠，以无声为度。	本草述	111
	元参【玄参】	切。	随息居重订霍乱论	153
	云苓【茯苓】	去皮，切片，人乳拌蒸，晒干。	增广验方新编	157
	皂荚【皂角】	水煮干，切，焙。	幼科释谜	141
	皂荚子【皂角子】	切片，微炒。	外科大成	110
	皂角树根皮	切片，用炭灰同醋拌炒黄色。	外科大成	110
	泽泻	切片，蒸五次，焙用。	外科证治全书	152
		切片，炒。	随息居重订霍乱论	153
	知母	去毛，切，隔纸炒。	本草述	111
		切。	医宗金鉴	128
	枳壳	火酒煮，切片，炒。	医学从众录	149
		去瓤，切片，麸皮炒用。	本草害利	159

续表

切制方法	药名	摘录	文献名称	文献编号
切	枳实	切片。	本草汇	106
	制槟榔	凡使，用白槟及存坐稳正、心坚有锦文者为妙。半白半黑并心虚者，不入药用。以刀刮去底，细切之。勿令经火，恐无力。若熟使，不如不用。	修事指南	123
	制大黄	凡使大黄，须细切，以文如水旋斑紧重者，剉片蒸之，从巳至未，晒干，又洒腊水蒸之，从未至亥，如此凡七次，晒干，却洒淡蜜水再蒸一伏时，其大黄必如乌膏样，乃晒干用。	修事指南	123
	制苦参	凡使苦参，采得，用糯米浓泔汁浸一宿，其腥秽气浮在水面上，须重重淘过，即蒸之，从巳至申，取晒切用。	修事指南	123
	制何首乌	新采去皮，铜刀切片，入甑瓷锅蒸，无气息取出，曝干用。	修事指南	123
	制青皮	凡使青皮入药，以汤浸，去瓤，切片，醋拌瓦炒过用。	修事指南	123
	珠参【珠儿参】	切片。	本草纲目拾遗	139
	猪肺	竹刀切片，麻油炒熟。	本草述	111
	猪苓	铜刀削去粗皮，薄切。	本草害利	159
	紫河车	干切。	校注医醇賸义	160
	紫苏	连梗叶切片。	外科大成	110
		鲜紫苏梗切碎。	串雅外编	134
削	木瓜	削去硬皮并子，切片，晒干。	食物本草会纂	119
	制柴胡	凡使柴胡，采得银州柴胡，去须及头，用银刀削去赤薄皮少许，以粗布拭净，剉用。勿令犯火，立便无效也。	修事指南	123
	制木瓜	凡使木瓜，勿犯铁器，以铜刀削去硬皮并子，切片晒干，以黄牛乳拌蒸，从巳至未，待如膏煎，乃晒干用也。时珍曰：今人但切片晒干入药尔。	修事指南	123
剉	阿胶	剉，炒成珠，或面炒、蛤粉炒（去痰）、蒲黄炒（止血）。	本草备要	117
	巴戟天	采根，打去心，阴干……用酒浸一宿，剉焙入药。	本草害利	159
	白殭蚕【僵蚕】	剉粉用。	握灵本草	105
	白芍	竹刀刮去皮并头，剉细，蜜水拌蒸用，今多生用。	本草害利	159
	白芷	剉细，以萝卜汁浸，晒干，研。	类证治裁	155
	百部	以竹刀劈去心皮，用酒浸一宿，漉出焙干，细剉用。	本草述	111
	苍术	米泔水浸，剉，炒。	医门法律	107
	蟾酥	干蟾酥剉薄片，焙，研。	本草纲目拾遗	139
	沉香	入丸散，剉末。入煎，磨汁。忌见火。	本草必用	125
		剉。	医宗金鉴	128
	赤石脂	一半剉，一半筛末。	医宗金鉴	128
	川大黄【大黄】	剉，微炒。	医宗金鉴	128
		剉碎，微炒。	医方丛话	165
	川穹【川芎】	细剉，慢火熬熟。	医门法律	107

续表

切制方法	药名	摘录	文献名称	文献编号
剉	川芎	拣极大者，用水洗净，剉碎。	串雅内编	133
	大黄	剉片，蒸晒七次。	本草汇	106
		剉，炒。	本草述	111
	当归	剉，微炒。	医方丛话	165
	杜仲	剉，炒去丝。	本草述	111
		去粗皮，炙，剉。	医宗金鉴	128
		凡使，削去粗皮，剉，或酥炙、酒炙、蜜炙、盐酒炒、姜汁炒断丝用。	本草害利	159
		去粗皮，剉，或酥炙、醋炙、蜜炙、盐酒炒、姜汁炒，断丝用。	医家四要	164
	甘草	炙，剉。	医宗金鉴	128
	狗脊	细剉，酒浸，蒸，晒。	本草汇	106
	骨碎补	铜刀细剉，瓦锅慢火炒黑，为末。	本草述	111
	贯众	剉，焙。	本草汇	106
	海狗肾	酒浸，纸裹炙香，剉，捣。	本草求真	140
		酒浸一日，纸裹炙香，剉，捣用。或于银器中以酒煎熟和药。	本草辑要	145
		酒浸，纸裹炙香，剉，捣。	本草汇纂	161
	汉防己【防己】	以车前草根相对蒸半日，晒干用。今惟去皮，剉，酒洗，晒干用。	本草害利	159
	黑附子	剉碎，炒黄。	本草述	111
	黄橘皮【陈皮】	去白膜，重剉细。	食物本草会纂	119
	黄连	剉如豆大，童便浸一宿，晒干为末。	医宗金鉴	128
	金星草	剉，煮，酒煎。	本草从新	132
	羚羊【羚羊角】	剉，研极细。	医家四要	164
	羚羊角	剉，捣，研。	本草汇	106
		剉，研极细，或磨用。	本草备要	117
		剉屑，研极细用，免刮人肠。	本草必用	125
		剉，研极细。	本草从新	132
		剉，研极细。	本草求真	140
		剉，研极细。	本草辑要	145
	龙胆草【龙胆】	铜刀刮去须土，剉细，甘草水浸一宿。	本草述	111
	龙骨	剉，微炒。	医方丛话	165
	鹿茸	生，剉末，先用黄酒煎透。	温病条辨	146
	毛鹿茸【鹿茸】	生，剉末，先用酒煎。	吴鞠通医案	144
	绵茵陈【茵陈】	去根，细剉，勿令犯火。	本草害利	159
	牡丹皮	以铜刀劈破去骨，肉厚者佳，剉如大豆许，用酒细拌，蒸干用。	本草害利	159
	木香	剉。	医宗金鉴	128
	肉桂	剉入药，勿见火。	本草求真	140
		细剉，分冲。	时病论	163
	桑白皮	米泔浸三宿，刮去黄皮，剉细。	本草述	111
	桑根	剥去白皮，炙黄黑，剉。	本草述	111

续表

切制方法	药名	摘录	文献名称	文献编号
剉	桑寄生	和茎叶细剉，阴干。忌火。	本草求真	140
	上沉香【沉香】	剉末。	幼幼集成	129
	芍药	竹刀去皮并头，剉细，蜜水拌蒸，从巳至未，晒干用。	本草述	111
	石斛	细剉，水浸，熬膏。	本草汇纂	161
	水蛭	晒干，剉细，炒极熟。	本草汇	106
		晒干，剉末，微火炒黄熟可用。	本草正义	151
	苏木	细剉，拌梅枝蒸，阴干。	本草汇	106
	檀香	剉。	医门法律	107
	腽肭脐【海狗肾】	剉，捣。	握灵本草	105
	猬皮【刺猬皮】	细剉，炒黑入药。	食物本草会纂	119
		细剉，炒黑，酥炙。	本经逢原	121
		剉细，炒黑用。	得配本草	136
		皮细剉，炒黑用，得酒良。	本草辑要	145
	犀角	入丸散，剉细。	本草从新	132
		入丸剂剉细，纳怀中待热，捣之立碎。	本草求真	140
	象牙	剉屑，煎服。	本草分经	156
	泽泻	细剉，酒浸一宿，取出曝干，任用。	本草害利	159
	正龙齿【龙齿】	剉。	幼幼集成	129
	制巴戟天	今法惟以酒浸一宿，剉焙入药。若急用，只宜温水浸软去心也。	修事指南	123
	制常山	凡使常山，采时连根苗收，如用茎叶，临时去根，以甘草细剉，同水拌湿蒸之。临时去甘草，取蜀漆细剉，又拌甘草水匀，再蒸，日干用。其常山，凡用，以酒浸一宿，漉出日干，熬，捣用。	修事指南	123
	制椿根皮【制椿白皮】	采出以生葱拌蒸半日，细剉，以袋盛挂屋南畔，阴干用。	修事指南	123
	制独活	凡使独活，采得细剉，以淫羊藿拌，浥二日，曝干，去藿用，免烦人心。	修事指南	123
	制杜仲	凡使杜仲，须削去粗皮，每一斤用酥一两、蜜三两和涂火炙，以尽为度，细剉用。有用盐水炒者。	修事指南	123
	制防己	凡使防己，勿用木条。色黄，腥，皮皱，上有丁足子，不堪用。惟要心有花纹黄色者，细剉，以车前草根相对蒸半日，晒干取用。	修事指南	123
	制甘草	凡使甘草，须用酒浸，蒸，从巳至午，取出曝干，剉细用。	修事指南	123
	制桔梗	凡使桔梗，须去头上尖硬，细剉，用生百合捣膏，水浸一伏时，火熬令干用。	修事指南	123
	制昆布	凡使昆布，每一斤用甑箅大小十个，同剉细，以东流水煮之，从巳至亥，待咸味去，乃晒焙用。	修事指南	123

续表

切制方法	药名	摘录	文献名称	文献编号
剉	制羚羊角	凡使，不可单用，须要不拆原对，绳缚，铁剉剉细，重重密裹，避风，以旋旋取用，捣筛极细，更研万匝入药，免刮人肠。	修事指南	123
	制龙胆	凡使龙胆，采得，阴干，用时铜刀切去须上头子，剉细，甘草汤浸一宿，漉出，曝干用。龙胆苦寒，空腹食之，令人溺不禁。	修事指南	123
	制牛膝	凡使牛膝，须去头芦，以黄精自然汁浸一宿，漉出，剉，焙干用。	修事指南	123
	制女萎【制玉竹】	凡使女萎，须得来阴干，去头并白蕊，于槐砧上剉，拌豆淋酒蒸之，从巳至未，出，晒干。	修事指南	123
	制茜草	凡使茜草，须用铜刀于槐砧上剉，日干，勿犯铅铁器。	修事指南	123
	制桑寄生	凡使桑寄生，采得，须铜刀和根枝茎叶细剉，阴干用，勿见火。	修事指南	123
	制水蛭	《大明》曰：此物极难修治，须细剉，以微火炒黄色乃熟，不然，入腹竟生子为害。	修事指南	123
	制苏木	须细剉，重捣，拌细梅树枝蒸之，从巳至申，阴干用。	修事指南	123
	制香薷	雷敩曰：凡使香薷，采得，去根留叶，剉，曝干，勿令犯火。	修事指南	123
	制泽兰	须采来细剉，以绢袋盛，悬于屋南畔角上，令干用。	修事指南	123
	制泽泻	凡使泽泻，不计多少，细剉，酒浸一宿，取出曝干，任用。	修事指南	123
	制知母	凡使知母，先于槐砧上剉细，焙干，木臼杵捣，勿犯铁器。时珍曰：凡用，拣肥润里白者，去毛，切。引经上行则用酒浸，焙干，下行则用盐水润焙。	修事指南	123
	紫草茸【紫草】	采根阴干……去头并两畔髭，以石压扁，曝干，细剉用。	本草害利	159
	紫绛真香【降香】	剉豆大，炒焦黑，为末。	外科大成	110
碾	沉香	入丸散，纸裹置怀中，待燥碾之。忌火。	本草求真	140
		入丸散，纸裹置怀中，待燥碾之。	本草辑要	145
		待燥碾碎，若入剂，惟磨汁临时冲入……不可见火……入丸散，以纸裹置怀中。	本草害利	159
		入丸散，碾用。	医家四要	164
	川贝母	去心，碾。	医宗金鉴	128
	甘遂	另碾。	医宗金鉴	128
	胡粉【铅粉】	碾。	医宗金鉴	128
	苣胜子	碾。	医宗金鉴	128
	苦葶苈【葶苈子】	炒香，碾细。	温病条辨	146
	萝菔子【莱菔子】	炒，碾。	本草纲目拾遗	139
	山栀仁【栀子】	拣净仁，炒黑，碾细末。	重楼玉钥	154
	神黄豆	用筒瓦火焙，去其黑壳，碾末。	本草纲目拾遗	139

续表

切制方法	药名	摘录	文献名称	文献编号
碾	生牡蛎【牡蛎】	碾细。	温病条辨	146
碾	石膏	碾。	温病条辨	146
碾	石决明	碾，研。	本草害利	159
碾	杏仁【苦杏仁】	去皮尖，碾细。	温病条辨	146
碾	血竭	单碾用，同众药捣则化作尘飞。	本草辑要	145
碾	真降香节【降香】	炒油干，碾细。	外科证治全书	152
擘	大枣	擘。	医宗金鉴	128
擘	大枣	擘。	时方妙用；时方歌括	147
擘	大枣	擘开。	女科要旨	148
擘	百合	擘。	医宗金鉴	128
擘	栀子	擘。	医宗金鉴	128
截	鹿角	截断，剉屑。	本草汇	106
镑	白犀角【犀角】	镑。	良朋汇集经验神方	124
镑	玳瑁	镑细末。	幼科释谜	141
镑	玳瑁	镑。	温病条辨	146
镑	玳瑁	镑细。	类证治裁	155
镑	羚羊角	镑。	医门法律	107
镑	羚羊角	镑末用。	医宗说约	109
镑	羚羊角	镑末。	外科大成	110
镑	羚羊角	镑碎，置胸前候热令脆，研如粉。	本经逢原	121
镑	羚羊角	镑。	良朋汇集经验神方	124
镑	羚羊角	镑。	医宗金鉴	128
镑	羚羊角	或镑碎，如研不极细，刮肠致害。	得配本草	136
镑	羚羊角	镑。	类证治裁	155
镑	羚羊角	镑片绵包，或磨汁用。入丸散，须要不拆原对，绳缚，铁剉剉细，捣筛，更研万遍入药，免刮人肠。	本草害利	159
镑	羚羊角	镑。	医门法律	107
镑	鹿角	镑尖屑，煅灰。	本经逢原	121
镑	鹿角尖	镑。	串雅外编	134
镑	乌犀【犀角】	镑。	医宗金鉴	128
镑	乌犀角【犀角】	镑。	类证治裁	155
镑	犀角	镑。	医门法律	107
镑	犀角	镑末用。	医宗说约	109
镑	犀角	镑末。	外科大成	110
镑	犀角	镑。	本草述	111
镑	犀角	镑。	本草汇纂	161
镑	犀角	镑。	温热暑疫	114
镑	犀角尖	镑，先煎。	笔花医镜	162
镑	皂荚【皂角】	镑屑。	幼科释谜	141
搓	连翘	手搓。	本草汇	106

续表

切制方法	药名	摘录	文献名称	文献编号
锯	犀角	锯，捣粉。	本草汇	106
劈	蕤仁	劈作两片，同芒硝、木通水煮一伏时，取仁研膏用。	握灵本草	105
	江子仁【巴豆】	劈开。	类证治裁	155
	牡丹皮	以铜刀劈破去骨，剉如大豆许，阴干，酒拌蒸三时，日干用。	本草述	111
	五味子	去枯者，铜刀劈作两片，用蜜浸蒸，从巳至申，或晒，或烘炒。	本草述	111
为末	芭蕉	入锅内炒干存性，为末。	本草纲目拾遗	139
	白茯苓【茯苓】	坚白茯苓，去粗皮，焙干为末。	串雅外编	134
	白芨【白及】	若刀箭汤火损伤，为末可敷，生肌止痛。	本草正义	151
	白芥子	炒，为末。	外科证治全书	152
	白蔹	诸疮不敛，俱可为末敷之，能生肌止痛。	本草正义	151
	白砒【砒石】	白砒净末一两，白矾净末二两……研极细末，铁勺熔饼，入炭火煅，烟净取出，去火毒，为末。	本草纲目拾遗	139
	白茄蒂	阴干，瓦上炙燥，为细末。	重楼玉钥	154
	白术	去皮，放糯米上蒸半炷香久，勿泄气，晒干，研为末。	女科要旨	148
	白芷	不见火，为末。	女科要旨	148
	白朱砂	为末。	外科大成	110
	斑蝥	以糯米拌炒，米黄去米，为末。	医宗金鉴	128
		以苦酒浸半日，晒干，每用五个，铜器炒熟，为末。	串雅外编	134
	贝母	去心，麸炒黄，为末。	外科大成	110
	鳖甲	用酥炙黄，为末，无酥以醋炙代之。	温热经纬	158
	补骨脂	瓦上炒，为末。	妇科玉尺	142
		炒，为末。	外科证治全书	152
	蚕豆壳	麻油浸一周时，取起，将豆壳瓦上焙研为末。	本草纲目拾遗	139
	苍耳子	烧存性，为末。	医方集解	115
		炒熟，为末，白汤可点眼疾。	本草正义	151
	苍术	米泔水浸一宿，剉，焙，为末。	串雅内编	133
	草乌	末。	医宗金鉴	128
	蟾酥	末。	医宗金鉴	128
	赤石脂	细末。	温病条辨	146
	川楝子	为末。	外科大成	110
	川乌	末。	医宗金鉴	128
	川芎	炒，为末。	妇科玉尺	142
	川紫贝子【紫贝】	火煅醋淬，为末。纸包放地上，去火毒。	幼幼集成	129
	穿山甲	土炒，为末。	痧胀玉衡	113
		煅存性，为末。	串雅内编	133
	刺猬皮	切片，炒黄，为末。	本草纲目拾遗	139
	大龟甲【龟甲】	小者不用，以醋炙枯，为末。	幼幼集成	129
	大黄	烧存性，为末。	串雅内编	133
	大戟	为末。	握灵本草	105
	大栝蒌【瓜蒌】	去皮，焙，为末。	医宗金鉴	128

续表

切制方法	药名	摘录	文献名称	文献编号
为末	当归	酒浸一宿，焙干，为末。	女科要旨	148
	刀豆	刀豆壳，焙燥，为末。	本草纲目拾遗	139
		文火焙干，为末。	本草纲目拾遗	139
	地龙	去泥净，阴阳瓦焙干，为末。	食物本草会纂	119
		炙干，为末。	串雅内编	133
	冬瓜皮	阴干，为末。	外科大成	110
	冬瓜仁【冬瓜子】	绢袋盛，投三沸汤中，须臾，取出曝干，如此三度。清苦酒渍一宿，曝干，为末。	医方丛话	165
	杜仲	炒去丝，为末。	女科要旨	148
		酒浸透，炙干，捣罗为末。	医方丛话	165
	粉甘草【甘草】	细末。	幼幼集成	129
	蜂房	为末。	外科大成	110
		去虫，将食盐填于孔内，阴阳瓦焙干，为末。	食物本草会纂	119
		瓦上炙存性，为末。	外科证治全生集	127
	浮小麦	加童便炒，为末。	医方丛话	165
	甘遂	为末。	医宗金鉴	128
		用东流水浸去黑水，面裹煨熟用，以去其毒。入丸散，捣为末。	本草害利	159
	柑子核	瓦焙干枯，为末。	食物本草会纂	119
	干蟾蜍【蟾蜍】	去四足，以香油涂之，炙焦，为末。	幼幼集成	129
	骨碎补	炒，为末。	串雅外编	134
	龟甲	用酥炙黄，为末，无酥以醋炙代之。	温热经纬	158
	海浮石	为末。	医家四要	164
	黑牵牛【牵牛子】	半生半炒，取头末。	幼幼集成	129
	红芽大戟【大戟】	去芦根，洗净，焙，为末。	医宗金鉴	128
	红枣肉【大枣】	焙干存性，为末。	外科证治全书	152
	琥珀	用柏子仁末入瓦锅同煮半日，捣为末。	本草求真	140
	槐花	炒黄，为末。	串雅内编	133
	槐米	炒，为末。	本草纲目拾遗	139
	黄连	净，酒浸一宿，焙干，为末。	女科要旨	148
		去须，酒浸一宿，焙干，为末。	医方丛话	165
	黄明胶	炒焦，为末。	幼科释谜	141
	蒺藜子【蒺藜】	炒，研去刺，为末。	本草述钩元	112
	僵蚕	新瓦焙燥，为末。	外科证治全书	152
	殭蚕【僵蚕】	去嘴，为末。	串雅内编	133
		焙黄，为末。	串雅内编	133
	锦纹大黄【大黄】	为末。	医宗金鉴	128
	荆芥	微焙，为细末。	外科大成	110
	荆芥穗	炒，为末。	妇科玉尺	142
	苦葶苈【葶苈子】	隔纸炒熟，为末。	幼幼集成	129
	老鸦蒜	洗，焙干，为末。	本草纲目拾遗	139
	荔枝核	炒黄，为末。	串雅内编	133
	莲肉【莲子】	去心净，末。	医学从众录	149

续表

切制方法	药名	摘录	文献名称	文献编号
为末	莲心	为末。	本草备要	117
	莲子	去心，蒸，晒，为末。	幼幼集成	129
	楝树子	瓦上炙存性，为末。	外科证治全生集	127
	羚羊角	刮下为末。	女科要旨	148
	龙骨	为末。	温热暑疫	114
	龙眼壳	煅存性，为末。	本草纲目拾遗	139
	鹿角	为末，酒服，治折伤。	医家四要	164
	乱发【血余】	洗去垢腻，烧末。	医学从众录	149
	萝卜子【莱菔子】	蒸熟，晒干，为末。	幼幼集成	129
	螺蛳肉	用肉，晒干，为末。	医宗金鉴	128
	蔓菁子	为细末。	医宗金鉴	128
	没药	去油，为末。	医宗说约	109
		去油，为末。	外科大成	110
		置箬内，放瓦上，炭火炙去油，为末。	痧胀玉衡	113
	玫瑰花	去心蒂，焙，为末。	本草纲目拾遗	139
	蝱虫【虻虫】	炙干，为末。	温病条辨	146
	麋角	五寸，截之中破，炙黄，为末。	食物本草会纂	119
	绵花子【棉花子】	童便浸一宿，为末。	本草纲目拾遗	139
		炒，为末。	本草纲目拾遗	139
		炒黄黑色，去壳，为末。	本草纲目拾遗	139
		烧酒拌和，炒燥去灰，再拌再炒，以黑为度，去壳再炒，捣为末。	本草纲目拾遗	139
		瓦器炒尽烟，为末。	本草纲目拾遗	139
	明净硫黄【硫黄】	为末。	医宗金鉴	128
	牡蛎	煅，为末。	温热经纬	158
	木槿花	煅存性，为末。	外科证治全书	152
	牛皮胶【黄明胶】	敲碎，牡蛎粉炒成珠，去粉，为细末。	本草纲目拾遗	139
	藕节	有须处，烧灰存性，为末。	串雅内编	133
	砒【砒石】	好砒半两，白矾四分，水一盏，煮砒干，入矾同煅为末。	幼科释谜	141
	皮硝	炒末。	外科证治全书	152
	牵牛【牵牛子】	头末。	医宗金鉴	128
	青礞石	三两，用焰硝一两，为末，同入瓦罐，盐泥固济，煅至石色如金为度，水飞过。	时方妙用；时方歌括	147
	蚯蚓【地龙】	晒干，为末。	本草汇纂	161
	全蝎	以生姜厚片如蝎数，铺锅内，置蝎于其上，轻烙姜片至黄色，取蝎，去毒并头足，研为末。	外科证治全书	152
	人参	焙，为末。	女科要旨	148
	人指甲	炙，为末。	串雅内编	133
	榕根须	取榕根须摘断，入竹管内，将盐塞满，以泥封固，火煅存性，为末。	本草纲目拾遗	139

续表

切制方法	药名	摘录	文献名称	文献编号
为末	乳香	去油，为末。	医宗说约	109
		净末。	外科大成	110
		去油，为末。	外科大成	110
		净末。	医宗金鉴	128
	沙苑蒺藜【沙苑子】	马乳浸两宿，隔汤蒸一炷香久，取起，焙干为末。	本草述	111
	山茶	阴干，为末。	本草纲目拾遗	139
		焙，研为末。	本草纲目拾遗	139
	山查【山楂】	去核，炒，为末。	本草纲目拾遗	139
	山黄荆子【黄荆子】	炙燥，为末。	本草纲目拾遗	139
		焙干，为末。	本草纲目拾遗	139
	蛇含石	醋煅七次，为末。	串雅内编	133
	生姜	为末。	外科大成	110
	生石膏【石膏】	为末，用甘草汤飞五七次。	医宗金鉴	128
	石膏	生石膏为末，用甘草汤飞五七次。	外科大成	110
		碾末。	外科大成	110
		生用为末，火煅不灵。	本草新编	116
	石决明	盐水煮，面裹煨熟，为末，水飞。	本草求真	140
	石榴花	焙干，为末。	幼幼集成	129
	石燕	为末，水飞。	本草从新	132
		为末，水飞。	本草汇纂	161
	熟地【地黄】	身怀之令干，为末。	串雅外编	134
	熟地黄【地黄】	酒浸一宿，焙干，为末。	女科要旨	148
	鼠骨	新瓦焙干，为末，不可烧焦。	串雅外编	134
	水蛭	炙干，为末。	温病条辨	146
	丝瓜	烧存性，为细末。	幼幼集成	129
	丝瓜皮	为末。	外科大成	110
	獭肝	烧末。	食物本草会纂	119
	天虫【僵蚕】	炒末。	痧胀玉衡	113
	天花粉	炒黄，为细末。	幼幼集成	129
	土蜂窠【蜂房】	泥裹，火煅存性，为末。	外科证治全生集	127
	土狗【蝼蛄】	火焙，为末。	串雅外编	134
	乌爹泥	为末。	本草述	111
	蜈蚣	为末。	外科大成	110
	五倍子	入砂锅内炒黄，为末。	串雅内编	133
	香附	醋浸三日，略炒，为细末。	妇科玉尺	142
		为末，人乳拌五次。	女科要旨	148
	象牙	末。	医宗金鉴	128
	硝石	一两，用硫磺【硫黄】一两，为末，微火炒，结成砂（沙）子大。	随息居重订霍乱论	153
	蝎尾	去毒，为末。	本草求真	140
	雄黄	末。	医宗金鉴	128
	续断	酒浸，焙干，为末。	串雅内编	133
	血竭	为末，酒服。	本草正义	151
	血余	为末。	外科大成	110

续表

切制方法	药名	摘录	文献名称	文献编号
为末	杨梅树皮	炙存性，为细末。	串雅内编	133
	羊角	为末。	外科大成	110
	远志	为末。	外科大成	110
	樟冰【樟脑】	末。	医宗金鉴	128
	蟑螂	瓦上焙干，为末。	本草纲目拾遗	139
	珍珠	炒，研为末。	本草纲目拾遗	139
	真江蚕【僵蚕】	末。	医宗金鉴	128
	真熊胆【熊胆】	阴干，临用乳细末。	重楼玉钥	154
	直殭蚕【僵蚕】	略炒，为末。	幼幼集成	129
	朱砂	飞末。	外科证治全书	152
	猪牙皂	为末。	外科大成	110
	紫贝子【紫贝】	炭火煅过，为末。	幼幼集成	129
舂	芡实	舂粉用。	握灵本草	105
	牵牛子	取子，淘去浮者，舂去皮，酒蒸，研细。	本草从新	132
捶	苍耳子	捶碎。	医门法律	107
	槐角	铜锤锤细，牛乳拌蒸。	本草汇纂	161
	皂角	捶碎。	串雅外编	134
刮	白胶【鹿角胶】	水浸七日，刮去皱皮，镑如屑，以牛乳满浸，乳耗再添，直候不耗，以油单纸封口，隔汤蒸之，水竭即添，频频看角屑，粉烂如面，细筛，漉去乳，焙用。	本草汇	106
	臭椿根	刮去粗皮，焙干。	本草述	111
	椿樗	并刮去粗皮，阴干，临时切焙用。	本草述钩元	112
	杜仲	刮去粗皮，切片。	药品辨义	118
	何首乌	用竹刀刮去黑皮，米泔浸二日，切片。	本草汇	106
	龙胆草	铜刀刮去须土，剉细，甘草水浸一宿，晒干。	本草述钩元	112
	桑白皮	刮细。	外科大成	110
	石菖蒲	用铜刀刮去毛，微炒，捣碎入药。	本草述钩元	112
	制菖蒲【制石菖蒲】	凡使菖蒲，勿用泥菖、夏菖二件，如竹根鞭，形黑，气秽，味腥。惟石上生者，根条嫩黄，紧硬节稠，一寸九节，是真也。采得，以铜刀刮去黄黑硬节皮一重，以嫩桑枝条相拌蒸熟，曝干，剉用。	修事指南	123
	制骨碎补	凡使骨碎补，采得以铜刀刮去黄赤毛，细切，蜜拌润，甑蒸一日，晒干用。急用，只焙干不蒸亦得也。	修事指南	123
	制升麻	凡使升麻，采得刮去粗皮，用黄精自然汁浸一宿，曝干，剉，蒸，再曝用。时珍曰：今人惟取里白外黑而紧实者，谓之鬼脸升麻，去须及头芦，剉用。	修事指南	123

续表

切制方法	药名	摘录	文献名称	文献编号
刮	制仙茅	凡使仙茅，采得以清水洗，刮去皮，于槐砧上用铜刀切豆许大，以生稀布袋盛，于乌豆水中浸一宿，取出，用酒拌湿蒸之，从巳至亥，取用曝干。勿犯铁器及牛乳，斑人鬓须。	修事指南	123
	制猪苓	凡使猪苓，采得用铜刀刮去粗皮，薄切，以东流水浸一夜，至明漉出，细切，以升麻叶对蒸一日，去叶，晒干用。	修事指南	123
碎	阿胶	碎，炒。	医门法律	107
		碎，炒。	医宗金鉴	128
	蚕故纸【蚕退纸】	剪碎，炒焦。	本草述	111
	赤石脂	碎。	医宗金鉴	128
		碎。	成方切用	137
	大豆黄卷	碎，炒。	良朋汇集经验神方	124
	代赭石【赭石】	碎，绵裹。	医宗金鉴	128
	虎骨	通炙，取黄焦，汁尽，碎如雀脑。	嵩厓尊生全书	122
	滑石	碎。	温热暑疫	114
		碎。	医宗金鉴	128
	苦楝	碎，炒。	妇科玉尺	142
	青绵	撕碎。	医宗金鉴	128
	石羔【石膏】	碎，绵裹。	医宗金鉴	128
	石膏	碎，绵裹。	医宗金鉴	128
	缩砂仁【砂仁】	炒碎用。	本草汇纂	161
	太乙禹余粮【禹余粮】	碎。	医宗金鉴	128
	桃仁	碎。	温热暑疫	114
	象皮	切碎。	医宗金鉴	128
	禹余粮	碎。	成方切用	137
	制阿胶	凡用，洗，以猪脂浸一夜，取出，柳木火上炙燥，碎用。	修事指南	123
	制牡蛎	凡真牡蛎，先用二十个，以东流水入盐一两煮一伏时，再入火中煅赤，碎粉。	修事指南	123
	猪（胰）子	切碎。	医宗金鉴	128
	猪脂	切碎。	医宗金鉴	128
搥（捶）	苍耳子	炒，搥（捶）碎。	医方集解	115
		炒，搥（捶）碎。	成方切用	137
	川楝子	酒煮，待皮软，刮去皮，取肉去核，使核搥（捶）碎。	本草害利	159
		搥（捶）碎用。	医家四要	164
	瓜蒌	搥（捶）碎。	串雅内编	133
	龟胶【龟甲胶】	龟板洗净，搥（捶）碎，水浸三日，用桑柴熬成胶。凡入丸散，须研极细，不尔留滞肠胃，能变癥瘕。	本草害利	159

续表

切制方法	药名	摘录	文献名称	文献编号
搥（捶）	虎骨	凡用诸骨，并搥（捶）碎去髓，或酥，或酒，或醋，各随方法，炭炙黄，勿煎汤，惟制丸散。	握灵本草	105
		搥（捶）碎，去髓，涂酥炙黄。	本草汇	106
		搥（捶）碎，去髓，涂上酥，或酒，或醋，柳灰火炙黄脆，研如飞尘，否则粘着肠间为癥积。	本草述钩元	112
		用虎之诸骨，并搥（捶）碎去髓，涂酥，或酒，或醋，炭火炙黄入药。	食物本草会纂	119
		搥（捶）碎去髓，酥涂炙黄，或酒或醋随宜。	本草必用	125
		用骨搥（捶）碎，去髓，涂酥，或酒，或醋，炙，各随方法入药。	本草求真	140
	琥珀	布包搥（捶）碎，灯心【灯心草】同碾如面细。	外科大成	110
	槐实	去单子及五子者，铜锤搥（捶）碎，牛乳拌蒸。	本草从新	132
	黄丹【铅丹】	搥（捶）碎……飞净。	本草纲目拾遗	139
	黄耆【黄芪】	入补中药，搥（捶）扁，蜜炙。	本草从新	132
	金铃子【川楝子】	用核搥（捶）碎，以浆水煮一伏时，晒干。	本草汇	106
	金樱子	搥（捶）碎。	本草述	111
	龙眼核	去外黑皮，搥（捶）碎。	本草纲目拾遗	139
	土狗【蝼蛄】	搥（捶）碎。	洞天奥旨	120
		搥（捶）碎。	本草从新	132
	五倍子	搥（捶）破，研末。	医宗金鉴	128
	五味子	入劳嗽药，搥碎（捶）核，生用。	本草从新	132
	皂角	去皮、子，蜜炙，槌（捶）碎。	本草述	111
	珍珠	豆腐内煮数滚，布包搥（捶）碎，同灯心【灯心草】碾末。	外科大成	110
	制虎骨	凡用虎之诸骨，并搥（捶）碎去髓，涂酥，或酒，或醋，各随方法，炭火炙黄入药。	修事指南	123
打	白石英	打小豆大，水淘净用。	握灵本草	105
	穿山甲	油煎，打碎。	本草汇	106
	青礞石	入罐打碎，四两，硝石四两同拌，火煅至硝尽，石色如金，研细，水飞。	本草汇	106
	五味	打碎。	医宗说约	109
	连翘	打碎，除肺火止用心，赤鼻良验。	医宗说约	109
	牛蒡【牛蒡子】	打末用。	医宗说约	109
	大枣	入药煎，洗净，打碎。入丸药，煮烂，去皮、核。	医宗说约	109
	肥皂子	打碎。	医宗说约	109
	土茯苓	白米泔浸一二时，打豆大，勿犯铁器，井花水洗净。	医宗说约	109
	山慈姑【山慈菇】	打碎。	外科大成	110
	蔓荆子	去膜，打碎用。	本草述钩元	112
		去膜，打碎用。亦有酒蒸，炒用者。	本草备要	117
		打碎用。	本草求真	140
		去膜，打碎用，或略炒。	药品辨义	118
		去蒂、子，下白膜一重，用酒浸一伏时，蒸之三时，熬干用。寻常只去膜打碎用之。	本草害利	159
		打碎。	本草汇纂	161

续表

切制方法	药名	摘录	文献名称	文献编号
打	制蔓荆子	寻常只去膜打碎用之。	修事指南	123
	石莲子	去壳，打碎用。	药品辨义	118
	制石硫黄【硫黄】	一法，打碎，以绢袋盛，用无灰酒煮三伏时用。	修事指南	123
	木鳖子	打碎。	良朋汇集经验神方	124
	小枳实【枳实】	打碎。	吴鞠通医案	144
	生鳖甲【鳖甲】	打碎。	吴鞠通医案	144
	莲子	连皮打碎，去心。	吴鞠通医案	144
为屑	接骨仙桃	屑服。	本草纲目拾遗	139
	羚羊角	屑。	串雅外编	134
		屑。	幼幼集成	129
	南木香	屑。	幼幼集成	129
	犀角	屑。	串雅外编	134
	真犀角【犀角】	屑。	幼幼集成	129
磨	白芨【白及】	磨用。	得配本草	136
	白胶香	水煮三度，俟汤温，手扯油净，冷即硬，磨粉。	外科证治全生集	127
	沉香	入汤剂，磨汁用。	本草求真	140
		入汤剂，磨汁用。	本草辑要	145
		入汤剂，磨汁用。	医家四要	164
		入汤剂，磨汁用。今入丸散，纸裹置怀中，待燥碾之，忌火。	本草备要	117
	地榆	磨细。	外科证治全生集	127
		水洗，去骨，切，晒，磨粉。	外科证治全生集	127
	花椒	炒，磨粉。	外科证治全生集	127
	鸡内金	炙透，磨粉。	外科证治全生集	127
	蒺藜	去刺，炒，磨末。	本草纲目拾遗	139
	羚羊【羚羊角】	磨用。	医家四要	164
	羚羊角	磨用。	本草从新	132
		磨用，如研不极细，刮肠致害。	得配本草	136
		磨用。	本草求真	140
		磨用。	本草辑要	145
	鹿角	醋磨，涂肿毒。	医家四要	164
	绿豆	磨粉作饼。	食物本草会纂	119
	没药	同乳香。	外科证治全生集	127
		用灯心【灯心草】同炒，与制乳香同。	增广验方新编	157
	绵花子【棉花子】	炒，去壳，磨粉。	得配本草	136
	乳香	每斤用灯心【灯心草】四两同炒，炒至圆脆可粉为度，扇去灯心【灯心草】，磨粉用。	外科证治全生集	127
		每两用灯心【灯心草】二钱五分同炒，炒至圆脆可粉为度，扇去灯心【灯心草】，取香磨细用。	增广验方新编	157
	石燕	磨汁。	本草从新	132
		磨汁。	本草汇纂	161

续表

切制方法	药名	摘录	文献名称	文献编号
磨	犀角	入汤剂，磨汁用。入丸散，剉细。纸裹纳怀中，待热，捣之立碎。	本草备要	117
		入汤剂，磨汁用。	本草从新	132
		入汤剂，磨汁。	本草求真	140
		入汤剂，磨汁用。	本草辑要	145
		汤剂磨汁用，丸散剉细。纸裹纳怀中，待热，捣之立碎。	医家四要	164
	郁金	磨汁冲。	本草害利	159
剪	丝瓜络	去子，剪碎。	串雅内编	133
敲	郁金	敲碎入煎。	本草害利	159
拷	蔓荆子	去膜拷碎，酒蒸用，或酒拌炒用。	得配本草	136
擂	黑铅	三两，熔化，入水银五钱，乘热擂为粉。	外科证治全书	152
杵	礞石	硝石煅过，煅至硝尽，石色如金为度，如无金色者，不入药。杵细，水飞，去硝毒用。	本草辑要	145
	石莲子	杵碎用。	本草害利	159
	石莲【石莲子】	杵碎用。	医家四要	164

7. 现代

现代切制品有460种左右，涉及药物如下所示:（以A开头）矮地茶、阿魏、安息香;（以B开头）巴戟天、菝葜、白扁豆、白矾、白附子、白果仁、白及、白蔹、白茅根、白前、白茄根、白屈菜、白芍、白石脂、白术、白头翁、白薇、白鲜皮、白药子、白芷、百部、败酱草、板蓝根、半边莲、半夏、半枝莲、薄荷、豹骨、北柴胡、北豆根、北沙参、荜茇、蓖麻子、萹蓄、鳖甲、槟榔;（以C开头）重楼、苍术、草豆蔻、柴胡、蟾酥、常山、车前草、沉香、陈皮、赤芍、赤石脂、川贝母、川楝子、川木通、川木香、川牛膝、川射干、川乌、川芎、穿山龙、穿心莲、垂盆草、椿皮、磁石、刺五加;（以D开头）大腹皮、大黄、大戟、大蓟、大青叶、大血藤、大叶紫珠、大枣、大皂角【皂角】、代赭石【赭石】、玳瑁、丹参、胆矾、淡竹叶、当归、当药、党参、刀豆、灯心草、地丁、地枫皮、地黄、地锦草、地龙、地榆、丁公藤、丁香、冬瓜皮、冬凌草、豆蔻、独活、独一味、杜仲、断血流;（以E开头）阿胶、莪术、鹅不食草、鹅管石;（以F开头）翻白草、防风、防己、飞扬草、榧子、粉草薢、粉葛、枫香脂、蜂房、凤尾草、茯苓、附子;（以G开头）藁本、甘草、甘松、甘遂、干蟾、干石斛、杠板归、高良姜、葛根、钩藤、狗脊、谷精草、骨碎补、瓜蒌、瓜蒌皮、瓜蒌子、瓜子金、关黄柏、贯众、光慈姑、广藿香、广金钱草、鬼箭羽、桂枝、蛤蚧、蛤壳;（以H开头）海风藤、海浮石、海狗肾、海龙、海马、海螵蛸、海桐皮、海藻、寒水石、旱莲草【墨旱莲】、诃子、合欢皮、何首乌、荷叶、黑芝麻、红参、红大戟、红豆蔻、红花龙胆、红景天、红芪、厚朴、胡黄连、槲寄生、虎骨、虎杖、琥珀、花蕊石、华山参、滑石、化橘红、黄柏、黄精、黄连、黄芪、黄芩、黄药子;（以J开头）鸡骨草、鸡冠花、鸡血藤、积雪草、姜黄、降香、芥子、金佛草【金沸草】、金果榄、金晶石、金龙胆草、金牛草、金钱草、金荞麦、金樱子肉、筋骨草、京大戟、荆芥、九里香、救必应、桔梗、菊苣、橘核、橘红、卷柏、决明子;（以K开头）苦参、苦地丁、苦楝皮、苦木、苦杏仁、昆布;（以L开头）辣蓼、莱菔子、蓝布正、狼毒、老鹳草、雷丸、藜芦、荔枝核、连钱草、莲子、羚羊角、刘寄奴（北刘寄奴）、硫磺【硫黄】、龙齿、龙胆、龙骨、漏芦、芦根、芦荟、炉甘石、鹿角、鹿角霜、鹿茸、鹿衔草、络石藤、绿矾;（以M开头）麻黄、麻黄根、马鞭草、马勃、马齿苋、玛瑙、麦冬、芒硝、没食子、密陀僧、绵马贯众、明党参、墨旱莲、母丁香、牡丹皮、牡蛎、木鳖子仁、木芙蓉叶、木瓜、木槿皮、木通、木香、木贼、墓头回；（以 N 开头）南板蓝根、南沙参、硇砂、牛蒡子、牛膝；（以 O 开头）藕节；（以 P 开头）螃蟹壳、佩兰、硼砂、枇杷叶、平贝母、蒲公英、蒲黄；（以 Q 开头）蕲蛇、千金子、千年健、牵牛子、前胡、茜草、羌活、秦艽、秦皮、青风藤、青果、青蒿、青礞石、青木香、青皮、青叶胆、瞿麦、拳参；（以 R 开头）人参、忍冬藤、肉苁蓉、肉桂、蕤仁；（以 S 开头）三白草、三颗针、三棱、三七、桑白皮、桑寄生、桑螵蛸、桑叶、桑枝、砂仁、山慈菇、山豆根、山柰、山香圆叶、山羊血、山药、珊瑚、商陆、蛇含石、蛇蜕、射干、麝香、伸筋草、神曲、升麻、生川乌、生姜、生狼毒、石菖蒲、石吊兰、石膏、石斛、石决明、石榴皮、石楠藤、石韦、石蟹、石燕、使君子、柿蒂、鼠曲草、水牛角、水蛭、丝瓜络、松萝、松香、苏木、酸枣仁、娑罗子、锁阳；（以 T 开头）太子参、檀香、桃仁、桃枝、藤黄、天冬、天花粉、天麻、天南星、天仙藤、天竺黄、甜瓜子、通草、透骨草、土贝母、土茯苓、土荆皮、土木香；（以 W 开头）瓦楞子、瓦松、威灵仙、委陵菜、乌柏皮、乌药、巫山淫羊藿、无名异、蜈蚣、五倍子、五加皮、五灵脂、五味子；（以 X 开头）西河柳、西洋参、菥蓂、犀角、犀角粉、犀角片、豨莶草、细辛、仙鹤草、仙茅、香附、香加皮、香薷、香橼、象皮、象牙、硝石、小驳骨、小蓟、小通草、新疆紫草、信石【砒石】、雄黄、雄黄粉、熊胆、徐长卿、续断、萱草根、玄参、玄精石、血竭、寻骨风；（以 Y 开头）鸭跖草、延胡索、阳起石、野马追、夜交藤、一枝黄花、益母草、益智仁、翼首草、阴行草、阴起石、茵陈、银柴胡、淫羊藿、罂粟壳、油松节、鱼鳔、鱼腥草、禹州漏芦、玉竹、郁金、郁李仁、预知子、远志；（以 Z 开头）藏菖蒲、皂矾、皂角刺、泽兰、泽泻、浙贝母、针砂、珍珠、珍珠母、知母、栀子、蜘蛛香、枳壳、制川乌、钟乳石、肿节风、朱砂、朱砂根、珠子参、猪苓、猪牙皂、竹节参、竹茹、苎麻根、紫草、紫河车、紫花地丁、紫花前胡、紫萁贯众、紫石英、紫苏、紫苏梗、紫苏叶、紫菀、紫珠叶、自然铜。

新增 120 种左右，包括：白茄根、白屈菜、白鲜皮、败酱草、板蓝根、半边莲、半枝莲、豹骨、北豆根、北沙参、荜拨【荜茇】、重楼、穿山龙、穿心莲、垂盆草、刺五加、大青叶、大血藤、大叶紫珠、当药、党参、矮地茶、地丁、地枫皮、地锦草、丁公藤、冬凌草、独一味、断血流、鹅不食草、翻白草、飞扬草、榧子、杠板归、瓜蒌皮、瓜子金、光慈姑、广金钱草、鬼箭羽、海风藤、海藻、合欢皮、红参、红景天、红芪、华山参、黄药子、鸡骨草、鸡血藤、积雪草、金佛草【金沸草】、金晶石、金牛草、筋骨草、九里香、救必应、菊苣、卷柏、苦地丁、辣蓼、蓝布正、老鹳草、连钱草、鹿衔草、麻黄根、木芙蓉叶、木槿皮、墓头回、南板蓝根、佩兰、蕲蛇、青风藤、青叶胆、拳参、三白草、三颗针、山香圆叶、山羊血、珊瑚、伸筋草、石吊兰、石楠藤、鼠曲草、水牛角、松萝、娑罗子、太子参、藤黄、天仙藤、土贝母、土荆皮、土木香、瓦松、委陵菜、乌柏皮、五加皮、西河柳、西洋参、菥蓂、犀角、仙鹤草、小驳骨、小通草、信石、徐长卿、寻骨风、鸭跖草、野马追、一枝黄花、益母草、翼首草、阴行草、阴起石、银柴胡、浙贝母、蜘蛛香、肿节风、竹节参、紫花地丁、紫花前胡、紫萁贯众、紫菀、紫珠叶。

现代切制方法主要有粉碎、捣、切、碾、打碎、切碎、轧粉、切咀、镑、劈、过箩、研、制粉、剪、剁、剉、刨、磨、敲、砸、水飞、铡、轧扁等。切又细分为润切、蒸切、烘切、水煮切、切片、切段、切块、切丝、切咀、切碎。剁、砸这 2 种为新增方法。粉碎的药物有 6 种，如人参、三七等；捣的药物有 38 种，如土贝母、山柰等；润切的药物有 162 种，如三棱、干姜等；蒸切的药物有 16 种，如千年健、天麻等。烘切的药物有 2 种，为人参、象皮；水煮切的药物有 2 种，为玄参、黄芩；切片的药物有 33 种，如天冬、天南星等；切段的药物有 46 种，如牛膝、巴戟天等；切块的药物有 4 种，为杜仲、干蟾、鱼鳔、蛤蚧；切丝的药物有 2 种，为杜仲、昆布；碾的药物有 4 种，为川贝母、石燕、牡蛎、珍珠母；打碎的药物有14种，如木香、贯众等；切碎的药物有3种，为甘遂、松萝、紫苏；轧粉药物有1种，即白及；切咀药物有1种，即百部；镑的药物有9种，如苏木、犀角片等；劈的药物有4种，为苏木、沉香、油松节、降香；过箩药物有1种，即竹茹；研的药物有28种，如香附、熊胆等；制粉药物有1种，即生姜；剪的药物有6种，如灯心草、鹅不食草等；剁的药物有1种，即阿魏；剉的药物有2种，为水牛角、鹿角；刨的药物有1种，即犀角片；磨的药物有1种，即犀角粉；敲的药物有3种，为血竭、硫黄、虎骨；砸的药物有15种，如金果榄、松香等；水飞的药物有12种，如珊瑚、石蟹等；铡的药物有2种，为桂枝、香加皮；轧扁的药物有1种，为麦冬。

具体见表3–8。

表3–8　现代切制药物统计表

切制方法	药名	摘录	文献名称	文献编号
粉碎	蟾酥	蟾酥粉：取蟾酥，捣碎，加白酒浸渍，时常搅动至呈稠膏状，干燥，粉碎。	中华人民共和国药典（1985年版一部）	197
	雷丸	洗净，晒干，粉碎。不得蒸煮或高温烘烤。	中华人民共和国药典（1985年版一部）	197
	羚羊角	羚羊角粉：取羚羊角，除去“骨塞”，砸碎，粉碎成细粉。	中华人民共和国药典（1985年版一部）	197
	人参	用时粉碎或捣碎。	中华人民共和国药典（1985年版一部）	197
	石膏	粉碎成粗粉。	全国中药炮制规范	170
捣	阿胶	捣成碎块。	中华人民共和国药典（1985年版一部）	197
	阿魏	捣碎或研细。	中药炮制经验集成	171
	安息香	捣碎。	全国中药炮制规范	170
	白矾	用时捣碎。	中华人民共和国药典（1985年版一部）	197
	白石脂	捣成碎块。	全国中药炮制规范	170
	半夏	生半夏用时捣碎，清半夏切厚片，姜半夏切薄片。	中华人民共和国药典（1985年版一部）	197
	豹骨	洗净，阴干，锯成寸段，捣碎。	中华人民共和国药典（1977年版一部）	181
	鳖甲	用时捣碎。	北京市中药饮片切制规范	172
	胆矾	捣成小块。	中华人民共和国药典（1963年版一部）	168
	鹅管石	捣碎。	全国中药炮制规范	170
	枫香脂	捣碎。	全国中药炮制规范	170
	光慈姑	用时捣碎。	中华人民共和国药典（1977年版一部）	181
	海龙	用时捣碎。	中华人民共和国药典（1985年版一部）	197
	海马	用时捣碎。	中华人民共和国药典（1985年版一部）	197
	胡黄连	切薄片或用时捣碎。	中华人民共和国药典（1985年版一部）	197
	琥珀	用时捣碎。	全国中药炮制规范	170
	姜黄	捣碎。	辽宁省中药炮制规范	175
	芦荟	用时捣碎。	中华人民共和国药典（1977年版一部）	181
	鹿角霜	用时捣碎。	中华人民共和国药典（1985年版一部）	197
	没食子	捣碎。	全国中药炮制规范	170
	明党参	轧成小块或用时捣碎。	内蒙古自治区中药饮片切制规范	185
	螃蟹壳	捣碎。	全国中药炮制规范	170

续表

切制方法	药名	摘录	文献名称	文献编号
捣	硼砂	捣碎。	全国中药炮制规范	170
	青木香	用时捣碎。	内蒙古自治区中药饮片切制规范	185
	肉桂	用时捣碎。	中华人民共和国药典（1985年版一部）	197
	山柰	取原药材，捣碎研细。	中药炮制经验集成	171
	山羊血	捣碎。	全国中药炮制规范	170
	生川乌	用时捣碎。	中华人民共和国药典（1985年版一部）	197
	石蟹	捣碎。	全国中药炮制规范	170
	石燕	捣碎。	全国中药炮制规范	170
	天竺黄	用时捣碎。	内蒙古自治区中药饮片切制规范	185
	土贝母	用时捣碎。	全国中药炮制规范	170
	无名异	捣碎。	全国中药炮制规范	170
	延胡索	除去杂质，洗净，干燥，切厚片或用时捣碎。	中华人民共和国药典（1985年版一部）	197
	珍珠母	捣碎。	中华人民共和国药典（1985年版一部）	197
润切	白及	洗净，润透，切薄片，晒干。	中华人民共和国药典（1985年版一部）	197
	白蔹	除去杂质，洗净，润透，切厚片，晒干。	中华人民共和国药典（1985年版一部）	197
	白茅根	洗净，微润，切段，干燥，除去碎屑。	中华人民共和国药典（1985年版一部）	197
	白前	除去杂质，洗净，润透，切段，干燥。	中华人民共和国药典（1985年版一部）	197
	白茄根	取原药材，除去杂质及须根，洗净，润透，切厚片，干燥。	全国中药炮制规范	170
	白芍	洗净，润透，切薄片，干燥。	中华人民共和国药典（1985年版一部）	197
	白术	除去杂质，洗净，润透，切厚片，干燥。	中华人民共和国药典（1985年版一部）	197
	白头翁	除去杂质，洗净，润透，切薄片，干燥。	中华人民共和国药典（1985年版一部）	197
	白薇	除去杂质，洗净，润透，切段，干燥。	中华人民共和国药典（1985年版一部）	197
	白鲜皮	洗净，稍润，切厚片，干燥。	中华人民共和国药典（1985年版一部）	197
	白药子	洗净，润透，切块，干燥。	中华人民共和国药典（1977年版一部）	181
	白芷	除去杂质，分开大小个，略浸，润透，切厚片，干燥。	中华人民共和国药典（1985年版一部）	197
	百部	洗净，润透，切厚片，干燥。	中华人民共和国药典（1985年版一部）	197
	败酱草	喷淋清水，稍润，切段，晒干。	中华人民共和国药典（1977年版一部）	181
	板蓝根	洗净，润透，切厚片，干燥。	中华人民共和国药典（1985年版一部）	197
	薄荷	喷淋清水，稍润，切段，晾干。	中华人民共和国药典（1985年版一部）	197
	北豆根	洗净，润透，切厚片，干燥。	中华人民共和国药典（1985年版一部）	197
	北沙参	略润，切段，晒干。	中华人民共和国药典（1985年版一部）	197
	苍术	洗净，润透，切厚片，干燥。	中华人民共和国药典（1985年版一部）	197
	柴胡	洗净，润透，切厚片，干燥。	中华人民共和国药典（1985年版一部）	197

续表

切制方法	药名	摘录	文献名称	文献编号
润切	常山	分开大小，浸泡，润透，切薄片，晒干。	中华人民共和国药典（1985 年版一部）	197
	赤芍	除去杂质，分开大小，洗净，润透，切薄片，干燥。	中华人民共和国药典（1985 年版一部）	197
	川贝母	将原药除去杂质，略淘，润软，切极薄片，干燥。	上海市中药饮片炮制规范	189
	川木香	拣去杂质，除去黑焦头，用水洗浸，润透，切片，干燥。	中华人民共和国药典（1963 年版一部）	168
	川牛膝	除去杂质及芦头，洗净，润透，切薄片，干燥。	中华人民共和国药典（1985 年版一部）	197
		拣去杂质，清水洗净，捞出，闷润或蒸透后，去芦，切斜片 1.2 ～ 1.5mm 厚，干燥。	河南省中药材炮制规范	174
	川芎	洗净，润透，切薄片。	中华人民共和国药典（1985 年版一部）	197
	大黄	润透，切厚片或块，干燥。	中华人民共和国药典（1985 年版一部）	197
		略浸，捞出，淋润至透，切厚片或小方块。	中华人民共和国药典（1985 年版一部）	197
		洗净，润透，切厚片或块，晾干。	中华人民共和国药典（1985 年版一部）	197
		大小个分开，略浸，捞出，淋润至透，切厚片或小方块，晾干或低温干燥。	全国中药炮制规范	170
		加水稍浸泡，润透，切成 1.5 ～ 5mm 厚的片，晒干或晾干。取大黄片，用低温烘脆，磨成细粉，过筛即可。	中药炮制经验集成	171
	大戟	洗净，润透，切厚片，干燥。	中华人民共和国药典（1985 年版一部）	
	大血藤	斜片：拣去杂质，大小分开，洗净，浸泡 4 ～ 6 小时，捞出，沥干余水，润透，切 3mm 斜片，晒干或烘干，筛去灰屑即得。	湖南省中药材炮制规范	196
		厚片：除去杂质，洗净，稍润，切厚片，干燥。	中华人民共和国药典（1985 年版一部）	197
		薄片：将原药除去杂质，浸 1 ～ 2 小时，捞起，中途淋水，润透，切薄片，干燥。筛去灰屑。	陕西省药品标准	180
	玳瑁	用温水浸软后，切成细丝。	中华人民共和国药典（1963 年版一部）	168
	丹参	除去杂质及残茎，洗净，润透，切厚片，干燥。	中华人民共和国药典（1985 年版一部）	197
	当归	洗净，润透，切薄片，晒干或低温干燥。	中华人民共和国药典（1985 年版一部）	197
	党参	洗净，润透，切厚片，干燥。	中华人民共和国药典（1985 年版一部）	197
	肉桂	捣碎，磨粉，成品称“肉桂粉”。	中草药炮制规范	186
	地黄	洗净，润透，切厚片，干燥。	中华人民共和国药典（1985 年版一部）	197

续表

切制方法	药名	摘录	文献名称	文献编号
润切	地榆	未切片者，洗净，除去残茎，润透，切厚片，干燥。	中华人民共和国药典（1985年版一部）	197
	丁公藤	除去杂质，洗净，润透，切片，蒸至透心，晒干。	中华人民共和国药典（1977年版一部）	181
		除去杂质，洗净，稍润，切厚片，干燥。	浙江省中草药加工炮制标准	183
	独活	洗净，润透，切薄片，晒干或低温干燥。	中华人民共和国药典（1985年版一部）	197
	莪术	洗净，润透，切片，干燥。	中华人民共和国药典（1977年版一部）	181
	翻白草	洗净，稍润，切段，干燥。	中华人民共和国药典（1977年版一部）	181
		取原药材，洗净，闷润12小时，切1cm长段。	中药炮制经验集成	171
	防风	洗净，润透，切厚片，干燥。	中华人民共和国药典（1985年版一部）	197
	防己	洗净，润透，切厚片，干燥。	中华人民共和国药典（1985年版一部）	197
	粉萆薢	浸泡，润透，切薄片，干燥。	全国中药炮制规范	170
	甘草	除去杂质，润透，切厚片，干燥。	中华人民共和国药典（1985年版一部）	197
	干姜	润透，切厚片或块，干燥。	中华人民共和国药典（1985年版一部）	197
	高良姜	洗净，润透，切薄片，晒干。	中华人民共和国药典（1985年版一部）	197
	葛根	除去杂质，洗净，润透，切厚片，晒干。	中华人民共和国药典（1985年版一部）	197
	钩藤	取原药材，除去杂质，未切者，用水淋洗，润软，切段，干燥。	全国中药炮制规范	170
	狗脊	洗净，润透，切厚片，干燥。	中华人民共和国药典（1985年版一部）	197
		取狗脊，放在明火上燎去毛，再用刀刮净，放入冷水中泡透，取出，切成薄片，干燥。	贵州中药饮片炮制规范	176
	骨碎补	润透，切厚片，干燥。	中华人民共和国药典（1985年版一部）	197
	贯众	洗净，润透，切厚片，干燥。	新疆维吾尔自治区药品标准	192
	广藿香	藿香梗，用水浸泡，润透后切片，晒干。	中华人民共和国药典（1963年版一部）	168
	鬼箭羽	润透，切段，干燥。	全国中药炮制规范	170
		润透后切片3mm厚，晒干。	吉林省中药炮制暂行标准	169
	桂枝	洗净，润透，切薄片，晾干。	中华人民共和国药典（1985年版一部）	197
	海风藤	浸泡，润透，切厚片，晒干。	湖南省中药材炮制规范	196
	海桐皮	洗净，润透，切块，干燥。	中华人民共和国药典（1977年版一部）	181
	旱莲草【墨旱莲】	略洗，闷润后，除去残根，切段，干燥即得。	中华人民共和国药典（1963年版一部）	168
	藁本	除去杂质，洗净，润透，切厚片，晒干。	中华人民共和国药典（1985年版一部）	197
	合欢皮	洗净，润透，切丝或块，干燥。	中华人民共和国药典（1985年版一部）	197
	何首乌	除去杂质，洗净，稍浸，润透，切厚片或块，干燥。	中华人民共和国药典（1985年版一部）	197
	红大戟	洗净，润透，切厚片，干燥。	中华人民共和国药典（1985年版一部）	197

续表

切制方法	药名	摘录	文献名称	文献编号
润切	厚朴	洗净，润透，切丝，晒干。	中华人民共和国药典（1985 年版一部）	197
	虎杖	洗净，润透，切厚片，干燥。	中华人民共和国药典（1985 年版一部）	197
	黄精	洗净，略润，切厚片，干燥。	中华人民共和国药典（1985 年版一部）	197
	黄连	润透后切薄片，晾干，或打成碎块。	中华人民共和国药典（1985 年版一部）	197
	黄芪	洗净，润透，切厚片，干燥。	中华人民共和国药典（1985 年版一部）	197
	黄药子	洗净，润透，切小块，干燥。	中华人民共和国药典（1963 年版一部）	168
	鸡血藤	洗净，润透，切碎，晒干。	中华人民共和国药典（1985 年版一部）	197
		取原药材，除去杂质，洗净，浸润至透或蒸软，切碎片，晒干。	全国中药炮制规范	170
	姜黄	洗净，润透，切厚片，晒干。	中华人民共和国药典（1985 年版一部）	197
	金果榄	浸泡，润透，切厚片，干燥。	中华人民共和国药典（1985 年版一部）	197
	荆芥	喷淋清水，稍润，切段，晒干。	中华人民共和国药典（1985 年版一部）	197
	桔梗	洗净，润透，切薄片，晒干。	中华人民共和国药典（1985 年版一部）	197
	苦参	除去残留根头，大小分开，洗净，浸泡至约六成透时，润透，切厚片，干燥。	中华人民共和国药典（1985 年版一部）	197
	苦楝皮	洗净，润透，切丝，干燥。	中华人民共和国药典（1985 年版一部）	197
	狼毒	洗净，润透，切片，晒干。	中华人民共和国药典（1977 年版一部）	181
	雷丸	润软，切极薄片，晒干。	上海市中药饮片炮制规范	189
	藜芦	取原药材，除去杂质，喷洒清水，稍闷，切段，干燥。	全国中药炮制规范	170
	刘寄奴	洗净，稍润，切段，干燥。	全国中药炮制规范	170
	龙胆	除去杂质，洗净，润透，切段，干燥。	中华人民共和国药典（1985 年版一部）	197
	漏芦	除去杂质，洗净，润透，切厚片，晒干。	中华人民共和国药典（1985 年版一部）	197
	鹿茸	取鹿茸，燎去茸毛，刮净，以布带缠绕茸体，自锯口面小孔灌入热白酒，并不断添酒，至润透或灌酒稍蒸，横切薄片，压平，干燥。	中华人民共和国药典（1985 年版一部）	197
	络石藤	洗净，稍润，切段，干燥。	中华人民共和国药典（1985 年版一部）	197
	麻黄	除去杂质、木质茎、残根，淋水稍润滑，切段，晒干，筛除灰屑。	辽宁省中药炮制规范	175
	麻黄根	洗净，润透，切厚片，干燥。	中华人民共和国药典（1985 年版一部）	197
	马鞭草	洗净，稍润，切段，晒干。	中华人民共和国药典（1985 年版一部）	197
	马齿苋	洗净，稍润，切段，晒干。	中华人民共和国药典（1985 年版一部）	197
	明党参	洗净，润透，切厚片，干燥。	中华人民共和国药典（1985 年版一部）	197
	牡丹皮	迅速洗净，润后切薄片，晒干。	中华人民共和国药典（1985 年版一部）	197
	木槿皮	润软，切丝，干燥。	全国中药炮制规范	170
	木通	拣去杂质，用水浸泡，泡透后捞出，剁成顺长段，切片，晒干即得。	中华人民共和国药典（1963 年版一部）	168
	木贼	喷淋清水，稍润，切段，干燥。	中华人民共和国药典（1985 年版一部）	197

续表

切制方法	药名	摘录	文献名称	文献编号
润切	墓头回	取原药材，除去杂质，洗净，润透，切厚片，干燥。	全国中药炮制规范	170
	南沙参	洗净，润透，切厚片，干燥。	中华人民共和国药典（1985 年版一部）	197
	牛膝	取原药材，除去杂质，洗净，润透，除去残留芦头，切厚片。	全国中药炮制规范	170
	藕节	除去杂质，洗净泥沙，泡四至六成透，捞出，润透，切厚片，晒干。	青海省中药炮制规范	195
	千年健	除去杂质，洗净，润透，切片，晒干。	中华人民共和国药典（1977 年版一部）	181
	前胡	洗净，润透，切薄片，晒干。	中华人民共和国药典（1985 年版一部）	197
	茜草	洗净，润透，切厚片或段，干燥。	中华人民共和国药典（1985 年版一部）	197
	羌活	除去杂质，洗净，润透，切厚片，晒干。	中华人民共和国药典（1985 年版一部）	197
	秦艽	洗净，润透，切薄片，晒干。	中华人民共和国药典（1985 年版一部）	197
	秦皮	洗净，润透，切丝，晒干。	中华人民共和国药典（1985 年版一部）	197
	青风藤	略泡，润透，切厚片，干燥。	中华人民共和国药典（1985 年版一部）	197
	青蒿	喷淋清水，稍润，切段，晒干。	中华人民共和国药典（1985 年版一部）	197
	青木香	除去杂质，洗净，润透，切厚片，晒干。	中华人民共和国药典（1985 年版一部）	197
		取原药材，拣净杂质，清水洗净，闷润 3 小时，蒸 2 小时，取出，晾至不粘手时，切 3 ～ 6mm 段片，晒干。	广东省中药材饮片加工炮制手册	182
	瞿麦	洗净，稍润，切段，干燥。	中华人民共和国药典（1985 年版一部）	197
	拳参	洗净，略泡，润透，切薄片，干燥。	中华人民共和国药典（1985 年版一部）	197
	人参	润透，切薄片，干燥。	中华人民共和国药典（1985 年版一部）	197
	忍冬藤	洗净，闷润，切段，干燥。	中华人民共和国药典（1985 年版一部）	197
	肉苁蓉	洗净，润透，切厚片，干燥。	中华人民共和国药典（1985 年版一部）	197
	肉桂	刮去表面粗皮，淋水润透，切成丝，低温干燥。	江苏省中药饮片炮制规范	190
	三棱	润透，切薄片，干燥。	中华人民共和国药典（1985 年版一部）	197
	三七	润软，切极薄片。	上海市中药饮片炮制规范	189
	桑寄生	除去杂质，略洗，润透，切厚片，干燥。	中华人民共和国药典（1985 年版一部）	197
	桑枝	未切片者，洗净，润透，切厚片，晒干。	中华人民共和国药典（1985 年版一部）	197
	山豆根	除去残茎及杂质，浸泡，洗净，润透，切厚片，晒干。	中华人民共和国药典（1985 年版一部）	197
	山药	除去杂质，分开大小个，泡润至透，切厚片，干燥。	中华人民共和国药典（1985 年版一部）	197
	商陆	洗净，润透，切厚片，成块，干燥。	中华人民共和国药典（1985 年版一部）	197
	射干	洗净，润透，切薄片，干燥。	中华人民共和国药典（1985 年版一部）	197
	升麻	除去杂质，略泡，洗净，润透，切厚片，干燥。	中华人民共和国药典（1985 年版一部）	197

续表

切制方法	药名	摘录	文献名称	文献编号
润切	石菖蒲	除去杂质，洗净，润透，切厚片，晒干。	中华人民共和国药典（1985 年版一部）	197
	石楠藤	取原药材，除去杂质，洗净，润透，切小段，干燥。	全国中药炮制规范	170
	锁阳	洗净，润透，切薄片，干燥。	中华人民共和国药典（1985 年版一部）	197
	太子参	取原药材，加水浸 15 分钟（夏季不浸，只洗 1 次即可），润透，切 1.5mm 厚的片，晒干。	中药炮制经验集成	171
	檀香	锯成长段，用水浸泡，镑片或碾碎晾干即得。	中华人民共和国药典（1963 年版一部）	168
	天花粉	略泡，润透，切薄片，干燥。	中华人民共和国药典（1985 年版一部）	197
	天麻	洗净，润透或蒸软，切薄片，干燥。	中华人民共和国药典（1985 年版一部）	197
	透骨草	洗净，润透，切段，干燥。	全国中药炮制规范	170
	土茯苓	润透，切薄片，干燥。	中华人民共和国药典（1985 年版一部）	197
	土荆皮	洗净，略润，切丝，晒干。	中华人民共和国药典（1985 年版一部）	197
	威灵仙	洗净，润透，切段，干燥。	中华人民共和国药典（1985 年版一部）	197
	乌柏皮	洗净，润透，切厚片，晒干。	中华人民共和国药典（1977 年版一部）	181
	乌药	除去杂质，未切片者，除去细根，大小分开，浸透，切薄片，干燥。	中华人民共和国药典（1985 年版一部）	197
	五加皮	洗净，润透，切厚片，晒干。	中华人民共和国药典（1985 年版一部）	197
	西河柳	除去老枝及杂质，洗净，稍润，切段，晒干。	中华人民共和国药典（1985 年版一部）	197
	稀莶草	除去杂质，洗净，稍润，切段，干燥。	中华人民共和国药典（1985 年版一部）	197
	细辛	喷淋清水，稍润，切段，阴干。	中华人民共和国药典（1985 年版一部）	197
	仙鹤草	洗净，稍润，切段，干燥。	中华人民共和国药典（1985 年版一部）	197
	香加皮	洗净，润透，切厚片，晒干。	中华人民共和国药典（1985 年版一部）	197
	小蓟	洗净，稍润，切段，干燥。	中华人民共和国药典（1985 年版一部）	197
	续断	洗净，润透，切薄片，干燥。	中华人民共和国药典（1985 年版一部）	197
	萱草根	除去杂质，洗净，切段，干燥。	中华人民共和国药典（1977 年版一部）	181
	玄参	洗净，润透，切薄片，干燥。	中华人民共和国药典（1985 年版一部）	197
	益母草	迅速洗净，润透，切段，干燥。	中华人民共和国药典（1985 年版一部）	197
	阴行草	洗净，润透，切段，干燥。	全国中药炮制规范	170
	银柴胡	洗净，润透，切厚片，干燥。	中华人民共和国药典（1985 年版一部）	197
	玉竹	除去杂质，洗净，润透，切厚片或段，干燥。	中华人民共和国药典（1985 年版一部）	197
	郁金	洗净，润透，切薄片，干燥；或洗净，干燥，打碎。	中华人民共和国药典（1985 年版一部）	197
	远志	略洗，润透，切段，干燥。	中华人民共和国药典（1977 年版一部）	181
	皂角刺	未切片者，略泡，润透，切厚片，干燥。	中华人民共和国药典（1985 年版一部）	197
	泽兰	略洗，润透，切段，干燥。	中华人民共和国药典（1985 年版一部）	197
	泽泻	稍浸，润透，切厚片，干燥。	中华人民共和国药典（1985 年版一部）	197

续表

切制方法	药名	摘录	文献名称	文献编号
润切	浙贝母	洗净，润透，切厚片，干燥，或打成碎块。	中华人民共和国药典（1985 年版一部）	197
	知母	洗净，润透，切厚片，干燥，去毛屑。	中华人民共和国药典（1985 年版一部）	197
	重楼	洗净，润透，切薄片，晒干。	中华人民共和国药典（1985 年版一部）	197
	猪苓	洗净，润透，切厚片，干燥。	中华人民共和国药典（1985 年版一部）	197
	苎麻根	除去杂质，洗净，润透，切片，干燥。	中华人民共和国药典（1977 年版一部）	181
	紫草	软紫草除去杂质，切厚片或段；硬紫草除去杂质，洗净，润透，切薄片，干燥。	中华人民共和国药典（1985 年版一部）	197
	紫苏梗	稍浸，润透，切厚片，干燥。	中华人民共和国药典（1985 年版一部）	197
	紫菀	除去杂质，洗净，稍润，切厚片，干燥。	中华人民共和国药典（1985 年版一部）	197
蒸切	巴戟天	取净巴戟天，置适宜的容器内，加热蒸透，取出，趁热除去木心，切段，干燥。	中华人民共和国药典（1985 年版一部）	197
	沉香	取进口沉香，加水浸 12 ～ 24 小时，蒸 1 小时，镑 1mm 厚的片。	中药炮制经验集成	171
	川牛膝	拣去杂质，清水洗净，捞出，闷润或蒸透后，去芦，切斜片 1.2 ～ 1.5mm 厚，干燥。	河南省中药材炮制规范	174
	莪术	洗净，蒸软，切薄片，干燥。	中华人民共和国药典（1985 年版一部）	197
	茯苓	润后稍蒸，及时切取皮和块或切厚片，晒干。	中华人民共和国药典（1985 年版一部）	197
	附子	蒸透后切极薄的顶刀片，晒干。	河南省中药材炮制规范	174
	海狗肾	取原药材，刷洗干净，用文火烤软或置笼内蒸软，切厚片，干燥。	全国中药炮制规范	170
	马齿苋	取原药材，蒸至上气或蒸熟，切 1 ～ 1.5cm 长段，晒干。	中药炮制经验集成	171
	木香	除去杂质，洗净，稍泡，闷透，切厚片，晾干。	中华人民共和国药典（1985 年版一部）	197
	千年健	取原药材，加水浸 1 ～ 3 小时，闷 12 小时至 2 天，蒸热切片，晒干。	中药炮制经验集成	171
	人参	放入蒸屉内，用文火蒸至稍透时取出，切片或切小块，晾干，或用时捣碎。	北京市中药饮片切制规范	172
	三七	蒸透，取出，及时切片，干燥。	中华人民共和国药典（1963 年版一部）	168
	犀角片	取犀角蒸透，取出趁热切成薄片，干燥。	四川省中药饮片炮制规范	184
	象皮	洗刷干净，蒸软或烘烤至软，趁热切成薄片，干燥。	全国中药炮制规范	170

续表

切制方法	药名	摘录	文献名称	文献编号
蒸切	油松节	取黄松节洗净，泡1小时，闷1昼夜，蒸2小时至冒大气为度，趁热取出，切10mm厚的片，晒干或微火烘干。	中药炮制经验集成	171
烘切	人参	文火烘软，斜切薄片。	贵州中药饮片炮制规范	176
	象皮	洗刷干净，蒸软或烘烤至软，趁热切成薄片，干燥。	全国中药炮制规范	170
水煮切	黄芩	除去杂质，置沸水中煮10分钟，取出，闷透，切薄片，干燥；或蒸半小时，取出，切薄片，干燥（注意避免暴晒）。	中华人民共和国药典（1985年版一部）	197
	玄参	水煮，切2mm片。	吉林省中药炮制暂行标准	169
	银柴胡	取原药材，去掉杂质和芦头，洗净，煮透，捶扁切片。	广东省中药材饮片加工炮制手册	182
切片	白附子	切厚片。	中华人民共和国药典（1985年版一部）	197
	半夏	清半夏切厚片；姜半夏切薄片。	中华人民共和国药典（1985年版一部）	197
	北沙参	切片。	浙江省中草药加工炮制标准	183
	地黄	切斜片2～3mm厚。	河南省中药材炮制规范	174
	地榆	未切片者，洗净，除去残茎，润透，切厚片，干燥。	中华人民共和国药典（1985年版一部）	197
	附子	切薄片，晒干。	中华人民共和国药典（1985年版一部）	197
		除去皮、脐，切片。	中华人民共和国药典（1963年版一部）	168
	甘遂	切片。	广东省中药材饮片加工炮制手册	182
	桂枝	切斜薄片，晾干。	中草药炮制规范	186
	海风藤	切薄片。	宁夏中药炮制规范	194
	海桐皮	切片。	上海市中药饮片炮制规范	189
	黄药子	切厚片。	全国中药炮制规范	170
	木通	切薄片。	中华人民共和国药典（1985年版一部）	197
	桑枝	切斜薄片。	陕西省药品标准	180
	生姜	除去杂质，洗净，用时切厚片。	中华人民共和国药典（1985年版一部）	197
	天冬	洗净，切薄片。	中华人民共和国药典（1985年版一部）	197
	天南星	切薄片，干燥。	中华人民共和国药典（1985年版一部）	197
	通草	切厚片。	中华人民共和国药典（1985年版一部）	197
		切成薄片。	四川省中药饮片炮制规范	184
	香附	研碎或切薄片。	中华人民共和国药典（1985年版一部）	197
	玄参	水煮，切2mm片。	吉林省中药炮制暂行标准	169
	延胡索	除去杂质，洗净，干燥，切厚片，或用时捣碎。	中华人民共和国药典（1985年版一部）	197
	制川乌	切片。	中华人民共和国药典（1985年版一部）	197
	紫草	软紫草除去杂质，切厚片或段；硬紫草除去杂质，洗净，润透，切薄片，干燥。	中华人民共和国药典（1985年版一部）	197
切段	巴戟天	切15mm段。	新疆维吾尔自治区药品标准	192
	半边莲	洗净，切段，晒干。	中华人民共和国药典（1985年版一部）	197
	半枝莲	洗净，切段。	中华人民共和国药典（1985年版一部）	197

续表

切制方法	药名	摘录	文献名称	文献编号
切段	萹蓄	洗净，切段，晒干。	中华人民共和国药典（1985年版一部）	197
	车前草	洗净，切段，晒干。	中华人民共和国药典（1985年版一部）	197
	淡竹叶	切段。	中华人民共和国药典（1985年版一部）	197
	地丁	洗净，切碎（切段），干燥。	中华人民共和国药典（1985年版一部）	197
	地龙	洗净，切段，干燥。	中华人民共和国药典（1985年版一部）	197
	凤尾草	切段。	中华人民共和国药典（1977年版一部）	181
	桂枝	切段，晾干。	中华人民共和国药典（1963年版一部）	168
	海风藤	切段。	湖南省中药材炮制规范	196
	海龙	用时切段。	中华人民共和国药典（1985年版一部）	197
	海藻	洗净，稍晾，切段，晒干。	中华人民共和国药典（1985年版一部）	197
	金佛草【金沸草】	略洗，切段，干燥。	中华人民共和国药典（1985年版一部）	197
	金牛草	切段。	全国中药炮制规范	170
	金钱草	略洗，切段，晒干。	中华人民共和国药典（1985年版一部）	197
	卷柏	洗净，切段，晒干。	中华人民共和国药典（1985年版一部）	197
	辣蓼	洗净，切段，晒干。	中华人民共和国药典（1977年版一部）	181
	老鹳草	略洗，切段，晒干。	中华人民共和国药典（1985年版一部）	197
	连钱草	洗净，切段。	中华人民共和国药典（1985年版一部）	197
	芦根	除去杂质，洗净，切段或切后晒干。	中华人民共和国药典（1985年版一部）	197
		鲜芦根除去杂质及须根，洗净，切段。	全国中药炮制规范	170
		洗净泥土，去节、须，切段，晒干。	中草药炮制规范	186
	鹿衔草	切段。	中华人民共和国药典（1985年版一部）	197
	麻黄	切段。	中华人民共和国药典（1985年版一部）	197
	牛膝	除去杂质，洗净，润透，除去残留芦头，切段，晒干。	中华人民共和国药典（1985年版一部）	197
	佩兰	洗净，切段，晒干。	中华人民共和国药典（1985年版一部）	197
	蒲公英	洗净，切段，晒干。	中华人民共和国药典（1985年版一部）	197
	蕲蛇	切成3cm段。	中华人民共和国药典（1985年版一部）	197
	桑枝	切段。	中华人民共和国药典（1963年版一部）	168
	蛇蜕	切段。	中华人民共和国药典（1985年版一部）	197
	伸筋草	洗净，切段，干燥。	中华人民共和国药典（1977年版一部）	181
	石斛	切段。	中华人民共和国药典（1985年版一部）	197
	鼠曲草	洗净，切段，干燥。	中华人民共和国药典（1977年版一部）	181
	水蛭	切段。	中华人民共和国药典（1985年版一部）	197
	松萝	切段，筛去灰屑。	全国中药炮制规范	170
	天冬	洗净，切段。	中华人民共和国药典（1977年版一部）	181
	天仙藤	除去杂质，切段。	中华人民共和国药典（1985年版一部）	197
	通草	切段。	全国中药炮制规范	170
	瓦松	切段。	中华人民共和国药典（1977年版一部）	181
	仙茅	除去杂质，切段，干燥。	中华人民共和国药典（1985年版一部）	197
	徐长卿	略洗，切段，阴干。	中华人民共和国药典（1977年版一部）	181
	寻骨风	洗净，切段，干燥。	中华人民共和国药典（1977年版一部）	181
	夜交藤	洗净，切段，晒干。	中华人民共和国药典（1985年版一部）	197

续表

切制方法	药名	摘录	文献名称	文献编号
切段	阴行草	切段。	中华人民共和国药典（1977年版一部）	181
	鱼腥草	切段，晒干。	中华人民共和国药典（1985年版一部）	197
	远志	去心，切段，干燥。	中华人民共和国药典（1985年版一部）	197
	竹茹	除去杂质，切段或揉成小团。	中华人民共和国药典（1985年版一部）	197
切块	杜仲	洗净，切块，干燥。	中华人民共和国药典（1985年版一部）	197
	干蟾	切成小块。	全国中药炮制规范	170
	蛤蚧	切成小块。	中华人民共和国药典（1985年版一部）	197
	鱼鳔	切成小方块。	全国中药炮制规范	170
		刷去灰土，在无烟火焰上烤软后切块，或干切成块。	山东省中草药炮制规范	178
切丝	杜仲	洗净，切丝，干燥。	中华人民共和国药典（1985年版一部）	197
	昆布	漂净，稍晾，切宽丝，晒干。	中华人民共和国药典（1985年版一部）	197
碾	川贝母	拣去杂质，筛去灰渣，碾成细粉，过细绢筛，取细粉备用。	江苏省中药饮片炮制规范	190
	石燕	碾碎。	全国中药炮制规范	170
	牡蛎	碾碎。	中华人民共和国药典（1985年版一部）	197
	珍珠母	碾细，过马尾筛，取细粉备用。	贵州中药饮片炮制规范	176
打碎	赤石脂	打碎。	中华人民共和国药典（1985年版一部）	197
	地枫皮	洗净，打碎，晒干。	中华人民共和国药典（1977年版一部）	181
	贯众	用时打碎。	中华人民共和国药典（1977年版一部）	181
	海浮石	打成小块，漂洗，除去杂质，晒干。	中华人民共和国药典（1977年版一部）	181
	龙齿	打碎。	中华人民共和国药典（1977年版一部）	181
	龙骨	打碎。	中华人民共和国药典（1977年版一部）	181
	炉甘石	打碎。	中华人民共和国药典（1985年版一部）	197
	绿矾	打碎。	全国中药炮制规范	170
	木香	取原药材，拣净杂质，用清水洗净泥土，晒干，置打碎机内，打成碎块，过10mm筛子，再用1mm筛子筛去颗粒中的粉末，大小块掺匀，入库即得。	北京市中药饮片切制规范	172
	神曲	打成小块。	全国中药炮制规范	170
	藤黄	打成小块。	全国中药炮制规范	170
	硝石	用时打碎。	全国中药炮制规范	170
	玄精石	用时打碎。	中华人民共和国药典（1963年版一部）	168
切碎	甘遂	切碎。	中华人民共和国药典（1963年版一部）	168
	松萝	切碎。	辽宁省中药炮制规范	175
	紫苏	喷淋清水，切碎，干燥。	中华人民共和国药典（1985年版一部）	197
轧粉	白及	取原药材，拣净杂质，用清水洗净泥土，晒干或烘干，轧为细粉，过100孔筛，入库即得。	北京市中药饮片切制规范	172
轧扁	麦冬	洗净，润透，轧扁，干燥。	中华人民共和国药典（1985年版一部）	197
切咀	百部	切咀。	黑龙江省中药炮制标准	179

续表

切制方法	药名	摘录	文献名称	文献编号
镑	沉香	取进口沉香，加水浸 12 ～ 24 小时，蒸 1 小时，镑 1mm 厚的片。	中药炮制经验集成	171
	玳瑁	将原药用水刷净，浸 24 小时，置蒸笼内蒸热，镑片，干燥。	上海市中药饮片炮制规范	189
	犀角	劈成瓣，用热水浸泡 3 ～ 5 小时，镑或刨成薄片，晒干。	全国中药炮制规范	170
	羚羊角	取羚羊角，除去“骨塞”，置温水中浸泡，捞出，镑片，干燥。	中华人民共和国药典（1985 年版一部）	197
		取羚羊角，用清水洗净，大小分开，置适宜容器内浸泡 2 ～ 3 天（每天换水 1 次），捞出滤干，除去“骨塞”，用洁白布包紧，置蒸笼内隔水加热蒸至上大气取出，趁热镑极薄片（或剉成细粉），摊匀压平，晾干即得。	中药炮制经验集成	171
	鹿角	将酒灌入鹿角横截面的蜂窝状空隙中，使酒充分流过后，蒸 2 小时，趁热镑 1mm 厚的片，晒干。	山东省中草药炮制规范	178
		取原药材，锯成段，加水浸泡，蒸透，或蒸 1 ～ 1.5 小时，趁热镑成薄片，晒干。	江西中药炮制规范	187
		洗净，锯段，用温水浸泡，捞出，镑片，晾干。	中华人民共和国药典（1985 年版一部）	197
	水牛角	洗净，镑片。	中华人民共和国药典（1985 年版一部）	197
	苏木	取原药材，锯成尺许长段，再劈成 1 寸厚块，削去外层薄皮，加水浸泡 10 ～ 15 天，蒸 1 ～ 1 小时半，镑 1 寸长卷形片。或直接蒸至热气冒足，镑成薄片，晾干即可。	中药炮制经验集成	171
	檀香	锯成长段，用水浸泡，镑片或碾碎，晾干即得。	中华人民共和国药典（1963 年版一部）	168
		取原药材，加水浸泡 3～5 天后，蒸约 1 ～ 1 小时 30 分钟取出，镑 1mm 厚的片，晒干。	中药炮制经验集成	171
	犀角片	取犀角，劈成瓣，置温水中浸泡，捞出，镑片即得。	中华人民共和国药典（1963 年版一部）	168
劈	沉香	劈成小块，用时捣碎或研成细粉。	中华人民共和国药典（1985 年版一部）	197
	降香	劈成小块，研成细粉或镑片。	中华人民共和国药典（1985 年版一部）	197
	苏木	取原药材，除去杂质，锯段、镑片或劈成小碎块。	全国中药炮制规范	170
		锯成长约 3cm 的段，再劈成片。	中华人民共和国药典（1985 年版一部）	197
	油松节	取原材料锯成段，劈成小碎块。	全国中药炮制规范	170
过箩	竹茹	将竹茹中的碎末过粗箩，收集粗粉。	中药炮制规范	191

续表

切制方法	药名	摘录	文献名称	文献编号
铡	桂枝	选泡好的细条桂枝，铡成短节片，长约 3.3 ～ 5 毫米（1 ～ 1.5 分），晒干。	云南省中药咀片炮炙规范	173
		选泡好的粗条桂枝，削去皮，铡成约 3cm 斜片，厚约 1mm，晒干，成品称“桂枝尖”。	北京市中药饮片切制规范	172
	香加皮	如有长条者，适当铡短即可。	云南省中药咀片炮炙规范	173
研	三七	洗净，干燥，研细粉。	中华人民共和国药典（1985 年版一部）	197
	蟾酥	烘软切片，干燥，研粉。	浙江省中草药加工炮制标准	183
	赤石脂	研细粉。	中华人民共和国药典（1985 年版一部）	197
	犀角	犀角粉：剉成粗末，研成极细粉。	全国中药炮制规范	170
	蛤壳	洗净，研碎，干燥。	中华人民共和国药典（1985 年版一部）	197
	海马	用时研粉。	中华人民共和国药典（1985 年版一部）	197
	琥珀	用时研成细粉。	中华人民共和国药典（1977 年版一部）	181
		取琥珀研细，加灯心草同研过筛，再研 1 次，俟成细粉即可。	中药炮制经验集成	171
	金晶石	研碎。	全国中药炮制规范	170
	鹿角	鹿角粉：取鹿角片，研成细粉。或取净鹿角剉末，研成细粉。	全国中药炮制规范	170
	鹿茸	鹿茸粉：取鹿茸，燎去茸毛，刮净，劈成碎块，研成细粉。	中华人民共和国药典（1985 年版一部）	197
	玛瑙	研。	全国中药炮制规范	170
	密陀僧	研成细粉。	全国中药炮制规范	170
	珊瑚	研成细粉或水飞。	全国中药炮制规范	170
	麝香	用时研细。	中华人民共和国药典（1985 年版一部）	197
	石决明	洗净，干燥，研碎。	中华人民共和国药典（1985 年版一部）	197
	苏木	锯成长约 3cm 的段，再研成粗粉。	中华人民共和国药典（1985 年版一部）	197
	藤黄	研成细粉。	全国中药炮制规范	170
	瓦楞子	研碎。	中华人民共和国药典（1985 年版一部）	197
	犀角粉	取犀角，剉粉，研成极细粉即得。	中华人民共和国药典（1963 年版一部）	168
	香附	研碎或切薄片。	中华人民共和国药典（1985 年版一部）	197
	象牙	研成细粉。	全国中药炮制规范	170
	信石【砒石】	研细。	全国中药炮制规范	170
	熊胆	取原药材，除去皮膜，研成细粉。	全国中药炮制规范	170
	阴起石	研碎。	全国中药炮制规范	170
	针砂	砸碎，研粉。	全国中药炮制规范	170

续表

切制方法	药名	摘录	文献名称	文献编号
研	珍珠	取净珍珠，加水适量共研细，再加多量水，搅拌，倾出混悬液，下沉部分再按上法反复操作数次，除去杂质，合并混悬液，静置后，分取沉淀，干燥，制成最细粉。	中华人民共和国药典（1985年版一部）	197
		取珍珠，洗净泥垢，用布包好，加豆腐与水共煮3小时，取出，用水洗净，捣碎，加水少许研成极细粉，干燥即得。	中华人民共和国药典（1963年版一部）	168
		取净珍珠粉，置乳钵内，加入适量水研细，再加多量的水，搅拌，倾出混悬液，干燥，研散。或取净珍珠，捣碎，研成极细粉。	全国中药炮制规范	170
	朱砂	研成细粉。	中华人民共和国药典（1985年版一部）	197
制粉	生姜	取新鲜生姜，洗净，捣烂，压榨取汁，静置，分取沉淀的粉质，晒干或低温干燥即得。	中华人民共和国药典（1963年版一部）	168
剪	灯心草	剪段。	中华人民共和国药典（1985年版一部）	197
	鹅不食草	剪段，过筛去土。	中华人民共和国药典（1963年版一部）	168
	蜂房	剪块。	中华人民共和国药典（1985年版一部）	197
		洗净，置笼屉内蒸透，取出，剪块，晒干即得。	中华人民共和国药典（1963年版一部）	168
	马勃	剪成小块。	中华人民共和国药典（1985年版一部）	197
	桑螵蛸	用时剪碎。	中华人民共和国药典（1985年版一部）	197
	蜈蚣	用时剪碎。	中华人民共和国药典（1963年版一部）	168
剁	阿魏	剁成小块。	中华人民共和国药典（1963年版一部）	168
剉	鹿角	洗净，锯段，用温水浸泡，捞出，剉成粗末。	中华人民共和国药典（1985年版一部）	197
	水牛角	洗净，剉成粗粉。	中华人民共和国药典（1985年版一部）	197
刨	犀角片	取犀角，刨成薄片。	四川省中药饮片炮制规范	184
磨	犀角粉	临用时用素烧陶制磨盘，加沸水约40mL，用力环磨至成乳汁，一小时约得1g（3分），冲水服。	云南省中药咀片炮炙规范	173
敲	虎骨	临用时敲碎。	中华人民共和国药典（1977年版一部）	181
	硫黄	敲成碎块。	中华人民共和国药典（1985年版一部）	197
	血竭	敲成小块，或研成细粉。	全国中药炮制规范	170
砸	磁石	砸碎。	中华人民共和国药典（1985年版一部）	197
	代赭石	砸碎。	中华人民共和国药典（1985年版一部）	197
	海螵蛸	除去杂质，砸成小块。	中华人民共和国药典（1985年版一部）	197
		取原药材，除去杂质，用清水漂洗至无明显咸味，干燥，去硬壳，砸成小块。	全国中药炮制规范	170
	寒水石	用时砸碎。	中华人民共和国药典（1985年版一部）	197

续表

切制方法	药名	摘录	文献名称	文献编号
砸	花蕊石	洗净，干燥，砸成碎块。	中华人民共和国药典（1985 年版一部）	197
	金果榄	除去杂质，砸成小块。	内蒙古自治区中药饮片切制规范	185
	硇砂	砸成小块。	全国中药炮制规范	170
	蛇含石	砸碎。	全国中药炮制规范	170
	松香	大块砸碎，整块掺匀。	河北中药材炮制规范	188
	五灵脂	块状者砸成小块。	中华人民共和国药典（1985 年版一部）	197
	阳起石	砸碎。	中华人民共和国药典（1977 年版一部）	181
	钟乳石	砸成小块，干燥。	中华人民共和国药典（1985 年版一部）	197
	紫河车	砸成小块。	中华人民共和国药典（1985 年版一部）	197
	紫石英	砸成碎块。	中华人民共和国药典（1985 年版一部）	197
	自然铜	用时砸碎。	中华人民共和国药典（1985 年版一部）	197
水飞	代赭石	水飞。	中药炮制经验集成	171
	琥珀	先将琥珀研细过筛后，置乳钵中，水飞至无声为度，或加水超过药面 5 分，研 10～15 天（可酌情稍加水），至放在舌上无渣滓为度（如用球磨机水飞，只须 60～72 小时）。先澄清一夜，然后吸出上层清水，将琥珀铺在纸或布上，纸盖晒干，再研细即可。	中药炮制经验集成	171
	滑石	除去杂石，洗净，砸成碎块，粉碎成细粉。或再加多量水，搅拌，倾出混悬液，下沉部分再按上法反复操作数次，除去杂质，合并混悬液，静置后，分取沉淀，干燥，水飞，晾干。	中华人民共和国药典（1985 年版一部）	197
	龙骨	水飞取龙骨块，煅至红透，冷后研末，过 100 目筛，放置乳钵中，加水飞至极细，晒干，研细。	中草药炮制规范	186
	炉甘石	水飞。	中华人民共和国药典（1977 年版一部）	181
	玛瑙	水飞极细粉，干燥。	全国中药炮制规范	170
	硼砂	取硼砂研成细粉，置乳钵内，加适量清水，研极细成糊状，将面上清水滤出，置日光下晒干即可。	云南省中药咀片炮炙规范	173
	珊瑚	研成细粉或水飞。	全国中药炮制规范	170
	石蟹	水飞，每取石蟹 5000g，洗净，用明煅法煅至红透，趁热用醋 1500g 淬透，再以水飞法制成极细粉末，干燥。	四川省中药饮片炮制规范	184

续表

切制方法	药名	摘录	文献名称	文献编号
水飞	雄黄粉	取雄黄研成极细粉。或取雄黄粉碎后，加水适量共研细，再加多量的水，搅拌，倾出混悬液，下沉部分再按上法反复操作数次，除去杂质，合并混悬液，静置后，分取沉淀，晾干，研散，成品称雄黄粉。	中华人民共和国药典（1985 年版一部）	197
	阳起石	水飞，取阳起石，直接放在红炽的炭火上煅至红透，取出放冷研细，水飞，干燥。	中药炮制经验集成	171
	朱砂	用水飞法水飞，晾干。	中华人民共和国药典（1985 年版一部）	197

2015 年版《中华人民共和国药典》（文献编号：200）中采用切制法的药品有很多，和净制一样，切制已经成了中药材最基本的处理方法。《中华人民共和国药典》中记载了多种药物的捣碎、剪、切等法。具体见表 3-9。

表 3-9 2015 年版《中华人民共和国药典》切制药物统计表

切制方法	药名	摘录
捣碎	阿胶	捣成碎块。
	白扁豆	除去杂质，用时捣碎。
	白矾	除去杂质，用时捣碎。
	白果仁	取白果，除去杂质及硬壳，用时捣碎。
	荜茇	除去杂质，用时捣碎。
	蓖麻子	用时去壳，捣碎。
	草豆蔻	除去杂质，用时捣碎。
	蟾酥粉	取蟾酥，捣碎，加白酒浸渍，时常搅动至呈稠膏状，干燥，粉碎。
	沉香	除去枯废白木，劈成小块，用时捣碎或研成细粉。
	川楝子	除去杂质，用时捣碎。
	川射干	除去杂质，洗净，润透，切薄片，干燥。
	川芎	除去杂质，分开大小，洗净，润透，切厚片，干燥。
	大皂角	用时捣碎。
	刀豆	除去杂质，用时捣碎。
	丁香	除去杂质，筛去灰屑，用时捣碎。
	豆蔻	除去杂质，用时捣碎。
	榧子	去壳取仁，用时捣碎。
	瓜蒌子	除去杂质和干瘪的种子，洗净，晒干，用时捣碎。
	海龙	用时捣碎或切段。
	海马	用时捣碎或碾粉。
	黑芝麻	除去杂质，洗净，晒干，用时捣碎。
	红豆蔻	除去杂质，用时捣碎。
	胡黄连	除去杂质，洗净，润透，切薄片干燥或用时捣碎。
	华山参	用时捣碎。
	黄连	除去杂质，润透后切薄片，晾干，或用时捣碎。
	芥子	除去杂质，用时捣碎。
	橘核	除去杂质，洗净，干燥，用时捣碎。

续表

切制方法	药名	摘录
捣碎	决明子	除去杂质，洗净，干燥，用时捣碎。
	苦杏仁	用时捣碎。
	莱菔子	除去杂质，洗净，干燥，用时捣碎。
	荔枝核	用时捣碎。
	鹿角霜	用时捣碎。
	芒硝	除去杂质，生用捣碎或炒研。
	母丁香	除去杂质，用时捣碎。
	木鳖子仁	去壳取仁，用时捣碎。
	南五味子	除去杂质，用时捣碎。
	牛蒡子	除去杂质，洗净，干燥，用时捣碎。
	平贝母	除去杂质，用时捣碎。
	牵牛子	除去杂质，用时捣碎。
	肉桂	除去杂质及粗皮，用时捣碎。
	蕤仁	除去杂质，洗净，干燥，用时捣碎。
	砂仁	除去杂质，用时捣碎。
	山慈菇	洗净干燥，用时捣碎。
	生半夏	用时捣碎。
	生川乌	除去杂质，用时捣碎。
	石膏	打碎，除去杂石，粉碎成粗粉。
	使君子	除去杂质，用时捣碎。
	酸枣仁	去残留核壳，用时捣碎。
	桃仁	除去杂质，用时捣碎。
	甜瓜子	除去杂质，洗净，晒干，用时捣碎。
	五味子	除去杂质，用时捣碎。
	西洋参	去芦，润透，切薄片，干燥，或用时捣碎。
	延胡索	除去杂质，洗净，干燥，切厚片或用时捣碎。
	益智仁	除去杂质及外壳，用时捣碎。
	罂粟壳	除去杂质，捣碎或洗净，润透，切丝，干燥。
	郁李仁	除去杂质，用时捣碎。
	珠子参	除去杂质，用时捣碎。
	猪牙皂	除去杂质，洗净，晒干，用时捣碎。
	竹节参	用时捣碎。
研	沉香	除去枯废白木，劈成小块。用时捣碎或研成细粉。
	赤石脂	除去杂质，打碎或研细粉。
	木芙蓉叶	除去杂质，喷淋清水，稍润，切丝或切碎，干燥。或研粉。
	麝香	取毛壳麝香，除去囊壳，取出麝香仁，除去杂质，用时研碎。
	血竭	除去杂质，打成碎粒或研成细末。

续表

切制方法	药名	摘录
碾	蛤壳	洗净，碾碎，干燥。
	海马	用时捣碎或碾粉。
	牡蛎	洗净，干燥，碾碎。
	三七	洗净，干燥，碾成细粉。
	石决明	除去杂质，洗净，干燥，碾碎。
	瓦楞子	洗净，干燥，碾碎。
	香附	除去毛须及杂质，切厚片或碾碎。
	栀子	除去杂质，碾碎。
切碎	大青叶	除去杂质，抢水洗，切碎，干燥。
	独一味	除去杂质，切碎。
	九里香	除去杂质，切碎。
	橘红	除去杂质，切碎。
	茵陈	除去残根和杂质，搓碎或切碎。绵茵陈筛去灰屑。
	紫花地丁	除去杂质，洗净，切碎，干燥。
	紫苏叶	除去杂质和老梗，或喷淋清水，切碎，干燥。
切片	藏菖蒲	除去杂质，切片，干燥。
	丁公藤	除去杂质，洗净，润透，切片，干燥。
	红景天	除去须根、杂质，切片，干燥。
	生姜	除去杂质，洗净。用时切厚片。
	天冬	除去杂质，迅速洗净，切薄片，干燥。
	通草	除去杂质，切厚片。
	香附	除去毛须及杂质，切厚片或碾碎。
	新疆紫草	除去杂质，切厚片或段。
	延胡索	除去杂质，洗净，干燥，切厚片或用时捣碎。
切段	半边莲	除去杂质，洗净，切段，干燥。
	半枝莲	除去杂质，洗净，切段，干燥。
	北刘寄奴	除去杂质，洗净，切段，干燥。
	萹蓄	除去杂质，洗净，切段，干燥。
	车前草	除去杂质，洗净，切段，干燥。
	穿心莲	除去杂质，洗净，切段，干燥。
	垂盆草	除去杂质，切段。
	大腹皮	除去杂质，洗净，切段，干燥。
	大叶紫珠	除去杂质，喷淋清水，切段，干燥。
	淡竹叶	除去杂质，切段。
	矮地茶	除去杂质，洗净，切段，干燥。
	地龙	除去杂质，洗净，切段，千燥。
	冬凌草	除去杂质，切段，干燥。
	鹅不食草	除去杂质，切段，干燥。
	甘松	除去杂质和泥沙，洗净，切长段，干燥。
	干石斛	除去残根，洗净，切段，干燥。鲜品洗净，切段。
	杠板归	除去杂质，略洗，切段，干燥。
	谷精草	除去杂质，切段。

续表

切制方法	药名	摘录
切段	广藿香	除去残根和杂质，先抖下叶，筛净另放；茎洗净，润透，切段，晒干，再与叶混匀。
	广金钱草	除去杂质，切段，晒干。
	海龙	用时捣碎或切段。
	海藻	除去杂质，洗净，稍晾，切段，干燥。
	鸡骨草	除去杂质和荚果，切段。
	鸡冠花	除去杂质和残茎，切段。
	积雪草	除去杂质，洗净，切段，干燥。
	金沸草	除去杂质，略洗，切段，干燥。
	金钱草	除去杂质，抢水洗，切段，干燥。
	筋骨草	除去杂质，洗净，切段，干燥。
	菊苣	除去杂质，切段。
	卷柏	除去残留须根及杂质，洗净，切段，干燥。
	苦地丁	除去杂质，洗净，切段，干燥。
	蓝布正	除去杂质，洗净，切段，干燥。
	老鹳草	除去残根及杂质，略洗，切段，干燥。
	连钱草	除去杂质，洗净，切段，干燥。
	芦根	除去杂质，洗净，切段。
	鹿衔草	除去杂质，切段。
	麻黄	除去木质茎、残根及杂质，切段。
	墨旱莲	除去杂质，略洗，切段，干燥。
	蒲公英	除去杂质，洗净，切段，干燥。
	蕲蛇	去头、鳞，切成寸段。
	三白草	除去杂质，洗净，切段，干燥。
	蛇蜕	除去杂质，切段。
	伸筋草	除去杂质，洗净，切段，干燥。
	石吊兰	除去杂质，洗净，切段，干燥。
	石韦	除去杂质，洗净，切段，干燥，筛去细屑。
	水蛭	洗净，切段，干燥。
	丝瓜络	除去残留种子及外皮，切段。
	天仙藤	除去杂质，切段。
	瓦松	除去残根及杂质，切段。
	香薷	除去残根和杂质，切段。
	小驳骨	除去杂质，切段。
	小通草	除去杂质，切段。
	徐长卿	除去杂质，迅速洗净，切段，阴干。
	鸭跖草	除去杂质，洗净，切段，干燥。
	一枝黄花	除去杂质，喷淋清水，切段，干燥。
	翼首草	除去杂质，洗净，切段，干燥。
	竹茹	除去杂质，切段或揉成小团。
	紫珠叶	除去杂质，洗净，切段，干燥。

续表

切制方法	药名	摘录
切丝	冬瓜皮	除去杂质，洗净，切块或宽丝，干燥。
	杜仲	刮去残留粗皮，洗净，切块或丝，干燥。
	瓜蒌	压扁，切丝或切块。
	瓜蒌皮	洗净，稍晾，切丝，晒干。
	昆布	除去杂质，漂净，稍晾，切宽丝，晒干。
	土荆皮	洗净，略润，切丝，干燥。
切块	冬瓜皮	除去杂质，洗净，切块或宽丝，干燥。
	杜仲	刮去残留粗皮，洗净，切块或丝，干燥。
	瓜蒌	压扁，切丝或切块。
	蛤蚧	除去鳞片及头足，切成小块。
	石榴皮	除去杂质，洗净，切块，干燥。
润切	菝葜	除去杂质，洗净，润透，切片，干燥。
	白及	洗净，润透，切薄片，晒干。
	白蔹	除去杂质，洗净，润透，切厚片，干燥。
	白茅根	洗净，微润，切段，干燥，除去碎屑。
	白前	除去杂质，洗净，润透，切段，干燥。
	白屈菜	除去杂质，喷淋清水，稍润，切段，干燥。
	白芍	洗净，润透，切薄片，干燥。
	白术	除去杂质，洗净，润透，切厚片，干燥。
	白头翁	除去杂质，洗净，润透，切薄片，干燥。
	白薇	除去杂质，洗净，润透，切段，干燥。
	白鲜皮	除去杂质，洗净，稍润，切厚片，干燥。
	白芷	除去杂质，大小分开，略浸，润透，切厚片，干燥。
	百部	除去杂质，洗净，润透，切厚片，干燥。
	板蓝根	除去杂质，洗净，润透，切厚片，干燥。
	薄荷	除去老茎和杂质，略喷清水，稍润，切短段，及时低温干燥。
	北柴胡	除去杂质和残茎，洗净，润透，切厚片，干燥。
	北豆根	除去杂质，洗净，润透，切厚片，干燥。
	北沙参	除去残茎和杂质，略润，切段，干燥。
	槟榔	除去杂质，浸泡，润透，切薄片，阴干。
	苍术	除去杂质，洗净，润透，切厚片，干燥。
	常山	除去杂质，分开大小，浸泡，润透，切薄片，晒干。
	陈皮	除去杂质，喷淋水，润透，切丝，干燥。
	赤芍	除去杂质，分开大小，洗净，润透，切厚片，干燥。
	川木通	未切片者，略泡，润透，切厚片，干燥。
	川木香	除去根头部的黑色“油头”和杂质，洗净，润透，切厚片，晾干或低温干燥。
	川牛膝	除去杂质及芦头，洗净，润透，切薄片，干燥。
	穿山龙	除去杂质，洗净，润透，切厚片，干燥。
	椿皮	除去杂质，洗净，润透，切丝或段，干燥。
	刺五加	除去杂质，洗净，稍泡，润透，切厚片，干燥。
	大黄	除去杂质，洗净，润透，切厚片或块，晾干。
	大蓟	除去杂质，抢水洗或润软后，切段，干燥。
	大血藤	除去杂质，洗净，润透，切厚片，干燥。

续表

切制方法	药名	摘录
	丹参	除去杂质和残茎，洗净，润透，切厚片，干燥。
	当归	除去杂质，洗净，润透，切薄片，晒干或低温干燥。
	当药	除去杂质，喷淋清水，稍润，切段，干燥。
	党参片	去杂质，洗净，润透，切厚片，干燥。
	地黄	除去杂质，洗净，闷润，切厚片，干燥。
	地锦草	除去杂质，喷淋清水，稍润，切段，干燥。
	地榆	除去杂质；未切片者，洗净，除去残茎，润透，切厚片，干燥。
	独活	除去杂质，洗净，润透，切薄片，晒干或低温干燥。
	断血流	除去杂质，喷淋清水，稍润，切段，干燥。
	翻白草	除去杂质，洗净，稍润，切段，干燥。
	防风	除去杂质，洗净，润透，切厚片，干燥。
	防己	除去杂质，稍浸，洗净，润透，切厚片，干燥。
	飞扬草	除去杂质，洗净，稍润，切段，干燥。
	粉葛	除去杂质，洗净，润透，切厚片或切块，干燥。
	甘草	除去杂质，洗净，润透，切厚片，干燥。
	干姜	除去杂质，略泡，洗净，润透，切厚片或块，干燥。
	高良姜	除去杂质，洗净，润透，切薄片，晒干。
	葛根	除去杂质，洗净，润透，切厚片，晒干。
	狗脊	除去杂质；未切片者，洗净，润透，切厚片，干燥。
	骨碎补	除去杂质，洗净，润透，切厚片，干燥。
	瓜子金	除去杂质，洗净，稍润至软，切段，干燥。
润切	关黄柏	除去杂质，喷淋清水，润透，切丝，干燥。
	桂枝	除去杂质，洗净，润透，切厚片，干燥。
	海风藤	除去杂质，浸泡，润透，切厚片，晒干。
	藁本	除去杂质，洗净，润透，切厚片，晒干。
	合欢皮	除去杂质，洗净，润透，切丝或块，干燥。
	何首乌	除去杂质，洗净，稍浸，润透，切厚片或块，干燥。
	荷叶	喷水，稍润，切丝，干燥。
	红参	润透，切薄片，干燥。
	红大戟	除去杂质，洗净，润透，切厚片，干燥。
	红花龙胆	除去杂质，喷淋清水，稍润，切段，干燥。
	红芪	除去杂质，大小分开，洗净，润透，切厚片，干燥。
	厚朴	刮去粗皮，洗净，润透，切丝，干燥。
	胡黄连	除去杂质，洗净，润透，切薄片，干燥，或用时捣碎。
	槲寄生	除去杂质，略洗，润透，切厚片，干燥。
	虎杖	除去杂质，洗净，润透，切厚片，干燥。
	化橘红	除去杂质，洗净，闷润，切丝或块，晒干。
	黄柏	除去杂质，喷淋清水，润透，切丝，干燥。
	黄精	除去杂质，洗净，略润，切厚片，干燥。
	黄连	除去杂质，润透后切薄片，晾干，或用时捣碎。
	黄芪	除去杂质，大小分开，洗净，润透，切厚片，干燥。
	姜黄	除去杂质，略泡，洗净，润透，切厚片，干燥。
	金果榄	除去杂质，浸泡，润透，切厚片，干燥。

续表

切制方法	药名	摘录
润切	金龙胆草	除去杂质，喷淋清水，稍润，切段，干燥。
	金荞麦	除去杂质，洗净，润透，切厚片，干燥。
	金樱子肉	取净金樱子，略浸，润透，纵切两瓣，除去毛、核，干燥。
	京大戟	除去杂质，洗净，润透，切厚片，干燥。
	荆芥	除去杂质，喷淋清水，洗净，润透，于50℃烘1小时，切段，干燥。
	救必应	除去杂质，洗净，润透，切片，干燥。
	桔梗	除去杂质，洗净，润透，切厚片，干燥。
	苦参	除去残留根头，大小分开，洗净，浸泡至约六成透时，润透，切厚片，干燥。
	苦楝皮	除去杂质、粗皮，洗净，润透，切丝，干燥。
	苦木	除去杂质，枝洗净，润透，切片，干燥；叶喷淋清水，稍润，切丝，干燥。
	莲子	略浸，润透，切开，去心，干燥。
	龙胆	除去杂质，洗净，润透，切段，干燥。
	漏芦	除去杂质，洗净，润透，切厚片，晒干。
	鹿茸	取鹿茸，燎去茸毛，刮净，以布带缠绕茸体，自锯口面小孔灌入热白酒，并不断添酒，至润透或灌酒稍蒸，横切薄片，压平，干燥。
	络石藤	除去杂质，洗净，稍润，切段，干燥。
	麻黄根	除去杂质，洗净，润透，切厚片，干燥。
	马鞭草	除去残根及杂质，洗净，稍润，切段，干燥。
	马齿苋	除去杂质，洗净，稍润，切段，干燥。
	绵马贯众	除去杂质，喷淋清水，洗净，润透，切厚片，干燥，筛去灰屑，即得。
	明党参	洗净，润透，切厚片，干燥。
	牡丹皮	迅速洗净，润后切薄片，晒干。
	木芙蓉叶	除去杂质，喷淋清水，稍润，切丝或切碎，干燥；或研粉。
	木瓜	洗净，润透或蒸透后切薄片，晒干。
	木通	除去杂质，用水浸泡，泡透后捞出，切片，干燥。
	木香	除去杂质，洗净，闷透，切厚片，干燥。
	木贼	除去枯茎及残根，喷淋清水，稍润，切段，干燥。
	南板蓝根	除去杂质，洗净，润透，切厚片，干燥。
	南沙参	除去根茎，洗净，润透，切厚片，干燥。
	牛膝	除去杂质，洗净，润透，除去残留芦头，切段，干燥。
	佩兰	除去杂质，洗净，稍润，切段，干燥。
	枇杷叶	除去绒毛，用水喷润，切丝，干燥。
	千年健	除去杂质，洗净，润透，切片，干燥。
	前胡	除去杂质，洗净，润透，切薄片，晒干。
	茜草	除去杂质，洗净，润透，切厚片或段，干燥。
	羌活	除去杂质，洗净，润透，切厚片，干燥。
	秦艽	除去杂质，洗净，润透，切厚片，干燥。
	秦皮	除去杂质，洗净，润透，切丝，干燥。
	青风藤	除去杂质，略泡，润透，切厚片，干燥。
	青蒿	除去杂质，喷淋清水，稍润，切段，干燥。
	青皮	除去杂质，洗净，闷润，切厚片或丝，晒。
	青叶胆	除去杂质，喷淋清水，稍润，切段，干燥。
	瞿麦	除去杂质，洗净，稍润，切段，干燥。

续表

切制方法	药名	摘录
润切	拳参	除去杂质，洗净，略泡，润透，切薄片，干燥。
	人参	润透，切薄片，干燥，或用时粉碎、捣碎。
	忍冬藤	除去杂质，洗净，闷润，切段，干燥。
	肉苁蓉	除去杂质，洗净，润透，切厚片，干燥。
	三颗针	除去杂质；未切片者，喷淋清水，润透，切片，干燥。
	三棱	除去杂质，浸泡，润透，切薄片，干燥。
	桑白皮	洗净，稍润，切丝，干燥。
	桑寄生	除去杂质，略洗，润透，切厚片或短段，干燥。
	桑枝	未切片者，洗净，润透，切厚片，干燥。
	山慈菇	除去杂质，水浸约 1 小时，润透，切薄片，干燥。
	山豆根	除去残茎及杂质，浸泡，洗净，润透，切厚片，干燥。
	山香圆叶	除去杂质，喷淋清水，稍润，切丝，干燥。
	山药	取毛山药或光山药除去杂质，分开大小个，泡润至透，切厚片，干燥。切片者呈类圆形的厚片。
	商陆	除去杂质，洗净，润透，切厚片或块，干燥。
	射干	除去杂质，洗净，润透，切薄片，干燥。
	升麻	除去杂质，略泡，洗净，润透，切厚片，干燥。
	生狼毒	除去杂质，洗净，润透，切片，晒干。
	石菖蒲	除去杂质，洗净，润透，切厚片，干燥。
	锁阳	洗净，润透，切薄片，干燥。
	桃枝	除去杂质，洗净，稍润，切段，干燥。
	天花粉	略泡，润透，切厚片，干燥。
	天麻	洗净，润透或蒸软，切薄片，干燥。
	土茯苓	未切片者，浸泡，洗净，润透，切薄片，干燥。
	土木香	除去杂质，洗净，润透，切片，干燥。
	威灵仙	除去杂质，洗净，润透，切段，干燥。
	委陵菜	除去杂质，洗净，润透，切段，干燥。
	乌药	未切片者，除去细根，大小分开，浸透，切薄片，干燥。
	巫山淫羊藿	除去杂质，喷淋清水，稍润，切丝，干燥。
	五加皮	除去杂质，洗净，润透，切厚片，干燥。
	西河柳	除去老枝及杂质，洗净，稍润，切段，干燥。
	西洋参	去芦，润透，切薄片，干燥或用时捣碎。
	菥蓂	除去杂质，稍润，切段，干燥。
	豨莶草	除去杂质，洗净，稍润，切段，干燥。
	细辛	除去杂质，喷淋清水，稍润，切段，阴干。
	仙鹤草	除去残根和杂质，洗净，稍润，切段，干燥。
	香加皮	除去杂质，洗净，润透，切厚片，干燥。
	香橼	未切片者，打成小块；切片者，润透，切丝，晾干。
	小蓟	除去杂质，洗净，稍润，切段，干燥。
	续断	洗净，润透，切厚片，干燥。
	玄参	除去残留根茎和杂质，洗净，润透，切薄片，干燥；或微泡，蒸透，稍晾，切薄片，干燥。

续表

切制方法	药名	摘录
润切	野马追	除去杂质，喷淋清水，稍润，切段，干燥。
	银柴胡	除去杂质，洗净，润透，切厚片，干燥。
	淫羊藿	除去杂质，喷淋清水，稍润，切丝，干燥。
	罂粟壳	除去杂质，捣碎或洗净，润透，切丝，干燥。
	禹州漏芦	除去杂质，洗净，润透，切厚片，晒干。
	玉竹	除去杂质，洗净，润透，切厚片或段，干燥。
	郁金	洗净，润透，切薄片，干燥。
	远志	除去杂质，略洗，润透，切段，干燥。
	皂角刺	除去杂质；未切片者，略泡，润透，切厚片，干燥。
	泽兰	除去杂质，略洗，润透，切段，干燥。
	泽泻	除去杂质，稍浸，润透，切厚片，干燥。
	浙贝母	除去杂质，洗净，润透，切厚片，干燥；或打成碎块。
	知母	除去杂质，洗净，润透，切厚片，干燥，去毛屑。
	蜘蛛香	除去杂质，洗净，润透，切片，晒干。
	枳壳	除去杂质，洗净，润透，切薄片，干燥后筛去碎落的瓤核。
	肿节风	除去杂质，洗净，润透，切段，干燥。
	重楼	除去杂质，洗净，润透，切薄片，晒干。
	朱砂根	除去杂质，洗净，润透，切段，干燥。
	猪苓	除去杂质，浸泡，洗净，润透，切厚片，干燥。
	紫花前胡	除去杂质，洗净，润透，切薄片，晒干。
	紫萁贯众	除去杂质，略泡，洗净，润透，切片，干燥。
	紫苏梗	除去杂质，稍浸，润透，切厚片，干燥。
	紫菀	除去杂质，洗净，稍润，切厚片或段，干燥。
蒸切	莪术	除去杂质，略泡，洗净，蒸软，切厚片，干燥。
	茯苓	取茯苓个，浸泡，洗净，润后稍蒸，及时削去外皮，切制成块或切厚片，晒干。
	黄芩	除去杂质，置沸水中煮 10 分钟，取出，闷透，切薄片，干燥；或蒸半小时，取出，切薄片，干燥（注意避免暴晒）。
	鹿茸	取鹿茸，燎去茸毛，刮净，以布带缠绕茸体，自锯口面小孔灌入热白酒，并不断添酒，至润透，或灌酒稍蒸，横切薄片，压平，干燥。
	木瓜	洗净，润透或蒸透后切薄片，晒干。
	天麻	洗净，润透或蒸软，切薄片，干燥。
	玄参	除去残留根茎和杂质，洗净，润透，切薄片，干燥；或微泡，蒸透，稍晾，切薄片，干燥。
破开	大枣	用时破开或去核。
打碎	赤石脂	除去杂质，打碎或研细粉。
	地枫皮	除去杂质，洗净，打碎，干燥。
	诃子	除去杂质，洗净，干燥，用时打碎。
	炉甘石	除去杂质，打碎。
	千金子	除去杂质，筛去泥沙，洗净，捞出，干燥，用时打碎。
	青果	除去杂质，洗净，干燥，用时打碎。
	柿蒂	除去杂质，洗净，去柄，干燥。或打碎。
	娑罗子	除去外壳和杂质，用时打碎。
	香橼	未切片者，打成小块；切片者，润透，切丝，晾干。

续表

切制方法	药名	摘录
打碎	血竭	除去杂质，打成碎粒或研成细末。
	预知子	洗净，晒干，用时打碎。
	皂矾	取原药材，除去杂质，打碎。
	浙贝母	除去杂质，洗净，润透，切厚片，干燥。或打成碎块。
	珍珠母	除去杂质，打碎。
剪	灯心草	除去杂质，剪段。
	蜂房	除去杂质，剪块。
	马勃	除去杂质，剪成小块。
	桑螵蛸	除去杂质，蒸透，干燥，用时剪碎。
	蜈蚣	去竹片，洗净，微火焙黄，剪段。
敲	硫黄	除去杂质，敲成碎块。
	五倍子	敲开，除去杂质。
镑	羚羊角	取羚羊角，置温水中浸泡，捞出，镑片，干燥。
	鹿角	洗净，锯段，用温水浸泡，捞出，镑片，晾干。或剉成粗末。
	水牛角	洗净，镑片或剉成粗粉。
	檀香	除去杂质，镑片或锯成小段，劈成小碎块。
剉	鹿角	洗净，锯段，用温水浸泡，捞出，镑片，晾干。或剉成粗末。
	水牛角	洗净，镑片或剉成粗粉。
水飞	滑石	除去杂石，洗净，砸成碎块，粉碎成细粉，或照水飞法（通则 0213）水飞，晾干。
	雄黄	取雄黄照水飞法（通则 0213）水飞，晾干。
	朱砂	取朱砂，用磁铁吸去铁屑，或照水飞法（通则 0213）水飞，晾干或 40℃以下干燥。
揉	蒲黄	揉碎结块，过筛。
	竹茹	除去杂质，切段或揉成小团。
砸	磁石	除去杂质，砸碎。
	海螵蛸	除去杂质，洗净，干燥，砸成小块。
	花蕊石	洗净，干燥，砸成碎块。
	芦荟	砸成小块。
	青礞石	除去杂石，砸成小块。
	钟乳石	洗净，砸成小块，干燥。
	紫石英	除去杂石，砸成碎块。
	自然铜	除去杂质，洗净，干燥，用时砸碎。
轧扁	麦冬	除去杂质，洗净，润透，轧扁，干燥。
劈	降香	除去杂质，劈成小块，碾成细粉或镑片。
	檀香	除去杂质，镑片或锯成小段，劈成小碎块。
	油松节	劈成薄片或小块。
搓碎	桑叶	除去杂质，搓碎，去柄，筛去灰屑。
	茵陈	除去残根和杂质，搓碎或切碎。绵茵陈筛去灰屑。

二、切制理论和原理的沿革

从古代文献来看，之前各朝代对于切制理论和原理论述的记载相对较少，明代、清代时稍多，基本上将切制的作用概括为：利于成分的煎出，利于调剂制剂，利于服用等。下面做一简单整理。

1. 唐代之前

唐代之前有关切制原理的论述主要集中在利于调剂制剂和缓和药性方面。如《金匮玉函经》中记载巴豆、桃仁、杏仁【苦杏仁】“别捣令如膏，乃稍纳药末中，更下粗罗”。具体见表 3–10。

表 3–10　唐代之前文献中关于切制原理的论述

药名	摘录	文献名称	文献编号
巴豆	别捣令如膏，乃稍纳药末中，更下粗罗。	金匮玉函经	2
桃仁	别捣令如膏，乃稍纳药末中，更下粗罗。	金匮玉函经	2
杏仁【苦杏仁】	别捣令如膏，乃稍纳药末中，更下粗罗。	金匮玉函经	2

2. 宋代

宋代对切制原理的论述主要集中在降低毒副作用和缓和药性这两方面。如《重修政和经史证类备用本草》中记载井泉石“用之当细研为粉，不尔，使人淋”，珍珠“为药须久研如粉面，方堪服饵，研之不细，伤人脏腑”。说明切制可以缓和药性，便于服用。具体见表 3–11。

表 3–11　宋代文献中关于切制原理的论述

药名	摘录	文献名称	文献编号
羚羊角	剉为末，勿令犯风，研极细入药，免刮人肠。	雷公炮炙论	20
大黄	二大两，切如棋子。切不得令黄焦，则无力。捣筛为末。	重修政和经史证类备用本草	30
井泉石	用之当细研为粉，不尔，使人淋。	重修政和经史证类备用本草	30
珍珠	为药须久研如粉面，方堪服饵。研之不细，伤人脏腑。	重修政和经史证类备用本草	30

3. 明代

明代有关切制原理的论述主要集中在方便制剂和服用方面。如《本草蒙筌》中记载密陀僧“绝细研成，多入膏药”，《医学入门》中记载犀角“令受人气，易研，故曰人气粉”。具体见表 3–12。

表 3-12　明代文献中关于切制原理的论述

药名	摘录	文献名称	文献编号
大蓟	消肿，捣汁。	炮炙大法	97
琥珀	入药研末，用汤调吞。	本草纲目	84
	安心神，俱宜生捣。	本草纲目	84
滑石	研细，以水飞净，服下方得滑通。	本草蒙筌	76
	拣去粗者，择细腻者研为极细末，水飞入药。今粗入煎汤，皆不作效。	医宗粹言	92
金樱子	今人丸散，擘开两片，刮去子、毛用。	本草品汇精要	74
荆芥穗	吐血不止，干穗为末。	本草纲目	84
羚羊角	剉细，避风捣筛，更研万匝如飞尘，免刮人肠。	医宗必读	100
密陀僧	绝细研成，多入膏药。	本草蒙筌	76
牡蛎	补阴则生捣用。	本草纲目	84
藕	捣绞澄粉，乃其精华也，安神开胃，喜悦忘忧。	本草通玄	101
菟丝子	入纸条数枚同捣，即刻成粉，且省力也。	本草纲目	84
犀角	令受人气，易研，故曰人气粉。	本草蒙筌	76
	令受人气，易研，故曰人气粉。	医学入门	100

4. 清代

这一时期，切制原理的论述主要包括以下几个方面：（1）缓和药性。如《医宗说约》中记载石膏“研末，性缓，兼敷热疮”。（2）减轻毒副作用。如《本草害利》中记载龟板胶“凡入丸散，须研极细，不尔留滞肠胃，能变癥瘕”。（3）便于调剂和制剂。如《本草述钩元》中记载小蓟“消肿，捣汁用”。《得配本草》中记载荸荠“作粉，可点目翳”。具体见表 3-13。

表 3-13　清代文献中关于切制原理的论述

药名	摘录	文献名称	文献编号
白芨【白及】	若刀箭汤火损伤，为末可敷，生肌止痛。	本草正义	151
白蔹	诸疮不敛，俱可为末敷之，能生肌止痛。	本草正义	151
荸荠	切片晒干入药，最消痞积。	本草新编	116
	作粉，可点目翳。	得配本草	136
冰片	入药另研，用旧瓷钵轻轻捶研，急则钵热，便随香窜耗也。	本草述钩元	112
龟胶【龟甲胶】	凡入丸散，须研极细，不尔留滞肠胃，能变癥瘕。	本草害利	159
火麻仁	捣汁，治产难胎衣不下。	本草求真	140
连翘	打碎，除肺火止用心，赤鼻良验。	医宗说约	109
蔓菁子	捣敷阴囊肿大如斗，末服解酒毒，和芸苔根捣汁，鸡子清调涂诸热毒。	本草备要	117
茄	妇人血黄，黄茄子切片，阴干为末服。	握灵本草	105
青蒿	治上焦血分结热，生捣汁服。	本草述钩元	112
	治痢，去湿热，用叶，或捣汁更妙。	得配本草	136
石膏	研末，性缓，兼敷热疮。	医宗说约	109
小蓟	消肿，捣汁用。	本草述钩元	112

三、小结

历代切制的方法和中药品种很多，主要方法包括切、研、碎、刮、搥（捶）、捣、削、打、折、劈、截、杵等，涉及1500多种常见中药品种。从各朝代切制药物品种的新增数量看，宋代是切制技术发展比较快的时期，新增品种达到335种。经过不断整理、筛选，目前2015年版《中华人民共和国药典》中收载的切制方法有捣碎、研、碾、切碎、切片、切段、切丝、切块、润切、蒸切、破开、打碎、剪、敲、镑、剉、水飞、揉、砸、轧扁、劈、搓碎等，涉及340个中药品种。

药材切制的目的是提高煎药的质量，或者利于进一步炮制和调配。药材切制前需经过润泡等软化操作，使其软硬适度，便于切制。但控制水处理的时间和吸水量至关重要。若浸泡时间过长，吸水量过多，则药材中的成分大量流失，降低疗效，并给干燥饮片带来不利影响。药材的切制过程同样需要把控，若饮片厚度相差太大，在煎煮过程中会出现易溶、难溶、先溶、后溶等问题，浸出物将会取气失味或取味失气，达不到气味相得的要求。如调和营卫的桂枝汤，方中桂枝以气胜，白芍以味胜，若白芍切厚片，则煎煮时间不好控制：若煎煮时间短，虽能全桂枝之气（性），却失白芍之味；煎煮时间长，虽能取白芍之味，却失桂枝之气（性）。方中桂枝和白芍为主药，均切薄片，煎煮适当时间，方可达到气味共存的目的。饮片干燥亦很重要，切制后的饮片因含水量高，若不及时干燥，就会霉烂变质。干燥方法和干燥温度不当，也会造成有效成分损失，特别是挥发性成分或对日光很敏感的成分，若以高温干燥或暴晒，疗效会明显降低。在切制饮片时，必须按制备程序制成饮片，这样既利于粉碎，又有益于服后吸收，易于发挥疗效。

通过对历代切制方法和理论的整理和总结，可知除少部分果实、种子或体积较小的块茎类药物经过净制后可直接作为生饮片外，绝大部分中药均需通过饮片切制的工艺加以制备，或经过进一步加工处理，才可入药。

中药饮片切制是中药饮片加工炮制的一道重要工序，切制质量的高低对中药饮片的质量有着十分重要的影响。目前，中药饮片切制过程中存在诸多不规范操作，如净选走过场、水处理不规范、图省事简化特殊切制工艺、干燥不规范等，严重影响中药饮片质量。因此，应规范中药饮片切制方法，尽快完善饮片质量标准，对于绝大多数饮片品种应制定全国统一标准。

（本章编审专家：许腊英）

第四章

中药炒制技术的历史沿革研究

中药炒制，系将净药材或生药片置于预热容器内，用适宜的温度进行加热并不断地翻动搅拌至一定程度的炮制技术。根据药材质地和医疗上的不同要求，将炒制法分为清炒法（不加辅料炒）和加辅料炒法（加固体辅料炒）两大类。本章主要介绍清炒法。炒制可使药物易于粉碎，利于其有效成分煎出，可缓和药性，使药物降低毒性、增强疗效。

中药炒制历史悠久，方法繁多，也是最常用的炮制方法之一。搞清炒制的来龙去脉以及不同历史时期炒制方法的演变过程，对正确继承发扬炒制技术有重要意义。本章对清炒法的炒制品种和理论进行了文献资料的整理，以供研究参考。

一、炒制品种和方法的沿革

本文重点参考了《历代中药炮制资料辑要》《历代中药炮制法汇典》等著作，对历代炒制方法和中药品种数进行了统计。其中，唐代之前炒制品种记载较少，有45种药物；唐代增幅明显，有90余种药物，新增近90种；宋代记载较多，有450种左右，新增380种左右；元代由于受到战乱影响，所留下炒制品种不多，有170种左右，新增20种；明代有490种左右，新增200种左右；清代记载有670种左右，新增290种左右。

根据文献记载，炒制方法主要有炒黄、炒焦、炒黑、炮、炙、熬等。

具体统计见表4–1。

表4–1　历代炒制方法统计表

方法	朝代						
	唐代之前	唐	宋	元	明	清	现代
炒	√	√	√	√	√	√	√
炒黄		√	√	√	√	√	√
炒焦		√	√	√	√	√	√
炒黑		√	√	√	√	√	
炒黑（炒炭）		√					
炒黑（炒灰）				√			
炙	√	√	√	√			
熬	√	√	√	√			
炮	√	√	√	√			

1. 唐代之前

炒制是最常用的炮制方法之一，唐代之前（秦汉至南北朝时期）已经有部分中药用炒法炮制了。这一时期，炒制中药品种比较少，共45种，涉及药物如下所示：（以A开头）艾叶；（以B开头）巴豆、柏子仁、斑蝥、贝母；（以C开头）车前子、虫；（以D开头）大豆、大黄、当归、杜仲；（以E开头）阿胶；（以F开头）矾石【白矾】、附子；（以G开头）甘草、干姜、干漆、瓜蒂；（以H开头）胡粉；（以J开头）蕉菁；（以L开头）藜芦、露蜂房【蜂房】；（以M开头）麦芽、芒硝、虻虫、蝱虫【虻虫】、牡蛎；（以Q开头）蜣螂；（以S开头）商陆根【商陆】、蛇蜕、生狼牙【狼牙】、蜀椒【花椒】、鼠妇、水蛭；（以T开头）桃仁、天雄、葶苈【葶苈子】；（以W开头）乌豆皮【黑豆衣】、乌梅肉【乌梅】、乌头、吴茱萸；（以X开头）杏仁【苦杏仁】；（以Y开头）芫花、芸苔；（以Z开头）蜘蛛、枳实。

唐代之前炒制方法也较简单，按照典籍的记载，该时期炒制方法主要有熬、炮、炒、炙等。其中，熬的药物有28种，涉及药物如下所示：（以B开头）巴豆、斑蝥、贝母；（以C开头）虫；（以D开头）大豆；（以F开头）矾石【白矾】；（以G开头）干漆、瓜蒂；（以H开头）胡粉；（以J开头）蕉菁；（以L开头）露蜂房【蜂房】；（以M开头）麦芽、芒硝、虻虫、蝱虫【虻虫】、牡蛎；（以Q开头）蜣螂；（以S开头）商陆根【商陆】、蛇蜕、蜀椒【花椒】、鼠妇、水蛭；（以T开头）桃仁、葶苈【葶苈子】、葶苈子；（以W开头）乌头、乌梅肉【乌梅】、乌豆皮【黑豆衣】；（以X开头）杏仁【苦杏仁】；（以Y开头）芫花；（以Z开头）蜘蛛。炮的药物有5种，为附子、天雄、干姜、乌头、藜芦。炒的药物有14种，为阿胶、艾叶、柏子仁、车前子、大豆、大黄、当归、杜仲、甘草、干漆、吴茱萸、杏仁【苦杏仁】、芸苔、枳实。炙的药物有6种，包括阿胶、蜂窠【蜂房】、甘草、藜芦、生狼牙【狼牙】、枳实。

具体见表4–2。

表4–2　唐代之前炒制药物统计表

<table>
<tr><th>炒制方法</th><th>药名</th><th>摘录</th><th>文献名称</th><th>文献编号</th></tr>
<tr><td rowspan="37">熬（黑、黄、焦、紫）</td><td rowspan="5">巴豆</td><td>复熬变色。</td><td>金匮玉函经</td><td>2</td></tr>
<tr><td>熬黑。</td><td>金匮玉函经</td><td>2</td></tr>
<tr><td>熬黑。</td><td>新辑宋本伤寒论</td><td>4</td></tr>
<tr><td>捣，熬令黄。</td><td>肘后备急方</td><td>7</td></tr>
<tr><td>熬。</td><td>肘后备急方</td><td>7</td></tr>
<tr><td>斑蝥</td><td>熬。</td><td>肘后备急方</td><td>7</td></tr>
<tr><td>贝母</td><td>熬。</td><td>肘后备急方</td><td>7</td></tr>
<tr><td>虫</td><td>熬。</td><td>刘涓子鬼遗方</td><td>8</td></tr>
<tr><td>大豆</td><td>熬令黄黑。</td><td>肘后备急方</td><td>7</td></tr>
<tr><td rowspan="2">矾石【白矾】</td><td>熬。</td><td>刘涓子鬼遗方</td><td>8</td></tr>
<tr><td>铁物中熬令沸汁尽。</td><td>本草经集注</td><td>9</td></tr>
<tr><td>干漆</td><td>熬烟绝。</td><td>肘后备急方</td><td>7</td></tr>
<tr><td rowspan="3">瓜蒂</td><td>熬黄。</td><td>金匮玉函经</td><td>2</td></tr>
<tr><td>熬黄。</td><td>新辑宋本伤寒论</td><td>4</td></tr>
<tr><td>熬黄。</td><td>注解伤寒论</td><td>5</td></tr>
<tr><td rowspan="2">胡粉</td><td>熬。</td><td>肘后备急方</td><td>7</td></tr>
<tr><td>熬黑。</td><td>肘后备急方</td><td>7</td></tr>
<tr><td>蕉菁</td><td>熬。</td><td>肘后备急方</td><td>7</td></tr>
<tr><td>露蜂房【蜂房】</td><td>火熬之良。</td><td>神农本草经</td><td>1</td></tr>
<tr><td>麦芽</td><td>熬令黄香。</td><td>肘后备急方</td><td>7</td></tr>
<tr><td>芒硝</td><td>熬令汁尽。</td><td>肘后备急方</td><td>7</td></tr>
<tr><td>虻虫</td><td>熬，去足。</td><td>金匮要略方论</td><td>3</td></tr>
<tr><td>蝱虫【虻虫】</td><td>熬。</td><td>新辑宋本伤寒论</td><td>4</td></tr>
<tr><td rowspan="4">牡蛎</td><td>熬。</td><td>金匮玉函经</td><td>2</td></tr>
<tr><td>熬。</td><td>金匮要略方论</td><td>3</td></tr>
<tr><td>熬。</td><td>新辑宋本伤寒论</td><td>4</td></tr>
<tr><td>熬。</td><td>注解伤寒论</td><td>5</td></tr>
<tr><td rowspan="2">蜣螂</td><td>火熬之良。</td><td>神农本草经</td><td>1</td></tr>
<tr><td>熬。</td><td>金匮要略方论</td><td>3</td></tr>
<tr><td rowspan="3">商陆根【商陆】</td><td>熬。</td><td>金匮玉函经</td><td>2</td></tr>
<tr><td>熬。</td><td>新辑宋本伤寒论</td><td>4</td></tr>
<tr><td>熬。</td><td>注解伤寒论</td><td>5</td></tr>
<tr><td rowspan="2">蛇蜕</td><td>火熬之良。</td><td>神农本草经</td><td>1</td></tr>
<tr><td>少熬之良。</td><td>本草经集注</td><td>9</td></tr>
<tr><td>蜀椒【花椒】</td><td>熬令黄，末之。</td><td>肘后备急方</td><td>7</td></tr>
<tr><td>鼠妇</td><td>熬。</td><td>金匮要略方论</td><td>3</td></tr>
</table>

续表

炒制方法	药名	摘录	文献名称	文献编号
熬（黑、黄、焦、紫）	水蛭	熬。	金匮玉函经	2
		熬。	金匮要略方论	3
		熬。	新辑宋本伤寒论	4
		熬。	注解伤寒论	5
		熬。	刘涓子鬼遗方	8
	桃仁	须泡去皮乃熬。	金匮玉函经	2
		熬。	肘后备急方	7
	葶苈【葶苈子】	熬黄黑色。	金匮玉函经	2
		熬。	金匮要略方论	3
		熬令黄色。	金匮要略方论	3
		熬。	注解伤寒论	5
		熬令紫色，捣如泥。	肘后备急方	7
	葶苈子	熬。	新辑宋本伤寒论	4
	乌豆皮【黑豆衣】	熬膜取皮。	肘后备急方	7
	乌梅肉【乌梅】	熬。	肘后备急方	7
	乌头	熬，去皮。	金匮要略方论	3
	杏仁【苦杏仁】	须泡去皮乃熬。	金匮玉函经	2
		熬。	肘后备急方	7
		熬令黄。	肘后备急方	7
		熬紫色。	肘后备急方	7
	芫花	熬。	金匮玉函经	2
		熬。	金匮要略方论	3
		熬。	新辑宋本伤寒论	4
		熬。	注解伤寒论	5
		熬令紫色。	肘后备急方	7
	蜘蛛	熬焦。	金匮要略方论	3
炮	附子	炮，去皮。	金匮玉函经	2
		炮。	肘后备急方	7
	干姜	炮。	金匮要略方论	3
		炮。	注解伤寒论	5
		炮。	华氏中藏经	6
		炮。	肘后备急方	7
	藜芦	着灰中炮之，令小变色。	肘后备急方	7
	天雄	炮。	金匮要略方论	3
	乌头	炮。	金匮要略方论	3
		炮。	肘后备急方	7
炒	阿胶	炒。	华氏中藏经	6
	艾叶	炒。	华氏中藏经	6
	柏子仁	炒。	华氏中藏经	6
	车前子	炒。	华氏中藏经	6
	大豆	炒黄香。	肘后备急方	7
	大黄	炒，取末。	华氏中藏经	6
	当归	炒。	刘涓子鬼遗方	8

续表

炒制方法	药名	摘录	文献名称	文献编号
炒	杜仲	慢火炒令断丝。	华氏中藏经	6
	甘草	炒。	金匮要略方论	3
	干漆	炒。	华氏中藏经	6
		炒令烟尽。	华氏中藏经	6
	吴茱萸	炒。	金匮要略方论	3
	杏仁【苦杏仁】	去皮尖，炒。	金匮要略方论	3
	芸苔	炒。	华氏中藏经	6
	枳实	去瓤，炒。	金匮玉函经	2
		炒。	注解伤寒论	5
		炒。	刘涓子鬼遗方	8
炙	阿胶	炙。	金匮要略方论	3
		凡丸散用阿胶，皆先炙，使通体沸起，燥，乃可捣，有不沸处，更炙之。	本草经集注	9
	蜂窠【蜂房】	炙。	金匮要略方论	3
	甘草	炙。	刘涓子鬼遗方	8
	藜芦	微炙。	本草经集注	9
	生狼牙【狼牙】	炙黄。	金匮要略方论	3
	枳实	炙。	注解伤寒论	5
		破，水渍，炙。	注解伤寒论	5

2. 唐代

唐代炒制中药品种较之前有所增加，但增幅不大，共90余种，涉及药物如下所示：（以B开头）巴豆、白僵蚕【僵蚕】、白马茎【白马阴茎】、白马蹄、百部、柏子仁、斑蝥；（以C开头）曹州葶苈子【葶苈子】、仓米、草决明【决明子】、柴胡、车前子、赤小豆、川椒【花椒】、穿山甲；（以D开头）大豆、大豆黄卷、大黄、大戟、大麻仁【火麻仁】、冬麻子【火麻仁】、丹参、大麦芽【麦芽】；（以E开头）阿胶、恶实【牛蒡子】；（以F开头）矾石【白矾】、蜂房；（以G开头）甘草、甘遂、干漆、瓜蒂、贯众、桂心；（以H开头）诃子、荷叶、鹤虱、黑豆、黑胡麻【芝麻】、红花、胡粉【铅粉】、槐子、黄连、黄明胶、黄芩；（以J开头）蒺藜子【蒺藜】、韭子【韭菜子】；（以L开头）兰青、雷丸、藜芦、莨菪子【天仙子】、蓼子；（以M开头）麻子【火麻仁】、马蔺子、蔓荆子、芒硝、䗪虫【虻虫】、牡蛎、木贼；（以P开头）蒲黄；（以Q开头）牵牛子、秦椒【花椒】、青皮、青葙子；（以S开头）鼠粘子【牛蒡子】、蜀椒【花椒】、桑螵蛸、沙苑蒺藜【沙苑子】、芍药、蛇床子、神曲、生地黄【地黄】、生姜、石膏、石灰、水蛭；（以T开头）桃仁、天麻、葶苈【葶苈子】；（以W开头）晚蚕沙【蚕沙】、猬皮【刺猬皮】、乌豆、乌梅肉【乌梅】、乌头、芜菁、芜荑、五味子；（以X开头）小芥子【芥子】、香附子、硝石、小草【远志】、蟹脑髓、杏仁【苦杏仁】。

新增近90种，涉及药物如下所示：（以B开头）白僵蚕【僵蚕】、白马茎【白马阴茎】、白马蹄、百部、柏子仁；（以C开头）曹州葶苈子【葶苈子】、仓米、草决明【决明子】、柴胡、赤小豆、川椒、穿山甲；（以D开头）大豆黄卷、大戟、大麻仁【火麻仁】、大麦芽【麦芽】、丹参；（以E开头）恶实【牛蒡子】；（以F开头）蜂房；（以G开头）甘遂、瓜蒂、贯众、桂心；（以H开头）诃子、荷叶、鹤虱、黑豆、黑胡麻【芝麻】、红花、槐子、黄连、黄明胶、黄芩；（以J开头）蒺藜子【蒺藜】、韭子【韭菜子】；（以L开头）兰青、雷丸、藜芦、莨菪子【天仙子】、蓼子；（以M开头）马蔺子、蔓荆子、木贼;（以P开头）蒲黄;（以Q开头）牵牛子、秦椒【花椒】、青皮、青葙子;（以S开头）鼠粘子【牛蒡子】、桑螵蛸、沙苑蒺藜【沙苑子】、芍药、蛇床子、神曲、生地黄【地黄】、生姜、石膏、石灰;（以T开头）天麻;（以W开头）晚蚕沙【蚕沙】、猬皮【刺猬皮】、乌豆、乌梅、芜菁、芜荑、五味子;（以X开头）小芥子【芥子】、香附子、硝石、小草【远志】、蟹脑髓、雄黄;（以Y开头）羊脂、饴糖、芫花根白皮、云实;（以Z开头）皂角、泽兰、真阿胶【阿胶】、栀子、枳壳、茱萸、猪肝。

按照典籍的记载，炒制的方法主要有（微、略）炒（干、存性、熟）、炒黄、炒焦、炒黑、炒炭、（微、酥）熬（焦、黄、干）、炮、炙等。

其中，（微、略）炒（干、存性、熟）的药物有近50种，涉及药物如下所示:（以B开头）白僵蚕【僵蚕】;（以C开头）仓米、川椒【花椒】、车前子、草决明【决明子】、赤小豆;（以D开头）大豆、大豆黄、大豆黄卷、大黄、大麻仁【火麻仁】、冬麻仁【火麻仁】;（以E开头）恶实【牛蒡子】、阿胶;（以F开头）蜂房;（以G开头）干漆;（以H开头）鹤虱、黑胡麻【芝麻】、红花、槐子、黄连、黄芩;（以J开头）蒺藜、僵蚕;（以M开头）麦芽、蔓荆子、木贼、麻子【火麻仁】;（以P开头）蒲黄;（以Q开头）牵牛子、秦椒【花椒】、青皮、青葙子;（以S开头）桑螵蛸、沙苑蒺藜【沙苑子】、蛇床子、生地黄【地黄】、石膏、蜀椒【花椒】、鼠粘子【牛蒡子】;（以T开头）桃仁、天麻、葶苈【葶苈子】;（以W开头）芜荑、五味子、晚蚕沙【蚕沙】;（以X开头）香附子【香附】;（以Y开头）芫花;（以Z开头）皂角、泽兰、真阿胶【阿胶】、栀子、枳壳。

炒黄的药物有7种，为枳实、大麦芽【麦芽】、大戟、石灰、芍药、荷叶、穿山甲。

炒焦的药物有2种，为大豆、枳壳。

炒黑的药物有2种，为猬皮【刺猬皮】、枳实。

炒炭的药物有1种，为黑豆。

（微、酥）熬（焦、黄、干）的药物有近60种，涉及药物如下所示:（以B开头）巴豆、白马茎【白马阴茎】、白马蹄、百部、柏子仁、斑蝥;（以C开头）柴胡、赤小豆、曹州葶苈子【葶苈子】;（以D开头）大豆、大黄、大麻仁【火麻仁】、大麻子【火麻仁】、丹参;（以F开头）矾石【白矾】;（以G开头）甘遂、干漆、瓜蒂、贯众、桂心;（以H开头）诃子、胡粉【铅粉】;（以J开头）蒺藜子【蒺藜】、僵蚕、芥子、韭子【韭菜子】;（以L开头）兰青、蓼子、莨菪子、藜芦、雷丸;（以M开头）马蔺子、麦芽、牡蛎、芒硝、䖟虫【虻虫】;（以Q开头）牵牛子;（以S开头）芍药、神曲、生姜、水蛭、蜀椒【花椒】;（以W开头）乌豆、乌梅、乌梅肉【乌梅】、乌头、芜菁;（以X开头）蟹脑髓、杏仁【苦杏仁】、雄黄、硝石、小草【远志】、小芥子【芥子】;（以Y开头）羊脂、饴糖、云实、芫花、芫花根白皮;（以Z开头）枳实、茱萸、猪肝。

炮的药物有1种，为干姜。

炙的药物有3种，为阿胶、甘草、黄明胶、真阿胶【阿胶】。

具体见表4-3。

表4-3　唐代炒制药物统计表

炒制方法	药名	摘录	文献名称	文献编号
（微、略）炒（干、存性、熟）	阿胶	炒。	外台秘要	15
	白僵蚕【僵蚕】	去丝嘴，炒。	仙授理伤续断秘方	19
	仓米	炒。	备急千金要方	10
	草决明【决明子】	微炒。	银海精微	13
	车前子	略炒。	银海精微	13
	赤小豆	炒。	仙授理伤续断秘方	19
	川椒【花椒】	炒干。	银海精微	13
		去核，炒。	银海精微	13

续表

炒制方法	药名	摘录	文献名称	文献编号
（微、略）炒（干、存性、熟）	大豆	炒令极熟。	经效产宝	16
		炒令皮拆。	经效产宝	16
		炒令声绝。	经效产宝	16
	大豆黄	炒。	经效产宝	16
	大豆黄卷	微炒。	备急千金要方	10
	大黄	炒。	银海精微	13
		炒。	外台秘要	15
	大麻仁【火麻仁】	炒。	外台秘要	15
	冬麻子【火麻仁】	炒。	食医心鉴	17
	恶实【牛蒡子】	其子炒过。	食疗本草	14
	蜂房	微炒之。	备急千金要方	10
	干漆	炒令烟断。	备急千金要方	10
		炒令烟出。	经效产宝	16
	鹤虱	炒。	颅囟经	18
	黑胡麻【芝麻】	炒。	食医心鉴	17
	红花	炒。	银海精微	13
	槐子	炒。	颅囟经	18
	黄连	炒。	银海精微	13
		炒。	外台秘要	15
	黄芩	炒。	银海精微	13
	蒺藜	炒。	银海精微	13
		炒。	颅囟经	18
	僵蚕	微炒之。	备急千金要方	10
	麦芽	炒。	银海精微	13
		微炒。	备急千金要方	10
	蔓荆子	炒，打碎。	银海精微	13
	木贼	炒。	银海精微	13
	蒲黄	炒用。	银海精微	13
	牵牛子	炒。	仙授理伤续断秘方	19
	秦椒【花椒】	炒。	经效产宝	16
	青皮	去白，炒。	仙授理伤续断秘方	19
	青葙子	炒。	银海精微	13
	桑螵蛸	炒。	外台秘要	15
		炒。	经效产宝	16
	沙苑蒺藜【沙苑子】	慢火略炒。	银海精微	13
	蛇床子	炒。	仙授理伤续断秘方	19
	生地黄【地黄】	炒。	银海精微	13
	石膏	炒。	银海精微	13
	蜀椒【花椒】	炒。	经效产宝	16
	鼠粘子【牛蒡子】	炒。	银海精微	13
	桃仁	炒熟，研如膏。	经效产宝	16
	天麻	炒存性。	银海精微	13

续表

炒制方法	药名	摘录	文献名称	文献编号
（微、略）炒（干、存性、熟）	葶苈【葶苈子】	炒用。	银海精微	13
		炒。	颅囟经	18
	晚蚕沙【蚕沙】	炒。	仙授理伤续断秘方	19
	芜夷	微炒。	备急千金要方	10
	五味子	炒。	银海精微	13
	香附子【香附】	炒。	仙授理伤续断秘方	19
	芫花	炒。	外台秘要	15
	皂角	炒存性。	仙授理伤续断秘方	19
	泽兰	微炒。	备急千金要方	10
	真阿胶【阿胶】	炒成米子。	经效产宝	16
	栀子	炒。	银海精微	13
	枳壳	炒。	银海精微	13
炒黄	穿山甲	炒黄或烧存性。	仙授理伤续断秘方	19
	大戟	切，炒令黄。	外台秘要	15
	大麦芽【麦芽】	炒黄。	外台秘要	15
	荷叶	炒令黄。	经效产宝	16
	芍药	炒黄。	经效产宝	16
	石灰	炒令黄。	外台秘要	15
		炒令色黄。	经效产宝	16
	枳实	炒黄。	外台秘要	15
炒焦	大豆	炒令微焦。	备急千金要方	10
	枳壳	炒令焦黄。	经效产宝	16
炒黑	猬皮【刺猬皮】	细剉，炒令黑。	食疗本草	14
	枳实	炒令黑，拗破看内外相似。	颅囟经	18
炒炭	黑豆	炒尽烟如炭。	经效产宝	16
（微、酥）熬（焦、黄、干）	巴豆	熬令紫色。	备急千金要方	10
	白马茎【白马阴茎】	当熬用之。	新修本草	11
	白马蹄	酒浸一宿，熬。	备急千金要方	10
	百部	熬。	外台秘要	15
	柏子仁	熬。	外台秘要	15
	斑蝥	去足翅，微熬。	备急千金要方	10
		熬。	外台秘要	15
	曹州葶苈子【葶苈子】	熬令紫色，令为膏，汤成下。	外台秘要	15
	柴胡	熬变色。	备急千金要方	10
	赤小豆	熬令坼。	备急千金要方	10
		熬。	外台秘要	15
	大豆	微熬。	备急千金要方	10
		熬合焦。	外台秘要	15
	大黄	破如米豆，熬令黑。	备急千金要方	10
		熬勿令焦。	外台秘要	15
		熬令黑黄。	外台秘要	15

续表

炒制方法	药名	摘录	文献名称	文献编号
（微、酥）熬（焦、黄、干）	大麻仁【火麻仁】	熬，研如脂。	备急千金要方	10
		熬。	外台秘要	15
	大麻子【火麻仁】	熬令香。	备急千金要方	10
	丹参	熬令紫色。	备急千金要方	10
	矾石【白矾】	熬令汁尽。	外台秘要	15
	甘遂	熬。	外台秘要	15
	干漆	熬。	外台秘要	15
	瓜蒂	熬令似黄，勿令焦。	外台秘要	15
	贯众	切，熬。	外台秘要	15
	桂心	熬。	备急千金要方	10
	诃子	熬。	外台秘要	15
	胡粉【铅粉】	熬。	备急千金要方	10
	蒺藜子【蒺藜】	熬。	外台秘要	15
	僵蚕	熬。	外台秘要	15
	芥子	微熬。	食疗本草	14
	韭子【韭菜子】	熬。	外台秘要	15
	兰青	熬。	备急千金要方	10
	雷丸	熬。	外台秘要	15
	藜芦	熬令黄。	外台秘要	15
		小熬。	外台秘要	15
	莨菪子	熬变色。	备急千金要方	10
		熬令色变。	外台秘要	15
	蓼子	熬令香。	备急千金要方	10
	麻子【火麻仁】	熬令黑。	备急千金要方	10
	马蔺子	熟熬之。	备急千金要方	10
	麦芽	熬。	外台秘要	15
	芒硝	熬。	备急千金要方	10
	蝱虫【虻虫】	熬。	备急千金要方	10
	牡蛎	熬令黄色。	备急千金要方	10
	牵牛子	熬。	外台秘要	15
	芍药	熬令黄。	备急千金要方	10
	神曲	熬。	外台秘要	15
	生姜	熬。	外台秘要	15
	蜀椒【花椒】	熬。	备急千金要方	10
		凡用椒，皆火微熬之，令汗出。	新修本草	11
	水蛭	熬。	备急千金要方	10
	乌豆	熬令声绝，勿焦。	备急千金要方	10
		熬令爆声绝。	外台秘要	15
	乌梅	入丸散者，熬之。	备急千金要方	10
	乌梅肉【乌梅】	熬。	外台秘要	15

续表

炒制方法	药名	摘录	文献名称	文献编号
（微、酥）熬（焦、黄、干）	乌头	去皮，熬令黑。	备急千金要方	10
	芜菁	熬。	外台秘要	15
	硝石	熬。	外台秘要	15
		熬黄。	外台秘要	15
	小草【远志】	熬干。	外台秘要	15
	小芥子【芥子】	微熬，令赤即止。	外台秘要	15
	蟹脑髓	微熬之。	食疗本草	14
	杏仁【苦杏仁】	酥熬。	外台秘要	15
	雄黄	熬。	外台秘要	15
	羊脂	熬。	备急千金要方	10
	饴糖	熬令焦，酒服。	食疗本草	14
	芫花	熬令赤。	备急千金要方	10
		熬。	外台秘要	15
	芫花根白皮	熬令焦黑。	外台秘要	15
	云实	熬令香。	备急千金要方	10
	枳实	熬令黄。	备急千金要方	10
		细剉，熬令黄。	外台秘要	15
	茱萸	熬。	外台秘要	15
	猪肝	熬令香。	备急千金要方	10
炮	干姜	炮裂。	经效产宝	16
炙	阿胶	炙珠。	外台秘要	15
		炙，捣末。	食医心鉴	17
	甘草	炙	食疗本草	14
	黄明胶	炙令半焦，为末。	食疗本草	14
		炙令黄。	食疗本草	14
	真阿胶【阿胶】	炙。	经效产宝	16

3. 宋代

随着中医药的发展，宋代中药炒制品种数目增长迅速，炒制方法也有增加。该时期炒制品共450种左右，涉及药物如下所示：（以A开头）艾叶、艾子；（以B开头）白芍药【白芍】、白甘草、白茯苓【茯苓】、白丑【牵牛子】、白矾【白矾】、八角茴香、舶上茴香【八角茴香】、巴豆、巴豆霜【巴豆】、菝葜、白扁豆、白豆蔻仁【白豆蔻】、白矾、白附子、白甘遂、白瓜子仁、白蒿、白花蛇、白鸡冠花、白蒺藜【蒺藜】、白僵蚕【僵蚕】、白芥子、白荆花、白颈蚯蚓【地龙】、白蔹、白龙骨、白梅肉、白山药、白鳝头、白石脂、白术、白头翁、白芜荑【芜荑】、白杨树皮、白芷、百部、百部根【白部】、百合、柏实【柏子仁】、柏子仁、柏叶、败鼓皮、败龟板、败蝇、斑蝥、半夏、半夏饼、半夏曲、薄荷、贝母、荜茇【荜茇】、萆薢、蓖麻子、蝙蝠、鳖甲、槟榔、补骨脂；（以C开头）川干姜【干姜】、赤芍药【赤药】、川当归【当归】、蚕蛾【原蚕蛾】、蚕沙、蚕蜕、侧子、苍耳实【苍耳子】、苍耳子、川附子【附子】、苍术、草豆蔻、草果、草乌、草乌头尖、侧柏、侧柏叶、蝉壳【蝉蜕】、蝉蜕、蟾、蟾头、菖蒲【石菖蒲】、车前子、陈皮、陈橘皮【陈皮】、陈槐花【槐花】、陈曲末、赤箭、赤小豆、赤足蜈蚣【蜈蚣】、楮实【楮实子】、川楝子、川楝肉【川楝子】、川苦楝【川楝子】、川乌、川小椒【花椒】、雌黄、刺猬皮、葱籽【葱实】、川椒【花椒】；（以D开头）大香附子【香附】、大乌头【乌头】、大甘草【甘草】、大附子【附子】、大豆、大豆黄卷、大豆芽、豆豉、大腹皮、大黄、大戟、大麻仁【火麻仁】、大麻子【火麻仁】、大麦肉【大麦】、大麦芽【麦芽】、大乌梅【乌梅】、丹参、当归、地骨皮、地龙、地榆、丁香、定粉、冬瓜子、冬葵子、独角仙【蜣螂】、杜仲；（以E开头）阿胶、莪术、恶实【牛蒡子】；（以F开头）防风、粉草、枫香脂、蜂儿、凤仙子、佛手根、茯苓、茯神、附子、覆盆子、覆盆子叶；（以G开头）干蟾、干姜、干蝎、甘草、甘遂、干壁虎、干漆、干蜣螂、干柿、钩藤、枸杞子、谷丹、骨碎补、瓜蒂、瓜蒌子、瓜蒌仁【瓜蒌子】、龟甲、鬼箭、鬼臼、蛤蚧、栝蒌根【天花粉】、栝蒌实【瓜蒌】；（以H开头）槲若【槲叶】、核桃仁、黑牵牛【牵牛子】、黑白牵牛【牵牛子】、横纹甘草、海金沙、海马、寒食面、诃子、诃子皮、诃子肉、诃梨勒皮【诃子皮】、何首乌、鹤虱、黑附子【附子】、黑豆、黑胡椒、黑胡麻【芝麻】、黑木耳、红豆、红兰花、厚朴、胡粉、胡椒、胡麻、胡荽子、胡桃、胡芦巴、虎骨、虎胫骨、虎头骨、虎掌、花桑叶、滑石、槐耳、槐鸡【槐耳】、槐花、槐角、槐角子、槐螵蛸、槐子【槐角子】、槐子仁【槐角子】、黄蘗【黄柏】、黄丹【铅丹】、黄连、黄明胶、黄芪、黄芩、黄黍米、黄蜀葵子、茴香、茴香子；（以J开头）鸡冠花、鸡冠子、鸡内金、鸡头、鸡子空壳【鸡子壳】、棘刺、棘针钩子、椒红、椒目、金钗石斛【石斛】、金毛狗脊、金头蜈蚣、京三棱【三棱】、荆三棱【三棱】、荆芥穗、净陈皮【陈皮】、净麸、韭子【韭菜子】、桔梗、桔核【橘核】、橘皮、橘、橘子仁【橘核】、巨胜子、决明子；（以K开头）榼藤子、苦参、苦梗、苦葫芦子、苦楝根皮、苦楝子、苦葶苈【葶苈子】、款冬花、葵子；（以L开头）良姜【高良姜】、腊月猪脂、萝卜子、兰子、狼毒、雷丸、狸头骨、藜芦、荔枝核、栗子、莲子肉【莲子】、练鹊、楝实、天仙子、莨菪【天仙子】、莨菪子【天仙子】、蓼实、凌霄花、羚羊角、刘寄奴、硫磺【硫黄】、龙胆草、龙脑草、蝼蛄、鹿角、鹿角胶、鹿角屑、鹿茸、露蜂房【蜂房】、露蜂窠【蜂房】、驴皮胶【阿胶】、绿豆；（以M开头）麋角屑、麻黄、麻子【火麻仁】、马兜铃、马蔺花、马蔺子、马芹子、麦门冬、蔓荆子、莽草、没食子、蝱虫【虻虫】、绵黄芪【黄芪】、绵姜、牡丹皮、牡蛎、牡蛎粉、木鳖子、木槿、木槿花、木槿皮、木通、木香、木贼；（以N开头）嫩茄茸、腻粉、牛皮胶【黄明胶】、牛膝、糯谷【糯米】、糯米；（以P开头）蓬莪术【莪术】、蓬术【莪术】、枇杷叶、枇杷子【枇杷核】、片子姜黄【姜黄】、破故纸【补骨脂】、蒲黄；（以Q开头）蛴螬、麒麟竭、牵牛子、牵牛【牵牛子】、铅、蜣螂、茄茸、秦艽、秦椒【花椒】、青黛、青橘、青橘皮【青皮】、青皮、青竹茹【竹茹】、蜻蛉【蜻蜓】、苘实、全蝎；（以R开头）荛花、人参、肉豆蔻、乳香；（以S开头）三棱、桑木耳、桑鸡、桑寄生、桑螵蛸、桑枝、砂仁、晒豆蔻、山矾叶、山药、山楂、山栀【栀子】、山栀子【栀子】、山茱萸、商陆根【商陆】、芍叶、蛇床子、蛇蜕、蛇蜕皮、神曲、生地黄、生姜、石菖蒲、石膏、石灰、石莲【石莲子】、石莲肉【石莲子】、石莲心、石莲子、石榴花、石榴皮、石南、食盐、使君子、熟艾、蜀椒【花椒】、鼠妇、水马、水蛙、水蛭、死龟头、松萝、松脂、苏木、苏子、粟米、酸石榴皮、酸枣仁、缩砂【砂仁】、缩砂蜜【砂仁】、黍粘子【牛蒡子】、鼠粘子【牛蒡子】、桑白皮；（以T开头）獭肝、台椒、台椒红、台术、桃仁、桃叶、天浆子、天灵盖、天麻、天南星、天台乌药【乌药】、天仙藤、天雄、甜瓜子、甜葶苈【葶苈子】、甜竹茹、条芩【黄芩】、葶苈【葶苈子】、土蜂、土蜂子、兔屎【望月砂】、菟丝子；（以W开头）晚蚕蛾【原蚕蛾】、晚蚕砂【蚕沙】、威灵仙、猬皮【刺猬皮】、蜗牛、蜗牛壳、乌喙、乌角、乌麻、乌梅肉【乌梅】、乌蛇、乌头、乌头肉、乌药、乌贼鱼骨【海螵蛸】、芜荑、吴茱萸、蜈蚣、五倍子、五灵脂、五味子；（以X开头）蝎梢【蝎尾】、蜥蜴、细辛、香白芷【白芷】、香豉、香附、香附子【香附】、象牙、橡实壳、小黑豆、小麦、小麦奴、小猬皮【刺猬皮】、蝎尾、蟹爪、新茶芽、新韭子【韭菜子】、新罗白附子【白附子】、杏仁【苦杏仁】、杏州半夏、雄蚕蛾【原蚕蛾】、旋复花【旋覆花】；（以Y开头）延胡索、盐梅肉、羊肝、羊角屑、阳起石、野鼠、夜明砂、益智、益智仁、薏苡仁、罂粟壳、罂粟籽、萤火虫、鱼胶【鱼鳔胶】、榆皮、郁金、郁李仁、元参【玄参】、芫花、芫花根白皮、芫青、原蚕蛾、远志、芸苔子；（以Z开头）皂荚【皂角】、皂荚子【皂角子】、皂荚子仁【皂角子】、皂角、皂角刺、泽兰、泽泻、蚱蜢、针砂、真阿胶【阿胶】、芝麻、栀子仁、蜘蛛、枳刺、枳壳、枳实、茱萸、猪牙皂角【猪牙皂】、煮熟鸡子黄、紫巴戟、紫苏叶、紫笋茶、自死龟板。

新增380种左右，涉及药物如下所示：（以A开头）艾子；（以B开头）白茯苓【茯苓】、八角茴香、舶上茴香【八角茴香】、巴豆、巴豆霜、菝葜、白扁豆、白豆蔻仁【白豆蔻】、白矾、白附子、白甘遂、白瓜子仁、白蒿、白花蛇、白鸡冠花、白蒺藜【蒺藜】、白芥子、白荆花、白颈蚯蚓【地龙】、白蔹、白龙骨、白梅肉、贝母、白山药、白鳝头、白石脂、白术、白头翁、白芜荑【芜荑】、白杨树皮、白芷、百合、柏叶、败鼓皮、败龟板、败蝇、半夏、半夏饼、半夏曲、薄荷、荜菝【荜茇】、萆薢、蓖麻子、蝙蝠、鳖甲、槟榔、补骨脂;(以C开头)陈槐花【槐花】、蚕蛾【原蚕蛾】、蚕沙、蚕蜕、苍耳实【苍耳子】、苍耳子、苍术、草豆蔻、草果、草乌、草乌头尖、侧柏、侧柏叶、蝉壳、蝉蜕、蟾、蟾头、菖蒲【石菖蒲】、陈皮、陈橘皮【陈皮】、陈曲末、赤箭、赤足蜈蚣、楮实【楮实子】、川楝子、川楝肉【川楝子】、川苦楝【川楝子】、川乌、川小椒【花椒】、雌黄、刺猬皮、川附子【附子】、葱籽【葱实】、侧子、川大黄【大黄】;(以D开头)大附子【附子】、大豆、豆豉、大腹皮、大麦肉【大麦】、大乌梅【乌梅】、当归、地骨皮、地龙、地榆、丁香、定粉、冬瓜子、冬葵子、独角仙【蜣螂】、杜仲;(以E开头)莪术;(以F开头)防风、粉草、枫香脂、蜂儿、凤仙子、佛手根、茯苓、茯神、附子、覆盆子、覆盆子叶;(以G开头)干蝎、干蟾、干壁虎、干蜣螂、干柿、钩藤、枸杞子、谷丹、骨碎补、瓜蒂、瓜蒌子、瓜蒌仁【瓜蒌子】、龟甲、鬼箭、鬼臼、蛤蚧、栝蒌根【天花粉】、栝蒌实【瓜蒌】;(以H开头)槲若【槲叶】、核桃仁、黑附子、海金沙、海马、寒食面、何首乌、黑胡椒、黑木耳、红豆、厚朴、胡椒、胡麻、胡荽子、胡桃、胡芦巴、虎骨、虎胫骨、虎头骨、虎掌、花桑叶、滑石、槐耳、槐鸡【槐耳】、槐花、槐角、槐角子、槐螵蛸、黄蘗【黄柏】、黄丹【铅丹】、黄芪、黄黍米、黄蜀葵子、茴香、茴香子;(以J开头)鸡冠子、鸡内金、鸡头、鸡子空壳【鸡子壳】、棘刺【棘针】、棘针钩子【棘针】、椒红、椒目、金钗石斛【石斛】、金毛狗脊、金头蜈蚣、京三棱【三棱】、荆三棱【三棱】、荆芥穗、净陈皮【陈皮】、净麸、桔梗、桔核【橘核】、橘皮、橘、橘子仁【橘核】、巨胜子、决明子;(以K开头)苦参、苦梗、苦葫芦子、苦楝根皮、苦楝子、苦葶苈【葶苈子】、款冬花、葵子;(以L开头)良姜【高良姜】、腊月猪脂、萝卜子、兰子、狼毒、狸头骨、荔枝核、栗子、莲子肉、练鹊、楝实、蓼实、凌霄花、羚羊角、刘寄奴、硫磺【硫黄】、龙胆草、龙脑草、蝼蛄、鹿角、鹿角胶、鹿角屑、鹿茸、驴皮胶【阿胶】、绿豆;(以M开头)麋角屑、麻黄、麻子【火麻仁】、马兜铃、马蔺花、马芹子、麦门冬、莽草、没食子、绵黄芪【黄芪】、绵姜、牡丹皮、牡蛎粉、木鳖子、榼藤子、木槿、木槿花、木槿皮、木通、木香;(以N开头)嫩茄茸、腻粉、牛皮胶【黄明胶】、牛膝、糯谷【糯米】、糯米;(以P开头)蓬莪术【莪术】、枇杷叶、枇杷子【枇杷核】、片子姜黄【姜黄】、破故纸【补骨脂】;(以Q开头)蛴螬、麒麟竭、铅、蜣螂、茄茸、秦艽、青黛、青橘、青橘皮【青皮】、青皮、青竹茹【竹茹】、蜻蛉【蜻蜓】、芮实、全蝎;(以R开头)荛花、人参、肉豆蔻、乳香;(以S开头)三棱、桑白皮、桑木耳、桑鸡【桑耳】、桑寄生、桑枝、砂仁、晒豆蔻、山矾叶、山药、山楂、山栀【栀子】、山栀子【栀子】、山茱萸、商陆根【商陆】、芍药、蛇蜕、蛇蜕皮【蛇蜕】、石菖蒲、石莲【石莲子】、石莲肉【石莲子】、石莲心、石莲子、石榴花、石榴皮、石南、食盐、使君子、熟艾、黍粘子【牛蒡子】、鼠妇、水马、水蛙、死龟头、松萝、松脂、苏木、苏子、粟米、酸石榴皮、酸枣仁、缩砂【砂仁】、缩砂蜜【砂仁】;(以T开头)獭肝、台椒【花椒】、台椒红【花椒】、台术【白术】、桃叶、天浆子、天灵盖、天南星、天台乌药【乌药】、天仙藤、天雄、甜瓜子、甜竹茹、条芩【黄芩】、土蜂、土蜂子、土茴香、兔屎【望月砂】、菟丝子;(以W开头)晚蚕沙【蚕沙】、威灵仙、蜗牛、蜗牛壳、乌喙、乌角、乌麻、乌蛇、乌药、乌贼鱼骨【海螵蛸】、芜荑、吴茱萸、蜈蚣、五倍子、五灵脂;(以X开头)蝎梢【蝎尾】、蜥蜴、细辛、香白芷【白芷】、香豉、象牙、橡实壳、小黑豆、小麦、小麦奴、小猬皮【刺猬皮】、蝎尾、蟹爪、新茶芽、新韭子【韭菜子】、新罗白附子【白附子】、杏州半夏【半夏】、雄蚕蛾【原蚕蛾】、旋复花【旋覆花】;(以Y开头)延胡索、盐梅肉、羊肝、羊角屑、阳起石、野鼠、夜明砂、益智、益智仁、薏苡仁、罂粟壳、罂粟籽、萤火虫、鱼胶【鱼鳔胶】、榆皮、郁金、郁李仁、元参【玄参】、原蚕蛾、远志、芸苔子;(以Z开头)皂荚【皂角】、皂荚子【皂角子】、皂荚子仁【皂角子】、皂角刺、泽泻、蚱蜢、针砂、芝麻、栀子仁、蜘蛛、枳刺、猪牙皂角、煮熟鸡子黄、紫巴戟、紫苏叶、紫苏子、紫笋茶、自死龟板。

按照典籍的记载,宋代炒制方法主要有(微、略)炒(熟、干、出汗、烟出、烟尽、存性)、(微)炙(黄、焦)、炒黄、炮(裂)、炒焦、炒黑、熬等。其中,(微、略)炒(熟、干、出汗、烟出、烟尽、存性）的药物有380种左右，涉及药物如下所示：（以A开头）艾叶、艾子；（以B开头）八角茴香、巴豆、巴豆霜、白蒺藜【蒺藜】、槟榔、补骨脂、白扁豆、白牵牛【牵牛子】、白丑【牵牛子】、白茯苓【茯苓】、白鸡冠花、白僵蚕【僵蚕】、白荆花、菝葜、白矾、白瓜子仁、白芥子、白豆蔻仁【白豆蔻】、白蔹、白龙骨、柏叶、白梅肉、贝母、白石脂、白术、白山药、白芍药【白芍】、白头翁、白芜荑【芜荑】、白盐、白杨树皮、白芷、百部、柏实【柏子仁】、柏子仁、斑蝥、半夏、半夏曲、北五味【五味子】、荜茇【荜茇】、萆薢、蓖麻子、舶上茴香【八角茴香】；（以C开头）陈槐花【槐花】、陈橘皮【陈皮】、川椒【花椒】、川小椒【花椒】、川大黄【大黄】、苍术、蚕蛾【原蚕蛾】、蚕蜕、蚕沙、赤小豆、赤箭、赤芍药【芍药】、苍耳子、苍耳实【苍耳子】、蝉壳【蝉蜕】、蝉蜕、川苦楝、川楝肉【川楝子】、川楝子、雌黄、草豆蔻、草果、草龙胆【龙胆】、草乌、蝉蜕、车前子、陈皮、菖蒲【石菖蒲】、侧柏叶、楮实【楮实子】、川乌、穿山甲、葱籽【葱实】；（以D开头）当归、大黄、大豆、大豆黄卷、豆豉、大豆芽、大甘草【甘草】、大麻仁【火麻仁】、大麻子【火麻仁】、地龙、冬瓜子、冬葵子、大戟、大附子【附子】、大腹皮、大麦、大麦肉【大麦】、大麦芽【麦芽】、大香附子【香附】、地骨皮、地榆、丁香、丁香皮、杜仲；（以E开头）阿胶、恶实【牛蒡子】；（以F开头）蜂儿、粉草、枫香脂、凤仙子、佛手根、茯苓、茯神、覆盆子、覆盆子叶；（以G开头）干漆、甘草、干壁虎、干姜、干蝎、干蜣螂、高良姜、钩藤、枸杞子、谷丹、骨碎补、瓜蒂、甘遂、瓜蒌子、鬼箭、鬼臼、瓜蒌仁【瓜蒌子】、栝蒌实【瓜蒌】；（以H开头）槲若【槲叶】、黑胡椒、黑白牵牛【牵牛子】、黑胡麻【芝麻】、黑豆、红豆、黄丹【铅丹】、虎掌、黑木耳、黑牵牛【牵牛子】、槐子【槐角子】、槐子仁【槐角子】、虎头骨、黄连、茴香、茴香籽【茴香】、槐螵蛸、海金沙、寒食面、诃梨勒皮【诃子皮】、何首乌、鹤虱、红兰花、胡麻、胡荽子、胡芦巴、花桑叶、滑石、槐花、槐耳、槐鸡【槐耳】、槐角、黄蘗【黄柏】、黄芩、黄芪；（以J开头）椒红、椒目、僵蚕、棘针钩子【棘针】、韭子【韭菜子】、鸡冠花、鸡冠子、棘刺【棘针】、金钗石斛【石斛】、荆芥穗、净麸、桔梗、桔核【橘核】、菊花、橘子仁【橘核】、橘、决明子；（以K开头）榼藤子、款冬花、苦楝根皮、苦楝子、苦参、苦梗、苦葫芦子、苦葶苈【葶苈子】、苦葶苈子【葶苈子】、葵子；（以L开头）绿豆、凌霄花、露蜂窠【蜂房】、兰子、雷丸、狸头骨、练鹊、藜芦、莲子肉【莲子】、良姜【高良姜】、莨菪、蓼实、羚羊角、刘寄奴、硫磺【硫黄】、龙胆、龙胆草【龙胆】、龙脑草、蝼蛄、萝卜子【莱菔子】；（以M开头）麦芽、马蔺子、麦门冬、莽草、麻黄、麻子【火麻仁】、马兜铃、马芹子、蔓荆子、牡丹皮、蝱虫【虻虫】、牡蛎粉、木槿皮、木槿花、木通、木香、木贼；（以N开头）牛蒡子、腻粉、糯谷【糯米】、糯米；（以P开头）蓬术【莪术】、蓬莪术【莪术】、枇杷子【枇杷核】、片子姜黄【姜黄】、破故纸【补骨脂】、蒲黄；（以Q开头）全蝎、秦椒【花椒】、牵牛子、牵牛【牵牛子】、蛴螬、麒麟竭、蜣螂、铅丹、蜻蛉【蜻蜓】、秦艽、青黛、青皮、青橘、青橘皮【青皮】、青葙子、茼实；（以R开头）荛花、人参、乳香、肉豆蔻；（以S开头）酸枣仁、桑螵蛸、熟艾、水蛙、石灰、石莲【石莲子】、石莲肉【石莲子】、石莲子、苏子、石榴花、酸石榴皮、三棱、桑耳、桑木耳、桑鸡【桑耳】、桑枝、桑白皮、晒豆蔻、山药、山楂、山栀【栀子】、山栀子【栀子】、商陆根【商陆】、芍药、蛇床子、水蛭、神曲、生地黄【地黄】、生姜、石菖蒲、石膏、蛇蜕、蛇蜕皮【蛇蜕】、食盐、使君子、鼠妇、鼠粘子【牛蒡子】、黍粘子【牛蒡子】、蜀椒【花椒】、松萝、松脂、苏木、粟米、缩砂【砂仁】、砂仁、缩砂蜜【砂仁】；（以T开头）獭肝、天南星、土蜂、土蜂子、土茴香、台术【白术】、台椒【花椒】、台椒红【花椒】、桃叶、桃仁、天浆子、天仙藤、天台乌药【乌药】、甜瓜子、甜竹茹、甜葶苈【葶苈子】、条芩【黄芩】、天雄、葶苈【葶苈子】；（以W开头）乌梅、乌梅肉【乌梅】、晚蚕蛾【原蚕蛾】、晚蚕沙【蚕沙】、吴茱萸、乌头肉、威灵仙、蜗牛、乌角、乌麻、乌药、乌贼鱼骨【海螵蛸】、芜荑、五倍子、五灵脂、五味子；（以X开头）蝎尾、蝎梢【蝎尾】、细辛、旋复花【旋覆花】、香附子【香附】、香豉、小麦、小麦芽、小黑豆、蟹爪、新茶芽、新韭子【韭菜子】、杏仁【苦杏仁】、雄蚕蛾【原蚕蛾】；（以Y开头）郁李仁、羊角屑、夜明砂、延胡索、盐梅肉、阳起石、益智、益智仁、薏苡仁、罂粟籽、萤火虫、鱼胶【鱼鳔胶】、元参【玄参】、芫花、芫青、羊肝、远志、芸苔子、原蚕蛾;(以Z开头)皂荚【皂角】、皂荚子仁【皂角子】、紫苏子、紫苏叶、茱萸、泽兰、泽泻、蚱蜢、针砂、芝麻、栀子仁、枳刺、枳壳、枳实、制厚朴、猪牙皂角【猪牙皂】、皂角刺、煮熟鸡子黄、紫笋茶。

(微)炙(黄、焦)的药物有80种左右,涉及药物如下所示:(以B开头)白花蛇、蝙蝠、薄荷、斑蝥、百部根【百部】、白鳝头、半夏饼、半夏曲、败蝇、萆薢、鳖甲、败龟板、败鼓皮;(以C开头)蟾、蟾头、刺猬皮、侧柏、赤足蜈蚣【蜈蚣】、穿山甲、陈皮;(以D开头)杜仲、独角仙【蜣螂】、大腹皮、地榆;(以E开头)阿胶;(以F开头)防风、附子;(以G开头)甘草、干蟾、干蝎、蛤蚧、龟甲、骨碎补;(以H开头)槲若【槲叶】、黄明胶、虎骨、虎胫骨、虎头骨、黄柏、黄芪、海马、横纹甘草;(以J开头)鸡头、鸡内金、金头蜈蚣、决明子;(以L开头)鹿茸、露蜂房【蜂房】、驴皮胶【阿胶】、鹿角屑、藜芦、狼毒、鹿角;(以M开头)马兜铃、绵黄芪【黄芪】;(以N开头)牛膝、嫩茄茸;(以P开头)枇杷叶;(以Q开头)蜣螂、全蝎、茄茸;(以S开头)蛇蜕、桑螵蛸、桑白皮、死龟头、桑寄生;(以T开头)獭肝、天灵盖;(以W开头)乌蛇肉、乌贼鱼骨【海螵蛸】、蜈蚣、蜗牛壳;(以X开头)蜥蜴、象牙、小猬皮【刺猬皮】;(以Y开头)野鼠;(以Z开头)皂荚【皂角】、枳实、皂角、真阿胶【阿胶】、猪牙皂角【猪牙皂】、自死龟板、紫苏叶。

炒黄的药物有80种左右,涉及药物如下所示:(以A开头)艾叶;(以B开头)巴豆、半夏、百合、白僵蚕【僵蚕】、白术、白芷、白芍药【白芍】、补骨脂、贝母、蓖麻子;(以C开头)蚕沙、陈曲末、陈皮、楮实【楮实子】、侧柏叶;(以D开头)大麦、大麦芽【麦芽】、定粉、冬葵子、地骨皮、大戟;(以E开头)阿胶;(以G开头)甘遂、甘草、干姜、干生姜;(以H开头)黄明胶、胡粉、红兰花、槐花、黄丹【铅丹】;(以J开头)鸡子空壳【鸡子壳】、韭子【韭菜子】;(以K开头)苦参;(以L开头)鹿角胶、栗子、莨菪子【天仙子】、楝实、莱菔子;(以M开头)麋角屑、麦芽、马蔺花、蝱虫【虻虫】、牡蛎;(以N开头)牛皮胶【黄明胶】、糯米;(以Q开头)青橘皮【青皮】、青皮、牵牛子;(以S开头)水蛭、神曲、石灰、商陆、水马、桑白皮、芍药、石莲心、酸枣仁、山药、山矾叶;(以T开头)菟丝子、天雄、葶苈【葶苈子】、桃仁;(以W开头)蜗牛、蜗牛壳、晚蚕砂【蚕沙】、乌蛇、乌药、乌头、猬皮【刺猬皮】;(以X开头)小麦、杏仁【苦杏仁】、橡实壳、香附;(以Y开头)芫花、榆皮、罂粟壳;(以Z开头)枳实、枳壳、紫巴戟【巴戟天】、皂角刺。

炮(裂)的药物有50余种,涉及药物如下所示:(以B开头)贝母、白甘草、白附子、白蒺藜【蒺藜】、白术、白芷、白蒿、白扁豆、槟榔、半夏、白僵蚕【僵蚕】、巴豆、白蔹;(以C开头)草果子【草果】、草乌、侧子、川大黄【大黄】、川附子【附子】、川干姜【干姜】、川天南星【天南星】、川乌、川乌头【川乌】;(以D开头)大附子【附子】、大黄、大乌头;(以E开头)莪术;(以F开头)附子;(以G开头)干姜、甘草、骨碎补、甘遂;(以H开头)何首乌、诃子、诃子皮、诃子肉、黑附子【附子】、胡桃;(以J开头)金毛狗脊、京三棱【三棱】、荆三棱【三棱】;(以L开头)良姜【高良姜】、腊月猪脂、藜芦、狼毒、荔枝核;(以M开头)绵姜、木香;(以N开头)南星【天南星】;(以P开头)蓬莪术【莪术】、蓬术【莪术】;(以Q开头)牵牛子;(以R开头)肉豆蔻;(以S开头)晒豆蔻、神曲、三棱、山茱萸;(以T开头)天雄、天南星、天麻;(以W开头)乌喙、乌头;(以X开头)杏州半夏【半夏】、香白芷【白芷】、新罗白附子【白附子】、蝎尾;(以Y开头)郁金;(以Z开头)皂角刺、枳壳。

炒焦的药物有39种,有斑蝥、巴豆、白甘遂、白芍药【白芍】、补骨脂、草乌头尖、豆豉、大艾叶、大豆、大乌梅【乌梅】、栝蒌根【天花粉】、干柿;黄黍米、黄连、黄芩、槐花、黑豆、黄明胶、厚朴;藜芦、鹿角屑、莨菪【天仙子】、龙胆草【龙胆】;没食子、木鳖子;青竹茹【竹茹】、牵牛子;石榴皮、熟艾、水蛭;乌麻油、吴茱萸、五倍子;小麦奴、杏仁【苦杏仁】;芫花、芫青;皂荚子【皂角子】、皂荚子仁【皂角子】。

炒黑的药物有25种,为斑蝥、巴豆、草乌头【草乌】、丹参、淡豆豉、大香附子【香附】、甘草、干姜、干生姜、高良姜、胡粉、槐花、黄柏、巨胜子、莨菪子【天仙子】、虻虫、蝱虫【虻虫】、糯米、生地黄【地黄】、粟米粉、酸石榴皮、山栀子【栀子】、天仙子、吴茱萸、小麦奴、罂粟壳。

熬法的药物有37种，为白矾、白芍药【白芍】、白颈蚯蚓【地龙】、赤小豆、川当归【当归】、豆酱、大黄、杜仲、矾石【白矾】、瓜蒂、橘皮、苦葶苈子【葶苈子】、鹿角屑、硫磺【硫黄】、牡蛎、蝱虫【虻虫】、麻子【火麻仁】、蜣螂、青葙子、铅、桑木耳、水蛭、商陆、缩砂密【砂仁】、蜀椒【花椒】、蛇蜕、鼠妇、甜葶苈子【葶苈子】、桃核仁、葶苈【葶苈子】、兔屎【望月砂】、乌头、乌梅、杏核仁【苦杏仁】、杏仁【苦杏仁】、芫花、芫花根白皮、猪胆、蜘蛛。

具体见表4–4。

表4–4　宋代炒制药物统计表

炒制方法	药名	摘录	文献名称	文献编号
（微、略）炒（熟、干、出汗、烟出、烟尽、存性）	阿胶	炒过。	博济方	22
		微炒。	苏沈良方	23
		炒成珠子。	史载之方	25
		炒令黄燥，为散。	重修政和经史证类备用本草	30
		炒。	鸡峰普济方	36
		炒。	校注妇人良方	45
		炒燥。	校注妇人良方	45
		炒。	急救仙方	51
		碎，炒。	女科百问	53
	艾叶	微炒。	太平圣惠方	21
		微炒。	小儿卫生总微论方	38
		炒。	校注妇人良方	45
		微炒。	产宝杂录	52
		微炒。	女科百问	53
	艾子	微炒。	太平圣惠方	21
	八角茴香	炒。	类编朱氏集验医方	50
	巴豆	去皮心，炒。	三因极一病证方论	41
		炒令赤色。	急救仙方	51
	巴豆霜	炒。	圣济总录	32
	菝葜	炒，以新砖磨去刺。	伤寒总病论	27
	白扁豆	慢火炒。	博济方	22
		炒。	太平惠民和剂局方	37
		炒。	小儿卫生总微论方	38
		炒。	洪氏集验方	40
	白丑【牵牛子】	炒令香熟。	博济方	22
	白豆蔻仁【白豆蔻】	炒。	类编朱氏集验医方	50
	白矾	炒干存性。	苏沈良方	23
	白茯苓【茯苓】	切，微炒。	普济本事方	35
		炒。	类编朱氏集验医方	50
	白瓜子仁	微炒。	太平圣惠方	21
	白鸡冠花	炒。	类编朱氏集验医方	50
	白蒺藜【蒺藜】	微炒，去刺。	太平圣惠方	21
		微炒。	博济方	22
		去角，炒。	普济本事方	35
		炒。	传信适用方	42
		炒。	校注妇人良方	45
		炒。	济生方	46
		去刺，炒。	疮疡经验全书	68

续表

炒制方法	药名	摘录	文献名称	文献编号
（微、略）炒（熟、干、出汗、烟出、烟尽、存性）	白僵蚕【僵蚕】	炒。	疮疡经验全书	68
		炒。	小儿药证直诀	28
		匀炒用。	重修政和经史证类备用本草	30
		炒过。	重修政和经史证类备用本草	30
		炒令黄色，拭去蚕上黄肉毛，为末。	重修政和经史证类备用本草	30
		炒。	圣济总录	32
		炒。	全生指迷方	33
		炒。	鸡峰普济方	36
		微炒。	小儿卫生总微论方	38
		去丝、头，炒。	传信适用方	42
		炒。	校注妇人良方	45
		油炒。	类编朱氏集验医方	50
	白芥子	微炒。	太平圣惠方	21
		炒。	苏沈良方	23
		炒熟，勿令焦，细研。	重修政和经史证类备用本草	30
		炒。	校注妇人良方	45
	白荆花	微炒。	太平圣惠方	21
	白蔹	炒。	疮疡经验全书	68
	白龙骨	炒。	校注妇人良方	45
	白梅肉	炒。	小儿卫生总微论方	38
		微炒。	太平圣惠方	21
	桑白皮	微炒。	全生指迷方	33
	白牵牛【牵牛子】	略炒。	类编朱氏集验医方	50
	白山药	微炒。	疮疡经验全书	68
	白芍药【白芍】	炒令赤色。	三因极一病证方论	41
		炒。	校注妇人良方	45
		微炒。	校注妇人良方	45
		炒。	陈氏小儿痘疹方论	47
	白石脂	微微炒过。	重刊本草衍义	31
	白术	炒。	史载之方	25
		炒。	小儿药证直诀	28
		炒。	圣济总录	32
		炒。	全生指迷方	33
		剉，炒。	小儿卫生总微论方	38
		炒。	洪氏集验方	40
		炒。	校注妇人良方	45
		炒。	陈氏小儿痘疹方论	47
		炒。	女科百问	53
		炒。	疮疡经验全书	68
	白头翁	微炒。	太平圣惠方	21

续表

炒制方法	药名	摘录	文献名称	文献编号
（微、略）炒（熟、干、出汗、烟出、烟尽、存性）	白芜荑【芜荑】	微炒。	小儿卫生总微论方	38
		炒。	校注妇人良方	45
	白盐	炒。	传信适用方	42
	白杨树皮	炒。	扁鹊心书	54
	白芷	微炒。	卫生家宝产科备要	43
		炒。	校注妇人良方	45
		微炒。	女科百问	53
		炒。	圣济总录	32
		微炒。	普济本事方	35
	百部	炒。	小儿药证直诀	28
		新瓦上炒。	圣济总录	32
	柏实【柏子仁】	入药微炒用。	重修政和经史证类备用本草	30
	柏叶	炒。	校注妇人良方	45
	柏子仁	炒，别研。	校注妇人良方	45
		炒。	济生方	46
		去壳，炒。	类编朱氏集验医方	50
		炒。	产育宝庆集	34
	斑蝥	炒熟用。	重修政和经史证类备用本草	30
		炒变色。	鸡峰普济方	36
	半夏	细切，炒。	校注妇人良方	45
	半夏曲	炒。	传信适用方	42
		炒。	女科百问	53
		微炒。	圣济总录	32
	北五味【五味子】	炒。	女科百问	53
	贝母	炒。	三因极一病证方论	41
		去心，炒。	校注妇人良方	45
		炒。	全生指迷方	33
	荜茇【荜芨】	炒。	传信适用方	42
		去蒂，炒。	扁鹊心书	54
	萆薢	炒。	圣济总录	32
	蓖麻子	取子炒熟。	重刊本草衍义	31
	槟榔	微炒，捣为末。	太平圣惠方	21
		剉，炒。	全生指迷方	33
		炒。	卫济宝书	39
		微炒。	疮疡经验全书	68
	舶上茴香【八角茴香】	炒。	博济方	22
		略炒。	苏沈良方	23
		炒香。	普济本事方	35

续表

炒制方法	药名	摘录	文献名称	文献编号
（微、略）炒（熟、干、出汗、烟出、烟尽、存性）	补骨脂	炒。	太平圣惠方	21
		微炒。	太平圣惠方	21
		微炒。	博济方	22
		入药微炒用。	重修政和经史证类备用本草	30
		炒。	圣济总录	32
		炒。	产育宝庆集	34
		炒香。	普济本事方	35
		炒令香。	普济本事方	35
		炒。	鸡峰普济方	36
		微炒。	小儿卫生总微论方	38
		炒。	洪氏集验方	40
		炒。	三因极一病证方论	41
		炒香。	传信适用方	42
		炒略香。	卫生家宝产科备要	43
		炒。	校注妇人良方	45
		微炒。	济生方	46
		炒。	类编朱氏集验医方	50
		炒。	产宝杂录	52
		炒。	女科百问	53
	蚕蛾【原蚕蛾】	微炒。	太平圣惠方	21
	蚕沙	炒。	圣济总录	32
	蚕蜕	用之当微炒。	重修政和经史证类备用本草	30
	苍耳实【苍耳子】	炒令香，捣去刺，使腹破。入药炒用。	重修政和经史证类备用本草	30
	苍耳子	微炒。	太平圣惠方	21
		微炒，捣碎。	太平圣惠方	21
	苍术	剉，炒。	太平圣惠方	21
		用慢火炒令黄色。	重修政和经史证类备用本草	30
		炒。	校注妇人良方	45
		炒。	女科百问	53
	草豆蔻	炒。	苏沈良方	23
	草果	去壳，炒。	扁鹊心书	54
	草龙胆【龙胆】	炒。	疮疡经验全书	68
	草乌	剉，炒。	传信适用方	42
		炒。	陈氏小儿痘疹方论	47
		炒干。	疮疡经验全书	68
		炒。	太平惠民和剂局方	37
	蝉壳【蝉蜕】	微炒。	太平圣惠方	21
		微炒，为末。	重修政和经史证类备用本草	30
	蝉蜕	炒。	博济方	22
	菖蒲【石菖蒲】	炒。	鸡峰普济方	36
		微炒。	太平惠民和剂局方	37
	侧柏叶	炒。	校注妇人良方	45

续表

炒制方法	药名	摘录	文献名称	文献编号
（微、略）炒（熟、干、出汗、烟出、烟尽、存性）	车前子	炒。	三因极一病证方论	41
		炒。	校注妇人良方	45
		炒。	陈氏小儿痘疹方论	47
		炒。	类编朱氏集验医方	50
		炒。	疮疡经验全书	68
		微炒燥。	太平惠民和剂局方	37
	陈槐花	炒。	类编朱氏集验医方	50
	陈橘皮【陈皮】	微炒。	苏沈良方	23
		去白，炒。	产育宝庆集	34
	陈皮	炒令匀。	博济方	22
		炒。	苏沈良方	23
		炒令香熟。	小儿卫生总微论方	38
		去瓤，炒。	传信适用方	42
		炒。	校注妇人良方	45
		炒。	女科百问	53
	赤箭	微炒。	太平圣惠方	21
	赤芍药【芍药】	炒。	校注妇人良方	45
	赤小豆	炒。	太平惠民和剂局方	37
		炒。	小儿卫生总微论方	38
		略炒。	三因极一病证方论	41
		炒。	济生方	46
		炒。	类编朱氏集验医方	50
		炒。	女科百问	53
		炒熟。	太平圣惠方	21
		炒。	脚气治法总要	26
		慢火炒熟。	重修政和经史证类备用本草	30
		炒。	鸡峰普济方	36
	楮实【楮实子】	微炒。	圣济总录	32
		去子，微炒。	急救仙方	51
	川大黄【大黄】	微炒。	女科百问	53
		微炒。	苏沈良方	23
	川椒【花椒】	微炒去汗。	太平圣惠方	21
		炒出汗。	博济方	22
		微炒去汗。	类证活人书	29
		炒出汗。	全生指迷方	33
		去子，微炒。	产育宝庆集	34
		微火炒，地上出汗。	普济本事方	35
		炒出汗。	三因极一病证方论	41
		去子，炒，用瓦出汗。	传信适用方	42
		炒。	校注妇人良方	45
		炒。	类编朱氏集验医方	50
		去目，炒出汗。	女科百问	53
	川苦楝	炒。	脚气治法总要	26

续表

炒制方法	药名	摘录	文献名称	文献编号
（微、略）炒（熟、干、出汗、烟出、烟尽、存性）	川楝肉【川楝子】	微炒。	普济本事方	35
	川楝子	微炒。	太平圣惠方	21
		剉，炒。	三因极一病证方论	41
		炒，取净肉。	扁鹊心书	54
	川乌	炒。	卫济宝书	39
	川小椒【花椒】	炒。	济生方	46
	穿山甲	炒。	类编朱氏集验医方	50
	雌黄	炒令褐色。	太平圣惠方	21
	葱籽【葱实】	微炒。	太平圣惠方	21
	大豆	略炒。	卫生家宝产科备要	43
	大豆黄卷	炒。	太平惠民和剂局方	37
		微炒。	卫生家宝产科备要	43
		炒烟去。	女科百问	53
		炒。	女科百问	53
		炒熟。	太平圣惠方	21
		炒熟。	圣济总录	32
		碎，炒。	太平惠民和剂局方	37
	大豆芽	炒令香熟。	圣济总录	32
	大甘草【甘草】	炒存性。	博济方	22
	大附子【附子】	微炒。	三因极一病证方论	41
	大腹皮	炒。	三因极一病证方论	41
		黑豆汁煮，晒干再炒。	疮疡经验全书	68
	大黄	微炒。	洪氏集验方	40
		略炒。	卫生家宝产科备要	43
		炒熟。	疮疡经验全书	68
		微炒。	太平圣惠方	21
		和少酥炒，令酥尽入药中。	重修政和经史证类备用本草	30
		微炒。	重修政和经史证类备用本草	30
		炒微赤，捣为散用。	重修政和经史证类备用本草	30
		剉，炒。	圣济总录	32
		略炒。	产育宝庆集	34
	大戟	剉碎，微炒。	太平圣惠方	21
		炒。	伤寒总病论	27
		炒。	全生指迷方	33
		微炒。	太平惠民和剂局方	37
		炒。	三因极一病证方论	41
		去皮，炒。	校注妇人良方	45
	大麻仁【火麻仁】	微炒。	校注妇人良方	45
		炒鸣。	脚气治法总要	26
	大麻子【火麻仁】	炒。	三因极一病证方论	41
	大麦	炒。	卫生家宝产科备要	43
	大麦肉【大麦】	炒。	女科百问	53

续表

炒制方法	药名	摘录	文献名称	文献编号
（微、略）炒（熟、干、出汗、烟出、烟尽、存性）	大麦芽【麦芽】	炒。	卫生家宝产科备要	43
		炒。	校注妇人良方	45
	大香附子【香附】	炒，净。	济生方	46
	当归	微炒，令香。	洪氏集验方	40
		剉，炒。	女科百问	53
		微炒。	太平圣惠方	21
		微炒。	博济方	22
		炒。	苏沈良方	23
		微炒。	类证活人书	29
		微炒。	圣济总录	32
		微炒。	产育宝庆集	34
	地骨皮	炒。	陈氏小儿痘疹方论	47
	地龙	微炒。	小儿卫生总微论方	38
		去土，炒。	校注妇人良方	45
		炒。	济生方	46
		去土，微炒。	太平圣惠方	21
		炒。	脚气治法总要	26
		炒。	鸡峰普济方	36
	地榆	炒。	传信适用方	42
	丁香	炒。	小儿卫生总微论方	38
	丁香皮	炒。	三因极一病证方论	41
		炒。	女科百问	53
	冬瓜子	微炒。	太平圣惠方	21
	冬葵子	微炒。	太平圣惠方	21
		炒。	圣济总录	32
		炒。	女科百问	53
	豆豉	炒令烟出。	太平圣惠方	21
		微炒令香。	重修政和经史证类备用本草	30
		焦炒豉，令烟绝，为末。	重修政和经史证类备用本草	30
		炒令微干。	圣济总录	32
	杜仲	炒令丝断。	女科百问	53
	恶实【牛蒡子】	炒令熟，杵为末。	重修政和经史证类备用本草	30
		微炒。	重刊本草衍义	31
	粉草	炒。	校注妇人良方	45
	枫香脂	炒。	圣济总录	32
	凤仙子	微火炒。	疮疡经验全书	68
	蜂儿	微炒。	太平圣惠方	21
	佛手根	微炒。	履巉岩本草	55
	茯苓	微炒。	小儿卫生总微论方	38
		炒用。	博济方	22
	茯神	炒。	类编朱氏集验医方	50
	覆盆子	炒。	校注妇人良方	45
	覆盆子叶	微炒，油调。	传信适用方	42

续表

炒制方法	药名	摘录	文献名称	文献编号
（微、略）炒（熟、干、出汗、烟出、烟尽、存性）	甘草	微炒。	小儿卫生总微论方	38
		炒。	传信适用方	42
		炒。	校注妇人良方	45
		炒。	急救仙方	51
		炒。	女科百问	53
		炒。	疮疡经验全书	68
		炒。	伤寒总病论	27
		炒。	太平惠民和剂局方	37
	甘遂	微炒。	圣济总录	32
		炒。	圣济总录	32
		炒。	全生指迷方	33
		剉末，炒。	全生指迷方	33
		炒。	产育宝庆集	34
		切片，炒。	普济本事方	35
		去心，炒。	校注妇人良方	45
	干壁虎	微炒。	小儿卫生总微论方	38
	干姜	半生半炒。	校注妇人良方	45
		炒。	扁鹊心书	54
		炒。	苏沈良方	23
	干漆	捣碎，微炒。	太平圣惠方	21
		炒。	博济方	22
		炒烟尽。	小儿药证直诀	28
		入药须捣碎炒熟。	重修政和经史证类备用本草	30
		炒烟出，细研。	重修政和经史证类备用本草	30
		炒烟尽。	重修政和经史证类备用本草	30
		炒令烟出。	圣济总录	32
		碎，炒令烟尽。	全生指迷方	33
		捣碎，炒令烟尽。	产育宝庆集	34
		炒令烟出。	普济本事方	35
		炒至大烟出。	普济本事方	35
		捣碎，炒熟。	太平惠民和剂局方	37
		炒令烟尽即止。	小儿卫生总微论方	38
		炒烟尽。	小儿卫生总微论方	38
		炒青烟尽。	三因极一病证方论	41
		炒烟出青白为度。	校注妇人良方	45
		炒烟尽。	济生方	46
		炒令烟尽。	急救仙方	51
		炒令烟出尽。	女科百问	53
		炒烟尽。	女科百问	53
		炒至烟尽。	扁鹊心书	54
	干蜣螂	微炒。	小儿卫生总微论方	38

续表

炒制方法	药名	摘录	文献名称	文献编号
（微、略）炒（熟、干、出汗、烟出、烟尽、存性）	干蝎	于瓷合子内炒令褐色。	太平圣惠方	21
	干蝎	微炒。	太平圣惠方	21
	干蝎	炒。	苏沈良方	23
	干蝎	炒。	小儿药证直诀	28
	干蝎	炒。	圣济总录	32
	干蝎	微炒，为末。	太平惠民和剂局方	37
	高良姜	剉碎，炒。	全生指迷方	33
	高良姜	剉碎，炒。	洪氏集验方	40
	高良姜	剉，炒。	三因极一病证方论	41
	高良姜	炒。	扁鹊心书	54
	钩藤	炒，为末。	小儿卫生总微论方	38
	枸杞子	炒。	三因极一病证方论	41
	枸杞子	微炒。	太平圣惠方	21
	枸杞子	微炒。	圣济总录	32
	谷丹	炒。	急救仙方	51
	骨碎补	炒。	校注妇人良方	45
	骨碎补	去毛，炒。	类编朱氏集验医方	50
	骨碎补	去毛，炒。	太平惠民和剂局方	37
	瓜蒂	微炒。	圣济总录	32
	瓜蒌仁【瓜蒌子】	新瓦上炒令香。	外科精要	49
	瓜蒌子	炒用。	重修政和经史证类备用本草	30
	鬼箭	削取羽，炒。	普济本事方	35
	鬼臼	微炒。	圣济总录	32
	海金沙	炒令赤色。	急救仙方	51
	寒食面	微炒。	圣济总录	32
	诃梨勒皮【诃子皮】	微炒。	小儿卫生总微论方	38
	何首乌	炒，去黑皮。	圣济总录	32
	鹤虱	炒。	小儿药证直诀	28
	鹤虱	微炒。	小儿药证直诀	28
	鹤虱	炒。	太平惠民和剂局方	37
	黑白牵牛【牵牛子】	炒。	女科百问	53
	黑豆	炒。	太平惠民和剂局方	37
	黑豆	炒。	卫生家宝产科备要	43
	黑豆	炒。	校注妇人良方	45
	黑豆	炒。	济生方	46
	黑豆	炒令熟。	太平圣惠方	21
	黑豆	炒令香熟。	产育宝庆集	34
	黑胡椒	微炒。	太平圣惠方	21
	黑胡麻【芝麻】	炒。	圣济总录	32
	黑木耳	微炒。	太平圣惠方	21

续表

炒制方法	药名	摘录	文献名称	文献编号
（微、略）炒（熟、干、出汗、烟出、烟尽、存性）	黑牵牛【牵牛子】	炒。	小儿药证直诀	28
		瓦上炒。	圣济总录	32
	红豆	炒。	太平惠民和剂局方	37
	红兰花	微炒。	圣济总录	32
	胡麻	炒。	圣济总录	32
		文火炒香。	圣济总录	32
	胡荽子	入药炒用。	重修政和经史证类备用本草	30
	胡芦巴	微炒。	太平圣惠方	21
		微炒。	博济方	22
		微炒。	苏沈良方	23
		炒。	圣济总录	32
		微炒。	普济本事方	35
		炒。	鸡峰普济方	36
		微炒。	太平惠民和剂局方	37
	虎头骨	微炒。	太平圣惠方	21
	虎掌	微炒。	太平圣惠方	21
	花桑叶	微炒。	太平圣惠方	21
	滑石	炒，先研细。	博济方	22
	槐耳	微炒。	太平圣惠方	21
	槐花	微炒。	太平圣惠方	21
		炒。	博济方	22
		微炒。	史载之方	25
		炒服。	重修政和经史证类备用本草	30
		炒。	圣济总录	32
	槐鸡【槐耳】	微炒。	太平圣惠方	21
	槐螵蛸	微炒。	太平圣惠方	21
	槐子【槐角子】	微炒。	太平圣惠方	21
		炒令香。	太平圣惠方	21
	槐子仁【槐角子】	微炒。	太平圣惠方	21
	黄蘗【黄柏】	炒。	苏沈良方	23
	黄丹【铅丹】	微炒。	太平圣惠方	21
		炒令紫色。	太平圣惠方	21
		炒令褐色。	太平圣惠方	21
	黄连	去须，微炒。	太平圣惠方	21
		炒。	苏沈良方	23
		炒令紫色。	苏沈良方	23
	黄芪	炒。	圣济总录	32
	黄芩	新瓦上并同炒香。	类证活人书	29
		微炒。	太平惠民和剂局方	37

续表

炒制方法	药名	摘录	文献名称	文献编号
（微、略）炒（熟、干、出汗、烟出、烟尽、存性）	茴香	炒。	博济方	22
		微炒。	苏沈良方	23
		炒。	伤寒总病论	27
		微炒。	类证活人书	29
		入药炒。	重修政和经史证类备用本草	30
		炒。	全生指迷方	33
		炒。	普济本事方	35
		炒令香。	普济本事方	35
		炒。	鸡峰普济方	36
		炒过。	太平惠民和剂局方	37
	茴香籽【茴香】	炒。	圣济总录	32
	鸡冠花	微炒。	太平圣惠方	21
		剉，微炒。	太平惠民和剂局方	37
	鸡冠子	入药炒用。	重修政和经史证类备用本草	30
	棘刺【棘针】	微炒。	太平圣惠方	21
	棘针钩子【棘针】	微炒。	太平圣惠方	21
	僵蚕	炒。	伤寒总病论	27
		去丝、嘴，炒。	普济本事方	35
		炒变色。	鸡峰普济方	36
	椒红	微炒。	太平圣惠方	21
		微炒去汗。	太平圣惠方	21
		微炒出汗。	普济本事方	35
	椒目	微炒去汗。	太平圣惠方	21
		将目微炒，捣为极细末。	重刊本草衍义	31
	金钗石斛【石斛】	去根，炒。	产育宝庆集	34
	荆芥穗	炒。	博济方	22
	净麸	慢火炒。	普济本事方	35
	韭子【韭菜子】	微炒。	太平圣惠方	21
		入药炒用。	重修政和经史证类备用本草	30
		微炒，为散。	重修政和经史证类备用本草	30
	桔梗	微炒。	伤寒总病论	27
		炒。	小儿药证直诀	28
		炒。	圣济总录	32
		炒。	普济本事方	35
		微炒。	太平惠民和剂局方	37
	桔核【橘核】	炒。	济生方	46
	菊花	炒。	类编朱氏集验医方	50
	橘	微炒核，去壳为末。	重刊本草衍义	31
	橘子仁【橘核】	炒，研为末。	重修政和经史证类备用本草	30
		炒。	类编朱氏集验医方	50
	决明子	微炒。	太平圣惠方	21
		微炒。	圣济总录	32
	苦梗	炒。	校注妇人良方	45

续表

炒制方法	药名	摘录	文献名称	文献编号
（微、略）炒（熟、干、出汗、烟出、烟尽、存性）	苦参	炒带烟出，为末。	重修政和经史证类备用本草	30
	苦葫芦子	微炒。	太平圣惠方	21
	苦楝根皮	微炒。	小儿卫生总微论方	38
	苦楝子	炒。	扁鹊心书	54
	苦葶苈【葶苈子】	微炒。	太平圣惠方	21
	苦葶苈子【葶苈】子	炒。	类证活人书	29
	款冬花	炒。	博济方	22
		微炒。	圣济总录	32
	葵子	炒。	三因极一病证方论	41
		炒。	校注妇人良方	45
	栝蒌实【瓜蒌】	取瓤，以干葛粉拌，焙干，银石器中慢火炒熟，为末。	重刊本草衍义	31
	兰子	微炒。	太平圣惠方	21
	雷丸	剉，炒。	类编朱氏集验医方	50
		切，炒。	扁鹊心书	54
	狸头骨	炒，末。	重修政和经史证类备用本草	30
	藜芦	炒。	普济本事方	35
		炒。	三因极一病证方论	41
	练鹊	炒令香。	重修政和经史证类备用本草	30
	莲子肉【莲子】	炒。	类编朱氏集验医方	50
	良姜【高良姜】	去芦，炒。	普济本事方	35
		微炒。	小儿卫生总微论方	38
		炒。	陈氏小儿病源方论	47
		剉碎，炒。	类编朱氏集验医方	50
		炒。	女科百问	53
	莨菪	炒，止冷痢，主齿痛。	重修政和经史证类备用本草	30
	蓼实	取子微炒。	重刊本草衍义	31
	凌霄花	微炒。	太平圣惠方	21
	羚羊角	炒令燥。	太平圣惠方	21
		微炒。	圣济总录	32
	刘寄奴	略炒。	博济方	22
		炒，捣末。	重修政和经史证类备用本草	30
	硫磺【硫黄】	微火上炒，勿令焦。	产育宝庆集	34
	龙胆	炒。	校注妇人良方	45
	龙胆草【龙胆】	剉，炒。	传信适用方	42
		炒。	陈氏小儿痘疹方论	47
	龙脑草	炒。	类编朱氏集验医方	50
		入药炒用。	重修政和经史证类备用本草	30
	露蜂窠【蜂房】	微炒。	太平圣惠方	21
		炒过用。	普济本事方	35
		炒。	太平惠民和剂局方	37

续表

炒制方法	药名	摘录	文献名称	文献编号
(微、略)炒(熟、干、出汗、烟出、烟尽、存性)	萝卜子【莱菔子】	炒令熟，捣细，罗取末。	太平圣惠方	21
		微炒。	太平圣惠方	21
		炒，研。	校注妇人良方	45
		炒。	济生方	46
		炒。	女科百问	53
		炒，碾碎。	疮疡经验全书	68
	麻黄	炒。	博济方	22
	麻子【火麻仁】	炒令香，捣碎，小便浸取汁。	重修政和经史证类备用本草	30
		炒令香熟，末服。	重修政和经史证类备用本草	30
	绿豆	炒。	太平惠民和剂局方	37
	马兜铃	微炒用。	博济方	22
		慢火炒干。	重修政和经史证类备用本草	30
		去壳，炒。	普济本事方	35
		去筋膜，炒。	急救仙方	51
	马蔺子	微炒。	太平圣惠方	21
	马芹子	微炒。	太平圣惠方	21
	麦门冬	剉碎，微炒。	太平圣惠方	21
	麦芽	微炒。	太平圣惠方	21
		炒。	博济方	22
		炒。	史载之方	25
		炒。	圣济总录	32
		微炒。	太平惠民和剂局方	37
		炒。	类编朱氏集验医方	50
		炒。	疮疡经验全书	68
	蔓荆子	炒熟。	太平圣惠方	21
		炒。	类编朱氏集验医方	50
		炒。	疮疡经验全书	68
	莽草	微炒。	太平圣惠方	21
	蝱虫【虻虫】	去头、翅，炒。	校注妇人良方	45
	牡丹皮	剉，炒。	校正集验背疽方	44
	牡蛎粉	炒。	伤寒总病论	27
	榼藤子	微炒。	太平圣惠方	21
	木槿花	炒用。	重修政和经史证类备用本草	30
		炒。	履巉岩本草	55
	木槿皮	入药炒用。	重修政和经史证类备用本草	30
	木通	微炒。	圣济总录	32

续表

炒制方法	药名	摘录	文献名称	文献编号
（微、略）炒（熟、干、出汗、烟出、烟尽、存性）	木香	剉，炒。	普济本事方	35
		炒。	传信适用方	42
	木贼	微微炒，捣为末。	重刊本草衍义	31
	腻粉	炒。	苏沈良方	23
	牛蒡子	微炒。	太平圣惠方	21
		炒。	博济方	22
		炒令熟，捣为细末。	博济方	22
		炒。	全生指迷方	33
		炒熟。	普济本事方	35
		炒，纸衬。	小儿卫生总微论方	38
		炒。	校正集验背疽方	44
		炒。	陈氏小儿痘疹方论	47
	糯谷【糯米】	炒。	扁鹊心书	54
	糯米	炒。	小儿药证直诀	28
		炒灰存性。	圣济总录	32
		炒。	太平惠民和剂局方	37
		微炒。	小儿卫生总微论方	38
		炒。	急救仙方	51
	蓬莪术【莪术】	炒。	急救仙方	51
	蓬术【莪术】	炒。	传信适用方	42
	枇杷子【枇杷核】	炒。	博济方	22
	片子姜黄【姜黄】	炒。	济生方	46
	破故纸【补骨脂】	微炒。	博济方	22
	蒲黄	微炒。	太平圣惠方	21
		补血、止血即炒用。	重修政和经史证类备用本草	30
		微炒。	圣济总录	32
		微炒。	产育宝庆集	34
		炒。	普济本事方	35
		炒。	三因极一病证方论	41
		微炒令赤，或以纸衬铫子内，炒纸黄为度。	卫生家宝产科备要	43
		炒。	校注妇人良方	45
		炒。	济生方	46
		略炒。	济生方	46
		炒。	类编朱氏集验医方	50
		炒。	女科百问	53
		炒。	疮疡经验全书	68
	蛴螬	干炒。	普济本事方	35
	麒麟竭	炒令紫色。	太平圣惠方	21
	牵牛【牵牛子】	微炒，取末。	苏沈良方	23
		炒。	苏沈良方	23
		炒熟。	史载之方	25
		炒熟。	女科百问	53

续表

炒制方法	药名	摘录	文献名称	文献编号
（微、略）炒（熟、干、出汗、烟出、烟尽、存性）	牵牛子	微炒。	太平圣惠方	21
		略炒。	苏沈良方	23
		半生半炒。	伤寒总病论	27
		微炒。	重修政和经史证类备用本草	30
		可微炒，捣。	重刊本草衍义	31
		炒熟。	全生指迷方	33
		炒。	普济本事方	35
		微炒，以不通手即止，勿令过热。	普济本事方	35
		微炒。	太平惠民和剂局方	37
		炒。	小儿卫生总微论方	38
		炒。	三因极一病证方论	41
	铅丹	炒，为末。	重修政和经史证类备用本草	30
		炒令烟绝为度。	圣济总录	32
		炒紫色。	圣济总录	32
		炒。	济生方	46
	蜣螂	炒用。	重修政和经史证类备用本草	30
	秦艽	炒出汗。	卫生家宝产科备要	43
	秦椒【花椒】	炒出汗。	三因极一病证方论	41
	青黛	炒。	圣济总录	32
	青橘	炒。	三因极一病证方论	41
	青橘皮【青皮】	炒。	传信适用方	42
	青皮	炒干。	圣济总录	32
		去瓤，炒。	普济本事方	35
		去白，炒。	太平惠民和剂局方	37
		去白，炒。	三因极一病证方论	41
		炒香。	三因极一病证方论	41
		炒。	急救仙方	51
		炒。	女科百问	53
		炒。	扁鹊心书	54
	青葙子	微炒。	圣济总录	32
		炒。	圣济总录	32
	蜻蛉【蜻蜓】	炒用良。	重修政和经史证类备用本草	30
	苘实	炒令香熟。	重修政和经史证类备用本草	30
	全蝎	微炒。	太平圣惠方	21
		微炒。	博济方	22
		炒。	普济本事方	35
		炒。	三因极一病证方论	41
		微炒。	传信适用方	42
		炒。	校注妇人良方	45
		微炒。	陈氏小儿病源方论	47
		炒。	女科百问	53
	荛花	炒。	伤寒总病论	27
	人参	微炒。	小儿卫生总微论方	38
	肉豆蔻	炒黄色。	洪氏集验方	40

续表

炒制方法	药名	摘录	文献名称	文献编号
（微、略）炒（熟、干、出汗、烟出、烟尽、存性）	乳香	入丸散，微炒杀毒，得不粘。	重修政和经史证类备用本草	30
		微火上炒，勿令焦。	产育宝庆集	34
		轻炒令熔。	传信适用方	42
	三棱	炒干。	苏沈良方	23
		切，炒。	普济本事方	35
	桑白皮	炒。	博济方	22
		炒。	小儿药证直诀	28
		微炒。	太平惠民和剂局方	37
		微炒。	传信适用方	42
		炒。	校注妇人良方	45
		炒。	陈氏小儿痘疹方论	47
		去皮，炒。	急救仙方	51
		去黄皮，炒。	疮疡经验全书	68
	桑耳	微炒。	太平圣惠方	21
	桑鸡【桑耳】	微炒。	太平圣惠方	21
	桑木耳	微炒。	太平圣惠方	21
	桑螵蛸	微炒。	太平圣惠方	21
		炒。	圣济总录	32
		炒。	全生指迷方	33
		炒。	校注妇人良方	45
		微炒。	济生方	46
		炒。	类编朱氏集验医方	50
		炒。	女科百问	53
	桑枝	细切，炒香。	普济本事方	35
	砂仁	和皮用净熨斗于慢火上炒令热透。	卫生家宝产科备要	43
		炒。	校注妇人良方	45
		炒。	类编朱氏集验医方	50
		微炒。	女科百问	53
		微炒，研末。	疮疡经验全书	68
	晒豆蔻	炮后剉细，炒令匀。	博济方	22
	山药	炒。	三因极一病证方论	41
		微炒。	校正集验背疽方	44
	山楂	炒，磨去子。	疮疡经验全书	68
	山栀【栀子】	炒。	陈氏小儿痘疹方论	47
		炒。	女科百问	53
	山栀子【栀子】	炒香。	圣济总录	32
		炒。	校注妇人良方	45
	商陆根【商陆】	切，炒。	太平圣惠方	21
	芍药	炒。	圣济总录	32
		炒。	类编朱氏集验医方	50

续表

炒制方法	药名	摘录	文献名称	文献编号
（微、略）炒（熟、干、出汗、烟出、烟尽、存性）	蛇床子	微炒。	重刊本草衍义	31
		炒令香。	普济本事方	35
		慢火微炒过。	太平惠民和剂局方	37
		炒。	三因极一病证方论	41
	蛇蜕	炒。	全生指迷方	33
	蛇蜕皮【蛇蜕】	微炒。	小儿卫生总微论方	38
	神曲	微炒。	太平圣惠方	21
		炒。	博济方	22
		炒。	全生指迷方	33
		微炒。	普济本事方	35
		碎，炒。	普济本事方	35
		炒。	鸡峰普济方	36
		微炒。	太平惠民和剂局方	37
		炒。	太平惠民和剂局方	37
		炒。	洪氏集验方	40
		炒。	传信适用方	42
		炒。	校注妇人良方	45
		炒。	陈氏小儿痘疹方论	47
		碎炒。	类编朱氏集验医方	50
		炒。	女科百问	53
	生地黄【地黄】	炒。	陈氏小儿痘疹方论	47
	生姜	炒熟。	太平圣惠方	21
	石菖蒲	炒。	博济方	22
	石膏	炒，研。	全生指迷方	33
		微火上炒，勿令焦。	产育宝庆集	34
		炒。	急救仙方	51
	石灰	炒。	重修政和经史证类备用本草	30
	石莲【石莲子】	炒，末。	重修政和经史证类备用本草	30
		炒熟。	产育宝庆集	34
		炒熟。	卫生家宝产科备要	43
	石莲肉【石莲子】	炒。	伤寒总病论	27
		去心，炒。	普济本事方	35
		炒。	济生方	46
	石莲子	微炒。	太平圣惠方	21
		炒熟。	类编朱氏集验医方	50
	石榴花	微炒。	太平圣惠方	21
	石南	微炒。	脚气治法总要	26
	食盐	炒。	重修政和经史证类备用本草	30
		炒过，研细。	太平惠民和剂局方	37
	使君子	去壳，炒。	小儿卫生总微论方	38
		去皮，炒。	类编朱氏集验医方	50
	熟艾	微炒。	太平圣惠方	21
		微炒。	圣济总录	32

续表

炒制方法	药名	摘录	文献名称	文献编号
（微、略）炒（熟、干、出汗、烟出、烟尽、存性）	黍粘子【牛蒡子】	炒香。	小儿药证直诀	28
	蜀椒【花椒】	微炒出汗。	太平圣惠方	21
		须微炒使汗出。	重刊本草衍义	31
		炒出汗。	圣济总录	32
		炒出汗。	太平惠民和剂局方	37
		炒。	卫生家宝产科备要	43
	鼠妇	炒。	类证活人书	29
	鼠粘子【牛蒡子】	微炒。	太平圣惠方	21
		炒香。	类证活人书	29
		炒香。	小儿卫生总微论方	38
		炒，研用。	疮疡经验全书	68
		炒。	疮疡经验全书	68
	水蛙	微炒。	太平圣惠方	21
	水蛭	炒。	重刊本草衍义	31
		炒。	全生指迷方	33
		炒。	鸡峰普济方	36
		炒。	校注妇人良方	45
		炒。	女科百问	53
	松萝	炒。	圣济总录	32
	松脂	炒。	女科百问	53
	苏木	剉，炒。	小儿卫生总微论方	38
		剉，炒。	校正集验背疽方	44
	苏子	微炒。	重修政和经史证类备用本草	30
	粟米	炒熟。	太平圣惠方	21
		微炒。	普济本事方	35
	酸石榴皮	微炒。	太平圣惠方	21
		微炒。	圣济总录	32
	酸枣仁	微炒，炒令香熟。	太平圣惠方	21
		微炒。	博济方	22
		微炒。	苏沈良方	23
		睡多，生使；不得睡，炒熟。	重修政和经史证类备用本草	30
		炒令香熟，捣细为散。	重修政和经史证类备用本草	30
		炒。	圣济总录	32
		微炒。	圣济总录	32
		慢火炒令十分香熟。	太平惠民和剂局方	37
		炒。	三因极一病证方论	41
		去皮，炒。	传信适用方	42
		炒。	校注妇人良方	45
		炒香。	校注妇人良方	45

续表

炒制方法	药名	摘录	文献名称	文献编号
（微、略）炒（熟、干、出汗、烟出、烟尽、存性）	酸枣仁	炒。	济生方	46
		炒熟。	类编朱氏集验医方	50
		炒。	类编朱氏集验医方	50
		去壳取仁，微炒。	疮疡经验全书	68
		微炒。	疮疡经验全书	68
	缩砂【砂仁】	炒。	普济本事方	35
		和壳炒六七分焦，去壳用仁。	类编朱氏集验医方	50
		于熨斗内炒令热透，却去皮取仁，研。	类编朱氏集验医方	50
	缩砂蜜【砂仁】	慢火炒令热透。	重修政和经史证类备用本草	30
	獭肝	微炒。	太平圣惠方	21
	台椒【花椒】	炒出汗。	扁鹊心书	54
	台椒红【花椒】	炒。	类编朱氏集验医方	50
	台术【白术】	去梗，微炒。	疮疡经验全书	68
	郁李仁	去皮尖，炒。	普济本事方	35
	桃仁	去皮尖，微炒。	普济本事方	35
		去皮，炒。	急救仙方	51
		去皮，炒。	女科百问	53
	桃叶	炒。	圣济总录	32
	天浆子	微炒。	太平圣惠方	21
		微炒。	太平惠民和剂局方	37
		微炒。	小儿卫生总微论方	38
	天南星	微炒，煨。	太平圣惠方	21
		炒。	小儿药证直诀	28
		炮裂为末，炒。	小儿卫生总微论方	38
	天台乌药【乌药】	微炒。	圣济总录	32
	天仙藤	洗，略炒。	校注妇人良方	45
	天雄	去皮脐，炒。	校注妇人良方	45
	甜瓜子	微炒。	疮疡经验全书	68
	甜葶苈【葶苈子】	炒。	校注妇人良方	45
		炒。	济生方	46
	甜竹茹	微炒。	圣济总录	32
	条芩【黄芩】	炒。	校注妇人良方	45
	葶苈【葶苈子】	微炒，捣如泥。	重修政和经史证类备用本草	30
		炒，研。	重修政和经史证类备用本草	30
		炒。	全生指迷方	33
		微炒。	太平惠民和剂局方	37
		炒。	类编朱氏集验医方	50
		微炒。	类编朱氏集验医方	50
		炒。	女科百问	53
		炒。	扁鹊心书	54
	土蜂	入药炒用。	重修政和经史证类备用本草	30

续表

炒制方法	药名	摘录	文献名称	文献编号
（微、略）炒（熟、干、出汗、烟出、烟尽、存性）	土蜂子	针签灯上微炒。	太平圣惠方	21
	土茴香	炒香。	普济本事方	35
		略炒。	普济本事方	35
	晚蚕蛾【原蚕蛾】	微炒。	太平惠民和剂局方	37
	晚蚕沙【蚕沙】	微炒。	太平圣惠方	21
		炒。	三因极一病证方论	41
		炒熟。	类编朱氏集验医方	50
	威灵仙	微炒。	圣济总录	32
	蜗牛	入药炒用。	重修政和经史证类备用本草	30
	乌角	微炒。	太平圣惠方	21
	乌麻	微炒，别捣。	太平圣惠方	21
	乌梅	炒令燥，杵为末。	重修政和经史证类备用本草	30
		微炒，为末。	重修政和经史证类备用本草	30
		去核，炒。	太平惠民和剂局方	37
	乌梅肉【乌梅】	炒。	太平圣惠方	21
		微炒。	太平圣惠方	21
		炒令燥。	太平圣惠方	21
		微炒。	类证活人书	29
		炒干。	小儿卫生总微论方	38
		切，炒。	传信适用方	42
		炒干。	类编朱氏集验医方	50
		炒。	扁鹊心书	54
	乌头肉	微炒。	太平圣惠方	21
	乌药	炒令黑烟起。	重修政和经史证类备用本草	30
	乌贼鱼骨【海螵蛸】	炒。	重修政和经史证类备用本草	30
	芜荑	微炒。	圣济总录	32
		炒。	鸡峰普济方	36
		微炒。	太平惠民和剂局方	37
		炒。	三因极一病证方论	41
		炒。	陈氏小儿痘疹方论	47
	吴茱萸	炒令熟。	太平圣惠方	21
		炒。	博济方	22
		焙干，微炒。	类证活人书	29
		炒。	全生指迷方	33
		炒。	鸡峰普济方	36
		汤洗，炒。	太平惠民和剂局方	37
		微炒。	小儿卫生总微论方	38
		炒。	洪氏集验方	40
		微炒。	校正集验背疽方	44
		炒。	校注妇人良方	45
		炒。	扁鹊心书	54
		炒，去梗。	疮疡经验全书	68
	五倍子	去内中虫，炒。	伤寒总病论	27
		炒。	小儿药证直诀	28

续表

炒制方法	药名	摘录	文献名称	文献编号
（微、略）炒（熟、干、出汗、烟出、烟尽、存性）	五灵脂	微炒。	苏沈良方	23
		炒过令熟。	重修政和经史证类备用本草	30
		炒。	圣济总录	32
		微火上炒，勿令焦。	产育宝庆集	34
		银器内炒，烟尽为度。	洪氏集验方	40
		炒令烟尽。	传信适用方	42
		炒烟尽为度。	校注妇人良方	45
		炒令过熟，出尽烟。	女科百问	53
	五味子	炒。	圣济总录	32
		炒。	全生指迷方	33
		炒。	校注妇人良方	45
		杵，炒。	校注妇人良方	45
	细辛	轻炒。	圣济总录	32
	香豉	炒干。	太平圣惠方	21
	香附子【香附】	炒。	博济方	22
		微炒。	苏沈良方	23
		去毛，炒。	太平惠民和剂局方	37
		炒。	小儿卫生总微论方	38
		炒。	济生方	46
		炒。	急救仙方	51
		炒。	女科百问	53
	小黑豆	炒。	小儿卫生总微论方	38
	小麦	炒。	鸡峰普济方	36
		炒。	济生方	46
	小麦芽	炒。	济生方	46
	蝎梢【蝎尾】	微炒。	太平圣惠方	21
		微炒。	小儿卫生总微论方	38
	蝎尾	微炒。	太平圣惠方	21
	槲若【槲叶】	叶微炙，炒。	重刊本草衍义	31
	蟹爪	微炒。	太平圣惠方	21
		微炒。	女科百问	53
	新茶芽	炒。	普济本事方	35
	新韭子【韭菜子】	曝干，微炒。	太平圣惠方	21
	杏仁【苦杏仁】	炒。	小儿药证直诀	28
		去皮尖，炒令香熟。	普济本事方	35
		去皮尖，微炒。	普济本事方	35
		去皮尖，炒。	校注妇人良方	45
		去皮尖，炒。	女科百问	53
	雄蚕蛾【原蚕蛾】	微炒。	太平圣惠方	21
	旋复花【旋覆花】	微炒。	圣济总录	32

续表

炒制方法	药名	摘录	文献名称	文献编号
（微、略）炒（熟、干、出汗、烟出、烟尽、存性）	延胡索	于银器内炒。	博济方	22
		炒赤色。	重刊本草衍义	31
		炒。	圣济总录	32
		炒。	全生指迷方	33
		微炒。	太平惠民和剂局方	37
		炒。	传信适用方	42
		炒。	校注妇人良方	45
		炒，去皮。	济生方	46
		炒。	类编朱氏集验医方	50
		微炒。	疮疡经验全书	68
	盐梅肉	炒令干。	太平圣惠方	21
	羊肝	炒。	苏沈良方	23
	羊角屑	微炒。	太平圣惠方	21
	阳起石	炒。	济生方	46
	夜明砂	微炒。	太平圣惠方	21
		炒。	重修政和经史证类备用本草	30
		微炒。	太平惠民和剂局方	37
		微炒。	小儿卫生总微论方	38
		微炒。	传信适用方	42
	益智	炒。	类编朱氏集验医方	50
	益智仁	炒。	普济本事方	35
	薏苡仁	炒。	圣济总录	32
		炒。	全生指迷方	33
		炒。	三因极一病证方论	41
		微炒。	三因极一病证方论	41
		炒。	校注妇人良方	45
		炒。	济生方	46
		炒。	类编朱氏集验医方	50
		炒。	疮疡经验全书	68
	萤火虫	微炒，去翅足。	太平圣惠方	21
	罂粟籽	炒。	洪氏集验方	40
	郁李仁	汤浸，去皮尖，微炒。	太平圣惠方	21
		去皮，炒。	圣济总录	32
		去皮尖，微炒。	普济本事方	35
	鱼胶【鱼鳔胶】	慢火炒，为末。	疮疡经验全书	68
	元参【玄参】	炒。	扁鹊心书	54
	远志	去心，炒。	三因极一病证方论	41
		去心，炒。	校注妇人良方	45
		炒。	女科百问	53
	芫花	炒微有烟。	苏沈良方	23
		干炒，令烟出焦黑。	史载之方	25
		炒赤，熬。	类证活人书	29
		炒。	全生指迷方	33

续表

炒制方法	药名	摘录	文献名称	文献编号
（微、略）炒（熟、干、出汗、烟出、烟尽、存性）	芫青	炒变色。	鸡峰普济方	36
	芸苔子	炒。	校注妇人良方	45
	原蚕蛾	微炒。	太平圣惠方	21
		炒。	圣济总录	32
	皂荚	共子炒。	重刊本草衍义	31
		去皮弦子，炒。	扁鹊心书	54
	皂荚子仁	微炒。	太平圣惠方	21
	皂角刺	细剉，炒赤色为度，须耐久炒。	校正集验背疽方	44
	泽兰	炒令香。	博济方	22
	泽泻	微炒。	洪氏集验方	40
		炒。	疮疡经验全书	68
	蚱蜢	微炒。	太平圣惠方	21
	针砂	炒。	女科百问	53
	芝麻	炒。	三因极一病证方论	41
	栀子仁	炒。	圣济总录	32
		炒。	三因极一病证方论	41
		炒。	校注妇人良方	45
	枳刺	炒。	圣济总录	32
	枳壳	炒令熟。	重修政和经史证类备用本草	30
	枳实	炒。	史载之方	25
		去瓤，炒。	小儿药证直诀	28
		炒。	圣济总录	32
	制厚朴	炒。	类编朱氏集验医方	50
	茱萸	炒。	博济方	22
		炒。	苏沈良方	23
	猪牙皂角	炒，一云炙。	苏沈良方	23
	煮熟鸡子黄	炒令出油。	急救仙方	51
	紫苏叶	炒令香透。	急救仙方	51
	紫苏子	炒。	小儿卫生总微论方	38
		略炒。	三因极一病证方论	41
		微炒。	校注妇人良方	45
		微炒。	济生方	46
		炒。	类编朱氏集验医方	50
		去泥土，微炒，研末。	疮疡经验全书	68
		微炒。	太平圣惠方	21
		炒，研。	博济方	22
		炒。	圣济总录	32
		微炒。	太平惠民和剂局方	37
	紫笋茶	微炒。	太平圣惠方	21
		微炒。	圣济总录	32

续表

炒制方法	药名	摘录	文献名称	文献编号
（微）炙（黄、焦）	阿胶	炙透。	史载之方	25
		炙。	伤寒总病论	27
		炙过。	类证活人书	29
		作药用之皆火炙。	重修政和经史证类备用本草	30
		炙，捣末。	重修政和经史证类备用本草	30
		慢火炙燥。	圣济总录	32
		炙令燥色。	产育宝庆集	34
		炙。	校注妇人良方	45
	白花蛇	炙微黄。	太平圣惠方	21
	白鳝头	炙黄。	普济本事方	35
	百部根【百部】	火炙。	重修政和经史证类备用本草	30
	败鼓皮	炙黄焦。	小儿卫生总微论方	38
	败龟板	酥炙。	校注妇人良方	45
	败蝇	酥炙。	普济本事方	35
	斑蝥	微炙。	重修政和经史证类备用本草	30
	半夏饼	炙黄。	三因极一病证方论	41
	半夏曲	炙。	普济本事方	35
	薄荷	炙焦。	小儿卫生总微论方	38
	萆薢	炙。	类编朱氏集验医方	50
	蝙蝠	炙令焦黄。	太平圣惠方	21
	鳖甲	炙。	校注妇人良方	45
	侧柏	炙黄。	小儿卫生总微论方	38
	蟾	炙令焦黄。	小儿卫生总微论方	38
	蟾头	炙令黄色。	太平惠民和剂局方	37
	陈皮	炙。	类编朱氏集验医方	50
	赤足蜈蚣【蜈蚣】	炙黄。	小儿卫生总微论方	38
		酥炙。	小儿卫生总微论方	38
	穿山甲	炙。	校注妇人良方	45
	刺猬皮	炙焦。	普济本事方	35
	大腹皮	炙黄用。	类证活人书	29
		炙。	三因极一病证方论	41
	地榆	炙。	小儿卫生总微论方	38
	独角仙【蜣螂】	微炙。	太平圣惠方	21
	杜仲	炙令微黄。	太平圣惠方	21
		炙。	卫济宝书	39
	防风	炙。	卫济宝书	39
	附子	炮裂，去皮脐，一切四片，涂蜜炙令微黄。	太平圣惠方	21

续表

炒制方法	药名	摘录	文献名称	文献编号
（微）炙（黄、焦）	甘草	炙微赤，剉。	太平圣惠方	21
		炙微黄。	太平圣惠方	21
		炙。	伤寒总病论	27
		炙微赤，剉。	类证活人书	29
		入药炙用。	重修政和经史证类备用本草	30
		炙，擘破，以淡浆水蘸三二度，又以慢火炙之。	重修政和经史证类备用本草	30
		炙，细剉。	重修政和经史证类备用本草	30
		炙，捣为末。	重修政和经史证类备用本草	30
		炙焦，杵为末。	重修政和经史证类备用本草	30
		炙。	全生指迷方	33
		炙。	产育宝庆集	34
		炙。	普济本事方	35
		炙。	鸡峰普济方	36
		微炙。	太平惠民和剂局方	37
		炙。	小儿卫生总微论方	38
		炙黄。	小儿卫生总微论方	38
		炙。	卫济宝书	39
		炙赤色。	洪氏集验方	40
		炙。	三因极一病证方论	41
		炙赤色。	传信适用方	42
		炙。	传信适用方	42
		炙微赤。	卫生家宝产科备要	43
		炙。	校注妇人良方	45
		炙。	济生方	46
		炙微赤。	济生方	46
		炙。	陈氏小儿痘疹方论	47
		炙。	陈氏小儿病源方论	48
		炙。	类编朱氏集验医方	50
		炙。	急救仙方	51
		炙。	产宝杂录	52
		炙。	女科百问	53
	干蟾	炙焦黄。	小儿药证直诀	28
		慢火炙令黄色。	小儿卫生总微论方	38
		涂酥，炙微黄。	小儿卫生总微论方	38
	干蝎	酥炙黄。	小儿卫生总微论方	38
	骨碎补	去毛，炙。	类编朱氏集验医方	50
	龟甲	用好醋炙黄。	卫生家宝产科备要	43
		炙。	校注妇人良方	45
	蛤蚧	酥炙黄。	鸡峰普济方	36
		炙。	三因极一病证方论	41
		去足，炙。	校注妇人良方	45
	海马	炙。	急救仙方	51

续表

炒制方法	药名	摘录	文献名称	文献编号
（微）炙（黄、焦）	横纹甘草	炙干。	洪氏集验方	40
	虎骨	酥涂炙焦黄，酒及羊脂亦可。	普济本事方	35
		酥炙。	普济本事方	35
		酥炙黄。	鸡峰普济方	36
		炙。	校注妇人良方	45
		酥炙。	校注妇人良方	45
		酥炙。	济生方	46
	虎胫骨	酥涂炙黄。	小儿卫生总微论方	38
		敲破，涂酥炙黄。	小儿卫生总微论方	38
		酥炙。	济生方	46
		酥炙。	类编朱氏集验医方	50
	虎头骨	酥炙香。	小儿卫生总微论方	38
		酥炙黄。	类编朱氏集验医方	50
	黄柏	炙。	太平惠民和剂局方	37
	黄明胶	炙令半焦，为末。	重修政和经史证类备用本草	30
	黄芪	炙。	陈氏小儿痘疹方论	47
		炙。	扁鹊心书	54
	鸡内金	炙。	校注妇人良方	45
		微炙。	济生方	46
	鸡头	去毛，炙令黄。	太平圣惠方	21
	金头蜈蚣	头尾脚足炙黄色。	济生方	46
	决明子	火炙。	重修政和经史证类备用本草	30
	狼毒	炙香。	太平惠民和剂局方	37
		炙香。	三因极一病证方论	41
	藜芦	微炙之。	重修政和经史证类备用本草	30
	鹿角	炙。	小儿卫生总微论方	38
	鹿角屑	酥炙。	三因极一病证方论	41
	鹿茸	涂酥炙令微黄。	太平圣惠方	21
		酥炙黄。	普济本事方	35
		酥炙黄。	鸡峰普济方	36
		酥炙。	三因极一病证方论	41
		酥炙。	传信适用方	42
		炙。	校注妇人良方	45
		酥炙。	校注妇人良方	45
		涂酥炙令微黄。	济生方	46
		作片酥炙。	济生方	46
		酥炙，去皮毛。	女科百问	53
		酥炙。	女科百问	53
		去毛，酥炙。	扁鹊心书	54
	露蜂房【蜂房】	炙微黄。	太平圣惠方	21
		炙过用。	普济本事方	35
		炙过。	太平惠民和剂局方	37

续表

炒制方法	药名	摘录	文献名称	文献编号
（微）炙（黄、焦）	驴皮胶【阿胶】	炙燥。	圣济总录	32
	马兜铃	入药炙用。	重修政和经史证类备用本草	30
		微炙。	太平惠民和剂局方	37
	绵黄芪【黄芪】	炙。	洪氏集验方	40
	嫩茄茸	酥炙微黄。	传信适用方	42
	牛膝	微炙。	太平圣惠方	21
	枇杷叶	炙微黄。	太平圣惠方	21
		去毛，炙。	普济本事方	35
		去毛，微炙。	太平惠民和剂局方	37
	蜣螂	炙。	类证活人书	29
		炙。	太平惠民和剂局方	37
	茄茸	炙黄。	小儿卫生总微论方	38
	全蝎	去尾针，微炙。	太平惠民和剂局方	37
	桑白皮	炙令黄黑。	重修政和经史证类备用本草	30
		炙。	太平惠民和剂局方	37
		炙。	三因极一病证方论	41
		炙。	女科百问	53
	桑寄生	略炙。	类编朱氏集验医方	50
	桑螵蛸	炙令焦，细研。	类证活人书	29
		涂酥，慢火炙令香。	普济本事方	35
		慢火炙及八分熟，存性。	三因极一病证方论	41
		炙。	校注妇人良方	45
		慢火炙及八分熟，存性。	类编朱氏集验医方	50
	蛇蜕	入药并炙用。	重修政和经史证类备用本草	30
		炙黄。	重修政和经史证类备用本草	30
		焦炙，研末。	重修政和经史证类备用本草	30
		炙黄焦。	小儿卫生总微论方	38
		炙。	校注妇人良方	45
	死龟头	炙令焦。	小儿卫生总微论方	38
	獭肝	炙黄。	校注妇人良方	45
		炙黄。	女科百问	53
	天灵盖	酥炙黄。	鸡峰普济方	36
	蜗牛壳	炙焦。	小儿卫生总微论方	38
	乌蛇肉	炙。	校注妇人良方	45
	乌贼鱼骨【海螵蛸】	炙令黄。	重修政和经史证类备用本草	30
	蜈蚣	炙。	鸡峰普济方	36
		炙。	太平惠民和剂局方	37
		微炙。	小儿卫生总微论方	38
		去头足，炙。	校注妇人良方	45
		炙黄。	校注妇人良方	45
		炙黄。	女科百问	53
		去头足，炙。	扁鹊心书	54

续表

炒制方法	药名	摘录	文献名称	文献编号
（微）炙（黄、焦）	蜥蜴	炙黄。	校注妇人良方	45
		炙黄。	女科百问	53
	象牙	炙令黄。	重修政和经史证类备用本草	30
	小猬皮【刺猬皮】	炙令焦。	小儿卫生总微论方	38
	槲若【槲叶】	叶微炙，炒。	重刊本草衍义	31
	野鼠	炙令焦。	太平圣惠方	21
	皂荚【皂角】	涂酥炙令焦黄。	太平圣惠方	21
		酥炙令黄色，去子。	类证活人书	29
	皂角	刮去皮，猛火炙令成麸炭。	洪氏集验方	40
		去皮弦子，炙。	类编朱氏集验医方	50
	真阿胶【阿胶】	火炙令热为妙。	博济方	22
	枳实	炙。	苏沈良方	23
		炙。	小儿药证直诀	28
		炙。	女科百问	53
	猪牙皂角【猪牙皂】	炒。	苏沈良方	23
		炙黄，存二分性。	普济本事方	35
		火上炙。	女科百问	53
	紫苏叶	微炙。	小儿卫生总微论方	38
	自死龟板	酥炙。	校注妇人良方	45
炒黄	阿胶	炒令黄燥。	太平圣惠方	21
		炒令黄。	类证活人书	29
		炒黄。	产宝杂录	52
		炒黄。	女科百问	53
	艾叶	细剉，炒微黄。	太平圣惠方	21
	巴豆	炒微黄。	太平圣惠方	21
		去心，炒黄。	普济本事方	35
	白僵蚕【僵蚕】	炒黄。	小儿药证直诀	28
	白芍药【白芍】	炒令黄。	太平圣惠方	21
	白术	炒黄。	博济方	22
		剉，炒黄。	产育宝庆集	34
		炒黄。	类编朱氏集验医方	50
	白芷	炒黄。	博济方	22
	百合	炒令黄色。	太平圣惠方	21
	半夏	麸炒微黄。	太平圣惠方	21
		炒令黄。	博济方	22
		泡，洗，炒黄。	校注妇人良方	45
	贝母	去心，炒黄。	太平惠民和剂局方	37
	蓖麻子	炒黄。	圣济总录	32
	补骨脂	炒令黄焦。	圣济总录	32
	蚕沙	炒令黄。	重修政和经史证类备用本草	30
	侧柏叶	炒微黄。	济生方	46
	陈皮	炒令黄。	太平惠民和剂局方	37
	陈曲末	炒令黄色。	圣济总录	32

续表

炒制方法	药名	摘录	文献名称	文献编号
炒黄	楮实【楮实子】	微炒令黄。	圣济总录	32
	大戟	去皮，炒黄。	太平惠民和剂局方	37
	大麦	炒微黄。	太平圣惠方	21
	大麦芽【麦芽】	炒黄。	产育宝庆集	34
		炒黄。	卫生家宝产科备要	43
	地骨皮	炒黄。	太平惠民和剂局方	37
	定粉	炒令黄色。	太平圣惠方	21
	冬葵子	炒令黄，捣末。	重修政和经史证类备用本草	30
	甘草	炒令黄。	博济方	22
		细切，炒令黄。	传信适用方	42
	甘遂	炒令黄色。	博济方	22
		炒微黄。	圣济总录	32
	干姜	炒令黄。	产育宝庆集	34
	干生姜	切细，炒黄黑。	洪氏集验方	40
		切细，炒黄黑。	传信适用方	42
	红兰花	一两，入盐一分，炒令黄。	太平圣惠方	21
	胡粉	炒令微黄。	太平圣惠方	21
		炒令黄色。	太平圣惠方	21
		炒黄。	小儿药证直诀	28
		炒黄。	小儿卫生总微论方	38
	槐花	炒黄黑色。	苏沈良方	23
	黄丹【铅丹】	炒令黄色。	太平惠民和剂局方	37
	黄明胶	炒令黄燥。	太平圣惠方	21
	鸡子空壳【鸡子壳】	碎之，炒令黄黑色。	太平圣惠方	21
	韭子【韭菜子】	炒令黄，捣成粉。	重修政和经史证类备用本草	30
	麋角屑	以酥拌，炒令微黄。	太平圣惠方	21
	苦参	炒黄色，为末。	重修政和经史证类备用本草	30
	莱菔子	炒黄。	圣济总录	32
	栗子	去壳，炒令黄。	太平圣惠方	21
	楝实	炒令黄，为末。	重修政和经史证类备用本草	30
	莨菪子【天仙子】	炒令黄。	太平圣惠方	21
		炒黄。	圣济总录	32
	鹿角胶	炒令黄燥。	太平圣惠方	21
		捣碎，炒令黄燥。	女科百问	53
	马蔺花	以瓷器内炒令微黄。	太平圣惠方	21
	麦芽	炒黄熟。	太平圣惠方	21
	蝱虫【虻虫】	炒令微黄，去头翅足。	太平圣惠方	21
	牡蛎	熬，炒黄。	类证活人书	29
	牛皮胶	碎，炒令黄燥。	太平圣惠方	21
	糯米	炒黄，杵末。	太平圣惠方	21
		炒黄。	产育宝庆集	34
	牵牛子	炒黄。	小儿卫生总微论方	38
	青橘皮【青皮】	炒黄。	苏沈良方	23

续表

炒制方法	药名	摘录	文献名称	文献编号
炒黄	青皮	炒黄。	小儿卫生总微论方	38
	桑白皮	炒黄色。	脚气治法总要	26
	山矾叶	炒黄用。	类编朱氏集验医方	50
	山药	半生半炒黄。	校注妇人良方	45
	商陆	炒令黄。	太平圣惠方	21
	芍药	炒黄。	校注妇人良方	45
	神曲	炒令黄。	太平圣惠方	21
		微炒黄色。	太平圣惠方	21
		细剉，炒黄。	产育宝庆集	34
		炒黄。	小儿卫生总微论方	38
		炒黄。	类编朱氏集验医方	50
		炒黄色。	疮疡经验全书	68
	石灰	炒令黄色。	太平圣惠方	21
	石莲心	炒令黄。	太平圣惠方	21
	水马	去足，炒黄。	太平圣惠方	21
	水蛙	炒令微黄。	太平圣惠方	21
	酸枣仁	炒黄，研末。	重修政和经史证类备用本草	30
	桃仁	去皮尖双仁，面炒黄。	校注妇人良方	45
	天雄	一分，剉碎，以盐一分同炒令黄色。	博济方	22
	葶苈【葶苈子】	炒黄色，捣末。	重修政和经史证类备用本草	30
	菟丝子	炒黄。	博济方	22
	晚蚕沙【蚕沙】	炒。	圣济总录	32
	猬皮【刺猬皮】	炒黄。	疮疡经验全书	68
	蜗牛	炒令微黄。	太平圣惠方	21
	蜗牛壳	炒令黄色。	太平圣惠方	21
	乌蛇	炒令黄。	太平圣惠方	21
	乌头	炒黄色。	苏沈良方	23
	乌药	炒令黄色。	博济方	22
	香附	炒黄。	疮疡经验全书	68
	橡实壳	炒令黄色。	圣济总录	32
	小麦	微炒令黄。	太平圣惠方	21
		炒令黄色。	太平圣惠方	21
		炒黄。	圣济总录	32
	杏仁【苦杏仁】	用瓜蒌瓤同炒黄，去瓜蒌瓤。	圣济总录	32
		炒黄。	小儿卫生总微论方	38
	罂粟壳	细拍碎，于瓦上炒黄。	传信适用方	42
	榆皮	炒令黄。	重修政和经史证类备用本草	30
	芫花	炒令黄色。	博济方	22
	皂角刺	新瓦上炒令黄。	外科精要	49
	枳壳	三两，麸炒微黄，去瓤，捣罗为末，以米醋二升，慢火熬如饧。	太平圣惠方	21

续表

炒制方法	药名	摘录	文献名称	文献编号
炒黄	枳实	炒黄。	类证活人书	29
	紫巴戟【巴戟天】	以陈粟米同炒令黄色。	博济方	22
炮（裂）	巴豆	火炮过，黄色。	重修政和经史证类备用本草	30
		火炮过。	卫济宝书	39
	白扁豆	炮。	小儿卫生总微论方	38
	白附子	炮裂。	太平圣惠方	21
		炮。	苏沈良方	23
		炮。	小儿药证直诀	28
		入药炮用。	重修政和经史证类备用本草	30
		炮。	圣济总录	32
		炮裂。	圣济总录	32
		微炮。	圣济总录	32
		微炮。	普济本事方	35
		炮微黄。	普济本事方	35
		炮裂。	鸡峰普济方	36
		炮裂。	太平惠民和剂局方	37
		炮。	小儿卫生总微论方	38
		炮。	校注妇人良方	45
		炮十分裂熟。	类编朱氏集验医方	50
	白甘草	炮熟。	类编朱氏集验医方	50
	白蒿	炮。	急救仙方	51
	白蒺藜【蒺藜】	去尖，炮。	急救仙方	51
	白僵蚕【僵蚕】	炮。	小儿药证直诀	28
	白蔹	炮。	圣济总录	32
	白术	炮黄色。	博济方	22
		炮。	圣济总录	32
	白芷	炮。	女科百问	53
	半夏	炮。	急救仙方	51
	贝母	炮。	博济方	22
	槟榔	炮。	博济方	22
	草果子【草果】	炮过用。	小儿卫生总微论方	38
	草乌	略炮。	类编朱氏集验医方	50
	侧子	炮裂，去皮脐。	太平圣惠方	21
	川大黄【大黄】	炮。	小儿卫生总微论方	38
	川附子【附子】	炮。	扁鹊心书	54
	川干姜【干姜】	炮。	传信适用方	42
	川天南星【天南星】	炮令裂，为末。	履巉岩本草	55
	川乌	炮裂，去皮尖。	普济本事方	35
		炮，去皮尖。	济生方	46
		炮。	急救仙方	51
		炮。	扁鹊心书	54

续表

炒制方法	药名	摘录	文献名称	文献编号
炮（裂）	川乌头【川乌】	炮制，去皮脐。	博济方	22
		炮良久，移一处再炮，凡七处炮满，去皮脐。	苏沈良方	23
	大附子【附子】	炮裂。	小儿卫生总微论方	38
	大黄	炮熟。	圣济总录	32
		微炮。	小儿卫生总微论方	38
		炮黑黄色。	小儿卫生总微论方	38
		炮。	急救仙方	51
	大乌头	炮令焦黑。	三因极一病证方论	41
	莪术	炮。	产育宝庆集	34
		炮。	太平惠民和剂局方	37
		炮。	传信适用方	42
	附子	热灰微炮。	重修政和经史证类备用本草	30
		炮裂，去皮脐。	圣济总录	32
		炮。	全生指迷方	33
		炮。	卫济宝书	39
		炮裂。	三因极一病证方论	41
		炮裂。	传信适用方	42
		炮裂。	卫生家宝产科备要	43
		炮。	校注妇人良方	45
		炮裂。	外科精要	49
		炮。	女科百问	53
		炮熟。	女科百问	53
	甘草	炮过。	博济方	22
		炮。	博济方	22
	甘遂	炮。	圣济总录	32
		炮。	三因极一病证方论	41
	干姜	炮裂，剉。	太平圣惠方	21
		炮。	博济方	22
		炮。	苏沈良方	23
		炮。	伤寒总病论	27
		炮。	类证活人书	29
		炮。	圣济总录	32
		炮。	全生指迷方	33
		炮。	产育宝庆集	34
		炮。	普济本事方	35
		炮裂。	鸡峰普济方	36
		炮令裂。	太平惠民和剂局方	37
		炮。	洪氏集验方	40
		炮。	三因极一病证方论	41
		炮。	卫生家宝产科备要	43

续表

炒制方法	药名	摘录	文献名称	文献编号
炮（裂）	干姜	炮裂。	卫生家宝产科备要	43
		炮去湿气。	卫生家宝产科备要	43
		炮。	校注妇人良方	45
		炮黑。	校注妇人良方	45
		炮。	济生方	46
		炮。	女科百问	53
	骨碎补	削作细条，火炮。	重修政和经史证类备用本草	30
	诃子	炮，去核。	博济方	22
		炮，取肉。	史载之方	25
		炮令大熟。	史载之方	25
		炮。	小儿药证直诀	28
		炮。	类编朱氏集验医方	50
		炮。	急救仙方	51
		炮。	女科百问	53
	诃子皮	炮。	苏沈良方	23
		炮。	类证活人书	29
		炮。	小儿卫生总微论方	38
		炮。	洪氏集验方	40
	诃子肉	炮。	普济本事方	35
		炮。	女科百问	53
	何首乌	炮，去黑皮。	圣济总录	32
	黑附子【附子】	铫内以热灰炮裂。	传信适用方	42
		炮。	校注妇人良方	45
	胡桃	慢火炮熟。	传信适用方	42
	金毛狗脊	炮。	女科百问	53
	京三棱【三棱】	炮。	普济本事方	35
		炮。	小儿卫生总微论方	38
		炮香熟。	济生方	46
	荆三棱【三棱】	炮。	博济方	22
	腊月猪脂	炮，去滓。	太平圣惠方	21
	狼毒	炮。	圣济总录	32
	藜芦	炮令少变色。	太平圣惠方	21
		着灰中炮之，小变色，捣为末。	重修政和经史证类备用本草	30
	荔枝核	炮。	校注妇人良方	45
	良姜【高良姜】	炮。	急救仙方	51
	绵姜	炮。	小儿卫生总微论方	38
	木香	炮。	史载之方	25
		炮。	小儿卫生总微论方	38
		炮。	洪氏集验方	40
		炮。	三因极一病证方论	41
		炮。	校注妇人良方	45
	南星【天南星】	炮。	产育宝庆集	34
		炮。	小儿卫生总微论方	38

续表

炒制方法	药名	摘录	文献名称	文献编号
炮（裂）	蓬莪术【莪术】	炮。	卫生家宝产科备要	43
		用慢火炮。	卫生家宝产科备要	43
		炮。	急救仙方	51
	蓬术【莪术】	炮。	全生指迷方	33
		炮。	洪氏集验方	40
		炮香熟。	济生方	46
		炮。	济生方	46
	牵牛子	微炮。	太平圣惠方	21
	肉豆蔻	炮。	洪氏集验方	40
		炮。	三因极一病证方论	41
		炮。	校注妇人良方	45
	三棱	炮，切，炒。	普济本事方	35
		炮。	太平惠民和剂局方	37
		炮。	传信适用方	42
	晒豆蔻	炮后剉细，炒令匀。	博济方	22
	山茱萸	炮。	女科百问	53
	神曲	炮微黄。	太平圣惠方	21
	天麻	炮。	史载之方	25
	天南星	炮裂。	太平圣惠方	21
		炮。	苏沈良方	23
		炮。	史载之方	25
		炮。	伤寒总病论	27
		入药炮用。	重修政和经史证类备用本草	30
		炮令裂，为末。	重修政和经史证类备用本草	30
		炮。	圣济总录	32
		炮裂。	鸡峰普济方	36
		炮裂。	太平惠民和剂局方	37
		炮裂为末，炒。	小儿卫生总微论方	38
		慢火炮裂。	洪氏集验方	40
		炮。	三因极一病证方论	41
		炮。	卫生家宝产科备要	43
		炮。	校注妇人良方	45
		炮裂熟。	类编朱氏集验医方	50
		炮。	急救仙方	51
	天雄	炮裂，去皮脐。	太平圣惠方	21
		炮裂，去皮脐。	类证活人书	29
		炮。	类编朱氏集验医方	50
		炮。	女科百问	53
	乌喙	炮裂，去皮脐。	太平圣惠方	21
	乌头	炮。	博济方	22
		炮裂。	卫生家宝产科备要	43
	香白芷【白芷】	炮。	类编朱氏集验医方	50
	蝎尾	炮。	苏沈良方	23

续表

炒制方法	药名	摘录	文献名称	文献编号
炮（裂）	新罗白附子【白附子】	炮裂。	卫生家宝产科备要	43
	杏州半夏【半夏】	炮裂，四破之。	苏沈良方	23
	郁金	炮。	圣济总录	32
	皂角刺	炮。	三因极一病证方论	41
	枳壳	炮。	类编朱氏集验医方	50
炒焦	巴豆	炒焦黑紫色。	脚气治法总要	26
	白甘遂	用慢火炒焦黄色。	小儿药证直诀	28
	白芍药【白芍】	炒焦黄。	校注妇人良方	45
	斑蝥	炒令焦黑止。	博济方	22
		著豆面炒焦黄为度。	博济方	22
	补骨脂	炒令黄焦。	圣济总录	32
	草乌头尖	炒焦紫色。	伤寒总病论	27
	大艾叶	炒焦。	女科百问	53
	大豆	炒极焦烟出。	产育宝庆集	34
	大乌梅【乌梅】	火炒令焦。	类编朱氏集验医方	50
	豆豉	炒微焦。	太平圣惠方	21
	干柿	炒令焦黑。	圣济总录	32
	黑豆	炒焦，去皮。	卫生家宝产科备要	43
		炒焦。	女科百问	53
	厚朴	焦炒如煤。	类编朱氏集验医方	50
	槐花	炒焦。	史载之方	25
		炒焦。	三因极一病证方论	41
	黄连	炒令稍焦赤色。	博济方	22
		炒焦。	校注妇人良方	45
	黄明胶	炒令焦。	普济本事方	35
	黄芩	炒焦。	校注妇人良方	45
	黄黍米	炒令黑焦。	太平圣惠方	21
	栝蒌根【天花粉】	用慢火炒焦黄色。	小儿药证直诀	28
	藜芦	炒令焦。	太平圣惠方	21
	莨菪【天仙子】	焦炒，碾细末。	重修政和经史证类备用本草	30
	龙胆草【龙胆】	炒焦。	校注妇人良方	45
	鹿角屑	炒令微焦。	太平圣惠方	21
	没食子	酥炒黑焦。	太平圣惠方	21
	木鳖子	炒焦。	太平惠民和剂局方	37
	牵牛子	慢火炒令微焦黑色。	圣济总录	32
	青竹茹【竹茹】	炒令焦。	太平圣惠方	21
	石榴皮	炒令微焦。	太平圣惠方	21
	熟艾	炒焦。	脚气治法总要	26
	水蛭	炒焦。	普济本事方	35
		炒焦。	校注妇人良方	45
	乌麻油	炒焦。	太平圣惠方	21
	吴茱萸	炒令焦。	太平圣惠方	21
	五倍子	炒焦，油调。	传信适用方	42

续表

炒制方法	药名	摘录	文献名称	文献编号
炒焦	小麦奴	即小麦秀出黑者。如无，炒小麦焦黑。	伤寒总病论	27
		以小麦炒黑焦。	伤寒总病论	27
	杏仁【苦杏仁】	炒令焦。	校注妇人良方	45
		炒令焦。	济生方	46
	芫花	新瓦上慢火炒焦紫色。	伤寒总病论	27
	芫青	炒焦。	圣济总录	32
	皂荚子【皂角子】	慢火炒燥，入酥一枣大，又炒燥，又入酥，至焦黑为度。	校注妇人良方	45
	皂荚子仁【皂角子】	炒令焦黄。	太平圣惠方	21
炒黑	巴豆	炒焦黑紫色。	脚气治法总要	26
		炒微黑黄。	普济本事方	35
	斑蝥	炒令焦黑止。	博济方	22
	草乌头【草乌】	炒黑存性。	圣济总录	32
	大香附子【香附】	炒令极黑。	济生方	46
	丹参	炒令黑黄。	圣济总录	32
	淡豆豉	炒黑焦干。	小儿卫生总微论方	38
	甘草	炒令紫黑色。	博济方	22
	干姜	炒令黑色。	重修政和经史证类备用本草	30
	干生姜	切细，炒黄黑。	洪氏集验方	40
		切细，炒黄黑。	传信适用方	42
	高良姜	炒令黑色。	圣济总录	32
	胡粉	炒令黑，细研。	太平圣惠方	21
	槐花	炒黄黑色。	苏沈良方	23
		炒黄黑。	圣济总录	32
		炒黑黄色。	普济本事方	35
	黄柏	炒黑。	校注妇人良方	45
	巨胜子	炒令黑色。	太平圣惠方	21
	莨菪子【天仙子】	炒令黑。	圣济总录	32
	虻虫	炒黑，去翅足。	博济方	22
	蝱虫【虻虫】	炒黑。	校注妇人良方	45
	糯米	炒令黑色。	圣济总录	32
		炒黑色，火烟出。	女科百问	53
	山栀子【栀子】	炒黑。	疮疡经验全书	68
	生地黄【地黄】	放铜器内，炒令黑色。	太平圣惠方	21
	粟米粉	炒令黑。	太平圣惠方	21
	酸石榴皮	炒黑。	小儿卫生总微论方	38
	天仙子	炒黑色。	产育宝庆集	34
	吴茱萸	炒黑色。	小儿卫生总微论方	38

续表

炒制方法	药名	摘录	文献名称	文献编号
炒黑	小麦奴	即小麦秀出黑者。如无，炒小麦焦黑。	伤寒总病论	27
		以小麦炒黑焦。	伤寒总病论	27
	罂粟壳	炒黑黄色。	洪氏集验方	40
熬	白矾	铁器熬。	小儿药证直诀	28
	白颈蚯蚓【地龙】	熬作屑。	重修政和经史证类备用本草	30
		熬末用之。	重修政和经史证类备用本草	30
	白芍药【白芍】	细剉，熬令黄，捣，下筛。	重修政和经史证类备用本草	30
		熬令黄，杵令细，为散。	重修政和经史证类备用本草	30
	赤小豆	以酒浸，铜器中熬令干。	太平圣惠方	21
	川当归【当归】	熬令香。	博济方	22
	大黄	熬。	圣济总录	32
	豆酱	熬令干。	太平圣惠方	21
	杜仲	熬制。	类编朱氏集验医方	50
	矾石【白矾】	俗中合药，皆先火熬，令沸燥。	重修政和经史证类备用本草	30
	瓜蒂	熬黄。	类证活人书	29
		熬。	圣济总录	32
	橘皮	微熬作末。	重修政和经史证类备用本草	30
	苦葶苈子【葶苈子】	熬。	类证活人书	29
	硫磺【硫黄】	熬化。	扁鹊心书	54
	鹿角屑	熬令微黄。	太平圣惠方	21
	麻子【火麻仁】	熬。	重修政和经史证类备用本草	30
	蝱虫【虻虫】	熬。	类证活人书	29
	牡蛎	熬，炒黄。	类证活人书	29
	铅	熬成屑。	三因极一病证方论	41
	蜣螂	火熬之良。	重修政和经史证类备用本草	30
	青葙子	熬令熟，不得焦。	圣济总录	32
	桑木耳	熬令焦。	太平圣惠方	21
	商陆	熬。	类证活人书	29
	蛇蜕	火熬之良。	重修政和经史证类备用本草	30
		熬用之。	重修政和经史证类备用本草	30
	蜀椒【花椒】	火微熬之，令汗出。	重修政和经史证类备用本草	30
	鼠妇	熬为屑。	重修政和经史证类备用本草	30
	水蛭	用石灰炒过再熬。	类证活人书	29
	缩砂密【砂仁】	熬。	重修政和经史证类备用本草	30
	桃核仁	熬，捣令极细。	重修政和经史证类备用本草	30
		熬令黑烟出，热研，捣如脂膏。	重修政和经史证类备用本草	30
	甜葶苈子【葶苈子】	熬令黑，捣如泥。	太平圣惠方	21

续表

炒制方法	药名	摘录	文献名称	文献编号
熬	葶苈【葶苈子】	用之当熬。	重修政和经史证类备用本草	30
		微火熬，捣筛为散。	重修政和经史证类备用本草	30
		纸衬熬令黑。	重修政和经史证类备用本草	30
	兔屎【望月砂】	慢火熬令黄色，为末。	重修政和经史证类备用本草	30
	乌梅	微熬之。	重修政和经史证类备用本草	30
	乌头	熬令裂。	重修政和经史证类备用本草	30
	杏核仁【苦杏仁】	熬令黄。	重修政和经史证类备用本草	30
		熬，研。	重修政和经史证类备用本草	30
	杏仁【苦杏仁】	熬黑。	类证活人书	29
	芫花	炒赤，熬。	类证活人书	29
	芫花根白皮	熬令焦黑。	圣济总录	32
	蜘蛛	熬焦。	三因极一病证方论	41
	猪胆	汁于茶碗中以慢火熬如膏。	太平圣惠方	21

4. 元代

该时期炒制品种记载较少，共 170 种左右，涉及药物如下所示：（以 A 开头）艾叶；（以 B 开头）巴豆、白芍、白扁豆、白僵蚕【僵蚕】、白蒺藜【蒺藜】、白蔹、白术、八角茴香、白牵牛【牵牛子】、白萬苣子【萬苣子】、柏子仁、斑蝥、半夏、半夏曲、贝母、舶上茴香【八角茴香】、补骨脂；（以 C 开头）苍耳、苍术、草决明【决明子】、侧柏叶、蝉蜕、陈皮、赤蔹、赤小豆、川楝子、川楝实【川楝子】、川乌头【川乌】、穿山甲、川椒【花椒】、椿根白皮【椿白皮】；（以 D 开头）大黄、大戟、当归、灯笼草、大麦蘖【麦芽】、大茴香【八角茴香】、地龙、豆豉、杜仲；（以 E 开头）阿胶、莪术；（以 F 开头）茯神、茯神心；（以 G 开头）甘草、甘遂、干葛、干姜、干漆、枸杞子、瓜蒂、瓜蒌子、广茂（术）【莪术】；（以 H 开头）海马、鹤虱、黑参、黑豆、黑附子、红豆、红花、红色曲【红曲】、厚朴、胡粉、胡麻仁、火麻仁【麻子仁】、黑牵牛【牵牛子】、胡麻子、胡芦巴、滑石、槐花、槐角、槐子【槐角子】、槐角子、黄柏、黄蘖【黄柏】、黄丹【铅丹】、黄葵子、黄连、黄耆【黄芪】、黄芩、茴香；（以 J 开头）鸡冠花、僵蚕、椒红、京芎、九节菖蒲【石菖蒲】、韭子【韭菜子】、桔梗；（以 K 开头）苦参、苦桔梗、苦楝、苦葶苈【葶苈子】；（以 L 开头）荔枝核、莲肉【莲子】、莲子肉【莲子】、莲实【莲子】、良姜【高良姜】、龙骨、鹿茸、露蜂房【蜂房】、萝卜子【莱菔子】、绿豆粉；（以 M 开头）麻黄、马蔺花、麦门冬【麦冬】、麦蘖【麦芽】、麦芽、蔓荆子、虻虫、䗪虫【虻虫】、牡蛎粉、木鳖子；（以 N 开头）南星、鸟翎、牛角腮、糯米；（以 P 开头）片芩【黄芩】、破故纸【补骨脂】、蒲黄；（以 Q 开头）千年石灰【石灰】、牵牛【牵牛子】、牵牛子、荞面、青木香、青皮、青盐、曲、全蝎；（以 S 开头）鼠粘子【牛蒡子】、黍粘子【牛蒡子】、桑白皮、桑螵蛸、沙苑蒺藜【沙苑子】、山药、山楂、山栀【栀子】、山栀子【栀子】、商枳壳【枳壳】、芍药、蛇床【蛇床子】、蛇退皮【蛇蜕】、神曲、石菖蒲、蜀椒【花椒】、水蛭、酸枣仁；（以 T 开头）桃仁、天门冬【天冬】、甜瓜子、铁脚威灵仙【威灵仙】；（以 W 开头）晚蚕蛾【原蚕蛾】、晚蚕沙【蚕沙】、乌梅肉【乌梅】、无名异、吴茱萸、五灵脂、萬苣子；（以 X 开头）细挺子黄芩【黄芩】、细针砂、小茴香、香附、香附子【香附】、蝎梢【蝎尾】、小椒、蝎尾、新柳箅子、杏仁【苦杏仁】；（以 Y 开头）芫花、延胡索、薏苡仁、御米壳【罂粟壳】、远志；（以 Z 开头）皂荚仁【皂角子】、皂角、皂角刺、泽泻、真白芥菜子【白芥子】、真正蛤粉、知母、枳核、枳实、枳壳、紫苏子。

新增有20种，白萵苣子【萵苣子】、椿根白皮、灯笼草、干葛、广茂（术）【莪术】、红色曲【红曲】、黄葵子、黄耆【黄芪】、京芎、九节菖蒲【石菖蒲】、莲实【莲子】、牛角腮、曲、商枳壳【枳壳】、萵苣子、无名异、新柳算子、御米壳【罂粟壳】、真白芥菜子【白芥子】、真正蛤粉。

按照典籍的记载，元代炒制的方法主要有（微）炒（香）、炒黄、炒焦、炒黑、炒灰、炙、熬、炮等。

其中（微）炒（香）的药物有160种左右，涉及药物如下所示：（以A开头）艾叶；（以B开头）舶上茴香【八角茴香】、八角茴香、巴豆、白扁豆、白蒺藜【蒺藜】、白僵蚕【僵蚕】、白牵牛【牵牛子】、白蔹、白芍、白术、柏子仁、斑蝥、半夏、半夏曲、贝母、补骨脂；（以C开头）苍术、草决明【决明子】、侧柏叶、蝉蜕、川楝子、川楝实【川楝子】、陈皮、赤蔹、川椒【花椒】、赤小豆、椿根白皮【椿白皮】；（以D开头）大黄、大戟、当归、灯笼草、地龙、大麦蘖【麦芽】、大茴香【八角茴香】、豆豉、杜仲；（以E开头）阿胶、莪术；（以F开头）茯神、茯神心；（以G开头）甘草、甘遂、干葛、干姜、干漆、瓜蒌子；（以H开头）鹤虱、黑豆、红豆、黑参、黑牵牛【牵牛子】、红花、红色曲【红曲】、胡粉、胡芦巴、茴香、滑石、槐角、槐子【槐角子】、槐角子、槐花、黄蘖【黄柏】、黄丹【铅丹】、黄连、黄芩、黄葵子、黄柏、黄耆【黄芪】、厚朴、火麻仁；（以J开头）韭子【韭菜子】、僵蚕、椒红、鸡冠花、京芎、九节菖蒲【石菖蒲】、桔梗；（以K开头）苦参、苦桔梗、苦楝、苦葶苈【葶苈子】；（以L开头）莲肉【莲子】、莲子肉【莲子】、荔枝核、莲实【莲子】、良姜【高良姜】、龙骨、萝卜子【莱菔子】；（以M开头）马蔺花、麦蘖【麦芽】、麦门冬【麦冬】、虻虫、麦芽、牡蛎粉、木鳖子；（以N开头）牛蒡子、牛角腮、糯米；（以P开头）片芩【黄芩】、破故纸【补骨脂】、蒲黄；（以Q开头）千年石灰【石灰子】、牵牛【牵牛子】、牵牛子、荞面、青木香、青皮、青盐【大青盐】、全蝎；（以S开头）桑白皮、桑螵蛸、沙苑蒺藜【沙苑子】、山药、蜀椒【花椒】、山楂、山栀子【栀子】、商枳壳【枳壳】、芍药、蛇床【蛇床子】、蛇退皮【蛇蜕】、神曲、石菖蒲、水蛭、黍粘子【牛蒡子】、酸枣仁；（以T开头）桃仁、天门冬【天冬】、铁脚威灵仙【威灵仙】；（以W开头）晚蚕蛾【原蚕蛾】、晚蚕沙【蚕沙】、乌梅肉【乌梅】、无名异、吴茱萸、五灵脂；（以X开头）香附、香附子【香附】、蝎梢【蝎尾】、蝎尾、小茴香、小椒、新柳算子、细针砂、细挺子黄芩【黄芩】、杏仁【苦杏仁】；（以Y开头）芫花、延胡索、薏苡仁、御米壳【罂粟壳】、远志；（以Z开头）泽泻、真白芥菜子【白芥子】、知母、枳核、枳实、紫苏子。

炒黄的药物有29种，白萵苣子【萵苣子】、苍术、川乌头【川乌】、大麦蘖【麦芽】、杜仲、瓜蒂、海马、胡麻子、滑石、槐子、茴香、桔梗、鹿茸、绿豆粉、麻仁、麻黄、麦蘖面【麦芽面】、破故纸【补骨脂】、桑白皮、山药、山栀子仁【栀子仁】、神曲、甜瓜子、萵苣子、杏仁【苦杏仁】、皂荚仁【皂角子】、皂角刺、真正蛤粉、枳实。

炒焦的药物有2种，穿山甲、山栀子【栀子】。

炒黑的药物有9种，干姜、枸杞子、胡麻仁、黄柏、苦楝、蔓荆子、牛蒡子、蜀椒【花椒】、山栀【栀子】。

炒灰的药物有4种，苍耳、良姜【高良姜】、芍药、黄柏。

炙的药物有4种，甘草、露蜂房【蜂房】、乌翎、皂角。

熬的药物有1种，𧍧虫【虻虫】。

炮的药物有3种，广茂（术）【莪术】、黑附子、南星【天南星】。

具体见表4–5。

表 4-5　元代炒制药物统计表

炒制方法	药名	摘录	文献名称	文献编号
（微）炒（香）	阿胶	剉碎，炒过。	活幼心书	59
		剉碎，炒。	卫生宝鉴	64
		炒。	卫生宝鉴	64
		炒。	丹溪心法	65
		剉，炒。	活幼心书	59
	艾叶	微炒。	卫生宝鉴	64
	八角茴香	炒。	瑞竹堂经验方	62
		炒。	丹溪心法	65
	巴豆	连皮炒用。	儒门事亲	57
		文武火炒，研。	丹溪心法	65
	白扁豆	炒。	儒门事亲	57
		炒熟。	活幼心书	59
		炒。	丹溪心法	65
	白蒺藜【蒺藜】	炒，去角。	瑞竹堂经验方	62
		炒，去尖。	卫生宝鉴	64
		炒。	卫生宝鉴	64
		炒。	丹溪心法	65
		炒，去尖。	十药神书	66
	白僵蚕【僵蚕】	炒。	瑞竹堂经验方	62
		炒，去丝。	瑞竹堂经验方	62
		炒，去丝嘴。	卫生宝鉴	64
		炒。	丹溪心法	65
		炒。	儒门事亲	57
	白蔹	炒。	瑞竹堂经验方	62
	白牵牛【牵牛子】	炒，杵碎。	活幼心书	59
		头末，半生半炒。	丹溪心法	65
		炒。	丹溪心法	65
	白芍	炒。	卫生宝鉴	64
		炒。	丹溪心法	65
	白术	炒。	卫生宝鉴	64
		炒。	丹溪心法	65
	柏子仁	炒。	瑞竹堂经验方	62
		炒。	卫生宝鉴	64
		微炒。	丹溪心法	65
	斑蝥	去头足翅，炒。	卫生宝鉴	64
	半夏	炒。	丹溪心法	65
	半夏曲	炒。	瑞竹堂经验方	62
		炒。	丹溪心法	65
	贝母	炒。	丹溪心法	65
	舶上茴香【八角茴香】	炒。	瑞竹堂经验方	62
	补骨脂	炒。	丹溪心法	65

续表

炒制方法	药名	摘录	文献名称	文献编号
（微）炒（香）	苍术	日曝干，剉碎，炒。	脾胃论	58
		泔浸一宿，炒。	丹溪心法	65
	草决明【决明子】	炒。	活幼心书	59
		微炒。	活幼心书	59
		炒。	瑞竹堂经验方	62
	侧柏叶	炒。	丹溪心法	65
	蝉蜕	去土，炒。	丹溪心法	65
	陈皮	去白，净炒。	瑞竹堂经验方	62
		炒。	丹溪心法	65
	赤蔹	炒。	瑞竹堂经验方	62
	赤小豆	炒熟。	丹溪心法	65
	川椒【花椒】	一斤，微炒。	儒门事亲	57
		须炒去汗。	汤液本草	60
		微炒。	瑞竹堂经验方	62
		微炒。	卫生宝鉴	64
		凡用，炒，去汗及合口者，手搓细用。	卫生宝鉴	64
		去目，炒。	丹溪心法	65
	川楝实【川楝子】	炒。	卫生宝鉴	64
	川楝子	微炒出汗。	瑞竹堂经验方	62
		炒。	外科精义	63
		酥炒。	瑞竹堂经验方	62
	椿根白皮【椿白皮】	性凉而燥，须炒用。	丹溪心法	65
	大黄	炒。	卫生宝鉴	64
		炒。	丹溪心法	65
	大茴香【八角茴香】	炒。	丹溪心法	65
	大戟	炒。	儒门事亲	57
		炒。	丹溪心法	65
	大麦蘖【麦芽】	炒。	卫生宝鉴	64
	当归	炒。	素问病机气宜保命集	56
		炒。	卫生宝鉴	64
	灯笼草	炒。	丹溪心法	65
	地龙	微炒。	儒门事亲	57
		炒。	卫生宝鉴	64
		炒。	丹溪心法	65
	豆豉	炒。	儒门事亲	57
	杜仲	炒。	儒门事亲	57
		去粗皮，剉，炒。	卫生宝鉴	64
		炒。	丹溪心法	65
		炒去丝。	丹溪心法	65
		去皮，炒。	丹溪心法	65
		炒去丝。	素问病机气宜保命集	56
	莪术	去毛，炒。	活幼心书	59
		酒洗，炒。	丹溪心法	65
	茯神	去皮木，炒。	瑞竹堂经验方	62

续表

炒制方法	药名	摘录	文献名称	文献编号
(微)炒(香)	茯神心	炒。	卫生宝鉴	64
	甘草	炒。	儒门事亲	57
		剉，炒。	脾胃论	58
		微炒。	瑞竹堂经验方	62
		炒。	外科精义	63
		炒。	丹溪心法	65
	甘遂	炒。	素问病机气宜保命集	56
	干葛	炒。	丹溪心法	65
	干姜	炒。	儒门事亲	57
		炒裂用。	儒门事亲	57
		炒。	丹溪心法	65
		炒。	瑞竹堂经验方	62
	干漆	炒去烟。	瑞竹堂经验方	62
		炒去烟。	卫生宝鉴	64
		炒烟尽。	丹溪心法	65
	瓜蒌子	炒。	儒门事亲	57
	鹤虱	炒。	儒门事亲	57
		炒。	卫生宝鉴	64
	黑参	炒。	丹溪心法	65
	黑豆	炒，去皮。	卫生宝鉴	64
		炒。	丹溪心法	65
	黑牵牛【牵牛子】	微炒。	儒门事亲	57
		微炒。	瑞竹堂经验方	62
		微炒令香熟，碾取头末。	外科精义	63
		炒末。	卫生宝鉴	64
	红豆	炒。	丹溪心法	65
	红花	炒。	丹溪心法	65
	红色曲【红曲】	炒。	丹溪心法	65
		炒。	活幼心书	59
	厚朴	去皮，剉，炒。	脾胃论	58
	胡粉	炒。	卫生宝鉴	64
	胡芦巴	炒香。	卫生宝鉴	64
		炒。	丹溪心法	65
	滑石	炒。	丹溪心法	65
	槐花	炒。	儒门事亲	57
		炒。	丹溪心法	65
	槐角	炒。	卫生宝鉴	64
		炒。	丹溪心法	65
	槐角子	炒。	儒门事亲	57
	槐子【槐角子】	炒。	儒门事亲	57
		炒。	脾胃论	58

续表

炒制方法	药名	摘录	文献名称	文献编号
（微）炒（香）	黄柏	炒。	丹溪心法	65
		新瓦上炒赤。	丹溪心法	65
		炒褐色。	丹溪心法	65
	黄蘗【黄柏】	去皮，剉，炒。	脾胃论	58
	黄丹【铅丹】	炒红色，放下，再炒紫色为度。	儒门事亲	57
		炒紫色。	外科精义	63
		炒红。	卫生宝鉴	64
	黄葵子	炒。	卫生宝鉴	64
	黄连	炒。	儒门事亲	57
		炒。	脾胃论	58
	黄耆【黄芪】	炒。	丹溪心法	65
	黄芩	炒。	卫生宝鉴	64
		新瓦上炒令香。	卫生宝鉴	64
		炒。	丹溪心法	65
		火炒。	十药神书	66
	茴香	炒。	素问病机气宜保命集	56
		炒。	儒门事亲	57
		炒香。	儒门事亲	57
		炒。	活幼心书	59
		炒香。	瑞竹堂经验方	62
		微炒。	瑞竹堂经验方	62
		炒。	外科精义	63
		炒。	卫生宝鉴	64
		炒。	丹溪心法	65
	鸡冠花	剉，微炒存性。	卫生宝鉴	64
	僵蚕	炒。	卫生宝鉴	64
	椒红	炒。	丹溪心法	65
	京芎	炒。	瑞竹堂经验方	62
	九节菖蒲【石菖蒲】	去毛，炒。	瑞竹堂经验方	62
	韭子【韭菜子】	炒。	瑞竹堂经验方	62
		炒。	卫生宝鉴	64
		炒。	丹溪心法	65
	桔梗	炒。	儒门事亲	57
		剉，炒。	活幼心书	59
		去芦，炒。	瑞竹堂经验方	62
		炒。	卫生宝鉴	64
	苦参	炒。	外科精义	63
	苦桔梗	炒。	瑞竹堂经验方	62
	苦楝	炒。	素问病机气宜保命集	56
	苦葶苈【葶苈子】	炒。	儒门事亲	57
	荔枝核	炒。	瑞竹堂经验方	62
	莲肉【莲子】	炒。	瑞竹堂经验方	62
	莲实【莲子】	炒。	丹溪心法	65

续表

炒制方法	药名	摘录	文献名称	文献编号
（微）炒（香）	莲子肉【莲子】	炒熟。	儒门事亲	57
	良姜【高良姜】	炒。	儒门事亲	57
		炒。	卫生宝鉴	64
	龙骨	炒赤。	儒门事亲	57
	萝卜子【莱菔子】	炒，别研。	瑞竹堂经验方	62
		炒。	卫生宝鉴	64
		炒。	丹溪心法	65
	火麻仁	炒，去皮。	儒门事亲	57
	马蔺花	炒。	瑞竹堂经验方	62
	麦糵【麦芽】	炒，另研。	瑞竹堂经验方	62
		炒。	卫生宝鉴	64
	麦门冬【麦冬】	炒。	儒门事亲	57
		炒。	丹溪心法	65
	麦芽	炒。	儒门事亲	57
		炒。	丹溪心法	65
	虻虫	去足羽，炒。	素问病机气宜保命集	56
	牡蛎粉	炒。	丹溪心法	65
	木鳖子	干炒。	儒门事亲	57
	牛蒡子	炒。	儒门事亲	57
		略炒，研碎。	活幼心书	59
		微炒。	瑞竹堂经验方	62
		炒。	丹溪心法	65
		炒。	外科精义	63
		炒。	卫生宝鉴	64
	牛角腮	剉，炒。	卫生宝鉴	64
	糯米	炒。	丹溪心法	65
	片芩【黄芩】	炒。	丹溪心法	65
	破故纸【补骨脂】	炒香。	瑞竹堂经验方	62
		炒香。	卫生宝鉴	64
	蒲黄	炒。	素问病机气宜保命集	56
		炒。	儒门事亲	57
		炒香。	卫生宝鉴	64
		炒。	丹溪心法	65
	千年石灰【石灰子】	炒。	丹溪心法	65
	牵牛【牵牛子】	炒香。	外科精义	63
	牵牛子	凡用，黑、成熟者微炒。	外科精义	63
	荞面	炒。	儒门事亲	57
	青木香	炒。	瑞竹堂经验方	62
	青皮	炒。	丹溪心法	65
		去瓤，炒。	丹溪心法	65
	青盐【大青盐】	炒。	卫生宝鉴	64
		炒。	丹溪心法	65

续表

炒制方法	药名	摘录	文献名称	文献编号
（微）炒（香）	全蝎	微炒。	素问病机气宜保命集	56
		去头足，炒。	瑞竹堂经验方	62
		炒。	卫生宝鉴	64
		炒。	丹溪心法	65
	桑白皮	剉，炒。	活幼心书	59
		炒。	丹溪心法	65
	桑螵蛸	炒。	瑞竹堂经验方	62
		炒。	丹溪心法	65
	沙苑蒺藜【沙苑子】	炒。	瑞竹堂经验方	62
	山药	慢火炒。	活幼心书	59
		炒。	丹溪心法	65
	山楂	炒。	丹溪心法	65
	山栀子【栀子】	炒。	丹溪心法	65
		去皮，炒。	卫生宝鉴	64
	商枳壳【枳壳】	炒。	儒门事亲	57
	芍药	炒。	丹溪心法	65
	蛇床【蛇床子】	微炒。	外科精义	63
		微炒。	丹溪心法	65
	蛇退皮【蛇蜕】	炒存性。	外科精义	63
	神曲	炒。	活幼心书	59
		微炒。	瑞竹堂经验方	62
		炒。	卫生宝鉴	64
		隔年陈麦面作曲，炒。	丹溪心法	65
	石菖蒲	炒。	瑞竹堂经验方	62
		炒。	丹溪心法	65
	黍粘子【牛蒡子】	半炒。	儒门事亲	57
	蜀椒【花椒】	去目、闭口者，微炒出汗。	素问病机气宜保命集	56
		炒去闭口者及目。	丹溪心法	65
	水蛭	炒用。	汤液本草	60
		炒烟尽。	卫生宝鉴	64
	酸枣仁	炒。	卫生宝鉴	64
		炒。	丹溪心法	65
	桃仁	去皮尖，炒。	素问病机气宜保命集	56
		汤泡，去皮尖，净炒。	瑞竹堂经验方	62
		凡用，须汤浸，去皮尖、双仁，炒，剉，或研。	外科精义	63
		炒，去皮。	丹溪心法	65
	天门冬【天冬】	炒。	丹溪心法	65
	铁脚威灵仙【威灵仙】	炒。	儒门事亲	57
	晚蚕蛾【原蚕蛾】	酥微炒。	丹溪心法	65
	晚蚕沙【蚕沙】	微炒。	瑞竹堂经验方	62
	乌梅肉【乌梅】	取肉炒干。	脾胃论	58
		炒。	卫生宝鉴	64

续表

炒制方法	药名	摘录	文献名称	文献编号
（微）炒（香）	无名异	炒。	丹溪心法	65
	吴茱萸	微炒。	儒门事亲	57
		炒。	卫生宝鉴	64
		去梗，炒。	丹溪心法	65
	五灵脂	拣去砂（沙）石，微炒不得过。	瑞竹堂经验方	62
		炒。	卫生宝鉴	64
		炒。	丹溪心法	65
		去土，半炒半生。	丹溪心法	65
	细挺子黄芩【黄芩】	炒。	丹溪心法	65
	细针砂	炒。	儒门事亲	57
	香附	炒。	卫生宝鉴	64
		炒。	丹溪心法	65
	香附子【香附】	炒。	素问病机气宜保命集	56
		炒。	儒门事亲	57
		去瓤，炒。	瑞竹堂经验方	62
		炒，去毛。	卫生宝鉴	64
	小茴香	炒。	瑞竹堂经验方	62
	小椒	炒，去汗并闭口。	脾胃论	58
	蝎梢【蝎尾】	炒。	儒门事亲	57
	蝎尾	去毒，炒。	卫生宝鉴	64
	新柳算子	半干半炒。	儒门事亲	57
	杏仁【苦杏仁】	炒。	儒门事亲	57
		炒，去皮尖。	外科精义	63
		凡用，须汤浸，去皮尖双仁，炒，剉，或研。	外科精义	63
		炒，去皮尖。	丹溪心法	65
	延胡索	微炒。	瑞竹堂经验方	62
	薏苡仁	炒。	卫生宝鉴	64
		炒。	丹溪心法	65
	御米壳【罂粟壳】	去顶，炒。	卫生宝鉴	64
	芫花	慢火炒紫色。	卫生宝鉴	64
	远志	去心，炒。	瑞竹堂经验方	62
		炒。	丹溪心法	65
	泽泻	炒。	儒门事亲	57
	真白芥菜子【白芥子】	炒。	丹溪心法	65
	知母	炒。	脾胃论	58
		剉，炒。	脾胃论	58
		微炒出汗。	瑞竹堂经验方	62
		炒。	丹溪心法	65
	枳核	炒。	丹溪心法	65

续表

炒制方法	药名	摘录	文献名称	文献编号
（微）炒（香）	枳实	炒。	瑞竹堂经验方	62
		去瓤，炒。	瑞竹堂经验方	62
		炒。	丹溪心法	65
	紫苏子	略炒，杵碎。	活幼心书	59
		炒。	瑞竹堂经验方	62
炒黄	白萬苣子【萬苣子】	炒黄。	儒门事亲	57
	苍术	剉片，用火炒至微黄色。	活幼心书	59
	川乌头	炮，去皮脐，作豆大，再炒黄。	儒门事亲	57
	大麦糵【麦芽】	先杵细，炒黄，取面用。	汤液本草	60
		先捣细，炒黄色，取面用。	卫生宝鉴	64
	杜仲	瓦器内炒黄色，去丝。	瑞竹堂经验方	62
	瓜蒂	碾破，以纸卷定，连纸剉细，去纸，用粗罗子罗过，另放末，将渣炒微黄，次入末一处，同炒黄。	儒门事亲	57
		炒令黄，为末。	卫生宝鉴	64
		炒令黄色。	素问病机气宜保命集	56
	海马	炒黄色。	瑞竹堂经验方	62
	胡麻子	炒黄。	卫生宝鉴	64
	滑石	炒黄。	脾胃论	58
	槐子	微炒黄。	丹溪心法	65
	茴香	微炒黄色。	儒门事亲	57
		炒黄色，碎用。	汤液本草	60
		炒黄色。	瑞竹堂经验方	62
		炒黄，捣细用。	卫生宝鉴	64
	桔梗	炒黄色。	丹溪心法	65
	鹿茸	炒黄。	瑞竹堂经验方	62
	绿豆粉	炒黄。	外科精义	63
	麻黄	去节，炒黄。	卫生宝鉴	64
	麻仁	炒黄。	卫生宝鉴	64
	麦糵面【麦芽面】	炒黄。	脾胃论	58
	破故纸【补骨脂】	瓦器内炒黄色。	瑞竹堂经验方	62
	桑白皮	炒黄。	卫生宝鉴	64
	山药	剉碎，炒黄。	瑞竹堂经验方	62
	山栀子仁【栀子仁】	炒黄色。	丹溪心法	65
	神曲	炒黄。	脾胃论	58
		微炒黄用。	汤液本草	60
		微炒黄用。	卫生宝鉴	64
	甜瓜子	炒黄。	瑞竹堂经验方	62
	萬苣子	炒黄色。	卫生宝鉴	64
	杏仁【苦杏仁】	炒黄。	儒门事亲	57
		炒黄色，去皮尖。	卫生宝鉴	64

续表

炒制方法	药名	摘录	文献名称	文献编号
炒黄	皂荚仁【皂角子】	炒黄。	卫生宝鉴	64
	皂角刺	炒令黄色。	丹溪心法	65
	真正蛤粉	炒黄色。	儒门事亲	57
	枳实	炒黄。	脾胃论	58
炒焦	穿山甲	汤浸透，取甲剉碎，同热灰铛内，慢火炒令焦黄。	活幼心书	59
	山栀子【栀子】	炒令十分有二分焦黑。	丹溪心法	65
		炒焦。	丹溪心法	65
炒黑	蜀椒【花椒】	去目，炒黑色。	素问病机气宜保命集	56
	干姜	炒黑色。	丹溪心法	65
	枸杞子	炒黑色。	丹溪心法	65
	胡麻仁	炒黑色。	丹溪心法	65
	黄柏	炒黑。	丹溪心法	65
	苦楝	炒令黑。	丹溪心法	65
	蔓荆子	炒黑色。	丹溪心法	65
	牛蒡子	炒黑色。	丹溪心法	65
	山栀【栀子】	炒黑。	丹溪心法	65
炒灰	苍耳	用根茎叶，炒灰存性，为末。	外科精义	63
	黄柏	炒成灰。	丹溪心法	65
	良姜【高良姜】	炒成灰。	丹溪心法	65
	芍药	炒成灰。	丹溪心法	65
炙	甘草	炙。	儒门事亲	57
		炙。	外科精义	63
	露蜂房【蜂房】	炙。	丹溪心法	65
	乌翎	火炙焦。	卫生宝鉴	64
	皂角	去皮，酥炙。	卫生宝鉴	64
		炙黄，去皮。	丹溪心法	65
熬	蝱虫【虻虫】	熬。	儒门事亲	57
炮	广茂（术）【莪术】	炮。	脾胃论	58
	黑附子	炮。	瑞竹堂经验方	62
	南星【天南星】	略炮。	瑞竹堂经验方	62

5. 明代

明代炒制品种有670种左右，涉及药物如下所示：（以A开头）阿魏、艾、艾叶、安息香、菴闾子；（以B开头）蘖米、八角茴香、巴豆、巴戟【巴戟天】、白扁豆、白丁香、白豆蔻、白附子、白甘遂、白果、白鸡冠花、白蒺藜【蒺藜】、白姜、白僵蚕【僵蚕】、白芥菜、白芥子、白桔梗、白麦饭石【麦饭石】、白梅、白梅肉、白面、白芍、白芍药【白芍】、白术、白头翁、白芜荑【芜荑】、白芷、百部、百草霜、百合、百节菖蒲、柏实【柏子仁】、白牵牛【牵牛子】、白丑【牵牛子】、柏子仁、柏叶、斑蝥、半夏、半夏曲、蚌粉、薄荷、薄荷叶、北柴胡、北五味【五味子】、北五味子【五味子】、贝齿、贝母、荜菝【荜茇】、荜澄茄、萆薢、蓖麻子、壁虎、扁豆、槟榔、舶上茴香【八角茴香】、补骨脂；（以C开头）蚕白、蚕蛾【原蚕蛾】、蚕沙、蚕退【蚕蜕】、蚕退纸、蚕蛹、苍耳、苍耳子、苍耳实【苍耳子】、苍术、沧盐、川黄连【黄连】、川大黄【大黄】、川紫荆皮【紫荆皮】、草豆蔻、草果、草决明【决明子】、草乌、草乌头【草乌】、川黄柏【黄柏】、侧柏叶、蝉蜕、菖蒲【石菖蒲】、常山、车前子、辰砂【朱砂】、陈仓米、陈米【陈仓米】、陈皮、陈曲、陈小粉、豉、赤芍、赤芍药【赤芍】、赤石脂、赤黍米【黍米】、赤小豆、茺蔚【益母草】、茺蔚子、臭樗根皮【樗白皮】、臭樗皮【樗白皮】、樗根白皮【樗白皮】、樗根皮【樗白皮】、楮皮、楮实【楮实子】、楮实子、川花椒【花椒】、川楝子、川乌、川乌头【川乌】、川芎、穿山甲、椿根白皮【椿白皮】、椿根皮【椿白皮】、椿荚、刺蒺藜【蒺藜】、刺猬皮、刺猬针；（以D开头）大川乌【川乌】、大豆、大艾【艾】、大豆黄卷、大豆卷【大豆黄卷】、道人头【苍耳子】、大粉草【甘草】、大枫子肉【大风子】、大黄、大黄末、大茴香【八角茴香】、大戟、大栝蒌【瓜蒌】、大力子【牛蒡子】、大麦面、大麦芽【麦芽】、大巴戟【巴戟天】、大麦蘖【麦芽】、大麦芽面【麦芽面】、大全蝎【全蝎】、大乌头【乌头】、大枣、丹参、丹砂【朱砂】、淡豆豉、当归、地肤、地骨皮、地龙、地龙皮、地榆、钓樟、冬葵子、豆豉、独活、杜蒺藜【蒺藜】、大麻子【火麻仁】、大麻仁【火麻仁】、杜仲、大半夏【半夏】；（以E开头）阿胶、莪术、恶实【牛蒡子】、恶实根【牛蒡根】；（以F开头）发灰【血余】、法曲、番木鳖【马钱子】、防风、防己、防葵、蜚蠊【蟑螂】、肥绿豆、肥皂子肉、肥知母、蜚蝱【虻虫】、粉草【甘草】、粉甘草【甘草】、粉霜、蜂房、伏龙肝、茯神、茯神木、茯神心、浮小麦、附子、覆盆子；（以G开头）甘草、甘菊花【菊花】、甘遂、干白蒺藜【蒺藜】、干姜、干葛、干黑木耳、干莲心、干漆、干蝎、葛根、狗脊、狗耆【狗脊】、枸杞【枸杞子】、谷蘖【谷芽】、谷精草、骨碎补、故纸【补骨脂】、瓜蒂、瓜蒌、瓜蒌根【天花粉】、瓜蒌子、贯众、龟胶、鬼箭羽、鬼臼、桂心、虢丹【铅丹】、栝蒌根【天花粉】、栝蒌【瓜蒌】、栝蒌皮【瓜蒌皮】、栝蒌仁【瓜蒌子】、栝蒌实【瓜蒌】、蛤粉；（以H开头）黑牵牛【牵牛子】、海带、海金沙、海马、海螵蛸、海石、海桐皮、海藻、寒水石、合欢花、旱莲草【墨旱莲】、好黄丹【黄丹】、好乌药【乌药】、诃子、合欢木皮【合欢皮】、荷叶、鹤虱、黑丑【牵牛子】、黑大豆【黑豆】、黑豆、黑牵牛【牵牛子】、黑锡、红豆、红褐、红花、红兰花【红花】、红花子、红曲、红芽大戟、厚川黄柏、厚朴、厚桑白皮【桑白皮】、胡粉、胡椒、胡麻、胡麻子、胡荽、胡荽子、胡芦巴、虎睛、滑石、滑石末、桦皮、怀山药【山药】、胡黄连、怀生地黄【地黄】、怀香子、淮乌、淮盐、槐萼、槐花、槐花子、槐角子【槐角】、槐螵蛸、槐实、槐子、黄柏、黄蘗【黄柏】、黄柏皮、黄丹【铅丹】、黄桔【黄橘】、黄栝蒌【瓜蒌】、黄连、黄明胶、黄芪、黄耆【黄芪】、黄芩、黄蜀葵、黄蜀葵花、茴实、茴香、茴香子、火麻、火麻仁、火麻子仁【火麻仁】；（以J开头）鸡冠花、鸡冠花子【鸡冠花】、鸡冠子、鸡肫、鸡肫皮、鸡子、蒺藜、蒺藜子【蒺藜】、家韭子【韭菜子】、江鳔、姜黄、姜蚕【僵蚕】、僵蚕、降香、椒、椒红、椒目、羯鸡矢、芥菜子、金橘子仁、金毛狗脊、金樱子肉、京三棱【三棱】、荆芥、荆芥末、荆芥穗、荆三棱【三棱】、粳米、净枣仁【酸枣仁】、韭、韭子【韭菜子】、桔梗、桔核【橘核】、桔红【橘红】、菊花、橘核、橘红、橘囊上筋膜、橘皮、决玥子、均（军）姜；（以K开头）枯黄芩【黄芩】、苦参、苦梗、苦胡芦巴、苦楝子、苦葶苈【葶苈子】、款冬花、葵子、昆布；（以L开头）莱菔子、老松节、雷丸、藜芦、蠡实【马蔺子】、荔枝核、莲房、莲肉【莲子】、莲子、练鹊、楝实【川楝子】、良姜【高良姜】、莨菪【天仙子】、莨菪子【天仙子】、两头尖、蓼实、蓼子、羚羊角、柳枝、萝卜子【莱菔子】、龙胆、龙胆草【龙胆】、龙泉粉、龙退【蛇蜕】、蝼蛄、鹿胶、鹿角、鹿角胶、鹿角屑、鹿茸、露蜂房【蜂房】、螺青、驴蹄、绿豆、绿豆粉、绿豆壳、绿矾；（以M开头）麻黄、麻黄根、马兜铃、马蔺花、麦冬、麦麸、麦皮曲、麦蘖【麦芽】、蔓荆实【蔓荆子】、蔓荆子、莽草、茅、茅花、没药、虻虫、蝱虫【虻虫】、麋角、密陀僧、绵子仁【棉花子】、棉花籽【棉花子】、棉子花、明乳香、牡荆实【牡荆子】、牡荆子、牡蛎、木鳖【木鳖子】、木鳖子、木耳、木瓜、木槿、木槿花、木槿叶、木馒头、木蝱【虻虫】、木通、木香、木贼；（以N开头）南香附米【香附】、南星【天南星】、南雄黄【雄黄】、硇砂、牛蒡子、牛胆南星、牛膝、糯壳、糯米、糯粟米；（以P开头）蓬莪术【莪术】、蓬术【莪术】、皮硝、片黄芩【黄芩】、片芩【黄芩】、破故【补骨脂】、破故纸【补骨脂】、蒲黄、朴硝；（以Q开头）蛴螬、麒麟竭【血竭】、牵牛【牵牛子】、铅丹、铅粉、芡实、芡实粉、茜根、蜣螂、荞麦面、青葙子、青橘皮【青皮】、青木香、青皮、青盐【大青盐】、轻粉、蜻蛉【蜻蜓】、蜻蜓、蚯蚓【地龙】、瞿麦、瞿麦穗、曲末、去壳巴豆、全蝎;（以R开头）人中白、戎盐、肉豆蔻、肉桂、乳香、软石膏【石膏】、蕤仁;（以S开头）沙苑蒺藜【沙苑子】、三棱、桑白皮、桑根白皮【桑白皮】、桑花、桑皮【桑白皮】、桑螵蛸、桑枝、砂仁、莎草根【香附】、生姜、山药、山萸肉【山茱萸】、山楂、山楂核、山楂肉、山栀【栀子】、山栀仁【栀子仁】、山栀子【栀子】、山茱萸、杉木节、芍药、蛇床子、蛇含石、蛇黄【蛇含石】、蛇皮【蛇蜕】、蛇退皮【蛇蜕】、蛇蜕、麝香、神曲、升麻、生大豆【大豆】、生地【地黄】、生附子、生姜、石菖蒲、石胆、石斛、石矿灰、石莲肉【石莲子】、石莲子、石榴皮、食盐、莳萝、使君子、使君子肉【使君子】、蜀椒【花椒】、鼠妇、鼠粘子【牛蒡子】、薯蓣【山药】、水银、水蛭、松节、松脂、苏子【紫苏子】、粟壳【罂粟壳】、粟米、酸石榴皮、酸枣、酸枣仁、缩砂【砂仁】、缩砂蜜【砂仁】、缩砂仁【砂仁】;（以T开头）台白术【白术】、檀香、桃奴、桃仁、桃枭、天冬、天花粉、天麻、天名精、天南星、天仙藤、甜瓜蒂、甜瓜子、甜葶苈子【葶苈子】、条芩【黄芩】、铁砂、葶苈【葶苈子】、葶苈子、通明乳香、透明真牛皮胶【黄明胶】、土蜂、兔丝子【菟丝子】、菟丝子;（以W开头）瓦粉、晚蚕蛾【原蚕蛾】、晚蚕沙【蚕沙】、王不留行、王瓜、猬【刺猬】、猬皮【刺猬皮】、文蛤、莴苣子、蜗牛、乌豆、乌梅、乌梅肉【乌梅】、乌蛇、乌药、无名异、无食子【没食子】、芜荑、吴茱【吴茱萸】、吴茱萸、乌头、蜈蚣、五倍子、五加皮、五灵脂、五味子;（以X开头）蜥蜴、细铁屑、细辛、芎藭【川芎】、香白芷【白芷】、香附米【香附】、香附子【香附】、香豉、香蒲、香薷、香橼、象皮、橡斗壳、硝石、小茴【小茴香】、小椒、小麦、小麦麸、蝎、蝎梢【蝎尾】、蟹爪、新豆豉、新蒲黄、杏仁【苦杏仁】、雄蚕蛾【原蚕蛾】、雄黄、雄黄豆、雄雀粪、宿砂、续断、续随子、玄参、玄胡【延胡索】、玄胡索【延胡索】、旋复花【旋覆花】;（以Y开头）芫花、芫花根白皮、芫青、延胡索、盐、焰硝【硝石】、牙皂角【猪牙皂】、羊胫炭皮、野鸽粪、夜合树、夜明砂、益智仁、薏苡仁、苡仁【薏苡仁】、益智【益智仁】、茵芋、罂粟壳、营实、鱼鳔、越桃【栀子】、榆白皮、郁金、郁李仁、御米壳【罂粟壳】、御米子、元参【玄参】、原蚕蛾、原蚕沙【蚕沙】、云母、芸苔子、远志、远志肉【远志】;（以Z开头）枣仁【酸枣仁】、皂矾、皂荚仁【皂角子】、皂荚子仁【皂角子】、皂角、皂角刺、皂角针【皂角刺】、皂角子、泽兰、泽漆、泽泻、䗪虫【土鳖虫】、针砂、珍珠、真蒲黄【蒲黄】、真山药【山药】、真苏子【紫苏子】、真针砂【针砂】、芝麻、枝仁、知母、栀子、栀子仁、蜘蛛、踯躅花、枳壳、枳实、中甘草、紫荆皮、紫色皂角刺、紫苏、紫苏子、自然铜、棕榈、棕榈子、左盘龙。

新增200余种，涉及药物如下所示:（以A开头）安息香;（以B开头）蘖米、白丁香、白芜荑【芜荑】、白鸡冠花、白姜、白桔梗、白麦饭石【麦饭石】、白面、百草霜、八角茴香、百节菖蒲、蚌粉、北柴胡【柴胡】、荜澄茄、壁虎、不油白术【白术】;（以C开头）蚕白、蚕蛹、常山、陈米【陈仓米】、陈曲、陈小粉、豉、赤石脂、赤黍米【黍米】、茺蔚【益母草】、臭樗皮【樗白皮】、樗根皮、楮皮、川巴戟【巴戟天】、川花椒【花椒】、川黄柏【黄柏】、川黄连【黄连】、川茴香【小茴香】、川紫荆皮【紫荆皮】、椿根皮【椿白皮】、椿荚、刺蒺藜【蒺藜】;（以D开头）大麦芽面【麦芽面】、大半夏【半夏】、大粉草【芽草】、大枫子肉【大风子】、大栝蒌【瓜蒌】、地龙皮、大力子【牛蒡子】、大全蝎【全蝎】、大枣、丹砂【朱砂】、地肤子、钓樟、独活、杜蒺藜【蒺藜】;（以F开头）发灰【血余炭】、法曲、番木鳖【马钱子】、防己、防葵、蜚蠊【蟑螂】、肥绿豆、肥皂子肉、肥知母、蜚蝱【虻虫】、粉霜、伏龙肝;（以G开头）甘菊花【菊花】、干白蒺藜【蒺藜】、干莲心、葛根、狗脊【狗脊】、谷蘖【谷芽】、故纸【补骨脂】、虢丹;（以H开头）海带、海螵蛸、海石、海桐皮、海藻、旱莲草【墨旱莲】、好黄丹【黄丹】、好乌药【马药】、合欢木皮【合欢皮】、黑锡、红芽大戟、厚川黄柏【黄柏】、厚桑白皮【桑白皮】、胡黄连、滑石末、桦皮、怀山药【山药】、怀生地黄【地黄】、怀香子、淮乌、淮盐、黄栝蒌【瓜蒌】;（以J开头）家韭子【韭菜子】、江鳔、降香、椒、羯鸡矢、金橘子仁、金樱子肉、锦纹大黄【大黄】、粳米、净枣仁【酸枣仁】、桔红【橘红】、橘核、橘红、橘囊上筋膜、军均姜;（以K开头）枯黄芩【黄芩】、昆布;（以L开头）老松节、蠡实【马蔺子】、两头尖、柳枝、龙泉粉、龙退【蛇蜕】、鹿胶、螺青、驴蹄、绿矾;（以M开头）麦冬、麦麸、麦皮曲、茅根【白茅根】、茅花、没药、麋角、密陀僧、绵子仁【棉花子】、棉花籽【棉花子】、棉子花、明阿胶、明乳香、牡荆实【牡荆子】、牡荆子、木耳、木瓜、木馒头、木蝱【木虻】;（以N开头）南雄黄、硇砂、糯壳;（以P开头）皮硝、片黄芩【黄芩】;（以Q开头）芡实、芡实粉、茜根、蜻蜓、蚯蚓【地龙】、瞿麦、瞿麦穗、曲末、去壳巴豆;（以R开头）人中白、戎盐、软石膏【石膏】、蕤仁;（以S开头）桑皮、杉木节、蛇含石、蛇黄【蛇含石】、蛇皮、麝香、升麻、石斛、莳萝、薯蓣【山药】、水银、松节;（以T开头）台白术【白术】、檀香、桃奴、桃仁、桃枭、天冬、天花粉、天名精、甜瓜蒂、铁砂、通明乳香、透明真牛皮胶【黄明胶】;（以W开头）瓦粉、王不留行、文蛤、五加皮;（以X开头）细铁屑、香蒲、香薷、香橼、蝎、雄雀粪、宿砂【砂仁】、续断、续随子【千金子】、玄参、玄胡【延胡索】;（以Y开头）焰硝、夜合树、茵芋、营实、鱼鳔、御米子;（以Z开头）泽漆、枝仁、紫金皮、左盘龙。

按照典籍的记载，明代炒制的方法主要有（微）炒（香）、炒黄、炒焦、炒黑等。

其中（微）炒（香）的药物有490种左右，涉及药物如下所示:（以A开头）阿魏、艾、艾叶;（以B开头）蘖米、蚌粉、巴豆、荜澄茄、白姜、百节菖蒲、巴戟【巴戟天】、白附子、白扁豆、扁豆、八角茴香、补骨脂、白术、白芍、白芍药【白芍】、白蒺藜【蒺藜】、白芜荑【芜荑】、白僵蚕【僵蚕】、白梅、白丑【牵牛子】、白牵牛【牵牛子】、白芷、白梅肉、贝母、荜茇【荜茇】、白芥菜、白芥子、舶上茴香【八角茴香】、白头翁、萆薢、白鸡冠花、半夏、半夏曲、蓖麻子、百部、槟榔、薄荷、薄荷叶、白桔梗、白麦饭石【麦饭石】、斑蝥、贝齿、白豆蔻、百草霜、柏实【柏子仁】、柏子仁、百合、白丁香、白果、白面、北五味【五味子】、北五味子【五味子】、北柴胡【柴胡】;（以C开头）川巴戟【巴戟天】、楮皮、川紫荆皮【紫荆皮】、刺蒺藜【蒺藜】、川茴香【小茴香】、车前子、陈皮、椿荚、川黄连【黄连】、川大黄【大黄】、陈米【陈仓米】、赤石脂、椿根白皮【椿白皮】、臭樗皮【椿白皮】、樗根白皮【椿白皮】、川黄柏【黄柏】、川花椒【花椒】、侧柏叶、川乌、川乌头【川乌】、草乌、草乌头【草乌】、蚕沙、苍耳、苍耳子、椿根皮【椿白皮】、苍耳实【苍耳子】、楮实【楮实子】、楮实子、蚕蛾【原蚕蛾】、樗根皮【樗白皮】、川芎、草决明【决明子】、赤芍、赤芍药【赤芍】、陈曲、辰砂【朱砂】、川楝子、菖蒲【石菖蒲】、赤小豆、豉、草豆蔻、苍术、蝉蜕、穿山甲、常山、草果、陈仓米、刺猬皮、蚕退【蚕蜕】、茺蔚子、茺蔚【益母草】、蚕蛹、蚕白、赤黍米【黍米】;（以D开头）大黄、大黄末、大栝蒌【瓜蒌】、地龙、杜蒺藜【蒺藜】、大麦芽【麦芽】、大川乌【川乌】、大乌头【乌头】、大力子【牛蒡子】、大麦芽面【麦芽面】、道人头【苍耳子】、当归、冬葵子、大半夏【半夏】、大全蝎【全蝎】、大麻子【火麻仁】、大麻仁【火麻仁】、大麦面、丹砂【朱砂】、大茴香【八角茴香】、豆豉、地骨皮、大艾【艾】、淡豆豉、大枫子肉【大风子】、杜仲、大戟、大麦蘖【麦芽】、地榆、地龙皮、大豆、独活、大粉草【甘草】、大巴戟【巴戟天】、钓樟、大豆黄卷、大豆卷【大豆黄卷】、丹参、地肤子;（以E开头）阿胶、莪术、恶实【牛蒡子】、恶实根【牛蒡根】;（以F开头）覆盆子、茯神木、肥皂子肉、蜚蝱【虻虫】、法曲、发灰【血余炭】、茯神心、粉霜、防己、浮小麦、伏龙肝、防葵、肥绿豆、肥知母、附子、防风;（以G开头）干蝎、甘菊花【菊花】、瓜蒂、甘草、干黑木耳、骨碎补、干漆、干白蒺藜【蒺藜】、高良姜、狗脊【狗脊】、谷精草、故纸【补骨脂】、瓜蒌子、蛤粉、干姜、虢丹、鬼臼、葛根、干莲心、甘遂、鬼箭羽、狗脊、瓜蒌、龟胶【龟甲胶】、枸杞【枸杞子】、贯众、桂心、栝楼【瓜蒌】、栝蒌【瓜蒌】、栝蒌皮【瓜蒌皮】、栝蒌仁【瓜蒌子】、栝蒌实【瓜蒌】;（以H开头）诃子、黄芩、厚朴、黄蘖【黄柏】、黄耆【黄芪】、黄芪、茴香、槐实、黑大豆、黑豆【黑大豆】、黄丹【铅丹】、海带、胡麻、火麻仁、海藻、鹤虱、胡荽子、槐角子【槐角】、槐花、胡芦巴、海桐皮、怀香子、胡椒、红兰花【红花】、黄蜀葵花、黄桔【黄橘】、海石、胡粉、红曲、滑石、寒水石、胡荽、荷叶、合欢木皮【合欢皮】、虎睛、桦皮、槐萼、旱莲草【墨旱莲】、红豆、黑锡、海螵蛸、黄蜀葵、海金沙、黑丑【牵牛子】、黑牵牛【牵牛子】、红褐、红花、红花子、红芽大戟、厚川黄柏、厚桑白皮、胡黄连、胡麻子、怀山药【山药】、淮乌、淮盐、槐角、槐螵蛸、槐实子、黄柏、黄柏皮【黄柏】、黄栝蒌【瓜蒌】、黄连、茴实、茴香子、火麻、火麻子【火麻仁】;（以J开头）鸡冠花子【鸡冠子】、鸡冠子、蒺藜、蒺藜子【蒺藜】、家韭子【韭菜子】、姜、僵蚕、椒、京三棱【三棱】、荆芥、净枣仁【酸枣仁】、韭菜子、军姜【干姜】、谷蘖【谷芽】、椒目、决明子、桔梗、殭蚕【僵蚕】、椒红、菊花、韭子【韭菜子】、鸡冠花、芥菜子、江鳔、金毛狗脊、荆三棱【三棱】、橘皮、橘核、桔核【橘核】、橘囊上筋膜、姜黄、荆芥穗、鸡子、金樱子肉、桔红【橘红】、鸡肫;（以K开头）枯黄芩【黄芩】、苦梗、苦胡芦巴、苦楝子、苦葶苈【葶苈子】、苦参、昆布、葵子、款冬花;（以L开头）蠡实【马蔺子】、鹿角胶、莨菪子【天仙子】、莨菪【天仙子】柳枝、螺青、楝实【川楝子】、羚羊角、绿豆、龙胆、良姜【高良姜】、蝼蛄、绿豆粉、藜芦、萝卜子【莱菔子】、练鹊、龙泉粉、两头尖、莲子、莲肉【莲子】、莱菔子、蓼子、荔枝核、龙胆草【龙胆】、驴蹄、露蜂房【蜂房】、蓼实、鹿茸、绿矾、老松节、莲房、鹿胶【鹿角胶】、鹿角、龙退【蛇蜕】、雷丸、绿豆壳;（以M开头）蔓荆子、木鳖【木鳖子】、麻黄、麻黄根、麦芽、麦蘖【麦芽】、麦麸、蔓荆子、明阿胶、明乳香、牡荆实【牡荆子】、牡荆子、木槿、木桂花、木蝱【木虻】、马兜铃、木馒头、牡蛎、木耳、莽草、木贼、密陀僧、木鳖子、虻虫、蝱虫【虻虫】、茅花、木槿叶、马蔺花、绵子仁【棉花子】、棉花籽【棉花子】、木瓜、没药、麦冬、棉子花、麦皮曲;（以N开头）糯壳、糯米、南星【天南星】、牛膝、硇砂、南香附米【香附】、南雄黄【雄黄】、牛蒡子;（以P开头）蓬术【莪术】、皮硝、片黄芩【黄芩】、破故【补骨脂】、朴硝、破故纸【补骨脂】、蒲黄、蓬莪术【莪术】;（以Q开头）麒麟竭【血竭】、茜根、牵牛【牵牛子】、青盐【大青盐】、荞麦面、青橘皮【青皮】、青葙子、蜣螂、瞿麦、瞿麦穗、去壳巴豆、全蝎、铅丹、青皮、蜻蛉【蜻蜓】、蜻蜓、蛴螬、青木香、轻粉、蚯蚓【地龙】、芡实;（以R开头）蕤仁、戎盐、乳香、肉豆蔻、人中白、软石膏【石膏】;（以S开头）山栀【栀子】、山栀仁【栀子仁】、山栀子【栀子】、山茱萸、升麻、生大豆、生地【地黄】、生附子【附子】、石莲肉【石莲子】、食盐、使君子肉【使君子】、鼠粘子【牛蒡子】、苏子【紫苏子】、粟壳【罂粟壳】、酸石榴皮、酸枣、缩砂仁【砂仁】、升麻、酸枣仁、蛇黄【蛇含石】、莎草根【香附】、桑白皮、三棱、桑根白皮【桑白皮】、沙苑蒺藜【沙苑子】、山萸肉【山茱萸】、山楂肉、山药、石榴皮、蛇床子、桑螵蛸、水蛭、麝香、蛇蜕、石菖蒲、石斛、神曲、生姜、芍药、杉木节、莳萝、生地黄【地黄】、蛇含石、砂仁、缩砂蜜【砂仁】、缩砂【砂仁】、桑皮【桑白皮】、石胆、松脂、桑花、使君子、水银、椒目、蜀椒【花椒】、山楂、桑枝、杉材节、鼠妇、石莲子、粟米;（以T开头）台白术【白术】、甜瓜蒂、甜葶苈【葶苈子】、葶苈子、土艾草、菟丝子、天南星、甜瓜子、葶苈【葶苈子】、桃仁、通明乳香【乳香】、天仙藤、铁砂、土蜂、条芩【黄芩】、天名精、透明真牛皮胶【黄明胶】、天冬、桃奴、桃枭、天花粉、兔丝子【菟丝子】、天麻;（以W开头）晚蚕蛾【原蚕蛾】、晚蚕沙【蚕沙】、吴茱【吴茱萸】、吴茱萸、五味子、蜗牛、乌梅、五灵脂、蜈蚣、芜荑、无名异、乌梅肉【乌梅】、五倍子、瓦粉、莴苣子、无食子【没食子】、乌药、文蛤、五加皮、王不留行、王瓜;（以X开头）香白芷【白芷】、香附、香附米【香附】、小茴【小茴香】、小茴香、小麦、蝎、新豆豉、新蒲黄、雄蚕蛾【原蚕蛾】、宿砂【砂仁】、玄胡【延胡索】、玄胡索【延胡索】、细辛、续随子【千金子】、蜥蜴、杏仁【苦杏仁】、小椒、续断、蝎梢【蝎尾】、香蒲、香薷、象皮、香附子【香附】、雄黄、玄参、硝石、细铁屑、旋复花【旋覆花】、蟹爪、香橼;（以Y开头）盐、焰硝【硝石】、苡仁【薏苡仁】、益智【益智仁】、薏仁【薏苡仁】、元参【玄参】、原蚕蛾、原蚕沙【蚕沙】、远志肉【远志】、芸苔子、芫花、芫青、芫花根白皮、薏苡仁、夜明砂、郁金、野鸽粪、茵芋、郁李仁、羊胫炭皮、榆白皮、越桃【栀子】、延胡索、益智仁、罂粟壳、御米子、鱼鳔、远志、云母;（以Z开头）皂矾、皂荚子【皂角子】、皂荚子仁【皂角子】、皂角针、皂角子、真北五味子【五味子】、真蒲黄【蒲黄】、真山药【山药】、真苏子【紫苏子】、真针砂【针砂】、枝仁、栀子、栀子仁、直僵蚕【僵蚕】、中甘草、紫色皂角刺、针砂、左盘龙、知母、紫苏、紫苏子、皂角刺、皂角子仁【皂角子】、枳壳、皂荚子仁【皂角子】、泽漆、泽兰、枣仁【酸枣仁】、紫荆皮、枳实、䗪虫【土鳖虫】、棕榈子、踯躅花、紫金皮、泽泻、珍珠、自然铜、芝麻、蜘蛛。

炒黄的药物有130种左右，涉及药物如下所示:（以A开头）艾叶;（以B开头）白附子、白甘遂、白蒺藜子【蒺藜】、白芍、萆薢、扁豆、舶上茴香【八角茴香】、巴豆、白殭蚕【僵蚕】、白扁豆、白丁香、白果、白术、百合、柏子仁、半夏、半夏曲;（以C开头）草乌、川乌、川乌头【川乌】、大麦蘖【麦芽】、大罂粟壳【罂粟壳】、苍术、草乌头【草乌】、陈曲、陈小粉、臭樗根皮【椿白皮】、穿山甲、刺猬针、刺猬皮;（以D开头）大川乌【川乌】、当归、大戟、地骨皮、杜仲;（以E开头）阿胶;（以F开头）蜚蠊【蟑螂】、茯神、附子;（以G开头）甘草、甘遂、干姜、干漆、瓜蒂;（以H开头）海马、好乌药【乌药】、鹤虱、红花、厚朴、黑豆、胡粉、滑石、滑石末、槐子、黄明胶、茴香、怀山药【山药】、黄丹【铅丹】、茴香子;（以J开头）粳米、鸡肫皮【鸡内金】、金橘子仁、韭、韭子【韭菜子】、桔梗、橘红;（以K开头）苦参、苦葶苈【葶苈子】、栝蒌根【天花粉】;（以L开头）萝卜子【莱菔子】、雷丸、荔枝核、莲肉【莲子】、鹿角、鹿角屑、鹿角胶、莱菔子、露蜂房【蜂房】;（以M开头）麻黄、麻仁、马蔺花、麦蘖【麦芽】、麦芽、木通、麋角、密陀僧、木鳖子、茅根【白茅根】、蝱虫【虻虫】、木蝱【木虻】、木香;（以N开头）南星【天南星】、牛胆南星【胆南星】、糯米;（以P开头）破故纸【补骨脂】;（以Q开头）芡实粉、曲末、全蝎;（以S开头）鼠粘子【牛蒡子】、桑白皮、山药、山楂核、芍药、蛇床子、蛇退皮【蛇蜕】、神曲、石矿灰、薯蓣【山药】、水蛭、粟壳【罂粟壳】;（以T开头）桃仁、天南星、甜瓜子、葶苈子、葶苈【葶苈子】、菟丝子、檀香;（以W开头）晚蚕蛾【原蚕蛾】、文蛤、乌梅、乌豆、乌蛇、乌头、芜荑、吴茱萸、晚蚕沙【蚕沙】、蜈蚣、五倍子;（以X开头）香豉、香附子【香附】、小麦麸、杏仁【苦杏仁】、杏核仁【苦杏仁】、芎藭【川芎】、雄雀粪;（以Y开头）牙皂角【猪牙皂】、盐、夜合树、薏苡仁、罂粟壳、御米壳【罂粟壳】、郁李仁、原蚕蛾、营实;（以Z开头）皂荚仁【皂角子】、皂角刺、知母、枳壳、枳实。

炒焦的药物有40种左右，涉及药物如下所示:（以B开头）白蒺藜【蒺藜】、白术、壁虎、巴豆、补骨脂;（以C开头）蚕退纸、草乌、沧盐;（以D开头）大艾叶【艾叶】;（以G开头）甘草、瓜蒌根【天花粉】;（以H开头）黑牵牛【牵牛子】、槐花、槐花子、槐角子、黄柏、黄连、黄芩;（以J开头）降香、羯鸡矢、锦纹大黄【大黄】、桔梗;（以K开头）苦楝子;（以L开头）露蜂房【蜂房】、莲肉【莲子】;（以M开头）麻黄、虻虫;（以Q开头）铅粉、青皮;（以R开头）乳香;（以S开头）生地黄【地黄】、水蛭、松节;（以W开头）乌头、五倍子、五灵脂;（以X开头）香附子【香附】、蝎、杏仁【苦杏仁】、雄黄豆;（以Y开头）薏苡仁;（以Z开头）棕榈。

炒黑的药物有50种左右，涉及药物如下所示:（以A开头）艾叶、安息香;（以B开头）巴豆、白芷、半夏;（以C开头）苍术、刺猬皮;（以D开头）大枣、当归、杜仲;（以F开头）番木鳖【马钱子】;（以G开头）干葛【葛根】、干姜、骨碎补;（以H开头）怀生地黄【地黄】、胡麻、黄柏、黄连、黄芩;（以J开头）京三棱【三棱】、荆芥末;（以L开头）莨菪子【天仙子】、龙胆草【龙胆】、露蜂房【蜂房】;（以M开头）虻虫、蝱虫【虻虫】;（以N开头）糯米;（以P开头）蒲黄;（以Q开头）牵牛

【牵牛子】、铅粉；（以R开头）肉桂；（以S开头）砂仁、山栀子【栀子】、蛇皮【蛇蜕】、生姜；（以T开头）桃枭【碧桃干】；（以W开头）文蛤、吴茱萸、五倍子；（以X开头）香附子【香附】、小椒、杏仁【苦杏仁】；（以Y开头）夜合树、益智仁、芫花；（以Z开头）枳实。

具体见表4–6。

表4–6 明代炒制药物统计表

炒制方法	药名	摘录	文献名称	文献编号
（微）炒（香）	阿胶	碎，炒。	普济方	70
		炒燥。	普济方	70
		炒，为末。	普济方	70
		炒酥。	普济方	70
		炒成珠。	秘传证治要诀及类方	71
		炒成珠，为末。	秘传证治要诀及类方	71
		炒。	奇效良方	72
		炒。	婴童百问	77
		炒。	女科撮要	78
		炒。	明医杂著	79
		炒。	医学纲目	82
		杵碎，炒。	医学纲目	82
		炒成珠。	本草纲目	84
		炒胀。	证治准绳	89
		炒。	宋氏女科秘书	91
		炒成珠。	宋氏女科秘书	91
		炒珠。	景岳全书	94
		碎，炒。	济阴纲目	96
		炒成珠。	济阴纲目	96
		炒令燥。	济阴纲目	96
		碎，炒。	医宗必读	100
		炒成珠。	一草亭目科全书；异授眼科	103
	阿魏	炒干为度。	寿世保元	93
	艾	炒。	普济方	70
	艾叶	炒。	奇效良方	72
		炒。	外科理例	75
		微炒。	医学纲目	82
		微炒。	景岳全书	94
		炒。	济阴纲目	96
		微炒。	济阴纲目	96
		炒。	医宗必读	100
	八角茴香	细剉，火炒用。	本草品汇精要	74

续表

炒制方法	药名	摘录	文献名称	文献编号
（微）炒（香）	巴豆	去皮心，炒。	普济方	70
		和壳搥（捶）碎，炒。	普济方	70
		炒令烟尽。	本草蒙筌	76
		去皮心，炒。	医学纲目	82
		去皮，炒，研如脂。	医学纲目	82
		炒熟。	医学纲目	82
		炒去烟令紫黑用。	本草纲目	84
		炒去油。	证治准绳	89
		去皮心，炒。	济阴纲目	96
		炒至烟将尽。	本草通玄	101
	巴戟【巴戟天】	去心，炒。	医学纲目	82
		炒干。	景岳全书	94
		炒。	景岳全书	94
	白扁豆	炒。	先醒斋广笔记	98
		微炒。	普济方	70
		略炒。	普济方	70
		炒。	秘传证治要诀及类方	71
		炒。	奇效良方	72
		炒。	婴童百问	77
		炒，去皮。	婴童百问	77
		炒，去皮，研碎。	仁术便览	85
		炒熟。	本草原始	87
		微炒。	证治准绳	89
		去皮，炒。	证治准绳	89
		炒熟。	证治准绳	89
		炒熟，去壳。	医宗粹言	92
		微炒。	寿世保元	93
		炒香。	景岳全书	94
		炒香用之。	本草正	99
		微炒。	医宗必读	100
		炒熟，去皮。	本草通玄	101
	白丑【牵牛子】	炒。	秘传证治要诀及类方	71
	白丁香	炒。	医学纲目	82
	白豆蔻	炒用。	本草纲目	84
		炒。	景岳全书	94
		炒，研。	炮炙大法	97
		去皮，微炒用。	一草亭目科全书；异授眼科	103
	白附子	略炒。	普济方	70
	白果	炒。	寿世保元	93
		切碎，炒。	景岳全书	94
	白鸡冠花	微炒。	增补万病回春	86

续表

炒制方法	药名	摘录	文献名称	文献编号
（微）炒（香）	白蒺藜【蒺藜】	炒，去角。	普济方	70
		微炒。	普济方	70
		炒，杵去皮。	普济方	70
		炒，杵去刺。	普济方	70
		炒，瓦擦，扬去细碎刺。	普济方	70
		去尖，炒。	普济方	70
		炒，捣去刺。	普济方	70
		炒赤。	普济方	70
		炒。	普济方	70
		炒，去刺。	普济方	70
		炒。	秘传证治要诀及类方	71
		炒，去刺。	秘传证治要诀及类方	71
		炒。	奇效良方	72
		炒，去刺。	奇效良方	72
		炒香，去刺。	婴童百问	77
		炒，去刺。	医学纲目	82
		炒，去梗。	医学纲目	82
		炒。	医学纲目	82
		炒，去刺。	医学入门	83
		炒，研去刺，研碎入煎。	医宗粹言	92
		炒，去刺。	寿世保元	93
		用补宜炒熟去刺。	景岳全书	94
		炒。	景岳全书	94
		炒，去刺。	先醒斋广笔记	98
		炒熟，去刺。	本草正	99
		炒，去刺。	医宗必读	100
		炒，去尖。	审视瑶函	102
		炒。	一草亭目科全书；异授眼科	103
	白姜	切作片，微炒。	奇效良方	72
	白僵蚕【僵蚕】	炒，去丝嘴。	普济方	70
		炒，去丝。	普济方	70
		炒去毒。	普济方	70
		炒断丝。	普济方	70
		洗去灰，炒，勿令焦。	普济方	70
		炒，去丝嘴。	奇效良方	72
		炒。	外科理例	75
		炒，去丝绵及子。	本草蒙筌	76
		炒，去丝。	医学纲目	82
		微炒。	医学纲目	82
		炒过。	本草纲目	84
		炒，去嘴足。	本草纲目	84
		炒过。	本草原始	87
		炒，去丝。	证治准绳	89

续表

炒制方法	药名	摘录	文献名称	文献编号
（微）炒（香）	白僵蚕【僵蚕】	炒，去丝。	寿世保元	93
		微炒，去嘴。	寿世保元	93
		炒，去丝嘴。	景岳全书	94
		炒，去丝嘴。	先醒斋广笔记	98
		去绵并黑口，炒之。	本草通玄	101
		炒。	审视瑶函	102
	白芥菜	微炒。	医学入门	83
	白芥子	微炒。	普济方	70
		炒。	奇效良方	72
		炒。	增补万病回春	86
		微炒。	寿世保元	93
		炒。	寿世保元	93
	白桔梗	炒。	一草亭目科全书；异授眼科	103
	白麦饭石【麦饭石】	细炒用。	普济方	70
	白梅	微炒。	普济方	70
	白梅肉	炒燥。	普济方	70
	白面	炒熟。	景岳全书	94
	白牵牛【牵牛子】	瓦上炒。	普济方	70
		炒，锅内煮数沸。	奇效良方	72
		半生半炒。	医学纲目	82
		略炒。	医学纲目	82
		炒。	证治准绳	89
		炒，取头末。	济阴纲目	96
	白芍	炒极熟。	医学纲目	82
		炒。	寿世保元	93
		炒。	济阴纲目	96
	白芍药【白芍】	炒。	普济方	70
		炒用。	本草品汇精要	74
		炒。	婴童百问	77
		炒。	女科撮要	78
		炒。	证治准绳	89
		炒。	外科启玄	90
		炒。	先醒斋广笔记	98
		炒。	审视瑶函	102
	白术	剉碎，炒。	普济方	70
		微炒黄。	普济方	70
		去芦，净炒。	普济方	70
		炒。	普济方	70
		慢火炒。	普济方	70
		炒。	奇效良方	72
		炒。	外科理例	75
		炒。	婴童百问	77
		炒。	女科撮要	78

续表

炒制方法	药名	摘录	文献名称	文献编号
（微）炒（香）	白术	炒。	明医杂著	79
		炒。	保婴撮要	81
		炒。	医学纲目	82
		炒。	仁术便览	85
		略炒。	证治准绳	89
		去油、芦，炒。	寿世保元	93
		去芦，微炒。	寿世保元	93
		微炒。	寿世保元	93
		炒。	景岳全书	94
		炒。	济阴纲目	96
		微炒。	济阴纲目	96
	白头翁	剉，炒。	普济方	70
	白芜荑【芜荑】	微炒。	普济方	70
		炒。	外科理例	75
		炒。	济阴纲目	96
		炒。	审视瑶函	102
	白芷	炒。	保婴撮要	81
	百部	新瓦上炒。	普济方	70
		炒。	医学纲目	82
	百草霜	铫内炒，烟尽为度。	普济方	70
		炒。	婴童百问	77
		微火炒过用。	增补万病回春	86
		炒，为末。	证治准绳	89
	百合	炒。	保婴撮要	81
	百节菖蒲	去毛，炒。	普济方	70
	柏实【柏子仁】	微炒。	医学入门	83
		炒。	本草纲目	84
		炒研入药。	炮炙大法	97
	侧柏叶	炒。	明医杂著	79
		炒。	外科正宗	95
		炒。	景岳全书	94
		微炒。	济阴纲目	96
	柏子仁	去壳，炒。	万氏女科	80
		炒。	保婴撮要	81
		轻炒。	医学纲目	82
		炒。	宋氏女科秘书	91
		去油，炒。	寿世保元	93
		炒。	景岳全书	94
		炒。	济阴纲目	96
		炒，另研。	济阴纲目	96
		炒，去衣研细。	本草通玄	101
		炒。	审视瑶函	102
		炒。	一草亭目科全书；异授眼科	103

续表

炒制方法	药名	摘录	文献名称	文献编号
（微）炒（香）	斑蝥	去头翅足，炒过令香。	普济方	70
		去翅足，炒。	医学纲目	82
		不去翅足，炒。	医学纲目	82
		炒熟，为末。	本草纲目	84
	半夏	铜器内炒。	普济方	70
		炒干。	普济方	70
		泡，炒。	寿世保元	93
		炒。	济阴纲目	96
	半夏曲	炒。	普济方	70
		炒。	秘传证治要诀及类方	71
		炒。	奇效良方	72
		炒。	婴童百问	77
		炒。	证治准绳	89
		炒。	景岳全书	94
		炒赤色。	普济方	70
	蚌粉	新瓦上炒令通红。	医学纲目	82
	薄荷	炒。	一草亭目科全书；异授眼科	103
	薄荷叶	微炒。	证治准绳	89
	北柴胡【柴胡】	炒。	一草亭目科全书；异授眼科	103
	北五味【五味子】	炒。	景岳全书	94
	北五味子【五味子】	去梗，微炒。	普济方	70
	贝齿	炒作灰。	普济方	70
	贝母	去心，炒。	普济方	70
		炒，去心。	普济方	70
		炒令微黄。	普济方	70
		去心，炒。	奇效良方	72
		去心，炒。	明医杂著	79
	荜菝【荜茇】	炒燥。	普济方	70
		炒。	奇效良方	72
		炒。	景岳全书	94
	荜澄茄	炒。	普济方	70
	革薢	炒。	普济方	70
		炒。	奇效良方	72
		炒。	医学纲目	82
	蓖麻子	炒，去皮。	本草纲目	84
		炒，去壳。	普济方	70
	扁豆	连皮炒熟。	本草纲目	84
		微炒。	寿世保元	93
		炒，去壳。	炮炙大法	97
		去皮，炒。	医宗必读	100
	槟榔	炒。	普济方	70
		炒紫色。	医学纲目	82
		略炒。	医学入门	83
	舶上茴香【八角茴香】	炒。	奇效良方	72
		炒。	证治准绳	89

续表

炒制方法	药名	摘录	文献名称	文献编号
(微)炒(香)	蘗米	取其中末，炒。	炮炙大法	97
	补骨脂	微炒。	普济方	70
		炒。	普济方	70
		炒香。	普济方	70
		炒香。	秘传证治要诀及类方	71
		炒。	外科理例	75
		炒。	婴童百问	77
		微炒。	医学入门	83
		入药微炒用。	本草纲目	84
		炒。	鲁府禁方	88
		炒。	医宗必读	100
	蚕白	微炒，研末入药。	医宗粹言	92
	蚕蛾【原蚕蛾】	炒，去足翅。	本草原始	87
		雄者入药，炒，去足翅。	本草通玄	101
	蚕沙	炒，去皮。	普济方	70
		炒赤，烟尽为度。	普济方	70
	蚕退【蚕蜕】	微炒。	医学入门	83
		微炒。	炮炙大法	97
	蚕蛹	炒。	本草原始	87
	苍耳	炒。	普济方	70
	苍耳实【苍耳子】	微炒。	本草蒙筌	76
		炒熟，捣去刺。	炮炙大法	97
		炒熟。	一草亭目科全书；异授眼科	103
	苍耳子	炒。	普济方	70
		炒。	奇效良方	72
		入药去刺，略炒。	医学入门	83
		入药炒熟，捣。	本草纲目	84
		治鼻渊，宜炒熟为末。	景岳全书	94
		炒。	景岳全书	94
		炒熟为末。	本草正	99
		微炒。	医宗必读	100
	苍术	炒。	普济方	70
		剉，炒。	普济方	70
		剉，炒。	奇效良方	72
		炒燥。	本草蒙筌	76
		炒。	婴童百问	77
		炒制，去皮。	医学纲目	82
		炒。	寿世保元	93
		炒。	景岳全书	94
		米泔浸，炒。	外科正宗	95
		炒。	医宗必读	100
		去皮，炒。	医宗必读	100
	草豆蔻	炒紫色。	医学纲目	82
		去膜，微炒。	医宗必读	100

续表

炒制方法	药名	摘录	文献名称	文献编号
（微）炒（香）	草果	炒存性。	奇效良方	72
		去壳，炒。	寿世保元	93
	草决明【决明子】	微炒。	医学入门	83
		炒。	先醒斋广笔记	98
		炒。	审视瑶函	102
		炒，研碎。	审视瑶函	102
		炒，磨碎。	一草亭目科全书；异授眼科	103
	草乌	碎，炒。	普济方	70
		炒。	明医杂著	79
		炒。	景岳全书	94
		炒。	外科正宗	95
		剉，炒。	医宗必读	100
	草乌头【草乌】	炒令紫黑色。	普济方	70
	蝉蜕	去土，炒，焙干。	普济方	70
		去土，炒。	普济方	70
		炒。	奇效良方	72
		炒。	景岳全书	94
	菖蒲【石菖蒲】	炒干。	普济方	70
		去毛，微炒。	本草纲目	84
		微炒。	证治准绳	89
		去毛皮，炒。	医宗必读	100
	常山	炒。	奇效良方	72
		剉，炒。	奇效良方	72
		炒。	医学入门	83
		瓦炒熟。	本草纲目	84
	车前子	炒。	普济方	70
		略炒。	普济方	70
		微炒。	普济方	70
		炒。	奇效良方	72
		炒。	外科理例	75
		炒。	女科撮要	78
		炒。	明医杂著	79
		炒。	医学纲目	82
		略炒，捣碎。	医学入门	83
		炒过用。	本草纲目	84
		炒。	仁术便览	85
		炒。	证治准绳	89
		微炒，研碎入煎。	医宗粹言	92
		炒。	寿世保元	93
		炒，为末。	炮炙大法	97
		炒。	先醒斋广笔记	98
		炒熟。	本草通玄	101
		炒。	审视瑶函	102
		炒。	一草亭目科全书；异授眼科	103

续表

炒制方法	药名	摘录	文献名称	文献编号
（微）炒（香）	辰砂【朱砂】	炭火炒过，以紫为度。	寿世保元	93
	陈仓米	微炒。	证治准绳	89
		微炒。	奇效良方	72
	陈米【陈仓米】	炒。	奇效良方	72
		炒。	济阴纲目	96
		炒紫色。	普济方	70
		去灰土，炒紫色。	奇效良方	72
		炒。	外科理例	75
		炒。	婴童百问	77
	陈皮	炒。	景岳全书	94
	陈曲	捣碎，炒。	普济方	70
	豉	炒令微干。	普济方	70
		略炒。	普济方	70
	赤芍	炒。	外科正宗	95
		炒。	济阴纲目	96
	赤芍药【赤芍】	以竹刀刮去粗皮，细剉，微炒。	本草品汇精要	74
		炒。	外科理例	75
		炒。	外科启玄	90
	赤石脂	慢火炒令干。	奇效良方	72
	赤黍米【黍米】	去壳，微炒。	济阴纲目	96
	赤小豆	炒。	普济方	70
		略炒。	普济方	70
		炒干。	奇效良方	72
		炒熟。	医学纲目	82
		入药炒用。	医学入门	83
		炒熟。	证治准绳	89
		炒。	景岳全书	94
		略炒。	景岳全书	94
		炒。	医宗必读	100
	茺蔚【益母草】	微炒。	本草通玄	101
		微炒发香。	一草亭目科全书；异授眼科	103
	茺蔚子	微炒香。	本草纲目	84
	臭樗皮【椿白皮】	微炒。	证治准绳	89
		微炒。	景岳全书	94
	樗根白皮【椿白皮】	炒。	本草蒙筌	76
	樗根皮【椿白皮】	炒。	医学纲目	82
	楮皮	炒。	医学纲目	82
	楮实【楮实子】	微炒。	普济方	70
	楮实子	淘去泥，微炒。	普济方	70
		拣净，炒。	一草亭目科全书；异授眼科	103
	川巴戟【巴戟天】	炒，研。	一草亭目科全书；异授眼科	103
	川大黄【大黄】	剉碎，微炒。	普济方	70
		微炒。	普济方	70

续表

炒制方法	药名	摘录	文献名称	文献编号
（微）炒（香）	川花椒【花椒】	炒出汗。	普济方	70
		去目及开口者，炒。	秘传证治要诀及类方	71
		微炒。	普济方	70
		去目，炒。	审视瑶函	102
	川黄柏【黄柏】	炒。	医学纲目	82
		炒褐色。	景岳全书	94
	川黄连【黄连】	炒。	婴童百问	77
		炒。	一草亭目科全书；异授眼科	103
	川茴香【小茴香】	炮，炒。	医学纲目	82
		炮，炒。	证治准绳	89
		去目，炒出汗。	奇效良方	72
		炒出汗。	奇效良方	72
		微炒。	证治准绳	89
		炒出汗。	证治准绳	89
		去目，炒。	宋氏女科秘书	91
		去目，微炒。	寿世保元	93
		炒出汗。	寿世保元	93
		炒出汗。	景岳全书	94
		炒，去目。	济阴纲目	96
		炒去汗。	济阴纲目	96
		炒香出汗。	济阴纲目	96
		微炒出汗。	济阴纲目	96
		炒出汗。	医宗必读	100
		微炒使出汗。	本草通玄	101
	川楝子	去核取肉，炒。	普济方	70
		微炒出汗。	普济方	70
		剉，炒。	普济方	70
		去皮子，炒。	奇效良方	72
		去核，炒。	婴童百问	77
		炒。	医学纲目	82
		去核，炒。	医学纲目	82
		炒。	景岳全书	94
		炒。	济阴纲目	96
		去核，炒。	医宗必读	100
	川乌	火炒。	普济方	70
		炒变色。	普济方	70
		炒通赤。	医学纲目	82
		炒通赤。	证治准绳	89
		炒。	景岳全书	94
	川乌头【川乌】	炒。	普济方	70
	川芎	剉，炒。	普济方	70
		炒。	外科理例	75
		水洗，略炒。	医学入门	83
		炒。	一草亭目科全书；异授眼科	103
	川紫荆皮【紫荆皮】	炒。	证治准绳	89

续表

炒制方法	药名	摘录	文献名称	文献编号
(微)炒(香)	穿山甲	炒胀为度。	普济方	70
		微炒。	济阴纲目	96
		炒。	审视瑶函	102
		炒。	一草亭目科全书；异授眼科	103
	椿根白皮【椿白皮】	炒。	明医杂著	79
	椿根皮【椿白皮】	炒。	济阴纲目	96
	椿荚	炒。	普济方	70
	刺蒺藜【蒺藜】	炒，研去刺，为末。	炮炙大法	97
	刺猬皮	炒。	医学纲目	82
	大艾【艾】	炒令香熟。	普济方	70
	大巴戟【巴戟天】	去心，炒。	外科理例	75
	大半夏【半夏】	炒。	证治准绳	89
	大川乌【川乌】	微炒。	普济方	70
	大豆	炒，去皮。	医学纲目	82
		炒，去皮。	济阴纲目	96
		炒令声绝勿焦。	济阴纲目	96
	大豆黄卷	微炒。	医学入门	83
		炒。	证治准绳	89
		微炒。	景岳全书	94
		炒。	济阴纲目	96
		炒，为末。	炮炙大法	97
	大豆卷【大豆黄卷】	炒。	证治准绳	89
	大粉草【甘草】	微炒。	鲁府禁方	88
	大枫子肉【大风子】	炒香，去壳。	普济方	70
	大黄	炒。	普济方	70
		炒干。	普济方	70
		慢火炒令熟。	普济方	70
		炒。	奇效良方	72
		炒。	外科理例	75
		炒。	婴童百问	77
		炒。	女科撮要	78
		炒，剉。	医学纲目	82
		炒。	外科正宗	95
		炒。	济阴纲目	96
		剉碎，微炒。	济阴纲目	96
		炒。	炮炙大法	97
		微炒。	医宗必读	100
		微炒。	审视瑶函	102
	大黄末	微炒。	景岳全书	94
	大茴香【八角茴香】	炒令香透。	秘传证治要诀及类方	71
		炒。	景岳全书	94
		炒。	济阴纲目	96
		炒。	先醒斋广笔记	98
		炒。	医宗必读	100

续表

炒制方法	药名	摘录	文献名称	文献编号
（微）炒（香）	大戟	炒。	普济方	70
		炒。	奇效良方	72
		微炒。	医学入门	83
	大栝蒌【瓜蒌】	炒香。	普济方	70
	大力子【牛蒡子】	炒。	外科理例	75
	大麻仁【火麻仁】	微炒。	景岳全书	94
	大麻子【火麻仁】	炒。	普济方	70
		微炒。	景岳全书	94
	大麦蘖【麦芽】	微炒。	普济方	70
	大麦面【麦芽面】	炒。	普济方	70
	大麦芽【麦芽】	炒。	明医杂著	79
		炒熟。	宋氏女科秘书	91
	大麦芽面	炒。	证治准绳	89
	大全蝎【全蝎】	去土，微炒。	普济方	70
	大乌头【乌头】	炒，去皮。	医学纲目	82
	丹参	炒。	景岳全书	94
		炒。	医宗必读	100
		微炒。	审视瑶函	102
		炒。	一草亭目科全书；异授眼科	103
	丹砂【朱砂】	炒。	普济方	70
	淡豆豉	炒熟。	炮炙大法	97
	当归	剉，微炒。	普济方	70
		去芦头，炒。	普济方	70
		微炒。	普济方	70
		去芦，炒。	普济方	70
		微炒。	奇效良方	72
		去芦，炒。	奇效良方	72
		炒。	女科撮要	78
		微炒。	医学纲目	82
		炒。	医学纲目	82
		略炒。	医学纲目	82
		炒。	景岳全书	94
		炒。	济阴纲目	96
		剉，微炒。	济阴纲目	96
		炒。	审视瑶函	102
	道人头【苍耳子】	微炒存性。	证治准绳	89
		微炒存性。	医学纲目	82
	地肤子	炒。	一草亭目科全书；异授眼科	103
	地骨皮	炒。	普济方	70
		炒。	鲁府禁方	88
		炒。	审视瑶函	102

续表

炒制方法	药名	摘录	文献名称	文献编号
（微）炒（香）	地龙	去土，炒。	普济方	70
		去土，微炒，为末。	普济方	70
		去土，炒。	秘传证治要诀及类方	71
		去土，炒。	奇效良方	72
		炒。	医学纲目	82
		去土，炒。	医学纲目	82
		去土，炒干。	景岳全书	94
		去土，炒。	医宗必读	100
	地龙皮	炒。	普济方	70
	地榆	微炒。	奇效良方	72
		止血取上截，切片炒用。	本草纲目	84
		炒。	宋氏女科秘书	91
		微炒。	景岳全书	94
	钓樟	略炒用。	医学入门	83
	冬葵子	炒。	普济方	70
		炒。	济阴纲目	96
		炒香。	济阴纲目	96
	豆豉	慢火炒。	普济方	70
		炒干。	普济方	70
		慢火炒。	奇效良方	72
		炒熟则能止汗。	本草通玄	101
	独活	去节，炒。	外科理例	75
		炒。	外科启玄	90
		炒。	景岳全书	94
		炒。	外科正宗	95
	杜蒺藜【蒺藜】	炒，去刺。	医学纲目	82
	杜仲	炒令丝断。	普济方	70
		炒令丝尽好。	普济方	70
		炒断丝。	普济方	70
		切，炒。	普济方	70
		炒去丝。	普济方	70
		去粗皮，炒。	秘传证治要诀及类方	71
		炒断丝。	秘传证治要诀及类方	71
		去皮，剉，炒去丝。	奇效良方	72
		炒。	女科撮要	78
		炒。	万氏女科	80
		炒。	医学纲目	82
		炒去丝。	医学纲目	82
		剉，炒去丝。	医学纲目	82
		炒去丝，为末。	鲁府禁方	88
		炒去丝。	鲁府禁方	88
		炒去丝。	证治准绳	89
		炒。	济阴纲目	96
		炒去丝。	医宗必读	100

续表

炒制方法	药名	摘录	文献名称	文献编号
（微）炒（香）	莪术	炒。	济阴纲目	96
	恶实【牛蒡子】	略炒。	普济方	70
		慢火炒。	普济方	70
	恶实根【牛蒡根】	切，炒。	奇效良方	72
	发灰炭【血余炭】	炒，为末。	滇南本草	73
	法曲	炒。	奇效良方	72
	防风	炒。	外科启玄	90
	防己	炒。	医学纲目	82
		炒。	医宗必读	100
	防葵	土器中炒。	本草纲目	84
	肥绿豆	半生半炒。	审视瑶函	102
	肥皂子肉	炒香。	外科启玄	90
	肥知母	炒。	一草亭目科全书；异授眼科	103
	蜚蝱【虻虫】	去翅足，炒用。	本草品汇精要	74
		去翅足，炒。	医学入门	83
		去翅足，炒熟用。	本草纲目	84
	粉霜	炒。	医学纲目	82
	伏龙肝	炒令烟尽。	本草纲目	84
		炒令烟尽。	济阴纲目	96
	茯神木	微炒。	普济方	70
	茯神心	炒。	医学纲目	82
		炒。	证治准绳	89
	浮小麦	微炒。	医学入门	83
	附子	临时炒，研。	普济方	70
		文火炒。	本草蒙筌	76
	覆盆子	炒。	普济方	70
		炒。	济阴纲目	96
	甘草	微炒。	普济方	70
		炒赤。	普济方	70
		炒紫。	普济方	70
		细剉，炒。	普济方	70
		炒。	普济方	70
		炒净。	普济方	70
		微炒。	秘传证治要诀及类方	71
		微炒。	寿世保元	93
		炒。	审视瑶函	102
		炒。	景岳全书	94
		剉，炒。	奇效良方	72
		炒。	外科理例	75
		炒。	婴童百问	77
		炒。	医学纲目	82
		炒。	鲁府禁方	88
		炒。	济阴纲目	96
		炒。	医宗必读	100

续表

炒制方法	药名	摘录	文献名称	文献编号
(微)炒(香)	甘菊花【菊花】	微炒。	普济方	70
		未开者良，微炒。	奇效良方	72
		去梗叶，炒。	审视瑶函	102
	甘遂	微炒。	婴童百问	77
		微炒。	医学纲目	82
	干白蒺藜【蒺藜】	炒，去刺。	普济方	70
	干黑木耳	炒。	普济方	70
	干姜	炒紫色。	明医杂著	79
		炒。	万氏女科	80
		炒紫。	宋氏女科秘书	91
		炒过。	医宗粹言	92
		炒。	寿世保元	93
		炒熟存性。	景岳全书	94
		炒。	济阴纲目	96
		炒。	审视瑶函	102
		炒。	鲁府禁方	88
		微炒。	炮炙大法	97
	干莲心	微炒。	奇效良方	72
	干漆	炒令烟出。	普济方	70
		洗去腥，炒烟尽。	普济方	70
		炒烟透。	普济方	70
		炒令大烟出。	普济方	70
		炒烟尽。	奇效良方	72
		杵碎，炒存性。	奇效良方	72
		捣碎，炒令烟尽。	本草品汇精要	74
		炒。	本草蒙筌	76
		炒令烟尽。	女科撮要	78
		炒烟尽。	万氏女科	80
		炒烟尽。	医学纲目	82
		炒令出烟一时久。	医学纲目	82
		炒尽烟。	医学纲目	82
		炒烟出。	医学入门	83
		炒。	增补万病回春	86
		炒熟。	本草原始	87
		炒。	鲁府禁方	88
		杵碎，炒烟略尽。	证治准绳	89
		炒烟尽。	宋氏女科秘书	91
		炒令烟尽。	寿世保元	93
		炒去烟。	寿世保元	93
		炒过性。	寿世保元	93
		炒熟。	景岳全书	94
		炒烟尽。	景岳全书	94
		炒大烟尽。	景岳全书	94
		碎，炒。	济阴纲目	96
		炒令烟尽。	济阴纲目	96

续表

炒制方法	药名	摘录	文献名称	文献编号
（微）炒（香）	干漆	洗去腥，炒烟尽。	济阴纲目	96
		炒熟入药。	本草正	99
		炒至烟尽为度。	医宗必读	100
		炒烟尽。	医宗必读	100
		炒令烟尽，存性。	本草通玄	101
		炒熟。	一草亭目科全书；异授眼科	103
	干蝎	去土，炒。	普济方	70
		炒去毒。	普济方	70
		去土，炒。	普济方	70
		微炒去毒。	普济方	70
		铫子内慢火炒令极热，不可太过。	普济方	70
		炒。	奇效良方	72
		铫内炒令熟。	奇效良方	72
		炒。	济阴纲目	96
		炒。	医宗必读	100
	高良姜	炒过入药。	本草纲目	84
		微炒。	本草原始	87
		微炒。	医宗必读	100
	葛根	微炒。	普济方	70
	狗脊	炒去毛。	医学纲目	82
		微炒。	医学纲目	82
	狗耆【狗脊】	炒去毛须用。	本草纲目	84
	枸杞【枸杞子】	微炒。	景岳全书	94
	谷精草	炒。	一草亭目科全书；异授眼科	103
	骨碎补	炒。	普济方	70
		炒净三五次。	普济方	70
		去毛，炒。	秘传证治要诀及类方	71
		去毛，炒。	奇效良方	72
		炒。	外科启玄	90
		去毛，炒。	寿世保元	93
		炒七次。	寿世保元	93
		炒熟。	景岳全书	94
		微炒。	外科正宗	95
		炒熟，研末。	本草正	99
		炒。	医宗必读	100
	故纸【补骨脂】	炒，搥（捶）。	万氏女科	80
	瓜蒂	炒。	普济方	70
		炒。	医学纲目	82
		炒。	证治准绳	89
		炒。	医宗必读	100
	瓜蒌	瓦上炒香。	医学纲目	82
		瓦上炒香。	证治准绳	89
	瓜蒌子	炒令香熟。	济阴纲目	96
	贯众	炒。	炮炙大法	97
	龟胶【龟甲胶】	炒珠。	景岳全书	94

续表

炒制方法	药名	摘录	文献名称	文献编号
(微)炒(香)	鬼箭羽	炒。	医学纲目	82
		炒。	证治准绳	89
	鬼臼	微炒。	普济方	70
	桂心	炒。	审视瑶函	102
	虢丹	水飞过，炒。	普济方	70
	蛤粉	炒。	寿世保元	93
	海带	微炒。	普济方	70
	海金沙	制如夜明砂法（水洗极净，晒干醋炒）。	一草亭目科全书；异授眼科	103
	海螵蛸	捣稍碎，炒。	济阴纲目	96
	海石	炒。	医学纲目	82
	海桐皮	炒。	奇效良方	72
	海藻	洗去咸水，炒。	普济方	70
		炒。	先醒斋广笔记	98
	寒水石	研，炒。	医学纲目	82
	旱莲草【墨旱莲】	炒干。	寿世保元	93
	好黄丹	飞，炒。	景岳全书	94
	诃子	炒，去核。	普济方	70
		炒。	普济方	70
		炒。	景岳全书	94
	合欢木皮【合欢皮】	炒用。	本草纲目	84
	荷叶	炒香，为末。	本草纲目	84
		炒令香，为末。	济阴纲目	96
	鹤虱	微炒。	普济方	70
		炒。	外科理例	75
		微炒。	婴童百问	77
		微炒。	保婴撮要	81
		微炒。	医学纲目	82
	黑丑【牵牛子】	炒。	秘传证治要诀及类方	71
		炒，取头末。	医学纲目	82
		炒，头末。	外科启玄	90
		炒香。	景岳全书	94
	黑大豆	炒熟，去皮。	宋氏女科秘书	91
	黑豆【黑大豆】	炒，去皮。	普济方	70
		炒令微熟。	普济方	70
		炒熟。	普济方	70
		炒燥，入酒内浸一宿，取出晒干，如前炒，又入酒浸，如是三次，晒干为末。	普济方	70
		炒令香熟。	普济方	70
		炒令微熟。	奇效良方	72
		炒。	万氏女科	80
		炒。	医学纲目	82
		炒。	景岳全书	94
		略炒。	景岳全书	94
		炒，去皮。	济阴纲目	96
		炒，去皮。	医宗必读	100

续表

炒制方法	药名	摘录	文献名称	文献编号
（微）炒（香）	黑牵牛【牵牛子】	炒令气透。	普济方	70
		炒。	普济方	70
		炒令微熟用。	普济方	70
		炒，带性。	普济方	70
		慢火轻炒。	普济方	70
		瓦上炒。	普济方	70
		铫内炒。	普济方	70
		炒香，别捣末。	普济方	70
		炒香，捣末。	普济方	70
		炒令微熟。	奇效良方	72
		炒，碾。	奇效良方	72
		半生半炒。	婴童百问	77
		一半生，一半炒。	保婴撮要	81
		燥火炒。	医学纲目	82
		炒。	医学纲目	82
		炒，取头末。	鲁府禁方	88
		炒。	证治准绳	89
		炒香，取末。	证治准绳	89
		炒。	医宗必读	100
	黑锡	炒，末。	景岳全书	94
	红豆	炒。	景岳全书	94
		炒。	医宗必读	100
	红褐	炒灰。	增补万病回春	86
	红花	炒。	医学纲目	82
		炒。	济阴纲目	96
	红花子	微炒，研碎。	济阴纲目	96
	红兰花【红花】	炒。	奇效良方	72
		炒。	证治准绳	89
		微炒。	济阴纲目	96
	红曲	炒。	医学纲目	82
		炒，研用。	炮炙大法	97
		炒。	先醒斋广笔记	98
	红芽大戟	炒。	奇效良方	72
	厚川黄柏	炒褐色。	审视瑶函	102
	厚朴	生姜自然汁浸至透，炒令去尽油。	普济方	70
		去皮，炒。	医学纲目	82
	厚桑白皮	炒。	外科启玄	90
	胡粉	炒。	医学纲目	82
	胡黄连	微炒。	审视瑶函	102
	胡椒	炒。	奇效良方	72
		炒。	婴童百问	77

续表

炒制方法	药名	摘录	文献名称	文献编号
（微）炒（香）	胡麻	炒令香燥。	普济方	70
		炒。	医学纲目	82
		微炒。	医学入门	83
		炒熟。	证治准绳	89
		炒。	证治准绳	89
	胡麻子	炒。	景岳全书	94
	胡荽	炒，为末。	本草纲目	84
	胡荽子	慢火炒令香熟。	普济方	70
	胡芦巴	炒。	奇效良方	72
		炒。	外科理例	75
		炒。	明医杂著	79
		炒。	医学纲目	82
		炒过用。	本草纲目	84
		炒。	鲁府禁方	88
		炒香。	证治准绳	89
		炒。	景岳全书	94
		蒸熟，炒过用。	一草亭目科全书；异授眼科	103
	虎睛	微炒。	增补万病回春	86
	滑石	炒。	医学纲目	82
		研，炒。	医学纲目	82
		炒。	景岳全书	94
		炒。	外科正宗	95
	桦皮	炒存性。	证治准绳	89
	怀山药【山药】	炒。	一草亭目科全书；异授眼科	103
		蒸，炒。	一草亭目科全书；异授眼科	103
	怀香子	炒。	奇效良方	72
	淮乌	炒赤。	普济方	70
	淮盐	炒。	寿世保元	93
	槐萼	炒。	外科启玄	90
	槐花	新瓦上炒令香熟。	普济方	70
		瓦上炒令香熟。	普济方	70
		微炒。	普济方	70
		炒变色。	普济方	70
		炒。	奇效良方	72
		炒，为末。	奇效良方	72
		去枝梗，炒用。	本草品汇精要	74
		微炒。	外科理例	75
		炒。	明医杂著	79
		炒。	医学纲目	82
		微炒。	医学入门	83
		炒用。	本草纲目	84
		炒香。	本草原始	87
		炒。	鲁府禁方	88

续表

炒制方法	药名	摘录	文献名称	文献编号
（微）炒（香）	槐花	拣净，微炒。	鲁府禁方	88
		净，炒。	寿世保元	93
		微炒。	外科正宗	95
		炒。	济阴纲目	96
		微炒。	医宗必读	100
		炒。	医宗必读	100
	槐角	炒。	普济方	70
		炒香黄。	证治准绳	89
	槐角子【槐角】	炒。	奇效良方	72
		煮熟，去皮，炒。	鲁府禁方	88
	槐螵蛸	微炒。	普济方	70
	槐实	炒。	普济方	70
		微炒。	医学入门	83
	槐实子	炒。	奇效良方	72
	黄柏	炒至赤黑色。	普济方	70
		炒。	滇南本草	73
		炒。	外科理例	75
		炒。	明医杂著	79
		炒。	万氏女科	80
		炒。	医学纲目	82
		炒赤。	医学纲目	82
		炒成灰。	医学纲目	82
		炒四次。	医学纲目	82
		炒褐色。	增补万病回春	86
		炒褐色。	寿世保元	93
		炒。	一草亭目科全书；异授眼科	103
	黄柏皮【黄柏】	新瓦上炒赤。	医学纲目	82
	黄蘗【黄柏】	炒。	医学纲目	82
		炒。	济阴纲目	96
	黄丹【铅丹】	炒紫色。	普济方	70
		炒令紫色。	普济方	70
		炒红色。	普济方	70
		微炒，细罗。	普济方	70
		炒紫色。	奇效良方	72
		微炒。	婴童百问	77
		炒紫色。	鲁府禁方	88
		炒紫色。	证治准绳	89
		微炒。	外科启玄	90
		炒紫色。	寿世保元	93
		炒，飞。	外科正宗	95
		水飞，炒紫。	外科正宗	95
	黄桔【黄橘】	炒。	万氏女科	80
	黄栝蒌【瓜蒌】	炒。	普济方	70

续表

炒制方法	药名	摘录	文献名称	文献编号
（微）炒（香）	黄连	炒。	普济方	70
		去须，炒。	普济方	70
		炒。	外科理例	75
		炒。	婴童百问	77
		炒。	明医杂著	79
		炒。	万氏女科	80
		炒。	医学纲目	82
		炒。	鲁府禁方	88
		炒。	济阴纲目	96
		炒。	医宗必读	100
		炒。	审视瑶函	102
	黄芪	炒。	鲁府禁方	88
		炒。	济阴纲目	96
	黄耆【黄芪】	炒。	景岳全书	94
		炒。	普济方	70
		略炙，炒。	普济方	70
	黄芩	炒。	本草发挥	69
		炒。	普济方	70
		炒干。	普济方	70
		炒。	婴童百问	77
		炒。	明医杂著	79
		炒。	保婴撮要	81
		炒。	医学纲目	82
		新瓦上炒香。	医学纲目	82
		炒。	鲁府禁方	88
		炒。	证治准绳	89
		微炒。	景岳全书	94
		炒。	济阴纲目	96
		新瓦上炒。	济阴纲目	96
		炒。	医宗必读	100
	黄蜀葵	炒。	医宗必读	100
	黄蜀葵花	炒。	奇效良方	72
	茴实	取子，炒香为末。	医学入门	83
	茴香	炒。	证治准绳	89
		炒。	普济方	70
		炒。	秘传证治要诀及类方	71
		炒。	奇效良方	72
		去脐，炒。	外科理例	75
		炒。	医学纲目	82
		微炒。	医学纲目	82
		炒。	外科启玄	90
		微炒。	本草通玄	101

续表

炒制方法	药名	摘录	文献名称	文献编号
（微）炒（香）	茴香	炒。	济阴纲目	96
	茴香子	炒。	普济方	70
		微炒，捣碎用。	本草品汇精要	74
	火麻	微炒。	寿世保元	93
	火麻仁	炒。	奇效良方	72
		微炒。	增补万病回春	86
		微炒，去壳另研。	证治准绳	89
		微炒，去壳。	寿世保元	93
	火麻子仁【火麻仁】	微炒赤色。	普济方	70
		微炒。	普济方	70
	鸡冠花	微炒。	普济方	70
		炒。	秘传证治要诀及类方	71
		剉，炒。	奇效良方	72
	鸡冠花子【鸡冠子】	微炒。	医学入门	83
	鸡冠子	炒，碾碎用。	本草品汇精要	74
		炒。	本草原始	87
	鸡肫	去黄皮，微炒。	医宗必读	100
	鸡子	炒。	医学纲目	82
	蒺藜	炒。	普济方	70
		炒，杵刺。	普济方	70
		炒去尖。	医学纲目	82
		炒去刺用。	本草纲目	84
		炒去刺。	景岳全书	94
		炒。	医宗必读	100
	蒺藜子【蒺藜】	炒去角。	普济方	70
		刺须炒去。	本草蒙筌	76
	家韭子【韭菜子】	炒。	景岳全书	94
	江鳔	炒。	医学纲目	82
		剉，炒。	普济方	70
	姜	炒干。	秘传证治要诀及类方	71
	殭蚕【僵蚕】	炒，去丝。	外科正宗	95
	姜黄	炒。	万氏女科	80
	僵蚕	洗，炒。	普济方	70
		去丝嘴，炒。	秘传证治要诀及类方	71
		炒，去丝。	外科理例	75
		去丝，炒。	婴童百问	77
		略炒。	保婴撮要	81
		微炒。	医学纲目	82
		炒，去丝。	增补万病回春	86
		炒，去丝。	鲁府禁方	88
		炒。	寿世保元	93
		炒。	景岳全书	94
		炒。	济阴纲目	96
		炒。	医宗必读	100

续表

炒制方法	药名	摘录	文献名称	文献编号
（微）炒（香）	椒	去闭口者，炒。	医宗必读	100
		炒去汗。	医宗必读	100
	椒红	炒。	普济方	70
		炒。	景岳全书	94
	椒目	炒。	医学纲目	82
		微炒。	医学入门	83
		炒。	本草纲目	84
	芥菜子	炒。	医学纲目	82
	金毛狗脊	炒，去毛净。	普济方	70
	金樱子肉	炒。	寿世保元	93
	京三棱【三棱】	炒。	医学纲目	82
	荆芥	炒。	宋氏女科秘书	91
		微炒。	济阴纲目	96
		炒。	先醒斋广笔记	98
	荆芥穗	略炒。	万氏女科	80
		炒。	景岳全书	94
		炒。	审视瑶函	102
	荆三棱【三棱】	炒。	普济方	70
	净枣仁【酸枣仁】	炒。	滇南本草	73
	韭菜子	炒。	医学入门	83
	韭子【韭菜子】	微火炒。	普济方	70
		炒。	奇效良方	72
		炒。	医学纲目	82
		炒用。	本草原始	87
		炒。	证治准绳	89
		炒。	济阴纲目	96
		炒。	医宗必读	100
	桔梗	去芦头，炒。	普济方	70
		剉，炒。	普济方	70
		炒。	普济方	70
		微炒。	普济方	70
		炒。	奇效良方	72
		炒。	外科理例	75
		炒。	婴童百问	77
		炒。	女科撮要	78
		微炒用。	本草纲目	84
		炒。	证治准绳	89
		炒。	外科启玄	90
		去芦，炒。	景岳全书	94
		半生半炒。	景岳全书	94
		炒。	景岳全书	94
		微炒。	外科正宗	95
		炒。	济阴纲目	96

续表

炒制方法	药名	摘录	文献名称	文献编号
（微）炒（香）	桔梗	慢火炒。	济阴纲目	96
		细剉，略炒。	济阴纲目	96
		炒。	医宗必读	100
		炒。	审视瑶函	102
	桔核【橘核】	炒。	奇效良方	72
		微炒。	证治准绳	89
		炒，去皮。	医宗必读	100
	桔红【橘红】	炒。	景岳全书	94
	菊花	炒。	普济方	70
	橘核	炒，去壳为末。	医学入门	83
		新瓦炒香。	本草原始	87
	橘囊上筋膜	微炒。	本草蒙筌	76
	橘皮	留白略炒。	医学入门	83
	决明子	微炒。	普济方	70
		炒。	普济方	70
		炒，研。	本草纲目	84
		炒过，研碎入煎。	医宗粹言	92
		炒，研。	炮炙大法	97
		炒熟，研细。	本草通玄	101
	军姜【干姜】	炒。	外科启玄	90
	谷蘖【谷芽】	炒。	奇效良方	72
	枯黄芩【黄芩】	炒。	一草亭目科全书；异授眼科	103
	苦参	炒。	普济方	70
		炒。	医学纲目	82
		炒，为末。	鲁府禁方	88
		去皮，炒。	寿世保元	93
		炒。	医宗必读	100
	苦梗	炒。	证治准绳	89
	苦胡芦巴	炒。	证治准绳	89
	苦楝子	碎，炒。	济阴纲目	96
	苦葶苈【葶苈子】	炒。	普济方	70
		炒。	奇效良方	72
		炒。	医学纲目	82
	款冬花	炒。	奇效良方	72
	葵子	炒。	证治准绳	89
		微炒。	景岳全书	94
	昆布	微炒。	普济方	70
		炒。	先醒斋广笔记	98

续表

炒制方法	药名	摘录	文献名称	文献编号
(微)炒(香)	栝蒌【瓜蒌】	炒香熟。	普济方	70
		新瓦炒香。	普济方	70
		炒紫色。	普济方	70
		炒熟。	本草纲目	84
		炒。	济阴纲目	96
	栝蒌皮【瓜蒌皮】	剥去壳及皮膜，微炒。	本草品汇精要	74
	栝蒌仁【瓜蒌子】	炒，研如泥。	仁术便览	85
		炒。	本草蒙筌	76
	栝蒌实【瓜蒌】	取子，炒。	医学入门	83
	莱菔子	炒。	婴童百问	77
		略炒。	医学入门	83
		入药炒。	本草原始	87
		炒。	证治准绳	89
		炒。	宋氏女科秘书	91
		炒，研。	炮炙大法	97
		炒。	医宗必读	100
		炒，研碎。	审视瑶函	102
	老松节	炒，存性。	证治准绳	89
	雷丸	炒干。	审视瑶函	102
	藜芦	炒干，为末。	普济方	70
		炒。	奇效良方	72
		炒。	医学纲目	82
		炒，为末。	本草纲目	84
		炒。	证治准绳	89
		炒。	济阴纲目	96
	蠡实【马蔺子】	炒过用。	本草纲目	84
	荔枝核	炒。	医学纲目	82
		炒。	证治准绳	89
		炒。	医宗必读	100
	莲房	炒。	济阴纲目	96
	莲肉【莲子】	去心，炒。	婴童百问	77
		炒。	鲁府禁方	88
		去心，炒。	景岳全书	94
		去心，炒。	先醒斋广笔记	98
	莲子	泡，去皮心，炒。	医宗必读	100
	练鹊	细剉，炒令香用。	本草品汇精要	74
	楝实【川楝子】	炒。	普济方	70
		炒。	奇效良方	72

续表

炒制方法	药名	摘录	文献名称	文献编号
(微)炒(香)	良姜【高良姜】	切，炒。	普济方	70
		炒。	秘传证治要诀及类方	71
		炒。	奇效良方	72
		炒。	万氏女科	80
		炒。	医学纲目	82
		炒。	景岳全书	94
		炒。	济阴纲目	96
	莨菪【天仙子】	微炒。	普济方	70
	莨菪子【天仙子】	微炒。	普济方	70
	两头尖	微炒。	外科理例	75
	蓼实	微炒。	医学入门	83
	蓼子	炒令香。	医学纲目	82
	羚羊角	炒干。	普济方	70
		略炒。	保婴撮要	81
	柳枝	炒。	普济方	70
	龙胆	炒。	普济方	70
	龙胆草【龙胆】	炒。	医学纲目	82
		炒。	审视瑶函	102
	龙泉粉	炒，半润湿，另研。	外科理例	75
	龙退【蛇蜕】	炒。	审视瑶函	102
	蝼蛄	炒。	普济方	70
		炒用。	医学入门	83
		去足翅，炒。	本草通玄	101
	鹿胶【鹿角胶】	炒珠。	景岳全书	94
	鹿角	文火炒，为细末。	济阴纲目	96
	鹿角胶	炒令燥。	普济方	70
		炒如珠子。	普济方	70
		炒成珠。	医学入门	83
		炒珠。	景岳全书	94
		炒。	济阴纲目	96
	鹿茸	酥炙，炒，研。	本草纲目	84
	露蜂房【蜂房】	微炒。	医学纲目	82
	萝卜子【莱菔子】	炒。	奇效良方	72
		微炒。	婴童百问	77
		炒。	女科撮要	78
		炒。	医学纲目	82
		炒熟。	医学纲目	82
		炒，研。	仁术便览	85
		炒。	鲁府禁方	88
		炒。	寿世保元	93
		炒。	景岳全书	94
		微炒。	景岳全书	94
		炒，另研。	医宗必读	100

续表

炒制方法	药名	摘录	文献名称	文献编号
	螺青	炒。	普济方	70
	驴蹄	炒。	医学纲目	82
	绿豆	炒。	普济方	70
		微炒。	普济方	70
		炒。	奇效良方	72
		略炒。	景岳全书	94
	绿豆粉	炒赤。	普济方	70
		炒。	证治准绳	89
	绿豆壳	炒。	审视瑶函	102
	绿矾	炒。	增补万病回春	86
	麻黄	去节，微炒。	普济方	70
	麻黄根	炒。	医学纲目	82
	马兜铃	微炒。	普济方	70
		微炒燥。	本草蒙筌	76
		炒。	保婴撮要	81
		炒。	医学纲目	82
		去壳，炒。	医学纲目	82
		微炒。	医学入门	83
		炒。	景岳全书	94
		炒。	炮炙大法	97
	马蔺花	炒。	医学纲目	82
（微）炒（香）	麦蘖【麦芽】	炒，勿焦。	奇效良方	72
		炒。	婴童百问	77
		炒。	济阴纲目	96
	麦冬	炒。	景岳全书	94
	麦麸	炒。	炮炙大法	97
	麦皮曲	炒。	济阴纲目	96
	麦芽	净，炒。	普济方	70
		炒。	奇效良方	72
		炒。	外科理例	75
		炒。	婴童百问	77
		炒。	女科撮要	78
		炒。	明医杂著	79
		炒。	万氏女科	80
		炒。	保婴撮要	81
		炒。	医学纲目	82
		炒。	增补万病回春	86
		炒。	鲁府禁方	88
		炒。	证治准绳	89
		炒。	寿世保元	93
		炒。	景岳全书	94
		炒，为粗末。	外科正宗	95
		炒。	济阴纲目	96

续表

炒制方法	药名	摘录	文献名称	文献编号
（微）炒（香）	麦芽	炒。	先醒斋广笔记	98
		炒，研。	先醒斋广笔记	98
		炒。	医宗必读	100
	蔓荆实【蔓荆子】	炒。	本草蒙筌	76
		炒，捶（捶）碎用。	炮炙大法	97
	蔓荆子	微炒。	普济方	70
		炒，研。	一草亭目科全书；异授眼科	103
	莽草	微炒。	普济方	70
	茅花	炒。	奇效良方	72
		炒。	医学纲目	82
	没药	微火炒。	寿世保元	93
	虻虫	去足翅，炒。	外科理例	75
		去翅足，炒。	济阴纲目	96
	蝱虫【虻虫】	去翅足，炒。	奇效良方	72
		去翅足头，炒。	医学纲目	82
		炒，去足。	医学纲目	82
		去翅足，炒。	医学纲目	82
		去足翅，炒。	医学纲目	82
		去翅足，炒。	医学纲目	82
		炒熟用。	证治准绳	89
		炒。	景岳全书	94
		去足翅，炒。	医宗必读	100
	密陀僧	研细，炒。	普济方	70
	绵子仁【棉花子】	炒红黄色。	鲁府禁方	88
	棉花籽【棉花子】	铜器炒尽烟，为末。	鲁府禁方	88
	棉子花	铜器炒烟尽，为末。	济阴纲目	96
	明阿胶	炒如珠。	医学纲目	82
		微炒。	医学纲目	82
	明乳香	慢火于银石器中炒。	医学纲目	82
	牡荆实【牡荆子】	炒。	本草蒙筌	76
	牡荆子	炒，为末。	本草纲目	84
	牡蛎	打碎，炒。	普济方	70
		炒赤色。	普济方	70
		炒成粉。	医学纲目	82
		炒。	医学纲目	82
		炒成粉。	证治准绳	89
	木鳖【木鳖子】	去壳，炒熟。	普济方	70
	木鳖子	炒。	奇效良方	72
		带壳炒，存性。	增补万病回春	86
	木耳	炒。	保婴撮要	81
	木瓜	炒。	外科启玄	90

续表

炒制方法	药名	摘录	文献名称	文献编号
（微）炒（香）	木槿	入药并炒用。	本草品汇精要	74
		炒。	医学入门	83
		入药炒用。	炮炙大法	97
	木槿花	炒过。	本草蒙筌	76
	木槿叶	炒过。	本草蒙筌	76
	木馒头	先以皮入铫子炒，次下豆，并炒黄色。	普济方	70
	木蝱【木虻】	去翅足，炒用。	本草品汇精要	74
		去净翅足，炒用。	本草蒙筌	76
	木贼	火炒。	普济方	70
	南香附米【香附】	炒。	鲁府禁方	88
		炒干，为末。	鲁府禁方	88
	南星【天南星】	炒熟用。	医学纲目	82
		炒。	外科启玄	90
		炒。	寿世保元	93
	南雄黄【雄黄】	炒。	普济方	70
	硇砂	研，炒。	医学纲目	82
	牛蒡子	炒。	普济方	70
		微炒。	普济方	70
		炒。	秘传证治要诀及类方	71
		炒。	奇效良方	72
		炒。	明医杂著	79
		炒。	万氏女科	80
		炒。	医学纲目	82
		微炒，擂碎用。	医学入门	83
		新瓦上炒。	证治准绳	89
		炒。	证治准绳	89
		炒令香。	证治准绳	89
		炒。	景岳全书	94
		炒。	外科正宗	95
		炒。	济阴纲目	96
		炒，研。	审视瑶函	102
		炒，研。	一草亭目科全书；异授眼科	103
	牛膝	炒。	普济方	70
		曝，干炒。	普济方	70
	糯壳	旋炒作爆声。	普济方	70
	糯米	炒香熟。	普济方	70
		炒。	秘传证治要诀及类方	71
		炒。	婴童百问	77
		炒。	保婴撮要	81
		慢火炒熟。	景岳全书	94
		炒。	济阴纲目	96
	蓬莪术【莪术】	炒，乘热碎。	普济方	70

续表

炒制方法	药名	摘录	文献名称	文献编号
（微）炒（香）	蓬术【莪术】	炒。	医学纲目	82
	皮硝	炒燥。	增补万病回春	86
	片黄芩【黄芩】	炒。	一草亭目科全书；异授眼科	103
	片芩【黄芩】	微炒。	寿世保元	93
	破故【补骨脂】	炒香。	景岳全书	94
	破故纸【补骨脂】	炒。	普济方	70
		拣，炒。	普济方	70
		半生半炒。	普济方	70
		炒香。	普济方	70
		微炒。	普济方	70
		炒香为度。	普济方	70
		炒。	奇效良方	72
		炒。	外科理例	75
		炒。	女科撮要	78
		炒。	明医杂著	79
		炒。	万氏女科	80
		炒。	医学纲目	82
		炒香。	鲁府禁方	88
		炒香。	证治准绳	89
		炒。	宋氏女科秘书	91
		微炒香。	医宗粹言	92
		炒香。	景岳全书	94
		微炒香色。	外科正宗	95
		炒。	济阴纲目	96
		瓦上炒香，为末。	济阴纲目	96
		炒。	医宗必读	100
	蒲黄	微炒。	普济方	70
		银器中炒墨紫色用。	普济方	70
		炒。	秘传证治要诀及类方	71
		炒。	外科理例	75
		炒。	女科撮要	78
		炒。	明医杂著	79
		补血须炒。	增补万病回春	86
		止血须炒。	本草原始	87
		炒。	证治准绳	89
		炒。	宋氏女科秘书	91
		炒熟。	景岳全书	94
		炒。	外科正宗	95
		炒。	济阴纲目	96
		微炒。	济阴纲目	96
		炒。	炮炙大法	97
		炒用。	本草正	99
	朴硝	生铁铫子炒干。	普济方	70

续表

炒制方法	药名	摘录	文献名称	文献编号
（微）炒（香）	蛴螬	炒。	医学纲目	82
	麒麟竭【血竭】	炒令紫色。	普济方	70
	牵牛【牵牛子】	微炒。	普济方	70
		炒。	外科理例	75
		炒。	医学纲目	82
		微炒。	医宗粹言	92
		微炒。	外科正宗	95
	牵牛子	一半生，一半炒。	普济方	70
		炒令极熟。	普济方	70
		炒。	普济方	70
		炒。	本草蒙筌	76
	铅丹	炒紫色。	普济方	70
		炒紫色用。	本草品汇精要	74
		炒为末，成丹。	本草蒙筌	76
		炒令色变。	医学入门	83
		飞，炒。	本草纲目	84
		微火炒紫色。	本草纲目	84
		微火炒紫色。	炮炙大法	97
		微火慢炒。	一草亭目科全书；异授眼科	103
	芡实	炒。	景岳全书	94
		炒。	医宗必读	100
	茜根	炒。	医学入门	83
	蜣螂	去头足翅，微炒。	普济方	70
		去足炒用。	本草品汇精要	74
		去足翅，炒。	婴童百问	77
		去足翅，炒。	保婴撮要	81
		炒。	景岳全书	94
	荞麦面	炒。	普济方	70
	青橘皮【青皮】	去白，炒。	奇效良方	72
	青木香	炒。	医学纲目	82
	青皮	去瓤，炒。	秘传证治要诀及类方	71
		炒。	女科撮要	78
		去瓤，炒。	万氏女科	80
		炒。	宋氏女科秘书	91
	青葙子	瓦上炒。	普济方	70
		微炒，捣碎。	医学入门	83
		炒。	一草亭目科全书；异授眼科	103
	青盐【大青盐】	炒。	普济方	70
		炒，别碾。	奇效良方	72
		炒。	证治准绳	89
	轻粉	炒。	医学纲目	82
	蜻蛉【蜻蜓】	去翅足，炒用。	本草品汇精要	74
	蜻蜓	去翅足，微炒。	医学入门	83

续表

炒制方法	药名	摘录	文献名称	文献编号
（微）炒（香）	蚯蚓【地龙】	炒，为末。	景岳全书	94
		炒，为末。	本草正	99
	瞿麦	炒。	保婴撮要	81
		炒用。	本草通玄	101
	瞿麦穗	微炒。	普济方	70
	去壳巴豆	炒赤。	普济方	70
	全蝎	微炒。	秘传证治要诀及类方	71
		微炒。	奇效良方	72
		去毒，炒。	奇效良方	72
		炒。	婴童百问	77
		炒。	医学纲目	82
		瓦炒。	本草纲目	84
		炒。	证治准绳	89
		炒存性。	寿世保元	93
		炒。	景岳全书	94
	人中白	铁上炒。	普济方	70
	戎盐	炒。	证治准绳	89
	肉豆蔻	麸裹煨，炒。	普济方	70
		去壳，微炒。	医学纲目	82
	乳香	炒令软。	普济方	70
		轻炒令熔。	普济方	70
		微炒杀毒。	本草纲目	84
		微炒。	本草原始	87
		微火炒。	寿世保元	93
	软石膏【石膏】	炒。	寿世保元	93
	蕤仁	炒，去油皮。	普济方	70
		去皮心，炒。	医学纲目	82
	三棱	炒。	济阴纲目	96
		微炒。	济阴纲目	96
	桑白皮	炒。	普济方	70
		微炒。	秘传证治要诀及类方	71
		炒。	婴童百问	77
		炒。	明医杂著	79
		炒。	保婴撮要	81
		炒。	医学纲目	82
		炒。	景岳全书	94
		去赤皮，炒。	景岳全书	94
		炒。	济阴纲目	96
		炒。	医宗必读	100
	桑根白皮【桑白皮】	剉，炒。	普济方	70
	桑花	微炒用。	本草品汇精要	74
	桑皮【桑白皮】	炒。	奇效良方	72

续表

炒制方法	药名	摘录	文献名称	文献编号
（微）炒（香）	桑螵蛸	微炒。	普济方	70
		中劈破，炒。	普济方	70
		炒。	普济方	70
		炒。	奇效良方	72
		炒。	医学纲目	82
	桑枝	细剉，炒香。	医学入门	83
	沙苑蒺藜【沙苑子】	微炒。	医学入门	83
		炒。	济阴纲目	96
		炒。	炮炙大法	97
		炒。	先醒斋广笔记	98
		微炒。	寿世保元	93
	砂仁	炒。	秘传证治要诀及类方	71
		炒。	外科理例	75
		炒，研。	万氏女科	80
		微炒。	万氏女科	80
		微火炒用。	仁术便览	85
		炒。	增补万病回春	86
		微炒。	宋氏女科秘书	91
		微炒。	寿世保元	93
		炒。	景岳全书	94
		带皮同炒。	景岳全书	94
		炒。	济阴纲目	96
		于新瓦上炒香。	济阴纲目	96
		略，炒。	炮炙大法	97
		炒。	先醒斋广笔记	98
		炒，研。	本草正	99
		炒。	医宗必读	100
		炒。	审视瑶函	102
	莎草根【香附】	去毛，微炒。	普济方	70
		炒，去毛。	普济方	70
	山药	炒。	普济方	70
		炒。	奇效良方	72
		炒。	医学纲目	82
		炒。	增补万病回春	86
		炒。	景岳全书	94
		炒。	济阴纲目	96
		切片，炒。	先醒斋广笔记	98
	山萸肉【山茱萸】	炒。	一草亭目科全书；异授眼科	103
	山楂	炒。	医学纲目	82
	山楂肉	炒。	寿世保元	93

续表

炒制方法	药名	摘录	文献名称	文献编号
（微）炒（香）	山栀【栀子】	炒。	外科理例	75
		炒，存性。	婴童百问	77
		炒。	女科撮要	78
		炒。	明医杂著	79
		炒。	保婴撮要	81
		炒。	医学纲目	82
		炒。	外科启玄	90
		炒。	一草亭目科全书；异授眼科	103
	山栀仁【栀子仁】	炒。	外科理例	75
	山栀子【栀子】	微炒。	普济方	70
		炒，研碎。	仁术便览	85
		炒。	济阴纲目	96
	山茱萸	微炒。	普济方	70
		微炒。	景岳全书	94
		慢火炒。	一草亭目科全书；异授眼科	103
	杉木节	炒用。	医学入门	83
		炒。	普济方	70
	芍药	微炒。	普济方	70
		炒。	外科理例	75
		炒。	保婴撮要	81
		炒。	仁术便览	85
		炒。	济阴纲目	96
		炒。	医宗必读	100
	蛇床子	炒。	普济方	70
		炒香。	普济方	70
		入药取仁炒用。	本草蒙筌	76
		略炒。	医学纲目	82
		取净仁，微炒。	医学入门	83
		微炒。	景岳全书	94
		炒。	景岳全书	94
		微炒。	外科正宗	95
		去皮，炒，为细末。	先醒斋广笔记	98
		取仁微炒。	本草通玄	101
	蛇含石	炒。	普济方	70
	蛇黄【蛇含石】	炒令赤。	普济方	70
	蛇蜕	微炒，为末。	普济方	70
		新瓦上炒。	奇效良方	72
		去土，炒。	明医杂著	79
		微炒。	一草亭目科全书；异授眼科	103
	麝香	炒。	普济方	70

续表

炒制方法	药名	摘录	文献名称	文献编号
（微）炒（香）	神曲	剉，炒。	普济方	70
		微炒。	普济方	70
		炒香熟。	普济方	70
		捣碎，微炒。	普济方	70
		炒。	秘传证治要诀及类方	71
		炒。	外科理例	75
		炒。	婴童百问	77
		炒。	女科撮要	78
		炒。	明医杂著	79
		炒。	万氏女科	80
		炒。	保婴撮要	81
		炒。	医学纲目	82
		炒令香。	医学入门	83
		炒。	本草纲目	84
		炒。	增补万病回春	86
		炒。	鲁府禁方	88
		炒。	外科启玄	90
		炒。	景岳全书	94
		炒。	济阴纲目	96
		炒。	先醒斋广笔记	98
		若妇人产后欲回乳者，炒，研，酒服。	本草正	99
		临用炒之。	本草通玄	101
	升麻	炒。	普济方	70
		微炒。	增补万病回春	86
		炒用。	景岳全书	94
	生大豆	炒。	本草品汇精要	74
		炒屑。	炮炙大法	97
	生地【地黄】	炒。	医学纲目	82
		以铜刀切，炒。	济阴纲目	96
	生地黄【地黄】	炒。	普济方	70
		炒。	证治准绳	89
	生附子【附子】	略炒燥。	景岳全书	94
	生姜	炒令水气尽。	普济方	70
		切，炒。	济阴纲目	96
	石菖蒲	炒。	医学纲目	82
		炒。	医宗必读	100
		炒。	审视瑶函	102
		去毛，炒。	一草亭目科全书；异授眼科	103
	石胆	炒。	奇效良方	72
	石斛	去根净，炒。	普济方	70
		剉，炒。	普济方	70
		炒。	普济方	70
		炒。	证治准绳	89

续表

炒制方法	药名	摘录	文献名称	文献编号
（微）炒（香）	石莲肉【石莲子】	炒。	普济方	70
		去心，炒。	医宗必读	100
	石莲子	炒。	先醒斋广笔记	98
	石榴皮	炒干。	普济方	70
	食盐	炒。	本草品汇精要	74
		炒赤。	医学入门	83
		炒。	外科正宗	95
	莳萝	微炒。	普济方	70
		水洗，微炒用。	本草品汇精要	74
	使君子	炒熟。	婴童百问	77
	使君子肉【使君子】	剉，炒。	寿世保元	93
	蜀椒【花椒】	炒出汗。	普济方	70
		炒去汁。	普济方	70
		去目皮羽者，炒出汗。	普济方	70
		炒出汗。	本草蒙筌	76
		炒出汗或炒热。	本草纲目	84
		微炒出汗。	本草原始	87
		凡用须炒。	本草发挥	69
	鼠妇	微炒。	医学入门	83
	鼠粘子【牛蒡子】	半生半炒。	普济方	70
		微炒。	奇效良方	72
		炒。	奇效良方	72
		炒。	外科理例	75
		炒香。	婴童百问	77
		炒。	明医杂著	79
		炒香。	保婴撮要	81
		炒香。	医学纲目	82
		炒。	医学纲目	82
		炒。	仁术便览	85
		炒。	外科启玄	90
		微炒。	寿世保元	93
	水银	炒结，候冷。	保婴撮要	81
		炒干。	医学纲目	82
	水蛭	炒，研。	普济方	70
		炒令烟尽。	普济方	70
		炒烟出。	普济方	70
		炒。	外科理例	75
		炒。	医学纲目	82
		炒去烟尽。	医学纲目	82
		微火炒。	医学入门	83
		炒。	景岳全书	94
		炒。	济阴纲目	96
	松脂	炒干，另研。	奇效良方	72

续表

炒制方法	药名	摘录	文献名称	文献编号
（微）炒（香）	苏子【紫苏子】	微炒。	普济方	70
		炒。	婴童百问	77
		炒。	增补万病回春	86
		炒。	寿世保元	93
		炒。	济阴纲目	96
		略炒。	炮炙大法	97
		炒，研极细。	先醒斋广笔记	98
		炒。	医宗必读	100
	粟壳【罂粟壳】	去顶蒂，半生半炒。	奇效良方	72
		去蒂，炒。	外科理例	75
		去顶蒂，炒。	医学纲目	82
		炒，去瓤。	外科启玄	90
		去蒂，炒。	景岳全书	94
	粟米	微炒。	医学纲目	82
	酸石榴皮	炒。	普济方	70
	酸枣	炒爆，研细入药。	炮炙大法	97
	酸枣仁	炒，为末。	本草发挥	69
		炒仁，令香熟为度。	普济方	70
		微炒。	普济方	70
		炒。	秘传证治要诀及类方	71
		炒。	奇效良方	72
		炒香。	奇效良方	72
		炒。	女科撮要	78
		炒。	明医杂著	79
		炒。	保婴撮要	81
		微炒。	医学纲目	82
		炒熟。	医学入门	83
		炒熟用。	本草原始	87
		炒香。	鲁府禁方	88
		炒。	证治准绳	89
		泡，去皮，炒。	证治准绳	89
		炒。	寿世保元	93
		炒。	外科正宗	95
		炒。	济阴纲目	96
		炒爆。	先醒斋广笔记	98
		炒熟。	医宗必读	100
		去壳，炒。	审视瑶函	102
		炒。	审视瑶函	102
		炒。	一草亭目科全书；异授眼科	103
	缩砂【砂仁】	于熨斗内炒令熟。	奇效良方	72
		炒。	明医杂著	79
	缩砂蜜【砂仁】	和皮慢火炒令香熟。	医学入门	83

续表

炒制方法	药名	摘录	文献名称	文献编号
（微）炒（香）	缩砂仁【砂仁】	慢火炒熟。	本草蒙筌	76
		炒。	婴童百问	77
		炒，去衣。	医宗必读	100
		炒香，去衣。	本草通玄	101
	台白术【白术】	去芦，炒。	寿世保元	93
	桃奴	炒。	济阴纲目	96
	桃仁	去皮尖双仁，炒。	普济方	70
		汤浸，去皮尖双仁，炒。	普济方	70
		炒。	秘传证治要诀及类方	71
		去皮尖，炒。	奇效良方	72
		去皮尖，炒，研碎。	外科理例	75
		炒。	婴童百问	77
		炒。	医学纲目	82
		去皮尖，炒。	医学纲目	82
		微炒。	医学纲目	82
		炒赤。	医学入门	83
		汤泡，去皮尖，炒。	仁术便览	85
		炒赤色。	本草原始	87
		炒。	济阴纲目	96
		泡，去皮尖，炒。	医宗必读	100
		去皮尖，炒用。	本草通玄	101
	桃枭	捣碎，炒。	炮炙大法	97
	天冬	炒。	景岳全书	94
	天花粉	炒。	先醒斋广笔记	98
	天麻	炒。	审视瑶函	102
	天名精	微炒。	医学入门	83
	天南星	炒干。	普济方	70
		炒赤。	普济方	70
		炒至烟起。	普济方	70
	天仙藤	洗，略炒。	普济方	70
		洗，略炒。	女科撮要	78
		洗，微炒香。	本草纲目	84
		略炒。	增补万病回春	86
		洗，略炒。	证治准绳	89
		略炒。	寿世保元	93
		略炒。	景岳全书	94
		洗，略炒。	济阴纲目	96
	甜瓜蒂	微炒。	景岳全书	94
	甜瓜子	炒。	普济方	70
		炒。	奇效良方	72
		炒过，为末。	鲁府禁方	88

续表

炒制方法	药名	摘录	文献名称	文献编号
（微）炒（香）	甜葶苈【葶苈子】	炒。	明医杂著	79
		炒。	证治准绳	89
		炒，另研。	济阴纲目	96
		微炒。	医宗必读	100
		炒。	一草亭目科全书；异授眼科	103
	条芩【黄芩】	炒。	万氏女科	80
		炒。	济阴纲目	96
	铁砂	炒出烟尽。	奇效良方	72
	葶苈【葶苈子】	炒香。	普济方	70
		炒熟。	普济方	70
		炒。	婴童百问	77
		研，炒。	女科撮要	78
		炒。	保婴撮要	81
		炒。	医学纲目	82
		炒紫色。	医学纲目	82
		净瓦上炒。	医学纲目	82
		炒。	景岳全书	94
		炒。	审视瑶函	102
	葶苈子	炒白，捣令熟。	普济方	70
		炒，研。	本草纲目	84
	通明乳香【乳香】	慢火于银石器中炒。	普济方	70
	透明真牛皮胶【黄明胶】	炒。	外科启玄	90
	土艾叶	炒。	滇南本草	73
	土蜂	炒，碾入药用。	本草品汇精要	74
	兔丝子【菟丝子】	炒。	本草正	99
	菟丝子	炒。	普济方	70
		炒，研。	本草纲目	84
		炒。	景岳全书	94
		文火炒至将干。	景岳全书	94
		炒香。	景岳全书	94
		炒。	审视瑶函	102
		炒。	一草亭目科全书；异授眼科	103
	瓦粉	炒。	医学纲目	82
	晚蚕蛾【原蚕蛾】	微炒。	普济方	70
		酥少许，慢火炒。	奇效良方	72
	晚蚕沙【蚕沙】	洗净，炒。	普济方	70
		微炒。	普济方	70
		炒。	寿世保元	93
	王不留行	炒。	外科正宗	95
	王瓜	炒用。	炮炙大法	97

续表

炒制方法	药名	摘录	文献名称	文献编号
(微)炒(香)	文蛤	炒。	鲁府禁方	88
		炒。	外科启玄	90
		炒，为末。	景岳全书	94
	莴苣子	炒。	医学纲目	82
	蜗牛	瓦上炒，去壳。	普济方	70
		入药炒用。	本草品汇精要	74
		火炒过。	本草蒙筌	76
		炒用。	医学入门	83
		炒用。	炮炙大法	97
	乌梅	去核，炒。	普济方	70
		微炒之。	本草纲目	84
		去核，微炒。	本草原始	87
		炒干。	证治准绳	89
		微炒用。	证治准绳	89
		微炒。	炮炙大法	97
	乌梅肉【乌梅】	切，炒。	奇效良方	72
	乌药	去皮心，略炒。	医学入门	83
		炒。	外科启玄	90
		炒。	宋氏女科秘书	91
	无名异	炒红。	普济方	70
		炒。	保婴撮要	81
	无食子【没食子】	炒用，细研。	医学入门	83
	芜荑	炒。	普济方	70
		炒。	奇效良方	72
		炒。	婴童百问	77
		炒。	明医杂著	79
		炒，去壳。	炮炙大法	97
		炒。	医宗必读	100
	吴茱【吴茱萸】	微炒。	寿世保元	93
	吴茱萸	炒。	普济方	70
		焙，炒。	普济方	70
		汤洗七次，炒。	普济方	70
		汤洗焙干，炒用。	普济方	70
		微炒。	普济方	70
		炒干。	普济方	70
		炒令香熟。	普济方	70
		炒。	奇效良方	72
		汤洗，炒。	奇效良方	72
		去梗，炒。	奇效良方	72
		汤洗七次，炒。	外科理例	75
		炒。	明医杂著	79
		炒。	万氏女科	80
		汤泡，炒。	医学纲目	82

续表

炒制方法	药名	摘录	文献名称	文献编号
（微）炒（香）	吴茱萸	汤洗，炒。	医学纲目	82
		炒。	医学纲目	82
		去毒炒用。	仁术便览	85
		去梗，炒。	增补万病回春	86
		炒。	鲁府禁方	88
		汤浸，焙，炒。	证治准绳	89
		汤泡，炒。	寿世保元	93
		汤泡一宿，炒。	景岳全书	94
		炒。	景岳全书	94
		炒。	医宗必读	100
		泡，炒。	医宗必读	100
	蜈蚣	微炒。	普济方	70
		炒热用之。	医学入门	83
		炒。	本草纲目	84
		炒，去头足。	寿世保元	93
		于土器中炒。	炮炙大法	97
	五倍子	炒。	增补万病回春	86
		铫内火炒。	奇效良方	72
		汤药生用，丸药略炒。	医学入门	83
		火炒。	证治准绳	89
		炒过。	景岳全书	94
		微炒。	外科正宗	95
		去蛀末，炒。	外科正宗	95
		炒，为末。	炮炙大法	97
	五加皮	炒。	寿世保元	93
	五灵脂	炒，去砂（沙）。	普济方	70
		微炒用。	普济方	70
		炒。	外科理例	75
		炒。	女科撮要	78
		略炒。	医学纲目	82
		炒，为末。	医学纲目	82
		炒令烟起。	医学入门	83
		止血用，炒。	增补万病回春	86
		炒，为末。	证治准绳	89
		炒。	宋氏女科秘书	91
		炒。	外科正宗	95
		炒令烟尽，研末。	济阴纲目	96
		炒，为末。	济阴纲目	96
		半炒半生。	本草正	99

续表

炒制方法	药名	摘录	文献名称	文献编号
（微）炒（香）	五味子	微炒。	普济方	70
		炒。	普济方	70
		去梗，炒。	普济方	70
		炒，捣碎。	外科理例	75
		捣，炒。	外科理例	75
		杵，炒。	女科撮要	78
		炒，杵。	证治准绳	89
		炒，捣。	外科启玄	90
		炒。	外科启玄	90
		炒，捣。	景岳全书	94
		炒。	济阴纲目	96
		炒，杵。	医宗必读	100
		炒。	审视瑶函	102
		炒。	一草亭目科全书；异授眼科	103
	蜥蜴	炒。	普济方	70
	细铁屑	炒。	普济方	70
	细辛	去苗叶，炒用。	普济方	70
		炒。	济阴纲目	96
	香白芷【白芷】	炒。	普济方	70
	香附	炒，去皮。	普济方	70
		炒。	秘传证治要诀及类方	71
		炒。	女科撮要	78
		炒。	明医杂著	79
		炒。	万氏女科	80
		炒。	宋氏女科秘书	91
		炒。	济阴纲目	96
		春去毛，中断之，略炒。	济阴纲目	96
		炒，去皮。	济阴纲目	96
		炒，去毛。	医宗必读	100
	香附米【香附】	炒。	仁术便览	85
	香附子【香附】	炒，去皮毛。	普济方	70
		去毛，炒。	普济方	70
		炒，去毛。	普济方	70
		炒，去毛净。	普济方	70
		略炒，于砖上磨去毛。	普济方	70
		略炒。	普济方	70
		炒，去毛。	奇效良方	72
		炒。	奇效良方	72
		炒，去毛。	婴童百问	77
		炒。	保婴撮要	81
		炒，去毛。	医学纲目	82
		炒，去毛。	证治准绳	89
		净水洗过，炒干用。	医宗粹言	92
		炒。	审视瑶函	102

续表

炒制方法	药名	摘录	文献名称	文献编号
（微）炒（香）	香蒲	炒用。	本草纲目	84
	香薷	炒。	增补万病回春	86
	香橼	去白，炒。	医宗必读	100
	象皮	炒。	增补万病回春	86
	硝石	微微火慢炒。	普济方	70
		微火炒。	证治准绳	89
	小茴【小茴香】	炒。	万氏女科	80
		略炒。	鲁府禁方	88
	小茴香	炒。	奇效良方	72
		炒。	外科理例	75
		微炒，入煎药研碎。	医宗粹言	92
		略炒。	景岳全书	94
		炒。	济阴纲目	96
		炒。	一草亭目科全书；异授眼科	103
	小椒	炒，去汗并闭目者。	医学纲目	82
	小麦	炒。	景岳全书	94
	蝎	去毒，炒干用。	本草品汇精要	74
		炒，去毒。	医学入门	83
		去足，炒。	本草通玄	101
	蝎梢【蝎尾】	去刺，炒。	普济方	70
		去毒，炒。	普济方	70
		炒。	奇效良方	72
	蟹爪	微炒。	济阴纲目	96
	新豆豉	炒。	医学纲目	82
	新蒲黄	炒。	医学纲目	82
		炒。	证治准绳	89
	杏仁	炒。	普济方	70
		炒干。	普济方	70
		去皮尖，炒。	普济方	70
		炒，研如膏。	普济方	70
		炒赤。	普济方	70
		去皮尖，炒。	秘传证治要诀及类方	71
		炒。	奇效良方	72
		去皮尖，炒。	外科理例	75
		微炒。	婴童百问	77
		去皮尖，炒赤。	婴童百问	77
		去皮尖，微炒。	婴童百问	77
		去皮，炒。	医学纲目	82
		微炒。	医学纲目	82
		汤泡，去皮尖，炒。	仁术便览	85
		去皮尖，炒。	证治准绳	89

续表

炒制方法	药名	摘录	文献名称	文献编号
（微）炒（香）	杏仁	炒。	证治准绳	89
		炒，去皮尖油。	证治准绳	89
		微炒。	外科正宗	95
		汤浸，去皮尖，炒。	济阴纲目	96
		去皮尖，炒。	医宗必读	100
		炒。	一草亭目科全书；异授眼科	103
	雄蚕蛾【原蚕蛾】	炒，去足翅。	医宗必读	100
	雄黄	微炒。	景岳全书	94
	宿砂【砂仁】	炒。	鲁府禁方	88
	续断	炒。	医学纲目	82
		炒。	景岳全书	94
		炒。	济阴纲目	96
	续随子【千金子】	去皮，炒。	普济方	70
		炒。	医学纲目	82
	玄参	炒。	普济方	70
		炒。	景岳全书	94
		微炒。	审视瑶函	102
	玄胡【延胡索】	炒。	济阴纲目	96
		微炒。	济阴纲目	96
	玄胡索【延胡索】	炒。	奇效良方	72
		炒。	婴童百问	77
		炒。	医学纲目	82
		微炒。	证治准绳	89
		炒，去皮。	证治准绳	89
		炒。	宋氏女科秘书	91
		炒。	景岳全书	94
		炒。	医宗必读	100
	旋复花【旋覆花】	炒。	奇效良方	72
	延胡索	煨，炒。	普济方	70
		炒香。	普济方	70
		略炒。	奇效良方	72
		炒过。	本草蒙筌	76
	盐	炒。	普济方	70
		炒。	景岳全书	94
		炒令赤。	济阴纲目	96
	焰硝【硝石】	炒成子。	普济方	70
	羊胫炭皮	炒令通赤。	普济方	70
	野鸽粪	炒。	普济方	70
		炒。	医学纲目	82

续表

炒制方法	药名	摘录	文献名称	文献编号
（微）炒（香）	夜明砂	炒。	普济方	70
		微炒。	普济方	70
		微炒。	婴童百问	77
		微炒。	保婴撮要	81
		净，微炒。	外科启玄	90
		炒。	一草亭目科全书；异授眼科	103
	苡仁【薏苡仁】	淘净，炒熟。	医宗必读	100
	益智【益智仁】	炒。	婴童百问	77
	益智仁	去壳，炒。	秘传证治要诀及类方	71
		炒。	奇效良方	72
		去壳，炒。	万氏女科	80
		去壳，炒。	炮炙大法	97
	薏仁【薏苡仁】	炒。	景岳全书	94
	薏苡仁	炒。	普济方	70
		炒。	奇效良方	72
		炒熟。	本草蒙筌	76
		水洗，略炒。	医学入门	83
		微炒用，研。	仁术便览	85
		炒。	证治准绳	89
		炒。	寿世保元	93
		去壳，炒。	济阴纲目	96
		炒三次。	先醒斋广笔记	98
		炒。	本草通玄	101
	茵芋	炒。	普济方	70
		炒。	医学纲目	82
	罂粟壳	去蒂盖，炒。	婴童百问	77
		炒。	景岳全书	94
	鱼鳔	炒。	医学纲目	82
		炒。	奇效良方	72
	榆白皮	微炒。	普济方	70
	郁金	炒。	普济方	70
	郁李仁	炒。	普济方	70
		汤洗，去皮尖，微炒。	普济方	70
		微炒。	普济方	70
		炒干。	普济方	70
		炒熟。	奇效良方	72
		炒。	婴童百问	77
		去皮尖，炒。	济阴纲目	96
		去皮尖，炒。	医宗必读	100
	御米子	炒。	奇效良方	72
	元参【玄参】	炒。	一草亭目科全书；异授眼科	103

续表

炒制方法	药名	摘录	文献名称	文献编号
（微）炒（香）	芫花	炒赤。	普济方	70
		微炒。	婴童百问	77
		炒。	证治准绳	89
	芫花根白皮	炒干。	普济方	70
	芫青	去翅足，炒。	普济方	70
	原蚕蛾	炒，去丝用。	本草品汇精要	74
		去翅足，微炒。	医学入门	83
		炒，去翅足用。	炮炙大法	97
	原蚕沙【蚕沙】	炒。	奇效良方	72
	远志	去心，炒。	奇效良方	72
		去心，炒。	外科理例	75
		姜制，取肉炒。	保婴撮要	81
		去心，炒。	医学纲目	82
		去心，炒。	外科启玄	90
		炒用。	景岳全书	94
		炒。	景岳全书	94
		去心，炒。	外科正宗	95
		汤泡，去心，微炒。	外科正宗	95
		炒。	本草正	99
		去心，炒。	审视瑶函	102
		水洗，去骨，晒干，炒。	一草亭目科全书；异授眼科	103
	远志肉【远志】	去骨，炒。	一草亭目科全书；异授眼科	103
	越桃【山栀子】	炒。	奇效良方	72
	云母	炒脆。	一草亭目科全书；异授眼科	103
	芸苔子	炒。	普济方	70
		锅内炒。	普济方	70
	枣仁【酸枣仁】	炒。	宋氏女科秘书	91
		炒用。	景岳全书	94
		炒，捣碎。	景岳全书	94
		不眠者，炒用。	本草正	99
	皂矾	炒通赤。	证治准绳	89
		炒红色。	外科正宗	95
	皂荚子【皂角子】	微炒。	外科正宗	95
	皂荚子仁【皂角子】	炒。	奇效良方	72
	皂角刺	炒。	女科撮要	78
		炒。	济阴纲目	96
	皂角针	炒。	医学纲目	82
		炒，去尖。	外科启玄	90
	皂角子	仁炒。	保婴撮要	81
	皂角子仁【皂角子】	炒令香熟。	普济方	70
	泽兰	炒。	奇效良方	72
	泽漆	微炒。	奇效良方	72

续表

炒制方法	药名	摘录	文献名称	文献编号
（微）炒（香）	泽泻	炒。	寿世保元	93
		炒。	景岳全书	94
		炒。	先醒斋广笔记	98
		去毛，炒。	医宗必读	100
	䗪虫【土鳖虫】	炒。	医学纲目	82
		炒。	医学入门	83
		炒。	证治准绳	89
		炒。	济阴纲目	96
		去足，炒。	本草通玄	101
	针砂	先炒令赤，投醋中浸一宿，再炒令干。	普济方	70
		炒红。	普济方	70
		铁铫内火炒。	普济方	70
		炒红，醋淬。	医学纲目	82
		醋浸，炒红。	医学纲目	82
	珍珠	炒过。	景岳全书	94
	真北五味子【五味子】	略炒，为末。	普济方	70
	真蒲黄【蒲黄】	略炒。	普济方	70
	真山药【山药】	微炒。	普济方	70
	真苏子【紫苏子】	微炒。	婴童百问	77
	真针砂【针砂】	炒干。	医学纲目	82
		淘净，炒干。	医宗必读	100
	芝麻	炒。	济阴纲目	96
	枝仁	炒。	万氏女科	80
	知母	微炒出汗。	普济方	70
		去毛，炒。	婴童百问	77
		炒，为末。	女科撮要	78
		去毛，炒。	万氏女科	80
		炒。	医学纲目	82
		炒。	医学入门	83
		炒。	济阴纲目	96
	栀子	炒。	婴童百问	77
		微炒。	医学纲目	82
		炒。	医学纲目	82
		炒用。	本草纲目	84
		炒。	鲁府禁方	88
		炒。	证治准绳	89
		破，微炒。	医宗粹言	92
		炒。	景岳全书	94
		炒。	炮炙大法	97
		炒透。	医宗必读	100
		炒。	医宗必读	100
		炒透用。	本草通玄	101

续表

炒制方法	药名	摘录	文献名称	文献编号
（微）炒（香）	栀子仁	炒。	审视瑶函	102
	蜘蛛	微炒，研。	医宗必读	100
	直僵蚕【僵蚕】	炒。	婴童百问	77
		去嘴，略炒。	婴童百问	77
	踯躅花	炒。	证治准绳	89
	枳壳	炒赤色。	普济方	70
		炒。	奇效良方	72
		炒。	婴童百问	77
		炒。	女科撮要	78
		炒。	保婴撮要	81
		炒。	医学纲目	82
		炒。	外科启玄	90
		炒。	宋氏女科秘书	91
		炒。	济阴纲目	96
		炒。	审视瑶函	102
	枳实	炒。	万氏女科	80
		炒。	医学纲目	82
		炒。	外科启玄	90
		炒。	外科正宗	95
		炒。	先醒斋广笔记	98
	中甘草	炒。	一草亭目科全书；异授眼科	103
	紫金皮	炒黄。	证治准绳	89
	紫荆皮	炒。	外科理例	75
		炒。	景岳全书	94
		炒。	外科正宗	95
	紫色皂角刺	细剉，耐久炒赤。	普济方	70
	紫苏	炒。	仁术便览	85
	紫苏子	炒。	普济方	70
		拣，炒。	普济方	70
		炒。	奇效良方	72
		炒。	保婴撮要	81
		略炒，捣碎。	医学入门	83
		炒。	证治准绳	89
	自然铜	炒。	景岳全书	94
	棕榈子	炒。	医学入门	83
	左盘龙	炒烟尽用。	普济方	70
		炒烟尽。	奇效良方	72
		炒烟尽。	医学纲目	82
炒黄	阿胶	捣碎，炒令黄燥。	普济方	70
		捣碎，炒令黄爆。	普济方	70
		炒金黄色。	普济方	70
		捣碎，炒黄，为末。	奇效良方	72

续表

炒制方法	药名	摘录	文献名称	文献编号
炒黄	艾叶	炒黄。	普济方	70
	巴豆	炒黄色。	普济方	70
		炒黄。	医学纲目	82
		炒黄色。	先醒斋广笔记	98
	白扁豆	微炒黄。	普济方	70
	白丁香	炒黄色。	证治准绳	89
	白附子	炒黄色。	普济方	70
	白甘遂	用慢火炒焦黄色，研。	婴童百问	77
	白果	炒黄。	增补万病回春	86
		炒黄色。	证治准绳	89
		炒黄。	寿世保元	93
	白蒺藜子【蒺藜】	炒黄色。	普济方	70
	白僵蚕【僵蚕】	炒散黄色，捣罗为末。	普济方	70
	白芍	微炒黄色。	外科正宗	95
	白术	炒黄。	医学纲目	82
		炒黄。	济阴纲目	96
		炒黄。	医宗必读	100
		炒黄色。	医宗必读	100
		切片，炒黄。	医宗必读	100
	百合	炒黄色。	仁术便览	85
	柏子仁	炒，另研。	奇效良方	72
	半夏	汤洗七次，焙干，炒黄用。	奇效良方	72
		炒黄。	万氏女科	80
		炒黄。	医学纲目	82
		炒黄。	景岳全书	94
	半夏曲	炒黄。	奇效良方	72
	萆薢	炒黄色为度。	普济方	70
	扁豆	炒黄。	婴童百问	77
	舶上茴香【八角茴香】	炒令黄。	普济方	70
	苍术	炒黄。	普济方	70
		炒黄色。	医学纲目	82
	草乌	用铫子炒黄色。	普济方	70
		炒黄。	外科启玄	90
	草乌头【草乌】	用油四两炒令黄色。	普济方	70
		炒黄。	普济方	70
	陈曲	炒黄。	奇效良方	72
	陈小粉	炒极黄色。	景岳全书	94
	臭樗根皮【椿白皮】	剉，炒微黄。	证治准绳	89
	川乌	微炒令黄用。	普济方	70
	川乌头【川乌】	去皮脐，捣碎，炒黄色。	普济方	70
		炒黄。	普济方	70

续表

炒制方法	药名	摘录	文献名称	文献编号
炒黄	穿山甲	炒令黄色。	普济方	70
		炒黄。	保婴撮要	81
		炒黄色。	寿世保元	93
		炒黄。	济阴纲目	96
		炒黄，打碎。	本草通玄	101
	刺猬皮	炒黄，为末。	外科正宗	95
	刺猬针	炒黄色。	鲁府禁方	88
	大川乌【川乌】	炒黄色。	普济方	70
	大戟	炒黄。	医学纲目	82
	大麦糵【麦芽】	炒黄。	医学纲目	82
		炒黄色，捣细。	本草发挥	69
	大罂粟壳【罂粟壳】	炒黄色。	普济方	70
	当归	炒微黄。	普济方	70
	地骨皮	炒黄。	证治准绳	89
	杜仲	瓦器内炒黄色，去丝。	普济方	70
	蜚蠊【蟑螂】	去翅足，炒黄色。	医学入门	83
	茯神	炒令黄。	普济方	70
	附子	炒令表里皆黄。	医学入门	83
	甘草	炒黄色。	普济方	70
	甘遂	炒微黄。	普济方	70
		炒黄色。	普济方	70
		炒令黄。	证治准绳	89
	干姜	炒黄。	景岳全书	94
		炒黄用。	景岳全书	94
		炒黄。	本草正	99
	干漆	炒黄。	寿世保元	93
	瓜蒂	炒微黄。	普济方	70
		炒微黄。	医学纲目	82
		炒黄。	医学纲目	82
		炒黄。	证治准绳	89
	海马	炒黄色。	普济方	70
	好乌药【乌药】	去心，炒黄。	普济方	70
	鹤虱	炒黄。	证治准绳	89
	黑豆	炒令黄熟。	普济方	70
	红花	炒黄。	景岳全书	94
	厚朴	用生姜一两研烂同淹一宿，炒令黄。	普济方	70
	胡粉	炒黄。	普济方	70
		炒微黄。	寿世保元	93
	滑石	炒黄。	医学纲目	82
		炒黄。	证治准绳	89
	滑石末	炒黄色。	奇效良方	72

续表

炒制方法	药名	摘录	文献名称	文献编号
炒黄	怀山药【山药】	炒黄。	先醒斋广笔记	98
	槐子	炒黄色。	鲁府禁方	88
	黄丹【铅丹】	瓷器内炒黄色。	普济方	70
	黄明胶	炒焦。	医学纲目	82
	茴香	炒黄色。	普济方	70
		炒令黄。	医学纲目	82
	茴香子	炒黄用。	本草纲目	84
	鸡肫皮【鸡内金】	炒黄。	滇南本草	73
	金橘子仁	炒令黄色。	普济方	70
	粳米	炒黄。	寿世保元	93
	韭	去黑皮，炒黄，研用。	炮炙大法	97
	韭子【韭菜子】	炒黄用。	景岳全书	94
		曝干，去黑皮，炒黄。	本草通玄	101
	桔梗	炒黄。	医学纲目	82
		炒黄。	证治准绳	89
		炒黄色。	景岳全书	94
	橘红	炒赤黄色。	证治准绳	89
	苦参	炒黄，为末。	本草正	99
	苦葶苈【葶苈子】	于锅内炒黄色为度。	医学纲目	82
	栝蒌根【天花粉】	用慢火炒焦黄色，研。	婴童百问	77
	莱菔子	炒黄。	普济方	70
	雷丸	炒黄。	普济方	70
	荔枝核	炒黄色。	增补万病回春	86
		为末，炒焦黄。	景岳全书	94
	莲肉【莲子】	瓦器内炒焦黄。	先醒斋广笔记	98
	鹿角	炒令黄。	普济方	70
		炒黄，为末。	本草纲目	84
	鹿角胶	炒令微黄。	普济方	70
		炒黄色。	普济方	70
		炒令黄。	普济方	70
		捣，研，炒黄。	普济方	70
		捣碎，炒令黄燥。	奇效良方	72
		碎，炒令黄。	济阴纲目	96
	鹿角屑	炒黄，为末。	医学纲目	82
	露蜂房【蜂房】	炒黄。	普济方	70
		炒令黄色。	普济方	70
	萝卜子【莱菔子】	炒令黄。	普济方	70
	麻黄	炒焦黄。	普济方	70
		炒黄色。	普济方	70
	麻仁	炒黄。	济阴纲目	96
	马蔺花	炒黄。	普济方	70

续表

炒制方法	药名	摘录	文献名称	文献编号
炒黄	麦糵【麦芽】	炒黄。	普济方	70
		炒微黄。	普济方	70
		炒令微黄。	奇效良方	72
		炒黄，杵去皮。	医学入门	83
		炒黄，去芒。	医宗必读	100
	麦芽	炒黄。	医学纲目	82
	茅根【白茅根】	炒黄。	普济方	70
	蝱虫【虻虫】	炒令微黄，去翅足。	普济方	70
		微炒令黄，去翅足。	普济方	70
	麋角	入酥少许，慢火炒黄色。	奇效良方	72
	密陀僧	炒黄色。	普济方	70
	木鳖子	去壳油，炒黄色。	普济方	70
	木蝱【木虻】	去翅足，炒黄。	医学入门	83
	木通	炒黄。	普济方	70
	木香	炒令黄。	普济方	70
	南星【天南星】	炒黄色。	景岳全书	94
		炒黄。	医宗必读	100
	牛胆南星【胆南星】	炒黄。	普济方	70
	糯米	炒黄色。	普济方	70
		炒黄。	宋氏女科秘书	91
	糯粟米	炒黄。	普济方	70
	破故纸【补骨脂】	瓦器内炒黄色。	普济方	70
	芡实粉	炒黄。	先醒斋广笔记	98
	曲末	炒黄。	外科理例	75
	全蝎	微炒黄。	医学纲目	82
	桑白皮	炒黄。	医学纲目	82
		炒黄。	证治准绳	89
	山药	炒黄。	医宗必读	100
		炒黄用。	本草通玄	101
	山楂核	炒黄色。	滇南本草	73
	芍药	炒黄。	保婴撮要	81
		炒黄。	医学纲目	82
		炒黄。	景岳全书	94
		炒黄。	济阴纲目	96
	蛇床子	炒令焦黄。	普济方	70
	蛇退皮【蛇蜕】	以皂荚水浸一宿时，曝干，炒黄。	普济方	70
		炒黄。	普济方	70
	神曲	炒黄。	奇效良方	72
		炒黄色。	本草蒙筌	76
		炒黄。	医学纲目	82
		炒香变黄色。	本草原始	87
		炒黄色。	寿世保元	93
		炒黄。	寿世保元	93
		炒黄。	景岳全书	94
		火炒黄。	炮炙大法	97
		炒黄入药。	本草正	99

续表

炒制方法	药名	摘录	文献名称	文献编号
炒黄	石矿灰	炒黄色。	证治准绳	89
	鼠粘子【牛蒡子】	炒。	普济方	70
	薯蓣【山药】	炒黄。	普济方	70
	水蛭	炒令微黄。	普济方	70
		剉细，炒黄色。	本草蒙筌	76
		微火炒黄熟。	景岳全书	94
		细剉后，用微火炒令色黄乃熟。	炮炙大法	97
		以微火炒黄熟。	本草正	99
	粟壳【罂粟壳】	炒黄色。	医学纲目	82
		末，炒黄。	景岳全书	94
	檀香	炒黄。	普济方	70
	桃仁	炒微黄。	普济方	70
	天南星	炒黄色。	普济方	70
	甜瓜子	炒黄色。	普济方	70
	葶苈【葶苈子】	炒黄，研细。	医学纲目	82
		炒黄。	证治准绳	89
	葶苈子	炒微黄。	普济方	70
	菟丝子	炒令黄色为度。	奇效良方	72
	晚蚕蛾【原蚕蛾】	炒黄色。	医学入门	83
	晚蚕沙【蚕沙】	炒黄。	普济方	70
	文蛤	炒黄色。	寿世保元	93
	乌豆	炒黄。	宋氏女科秘书	91
	乌梅	炒令焦黄色。	普济方	70
	乌蛇	酒浸，去皮骨，酥拌炒黄。	普济方	70
	乌头	炒黄为度。	奇效良方	72
	芜荑	炒黄色。	医学纲目	82
	吴茱萸	炒黄。	普济方	70
	蜈蚣	去头足，炒黄。	普济方	70
	五倍子	炒黄，研末。	本草纲目	84
	香豉	炒黄，为末。	证治准绳	89
	香附子【香附】	捣去毛，用新水浸一宿，炒黄色。	奇效良方	72
	小麦麸	炒令黄色。	证治准绳	89
		炒令黄色。	济阴纲目	96
	杏核仁【苦杏仁】	炒黄。	本草纲目	84
	杏仁【苦杏仁】	炒令黄色。	普济方	70
		炒微黄。	普济方	70
		去皮尖，炒黄。	女科撮要	78
		炒黄。	医学纲目	82
		炒黄色。	寿世保元	93
		炒黄，研细。	本草通玄	101
	芎䓖【川芎】	炒黄。	普济方	70

续表

炒制方法	药名	摘录	文献名称	文献编号
炒黄	雄雀粪	炒黄。	济阴纲目	96
	牙皂角【猪牙皂】	炒微黄。	景岳全书	94
	盐	炒黄。	济阴纲目	96
	夜合树	剉碎，炒令黄微黑。	普济方	70
	薏苡仁	微炒黄色。	医宗粹言	92
	罂粟壳	于瓦上炒黄。	普济方	70
	营实	炒香。	普济方	70
	郁李仁	炒黄。	医学纲目	82
	御米壳【罂粟壳】	炒黄色。	医学纲目	82
	原蚕蛾	瓦上炒黄。	普济方	70
		微火炒黄。	本草蒙筌	76
	皂荚仁【皂角子】	炒黄。	医学纲目	82
	皂角刺	新瓦上炒黄。	普济方	70
		炒黄。	外科理例	75
		炒黄。	医学纲目	82
	知母	炒黄色。	保婴撮要	81
	枳壳	麸炒微黄。	普济方	70
	枳实	炒令黄。	普济方	70
炒焦	巴豆	去壳，炒焦。	外科理例	75
		去壳油，炒焦。	婴童百问	77
		炒焦。	景岳全书	94
	白蒺藜【蒺藜】	炒焦，去刺。	普济方	70
	白术	炒焦。	医宗必读	100
	壁虎	砂锅炒焦。	本草纲目	84
	补骨脂	炒令黄焦。	普济方	70
	蚕退纸	炒焦存性。	普济方	70
	沧盐	炒焦。	普济方	70
	草乌	炒焦。	寿世保元	93
	陈槐花	炒焦。	景岳全书	94
	陈皮	热锅内炒焦。	医学纲目	82
	穿山甲	炒令焦黄色。	婴童百问	77
	大艾叶【艾叶】	炒焦，取细末。	普济方	70
	大豆	炒令微焦。	济阴纲目	96
	蜂房	炒焦。	普济方	70
		炒焦。	奇效良方	72
		炒焦。	证治准绳	89
	甘草	剉，炒令焦。	普济方	70
	干姜	炒焦。	景岳全书	94
		炒焦。	本草正	99
	瓜蒌根【天花粉】	切片，炒焦。	济阴纲目	96
	黑牵牛【牵牛子】	炒焦。	普济方	70
	槐花	炒令焦，研为末。	普济方	70
		炒焦色。	证治准绳	89

续表

炒制方法	药名	摘录	文献名称	文献编号
炒焦	槐花子	炒焦，为末。	普济方	70
	槐角子	炒令焦熟，拣净。	普济方	70
	黄柏	炒焦。	女科撮要	78
		炒焦。	医学纲目	82
	黄柏皮【黄柏】	炒焦。	普济方	70
	黄连	炒焦。	女科撮要	78
	黄芩	炒焦。	女科撮要	78
	降香	炒略焦，研，再炒。	先醒斋广笔记	98
	羯鸡矢	炒微焦。	医宗必读	100
	锦纹大黄【大黄】	炒微焦。	景岳全书	94
	荆芥穗	炒焦。	景岳全书	94
	桔梗	炒微焦为度。	普济方	70
	苦楝子	碎，炒焦。	济阴纲目	96
	莲肉【莲子】	去心，炒焦。	先醒斋广笔记	98
	龙胆草【龙胆】	炒焦。	济阴纲目	96
	露蜂房【蜂房】	炒略微焦。	普济方	70
	麻黄	炒焦。	景岳全书	94
	虻虫	炒焦，去翅足。	济阴纲目	96
	铅粉	炒焦。	本草发挥	69
	青皮	不去白，炒焦黄。	普济方	70
		铫内微炒焦，为末。	医学纲目	82
	乳香	慢火炒令焦。	普济方	70
	山栀【栀子】	去壳，炒焦。	医学纲目	82
		炒焦。	外科正宗	95
	生地黄【地黄】	新瓦上炒令焦黑。	普济方	70
	水蛭	炒焦。	济阴纲目	96
	松节	炒焦。	本草发挥	69
		炒焦。	本草纲目	84
	天仙藤	炒焦，为末。	本草纲目	84
	葶苈【葶苈子】	炒，微焦。	婴童百问	77
	乌头	细慢火炒令焦黑。	普济方	70
	五倍子	炒焦，为末。	普济方	70
	五灵脂	炒微焦，为末。	普济方	70
	香附	炒焦。	济阴纲目	96
	香附子【香附】	炒焦。	普济方	70
	橡斗壳	捣细，炒焦。	本草纲目	84
	蝎	用干者，同炒令焦用。	普济方	70
	杏仁【苦杏仁】	炒焦，碎。	普济方	70
	雄黄豆	炒焦存性。	普济方	70
	薏苡仁	炒焦。	奇效良方	72
	皂角	炒微焦。	景岳全书	94
	栀子	炒焦。	景岳全书	94
	蜘蛛	焦炒。	医学纲目	82

续表

炒制方法	药名	摘录	文献名称	文献编号
炒焦	棕榈	炒焦存性。	普济方	70
		炒焦存性。	医学纲目	82
		炒焦存性。	证治准绳	89
炒黑	艾叶	炒黑。	万氏女科	80
	安息香	炒令黑色。	普济方	70
	巴豆	炒烟起焦黑为度。	先醒斋广笔记	98
	白芷	炒黑。	宋氏女科秘书	91
	半夏	炒黑色。	证治准绳	89
	苍术	炒黑色。	普济方	70
	刺猬皮	铁器中炒黑为度。	普济方	70
	大枣	炒令黑。	济阴纲目	96
	当归	炒黑。	鲁府禁方	88
	杜仲	炒半黑。	景岳全书	94
	番木鳖【马钱子】	去壳荚，炒至黑色。	寿世保元	93
	干葛【葛根】	炒黑。	寿世保元	93
	干姜	炒黑。	明医杂著	79
		炒黑。	万氏女科	80
		炒黑。	仁术便览	85
		炒黑。	宋氏女科秘书	91
		炒黑。	寿世保元	93
		炒黑。	外科正宗	95
		炒黑。	济阴纲目	96
	骨碎补	炒黑色。	普济方	70
	胡麻	炒至三分熟，旋滴水炒令黑色为度。	普济方	70
	怀生地黄【地黄】	炒黑。	寿世保元	93
	黄柏	炒黑色。	滇南本草	73
		炒黑。	明医杂著	79
	黄檗【黄柏】	炒黑。	济阴纲目	96
	黄连	炒焦黑。	保婴撮要	81
		炒焦黑。	景岳全书	94
		炒黑。	济阴纲目	96
	黄芩	炒黑。	济阴纲目	96
	京三棱【三棱】	炒黑。	普济方	70
	荆芥末	炒黑色。	万氏女科	80
	莨菪子【天仙子】	炒令微黑。	证治准绳	89
		炒令黑色。	证治准绳	89
	龙胆草【龙胆】	炒黑。	保婴撮要	81
	露蜂房【蜂房】	炒黑。	普济方	70
	虻虫	去翅足，炒黑。	济阴纲目	96
	蝱虫【虻虫】	炒黑。	医学纲目	82
		炒黑。	景岳全书	94
	糯米	炒黑色大烟出。	普济方	70

续表

炒制方法	药名	摘录	文献名称	文献编号
炒黑	蒲黄	炒黑。	鲁府禁方	88
	牵牛【牵牛子】	炒黑。	医学纲目	82
	铅粉	炒黑。	普济方	70
	肉桂	妊娠用，炒黑。	寿世保元	93
	砂仁	新瓦上炒黑，为末。	济阴纲目	96
	山栀【栀子】	炒黑。	万氏女科	80
		炒黑。	宋氏女科秘书	91
		炒黑。	寿世保元	93
	山栀子【栀子】	炒黑。	寿世保元	93
		炒黑。	济阴纲目	96
	蛇皮【蛇蜕】	炒令黑色。	普济方	70
	生姜	切如芡实大，断续炒之焦黑。	奇效良方	72
		新瓦上炒令焦黑。	医学纲目	82
		切碎，炒黑。	济阴纲目	
		新瓦上炒令焦黑。	济阴纲目	96
	桃枭【碧桃干】	止血，炒黑存性。	炮炙大法	97
	条芩【黄芩】	炒紫黑。	寿世保元	93
	猬	炒黑。	本草原始	87
	猬皮【刺猬皮】	炒黑。	医学入门	83
		炒黑入药。	本草纲目	84
	文蛤	炒黑色。	寿世保元	93
	吴茱萸	炒黑。	证治准绳	89
		汤泡三次，炒黑。	济阴纲目	96
	五倍子	炒黑。	寿世保元	93
	香附	炒黑色。	本草原始	87
		炒黑。	寿世保元	93
		炒黑。	济阴纲目	96
		炒焦黑存性，为末。	济阴纲目	96
	香附子【香附】	炒黑。	本草蒙筌	76
		瓦器炒黑色。	证治准绳	89
	小椒	去目，炒黑。	医学纲目	82
	杏仁【苦杏仁】	炒黄黑。	普济方	70
		去皮尖双仁，炒令微黑，捣。	普济方	70
		去皮尖，炒黑。	奇效良方	72
	夜合树	去粗皮，炒黑色。	医学纲目	82
	益智仁	炒黑，为末。	济阴纲目	96
	芫花	炒黑。	医学纲目	82
		炒黑。	证治准绳	89
	栀子	炒黑。	本草纲目	84
		慢火炒黑。	增补万病回春	86
		治上焦、中焦连壳用，下焦去壳炒用，血病炒黑用。	本草原始	87
		血病，炒黑用。	本草原始	87
		炒黑。	鲁府禁方	88
		炒黑。	寿世保元	93
	枳壳	以慢火炒令变紫黑色。	奇效良方	72
	枳实	炒令黑。	济阴纲目	96

6. 清代

清代炒制的中药品种有 490 种左右，涉及药物如下所示：（以 A 开头）阿魏、艾叶；（以 B 开头）抱出卵壳【鸡子壳】、八角茴香、巴豆、巴豆霜、巴戟【巴戟天】、白附子、白扁豆、白当归【当归】、白豆叩【白豆蔻】、白豆蔻、白豆蔻仁【白豆蔻】、白矾、白茯苓【茯苓】、白附子、白干姜、白果、白芨【白及】、白蒺藜【蒺藜】、白殭蚕【僵蚕】、白僵蚕【僵蚕】、白芥、白芥子、白粳米【粳米】、白蔻【白豆蔻】、白蔹、白前、白牵牛【牵牛子】、白芍、白芍药【白芍】、白术、白薇、白锡、白芷、百部、百药煎、柏实【柏子仁】、柏叶、柏子仁、斑蝥、半夏、半夏曲、蚌粉、北五味子【五味子】、北杏仁、贝母、萆薢、蓖麻子、扁豆、鳔胶【鱼鳔胶】、鳖甲、槟榔、舶茴香【八角茴香】、补骨脂；（以 C 开头）蚕豆、蚕豆壳、蚕故纸【蚕退纸】、蚕纸【蚕退纸】、蚕沙、蚕退【蚕蜕】、蚕蜕、苍耳【苍耳子】、苍耳子、苍术、草豆蔻、草果、草蔻仁【草豆蔻】、草乌、侧柏叶、查肉【山楂】、柴胡、蝉壳【蝉蜕】、蝉蜕、菖蒲【石菖蒲】、常山、车前、车前草、车前子、陈粉子、陈槐花【槐花】、陈京墨【墨】、陈麦芽【麦芽】、陈米【陈仓米】、陈皮、陈枳壳【枳壳】、橙、橙核、赤芍、赤芍药【赤芍】、赤小豆、茺蔚【益母草】、茺蔚子、臭椿皮【樗白皮】、樗皮【樗白皮】、川贝母、川附子【附子】、川椒【花椒】、川楝肉【川楝子】、川楝子、川大黄【大黄】、川乌、川芎、川续断【续断】、穿山甲、椿皮【椿白皮】、刺蒺藜【蒺藜】、刺猬皮、葱子【葱实】；（以 D 开头）大豆黄卷、大黄、大茴【八角茴香】、大茴香【八角茴香】、大麦、大麦芽【麦芽】、大枣、大生地【地黄】、大熟地【地黄】、丹参、丹皮【牡丹皮】、淡竹叶、淡豆豉、淡吴萸【吴茱萸】、当归、地肤子、地黄、地骨【地骨皮】、地骨皮、地龙、地榆、豆豉、丁香、冬白术【白术】、冬瓜子、冬葵子、豆豉、独活、杜仲；（以 E 开头）阿胶、鹅毛、恶实【牛蒡子】；（以 F 开头）法半夏、法曲、番木鳖【马钱子】、飞罗面、肥皂【肥皂荚】、肥皂荚、肥皂子白肉【肥皂核】、蜚蝱【虻虫】、榧子、凤凰退【凤凰衣】、凤眼草、佛手柑、伏龙肝、茯苓、浮麦【浮小麦】、附子；（以 G 开头）栝楼【瓜蒌】、栝楼仁【瓜蒌子】、栝蒌仁【瓜蒌子】、甘草、甘草节、甘菊【菊花】、甘菊花【菊花】、甘遂、干姜、干漆、干山药【山药】、干地黄【地黄】、葛根、钩藤、高良姜、枸杞【枸杞子】、谷芽、骨碎补、固脂【补骨脂】、故纸【补骨脂】、瓜蒂、瓜蒌、瓜蒌仁【瓜蒌子】、瓜蒌、瓜子仁、贯众、光杏仁、广陈皮【陈皮】、广桔核【橘核】、广皮【陈皮】、龟胶【龟甲胶】、桂、蛤粉；（以 H 开头）海藻、汉防己、诃子、诃子肉【诃子】、合欢皮、荷叶、荷叶蒂、鹤虱、黑丑【牵牛子】、黑大豆【黑豆】、黑豆、黑牵牛【牵牛子】、黑附子、红豆蔻、红花、红花子、红曲、红枣【大枣】、厚杜仲【杜仲】、厚朴、胡粉、胡黄连、胡椒、胡麻、胡麻仁、胡麻子、胡芦巴、虎睛、花椒、滑石、化橘红、怀山药【山药】、槐、槐花、槐角、槐角子【槐角】、槐米【槐花】、槐实【槐角】、槐子【槐角】、黄柏、黄蘗【黄柏】、黄丹【铅丹】、黄豆、黄连、黄明胶、黄耆【黄芪】、黄芩、茴香、茴香子、火麻仁、火漆、火硝；（以 J 开头）鸡冠花、鸡内金、鸡肫皮【鸡内金】、急性子、蒺藜、蒺藜子【蒺藜】、假苏【荆芥】、尖槟榔【槟榔】、建莲肉【莲子】、姜蚕【僵蚕】、僵蚕、豇豆、姜黄、殭蚕【僵蚕】、椒、椒目、结猪苓【猪苓】、芥菜子、金井胶、京查肉【山楂】、京赤芍【赤芍】、荆芥、荆芥穗、净连翘【连翘】、净枣皮【山茱萸】、韭、韭菜子、韭子【韭菜子】、桔梗、桔核【橘核】、橘核、橘红、决明子、军姜【干姜】；（以 K 开头）开口吴萸【吴茱萸】、枯矾【白矾】、苦参、苦瓠膜、苦瓠子、苦楝、苦楝皮、苦楝子、苦葶苈【葶苈子】；（以 L 开头）莱菔、莱菔子、荔枝核、莲肉【莲子】、莲须、莲子、莲子肉【莲子】、良姜【高良姜】、良姜子、蓼实、鲮甲【穿山甲】、六神曲【神曲】、龙胆、龙骨、龙眼肉、蝼蛄、芦荟、鹿胶【鹿角胶】、鹿角、鹿角胶、萝卜子【莱菔子】、萝菔子【莱菔子】、露蜂房【蜂房】、落花生、穞豆、绿豆、绿矾；（以 M 开头）麻黄、麻仁【火麻仁】、麻子仁【火麻仁】、马兜铃、马蔺子、麦蘖【麦芽】、麦芽、麦冬、麦门冬【麦冬】、蔓荆子、芒硝、茅术【苍术】、没石子【没食子】、没药、梅、虻虫、蝱虫【虻虫】、米鱼胶【鱼鳔胶】、绵黄芪【黄芪】、棉花子、牡丹皮、木鳖子、木耳、木贼；（以 N 开头）蘖、南苍术【苍术】、南山楂肉、南星

【天南星】、嫩鹿茸【鹿茸】、牛蒡子、牛膝、糯米；（以P开头）片黄芩【黄芩】、蓬莪术【莪术】、蓬砂【硼砂】、皮硝、片子姜黄【姜黄】、破故纸【补骨脂】、蒲黄；（以Q开头）漆、蛴螬、蕲艾、牵牛【牵牛子】、牵牛子、铅丹、铅粉、芡实、芡实粉、芡实米【芡实】、茜草、茜根【茜草】、羌活、荞麦、秦椒【花椒】、青黛、青蒿、青木香藤、青皮、青皮肉、青皮子【青皮】、轻粉、瞿麦、曲、全蝎、全蝎尾；（以R开头）荛花、人指甲、肉桂、乳香；（以S开头）桑白皮、桑根白皮【桑白皮】、桑皮、桑叶、扫帚子【地肤子】、沙苑子、沙苑蒺藜【沙苑子】、砂仁、山黄荆子、山甲【穿山甲】、山药、山楂、山楂肉、山栀【栀子】、山栀仁【栀子】、山栀子【栀子】、商陆根【商陆】、芍药、蛇床、蛇床子、蛇蜕、蛇蜕皮【蛇蜕】、射干、神黄豆、神曲、升麻、生附子、生地【地黄】、生地黄【地黄】、生姜、石菖蒲、石膏、石决明、石莲肉【石莲子】、石榴皮、食盐、使君肉、使君子、秫米、熟地【地黄】、蜀椒【花椒】、蜀葵子、鼠粘子【牛蒡子】、薯蓣【山药】、水黄连、水蛭、松花、松节、苏子【紫苏子】、酸枣仁、缩砂蜜【砂仁】、缩砂仁【砂仁】；（以T开头）台乌药【乌药】、桃胶、桃奴、桃仁、天虫【僵蚕】、天冬、天花粉、天南星、天仙藤、甜瓜蒂、甜瓜子、葶苈子、甜葶苈【葶苈子】、葶苈【葶苈子】、童子头发【血余】、土牛膝根、菟丝子；（以W开头）晚蚕沙【蚕沙】、王不留行、望月砂、威灵仙、猬皮【刺猬皮】、文蛤、莴苣、蜗牛壳、乌梅、乌梅肉【乌梅】、乌药、无名异、芜荑、芜荑仁、吴萸【吴茱萸】、吴茱萸、五倍子、五灵脂、五味【五味子】、五味子；（以X开头）玄胡索【延胡索】、豨莶【豨莶草】、细辛、香豉、香附、香附子【香附】、香白芷【白芷】、香橼、湘莲【莲子】、湘莲肉【莲子】、象牙、象牙屑、硝石、小常山、小黄米、小茴、小茴香、小麦、小麦曲、小枳实、蝎、辛夷、杏核仁【苦杏仁】、杏仁【苦杏仁】、雄黄、雄晚蚕蛾【原蚕蛾】、续断、宣泽泻；（以Y开头）牙皂【猪牙皂】、延胡索、羊踯躅、夜兰、夜明砂、苡米仁【薏苡仁】、苡仁【薏苡仁】、益母草、益智仁、益智子【益智仁】、薏苡【薏苡仁】、薏仁【薏苡仁】、薏苡仁、茵芋叶、银柴胡、银花【金银花】、银杏、于术【白术】、鱼鳔、鱼胶【鱼鳔胶】、玉竹、郁金、郁李仁、元参【玄参】、元胡索【延胡索】、芫花、原蚕、原蚕蛾、原蚕沙【蚕沙】、远志、远志肉、芸苔子；（以Z开头）枣仁【酸枣仁】、皂矾、皂荚子【皂角子】、皂角、皂角刺、泽兰、泽泻、泽泻叶、浙贝【浙贝母】、䗪虫【土鳖虫】、珍珠、直殭蚕【僵蚕】、真广皮【陈皮】、真降香片【降香】、真牛皮胶【黄明胶】、真铅丹【铅丹】、正川芎【川芎】、芝麻、知母、栀子、栀皮【栀子皮】、栀子皮、直殭蚕【僵蚕】、枳壳、枳实、制阿胶、制白扁豆、制白豆蔻、制白殭蚕【制僵蚕】、制白芷、制柏实【制柏子仁】、制柏叶、制常山、制车前子、制浮麦【制浮小麦】、制胡芦巴、制槐花、制荆三棱【制三棱】、制桔梗、制良姜【制高良姜】、制鹿茸、制蝱虫【制虻虫】、制南星【制天南星】、制乳香、制桑枝、制莎草香附子【制香附】、制蜀椒【制花椒】、制玄胡索【制延胡索】、制附子、制干漆、制韭子【制韭菜子】、制水蛭、制酸枣仁、制桃仁、制乌梅、制辛夷、制杏仁、制益母草、制益智仁、制远志、茱萸、猪牙皂角【猪牙皂】、紫荆皮、紫苏、紫苏子、紫菀。

新增290种左右，涉及药物如下所示：（以A开头）艾叶；（以B开头）巴戟【巴戟天】、八角茴香、白锡、白芷、白芥子、白粳米【粳米】、白芨【白及】、白果、白蔹、白前、白殭蚕【僵蚕】、白附子、百部、百药煎、斑蝥、半夏曲、蚌粉、萆薢、蓖麻子、扁豆、抱出卵壳【鸡子壳】；（以C开头）柴胡、菖蒲【石菖蒲】、草乌、草果、蚕沙、蚕蜕、蚕豆、蚕豆壳、陈皮、陈粉子、陈京墨【墨】、陈枳壳【枳壳】、车前草、车前子、赤小豆、刺猬皮、陈米【陈仓米】、椿皮【椿白皮】、橙、常山、川椒【花椒】、川乌、舶茴香【八角茴香】、苍耳子、苍术、葱子【葱实】、樗皮【樗白皮】、侧柏叶、茺蔚【益母草】；（以D开头）淡竹叶、大黄、大豆黄卷、大茴香【八角茴香】、丹皮【牡丹皮】、当归、杜仲、独活、地榆、豆蔻、豆豉、地黄、地肤子、地龙、地骨皮；（以E开头）鹅毛、阿胶、恶实【牛蒡子】；（以F开头）法曲、法半夏、番木鳖【马钱子】、矾石、肥皂、浮麦【浮小麦】、茯苓、佛手柑、榧子、凤眼草、凤凰退【凤凰衣】、蜚蝱【虻虫】、肥皂子白肉；（以G开头）高良姜、甘草、甘菊花【菊花】、干漆、甘遂、蛤粉、葛根、谷芽、骨碎补、固脂【补骨脂】、栝楼仁【瓜蒌子】、枸杞【枸杞子】、钩藤、桂、龟胶【龟甲胶】、瓜蒌、瓜蒂、瓜子仁、广桔核【橘核】;（以H开头）汉防己【防己】、花椒、化橘红、红豆蔻、红花、红曲、胡芦巴、胡麻、胡粉、胡麻子、诃子肉【诃子】、海藻、荷叶蒂、合欢皮、火麻仁、黑大豆【黑豆】、黑丑【牵牛子】、鹤虱、黄柏、黄蘗【黄柏】、黄连、黄芩、黄耆【黄芪】、黄丹、槐实【槐角】、槐子【槐角】、槐花、厚朴;（以J开头）急性子、鸡肫皮【鸡内金】、鸡内金、鸡冠花、金井胶、橘核、荆芥、荆三棱【三棱】、京查肉【山楂】、豇豆、姜黄、桔梗、芥菜子、韭子【韭菜子】、决明子、净枣皮【山茱萸】、净连翘【连翘】、结猪苓【猪苓】、蒺藜、桔核【橘核】、椒目;（以K开头）苦参、苦瓠子、苦瓠膜;（以L开头）萝卜子【莱菔子】、莱菔子、荔枝核、蓼实、莲肉【莲子】、莲须、良姜子【红豆蔻】、蝼蛄、龙胆、龙眼肉、龙骨、芦荟、露蜂房【蜂房】、鹿角、鹿胶、绿豆;（以M开头）麻黄、麻仁【火麻仁】、马兜铃、麦蘖【麦芽】、茅术、棉花子、蔓荆子、蝱虫【虻虫】、虻虫、木耳、木贼、马蔺子、没石子【没食子】、没药;（以N开头）糯米、牛蒡子;（以P开头）蒲黄、破故纸【补骨脂】、片子姜黄【姜黄】、蓬砂【硼砂】、蓬莪术【莪术】;（以Q开头）蛴螬、牵牛【牵牛子】、荞麦、瞿麦、铅粉、铅丹、羌活、秦椒【花椒】、青皮、轻粉、青蒿、青黛、青木香藤、茜草、茜根【茜草】、芡实、全蝎;（以R开头）荛花、乳香、人指甲;（以S开头）石决明、石榴皮、使君子、芍药、桑白皮、山甲【穿山甲】、山栀子【栀子】、山楂、山药、商陆根【商陆】、桑叶、射干、蛇床子、蛇蜕、神曲、神黄豆、水蛭、石膏、鼠粘子【牛蒡子】、薯蓣【山药】、蜀椒【花椒】、蜀葵子、秫米、缩砂蜜【砂仁】、苏子、松花;（以T开头）桃仁、桃奴、菟丝子、土牛膝根、天仙藤、葶苈【葶苈子】、童子头发【血余】;（以W开头）威灵仙、乌梅、五味子、五灵脂、无名异、莴苣、望月砂;（以X开头）小茴香、小黄米、硝石、雄黄、豨莶、象牙、杏仁、香附子【香附】、香橼、续断、玄胡索【延胡索】;（以Y开头）苡米仁【薏苡仁】、益智子【益智仁】、益智仁、元胡索【延胡索】、远志、郁李仁、茵芋叶、芸苔子、夜兰、夜明砂、芫花、银花【金银花】、于术【白术】、玉竹、鱼胶【鱼鳔胶】、鱼鳔;（以Z开头）珍珠、枣仁【酸枣仁】、泽泻、泽泻叶、茱萸、栀皮【栀子皮】、枳实、枳壳、皂荚子【皂角子】、泽兰、紫苏、紫荆皮、紫菀、真广皮【陈皮】、真牛皮胶【黄明胶】、真降香片【降香】、真铅丹【铅丹】、正川芎【川芎】、制桑枝、芝麻。

按文献统计，清代炒制方法主要有炒、炒黄、炒焦、炒黑等。

其中炒制的药物有340种左右，涉及药物如下所示:（以A开头）艾叶;（以B开头）巴豆、八角茴香、白扁豆、白当归【当归】、白豆蔻、白豆蔻仁【白豆蔻】、白矾、白茯苓【茯苓】、白干姜、白附子、白果、白芨【白及】、白蒺藜【蒺藜】、白殭蚕【僵蚕】、白芥子、白粳米【粳米】、白蔻【白豆蔻】、白蔹、白牵牛【牵牛子】、白芍、白术、白锡、白盐、白芷、百部、百药煎、柏实【柏子仁】、柏叶、柏子仁、斑蝥、半夏曲、蚌粉、贝母、蓖麻子、扁豆、槟榔、舶茴香【八角茴香】、补骨脂、抱出卵壳【鸡子壳】;（以C开头）蚕豆、蚕豆壳、蚕沙、蚕退【蚕蜕】、蚕蜕、苍耳【苍耳子】、苍耳子、苍术、草豆蔻、草果、草蔻仁【草豆蔻】、草乌、侧柏叶、柴胡、蝉壳【蝉蜕】、蝉蜕、菖蒲【石菖蒲】、常山、车前、车前草、车前子、陈粉子、陈京墨【墨】、陈麦芽【麦芽】、陈米【陈仓米】、陈皮、陈枳壳【枳壳】、橙、橙核、赤芍、赤芍药【赤芍】、赤小豆、茺蔚【益母草】、茺蔚子、樗皮【樗白皮】、川贝母、川大黄【大黄】、川附子【附子】、川椒【花椒】、川楝肉【川楝子】、川楝子、川乌、川芎、川续断【续断】、穿山甲、椿皮【椿白皮】、刺蒺藜【蒺藜】、刺猬皮、葱子【葱实】;（以D开头）大豆黄卷、大黄、大茴香【八角茴香】、大麦、大麦芽【麦芽】、大生地【地黄】、丹参、丹皮【牡丹皮】、淡竹叶、淡豆豉、淡吴萸【吴茱萸】、当归、地肤子、地骨【地骨皮】、地骨皮、地龙、地榆、豆豉、独活、杜仲;（以E开头）阿胶、鹅毛、恶实【牛蒡子】;（以F开头）法半夏、法曲、番木鳖【马钱子】、肥皂荚、肥皂子白肉【肥皂核】、蜚蝱【虻虫】、榧子、凤凰退【凤凰衣】、凤眼草、伏龙肝、茯苓、浮麦【浮小麦】、抚芎【川芎】、附子;（以G开头）栝楼【瓜蒌】、栝楼仁【瓜蒌子】、甘草、甘草节、甘菊【菊花】、甘菊花【菊花】、甘遂、干地黄【地黄】、干姜、干漆、干山药【山药】、高良姜、枸杞【枸杞子】、谷芽、骨碎补、故纸【补骨脂】、瓜蒂、瓜蒌仁【瓜蒌子】、瓜蒌、瓜子仁、广陈皮【陈皮】、广桔核【橘核】、广皮【陈皮】、龟胶【龟甲胶】、桂、蛤粉;（以H开头）海藻、汉防己【防己】、诃子肉【诃子】、合欢皮、荷叶、荷叶蒂、鹤虱、黑丑【牵牛子】、黑大豆【黑豆】、黑豆、黑牵牛【牵牛子】、红豆蔻、红花、红花子、红曲、厚朴、胡粉、胡黄连、胡麻、胡麻仁、胡芦巴、虎睛、花椒、化橘红、怀山药【山药】、槐花、槐角、槐角子【槐角】、槐米【槐花】、槐实【槐角】、槐子【槐角】、黄柏、黄蘗【黄柏】、黄丹【铅丹】、黄连、黄耆【黄芪】、黄芩、茴香、火麻仁、火硝；（以J开头）鸡冠花、鸡内金、鸡肫皮【鸡内金】、急性子、蒺藜、蒺藜子【蒺藜】、尖槟榔【槟榔】、建莲肉【莲子】、姜蚕【僵蚕】、豇豆、姜黄、殭蚕【僵蚕】、椒目、结猪苓【猪苓】、芥菜子、金井胶、京查肉【山楂】、京赤芍【赤芍】、荆芥、荆芥穗、净连翘【连翘】、净枣皮【山茱萸】、韭子【韭菜子】、桔梗、橘核、决明子、军姜【干姜】；（以K开头）枯矾【白矾】、苦参、苦瓠膜、苦瓠子、苦楝、苦楝子、苦葶苈【葶苈子】；（以L开头）莱菔、莱菔子、荔枝核、莲肉【莲子】、莲须、莲子、莲子肉【莲子】、良姜【高良姜】、蓼实、六神曲【神曲】、龙胆、龙眼肉、蝼蛄、芦荟、鹿胶【鹿角胶】、鹿角、鹿角胶、萝卜子【莱菔子】、萝菔子【莱服子】、绿豆、绿矾；（以M开头）麻仁【火麻仁】、麻子仁【火麻仁】、马兜铃、马蔺子、麦蘖【麦芽】、麦冬、麦芽、蔓荆子、芒硝、没石子【没食子】、没药、虻虫、蝱虫【虻虫】、绵黄芪【黄芪】、棉花子、木耳；（以N开头）南苍术【苍术】、南山楂肉、南星【天南星】、嫩鹿茸【鹿茸】、牛蒡子、糯米；（以P开头）片黄芩【黄芩】、蓬莪术【莪术】、蓬砂【硼砂】、破故纸【补骨脂】、蒲黄；（以Q开头）漆、蛴螬、蕲艾、牵牛【牵牛子】、牵牛子、铅丹、铅粉、芡实、芡实米【芡实】、茜草、茜根【茜草】、荞麦、秦椒【花椒】、青黛、青蒿、青木香藤、青皮、青皮子【青皮】、轻粉、瞿麦、全蝎、全蝎尾【蝎尾】；（以R开头）荛花、人指甲、乳香；（以S开头）桑白皮、桑皮、桑叶、沙苑蒺藜【沙苑子】、砂仁、山黄荆子、山甲【穿山甲】、山药、山楂、山楂肉【山楂】、山栀【栀子】、山栀子【栀子】、商陆根【商陆】、芍药、蛇床、蛇床子、蛇蜕、蛇蜕皮【蛇蜕】、射干、神黄豆、神曲、升麻、生地【地黄】、生附子、生姜、石菖蒲、石膏、石决明、石莲肉【石莲子】、石榴皮、食盐、使君肉、使君子、秫米、蜀椒【花椒】、蜀葵子、鼠粘子【牛蒡子】、薯蓣【山药】、水黄连、水蛭、松花、苏子【紫苏子】、酸枣仁、缩砂蜜【砂仁】、缩砂仁【砂仁】；（以T开头）台乌药【乌药】、桃胶、桃奴、桃仁、天虫【僵蚕】、天冬、天南星、天仙藤、甜葶苈【葶苈子】、葶苈【葶苈子】、葶苈子、童子头发【血余】、菟丝子；（以W开头）晚蚕沙【蚕沙】、王不留行、望月砂、威灵仙、文蛤、莴苣、乌梅、乌梅肉【乌梅】、乌药、无名异、芜荑、芜荑仁、吴萸【吴茱萸】、吴茱萸、五倍子、五灵脂、五味【五味子】、五味子；（以X开头）豨莶【豨莶草】、香白芷【白芷】、香附、香附子【香附】、香橼、象牙屑、硝石、小常山、小黄米、小茴香、小麦、小麦曲、小枳实、蝎、辛夷、杏仁【苦杏仁】、雄黄、雄晚蚕蛾【原蚕蛾】、续断、宣泽泻；（以Y开头）玄胡索【延胡索】、延胡索、夜兰、夜明砂、苡米仁【薏苡仁】、苡仁【薏苡仁】、益母草、益智仁、益智子【益智仁】、薏仁【薏苡仁】、薏苡【薏苡仁】、薏苡仁、茵芋叶、银柴胡、银花【金银花】、于术【白术】、玉竹、郁金、郁李仁、元参【玄参】、元胡索【延胡索】、芫花、原蚕蛾、远志、远志肉、芸苔子；（以Z开头）枣仁【酸枣仁】、皂矾、皂荚子【皂角子】、皂角、皂角刺、泽兰、泽泻、泽泻叶、浙贝【浙贝母】、䗪虫【土鳖虫】、珍珠、直殭蚕【僵蚕】、真广皮【陈皮】、真牛皮胶【黄明胶】、真铅丹【铅丹】、正川芎【川芎】、芝麻、知母、栀皮【栀子皮】、栀子、直殭蚕【僵蚕】、枳壳、枳实、制阿胶、制白扁豆、制白豆蔻、制白殭蚕【制僵蚕】、制白芷、制柏实【制柏子仁】、制柏叶、制常山、制车前子、制浮麦【制浮小麦】、制干漆、制胡芦巴、制槐花、制荆三棱【制三棱】、制桔梗、制良姜【制高良姜】、制鹿茸、制蝱虫【制虻虫】、制南星【制天南星】、制乳香、制桑枝、制莎草香附子【制香附】、制蜀椒【制花椒】、制酸枣仁、制乌梅、制辛夷、制玄胡索【制延胡索】、制益母草、制益智仁、制远志、茱萸【吴茱萸】、猪牙皂角【猪牙皂】、紫荆皮、紫苏、紫苏子、紫菀。

炒黄的药物有90种左右，涉及药物如下所示：（以B开头）八角茴香、巴豆、白果、白术、白芍、白芷、北杏仁【苦杏仁】、蘗；（以C开头）蚕沙、蚕纸【蚕退纸】、侧柏叶、刺猬皮；（以D开头）大茴香【八角茴香】、丁香、冬葵子；（以F开头）茯苓、附子；（以G开头）干姜、谷芽、瓜蒂、贯众、光杏仁；（以H开头）鹤虱、黑附子、红花、胡粉、滑石、槐花、槐角、槐子【槐角】、黄豆、黄连、黄芩、茴香、茴香子、火漆；（以 J 开头）殭蚕【僵蚕】、椒、韭子【韭菜子】、桔梗、橘红；（以 K 开头）苦参、苦葶苈【葶苈子】；（以 L 开头）莱菔子、荔枝核；（以 M 开头）麦芽、棉花子；（以 P 开头）鳔胶【鱼鳔胶】；（以 Q 开头）铅粉、青皮、曲、全蝎；（以 R 开头）肉桂；（以 S 开头）扫帚子【地肤子】、山药、芍药、蛇蜕、神曲、水蛭；（以 T 开头）桃仁、天花粉、甜瓜蒂、葶苈【葶苈子】；（以 W 开头）猬皮【刺猬皮】、蜗牛壳、乌梅、五倍子；（以 X 开头）香附、香附子【香附】、小茴、小茴香、小麦、杏仁【苦杏仁】；（以 Y 开头）羊踯躅、银杏、鱼鳔、原蚕沙【蚕沙】；（以 Z 开头）皂矾、皂角、泽泻、枳壳、制附子、制韭子【制韭菜子】、制水蛭、制桃仁、制杏仁。

炒焦的药物有 46 种，包括阿魏、白豆蔻、白芍、白术、半夏、蚕故纸【蚕退纸】、苍术、草乌、陈槐花、丹皮【牡丹皮】、当归、鹅毛、番鳖【马钱子】、飞罗面、干姜、荷叶、黑豆、红枣【大枣】、胡黄连、胡椒、槐花、黄蘖【黄柏】、黄明胶、荆芥穗、荔枝核、鲮甲【穿山甲】、穞豆、麦冬、麦芽、木鳖子、荞麦、肉桂、山药、山栀【栀子】、蛇蜕、神曲、生地黄【地黄】、蜀椒【花椒】、松节、文蛤、五倍子、细辛、牙皂【猪牙皂】、皂角、栀子、枳实。

炒黑的药物有 15 种，包括巴豆、陈皮、当归、干姜、黄连、黄芩、假苏【荆芥】、荆芥、棉花子、牛膝、蒲黄、山栀【栀子】、山栀仁【栀子仁】、水蛭、制蜈蚣。

具体见表 4–7。

表 4–7　清代炒制药物统计表

炒制方法	药名	摘录	文献名称	文献编号
炒	阿胶	碎，炒。	医门法律	107
		炒。	本草述	111
		炒。	医方集解	115
		剉，炒成珠。	本草备要	117
		炒成珠。	食物本草会纂	119
		炒。	嵩厓尊生全书	122
		炒。	良朋汇集经验神方	124
		碎，炒。	医宗金鉴	128
		炒成珠。	串雅外编	134
	艾叶	微炒。	医宗金鉴	128
		炒。	妇科玉尺	142
	八角茴香	炒。	本草述	111
	巴豆	去心皮，炒。	医方集解	115
		炒用。	本草备要	117
		炒去烟。	嵩厓尊生全书	122
		去壳，炒，研用。	长沙药解	130
		炒用。	本草从新	132
		去油净，炒。	串雅内编	133
		去心皮，炒。	成方切用	137
		炒用。	本草求真	140
		好古曰：炒去烟令紫黑用，为缓治消坚磨积之剂。	本草辑要	145
		炒用。	本草汇纂	161
		炒熟。	医家四要	164

续表

炒制方法	药名	摘录	文献名称	文献编号
炒	白扁豆	炒用。	握灵本草	105
		连皮炒熟。	本草汇	106
		炒。	医门法律	107
		炒，捣。	医宗说约	109
		炒。	外科大成	110
		炒，搥（捶）。	温热暑疫	114
		连皮炒，研用。	本草备要	117
		炒。	良朋汇集经验神方	124
		去皮，炒。	良朋汇集经验神方	124
		炒，研。	本草必用	125
		炒。	医宗金鉴	128
		炒。	幼幼集成	129
		炒。	串雅外编	134
		炒，研用。	得配本草	136
		炒。	本草纲目拾遗	139
		入药连皮炒，研用。	本草辑要	145
		甘，平，炒温。	本草正义	151
		炒。	随息居重订霍乱论	153
		炒，研，或去皮炒。	本草害利	159
	白当归【当归】	炒。	幼幼集成	129
	白豆叩【白豆蔻】	去皮，炒用。	握灵本草	105
	白豆蔻	去壳，炒香，研碎用。	药品辨义	118
		炒。	串雅内编	133
	白豆蔻仁【白豆蔻】	微炒。	成方切用	137
	白矾	炒。	串雅内编	133
	枯矾【白矾】	炒燥。	外科大成	110
	白茯苓【茯苓】	补脾，炒用。	得配本草	136
	白附子	切片，微炒。	良朋汇集经验神方	124
	白干姜	炒。	幼幼集成	129
	白果	炒香。	串雅内编	133
	白芨【白及】	炒。	本草纲目拾遗	139
	白蒺藜【蒺藜】	炒，去刺。	外科大成	110
		炒，为末。	痧胀玉衡	113
		炒，去刺。	本草经解要	126
		炒。	幼幼集成	129
		炒，捣碎。	成方切用	137
		炒。	叶天士秘方大全	143
		去刺，炒，磨末。	本草纲目拾遗	139
		炒。	类证治裁	155
		炒熟，去刺。	本草分经	156
		砂锅炒。	增广验方新编	157

续表

炒制方法	药名	摘录	文献名称	文献编号
炒	白殭蚕【僵蚕】	炒。	医门法律	107
		炒，去嘴。	医门法律	107
		去嘴足，微炒，或去丝嘴，炒过用。	本草述钩元	112
		去黑口及丝，炒。	本经逢原	121
		炒。	良朋汇集经验神方	124
		炒。	医学从众录	149
		炒。	外科证治全书	152
		炒，去丝嘴。	重楼玉钥	154
	白芥子	炒，研。	医宗说约	109
		炒。	医方集解	115
		略炒存性。	药品辨义	118
		炒缓，生则力猛。	嵩厓尊生全书	122
		炒，研。	外科证治全生集	127
		炒。	本草纲目拾遗	139
		炒。	叶天士秘方大全	143
		炒。	傅青主女科	150
		炒，为末。	外科证治全书	152
		炒，研末。	重楼玉钥	154
		微炒。	本草汇纂	161
	白粳米【粳米】	炒。	温病条辨	146
	白蔻【白豆蔻】	去壳，炒，为末用。	医宗说约	109
	白蔹	炒。	本草述	111
	白牵牛【牵牛子】	半生半炒。	医宗金鉴	128
		半生半炒。	串雅内编	133
		炒半生。	串雅内编	133
	白芍	止痛，炒用。	医宗说约	109
		炒。	温热暑疫	114
		炒。	医方集解	115
		炒。	良朋汇集经验神方	124
		炒赤。	串雅内编	133
		炒。	成方切用	137
		炒。	幼科释谜	141
		炒。	妇科玉尺	142
		炒。	吴鞠通医案	144
		炒。	温病条辨	146
		炒。	增广验方新编	157
		炒。	温热经纬	158

续表

炒制方法	药名	摘录	文献名称	文献编号
炒	白术	炒。	本草述	111
		炒。	医方集解	115
		炒。	洞天奥旨	120
		炒。	嵩厓尊生全书	122
		炒。	医宗金鉴	128
		炒。	幼幼集成	129
		炒。	本草纲目拾遗	139
		炒。	医学从众录	149
		炒。	握灵本草	105
		微炒。	外科证治全书	152
		饭上蒸，炒。	增广验方新编	157
		炒。	温热经纬	158
		炒。	医方丛话	165
	白锡	炒过。	本草述	111
	白盐	炒。	串雅内编	133
	白芷	微炒用。	本草备要	117
		水浸，去灰，切，炒。	外科证治全生集	127
		微炒用。	本草求真	140
		半生半炒。	幼科释谜	141
		微炒用。	本草辑要	145
		微炒。	本草汇纂	161
	百部	炒。	本草述	111
		切片晒干，炒，取净末。	本草纲目拾遗	139
		饭上蒸一次，再炒。	增广验方新编	157
	百药煎	炒。	良朋汇集经验神方	124
	柏实【柏子仁】	蒸，晒，炒，去皮取仁用。	长沙药解	130
	柏叶	微炒。	本草述	111
	柏子仁	微炒，去油。	本草述钩元	112
		炒，研，去油。	医方集解	115
		炒，研，去油。	本草备要	117
		入药炒研。	本经逢原	121
		炒，研，去油。	嵩厓尊生全书	122
		炒。	良朋汇集经验神方	124
		炒，研。	本草必用	125
		炒，另研。	医宗金鉴	128
		蒸，晒，炒，研。	本草从新	132
		炒，研，去油。	成方切用	137
		入药炒研，去油用。	本草求真	140
		炒。	妇科玉尺	142
		炒，研，去油。	本草辑要	145
		蒸，曝，舂擂取仁，炒，研，去油用。	本草害利	159
		炒，研，去油用。	本草汇纂	161
		炒，研，去油。	医家四要	164

续表

炒制方法	药名	摘录	文献名称	文献编号
炒	斑蝥	去翅足，炒。	本草述	111
		去头足，炒。	医方集解	115
		铜器炒熟为末。	串雅外编	134
		去足翅，炒。	类证治裁	155
	半夏曲	炒。	医门法律	107
		炒。	良朋汇集经验神方	124
		炒。	医宗金鉴	128
		炒。	类证治裁	155
		炒。	校注医醇賸义	160
	蚌粉	新瓦炒红。	本草述	111
	贝母	炒。	医方集解	115
	蓖麻子	炒。	串雅内编	133
		去皮，炒。	本草纲目拾遗	139
	扁豆	炒。	医方集解	115
		炒。	食物本草会纂	119
		炒。	成方切用	137
		炒，去壳。	成方切用	137
		入药连皮炒，研用。	本草求真	140
		炒。	吴鞠通医案	144
		炒。	温病条辨	146
		炒，研。	医学从众录	149
		炒，去皮。	傅青主女科	150
		炒。	类证治裁	155
		炒则微温。	本草分经	156
		炒。	增广验方新编	157
		连皮炒，研。	本草汇纂	161
		炒。	笔花医镜	162
		炒，研。	医家四要	164
	槟榔	略炒。	本草述	111
	舶茴香【八角茴香】	炒。	本草述	111
	补骨脂	炒熟，捣碎用。	嵩厓尊生全书	122
		炒。	医宗金鉴	128
		微炒香。	医宗金鉴	128
		炒。	成方切用	137
		瓦上炒，为末。	妇科玉尺	142
		炒，为末。	外科证治全书	152
	蚕豆	炒。	食物本草会纂	119
		炒，去壳。	串雅外编	134
	蚕豆壳	炒熟。	本草纲目拾遗	139
	蚕沙	炒。	本草述	111
		微炒。	本经逢原	121
	蚕退【蚕蜕】	微炒。	本经逢原	121
	蚕蜕	微炒。	本草述	111

续表

炒制方法	药名	摘录	文献名称	文献编号
炒	苍耳【苍耳子】	炒，捣用。	医宗说约	109
		炒熟。	本草述钩元	112
	苍耳子	炒熟。	本草汇	106
		炒，捶碎。	医门法律	107
		其仁炒，去皮，研为面，可作烧饼食。	本草崇原	108
		炒，研。	本草述	111
		炒熟，捣去刺。	本草述	111
		炒，搥（捶）碎。	医方集解	115
		炒，去刺，研破。	医宗金鉴	128
		炒。	幼幼集成	129
		炒熟，去刺用。	得配本草	136
		炒，搥（捶）碎。	成方切用	137
		炒。	吴鞠通医案	144
		炒熟，为末。	本草正义	151
	苍术	炒。	外科大成	110
		炒。	本草述	111
		炒。	良朋汇集经验神方	124
		炒。	医宗金鉴	128
		炒。	幼幼集成	129
	草豆蔻	炒，研。	本草必用	125
		去膜，微炒。	本草从新	132
		炒。	叶天士秘方大全	143
		炒。	温热经纬	158
		去膜，微炒用。	本草害利	159
		去膜，微炒。	医家四要	164
	草果	炒。	吴鞠通医案	144
	草蔻仁【草豆蔻】	炒。	医方集解	115
	草乌	炒。	外科大成	110
		炒。	洞天奥旨	120
		炒。	医宗金鉴	128
		面裹煨熟，炒，研。	增广验方新编	157
	侧柏叶	炒。	本草汇	106
		炒。	本草述钩元	112
		炒。	本草备要	117
		阴干，炒，为末。	药品辨义	118
		炒。	良朋汇集经验神方	124
		炒。	医宗金鉴	128
		炒。	本草从新	132
		米泔水浸三日，日易水一次，晒干，炒。	本草纲目拾遗	139
		炒。	叶天士秘方大全	143
		炒。	本草辑要	145
		炒。	本草汇纂	161
		炒用。	医家四要	164

续表

炒制方法	药名	摘录	文献名称	文献编号
炒	柴胡	炒熟。	本经逢原	121
	蝉壳【蝉蜕】	微炒。	医宗金鉴	128
		炒。	幼科释谜	141
	蝉蜕	去翅足，土炒。	外科大成	110
		炒干。	洞天奥旨	120
		炒。	本草纲目拾遗	139
	菖蒲【石菖蒲】	微炒用。	药品辨义	118
		去毛，微炒。	医家四要	164
	常山	炒。	本草汇	106
		炒。	本草述	111
		炒用。	本草备要	117
		白酒煮干，炒紫色。	嵩厓尊生全书	122
		炒用。	本草辑要	145
	车前	炒，研细用。	医宗说约	109
	车前草	炒，研。	外科证治全生集	127
	车前子	炒。	本草汇	106
		炒。	医宗说约	109
		炒。	本草述	111
		微炒。	医方集解	115
		炒，研。	本草备要	117
		去壳，略炒用。	药品辨义	118
		炒。	良朋汇集经验神方	124
		炒。	幼幼集成	129
		炒，研。	本草从新	132
		入泻药，炒，研。	得配本草	136
		微炒。	成方切用	137
		略炒。	叶天士秘方大全	143
		炒，研。	外科证治全书	152
		炒，研。	本草汇纂	161
		入利水药，炒，研。	医家四要	164
	陈粉子	隔年者佳，炒。	医宗金鉴	128
	陈京墨【墨】	炒。	医学从众录	149
	陈麦芽【麦芽】	炒。	幼幼集成	129
	陈米【陈仓米】	炒。	食物本草会纂	119
		炒。	幼科释谜	141
	陈皮	炒。	医方集解	115
		炒用。	本草备要	117
		炒。	妇科玉尺	142
		炒。	叶天士秘方大全	143
		炒。	外科证治全书	152
	陈枳壳【枳壳】	炒。	幼幼集成	129
	橙	核炒研。	食物本草会纂	119

续表

炒制方法	药名	摘录	文献名称	文献编号
炒	橙核	炒研，酒服。	本草辑要	145
	赤芍	炒。	痧胀玉衡	113
		炒。	医宗金鉴	128
	赤芍药【赤芍】	炒。	外科大成	110
		炒。	洞天奥旨	120
	赤小豆	炒。	医宗说约	109
		炒。	外科大成	110
		炒熟。	温热暑疫	114
	茺蔚【益母草】	微炒。	本草从新	132
		子微炒香。	本草述钩元	112
	茺蔚子	微炒。	本草汇	106
		微炒香。	本草述	111
		微炒用。	本草备要	117
		炒用。	得配本草	136
	樗皮【椿白皮】	炒。	医方集解	115
	川贝母	炒，净。	痧胀玉衡	113
		去心，炒。	痧胀玉衡	113
		炒。	类证治裁	155
	川大黄【大黄】	剉，微炒。	医宗金鉴	128
		剉碎，微炒。	医方丛话	165
	川附子【附子】	炒。	时方妙用；时方歌括	147
	川椒【花椒】	微炒出汗。	本草汇	106
		炒去汗。	本草述	111
		炒。	医方集解	115
		微炒出汗。	本草备要	117
		微炒出汗。	药品辨义	118
		炒出汗。	嵩厓尊生全书	122
		微炒。	良朋汇集经验神方	124
		去目并闭口者，炒出汗，取红末。	良朋汇集经验神方	124
		微炒去汗。	本草从新	132
		去目及闭口者，炒出汗。	成方切用	137
		闭口者有毒杀人，微炒去汗。	本草求真	140
		炒出汗。	妇科玉尺	142
		微炒出汗。	本草辑要	145
		炒。	温病条辨	146
		炒出汗。	医学从众录	149
		闭口者，炒出汗以去毒。	本草正义	151
		炒。	类证治裁	155
		微炒出汗。	本草分经	156
		炒。	增广验方新编	157
		微炒去汗。	本草汇纂	161
		炒去微汗。	医家四要	164
	川楝肉【川楝子】	炒。	幼幼集成	129

续表

炒制方法	药名	摘录	文献名称	文献编号
炒	川楝子	炒。	良朋汇集经验神方	124
		去核，炒。	增广验方新编	157
	川乌	炒。	幼科释谜	141
	川芎	炒。	串雅内编	133
		炒，为末。	妇科玉尺	142
		炒。	外科证治全书	152
	川续断【续断】	炒。	成方切用	137
	穿山甲	炒。	吴鞠通医案	144
		炒。	外科大成	110
		炒，研。	医宗金鉴	128
		炒成珠。	串雅补	135
		炒。	本草纲目拾遗	139
		取首尾四足者，炒。	本草纲目拾遗	139
		炒。	增广验方新编	157
	椿皮【椿白皮】	炒。	医宗金鉴	128
	刺蒺藜【蒺藜】	炒去刺。	本草述	111
	刺猬皮	炒用。	握灵本草	105
		炒。	良朋汇集经验神方	124
	葱子【葱实】	微炒。	良朋汇集经验神方	124
	大豆黄卷	炒。	本草述	111
		碎炒。	良朋汇集经验神方	124
		炒。	妇科玉尺	142
		炒。	医门法律	107
	大黄	湿纸裹，饭上蒸，去纸，切，炒。	医门法律	107
		炒。	外科大成	110
		剉，炒。	本草述	111
		半炒半晒。	痧胀玉衡	113
		炒。	医方集解	115
		炒。	洞天奥旨	120
		半生半炒。	幼科释谜	141
		纸裹蒸，切，炒。	妇科玉尺	142
	大茴香【八角茴香】	炒。	外科大成	110
		慢火炒之。	串雅内编	133
		炒。	本草纲目拾遗	139
		炒。	温热经纬	158
		炒。	医方丛话	165
	大麦	开胃炒用。	得配本草	136
	大麦芽【麦芽】	炒用。	本草备要	117
		炒香开胃。	药品辨义	118
		炒。	时方妙用；时方歌括	147
	大生地【地黄】	炒。	医学从众录	149
	丹参	炒。	医方集解	115
	丹皮【牡丹皮】	炒。	吴鞠通医案	144

续表

炒制方法	药名	摘录	文献名称	文献编号
炒	淡豆豉	炒熟。	本经逢原	121
		炒熟又能止汗。	本草必用	125
		炒熟又能止汗。	本草分经	156
	淡吴萸【吴茱萸】	炒。	吴鞠通医案	144
	当归	炒。	本草述	111
		炒。	沈氏女科辑要笺正	138
		炒。	吴鞠通医案	144
		炒。	温热经纬	158
		剉，微炒。	医方丛话	165
	地肤子	炒。	本草纲目拾遗	139
	地骨【地骨皮】	净炒。	本草纲目拾遗	139
	地骨皮	去粗皮，炒。	良朋汇集经验神方	124
	地龙	炒。	本草述	111
		微炒。	医宗金鉴	128
		去土，炒。	医宗金鉴	128
	地榆	切片炒用。	握灵本草	105
		取上截，切片炒用。	本草述钩元	112
		止血，上截炒过。	嵩厓尊生全书	122
		炒。	医宗金鉴	128
	豆豉	炒。	本草述	111
		炒干。	医方丛话	165
	独活	炒。	洞天奥旨	120
		炒。	医宗金鉴	128
		炒。	增广验方新编	157
	杜仲	炒断丝。	医门法律	107
		炒。	外科大成	110
		剉，炒去丝。	本草述	111
		炒。	良朋汇集经验神方	124
		去丝，炒。	串雅内编	133
		炒。	本草纲目拾遗	139
		炒。	幼科释谜	141
		炒去丝，为末。	女科要旨	148
		用须炒尽丝。	本草正义	151
		炒去丝。	增广验方新编	157
	鹅毛	炒。	本草纲目拾遗	139
	恶实【牛蒡子】	炒熟。	得配本草	136
	法半夏	炒。	幼幼集成	129
	法曲	炒。	医门法律	107
	淡竹叶	鲜者取汁少许，更炒干者七分。	成方切用	137
	番木鳖【马钱子】	水磨，切片，炒，研。	得配本草	136
	肥皂荚	其仁须炒研为用。	本草求真	140

续表

炒制方法	药名	摘录	文献名称	文献编号
炒	肥皂子白肉【肥皂核】	炒。	洞天奥旨	120
	蜚蠊【虻虫】	去翅足，炒熟用。	本草述	111
	榧子	火炒。	本经逢原	121
	凤凰退【凤凰衣】	略炒。	良朋汇集经验神方	124
	凤眼草	炒干，研末。	良朋汇集经验神方	124
		炒干，研末。	本草纲目拾遗	139
	伏龙肝	炒令烟尽。	本草述	111
	茯苓	炒。	妇科玉尺	142
	浮麦【浮小麦】	微炒用。	药品辨义	118
		文武火炒，代茶。	食物本草会纂	119
	抚芎【川芎】	微炒。	本草纲目拾遗	139
	附子	略炒。	妇科玉尺	142
	甘草	炒。	医门法律	107
		炒。	本草述	111
		炒。	医宗金鉴	128
		炒。	串雅内编	133
		炒。	串雅外编	134
		炒。	沈氏女科辑要笺正	138
		炒。	本草纲目拾遗	139
		炒。	幼科释谜	141
		去皮，微炒。	随息居重订霍乱论	153
		去皮，炒。	增广验方新编	157
	甘草节	炒。	串雅内编	133
	甘菊花【菊花】	炒。	吴鞠通医案	144
	甘遂	炒。	嵩厓尊生全书	122
		炒。	幼科释谜	141
	干地黄【地黄】	炒。	温病条辨	146
	干姜	炒。	医方集解	115
		微炒，温中和胃。	嵩厓尊生全书	122
		炒。	良朋汇集经验神方	124
		略炒用，勿令焦黑。	长沙药解	130
		炒。	叶天士秘方大全	143
		炒。	时方妙用；时方歌括	147
		炒半生。	女科要旨	148
		炒。	医学从众录	149
		炒令姜裂。	温热经纬	158
		炒。	校注医醇賸义	160

续表

炒制方法	药名	摘录	文献名称	文献编号
炒	干漆	入药须捣碎炒熟。	握灵本草	105
		炒令烟尽。	本草汇	106
		炒令烟尽用。	医宗说约	109
		炒烟尽。	本草述	111
		捣碎炒熟，不尔损人肠胃。	本草述	111
		须捣碎炒熟入药。	本草述钩元	112
		炒。	医方集解	115
		炒令烟尽。	本经逢原	121
		炒烟尽。	嵩厓尊生全书	122
		炒烟将尽为止。	良朋汇集经验神方	124
		杵碎，炒令一时久，大烟出。	良朋汇集经验神方	124
		炒至烟尽为度。	本草必用	125
		炒。	医宗金鉴	128
		炒令烟尽为度。	本草从新	132
		炒以烟尽为度。	串雅内编	133
		炒令烟尽。	串雅补	135
		炒烟尽。	得配本草	136
		炒烟尽。	成方切用	137
		碎之，炒烟尽。	沈氏女科辑要笺正	138
		炒令烟尽为度。	本草求真	140
		炒。	妇科玉尺	142
		炒熟入药。	本草正义	151
		炒至烟尽。	本草分经	156
		炒令烟尽为度。	医家四要	164
	干山药【山药】	炒。	医门法律	107
	高良姜	炒。	本草述	111
		宜炒过入药。	本草述钩元	112
		微炒。	得配本草	136
		切片，炒。	医学从众录	149
		采根，炒过入药。	本草害利	159
	枸杞【枸杞子】	微炒。	嵩厓尊生全书	122
		俱炒。	类证治裁	155
		去核，炒。	增广验方新编	157
	谷芽	炒，研面。	本草汇	106
		炒用。	本草备要	117
		炒。	医宗金鉴	128
		炒用。	本草从新	132
		炒用。	本草辑要	145
		炒。	类证治裁	155
		炒用。	本草分经	156
		炒用。	医家四要	164
		炒。	本草便读	166

续表

炒制方法	药名	摘录	文献名称	文献编号
炒	骨碎补	去毛，微炒。	外科大成	110
		炒，去毛。	良朋汇集经验神方	124
		去毛，微炒。	医宗金鉴	128
		炒，为末。	串雅外编	134
		去毛，炒。	外科证治全书	152
		炒。	类证治裁	155
	故纸【补骨脂】	炒。	嵩厓尊生全书	122
		炒。	类证治裁	155
	瓜蒂	炒。	嵩厓尊生全书	122
		炒。	洞天奥旨	120
		取仁炒香。	串雅内编	133
	瓜蒌仁【瓜蒌子】	炒，研用。	本草必用	125
	瓜蒌	半生半炒。	外科大成	110
	瓜子仁	炒食补中。	得配本草	136
	广陈皮【陈皮】	炒。	医宗说约	109
	广桔核【橘核】	炒。	幼幼集成	129
	广皮【陈皮】	炒。	吴鞠通医案	144
	龟胶【龟甲胶】	炒珠。	嵩厓尊生全书	122
		切碎，炒珠。	成方切用	137
	桂	火炒。	握灵本草	105
		炒。	医方集解	115
	蛤粉	新瓦炒红。	握灵本草	105
		炒过。	握灵本草	105
		炒。	本草述	111
	海藻	炒。	医宗说约	109
	汉防己【防己】	炒。	幼幼集成	129
	诃子肉【诃子】	炒。	医门法律	107
	合欢皮	去粗皮，炒用。	得配本草	136
		去粗皮，炒用。	本草求真	140
		去粗皮，炒用，入煎为末，熬膏外治并妙。	本草害利	159
		去粗皮，炒。	本草汇纂	161
	荷叶	炒香。	本草述钩元	112
	荷叶蒂	炒。	良朋汇集经验神方	124
	鹤虱	微炒。	本草汇	106
		炒热则香。	本草备要	117
		炒。	成方切用	137
		炒熟。	本草汇纂	161
	黑丑【牵牛子】	半生半炒。	嵩厓尊生全书	122
	黑大豆【黑豆】	炒食。	握灵本草	105
		去皮，炒熟。	得配本草	136
		炒令烟绝。	增广验方新编	157
		炒食极热。	本草害利	159

续表

炒制方法	药名	摘录	文献名称	文献编号
炒	黑豆	炒。	本草述	111
		炒，去皮。	医方集解	115
		炒。	食物本草会纂	119
		炒香熟。	幼幼集成	129
		去皮，炒。	妇科玉尺	142
		炒，去皮。	时方妙用；时方歌括	147
		炒，去皮。	医学从众录	149
		炒，去皮。	类证治裁	155
		炒食极热。	本草汇纂	161
		炒食则热。	本草便读	166
	黑牵牛【牵牛子】	半生半炒。	本草述	111
		炒。	医宗金鉴	128
		半生半炒。	医宗金鉴	128
		炒，取头末。	幼幼集成	129
		半生半炒，取头末。	幼幼集成	129
		炒。	串雅内编	133
		半生半炒。	串雅内编	133
		以新瓦炒香，再捣。	串雅内编	133
		半生半炒，取头末。	叶天士秘方大全	143
	红豆蔻	炒。	本草汇	106
		炒用。	本草辑要	145
		炒过入药。	本草求真	140
	红花	炒。	本草纲目拾遗	139
	红花子	微炒，研用。	得配本草	136
	红曲	炒，研。	本草必用	125
		炒。	外科证治全生集	127
		炒。	沈氏女科辑要笺正	138
	厚朴	炒。	医方集解	115
		炒。	幼幼集成	129
		炒。	串雅内编	133
		炒。	叶天士秘方大全	143
		炒。	吴鞠通医案	144
	胡粉	炒。	医方集解	115
		炒。	成方切用	137
	胡黄连	炒。	医宗金鉴	128
		炒。	幼幼集成	129
	胡麻	炒用。	本草汇	106
		炒。	食物本草会纂	119
		去皮，炒香。	食物本草会纂	119

续表

炒制方法	药名	摘录	文献名称	文献编号
炒	胡麻仁	炒，研。	医宗金鉴	128
		炒，研。	幼幼集成	129
		炒香。	增广验方新编	157
		炒，研。	校注医醇賸义	160
	胡芦巴	炒用。	握灵本草	105
		炒。	本草汇	106
		炒。	本草备要	117
		炒。	医宗金鉴	128
		炒。	本草从新	132
		炒熟用。	得配本草	136
		酒浸，曝干，炒用。	本草求真	140
		炒用。	本草辑要	145
		炒用。	本草汇纂	161
		炒。	医家四要	164
	虎睛	微炒。	本草述	111
	花椒	炒，磨粉。	外科证治全生集	127
	化橘红	炒。	幼幼集成	129
	怀山药【山药】	炒。	医宗金鉴	128
		炒。	幼幼集成	129
		微炒。	沈氏女科辑要笺正	138
		切片，炒。	随息居重订霍乱论	153
	槐花	炒用。	握灵本草	105
		炒。	本草汇	106
		微炒。	医宗说约	109
		炒。	外科大成	110
		炒。	医方集解	115
		炒。	本草备要	117
		炒。	良朋汇集经验神方	124
		微炒。	本草必用	125
		炒研服。	本草经解要	126
		炒。	医宗金鉴	128
		微炒。	本草从新	132
		炒。	串雅内编	133
		炒。	成方切用	137
		炒。	时方妙用；时方歌括	147
		炒。	外科证治全书	152
		入药微炒用。	本草害利	159
		微炒。	医方丛话	165
	槐角	微炒。	本草述	111
		微炒用。	本草述钩元	112
		炒。	医宗金鉴	128
		炒。	类证治裁	155

续表

炒制方法	药名	摘录	文献名称	文献编号
炒	槐角子【槐角】	炒。	叶天士秘方大全	143
	槐米【槐花】	炒，为末。	本草纲目拾遗	139
	槐实【槐角】	取未开者，炒。	本草崇原	108
		微炒用。	本草述钩元	112
	槐子【槐角】	炒茶褐色。	良朋汇集经验神方	124
	黄柏	炒。	本草汇	106
		炒褐色。	医门法律	107
		炒。	外科大成	110
		新瓦上炒。	本草述	111
		单炒褐色。	药品辨义	118
		炒。	洞天奥旨	120
		炒。	串雅内编	133
		炒。	幼科释谜	141
		炒。	增广验方新编	157
		炒。	笔花医镜	162
		炒。	医方丛话	165
	黄蘗【黄柏】	炒。	本草纲目拾遗	139
	黄丹【铅丹】	微火炒。	本草汇	106
		炒变色。	外科大成	110
		水飞，炒紫。	外科大成	110
		微炒紫色。	本草述	111
		炒透。	外科证治全生集	127
		临用炒紫色，筛入膏内。	外科证治全生集	127
		微火炒紫色用。	得配本草	136
		半生半炒。	幼科释谜	141
		炒，筛。	女科要旨	148
		炒紫色。	本草害利	159
		炒，筛。入膏药。	笔花医镜	162
	黄连	去须，微炒。	医门法律	107
		炒。	外科大成	110
		炒。	医方集解	115
		炒。	医宗金鉴	128
		炒，研。	串雅内编	133
		炒。	本草纲目拾遗	139
		炒。	幼科释谜	141
		炒。	叶天士秘方大全	143
		炒。	时方妙用；时方歌括	147
		炒。	增广验方新编	157
		炒。	笔花医镜	162
	黄耆【黄芪】	炒。	本草述	111
		炒。	沈氏女科辑要笺正	138

续表

炒制方法	药名	摘录	文献名称	文献编号
炒	黄芩	炒。	外科大成	110
		炒。	医方集解	115
		炒。	医宗金鉴	128
		炒。	成方切用	137
		炒。	沈氏女科辑要笺正	138
		炒。	幼科释谜	141
		炒。	增广验方新编	157
		炒。	温热经纬	158
		炒。	笔花医镜	162
		炒。	医学从众录	149
	茴香	炒。	良朋汇集经验神方	124
		炒。	医宗金鉴	128
		炒。	外科证治全书	152
	火麻仁	微炒，去壳。	医门法律	107
		微炒，去壳。	成方切用	137
		入药微炒研用。	本草求真	140
		洗去土，炒。	增广验方新编	157
		微研，炒，捣去壳。	本草汇纂	161
	火硝	炒燥。	外科大成	110
		炒燥。	医宗金鉴	128
	鸡冠花	炒用。	本草从新	132
		分赤白，炒用。	得配本草	136
	鸡内金	微炒。	成方切用	137
		微炒。	时方妙用；时方歌括	147
		炒。	吴鞠通医案	144
		炒。	类证治裁	155
	鸡肫皮【鸡内金】	微炒。	医方集解	115
		炒。	本草纲目拾遗	139
	抱出卵壳【鸡子壳】	炒，研末用。	得配本草	136
	急性子	微炒用。	得配本草	136
		炒。	本草纲目拾遗	139
	蒺藜	炒。	良朋汇集经验神方	124
		炒，去刺。	医宗金鉴	128
		炒。	吴鞠通医案	144
	蒺藜子【蒺藜】	炒。	本草述	111
		炒，研去刺，为末。	本草述钩元	112
		炒，去刺。	良朋汇集经验神方	124
	尖槟榔【槟榔】	炒。	幼幼集成	129
	建莲肉【莲子】	去心皮，炒。	幼幼集成	129

续表

炒制方法	药名	摘录	文献名称	文献编号
炒	姜蚕【僵蚕】	炒，去丝。	外科大成	110
		炒。	幼科释谜	141
		炒，去丝嘴。	幼科释谜	141
		炒。	校注医醇賸义	160
	豇豆	脾气虚者炒用。	得配本草	136
	姜黄	炒。	本草纲目拾遗	139
	殭蚕【僵蚕】	去丝嘴，炒。	本草述	111
		去嘴足，微炒。	本草述	111
		炒。	温热暑疫	114
		炒。	洞天奥旨	120
		炒。	良朋汇集经验神方	124
		直的，去丝嘴，炒。	医宗金鉴	128
		洗，炒。	成方切用	137
		炒，去丝，去头足。	本草纲目拾遗	139
		炒。	时方妙用；时方歌括	147
	椒目	入药微炒。	本草述钩元	112
	结猪苓【猪苓】	炒。	幼幼集成	129
	芥菜子	炒用。	得配本草	136
	金井胶	炒。	幼幼集成	129
	京查肉【山楂】	炒。	幼幼集成	129
	京赤芍【赤芍】	炒。	幼幼集成	129
	荆芥	炒。	外科大成	110
		以新瓦半炒半生。	本草述	111
		炒。	洞天奥旨	120
		炒。	串雅内编	133
		略炒。	沈氏女科辑要笺正	138
		炒。	妇科玉尺	142
		炒。	增广验方新编	157
	荆芥穗	炒。	医宗金鉴	128
		炒。	幼幼集成	129
		炒。	成方切用	137
		炒，为末。	妇科玉尺	142
		炒。	叶天士秘方大全	143
	片黄芩【黄芩】	炒。	幼幼集成	129
	净连翘【连翘】	炒。	幼幼集成	129
	净枣皮【山茱萸】	炒，研。	幼幼集成	129
	韭子【韭菜子】	炒。	本草纲目拾遗	139
		淘净，微火炒。	本草纲目拾遗	139
		蒸，曝，炒，研用。	本草备要	117
		炒。	嵩厓尊生全书	122
		炒。	医宗金鉴	128
		蒸，晒，炒，研。	本草从新	132
		炒用。	得配本草	136
		炒。	成方切用	137
		蒸，曝，炒，研用。	本草求真	140
		炒。	妇科玉尺	142
		蒸，曝，炒，研用。	本草辑要	145
		炒。	医学从众录	149
		炒，研。	医家四要	164

续表

炒制方法	药名	摘录	文献名称	文献编号
炒	桔梗	微炒。	本草汇	106
		微炒。	外科大成	110
		微炒用。	本草备要	117
		炒。	良朋汇集经验神方	124
		切片，微炒。	外科证治全生集	127
		炒。	医宗金鉴	128
		微炒。	本草从新	132
		去浮皮，泔浸，微炒用。	本草求真	140
		炒。	幼科释谜	141
		去浮皮，泔浸，切片，微炒用。	本草辑要	145
		炒。	增广验方新编	157
		微炒用。	本草害利	159
		去浮皮，泔浸，微炒。	医家四要	164
	橘核	炒。	本草述	111
		去壳，炒用。	得配本草	136
		去皮，炒。	本草从新	132
		去皮，炒用。	本草求真	140
		去壳，炒，研。	本草辑要	145
	决明子	炒熟，研细。	本草汇	106
		炒，为末。	医宗说约	109
	军姜【干姜】	炒。	医宗金鉴	128
	苦参	炒至烟起，为末。	本草汇	106
	苦瓠膜	炒。	本草述	111
	苦瓠子	炒。	握灵本草	105
	苦楝	炒。	医宗金鉴	128
		碎，炒。	妇科玉尺	142
	苦楝子	炒。	本草述	111
		炒。	增广验方新编	157
	苦葶苈【葶苈子】	微炒。	医宗金鉴	128
		炒。	吴鞠通医案	144
		炒香，碾细。	温病条辨	146
	栝楼【瓜蒌】	炒香，酒下。	得配本草	136
	栝楼仁【瓜蒌子】	炒香。	本草备要	117
	莱菔	炒。	嵩厓尊生全书	122
	莱菔子	微炒。	医方集解	115
		炒用。	本草备要	117
		略炒香，研用。	药品辨义	118
		炒。	良朋汇集经验神方	124
		炒，研用。	本草必用	125
		炒。	医宗金鉴	128
		炒，另研。	幼幼集成	129
		炒。	串雅内编	133
		炒。	叶天士秘方大全	143
		炒用。	本草辑要	145
		炒熟，治喘嗽下痢。	本草分经	156
		炒熟，下气定喘，消食除膨。	本草害利	159
		炒熟则性降。	本草便读	166

续表

炒制方法	药名	摘录	文献名称	文献编号
炒	荔枝核	炒，研。	本草述钩元	112
		炒。	医宗金鉴	128
		炒。	医学从众录	149
	莲肉【莲子】	炒，去心。	医方集解	115
		止痢，炒用。	得配本草	136
		炒。	妇科玉尺	142
		炒熟用。	本草正义	151
	莲须	炒。	良朋汇集经验神方	124
	莲子	炒。	嵩厓尊生全书	122
		炒。	温病条辨	146
		炒。	类证治裁	155
	莲子肉【莲子】	去心，炒。	沈氏女科辑要笺正	138
	良姜【高良姜】	炒。	医方集解	115
		炒。	嵩厓尊生全书	122
		炒。	妇科玉尺	142
		炒。	温病条辨	146
	蓼实	炒用。	得配本草	136
	六神曲【神曲】	炒。	幼幼集成	129
		炒。	女科要旨	148
	龙胆	炒，研。	幼科释谜	141
	龙眼肉	炒。	本草纲目拾遗	139
	蝼蛄	去翅足，炒。	本草汇	106
		去翅足，炒。	本草述	111
		去翅足，炒用。	本草述钩元	112
		去翅足，炒。	本草从新	132
		去翅足，炒用。	本草求真	140
		去翅足，炒用。	本草辑要	145
		去翅足，炒。	本草汇纂	161
	芦荟	炒。	良朋汇集经验神方	124
	鹿胶【鹿角胶】	炒珠。	嵩厓尊生全书	122
	鹿角	慢火炒干。	本草汇	106
	鹿角胶	敲碎，炒珠。	成方切用	137
	萝卜子【莱菔子】	炒。	医门法律	107
		炒，研用。	医宗说约	109
		炒。	本草述	111
		炒。	良朋汇集经验神方	124
		炒。	幼幼集成	129
		微炒。	医学从众录	149
		炒，研。	增广验方新编	157
		炒。	医方丛话	165
	萝菔子【莱菔子】	炒，碾。	本草纲目拾遗	139
	绿豆	炒。	串雅内编	133

续表

炒制方法	药名	摘录	文献名称	文献编号
炒	绿矾	炒。	串雅内编	133
		炒白。	类证治裁	155
	麻仁【火麻仁】	微炒。	外科大成	110
		略炒，研。	药品辨义	118
		去壳，炒，研用。	长沙药解	130
	麻子仁【火麻仁】	微炒，研。	本经逢原	121
	马兜铃	微炒入药。	本草述钩元	112
		炒。	医宗金鉴	128
		取净子，炒用。	得配本草	136
		炒干。	本草纲目拾遗	139
	马蔺子	炒用。	本草备要	117
		炒用。	本草辑要	145
	麦蘖【麦芽】	炒用。	握灵本草	105
	麦冬	炒。	医方集解	115
		连心炒。	温病条辨	146
		去心，炒。	增广验方新编	157
	麦芽	炒。	医门法律	107
		炒。	外科大成	110
		炒。	本草述	111
		炒。	医方集解	115
		炒香，开胃除烦。	嵩厓尊生全书	122
		炒。	良朋汇集经验神方	124
		炒。	医宗金鉴	128
		炒用。	本草从新	132
		炒。	串雅外编	134
		炒用。	本草求真	140
		炒用。	本草辑要	145
		炒熟。	女科要旨	148
		炒，研。	随息居重订霍乱论	153
		炒用。	本草分经	156
		炒。	增广验方新编	157
		炒用。	本草汇纂	161
		炒。	笔花医镜	162
		炒用。	医家四要	164
	蔓荆子	略炒。	药品辨义	118
		炒。	良朋汇集经验神方	124
		炒。	幼幼集成	129
	芒硝	锅内溶化，炒干为末。	嵩厓尊生全书	122
	没石子【没食子】	炒，研用。	本草备要	117
		炒，研。	得配本草	136
		炒，研用。	本草求真	140
		炒，研用。	本草辑要	145
	没药	炒干，研用。	玉楸药解	131

续表

炒制方法	药名	摘录	文献名称	文献编号
炒	虻虫	去足翅，炒。	本草从新	132
	蝱虫【虻虫】	去足翅，炒。	本草汇	106
		去翅足，炒熟用。	本草述钩元	112
		去翅足，炒。	本经逢原	121
		去翅足，炒用。	本草求真	140
		去足，炒。	本草辑要	145
		炒。	增广验方新编	157
		去翅足，炒熟用。	本草害利	159
		去翅足，炒。	本草汇纂	161
		去翅足，微炒。	医方丛话	165
	绵黄芪【黄芪】	炒。	外科证治全生集	127
	棉花子	炒，研，取仁。	外科大成	110
		炒，为末。	本草纲目拾遗	139
		炒，去壳，磨粉。	本草纲目拾遗	139
		新瓦炒，去油焦，研细。	本草纲目拾遗	139
		瓦器炒尽烟，为末。	本草纲目拾遗	139
	木耳	炒见烟，为末。	握灵本草	105
		炒。	食物本草会纂	119
		炒。	医宗金鉴	128
		炒见烟为度。	得配本草	136
	南苍术【苍术】	炒。	吴鞠通医案	144
	南山楂肉	炒。	医宗金鉴	128
	南星【天南星】	炒。	洞天奥旨	120
		炒。	本草纲目拾遗	139
		炒。	幼科释谜	141
	嫩鹿茸【鹿茸】	切片，炒干。	幼幼集成	129
	牛蒡子	炒。	医门法律	107
		炒，碾。	外科大成	110
		炒，研。	温热暑疫	114
		炒香。	医方集解	115
		略炒，捣用。	药品辨义	118
		炒，研。	医宗金鉴	128
		炒香。	成方切用	137
		炒。	成方切用	137
		炒。	幼科释谜	141
		炒，研细。	吴鞠通医案	144
		炒。	医学从众录	149
		炒。	外科证治全书	152
		炒。	重楼玉钥	154
		炒。	类证治裁	155
		炒。	增广验方新编	157
		炒，研。	校注医醇賸义	160

续表

炒制方法	药名	摘录	文献名称	文献编号
炒	糯米	炒。	本草汇	106
		炒。	本草述	111
		水浸一宿，沥干，慢炒熟，磨。	本草述	111
		炒。	医宗金鉴	128
		炒熟。	得配本草	136
		炒熟，研粉。	医学从众录	149
	蓬莪术【莪术】	炒。	幼幼集成	129
	蓬砂【硼砂】	微火炒松。	本经逢原	121
		微火炒松用。	本草求真	140
	破故纸【补骨脂】	炒。	外科大成	110
		微炒香色。	外科大成	110
		炒香。	本草述	111
		微炒。	本草述	111
		炒。	良朋汇集经验神方	124
		炒香。	串雅外编	134
		瓦上炒香。	沈氏女科辑要笺正	138
		炒。	叶天士秘方大全	143
		炒。	本草述	111
		炒，酒浸，蒸。	增广验方新编	157
	蒲黄	补血止血者，炒用。	握灵本草	105
		炒用。	本草汇	106
		炒。	外科大成	110
		炒。	本草述	111
		炒。	医方集解	115
		诸失血者，炒宜。	嵩厓尊生全书	122
		炒。	嵩厓尊生全书	122
		炒。	良朋汇集经验神方	124
		微炒。	医宗金鉴	128
		炒。	串雅外编	134
		炒。	成方切用	137
		炒。	女科要旨	148
		欲固炒熟。	本草正义	151
		炒。	外科证治全书	152
		炒涩止血。	本草害利	159
		炒。	本草汇纂	161
		炒。	笔花医镜	162
	漆	炒令烟尽入药。	本草备要	117
		炒令烟尽入药。	本草辑要	145
	蛴螬	炒。	医宗金鉴	128
	蕲艾	炒。	良朋汇集经验神方	124
		炒。	傅青主女科	150

续表

炒制方法	药名	摘录	文献名称	文献编号
炒	牵牛【牵牛子】	炒用。	外科大成	110
		炒，头末。	外科大成	110
		炒。	医方集解	115
		微炒，取仁。	幼科释谜	141
		半生半炒。	幼科释谜	141
	牵牛子	半生半炒。	本草述	111
		半生半炒。	医学从众录	149
	铅丹	微火炒紫色。	本草从新	132
		微火炒紫色。	本草辑要	145
	铅粉	炒。	外科大成	110
	芡实	去壳，炒。	医宗说约	109
		炒。	本草经解要	126
		炒。	外科证治全生集	127
		微炒，研末。	本草纲目拾遗	139
		炒。	傅青主女科	150
		甘，平，炒温。	本草正义	151
		炒。	增广验方新编	157
	芡实米【芡实】	炒。	良朋汇集经验神方	124
	茜草	炒用。	本草述	111
	茜根【茜草】	炒用。	本草汇	106
	荞麦	炒，研。	本草述	111
		炒用。	得配本草	136
	秦椒【花椒】	微炒出汗。	食物本草会纂	119
		微炒。	食物本草会纂	119
		去目，炒去汗，取红。	本经逢原	121
	青黛	炒。	本草述	111
	青蒿	实须炒过。	本草述钩元	112
	青木香藤	略炒。	嵩厓尊生全书	122
	青皮	炒。	医方集解	115
		炒。	医宗金鉴	128
		炒。	吴鞠通医案	144
	青皮子【青皮】	炒。	医宗说约	109
	轻粉	炒。	本草纲目拾遗	139
		豆许大，炒。	幼科释谜	141
	瞿麦	炒。	本草汇	106

续表

炒制方法	药名	摘录	文献名称	文献编号
炒	全蝎	去刺，洗净，炒。	医宗说约	109
		炒。	外科大成	110
		炒。	本草述	111
		瓦炒。	本草述	111
		去足尾，炒，净。	洞天奥旨	120
		微炒去毒。	良朋汇集经验神方	124
		去毒，炒。	良朋汇集经验神方	124
		热水洗去盐毒，微炒。	良朋汇集经验神方	124
		炒去毒。	医宗金鉴	128
		炒。	串雅内编	133
		去刺，洗净，炒。	串雅内编	133
		去毒，炒。	幼科释谜	141
		炒。	叶天士秘方大全	143
		炒。	增广验方新编	157
	全蝎尾【蝎尾】	拣去钩，洗净，炒干。	幼幼集成	129
	荛花	炒令赤色用。	得配本草	136
	人指甲	瓦上炒。	洞天奥旨	120
	乳香	入丸散，微炒。	握灵本草	105
		炒，香化再入。	外科大成	110
		炒干，研用。	玉楸药解	131
	桑白皮	炒。	医门法律	107
		炒。	本草述	111
		炒。	叶天士秘方大全	143
	桑皮	炒。	医宗金鉴	128
		炒。	增广验方新编	157
		炒。	笔花医镜	162
	桑叶	炒。	嵩厓尊生全书	122
	沙苑蒺藜【沙苑子】	炒。	医方集解	115
		炒用。	本草备要	117
		炒用。	本草从新	132
		炒用。	本草求真	140
		炒用。	本草辑要	145
		炒。	时方妙用；时方歌括	147
		炒。	增广验方新编	157
		炒。	本草汇纂	161
		炒用。	医家四要	164

续表

炒制方法	药名	摘录	文献名称	文献编号
炒	砂仁	和皮慢火炒熟。	本草汇	106
		炒，为末。	医宗说约	109
		炒。	外科大成	110
		炒。	本草述	111
		炒。	良朋汇集经验神方	124
		炒，去衣，研。	本草从新	132
		炒。	本草纲目拾遗	139
		略炒。	妇科玉尺	142
		炒。	温病条辨	146
		微炒。	医学从众录	149
		炒。	医学从众录	149
		炒，研。	傅青主女科	150
		炒。	外科证治全书	152
		微炒。	增广验方新编	157
		炒，去衣。	本草害利	159
		炒，去壳，研。	医家四要	164
	山黄荆子	炒。	本草纲目拾遗	139
	山甲【穿山甲】	炒，研。	医学从众录	149
	山药	微炒。	外科大成	110
		炒。	本草述	111
		炒。	医方集解	115
		炒。	嵩厓尊生全书	122
		炒。	良朋汇集经验神方	124
		炒。	本草必用	125
		炒用。	本草经解要	126
		炒。	医宗金鉴	128
		炒。	串雅外编	134
		炒。	医学从众录	149
		炒。	傅青主女科	150
		炒。	外科证治全书	152
		炒。	增广验方新编	157
	山楂	炒。	医方集解	115
		炒。	良朋汇集经验神方	124
		炒。	串雅内编	133
		炒。	沈氏女科辑要笺正	138
		去核，炒，为末。	本草纲目拾遗	139
		炒。	温病条辨	146
		炒。	笔花医镜	162

续表

炒制方法	药名	摘录	文献名称	文献编号
炒	山楂肉	炒。	幼幼集成	129
	山栀【栀子】	炒。	医方集解	115
		炒去秽气。	药品辨义	118
		炒。	医宗金鉴	128
		微炒，去皮。	得配本草	136
		洗去黄浆，炒用。	得配本草	136
		炒。	成方切用	137
		连皮炒。	类证治裁	155
	山栀子【栀子】	炒透。	本草汇	106
	商陆根【商陆】	炒干。	本草述	111
	芍药	炒。	医宗金鉴	128
		炒。	沈氏女科辑要笺正	138
		炒。	温病条辨	146
	蛇床	炒。	医宗说约	109
	蛇床子	取仁微炒。	本草述	111
		微炒。	本草备要	117
		微炒杀毒。	本草从新	132
		炒。	串雅外编	134
		微炒。	得配本草	136
		去皮壳，取仁微炒。	本草求真	140
		微炒杀毒。	本草辑要	145
		去皮壳，炒熟用之。	本草正义	151
		去皮，炒。	类证治裁	155
		去皮壳，取仁，微炒。	本草汇纂	161
		微炒。	医家四要	164
	蛇蜕	炒。	良朋汇集经验神方	124
	蛇蜕皮【蛇蜕】	炒。	医宗金鉴	128
	射干	泔浸煮熟，炒用。	本草求真	140
	神黄豆	连壳焙，炒燥。	本草纲目拾遗	139

续表

炒制方法	药名	摘录	文献名称	文献编号
炒	神曲	炒，研。	医宗说约	109
		炒。	外科大成	110
		微炒，为末。	本草述	111
		炒。	温热暑疫	114
		炒。	医方集解	115
		炒香。	本经逢原	121
		炒。	良朋汇集经验神方	124
		炒。	医宗金鉴	128
		炒，研用。	长沙药解	130
		炒。	本草纲目拾遗	139
		炒用。	本草求真	140
		炒。	吴鞠通医案	144
		炒。	傅青主女科	150
		炒，研，酒服。	本草正义	151
		炒。	外科证治全书	152
		炒。	类证治裁	155
		炒。	增广验方新编	157
		炒。	笔花医镜	162
		炒。	时病论	163
		炒用。	医家四要	164
		消导炒用。	本草便读	166
	升麻	炒。	成方切用	137
	生地【地黄】	炒。	嵩厓尊生全书	122
		炒。	温病条辨	146
		炒。	增广验方新编	157
	生附子	略炒燥。	成方切用	137
	生姜	以文火炒至姜脆。	本草述	111
		慢火炒之。	串雅内编	133
	石菖蒲	微炒。	本草述	111
		去皮，微炒用。	本草备要	117
		炒。	幼幼集成	129
		去皮，微炒用。	本草求真	140
		去毛，微炒用。	本草辑要	145
		治耳痛，可研末炒热。	本草正义	151
		炒。	增广验方新编	157
		去毛，微炒。	本草害利	159
		去皮，微炒。	本草汇纂	161
	石膏	炒。	外科大成	110
		炒。	医宗金鉴	128
	石决明	炒，研。	本经逢原	121
	石莲肉【石莲子】	炒。	本草述	111
		炒。	本草纲目拾遗	139

续表

炒制方法	药名	摘录	文献名称	文献编号
炒	石榴皮	炒。	良朋汇集经验神方	124
		炒。	串雅内编	133
		炒，研。	医学从众录	149
		炒。	医学从众录	149
	食盐	炒。	本草述	111
	使君肉	炒。	幼幼集成	129
	使君子	瓦上炒，为末。	医宗金鉴	128
		取肉微炒，为末。	幼幼集成	129
	秫米	炒用入药。	得配本草	136
	蜀椒【花椒】	微炒。	医宗说约	109
		微炒出汗。	本草述钩元	112
		炒去汗。	医宗金鉴	128
		去目及闭口者，炒去汗用。	长沙药解	130
		去核微炒。	得配本草	136
		炒出汗。	温病条辨	146
		微炒用。	得配本草	136
		炒去汗。	温热经纬	158
		去目及闭口者，微炒去汗。	本草害利	159
	蜀葵子	炒。	本草述	111
	鼠粘子【牛蒡子】	炒，研。	良朋汇集经验神方	124
		炒。	良朋汇集经验神方	124
		炒，研。	医宗金鉴	128
		炒。	幼幼集成	129
		炒。	本草述	111
	薯蓣【山药】	入补脾药，微炒。	得配本草	136
	水黄连	切片，炒。	本草纲目拾遗	139
	水蛭	剉细，炒极熟。	本草汇	106
		炒烟尽。	医门法律	107
		炒去烟尽，另研。	医宗金鉴	128
	松花	炒。	医学从众录	149
		入铁锅内，炒起青烟为度。	串雅外编	134
	苏子【紫苏子】	炒香。	本草汇	106
		微炒，为末。	医宗说约	109
		沉水者，炒。	医方集解	115
		拣净，略炒，研用。	药品辨义	118
		宜略炒。	嵩厓尊生全书	122
		炒。	良朋汇集经验神方	124
		炒，研。	本草从新	132
		炒。	叶天士秘方大全	143
		炒，研。	傅青主女科	150
		炒。	类证治裁	155
		炒，研。	医家四要	164
		必炒用。	本草问答	167

续表

炒制方法	药名	摘录	文献名称	文献编号
炒	酸枣仁	炒香。	本草汇	106
		微炒。	医门法律	107
		炒，研。	外科大成	110
		炒。	医方集解	115
		炒，研用。	本草备要	117
		炒，研，用东酒三合浸。	良朋汇集经验神方	124
		炒。	良朋汇集经验神方	124
		炒，研。	本草必用	125
		炒，研。	本草经解要	126
		炒香，研。	本草从新	132
		炒用，治胆热不眠。	得配本草	136
		炒，研用。	本草求真	140
		炒，研用。	本草辑要	145
		炒用宁心。	本草正义	151
		炒。	外科证治全书	152
		炒，曝，研细入药。炒香熟用，疗胆虚不寐。	本草害利	159
		炒熟入心脾。	医家四要	164
		炒熟。	本草便读	166
	缩砂密【砂仁】	略炒。	本草述	111
		略炒。	本草述钩元	112
		安胎，带壳炒熟，研用。	得配本草	136
		炒碎用。	本草汇纂	161
	缩砂仁【砂仁】	炒香，去衣。	握灵本草	105
		炒，研。	温热暑疫	114
		炒，研。	外科证治全生集	127
		炒。	医宗金鉴	128
		连壳炒。	医宗金鉴	128
		去壳，炒，研，汤冲服则气足。	玉楸药解	131
	台乌药【乌药】	炒。	医宗金鉴	128
	桃胶	炒。	本草述	111
	桃奴	炒。	医宗金鉴	128

续表

炒制方法	药名	摘录	文献名称	文献编号
炒	桃仁	炒用。	握灵本草	105
		炒用。	本草汇	106
		去双仁，泡，去皮尖，炒，为末用。	医宗说约	109
		炒。	外科大成	110
		去皮尖，炒。	本草述	111
		去尖，炒熟。	嵩厓尊生全书	122
		去皮尖，炒。	医宗金鉴	128
		炒。	幼幼集成	129
		炒，研碎。	本草从新	132
		炒用。	得配本草	136
		润燥，去皮尖，炒用。	本草求真	140
		略炒。	妇科玉尺	142
		炒。	吴鞠通医案	144
		炒。	温病条辨	146
		润燥，去皮尖，炒用。	本草辑要	145
		泡，炒，研。	傅青主女科	150
		去皮尖，炒。	类证治裁	155
		泡，去皮尖，炒，研。	本草分经	156
		去皮尖，炒。	本草汇纂	161
		炒。	笔花医镜	162
		泡，去皮尖，炒，研。	医家四要	164
	天虫【僵蚕】	炒末。	痧胀玉衡	113
	天冬	炒。	医方集解	115
	天南星	浆水煮软，切，炒。	本草述	111
	天仙藤	微炒。	医方集解	115
		微炒。	成方切用	137
		略炒。	沈氏女科辑要笺正	138
		洗，略炒。	妇科玉尺	142
		微炒。	类证治裁	155
	甜葶苈【葶苈子】	微炒。	幼幼集成	129
		炒。	笔花医镜	162
		必炒用。	本草问答	167
	葶苈【葶苈子】	炒。	医门法律	107
		炒。	医方集解	115
		炒。	嵩厓尊生全书	122
		炒。	串雅内编	133
		炒。	成方切用	137
	葶苈子	炒用。	本草经解要	126
		微炒。	时方妙用；时方歌括	147
	童子头发【血余】	锅内炒成珠。	本草述	111
	菟丝子	炒香。	医学从众录	149

续表

炒制方法	药名	摘录	文献名称	文献编号
炒	菟丝子	入煎剂再微炒。	医家四要	164
	晚蚕沙【蚕沙】	炒。	医门法律	107
		炒。	医方集解	115
		炒。	本草必用	125
	王不留行	炒，碾。	外科大成	110
		炒。	良朋汇集经验神方	124
	望月砂	炒。	幼幼集成	129
	威灵仙	炒用。	握灵本草	105
		炒。	幼幼集成	129
	文蛤	微炒。	外科大成	110
		炒。	洞天奥旨	120
	萵苣	炒用。	本草从新	132
	乌梅	去核，微炒。	本草汇	106
		去核，炒。	叶天士秘方大全	143
	乌梅肉【乌梅】	炒。	外科大成	110
		炒。	时方妙用；时方歌括	147
		炒。	医学从众录	149
	乌药	去皮心，略炒。	本草述	111
		去皮心，略炒。	本草述钩元	112
		炒。	洞天奥旨	120
		炒，研用。	得配本草	136
	无名异	炒。	医宗金鉴	128
	芜荑	炒。	本草述	111
		炒，去壳。	本草述钩元	112
		炒。	医方集解	115
		去壳取仁，微炒。	本经逢原	121
		炒。	医宗金鉴	128
		去壳，炒。	得配本草	136
		炒。	成方切用	137
		炒。	类证治裁	155
	芜荑仁	炒，去衣。	良朋汇集经验神方	124
	吴萸【吴茱萸】	炮，炒。	医宗说约	109
		汤泡三次，炒。	嵩厓尊生全书	122
	吴茱萸	炒。	医门法律	107
		去梗，炒。	医宗说约	109
		炒。	外科大成	110
		生、炒研用。	外科证治全生集	127
		炒。	医宗金鉴	128
		汤泡半日，炒用。	成方切用	137

续表

炒制方法	药名	摘录	文献名称	文献编号
炒	五倍子	入药或生或炒用。	本草求真	140
		去蛀末，炒。	外科大成	110
		炒。	本草述	111
		炒用。	本草备要	117
		炒。	洞天奥旨	120
		炒，研末。	本草必用	125
		炒。	得配本草	136
		炒。	本草纲目拾遗	139
		去虫，炒，研。	本草纲目拾遗	139
		炒用。	本草辑要	145
		炒。	本草汇纂	161
	五灵脂	炒。	外科大成	110
		炒烟尽。	本草述	111
		止血宜炒。	本草备要	117
		炒用。	药品辨义	118
		炒用。	本经逢原	121
		炒用治诸失血。	嵩厓尊生全书	122
		炒出烟为度。	嵩厓尊生全书	122
		炒。	良朋汇集经验神方	124
		炒。	医宗金鉴	128
		炒。	幼幼集成	129
		止血宜炒。	本草从新	132
		止血宜炒。	本草求真	140
		止血宜炒。	本草辑要	145
		澄去砂（沙），炒令烟尽。	温病条辨	146
		去土，炒。	女科要旨	148
		炒令烟尽。	女科要旨	148
		澄去砂（沙），炒令烟尽。	随息居重订霍乱论	153
		炒用止血。	本草分经	156
		澄去砂（沙），炒令烟尽。	温热经纬	158
		炒。	本草汇纂	161
		去土，炒烟尽。	笔花医镜	162
		止血宜炒。	医家四要	164
	五味【五味子】	炒。	本草述	111

续表

炒制方法	药名	摘录	文献名称	文献编号
炒	五味子	炒，研。	外科大成	110
		炒。	医方集解	115
		炒。	洞天奥旨	120
		炒。	医宗金鉴	128
		炒。	成方切用	137
		炒。	本草纲目拾遗	139
		炒。	时方妙用；时方歌括	147
		炒。	傅青主女科	150
		炒。	外科证治全书	152
		炒。	增广验方新编	157
	豨莶【豨莶草】	炒。	本草纲目拾遗	139
	香白芷【白芷】	炒。	良朋汇集经验神方	124
		炒。	幼幼集成	129
		炒。	串雅内编	133
		炒。	外科证治全书	152
	香附	炒。	医方集解	115
		炒。	良朋汇集经验神方	124
		炒。	医宗金鉴	128
		略炒。	串雅内编	133
		炒。	沈氏女科辑要笺正	138
		炒。	医学从众录	149
	香附子【香附】	炒干。	本草述	111
	香橼	去白，炒。	本草必用	125
	象牙屑	炒。	外科大成	110
		铜铫炒黄红色，为末。	本草述	111
		炒。	良朋汇集经验神方	124
	硝石	微火炒，结砂子大。	温病条辨	146
	小常山	炒。	幼幼集成	129
	小黄米	炒。	本草述	111
	小茴香	炒。	外科大成	110
		炒。	本草述	111
		炒。	医方集解	115
		去枝梗，微炒香。	串雅外编	134
		炒，研用。	得配本草	136
		炒。	本草纲目拾遗	139
		微炒。	妇科玉尺	142
		炒。	叶天士秘方大全	143
		炒。	吴鞠通医案	144
		炒。	温病条辨	146
		炒。	增广验方新编	157

续表

炒制方法	药名	摘录	文献名称	文献编号
炒	小麦	炒，研，治泻痢。	得配本草	136
		炒。	沈氏女科辑要笺正	138
	小麦曲	炒用。	得配本草	136
		炒香用。	本草辑要	145
	小枳实	炒。	幼幼集成	129
	蝎	水洗，炒去毒。	本草述钩元	112
	辛夷	水洗，微炒。	本草述	111
		微炒用。	本草备要	117
		去外毛皮，微炒。	本草求真	140
		炒，去毛。	吴鞠通医案	144
		微炒用。	本草辑要	145
		去外皮毛，微炒。	本草汇纂	161
	杏仁【苦杏仁】	汤浸，去皮尖，炒。	医门法律	107
		泡，去皮尖，炒，为末用。	医宗说约	109
		泡，去皮尖，微炒。	外科大成	110
		去皮尖，炒。	本草述	111
		炒。	医方集解	115
		去皮尖，炒，研。	医方集解	115
		去皮尖，微炒。	良朋汇集经验神方	124
		炒，研。	本草从新	132
		去皮尖，炒，研。	本草求真	140
		炒。	幼科释谜	141
		炒。	叶天士秘方大全	143
		去皮尖，炒，研。	本草辑要	145
		去皮尖，炒。	医学从众录	149
		炒。	类证治裁	155
		蒸熟，去皮尖，炒。	增广验方新编	157
		去皮尖，炒，研。	本草汇纂	161
		去皮尖，炒，研。	医家四要	164
	雄黄	微炒。	成方切用	137
		炒。	幼科释谜	141
	雄晚蚕蛾【原蚕蛾】	炒，去翅足。	本草必用	125
	续断	炒。	医宗金鉴	128
		炒。	增广验方新编	157
	宣泽泻	炒。	幼幼集成	129

续表

炒制方法	药名	摘录	文献名称	文献编号
炒	玄胡索【延胡索】	微炒，为末。	医门法律	107
		微炒。	成方切用	137
	延胡索	炒用调血。	医宗说约	109
		调血当以炒用。	本草述	111
		炒用调血。	本草备要	117
		炒用调血。	药品辨义	118
		略炒。	医宗金鉴	128
		炒用调血。	本草从新	132
		炒用调血。	本草求真	140
		炒用调血。	本草辑要	145
		炒用调血。	本草害利	159
		炒用调血。	医家四要	164
	夜兰	嫩叶和米数粒微炒。	本草纲目拾遗	139
	夜明砂	炒。	医宗金鉴	128
		炒。	幼幼集成	129
	苡米仁【薏苡仁】	炒。	幼幼集成	129
		炒。	本草纲目拾遗	139
	益母草	子微炒妙。	本草求真	140
		子微炒用。	本草辑要	145
		微炒。	本草汇纂	161
	益智仁	去壳，炒，研，消食最良。	玉楸药解	131
		炒。	类证治裁	155
	益智子【益智仁】	去壳，炒，临用研。	本草述	111
		炒。	本草述钩元	112
	薏仁【薏苡仁】	炒。	医方集解	115
		炒。	洞天奥旨	120
	薏苡【薏苡仁】	去壳净，炒用。	医宗说约	109
		理脾，微炒。	医家四要	164
	薏苡仁	炒。	外科大成	110
		水洗，略炒。	本草述	111
		水洗，略炒。	本草述钩元	112
		炒熟，微研。	本草备要	117
		炒。	良朋汇集经验神方	124
		淘净，晒，炒。	本草必用	125
		炒。	医宗金鉴	128
		微炒用。	得配本草	136
		炒。	叶天士秘方大全	143
		炒熟，微研。	本草辑要	145
		炒。	傅青主女科	150
		甘，淡，微凉，炒平。	本草正义	151
		炒。	外科证治全书	152
		炒。	随息居重订霍乱论	153
		炒。	增广验方新编	157
		炒。	本草便读	166

续表

炒制方法	药名	摘录	文献名称	文献编号
炒	茵芋叶	炒。	本草述	111
	银柴胡	炒。	医宗金鉴	128
	银花【金银花】	炒。	吴鞠通医案	144
	于术【白术】	炒。	吴鞠通医案	144
	玉竹	炒香。	吴鞠通医案	144
		炒香。	温病条辨	146
	郁金	炒。	医方集解	115
	郁李仁	汤浸，去皮，炙，炒熟。	医门法律	107
	元参【玄参】	炒。	医方集解	115
	元胡索【延胡索】	微炒。	良朋汇集经验神方	124
	芫花	炒。	幼科释谜	141
	原蚕蛾	炒，去头足翅。	本草汇	106
	远志	汤泡，去心，微炒。	外科大成	110
		炒。	医方集解	115
		去心，炒。	医方集解	115
		炒。	成方切用	137
	远志肉	炒。	沈氏女科辑要笺正	138
	芸苔子	微炒。	本草述	111
		炒用。	得配本草	136
	枣仁【酸枣仁】	不眠用炒。	医宗说约	109
		炒。	本草述	111
		临用略炒研用。	药品辨义	118
		临用炒研使香。	嵩厓尊生全书	122
		炒。	医宗金鉴	128
		炒。	串雅内编	133
		炒，研。	成方切用	137
		炒。	沈氏女科辑要笺正	138
		炒。	吴鞠通医案	144
		炒。	类证治裁	155
		炒熟酸温而香。	本草分经	156
		炒，研。	校注医醇賸义	160
		炒。	笔花医镜	162
	皂矾	炒红。	外科大成	110
	皂荚子【皂角子】	切片，微炒。	外科大成	110
	皂角	炒烟尽。	成方切用	137
	皂角刺	半生半熟，炒。	外科大成	110
		炒熟。	外科大成	110
		炒。	外科证治全生集	127
		炒。	幼幼集成	129
	泽兰	炒。	本草述	111

续表

炒制方法	药名	摘录	文献名称	文献编号
炒	泽泻	炒。	吴鞠通医案	144
		切片，炒。	随息居重订霍乱论	153
		炒。	增广验方新编	157
	泽泻叶	微炒。	医门法律	107
	浙贝【浙贝母】	去心，炒。	外科证治全生集	127
		去心，炒。	本草纲目拾遗	139
	䗪虫【土鳖虫】	日干，炒用。	本草述钩元	112
		去足，炒。	本经逢原	121
	珍珠	炒爆。	外科大成	110
		炒，研为末。	本草纲目拾遗	139
	直殭蚕【僵蚕】	先用清水洗三次，去石灰净，晒干炒枯。	幼幼集成	129
	真广皮【陈皮】	炒。	幼幼集成	129
	真牛皮胶【黄明胶】	炒成珠。	洞天奥旨	120
	真铅丹【铅丹】	炒。	幼幼集成	129
	正川芎【川芎】	炒。	幼幼集成	129
	芝麻	炒食不生风病。	得配本草	136
		去皮，炒。	本草纲目拾遗	139
	知母	炒。	医方集解	115
		去毛，略炒用。	药品辨义	118
		炒。	良朋汇集经验神方	124
		炒。	医宗金鉴	128
		微炒。	幼幼集成	129
		炒。	吴鞠通医案	144
		炒。	增广验方新编	157
	栀皮【栀子皮】	炒。	吴鞠通医案	144
	栀子	取仁炒研用。	握灵本草	105
		炒。	外科大成	110
		大率治上中焦病连皮，或生，或炒用；下焦病去皮，洗去黄浆，炒用。	本草述钩元	112
		炒。	洞天奥旨	120
		炒。	嵩厓尊生全书	122
		炒透，研。	本草必用	125
		炒。	幼幼集成	129
		炒。	串雅内编	133
		炒。	傅青主女科	150
		炒。	外科证治全书	152
		炒。	笔花医镜	162
	直殭蚕【僵蚕】	炒，去丝。	幼幼集成	129
		略炒，为末。	幼幼集成	129

续表

炒制方法	药名	摘录	文献名称	文献编号
炒	枳壳	炒。	外科大成	110
		炒。	医方集解	115
		炒。	洞天奥旨	120
		炒。	医宗金鉴	128
		炒。	成方切用	137
		炒。	沈氏女科辑要笺正	138
		炒。	医学从众录	149
		炒熟性平。	本草正义	151
		炒。	类证治裁	155
	枳实	炒。	本草述	111
		炒。	温热暑疫	114
		火炒。	洞天奥旨	120
		去瓤，炒。	医宗金鉴	128
		炒。	串雅内编	133
		炒。	叶天士秘方大全	143
		炒熟。	本草正义	151
		炒。	增广验方新编	157
		炒。	笔花医镜	162
	制阿胶	炒成珠。	修事指南	123
	制白扁豆	连皮炒熟入药。	修事指南	123
	制白豆蔻	入药去皮，炒用。	修事指南	123
	制白殭蚕【制僵蚕】	炒过。	修事指南	123
	制白芷	入药微炒。	修事指南	123
	制柏实【制柏子仁】	炒研入药。	修事指南	123
	制柏叶	炒。	修事指南	123
	制常山	瓦炒熟。	修事指南	123
	制车前子	入汤液，炒过用。	修事指南	123
	制浮麦【制浮小麦】	文武火炒。	修事指南	123
	制干漆	入药须捣碎炒熟。	修事指南	123
	制胡芦巴	蒸熟，炒过用。	修事指南	123
	制槐花	入药炒用。	修事指南	123
	制荆三棱【制三棱】	炒。	修事指南	123
	制桔梗	微炒用。	修事指南	123
	制良姜【制高良姜】	炒过入药。	修事指南	123
	制鹿茸	只用酥炙，炒，研。	修事指南	123
	制䗪虫【制虻虫】	去翅足，炒熟用。	修事指南	123
	制南星【制天南星】	炒。	幼幼集成	129
	制乳香	入丸散，微炒杀毒。	修事指南	123
	制桑枝	寸剉炒香。	修事指南	123
	制莎草香附子【制香附】	炒。	修事指南	123
	制蜀椒【制花椒】	微炒使出汗。	修事指南	123

续表

炒制方法	药名	摘录	文献名称	文献编号
炒	制酸枣仁	炒用。	修事指南	123
	制乌梅	去核，微炒之。	修事指南	123
	制辛夷	入药微炒。	修事指南	123
	制玄胡索【制延胡索】	《圣惠方》治产后诸病，炒用。	修事指南	123
	制益母草	用子微炒香。	修事指南	123
	制益智仁	洗净，炒。	修事指南	123
	制远志	炒干。	修事指南	123
	茱萸【吴茱萸】	炒。	本草述	111
	猪牙皂角【猪牙皂】	去皮弦，微炒。	医宗金鉴	128
		去皮弦子，炒。	串雅内编	133
	紫荆皮	炒。	本草述钩元	112
		炒。	洞天奥旨	120
		炒。	医宗金鉴	128
		炒。	外科证治全书	152
		炒。	增广验方新编	157
	紫苏	略炒。	本草述钩元	112
		子炒研用。	本草害利	159
		炒，研。	本草汇纂	161
	紫苏子	微炒。	本草述	111
		炒，研用。	本草备要	117
		炒。	医宗金鉴	128
		炒熟，研碎用。	得配本草	136
		炒，研用。	本草求真	140
	紫菀	微炒，研末。	幼幼集成	129
		洗净，炒。	成方切用	137
		饭上蒸一次，再炒。	增广验方新编	157
	巴豆霜	炒去烟令紫黑用，为缓治消坚磨积，可以止泻也。	本草害利	159
	巴戟【巴戟天】	炒。	笔花医镜	162
	白僵蚕【僵蚕】	炒。	外科证治全书	152
		炒，去丝嘴。	重楼玉钥	154
	白芥	必炒用。	本草问答	167
	白前	饭上蒸一次，再炒。	增广验方新编	157
	白芍药【白芍】	炒。	本草便读	166
	白薇	炒。	增广验方新编	157
	北五味子【五味子】	炒。	增广验方新编	157
	萆薢	炒。	类证治裁	155
	鳖甲	炒。	傅青主女科	150
	查肉【山楂】	炒。	时病论	163
	苡仁【薏苡仁】	炒。	校注医醇賸义	160
	臭椿皮【椿白皮】	微炒。	类证治裁	155
	大茴	炒，研细末。	医家四要	164
	大熟地【地黄】	切片烘干，炒枯。	增广验方新编	157

续表

炒制方法	药名	摘录	文献名称	文献编号
炒	大枣	入醒胃药，但去核，炒香。	本草害利	159
	冬白术	炒。	笔花医镜	162
	冬瓜子	炒。	医方丛话	165
	肥皂	子炒研用。	本草汇纂	161
	佛手柑	去白，或炒。	本草害利	159
	甘菊【菊花】	炒。	类证治裁	155
	葛根	炒。	增广验方新编	157
	钩藤	微焙，炒。	外科证治全书	152
	固脂【补骨脂】	炒。	增广验方新编	157
	诃子	炒。	类证治裁	155
	厚杜仲【杜仲】	切片，用盐水浸七日，其水每日一换，铜锅缓火炒断丝。	增广验方新编	157
	胡麻子	炒。	外科证治全书	152
	僵蚕	炒。	时病论	163
		炒。	增广验方新编	157
		炒。	温热经纬	158
	韭菜子	蒸，曝，炒，研。	本草汇纂	161
	开口吴萸【吴茱萸】	炒。	温热经纬	158
	苦楝皮	炒。	类证治裁	155
	栝蒌仁【瓜蒌子】	炒。	类证治裁	155
	龙骨	剉，微炒。	医方丛话	165
	露蜂房【蜂房】	炒。	增广验方新编	157
	落花生	炒用。	本草汇纂	161
	麻黄	去根节，炒。	外科证治全书	152
	麦门冬【麦冬】	炒同元米，寒苦堪除。	本草便读	166
	茅术【苍术】	炒。	校注医醇賸义	160
	梅	去核，微炒。	本草害利	159
	米鱼胶【鱼鳔胶】	炒酥，研末。	医学从众录	149
	牡丹皮	炒。	增广验方新编	157
	木贼	去节，微炒。	外科证治全书	152
	皮硝	炒末。	外科证治全书	152
	片子姜黄【姜黄】	炒。	增广验方新编	157
	芡实粉	炒。	随息居重订霍乱论	153
	羌活	炒，研。	增广验方新编	157
	青皮肉	炒。	增广验方新编	157
	桑根白皮【桑白皮】	炒。	医方丛话	165
	沙苑子	炒。	类证治裁	155
	山楂肉【山楂】	炒。	增广验方新编	157
	山栀仁【栀子】	上焦虚烦，炒用。	本草害利	159
	熟地	炒。	类证治裁	155
	甜瓜子	炒，研。	校注医醇賸义	160
	土牛膝根	炒香，为末。	本草便读	166
	香豉	炒。	随息居重订霍乱论	153
	湘莲【莲子】	炒。	类证治裁	155

续表

炒制方法	药名	摘录	文献名称	文献编号
炒	湘莲肉【莲子】	炒。	随息居重订霍乱论	153
	鱼鳔	炒。	类证治裁	155
	鱼胶【鱼鳔胶】	炒。	傅青主女科	150
	猪牙皂	炒烟尽存性，研末。	本草正义	151
	真降香片【降香】	炒油干，碾细。	外科证治全书	152
	栀子皮	炒。	增广验方新编	157
炒黄	八角茴香	炒黄用。	本草辑要	145
	巴豆	去皮心，炒令黄。	医方丛话	165
	白果	炒黄。	医宗说约	109
		炒黄。	医方集解	115
		炒黄，去壳。	成方切用	137
	白术	炒黄。	随息居重订霍乱论	153
	白芍	微炒黄色。	外科大成	110
	白芷	铜器内炒黄。	增广验方新编	157
	北杏仁【苦杏仁】	泡，去皮尖，炒黄。	幼幼集成	129
	鳔胶【鱼鳔胶】	微焙，杭粉炒黄色。	嵩厓尊生全书	122
	蘖	谷芽、麦芽。二芽皆炒黄。	本草述钩元	112
	蚕沙	炒半黄。	女科要旨	148
		炒黄。	本草述钩元	112
	蚕纸【蚕退纸】	炒黄。	本草述钩元	112
		炒黄，浸酒。	本草辑要	145
	原蚕沙【蚕沙】	淘净，晒干，炒黄，浸酒。	本草害利	159
		炒黄，浸酒。	本草辑要	145
	侧柏叶	炒黄。	外科大成	110
		炒黄。	洞天奥旨	120
		炒黄，为末。	医宗金鉴	128
	刺猬皮	炒黄，为末。	医宗说约	109
		炒黄，研末。	医宗金鉴	128
		切片，炒黄，为末。	本草纲目拾遗	139
		炙，切片，再炒黄。	外科证治全书	152
		炙，切，炒黄。	类证治裁	155
	大茴香【八角茴香】	炒黄色。	良朋汇集经验神方	124
		炒黄色，烟尽为度。	串雅内编	133
	丁香	炒黄色。	嵩厓尊生全书	122
	冬葵子	炒黄。	本草述	111
	茯苓	炒黄。	吴鞠通医案	144
	附子	切片，炒黄。	本草备要	117
		慢火炒黄而干。	本草害利	159
	干姜	如惧其散，炒黄用，或炒微黄。	本草从新	132
		炒黄。	成方切用	137
		炒黄。	妇科玉尺	142
		炒黄用。	本草分经	156
		炒黄用。	本草害利	159
	谷芽	炒黄，杵去皮用。	本草述	111
	瓜蒂	炒黄。	本草述钩元	112
	贯众	炒黄。	良朋汇集经验神方	124
	光杏仁	去皮尖，炒黄色，另研。	幼幼集成	129
	鹤虱	炒黄。	医宗金鉴	128

续表

炒制方法	药名	摘录	文献名称	文献编号
炒黄	黑附子	剉碎，炒黄。	本草述	111
	红花	炒黄。	成方切用	137
		炒黄色。	增广验方新编	157
	胡粉	炒黄。	医宗金鉴	128
	滑石	炒黄。	嵩厓尊生全书	122
	槐花	炒黄。	洞天奥旨	120
		炒黄，为末。	串雅内编	133
	槐角	炒黄。	外科大成	110
	槐子【槐角】	炒黄。	洞天奥旨	120
	黄豆	炒黄。	串雅外编	134
	黄连	炒半黄。	吴鞠通医案	144
	黄芩	炒半黄。	吴鞠通医案	144
	茴香	炒黄用。	本草备要	117
	茴香子	炒黄。	本草述	111
	火漆	炒黄烟净。	本草纲目拾遗	139
	殭蚕【僵蚕】	炒黄，捣末。	医宗说约	109
		微炒黄色，去嘴。	本草纲目拾遗	139
	椒	微炒出汗用。	握灵本草	105
	韭	炒黄，研。	本经逢原	121
	韭子【韭菜子】	炒黄。	本草汇	106
		炒黄用。	握灵本草	105
	桔梗	炒令黄色。	医门法律	107
		若用之治肠红久痢、大肠气郁之疾，须炒黄色。	医宗说约	109
		炒黄。	嵩厓尊生全书	122
	橘红	炒微黄，为末。	握灵本草	105
	苦参	炒黄，为末。	外科大成	110
		炒黄，为末。	医宗金鉴	128
	苦葶苈【葶苈子】	炒黄。	吴鞠通医案	144
	莱菔子	炒黄，为末。	握灵本草	105
	荔枝核	炒黄色。	良朋汇集经验神方	124
		炒黄，为末。	串雅内编	133
		炒黄色，烟尽为度。	串雅内编	133
	麦芽	炒黄，研用。	医宗说约	109
		炒黄，杵去皮用。	本草述	111
		炒黄。	良朋汇集经验神方	124
		炒黄，研。	本草必用	125
	棉花子	炒黄色。	本草纲目拾遗	139
	铅粉	炒黄。	洞天奥旨	120
	青皮	炒黄色，烟尽为度。	串雅内编	133
	曲	炒黄。	食物本草会纂	119
	全蝎	炒黄。	嵩厓尊生全书	122
	肉桂	炒黄。	本草述	111
	扫帚子【地肤子】	炒黄，研末。	串雅内编	133

续表

炒制方法	药名	摘录	文献名称	文献编号
炒黄	山药	入补脾内宜炒黄用。	本草求真	140
		炒黄用。	本草害利	159
		炒黄补脾。	本草汇纂	161
	芍药	炒黄色。	本草述	111
		炒黄。	成方切用	137
	蛇蜕	炒黄色，不可焦黑。	串雅内编	133
	神曲	炒黄，研。	本草必用	125
		炒黄。	本草经解要	126
		炒黄。	类证治裁	155
		炒黄。	医方丛话	165
	水蛭	微火炒令黄色。	本草述钩元	112
		炒枯黄。	本草从新	132
		微火炒黄熟可用。	本草正义	151
		必炒枯黄入药。	本草害利	159
		炒枯黄。	本草汇纂	161
		微炒黄。	医方丛话	165
	桃仁	去皮尖，炒黄。	本草述	111
		炒黄。	本草述钩元	112
		润燥活血，以汤浸，去皮尖，炒黄。	本草害利	159
	天花粉	炒黄，为细末。	幼幼集成	129
	甜瓜蒂	炒黄。	医方集解	115
		炒黄。	成方切用	137
	葶苈【葶苈子】	炒黄，捣末。	本草述	111
		炒黄。	温热经纬	158
	猬皮【刺猬皮】	炙，再炒黄，为末。	嵩厓尊生全书	122
	蜗牛壳	炒黄。	医宗金鉴	128
	乌梅	去皮尖，炒黄。	食物本草会纂	119
	五倍子	入砂锅内炒黄，为末。	串雅内编	133
		去窠虫，炒黄。	医学从众录	149
	香附	瓦器炒令黄色，取净末。	串雅内编	133
		炒老黄色。	女科要旨	148
	香附子【香附】	新水浸一宿，炒黄。	本草述	111
	小茴	炒黄。	医家四要	164
	小茴香	炒黄，得酒良。	本草从新	132
	小麦	炒枯黄色。	外科大成	110
	杏仁【苦杏仁】	去皮尖，炒黄。	食物本草会纂	119
		炒黄。	本草汇	106
		去皮尖，炒黄色。	良朋汇集经验神方	124
		去皮尖，炒黄。	医宗金鉴	128
		炒黄。	得配本草	136
		泡，去皮尖，炒黄。	成方切用	137
		去皮尖，炒黄。	温热经纬	158
		凡用，汤浸，去皮尖，炒黄。	本草害利	159
	羊踯躅	炒黄。	洞天奥旨	120
		炒黄。	串雅内编	133

续表

炒制方法	药名	摘录	文献名称	文献编号
炒黄	银杏	炒黄。	握灵本草	105
	鱼鳔	炒黄色。	医方丛话	165
	皂矾	炒黄色。	嵩厓尊生全书	122
	皂角	去皮子弦，炒黄。	医学从众录	149
	泽泻	炒黄色。	医宗说约	109
	枳壳	炒黄色。	良朋汇集经验神方	124
	制附子	炒令内外俱黄。	修事指南	123
	制韭子【制韭菜子】	簸去黑皮，炒黄。	修事指南	123
	制水蛭	微火炒黄色乃熟。	修事指南	123
	制桃仁	润燥活血，宜汤浸，去皮尖，炒黄用。	修事指南	123
	制杏仁	炒黄。	修事指南	123
炒焦	阿魏	炒焦，研细。	玉楸药解	131
	白豆蔻	炒焦。	本草述	111
	白芍	炒焦。	医宗金鉴	128
	白术	炒焦。	温病条辨	146
		炒焦。	傅青主女科	150
		炒焦。	温热经纬	158
	半夏	慢火炒焦黑色为度。	医宗金鉴	128
	蚕故纸【蚕退纸】	剪碎，炒焦。	本草述	111
	苍术	炒焦。	外科证治全书	152
	草乌	慢火炒焦黑色为度。	医宗金鉴	128
	陈槐花	炒焦。	本草述	111
	丹皮【牡丹皮】	炒焦。	吴鞠通医案	144
	当归	炒焦则味苦，苦则涩血也。	本草害利	159
	鹅毛	铜锅炒焦。	本草纲目拾遗	139
	番鳖【马钱子】	炒焦，去毛。	嵩厓尊生全书	122
	飞罗面	炒焦黄色。	医宗金鉴	128
	干姜	炒焦。	成方切用	137
	荷叶	止血，炒焦用。	得配本草	136
	黑豆	炒焦。	本草述	111
		炒焦，淋酒。	本经逢原	121
		炒焦。	良朋汇集经验神方	124
	红枣【大枣】	炒焦。	良朋汇集经验神方	124
	胡黄连	炒焦。	本草纲目拾遗	139
	胡椒	炒焦。	良朋汇集经验神方	124
	槐花	炒焦。	外科大成	110
	黄蘗【黄柏】	炒焦。	外科证治全书	152
	黄明胶	炒焦，为末。	幼科释谜	141
	荆芥穗	炒焦。	嵩厓尊生全书	122
		炒焦。	成方切用	137
	荔枝核	炒焦。	幼幼集成	129
	鲮甲【穿山甲】	炒焦，研细。	玉楸药解	13
	穞豆	炒焦。	本草纲目拾遗	139
	麦冬	炒焦。	医学从众录	149

续表

炒制方法	药名	摘录	文献名称	文献编号
炒焦	麦芽	炒焦用。	本草害利	159
		炒焦。	医方丛话	165
	木鳖子	慢火炒焦，黑色为度。	医宗金鉴	128
	荞麦	炒焦。	本草述	111
		炒焦，热水冲服。	本草求真	140
	肉桂	炒焦。	吴鞠通医案	144
	山药	炒焦。	吴鞠通医案	144
	山栀【栀子】	炒焦入血。	本草便读	166
	蛇蜕	炒焦，为末。	握灵本草	105
	神曲	焦。	吴鞠通医案	144
	生地黄【地黄】	炒焦。	外科大成	110
	蜀椒【花椒】	炒焦，去汗。	温病条辨	146
	松节	炒焦。	本草述钩元	112
		炒焦，治筋骨间病。	本草辑要	145
	文蛤	炒焦。	外科大成	110
	五倍子	炒焦。	本草纲目拾遗	139
	细辛	炒焦。	本草纲目拾遗	139
	牙皂【猪牙皂】	去子弦，炒紫焦。	医学从众录	149
	皂角	微炒焦。	成方切用	137
		炒微焦。	妇科玉尺	142
	栀子	碾，炒焦。	外科大成	110
		炒焦。	本草述	111
	枳实	除核，微炙令干，切片，小麦麸炒焦，去麸用。	本草害利	159
炒黑	巴豆	去心皮，炒黑，研。	医方集解	115
		去壳及心，炒紫黑。	本经逢原	121
	陈皮	热锅内炒黑。	医方丛话	165
	当归	炒极黑，能治血澼血痢。	本草害利	159
	干姜	炒黑。	嵩厓尊生全书	122
		炒微黑。	本草害利	159
	黄连	炒黑用。	医宗金鉴	128
	黄芩	炒黑用。	医宗金鉴	128
	假苏【荆芥】	穗炒黑。	本草汇	106
	荆芥	炒黑。	洞天奥旨	120
	棉花子	炒黄黑色，去壳为末。	本草纲目拾遗	139
	牛膝	炒黑。	本草述	111
	蒲黄	炒黑。	医方集解	115
		炒黑。	成方切用	137
	山栀【栀子】	炒黑。	医方集解	115
	山栀仁【栀子仁】	治血病及开郁止痛，并炒黑用。	本草害利	159
	水蛭	火炒至黄黑色。	本草新编	116
	制蜈蚣	雷敩曰：于土器中炒，令木末焦黑。	修事指南	123

7. 现代

现代采用炒制技术炮制的药物共有 200 种左右，涉及药物如下所示：（以 A 开头）阿魏；（以 B 开头）八角茴香、白扁豆、白果、白茅根、白梅花、白前、白芍、白术、白薇、百部、柏子仁、北沙参、扁豆花、鳖甲、槟榔、补骨脂；（以 C 开头）蚕沙、苍耳子、苍术、草果、侧柏叶、柴胡、常山、车前子、赤芍、茺蔚子、楮实子、川楝子、川牛膝、川芎、椿根皮【椿白皮】、刺猬皮、葱子【葱实】；（以 D 开头）大豆黄卷、大黄、大蓟、大枣、大皂角【皂角】、代赭石【赭石】、丹参、淡豆豉、当归、刀豆、地肤子、地黄、地龙、冬瓜皮、冬瓜子、冬葵子、独活；（以 E 开头）莪术；（以 F 开头）防风、防己、榧子、蜂房、凤凰衣、浮萍、浮小麦；（以 G 开头）甘草、干漆、葛根、狗脊、枸杞子、谷芽、骨碎补、瓜蒌皮、瓜蒌子、贯众、龟板【龟甲】、桂枝、蛤蚧；（以 H 开头）海螵蛸、海桐皮、寒水石、诃子、核桃仁、鹤虱、黑豆衣、黑芝麻、红豆蔻、红花、胡芦巴、花椒、化橘红、槐花、槐角、黄柏、黄连、黄芪、黄芩、火麻仁；（以 J 开头）鸡冠花、鸡内金、急性子、蒺藜、建曲、僵蚕、芥子、金银花、金樱子、荆芥、九香虫、桔梗、菊花、橘核、橘络、卷柏、决明子；（以 K 开头）苦杏仁、款冬花；（以 L 开头）莱菔子、荔枝核、莲子、六神曲、蝼蛄、芦荟、路路通；（以 M 开头）麻黄、马兜铃、马蔺子、马钱子、麦冬、麦芽、蔓荆子、没药、虻虫、牡丹皮、木鳖子、木瓜、木通、木香；（以 N 开头）牛蒡子、牛膝；（以 P 开头）枇杷叶、蒲黄；（以 Q 开头）千金子、牵牛子、前胡、芡实、茜草、秦艽、青蒿、青葙子；（以 R 开头）肉豆蔻、乳香、蕤仁；（以 S 开头）桑白皮、桑螵蛸、桑叶、桑枝、沙苑子、山药、山楂、射干、升麻、石斛、石榴皮、使君子、水红花子、丝瓜络、松香、酸枣仁；（以 T 开头）桃仁、天冬、甜瓜子、葶苈子、土鳖虫、菟丝子；（以 W 开头）王不留行、乌药、吴茱萸、蜈蚣、五倍子、五加皮、五灵脂、五味子；（以 X 开头）蟋蟀、香橼、硝石、小茴香、小蓟、辛夷、续断、旋复花【旋覆花】；（以 Y 开头）亚麻子、延胡索、益智仁、薏苡仁、银柴胡、淫羊藿、郁金、郁李仁、远志、芸苔子；（以 Z 开头）泽泻、浙贝母、知母、栀子、枳壳、枳实、竹茹、紫苏子、紫菀。

其中炒制的药物有 80 种，如八角茴香、白果、白茅根、柏子仁、补骨脂、草果、常山、车前子等。

炒黄的药物有 83 种，如白芍、白术、槟榔、苍术、侧柏叶、谷芽、黄芩、芥子、橘核、莱菔子、麦芽、牡丹皮、牵牛子、酸枣仁、薏苡仁、远志、栀子、枳壳等。

炒焦的药物有 58 种，如白芍、白术、槟榔、苍术、侧柏叶、川芎、谷芽、黄芩、橘核等。

炒黑的药物有 8 种，如阿魏、鳖甲、蚕沙等。

具体见表 4–8。

表 4–8　现代炒制药物统计表

炒制方法	药名	摘录	文献名称	文献编号
炒	八角茴香	取原药材，于热锅中用文火微炒，取出，放凉。	中药炮制经验集成	171
	白果	取净白果仁，置锅内，用文火炒至有香气，取出，放凉。用时捣碎。	中华人民共和国药典（1985 年版一部）	197
	白茅根	炒焦。	中药炮制经验集成	171
	补骨脂	取补骨脂，去净杂质，用武火炒 10 ～ 20 分钟，至发出爆声，取出放冷即可。	中药炮制经验集成	171
	草果	取草果，置锅内，炒至焦黄色并微鼓起，去壳，取出。用时捣碎。	中华人民共和国药典（1985 年版一部）	197

续表

炒制方法	药名	摘录	文献名称	文献编号
炒	草果	取草果，除去杂质，用碾串碎筛去土末，簸净皮取仁。置锅内，用文火炒至微鼓起，取出，晾凉。用时捣碎。	内蒙古自治区中药饮片切制规范	185
	常山	取净常山片，置锅内，用文火炒至色变深为度，取出，放凉。	中华人民共和国药典（1985 年版一部）	197
	车前子	取净车前子，置锅内，用文火炒至起爆裂声时，取出，放凉。	中华人民共和国药典（1977 年版一部）	181
		取净车前子，用微火炒至微焦，取出，放凉。	中药炮制经验集成	171
	赤芍	取赤芍片，置锅内，用文火加热，炒至颜色加深，偶有焦斑，取出，放凉。	中药炮制经验集成	171
	茺蔚子	取净茺蔚子，置锅内，用文火炒至有爆声时，取出，放凉。	黑龙江省中药炮制标准	179
	楮实子	取净楮实子，用文火炒至有爆声，香气溢出为度。	四川省中药饮片炮制规范	184
	葱子	取净葱子，清炒至有微爆裂声，取出，放凉。	安徽省中药炮制规范	193
	大豆黄卷	取大豆黄卷，置锅内，用文火微炒，取出，放凉。	江西中药炮制规范	187
	大皂角	取皂角，用微火炒至略膨胀为度，取出，放凉。	中药炮制经验集成	171
	代赭石	取代赭石，研细，炒至红色变深为度。	中药炮制经验集成	171
	丹参	取净丹参片，用文火炒至紫褐色，有焦斑，取出。	河南省中药材炮制规范	174
	淡豆豉	取淡豆豉，置铁锅或 120℃热锅中，用微火炒香或炒至微焦为度。	中药炮制经验集成	171
	地龙	取地龙，微炒或炒黄，研细。	中药炮制经验集成	171
	冬葵子	取冬葵子，炒至微有香味。	中药炮制经验集成	171
	莪术	取莪术片，用微火炒至有小黑斑点为度。	中药炮制经验集成	171
	防己	取防己片，用文火炒至微焦为度。	中药炮制经验集成	171
	榧子	取净榧子仁，置锅内，用文火加热，炒至深黄色，有香气溢出时，取出放凉。用时捣碎。	全国中药炮制规范	170
	浮萍	如常法炒。	中药炮制经验集成	171
	干漆	取净干漆，置锅中，用中火或武火炒至烟尽为度，取出放凉。	山东省中草药炮制规范	178
	枸杞子	取净品，用文火清炒至有焦斑点。	安徽省中药炮制规范	193
		取净杞子，用菟丝子拌炒至鼓起，筛去菟丝子。	上海市中药饮片炮制规范	189
	瓜蒌子	取净瓜蒌子，置锅内，用文火炒至微鼓起时，取出，放凉。	中华人民共和国药典（1985 年版一部）	197
	贯众	取贯众段，在热锅内（150℃～200℃）炒至断面焦黄色为度。	中药炮制经验集成	171
	龟板【龟甲】	取龟板，用砂（沙）炒至酥为度，取出洗净，晒干。	中药炮制经验集成	171
	海桐皮	取海桐皮，以无烟火微烤，切片，用滑石粉炒透为度。	中药炮制经验集成	171
	寒水石	取寒水石粉，用大火炒约一小时，取出，放凉。	中药炮制经验集成	171

续表

炒制方法	药名	摘录	文献名称	文献编号
炒	诃子	取净诃子肉，置锅内，用文火加热，炒至深黄色，取出，放凉。	全国中药炮制规范	170
	核桃仁	取核桃仁，微炒后，放冷酥脆即可。	全国中药炮制规范	170
	黑豆衣	除去杂质，用文火微炒。	中药炮制经验集成	171
	黑芝麻	取净黑芝麻，置锅内，用文火炒至有爆声时，取出，放凉。用时捣碎。	中华人民共和国药典（1985 年版一部）	197
	红豆蔻	微炒。	中药炮制经验集成	171
	胡芦巴	取净胡芦巴，置锅内，用文火加热，炒至爆裂，有香气溢出时，取出，放凉。	全国中药炮制规范	170
	花椒	取净花椒，置锅内，用文火炒至有香气，取出，放凉。	中华人民共和国药典（1985 年版一部）	197
	槐角	取槐角，拣去枝梗，放入烧热的铁锅中，炒至膨胀发泡，取出，簸净。	贵州中药饮片炮制规范	176
	鸡内金	取净鸡内金，置锅内，用文火炒至鼓起，取出，放凉。	中华人民共和国药典（1977 年版一部）	181
	荆芥穗	取净的荆芥穗，置锅内，用文火微炒，取出，放凉即可。	中华人民共和国药典（1963 年版一部）	168
	九香虫	取净九香虫，置锅内，用文火炒至有香气时，取出，放凉。	中华人民共和国药典（1985 年版一部）	197
	决明子	取净决明子，置锅内，用文火炒至微有香气，取出，放凉，用时捣碎。	中华人民共和国药典（1985 年版一部）	197
	荔枝核	取荔枝核，放入锅中，用微火加热，稍炒至有香气时，取出，放凉。	中药炮制经验集成	171
	路路通	取路路通，洗净泥沙，晒干，放入烧热的锅中，用微火加热，炒脆，取出，用木板搓去刺尖，簸净。	贵州中药饮片炮制规范	176
	马蔺子	取净马蔺子，置锅内加热，用微火炒至鼓起，取出，放凉。	辽宁省中药炮制规范	175
	马钱子	取马钱子，炒胀后，刮去毛，研细。	中药炮制经验集成	171
	蔓荆子	取净蔓荆子，置锅内，用文火微炒，用时捣碎。	中华人民共和国药典（1985 年版一部）	197
	没药	取净没药，置锅内，用文火炒至表面光亮时，取出，放凉。	中华人民共和国药典（1985 年版一部）	197
	虻虫	取净虻虫，置锅内，用文火加热，微炒，取出，放凉。	全国中药炮制规范	170
	木香	取木香片，置锅中，炒至表面焦黄即可。	河南省中药材炮制规范	174
	牛蒡子	取净牛蒡子，置锅内，用文火炒至鼓起，微有香气，取出，放凉。用时捣碎。	中华人民共和国药典（1985 年版一部）	197
		取牛蒡子，在约 120℃热锅内炒，或用文火炒至微焦。	中药炮制经验集成	171
	牛膝	取牛膝，咀，置锅内，用文火微炒，取出，放凉。	中药炮制经验集成	171
	千金子	除去杂质，置锅内，用文火微炒，取出，晾凉，用时捣碎。	内蒙古自治区中药饮片切制规范	185

续表

炒制方法	药名	摘录	文献名称	文献编号
炒	肉豆蔻	取小麦面粉倒入锅内，用文火炒热，将肉豆蔻倒入，炒成微黄色时，出锅，筛去面粉，摊开，晾凉。	中药炮制规范	191
	乳香	取净乳香，置锅内，用文火加热，炒至冒烟，表面显油亮光泽，取出放凉。	全国中药炮制规范	170
		取净乳香，置锅中，用文火炒至表面光亮时，取出，放凉。	中华人民共和国药典（1985年版一部）	197
	沙苑子	取沙苑子，微炒后碾细，或用微火炒至棕褐色，体膨胀有香味为度。	中药炮制经验集成	171
	山楂	取净山楂，置锅内，用文火炒至色变深时，取出，放凉。	中华人民共和国药典（1985年版一部）	197
	石斛	取石斛段，用文火炒至发胖或微焦。	中药炮制经验集成	171
	使君子	取使君子仁，置锅内，用文火炒至有香气，取出，放凉。	中华人民共和国药典（1985年版一部）	197
	水红花子	取净水红花子，置锅内，用文火加热，炒至爆裂，有香气溢出为度，取出，放凉。	中药炮制经验集成	171
	松香	取原药材，加热熔化后，取出澄清部分，放冷，用微火炒后研细。	中药炮制经验集成	171
	甜瓜子	取甜瓜子，微炒至见火色为度。	中药炮制经验集成	171
	葶苈子	取净葶苈子，置锅内，用文火炒至有爆声，取出，放凉。	中华人民共和国药典（1985年版一部）	197
	王不留行	取净王不留行，置锅内，用文火炒至大多数爆开白花，取出，晾凉。	中华人民共和国药典（1985年版一部）	197
	五加皮	取原药材，用微火炒至变色。	中药炮制经验集成	171
	五灵脂	取五灵脂用文火炒至焦斑，或微黑色，放冷即可。	中药炮制经验集成	171
	五味子	取五味子，用文火炒至鼓起，呈紫褐色为度。	中药炮制经验集成	171
	蟋蟀	除去杂质，或微炒。	安徽省中药炮制规范	193
	吴茱萸	取吴茱萸，除去粗梗，筛去灰屑，用清炒法炒至发泡，较原色稍深为度。	四川省中药饮片炮制规范	184
	蜈蚣	取蜈蚣，微炒至酥，研细。	中药炮制经验集成	171
	硝石	拣去杂质，用文火炒至无水分为度，取出，冷后装缸内（炒时注意安全）。	中草药炮制规范	186
	辛夷	取辛夷，除去杂质，取净花蕾，用清炒法炒至绒毛呈微黑色为度，筛去灰屑。	四川省中药饮片炮制规范	184
	续断	取续断片，置锅内，用文火炒至微焦或黄色具焦斑为度，取出，放凉。	中药炮制规范	191
	亚麻子	取净亚麻子，置锅内，用文火微炒，取出，放凉。	内蒙古自治区中药饮片切制规范	185
	延胡索	取延胡索，炒至变色为度。	四川省中药饮片炮制规范	184
	郁李仁	取净郁李仁，置锅中，用文火加热，炒至深黄色并有香气溢出时，取出放凉。用时捣碎。	全国中药炮制规范	170
	芸苔子	拣去杂质，文火炒爆，取出，筛去灰屑即得。	湖南省中药材炮制规范	196

续表

炒制方法	药名	摘录	文献名称	文献编号
炒	枳实	取枳实片，置锅中，用文火炒至淡黄色为度，取出，放凉。	黑龙江省中药炮制标准	179
	竹茹	先将锅烧热，放入麦麸，炒至冒烟，加入竹茹翻炒至黄色，筛去麦麸即可。	中药炮制经验集成	171
	紫苏子	取净紫苏子，置锅内，用文火炒至有爆裂声时，取出，放凉。	中华人民共和国药典（1985年版一部）	197
炒黄	白扁豆	取净白扁豆，置锅内，用微火炒至微黄色具焦斑，取出，放凉。用时捣碎。	中华人民共和国药典（1985年版一部）	197
	白前	取白前段，置热锅中，炒至老黄色，微焦为度。	中药炮制经验集成	171
	百部	取百部，用文火炒至微黄色。	陕西省药品标准	180
	柏子仁	取净柏子仁，置锅内，用文火加热，炒至油黄色，至香气溢出为度。取出放凉。	全国中药炮制规范	170
	北沙参	取净北沙参段，置铁锅中，炒至黄色或焦黄色为度。	河南省中药材炮制规范	174
	扁豆花	取生扁豆花，炒至黄色。	浙江省中草药加工炮制标准	183
	苍耳子	取净苍耳子，用武火炒至表面黄褐色，去刺，筛净。	中华人民共和国药典（1985年版一部）	197
	川芎	取川芎片，置锅内，用文火炒至黄色，取出，放凉。	中药炮制经验集成	171
	椿根皮【椿白皮】	取椿皮丝或片置锅内，用文火加热，炒至表面呈黄色，取出放凉。	全国中药炮制规范	170
	大黄	取大黄片，置热锅中，用微火炒黄或炒至微黄，放凉。	北京市中药饮片切制规范	172
	刀豆	除去杂质，用文火微炒，配方时捣碎。	中药炮制规范	191
	地肤子	取净地肤子，用文火炒至色变深时，取出，放凉。	山东省中草药炮制规范	178
	冬瓜皮	取冬瓜皮段，加麦麸炒至老黄色，筛去麦麸即可。	中药炮制经验集成	171
	冬瓜子	取净冬瓜子，置锅内，用文火炒至黄白色，取出，放凉。	中华人民共和国药典（1977年版一部）	181
	防风	取生防风，炒至深黄色或微焦。	中药炮制经验集成	171
	蜂房	拣去杂质，用文火炒至两面均呈老黄色，取出，切成小块。	中草药炮制规范	186
	凤凰衣	去净杂质及残壳，按炒黄法微炒，取出，放凉。	山东省中草药炮制规范	178
	浮小麦	取净浮小麦，置锅内，用文火加热，炒至棕黄色，取出，放凉。	全国中药炮制规范	170
	甘草	取甘草片，置锅内，用文火炒至深黄色为度，取出，放凉。	中药炮制经验集成	171
	葛根	取净葛根片或块，用文火炒至表面呈黄色，稍带焦斑，取出，筛去灰屑。	江苏省中药饮片炮制规范	190

续表

炒制方法	药名	摘录	文献名称	文献编号
炒黄	骨碎补	取骨碎补片，置锅中，炒至鼓起呈老黄色，取出，放凉即得。	中药炮制经验集成	171
	瓜蒌皮	取瓜蒌皮丝，置锅内，用文火加热，炒至棕黄色，略带焦斑，取出，放凉。	全国中药炮制规范	170
	蛤蚧	取净蛤蚧，投入砂（沙）内，不断翻动，至泡酥，显黄色，取出，筛去砂（沙），研粉。	中草药炮制规范	186
	海螵蛸	取净海螵蛸小块，置锅内，用文火加热，炒至表面微黄色，取出，放凉。	全国中药炮制规范	170
	鹤虱	取鹤虱，用文火炒至有香气，带黄色为度，筛去灰屑。	中药炮制经验集成	171
	槐花	取净槐米，置锅内，用文火炒至表面深黄色，取出，晾凉。	中华人民共和国药典（1985 年版一部）	197
	黄连	取黄连，置热锅中，用微火炒至老黄色为度。	中药炮制经验集成	171
	黄芪	取黄芪片，置锅内，用文火炒至黄色具焦斑或深黄色。	中药炮制经验集成	171
	火麻仁	取净火麻仁，置锅内，用文火炒至微黄色，有香气，取出，放凉。	中华人民共和国药典（1985 年版一部）	197
	鸡冠花	取鸡冠花，置热锅中，用微火不断翻炒，至深黄色具焦斑。	中药炮制经验集成	171
	鸡内金	取洁净的鸡内金，置锅内，用武火炒至黄黑色，取出，放凉即得。	中华人民共和国药典（1963 年版一部）	168
	急性子	取急性子，按炒黄法用文火微炒，取出，放凉。	中华人民共和国药典（1985 年版一部）	197
	蒺藜	取蒺藜，置锅中，用文火炒至微黄色，取出，放凉。	中华人民共和国药典（1985 年版一部）	197
	建曲	取建神曲，置锅内，以文火加热，炒至深黄色，取出，放凉，打成碎块。	全国中药炮制规范	170
	僵蚕	取僵蚕，置锅内，用文火炒至表面黄色，取出，放凉即得。	青海省中药炮制规范	195
	金银花	取净银花，置热锅内，用文火拌炒，炒至黄色为度，取出摊开，晾冷即成。	云南省中药咀片炮炙规范	173
	金樱子	取净金樱子肉，按炒黄法用文火微炒，取出，放凉。	山东省中草药炮制规范	178
	荆芥	取荆芥段，置锅内，用文火加热，炒至微黄色，取出，放凉。	全国中药炮制规范	170
	桔梗	取桔梗，炒至微黄为度。	中药炮制经验集成	171
	橘络	取生橘络，炒至黄色显焦斑。	浙江省中草药加工炮制标准	183
	卷柏	取卷柏段，置热锅中，用文火炒至黄色具焦斑。	中药炮制经验集成	171
	苦杏仁	取烊苦杏仁，置锅内，用文火炒至黄色。用时捣碎。	中华人民共和国药典（1985 年版一部）	197
	莲子	取净莲肉，置锅内，用文火加热，炒至微黄色并有香气溢出时，取出放凉。	中药炮制经验集成	171
	蝼蛄	除去杂质，或炒至黄褐色。	安徽省中药炮制规范	193

续表

炒制方法	药名	摘录	文献名称	文献编号
炒黄	蒲黄	取净蒲黄，用文火炒至黄色时，出锅，摊开，晾凉。	北京市中药饮片切制规范	172
	前胡	取前胡片，置锅内，用文火炒至表面呈黄色为度，取出，放凉。	中药炮制经验集成	171
	芡实	取净芡实，置锅内，用文火炒至微黄色，取出，放凉。	中华人民共和国药典（1977 年版一部）	181
	茜草	取茜草，炒黄为度。	广东省中药材饮片加工炮制手册	182
	青蒿	取青蒿段，用微火炒至微黄色，或黄褐色微焦为度。	中药炮制经验集成	171
	青葙子	取净青葙子，按炒黄法用文火微炒，取出，放凉。	山东省中草药炮制规范	178
	蕤仁	取蕤仁，炒至有香味，或棕黄色。	中药炮制经验集成	171
	桑白皮	取桑皮片，用微火炒至黄色或微焦即可。	中药炮制经验集成	171
	桑枝	取桑枝片，置锅内，用文火炒至微黄色，取出，放凉。	中华人民共和国药典（1985 年版一部）	197
	山药	取净山药片，置锅内，用文火炒至微黄色，取出，晾凉。	上海市中药饮片炮制规范	189
	射干	取射干片，炒黄为度，取出，放凉。	中药炮制经验集成	171
	石榴皮	取石榴皮，炒至淡黄色，筛去灰屑。	中药炮制经验集成	171
	丝瓜络	取净丝瓜络小块，置锅内，用文火加热，炒至深黄色，取出，放凉。	中华人民共和国药典（1985 年版一部）	197
	桃仁	取焯桃仁，置锅内，用文火炒至黄色时，取出，放凉。用时捣碎。	山东省中草药炮制规范	178
	菟丝子	取净菟丝子，置锅内，用文火加热，炒至微黄，有爆裂声时，取出，放凉。	全国中药炮制规范	170
	乌药	取净乌药片，用文火炒至深黄色，取出。	江苏省中药饮片炮制规范	190
	五倍子	拣净杂质，文火炒至微黄色，取出，晾凉，用时敲开，除去虫卵。	中药炮制经验集成	171
	小茴香	取小茴香，用微火炒 3 ～ 4 分钟至淡黄色具焦斑，或炒至深黄色。	中药炮制经验集成	171
	郁金	取净郁金片，置锅内，用文火加热，炒至深黄色。	上海市中药饮片炮制规范	189
	浙贝母	取蜜水，拌麦麸，用火烘干，加入浙贝炒至黄色，筛去麦麸即可。	中药炮制经验集成	171
	紫菀	取紫菀，置热锅内，用文火炒至老黄色或微焦。	中药炮制经验集成	171
	白芍	取白芍片，用文火炒至微黄色，取出，放凉。	中华人民共和国药典（1985 年版一部）	197
	白术	取打碎的白术，大小块分开，置热锅内，不断翻动，用文火炒至黄色，取出，晾凉，大小块掺匀，入库即得。	北京市中药饮片切制规范	172
	槟榔	取槟榔片，置锅中，用文火炒至微黄色，取出，放凉。	中华人民共和国药典（1985 年版一部）	197

续表

炒制方法	药名	摘录	文献名称	文献编号
炒黄	苍术	取苍术片，置锅内，用文火炒至微黄色，取出，放凉。	中华人民共和国药典（1977 年版一部）	181
	侧柏叶	取侧柏叶，炒至黄色即可。	中药炮制经验集成	171
	谷芽	取净谷芽，置锅内，用文火炒至深黄色，取出，放凉。	中华人民共和国药典（1985 年版一部）	197
	黄芩	取黄芩片，在热锅（120℃）内炒黄为度。	中药炮制经验集成	171
	芥子	取净芥子，置锅内，用文火炒至深黄色有香辣气。用时捣碎。	中华人民共和国药典（1985 年版一部）	197
	橘核	取生橘核，炒至微黄色。	中药炮制经验集成	171
	莱菔子	取净莱菔子，置锅内，用文火炒至微鼓起并有香气，取出，放凉。用时捣碎。	中华人民共和国药典（1985 年版一部）	197
	麦芽	取净麦芽，用文火炒至棕黄色，取出，放凉。	中华人民共和国药典（1985 年版一部）	197
	牡丹皮	取净牡丹皮，置锅内，用文火微炒，取出，放凉。	四川省中药饮片炮制规范	184
	牵牛子	取炒牵牛子，置锅内，用文火炒至稍鼓起，取出，放凉。用时捣碎。	中华人民共和国药典（1985 年版一部）	197
	酸枣仁	取净酸枣仁，用文火炒至鼓起，色微变深，取出，放凉。用时捣碎。	中华人民共和国药典（1985 年版一部）	197
	薏苡仁	取净薏苡仁，置锅内，用文火炒至微黄色，取出，放凉。	中华人民共和国药典（1977 年版一部）	181
	远志	取经甘草水浸过的远志，用微火炒干，或炒黄即可。	中药炮制经验集成	171
	栀子	取净栀子，用文火炒至黄褐色时，取出，放凉。	中华人民共和国药典（1985 年版一部）	197
	枳壳	取枳壳片，置热锅内，不断翻动，用文火炒至黄色，取出，晾凉。	北京市中药饮片切制规范	172
炒焦	白梅花	取白梅花，放热锅中，用文火炒至微焦，约 2～3 分钟取出。	中药炮制经验集成	171
	白薇	取白薇，置锅内，用文火炒至呈焦斑或焦黄色，放冷即可。	中药炮制经验集成	171
	柴胡	取柴胡片，用文火炒至微焦，取出，放凉。	中药炮制经验集成	171
	川楝子	取净川楝子，切厚片或研碎，置锅内，用文火炒至表面焦黄色时，取出，放凉。	中华人民共和国药典（1985 年版一部）	197
	川牛膝	取川牛膝片，用微火炒至呈焦斑或黑灰色。	上海市中药饮片炮制规范	189
	刺猬皮	将原药烫去刺尖，用热水（加碱少许）洗去灰屑污垢，再换清水洗净，干燥，去头足，切类方块，清炒至微焦。	上海市中药饮片炮制规范	189
	大蓟	取大蓟段，置热锅中，用文火炒至焦黄并有香味或微焦黄色即可。	中药炮制经验集成	171
	大枣	取净大枣，用武火炒至表面焦黑色，出锅，摊开，晾凉。	中药炮制规范	191
	当归	取全当归片，置热锅内，不断翻动，用武火炒至焦黄色，喷洒清水少许，灭尽火星，取出晾凉，入库即得。	中药炮制经验集成	171

续表

炒制方法	药名	摘录	文献名称	文献编号
炒焦	地黄	取生地黄片，置锅内，用文火炒至微焦为度，取出，放凉。	中药炮制经验集成	171
	独活	取独活片，炒至微焦，放冷即可。	河南省中药材炮制规范	174
	干漆	取干漆块，用微火炒焦为度。	中药炮制经验集成	171
	狗脊	取狗脊，炒至微焦为度。	中药炮制经验集成	171
	桂枝	取生桂枝，炒至微焦。	浙江省中草药加工炮制标准	183
	红花	取红花，用文火炒至略有焦斑。	中药炮制经验集成	171
	化橘红	取生橘红，炒至具焦斑。	浙江省中草药加工炮制标准	183
	黄柏	取净黄柏片，清炒至微焦。	上海市中药饮片炮制规范	189
	款冬花	取净款冬花，清炒至微焦。	上海市中药饮片炮制规范	189
	荔枝核	取净荔枝核，置锅内，用文火炒至微焦，取出放凉，用时打碎。	贵州中药饮片炮制规范	176
	六神曲	取六神曲，切成小块，用文火炒至表面焦黄，取出，放凉。	中华人民共和国药典（1985 年版一部）	197
	芦荟	取芦荟块，用微火炒至焦黑色。	中药炮制经验集成	171
	路路通	取净路路通，置锅内，以武火炒至外表焦褐色，取出，冷后筛去灰屑。	中草药炮制规范	186
	麻黄	取麻黄，炒至微焦。	中药炮制经验集成	171
	马兜铃	取净马兜铃，置锅内，用文火炒至表面具焦斑时，取出，放凉。	中药炮制经验集成	171
	麦冬	取麦冬净片，清炒至微焦，或炒至胀胖隆起。	全国中药炮制规范	170
	木鳖子	取木鳖子，除去外壳，取净仁，用清炒法炒焦，以青烟尽，白烟初起为度，取出，放冷。	四川省中药饮片炮制规范	184
	木瓜	取木瓜片，用微火炒至微焦，取出，晾凉。	中药炮制经验集成	171
	枇杷叶	取生枇杷叶，炒至微焦，有香气。	浙江省中草药加工炮制标准	183
	秦艽	取秦艽片，用微火炒至微焦为度。	中药炮制经验集成	171
	桑叶	取生桑叶，炒至微焦。	浙江省中草药加工炮制标准	183
	升麻	取升麻片，用文火炒至微焦或微黄。	江苏省中药饮片炮制规范	190
	天冬	取天冬净片，清炒至微焦。	江西中药炮制规范	187
	土鳖虫	取净土鳖虫，置锅内，用文火加热，炒至微焦，取出，放凉。	全国中药炮制规范	170
	香橼	取香橼片，用微火炒至微焦。	山东省中草药炮制规范	178
	小蓟	取小蓟段，炒至焦黄并有香气或微焦黄色即可。	中药炮制经验集成	171
	旋复花【旋覆花】	取旋复花【旋覆花】置热锅内，用文火炒至具焦斑。	中药炮制经验集成	171
	益智仁	取净益智仁，置锅内，用武火炒至外壳呈焦褐色鼓起，果仁呈黄色为度，取出，研去壳。	辽宁省中药炮制规范	175
	银柴胡	取银柴胡片，清火炒至微焦，取出，放凉。	上海市中药饮片炮制规范	189
	淫羊藿	取淫羊藿，置热锅中，用文火炒微焦。	浙江省中草药加工炮制标准	183
	知母	取知母净片，清炒至微焦。	中药炮制经验集成	171
	白芍	取白芍片，置锅内，用武火炒至焦黄色，喷淋清水少许，取出，晾干即得。	中华人民共和国药典（1985 年版一部）	197
	白术	取白术片，置锅内，用武火炒至焦黄色，喷淋清水，取出，晾干即得。	中华人民共和国药典（1963 年版一部）	168

续表

炒制方法	药名	摘录	文献名称	文献编号
炒焦	槟榔	取槟榔片，用武火炒至焦黄色，取出，放凉。	中华人民共和国药典（1985 年版一部）	197
	苍术	取苍术片，置锅内，以武火炒至焦褐色，取出，筛去灰屑。	中草药炮制规范	186
	侧柏叶	取侧柏叶，用微火炒至焦黄色，淋水灭火星，取出，放凉。	中药炮制经验集成	171
	川芎	取川芎片，置锅内，用文火炒至微焦。	中药炮制经验集成	171
	谷芽	取净谷芽，置锅内，用武火炒至焦褐色，取出，放凉。	中华人民共和国药典（1985 年版一部）	197
		在约 150℃热锅内炒至微焦。	中药炮制经验集成	171
	黄芩	取黄芩片，用武火炒至全焦，或用文火炒至焦黄，边沿微黑色。	内蒙古自治区中药饮片切制规范	185
	橘核	取橘核，置热锅（120℃）中，炒至微焦为度。	中药炮制经验集成	171
	莱菔子	取莱菔子，置锅内，炒至微焦，或用微火炒 10～15 分钟，至有响声，外壳有焦斑为度。	中药炮制经验集成	171
	麦芽	取净麦芽，用武火炒至焦褐色，喷淋水少许，炒干，取出，放凉。	中华人民共和国药典（1985 年版一部）	197
	牡丹皮	取牡丹皮，放约 120℃热锅内，炒至微焦。	中药炮制经验集成	171
	牵牛子	取牵牛子，置热锅中，炒至微焦发胀并有香味为度。	中药炮制经验集成	171
	山楂	取净山楂，置锅内，用武火炒至表面焦褐色，内部黄褐色，取出，放凉。	中华人民共和国药典（1985 年版一部）	197
	薏苡仁	取净薏苡仁，置热锅中，不断翻动，用武火炒焦褐色，喷水少许，灭净火星，取出，晾凉，晒干，入库即得。	北京市中药饮片切制规范	172
	远志	取制远志肉，置热锅内，不断翻动，用武火炒至表面焦黑色，内面焦褐色，取出，喷洒清水少许，灭尽火星，晒干，入库即得。	北京市中药饮片切制规范	172
	泽泻	取泽泻净片，炒焦至微焦。	上海市中药饮片炮制规范	189
	枳壳	取枳壳片，置热锅内，不断翻动，用武火炒至焦黄色，喷水少许，灭尽火星，取出晾凉。	上海市中药饮片炮制规范	189
炒黑	阿魏	取阿魏，炒净烟，至灰黑色存性为度。	中药炮制经验集成	171
	鳖甲	取鳖甲块，用微火炒至黑黄色。	中药炮制经验集成	171
	蚕沙	取原药材，用微火炒至微黑。	中药炮制经验集成	171
	草果	取原药，放入锅内，用武火炒至外表黑褐，发泡，有香气时取出，放冷，筛去灰屑。用时捣碎。	辽宁省中药炮制规范	175
	菊花	选择完整菊花，文火炒至花瓣边缘呈微黑色为度。	安徽省中药炮制规范	193
	木通	取木通片，炒至有黑斑为度。	中药炮制经验集成	171
	桑螵蛸	取生桑螵蛸，炒至具黑斑。	浙江省中草药加工炮制标准	183
	酸枣仁	取洁净的酸枣仁，置锅内，用武火炒至有五成变红黑色，取出，放凉即得。	中华人民共和国药典（1985 年版一部）	197

2015 年版《中华人民共和国药典》收载了 64 味清炒中药，炒制方法保留了炒、炒黄、炒焦、炒炭 4 种。其中，炒黄的药物包括炒谷芽、炒白芍、炒酸枣仁等 17 种；炒焦的药物有焦槟榔、焦山楂、焦栀子等 7 种；炒炭的药物有干漆、荆芥炭、藕节炭等 20 种。

具体见表 4–9。

表 4–9　2015 年版《中华人民共和国药典》炒制药物统计表

炒制方法	药名	摘录
炒	炒白果仁	取净白果仁，照清炒法（通则 0213）炒至有香气。用时捣碎。
	炒常山	取常山片，照清炒法（通则 0213）炒至色变深。
	炒茺蔚子	取净茺蔚子，照清炒法（通则 0213）炒至有爆声。
	炒瓜蒌子	取瓜蒌子，照炒法（通则 0213）用文火炒至微鼓起，取出，放凉。
	炒黑芝麻	取净黑芝麻，照清炒法（通则 0213）炒至有爆声。用时捣碎。
	炒花椒	取净花椒，照清炒法（通则 0213）炒至有香气。
	炒鸡内金	取净鸡内金，照清炒或烫法（通则 0213）炒至鼓起。
	炒九香虫	取净九香虫，照清炒法（通则 0213）炒至有香气。
	炒决明子	取净决明子，照清炒法（通则 0213）炒至微鼓起，有香气。用时捣碎。
	炒莱菔子	取净莱菔子，照清炒法（通则 0213）炒至微鼓起。用时捣碎。
	炒蔓荆子	取净蔓荆子，照清炒法（通则 0213）微炒。用时捣碎。
	炒牛蒡子	取净牛蒡子，照清炒法（通则 0213）炒至略鼓起，微有香气。用时捣碎。
	炒牵牛子	取净牵牛子，照清炒法（通则 0213）炒至稍鼓起。用时捣碎。
	炒使君子仁	取使君子仁，照清炒法（通则 0213）炒至有香气。
	炒酸枣仁	取净酸枣仁，照清炒法（通则 0213）炒至鼓起，色微变深。用时捣碎。
	炒葶苈子	取净葶苈子，照清炒法（通则 0213）炒至有爆声。
	炒王不留行	取净王不留行，照清炒法（通则 0213）炒至大多数爆开白花。
	榼藤子	炒熟后去壳，研粉。
	亚麻子	除去杂质，生用捣碎或炒研。
炒黄	炒白扁豆	取净白扁豆，照清炒法（通则 0213）炒至微黄色具焦斑。用时捣碎。
	炒白芍	取净白芍片，照清炒法（通则 0213）炒至微黄色。
	炒槟榔	取槟榔片，照清炒法（通则 0213）炒至微黄色。
	炒苍耳子	取净苍耳子，照清炒法（通则 0213）炒至黄褐色，去刺，筛净。
	炒川楝子	取净川楝子，切厚片或碾碎，照清炒法（通则 0213）炒至表面焦黄色。
	炒稻芽	取净稻芽，照清炒法（通则 0213）炒至深黄色。
	炒谷芽	取净谷芽，照清炒法（通则 0213）炒至深黄色。本品形如谷芽，表面深黄色。有香气，味微苦。
	炒槐花	取净槐花，照清炒法（通则 0213）炒至表面深黄色。
	炒火麻仁	取净火麻仁，照清炒法（通则 0213）炒至微黄色，有香气。
	炒蒺藜	取净蒺藜，照清炒法（通则 0213）炒至微黄色。
	炒芥子	取净芥子，照清炒法（通则 0213）炒至淡黄色至深黄色（炒白芥子）或深黄色至棕褐色（炒黄芥子），有香辣气。用时捣碎。
	炒苦杏仁	取焯苦杏仁，照清炒法（通则 0213）炒至黄色。用时捣碎。
	炒麦芽	取净麦芽，照清炒法（通则 0213）炒至棕黄色，放凉，筛去灰屑。
	炒桑枝	取桑枝片，照清炒法（通则 0213）炒至微黄色。
	炒山楂	取净山楂，照清炒法（通则 0213）炒至色变深。
	炒桃仁	取焯桃仁，照清炒法（通则 0213）炒至黄色。用时捣碎。
	炒栀子	取净栀子，照清炒法（通则 0213）炒至黄褐色。

续表

炒制方法	药名	摘录
炒焦	草果仁	取草果，照清炒法（通则 0213）炒至焦黄色并微鼓起，去壳，取仁。用时捣碎。
	焦槟榔	取槟榔片，照清炒法（通则 0213）炒至焦黄色。
	焦稻芽	取净稻芽，照清炒法（通则 0213）炒至焦黄色。
	焦谷芽	取净谷芽，照清炒法（通则 0213）炒至焦褐色。
	焦麦芽	取净麦芽，照清炒法（通则 0213）炒至焦褐色。放凉，筛去灰屑。
	焦山楂	取净山楂，照清炒法（通则 0213）炒至表面焦褐色，内部黄褐色。
	焦栀子	取栀子，或碾碎，照清炒法（通则 0213）用中火炒至表面焦褐色或焦黑色，果皮内表面和种子表面为黄棕色或棕褐色，取出，放凉。
炒炭	侧柏炭	取净侧柏叶，照炒炭法（通则 0213）炒至表面黑褐色，内部焦黄色。
	大黄炭	取净大黄片，照炒炭法（通则 0213）炒至表面焦黑色，内部焦褐色。
	大蓟炭	取大蓟段，照炒炭法（通则 0213）炒至表面焦黑色。
	地榆炭	取净地榆片，照炒炭法（通则 0213）炒至表面焦黑色，内部棕褐色。
	干漆	取干漆，置火上烧枯，或砸成小块，置锅中炒至焦枯黑烟尽，取出，放凉。
	关黄柏炭	取关黄柏丝，照炒炭法（通则 0213）炒至表面焦黑色。
	槐花炭	取净槐花，照炒炭法（通则 0213）炒至表面焦褐色。
	黄柏炭	取黄柏丝，照炒炭法（通则 0213）炒至表面焦黑色。
	鸡冠花炭	取净鸡冠花，照炒炭法（附录Ⅱ D）炒至焦黑色。
	姜炭	取干姜块，照炒炭法（通则 0213）炒至表面黑色，内部棕褐色。
	荆芥穗炭	取荆芥穗段，照炒炭法（通则 0213）炒至表面黑褐色，内部焦黄色，喷淋清水少许，熄灭火星，取出，晾干。
	荆芥炭	取荆芥段，照炒炭法（通则 0213）炒至表面焦黑色，内部焦黄色，喷淋清水少许，熄灭火星，取出，晾干。
	卷柏炭	取净卷柏，照炒炭法（通则 0213）炒至表面显焦黑色。
	茅根炭	取净白茅根段，照炒炭法（通则 0213）炒至焦褐色。
	绵马贯众炭	取绵马贯众片，照炒炭法（通则 0213）炒至表面焦黑色，喷淋清水少许，熄灭火星，取出，晾干。
	藕节炭	取净藕节，照炒炭法（通则 0213）炒至表面黑褐色或焦黑色，内部黄褐色或棕褐色。
	蒲黄炭	取净蒲黄，照炒炭法（通则 0213）炒至棕褐色。
	茜草炭	取茜草片或段，照炒炭法（通则 0213）炒至表面焦黑色。
	石榴皮炭	取净石榴皮块，照炒炭法（通则 0213）炒至表面黑黄色，内部棕褐色。
	小蓟炭	取净小蓟段，照炒炭法（通则 0213）炒至黑褐色。

二、炒制理论和原理的沿革

炒制是常用的炮制技术，相对于辅料炒，与清炒相关的炮制理论偏少，但在各朝代的文献中依然有一些记载。总结起来，主要有去毒、缓和偏性、改变药性、生熟异治等炒制理论。

1. 唐代

唐代文献中关于炒制原理的论述比较少，主要体现在去毒和缓和偏性两方面。《备急千金要方》中记载："凡用乌头，皆去皮，熬令黑，乃堪用，不然至毒人，特宜慎之。"说明乌头经过炒制可以减轻毒性；又描述椒实为："凡用椒实，微熬令汗出，则有势力。"说明椒实炒后可去部分椒油，增强药物的药力，使其更纯净有力。

具体见表 4–10。

表 4–10　唐代文献中关于炒制原理的论述

药名	摘录	文献名称	文献编号
椒实	凡用椒实，微熬令汗出，则有势力。	备急千金要方	10
乌头	凡用乌头，皆去皮，熬令黑，乃堪用，不然至毒人，特宜慎之。	备急千金要方	10

2. 宋代

宋代文献中关于炒制原理的论述主要体现在三方面：（1）去毒。（2）缓和偏性。（3）改变药性，扩大应用范围。

去毒理论始自唐代，以后各代均有相关记载。如宋代《重修政和经史证类备用本草》中记载："入丸散，微炒杀毒，得不粘。"

炒制可以改变药性，扩大药物的临床应用范围。如宋代《小儿药证直诀》中记载："药性虽冷，炒焦用之，乃温也。"

炒制还可以缓和药物偏性。

具体见表 4–11。

表 4–11　宋代文献中关于炒制原理的论述

药名	摘录	文献名称	文献编号
斑蝥	炒熟用，生即吐泻人。	重修政和经史证类备用本草	30
川椒【花椒】	去目及闭口者，微炒去汗。	太平圣惠方	21
干漆	入药须捣碎炒熟，不尔损人肠胃。	重修政和经史证类备用本草	30
	凡使，须捣碎炒熟入药用，不尔损人肠胃。	太平惠民和剂局方	37
汉椒【花椒】	去目及闭口者，微炒去汗。	太平圣惠方	21
黄明胶	捣碎，炒少黄燥。	太平圣惠方	21
羚羊角	炒令燥。	太平圣惠方	21
牛皮胶【黄明胶】	碎，炒令黄燥。	太平圣惠方	21
乳香	入丸散，微炒杀毒，得不粘。	重修政和经史证类备用本草	30
蜀椒【花椒】	凡用椒，皆火微熬之，令汗出，谓为汗椒，令有势力。	重修政和经史证类备用本草	30
水蛭	水蛭入腹再生化，为害尤甚，须剉断，用石灰炒过再熬。	类证活人书	29
小麦奴	乃小麦未熟时，丛中黑麦捻之成黑勃者是也。无即以小麦炒黑焦，地上出火毒，用之亦得。	伤寒总病论	27

3. 元代

元代文献中关于炒制原理的论述主要包括：(1) 降低劣性。如乌头“多有外黄里白，劣性尚在，莫若乘热切作片子，再炒令表里皆黄，内外一色，劣性皆去，却为良也”。(2) 增强止血作用。如蒲黄“破血消肿则生用，补血止血则炒用”。(3) 改变药性：如《丹溪心法》中记载椿白皮“性凉而燥，须炒用”。(4) 扩大临床应用。如《汤液本草》中记载蒲黄“破血消肿则生用，补血止血则炒用”。

具体见表 4-12。

表 4-12　元代文献中关于炒制原理的论述

药名	摘录	文献名称	文献编号
巴豆	得火则良。若急治，为水谷道路之剂，去心、皮、膜、油，生用；若缓治，为消坚磨积之剂，炒烟去，令紫黑，研用。	汤液本草	60
椿根白皮【椿白皮】	性凉而燥，须炒用。	丹溪心法	65
黄芩	除上热，目内赤肿，火炒者妙。	原机启微	67
蒲黄	破血消肿则生用，补血止血则炒用。	汤液本草	60
乌头	皆水浸，炮裂，去皮脐用之，多有外黄里白，劣性尚在，莫若乘热切作片子，再炒令表里皆黄，内外一色，劣性皆去，却为良也，世人罕如此制之。	汤液本草	60

4. 明代

明代文献中关于炒制原理的论述增多，主要集中在以下几个方面：(1) 降低劣性。如乌头“多外黄内白，劣性尚存些少，莫若乘热切作片子，再炒令表里皆黄色，劣性尽去为良也”。(2) 降低毒性。如乳香“微炒杀毒，得不粘”，又如蜗牛“制宜火炒过，杀毒”。(3) 改变归经。如神曲“火炒以助天五之气，入足阳明经”。(4) 增强止血作用。如蒲黄“补血止血须炒，破血消肿宜生”。

具体见表 4-13。

表 4-13　明代文献中关于炒制原理的论述

药名	摘录	文献名称	文献编号
巴豆	《药性论》云：得火良。若急治，为水谷道路之剂，则去皮心膜油，生用；若缓治，为消坚磨积之剂，则炒烟出，令紫黑色用。可以通肠，可以止泄。	本草发挥	69
	若急治，为水谷道路之剂，去皮心膜油，生用；若缓治，为消坚磨积之剂，炒去烟，令紫黑用。可以通肠，可以止泻。	证治准绳	89
	凡诸药子仁，皆用汤泡，去皮尖及双仁者，亦有炒令黄色者。生用者，并捣碎入剂煎，方得汁出。	医宗粹言	92
干姜	生用发表汗，炒过温脾而守中。胃间热，虚甚者，如补中益气汤加之，当慢火煨焦黑色。	医宗粹言	92
干漆	入药须捣碎炒熟，不尔损人肠胃。若是湿漆，煎干更好，亦有烧存性者。	本草纲目	84
	入药须捣碎炒熟，不尔损人肠胃。若是湿漆，煎干更好，亦有烧存性者。	本草原始	87
	捣，炒令烟尽，生则损人伤胃。	寿世保元	93
	用须炒熟入药，不尔损人肠胃。	景岳全书	94
	用须炒熟入药，不尔损人肠胃。	本草正	99
	捣碎，炒熟，不尔损人肠胃。	本草乘雅半偈	104

续表

药名	摘录	文献名称	文献编号
姜	去皮日曝，又名干姜。（汉州造干姜法：以水淹姜三日去皮，又置水中六日，更刮去皮方曝干，酿于瓮中三日乃成。）干则味辛，炮则味苦……干辛专窜而不收，堪治表，解散风寒湿痹……炮苦能止而不移，可温中调理痼冷陈寒……炒黑止唾血痢血良，煨研塞水泻溏泻妙。	本草蒙筌	76
蒲黄	补血止血须炒，破血消肿宜生。	本草蒙筌	76
肉桂	肉桂性辛散，能通子宫而破血，故《别录》言其堕胎，庞安时乃云炒过则不损胎也。	本草纲目	84
乳香	微炒杀毒，得不粘。	本草发挥	69
神曲	火炒以助天五之气，入足阳明经。	本草发挥	69
蜗牛	制宜火炒过，杀毒。	本草蒙筌	76
乌头	乌附之类，皆水浸炮裂，去皮脐用之。然多外黄内白，劣性尚存些少，莫若乘热切作片子，再炒令表里皆黄色，劣性尽去为良也，今人罕知如此制之。	本草发挥	69
五灵脂	生者主行血，炒者主止血。	本草原始	87
栀子	清上焦郁热，用慢火炒黑；清三焦实火，生用，能清曲屈之火。	增补万病回春	86

三、小结

炒制（清炒）是最常用的炮制方法之一，历代炒制（清炒）的方法很多，主要有炒、炒黄、炒焦、炒炭（炒黑）、炙、熬、炮等法，涉及近700种常见中药。从各朝代炒制中药品种的总量和新增数量看，宋代和明代是炒制发展比较快的时期，清代又有了一定发展，不过，大部分方法和品种沿用前代。目前，2015年版《中华人民共和国药典》中收载的炒制（清炒）方法主要有炒（19味）、炒黄（38味）、炒焦（6味）、炒炭（20味）4种方法，涉及60余个中药品种。

明代罗周彦《医宗粹言》“诸药制法”项下记载：“决明子、萝卜子、芥子、苏子、韭子、青葙子：凡药中用子者，俱要炒过研碎入煎，方得味出。若不碎，如米之在谷，虽煮之终日，米岂能出哉？”此后，经过若干历史时期的演变，“逢子必炒，逢子必捣”这一说法便通过口耳相传的形式被继承下来。

“逢子必炒，逢子必捣”中的“子”，泛指带“子”字的种子类和部分果实类药物。“逢子必炒，逢子必捣”是在强调种子、果实类药物炒制的必要性，并非其字面意思。多数种子类药物富含油分，种皮质坚致密，水分不易渗透到药物组织细胞中。经炒后，种子受热，表皮组织疏松，产生裂隙，易于粉碎，有利于药物的煎煮。加热炒制还可使药物“由生转熟”，起到降低毒副作用、缓和药性等作用，以此来满足中医辨证用药的需要。另外，麦芽、神曲等消导药临床上多炒黄或炒焦后用，炒焦后其消食力尤强。但也有人认为麦芽、神曲以生用为佳，可以发挥其酵素类成分的作用。从中医药理论和临床实践来看，焦香为脾胃所喜，凡伤食，大多脾胃不振，受纳欠佳，将某些药物炒至具焦香气，其醒脾开胃、助脾健胃的作用也是值得肯定的，因此有“焦香健脾”之说。

从古代炒制（清炒）的文献记载来看，清炒包括炒黄、炒焦、炒炭等法，操作虽然简单，但将炒制程度描述为“黄”“焦”“黑”，主观性强，缺乏客观、量化的明确指标，如炒制时间、炒制温度等。因此，应加强对炒制的工艺和质量标准的研究。

通过对历代炒制（清炒）方法和理论的整理和总结，可知炒制能起到减毒、增效、缓和药性、纠正偏性等作用。但是，目前许多药物炒制原理并不明确，而且炒制设备现代化程度不高，炒制品质量标准不高。所以，对炒制品进行研究设计时，应该多从炮制机理、炮制工艺、炮制品质量标准等方面展开。

总之，在进行炒制研究设计时，要充分研究“逢子必炒，逢子必捣”的原始意图，研究炒制对消导药的成分和药效的影响，以及药物在体内的吸收、分布、代谢、排泄等过程，从而加强对炒制工艺的研究，并加快炒制设备研发，以实现中药炒制的规范化。

（本章编审专家：梁生旺）

第五章

中药制炭技术的历史沿革研究

制炭是一种传统中药炮制技术。炭药在历代临床中被用以治疗各种出血症，是中医临床应用中最具特色的传统药物种类之一。制炭的方法包括炒炭法和煅炭法。炒炭，即将净药材或生药片置炒制容器内，用适宜的温度加热，炒至成炭；煅炭，即取净药材或生药片，置煅药容器内密封，使药材在高温缺氧条件下闷煅成炭。前者适用于质地较坚实的根茎类、果实类药材；后者适用于质地疏松和炒制过程中易飞扬、易灰化及易释放出刺激性气体的药材。

中药制炭技术历史悠久、方法繁多，而且制炭的目的并不只是止血。所以，搞清不同历史时期制炭方法的演变过程，分析中药制炭的原始意图，对正确继承并发扬制炭技术有重要意义。本章就制炭品种和方法以及制炭理论的沿革进行了文献资料的整理，以供研究参考。

一、制炭品种和方法的沿革

本文重点检索了与中药炮制相关的 197 本医药古籍，并参考了《历代中药炮制资料辑要》《历代中药炮制法汇典》《中华人民共和国药典》及各省市炮制规范，对历代制炭中药品种数进行了统计。其中，唐代之前制炭中药记载较少，有 8 种药物；唐代记载有 28 种药物，新增 26 种；宋代增幅明显，有 140 种左右，新增 130 种左右；元代记载有 35 种，新增 25 种；明代记载有 60 种，新增 53 种；清代是新增品种增幅扩大的时期，涉及制炭的药物达 300 余种，新增 260 余种。

历代药物制炭的方法主要有烧灰、烧灰存性、炒炭、炒炭存性、煅炭、煅炭存性等。

具体统计见表 5–1。

表 5–1　历代记载的主要制炭方法

方法	朝代						
	唐代之前	唐	宋	元	明	清	现代
烧				√		√	
烧灰	√	√	√	√	√	√	
烧过去烟				√			
烧炭		√	√			√	
炒（焦）黑					√	√	√
炒焦							√
炒紫黑					√		
煨炭						√	
炮黑					√	√	
炒存性					√	√	√
炒灰存性					√	√	
炒炭						√	√
炒炭存性						√	
炒枯						√	
炒枯存性						√	
焙存性						√	
焙枯						√	
烧存性				√	√	√	
炭						√	
炭存性						√	
烧过存性						√	
烧炭存性			√			√	
烧灰存性			√	√	√	√	
烧末			√	√		√	
烧黑						√	
烧枯						√	√
烧枯存性						√	
煅灰						√	

续表

方法	朝代						
	唐代之前	唐	宋	元	明	清	现代
煅灰存性						√	
煅去烟					√		
煅炭						√	√
煅炭存性							
煅					√		√
煅黑							
煅（炭、黑、枯、灰）存性					√	√	√
炙存性						√	
炙炭存性						√	
炙黑						√	
其他					√		√

1. 唐代之前

查阅相关文献，唐代之前（秦汉至南北朝时期）有 8 种中药采用制炭的方法进行炮制，而且方法比较单一，均采用烧灰的方法完成。药物包括绯帛【新绛】、乱发【血余】、漏芦草【漏芦】、鹿角、鹿茸、桑白皮、桑根皮【桑白皮】、王不留行、猪骨。

具体见表 5–2。

表 5–2　唐代之前制炭药物统计表

制炭方法	药名	摘录	文献名称	文献编号
烧灰	绯帛【新绛】	烧灰。	金匮要略方论	3
	乱发【血余】	烧灰。	金匮要略方论	3
	漏芦草【漏芦】	烧作灰。	肘后备急方	7
	鹿角	烧灰。	肘后备急方	7
	鹿茸	烧灰。	刘涓子鬼遗方	8
	桑白皮	烧为灰。	肘后备急方	7
	桑根皮【桑白皮】	烧灰存性，勿令灰过。	金匮要略方论	3
	王不留行	烧灰存性，勿令灰过。	金匮要略方论	3
	猪骨	烧灰。	金匮要略方论	3

2. 唐代

唐代制炭品种较之前有所增加，共 28 种：艾蒿、豹头骨【豹骨】、鳖甲、豺皮、赤小豆、草蒿【青蒿】、蜂房、干漆、鬼箭、槐实【槐角】、蒺藜、鲫鱼、狸骨、羚羊角、鹿角、鲮鱼甲【穿山甲】、硫磺【硫黄】、乱发【血余】、露蜂房【蜂房】、马齿苋、马骨、青桑炭【桑叶炭】、桑叶、蛇蜕、蛇蜕皮【蛇蜕】、酸石榴、松皮及实、猬皮【刺猬皮】、文蛤、雄鹊。

其中新增 26 种：艾蒿、豹头骨【豹骨】、鳖甲、豺皮、赤小豆、草蒿【青蒿】、蜂房、干漆、鬼箭、槐实【槐角】、蒺藜、鲫鱼、狸骨、羚羊角、鲮鱼甲【穿山甲】、硫磺【硫黄】、露蜂房【蜂房】、马齿苋、马骨、青桑炭【桑叶炭】、桑叶、蛇蜕、蛇蜕皮【蛇蜕】、酸石榴、松皮及实、猬皮【刺猬皮】、文蛤、雄鹊。

按照典籍的记载，唐代制炭的方法主要为烧灰、烧炭。烧灰的药物有 27 种，为艾蒿、豹头骨【豹骨】、鳖甲、豺皮、赤小豆、草蒿【青蒿】、蜂房、干漆、鬼箭、槐实【槐角】、蒺藜、鲫鱼、狸骨、羚羊角、鲮鱼甲【穿山甲】、硫磺【硫黄】、乱发【血余】、露蜂房【蜂房】、马齿苋、马骨、桑叶、蛇蜕、蛇蜕皮【蛇蜕】、酸石榴、松皮及实、猬皮【刺猬皮】、文蛤、雄鹊。

烧炭的药物有 3 种，为羚羊角、鹿角、青桑炭【桑叶炭】。

具体见表 5–3。

表 5–3　唐代制炭药物统计表

制炭方法	药名	摘录	文献名称	文献编号
烧灰	艾蒿	烧作灰。	备急千金要方	10
	豹头骨【豹骨】	烧灰淋汁。	食疗本草	14
	鳖甲	烧灰，捣筛为散。	外台秘要	15
	赤小豆	烧灰。	备急千金要方	10
	豺皮	烧灰，酒服。	食疗本草	14
	草蒿【青蒿】	烧灰淋汁。	食疗本草	14
	蜂房	烧灰，末。	备急千金要方	10
	干漆	烧灰。	颅囟经	18
	鬼箭	烧灰。	备急千金要方	10
	槐实【槐角】	烧灰。	备急千金要方	10
	蒺藜	烧作灰。	备急千金要方	10
	鲫鱼	骨烧为灰。	食疗本草	14
	狸骨	头骨烧作灰，酒服。	食疗本草	14
	羚羊角	烧作灰。	千金翼方	12
		烧角作灰。	银海精微	13
	鲮鱼甲【穿山甲】	烧之作灰。	千金翼方	12
	硫磺【硫黄】	烧灰。	颅囟经	18
	乱发【血余】	烧灰，研如粉。	经效产宝	16
	露蜂房【蜂房】	烧作灰。	食医心鉴	17
	马齿苋	烧灰。	外台秘要	15
	马骨	烧灰。	备急千金要方	10
	桑叶	烧灰淋汁。	食疗本草	14
	蛇蜕	烧灰。	颅囟经	18
	蛇蜕皮【蛇蜕】	烧灰。	备急千金要方	10
		烧作灰。	食医心鉴	17
	酸石榴	烧灰，末。	备急千金要方	10
	松皮及实	百日阴干，烧灰。	千金翼方	12
	文蛤	烧灰。	颅囟经	18
	猬皮【刺猬皮】	烧灰，酒服，治胃逆。	食疗本草	14
	雄鹊	烧作灰。	新修本草	11
烧炭	羚羊角	烧成炭。	备急千金要方	10
	鹿角	烧成炭。	备急千金要方	10
	青桑炭【桑叶炭】	炭火煅令赤烟起，用酸醋杀为炭。	仙授理伤续断秘方	19

3. 宋代

伴随着中医药的整体发展，宋代制炭中药的品种也有了更多的记载，共 140 种左右，涉及药物如下所示：（以A开头）艾叶；（以B开头）白鹅毛、白鹅尾、白桦皮、白绵、豹头骨【豹骨】、鲍鱼头、贝母、蝙蝠、鳖头、槟榔、不灰木、白犬骨【犬骨】、白蛇蜕【蛇蜕】、白刺猬皮【刺猬皮】；（以C开头）蚕退【蚕蜕】、蚕退纸、蚕纸【蚕退纸】、苍耳子、草木灰、蟾蜍、鸱头、赤鲤鱼鳞【鲤鱼鳞】、赤足蜈蚣【蜈蚣】、草乌头【草乌】、赤芍药【赤芍】；（以D开头）淡竹叶、稻穰【稻草】、灯心草、灯心【灯心草】、冬瓜皮；（以E开头）鹅毛；（以F开头）繁柳草、肥皂荚、伏翼【蝙蝠】、附子、矾石、费菜【景天三七】、发【血余】、蜂房；（以G开头）故蒲扇【蒲葵叶】、干蟾、干姜、干蜣螂【蜣螂】、干笋、干蜗牛【蜗牛】、干虾蟆【虾蟆】、干蝎、葛布、狗头、狗头骨【狗骨】、谷精草、故絮、瓜蒌根【天花粉】、贯众；（以H开头）虾蟆、海马、黑木耳、狐骨、胡桃、胡桃瓤、槲皮、桦木皮、桦树皮【桦木皮】、槐耳、灰雀草、寒蚕绵【蚕绵】、黄矾；（以J开头）棘针、甲香、角蒿、鲛鱼皮、荆芥；（以K开头）苦杏仁；（以L开头）鲮鲤甲【穿山甲】、腊月鸦、兰香叶【罗勒】、狸头、藜芦、李树根、鲤鱼鳞、羚羊角、龙骨、鹿角、骆驼胸前毛、驴胎儿【驴胎】；（以M开头）马齿、马齿苋、马骨、马兰花、马蹄、马头骨【马骨】、猫儿骨【猫骨】、没食子、木耳；（以N开头）牛角尖、牛角腮、牛膝；（以Q开头）青橘皮【青皮】、蜣螂、荞麦面、青竹叶、瞿麦、青州枣；（以R开头）人中白；（以S开头）桑白皮、桑叶、蛇蜕、蛇蜕皮【蛇蜕】、生地黄【地黄】、石首鱼头中石【鱼脑石】、熟艾、松节、粟壳【罂粟壳】、酸石榴皮、生牛皮【牛皮】、山栀子【栀子】；（以T开头）桃仁、兔头、豚齿、头发【血余】、头发灰【血余炭】；（以W开头）王瓜、蜗牛壳、乌骨鸡、乌韭【乌蕨】、乌蛇、乌鸦、乌贼鱼骨【海螵蛸】、五加叶根、猬皮【刺猬皮】；（以X开头）犀角、蜥蜴、杏核、雄鹊肉、血余；（以Y开头）益母草、罂粟壳、樱皮、垣衣、缘桑螺；（以Z开头）皂荚【皂角】、皂角、鹧鸪嘴、栀子、指甲、枳壳、猪牙皂角【猪牙皂】、猪左足悬蹄、竹叶、啄木鸟、紫贝壳【紫贝】、棕榈木、棕榈、棕榈皮、昨叶何草【瓦松】。

其中新增130种左右，涉及药物如下所示：（以A开头）艾叶；（以B开头）白鹅毛、白鹅尾、白桦皮、白绵、白犬骨【犬骨】、白蛇蜕【蛇蜕】、鲍鱼头、贝母、蝙蝠、鳖头、槟榔、不灰木；（以C开头）蚕退【蚕蜕】、蚕退纸、蚕纸【蚕退纸】、苍耳子、草木灰、蟾蜍、鸱头、赤鲤鱼鳞【鲤鱼鳞】、赤足蜈蚣【蜈蚣】、草乌头【草乌】、赤芍药【赤芍】；（以D开头）淡竹叶、稻穰【稻草】、灯心草、灯心【灯心草】、冬瓜皮；（以E开头）鹅毛；（以F开头）繁柳草、伏翼【蝙蝠】、附子、矾石、费菜【景天三七】、肥皂荚；（以G开头）故蒲扇【蒲葵叶】、干蟾、干姜、干蜣螂【蜣螂】、干笋、干蜗牛【蜗牛】、干虾蟆【虾蟆】、干蝎、葛布、狗头、狗头骨【狗骨】、谷精草、故絮、瓜蒌根【天花粉】、贯众；（以H开头）虾蟆、海马、黑木耳、狐骨、胡桃、胡桃瓤、槲皮、桦木皮、桦树皮【桦木皮】、槐耳、灰雀草、寒蚕绵【蚕绵】、黄矾；（以J开头）棘针、甲香、角蒿、鲛鱼皮、荆芥；（以K开头）苦杏仁、榼藤子；（以L开头）腊月鸦、兰香叶【罗勒】、狸头、藜芦、李树根、鲤鱼鳞、龙骨、骆驼胸前毛、驴胎儿【驴胎】；（以M开头）马齿、马兰花、马蹄、没食子、猫儿骨【猫骨】、木耳；（以N开头）牛角尖、牛角腮、牛膝；（以Q开头）蜣螂、荞麦面、青橘皮【青皮】、青竹叶、瞿麦、青州枣；（以R开头）人中白；（以S开头）桑白皮、生地黄【地黄】、石首鱼头中石【鱼脑石】、熟艾、松节、粟壳【罂粟壳】、酸石榴皮、生牛皮【牛皮】、山栀子【栀子】；（以T开头）桃仁、兔头、豚齿；（以W开头）王瓜、蜗牛壳、乌骨鸡、乌韭【乌蕨】、乌蛇、乌鸦、乌贼鱼骨【海螵蛸】、五加叶根；（以X开头）犀角、蜥蜴、杏核、雄鹊肉；（以Y开头）益母草、罂粟壳、樱皮、垣衣、缘桑螺；（以Z开头）皂荚【皂角】、皂角、鹧鸪嘴、栀子、指甲、枳壳、猪牙皂角【猪牙皂】、猪左足悬蹄、竹叶、啄木鸟、紫贝壳【紫贝】、棕榈木、棕榈、棕榈皮、昨叶何草【瓦松】。

按照典籍的记载，宋代制炭的方法主要有烧灰、烧炭、烧末、烧灰存性、烧炭存性等。

其中烧灰的药物共有130种左右，涉及药物如下所示：（以A开头）艾叶；（以B开头）白鹅毛、白鹅尾、白桦皮、豹头骨【豹骨】、鲍鱼头、贝母、蝙蝠、鳖头、槟榔、不灰木、白犬骨【犬骨】、白蛇蜕【蛇蜕】;（以C开头）蚕退【蚕蜕】、蚕退纸、蚕纸【蚕退纸】、苍耳子、草木灰、鸱头、赤鲤鱼鳞【鲤鱼鳞】、赤足蜈蚣【蜈蚣】、草乌头【草乌】、赤芍药【赤芍】;（以D开头）淡竹叶、稻穰【稻草】、灯心草、灯心【灯心草】、冬瓜皮;（以E开头）鹅毛;（以F开头）繁柳草、蜂房、伏翼【蝙蝠】、附子、肥皂荚、矾石、费菜【景天三七】、发【血余】;（以G开头）故蒲扇【蒲葵叶】、干蟾、干姜、干蜣螂【蜣螂】、干笋、干蜗牛【蜗牛】、干虾蟆【虾蟆】、干蝎、葛布、狗头、狗头骨【狗骨】、谷精草、故絮、瓜蒌根【天花粉】、贯众;（以H开头）虾蟆、黑木耳、狐骨、胡桃、胡桃瓤、槲皮、桦木皮、桦树皮【桦木皮】、灰雀草、寒蚕绵【蚕绵】、黄矾;（以J开头）甲香、角蒿、荆芥;（以K开头）苦杏仁;（以L开头）鲮鲤甲【穿山甲】、腊月鸦、兰香叶【罗勒】、狸头、藜芦、李树根、鲤鱼鳞、羚羊角、龙骨、鹿角、骆驼胸前毛、驴胎儿【驴胎】;（以M开头）马齿、马齿苋、马骨、马兰花、马蹄、马头骨【马骨】、猫儿骨【猫骨】、没食子、木耳;（以N开头）牛角尖、牛角腮、牛膝;（以Q开头）荞麦面、青州枣、青竹叶、瞿麦;（以R开头）人中白;（以S开头）桑白皮、桑叶、蛇蜕、蛇蜕皮【蛇蜕】、生地黄【地黄】、熟艾、松节、粟壳【罂粟壳】、酸石榴皮、生牛皮【牛皮】;（以T开头）桃仁、头发【血余】、头发灰【血余炭】、兔头、豚齿;（以W开头）王瓜、蜗牛壳、乌骨鸡、乌韭【乌蕨】、乌鸦、乌贼鱼骨【海螵蛸】、猬皮【刺猬皮】、五加叶根;（以X开头）犀角、蜥蜴、杏核、雄鹊肉、血余;（以Y开头）益母草、垣衣、罂粟壳;（以Z开头）皂荚【皂角】、栀子、指甲、猪牙皂角【猪牙皂】、竹叶、紫贝壳【紫贝】、棕榈木、棕榈、棕榈皮、昨叶何草【瓦松】。

烧灰存性的药物有11种，为白绵、白刺猬皮【刺猬皮】、蟾蜍、干姜、榼藤子、牛角鳃、山栀子【栀子】、猬皮【刺猬皮】、樱皮、皂荚【皂角】、枳壳、猪左足悬蹄。

烧末的药物有16种，为伏翼【蝙蝠】、海马、槐耳、鲛鱼皮、棘针、羚羊角、没食子、蜣螂、青橘皮【青皮】、石首鱼头中石【鱼脑石】、乌蛇、猬皮【刺猬皮】、缘桑螺、皂荚【皂角】、啄木鸟、鹧鸪嘴。

烧炭的药物有1种，为皂角。

烧炭存性的药物有2种，为苦杏仁、皂角。

整理文献可以发现，与前代相较，宋代不仅制炭品种和方法有所增加，而且某些典籍中明确规定了“烧灰存性”或“烧炭存性”的制炭要求，使炭药的质量得到了一定的保证。同时，这一时期植物类炭药的比重有所增高。

具体见表5–4。

表5–4　宋代制炭药物统计表

制炭方法	药名	摘录	文献名称	文献编号
烧灰	艾叶	烧灰。	重修政和经史证类备用本草	30
		烧黑灰。	圣济总录	32
	白鹅毛	烧灰。	重修政和经史证类备用本草	30
	白鹅尾	烧灰。	重修政和经史证类备用本草	30
	白桦皮	烧成灰。	太平惠民和剂局方	37
	豹头骨【豹骨】	烧灰。	重修政和经史证类备用本草	30
	鲍鱼头	烧成灰。	太平圣惠方	21
	贝母	烧灰。	重修政和经史证类备用本草	30
	蝙蝠	烧为灰，细研。	太平圣惠方	21
	鳖头	烧为灰。	重修政和经史证类备用本草	30

续表

制炭方法	药名	摘录	文献名称	文献编号
烧灰	槟榔	烧灰存性。	旅舍备要方	24
		烧灰，细研。	重修政和经史证类备用本草	30
	不灰木	要烧成灰，即研破，以牛乳煮了便烧，黄牛粪烧之。	重修政和经史证类备用本草	30
	白犬骨【犬骨】	烧灰。	太平圣惠方	21
	白蛇蜕【蛇蜕】	烧为黑灰。	重修政和经史证类备用本草	30
	蚕退【蚕蜕】	烧灰用之。	重刊本草衍义	31
	蚕退纸	烧成灰，存性。	重修政和经史证类备用本草	30
	蚕纸【蚕退纸】	烧灰。	小儿卫生总微论方	38
	苍耳子	烧作灰。	太平圣惠方	21
	草木灰	烧。	圣济总录	32
	鸱头	烧灰。	重修政和经史证类备用本草	30
	赤鲤鱼鳞【鲤鱼鳞】	烧灰。	太平圣惠方	21
	赤足蜈蚣【蜈蚣】	烧灰。	太平圣惠方	21
	草乌头【草乌】	烧灰。	太平圣惠方	21
	赤芍药【赤芍】	烧为灰。	太平圣惠方	21
	淡竹叶	烧为灰。	太平圣惠方	21
	稻穰【稻杆】	烧灰。	太平圣惠方	21
	灯心草	烧灰。	重修政和经史证类备用本草	30
	灯心【灯心草】	灰。	洪氏集验方	40
	冬瓜皮	烧灰。	太平圣惠方	21
	鹅毛	烧灰。	太平圣惠方	21
	繁柳草	烧灰。	太平圣惠方	21
	肥皂荚	烧成灰。	圣济总录	32
	伏翼【蝙蝠】	烧为灰。	重修政和经史证类备用本草	30
	附子	烧灰。	太平圣惠方	21
	矾石	烧灰，细研。	重修政和经史证类备用本草	30
	费菜【景天三七】	烧灰。	太平圣惠方	21
	发【血余】	烧灰。	类编朱氏集验医方	50
	蜂房	烧灰，细研。	重修政和经史证类备用本草	30
		烧灰。	重修政和经史证类备用本草	30
		净，洗去蜂粪及泥土，以快火烧为灰。	重修政和经史证类备用本草	30
		烧灰。	小儿卫生总微论方	38
	故蒲扇【蒲葵叶】	烧灰。	太平圣惠方	21
	干蟾	烧为灰，细研。	太平圣惠方	21
	干姜	烧灰。	太平圣惠方	21
		烧灰。	圣济总录	32
		烧灰。	小儿卫生总微论方	38
	干蜣螂【蜣螂】	烧灰。	小儿卫生总微论方	38
	干笋	烧灰。	太平圣惠方	21
	干蜗牛【蜗牛】	烧灰。	小儿卫生总微论方	38

续表

制炭方法	药名	摘录	文献名称	文献编号
烧灰	干虾蟆【虾蟆】	一枚，于小罐子内，以瓦子盖口，勿令透气，烧灰。	太平圣惠方	21
	干蝎	烧灰。	太平圣惠方	21
	葛布	烧灰。	太平圣惠方	21
	狗头	烧灰，为细散。	重修政和经史证类备用本草	30
	狗头骨【狗骨】	烧灰，为末。	重修政和经史证类备用本草	30
	谷精草	烧灰。	太平圣惠方	21
	故絮	烧灰。	太平圣惠方	21
	瓜蒌根【天药粉】	烧灰。	重修政和经史证类备用本草	30
	贯众	烧灰。	太平圣惠方	21
	黑木耳	烧灰。	圣济总录	32
	狐骨	烧灰。	太平圣惠方	21
	胡桃	烧灰。	太平圣惠方	21
	胡桃瓤	烧灰。	太平圣惠方	21
	槲皮	烧作灰。	圣济总录	32
	桦木皮	烧为黑灰。	重刊本草衍义	31
	桦树皮【桦木皮】	烧灰。	圣济总录	32
	灰雀草	烧作灰。	太平圣惠方	21
	寒蚕绵【蚕绵】	烧灰。	三阴极一病证方论	41
	黄矾	烧灰，研。	太平圣惠方	21
		烧灰。	太平圣惠方	21
	甲香	烧灰用之。	重修政和经史证类备用本草	30
	角蒿	烧灰。	太平圣惠方	21
	荆芥	烧灰。	小儿卫生总微论方	38
	苦杏仁	烧作灰。	太平圣惠方	21
	鲮鲤甲【穿山甲】	烧之作灰。	重修政和经史证类备用本草	30
	腊月鸦	烧灰，细研。	太平圣惠方	21
	兰香叶【罗勒】	烧灰。	小儿药证直诀	28
	狸头	烧作灰。	重修政和经史证类备用本草	30
	藜芦	烧为灰。	太平圣惠方	21
		灰。	重修政和经史证类备用本草	30
	李树根	烧灰。	太平圣惠方	21
	羚羊角	烧灰。	重修政和经史证类备用本草	30
	龙骨	烧灰，细研。	重修政和经史证类备用本草	30
	鹿角	烧为灰。	太平圣惠方	21
	骆驼胸前毛	烧灰。	太平圣惠方	21
	驴胎儿【驴胎】	烧灰。	太平圣惠方	21
	鲤鱼鳞	烧灰。	卫生家宝产科备要	43
	马齿	烧灰。	太平圣惠方	21
	马齿苋	烧作灰，细研。	重修政和经史证类备用本草	30
	马骨	烧灰。	太平圣惠方	21
	马兰花	烧灰。	圣济总录	32
	马蹄	烧为灰。	太平圣惠方	21

续表

制炭方法	药名	摘录	文献名称	文献编号
烧灰	马头骨	烧灰。	重修政和经史证类备用本草	30
	猫儿骨【猫骨】	烧灰。	太平圣惠方	21
	没食子	烧灰。	重修政和经史证类备用本草	30
	木耳	烧作灰。	圣济总录	32
	牛角尖	烧灰。	太平圣惠方	21
	牛角䚡	烧以为灰。	重修政和经史证类备用本草	30
	牛膝	去苗，烧灰。	太平圣惠方	21
		烧为灰。	太平圣惠方	21
	荞麦面	烧灰。	太平圣惠方	21
	青竹叶	烧灰。	太平圣惠方	21
	瞿麦	烧灰。	重修政和经史证类备用本草	30
	青州枣	烧灰。	小儿卫生总微论方	38
	人中白	烧灰。	太平圣惠方	21
	桑白皮	烧灰。	重修政和经史证类备用本草	30
	桑叶	烧为灰。	太平圣惠方	21
	蛇蜕	烧灰。	小儿卫生总微论方	38
	蛇蜕皮【蛇蜕】	烧为灰。	太平圣惠方	21
		烧灰。	小儿卫生总微论方	38
		烧灰。	传信适用方	42
		烧灰。	博济方	22
	生地黄【地黄】	烧灰。	太平圣惠方	21
	熟艾	烧灰。	博济方	22
	松节	烧灰。	重修政和经史证类备用本草	30
	粟壳【罂粟壳】	烧灰。	太平圣惠方	21
	酸石榴皮	烧灰。	太平圣惠方	21
	生牛皮【牛皮】	烧灰。	太平圣惠方	21
	桃仁	烧灰。	太平圣惠方	21
	兔头	烧灰。	太平圣惠方	21
	豚齿	烧灰。	重修政和经史证类备用本草	30
	头发【血余】	烧为灰，细研筛过。	苏沈良方	23
	头发灰【血余炭】	烧灰。	卫生家宝产科备要	43
	王瓜	烧灰。	圣济总录	32
	蜗牛壳	烧灰，细研。	重修政和经史证类备用本草	30
	乌骨鸡	烧灰，细研。	太平圣惠方	21
	乌韭【乌蕨】	烧灰。	重修政和经史证类备用本草	30
	乌鸦	去翅足，泥裹烧为灰。	太平圣惠方	21
		烧为灰。	圣济总录	32
	乌贼鱼骨【海螵蛸】	烧灰。	太平圣惠方	21
	五加叶根	烧灰。	太平圣惠方	21
	猬皮【刺猬皮】	烧为灰，酒服之。	重修政和经史证类备用本草	30
		烧灰。	重修政和经史证类备用本草	30
		可烧灰，和酒服，及炙令黄，煮汁饮之。	重修政和经史证类备用本草	30
	血余	烧灰。	济生方	46

续表

制炭方法	药名	摘录	文献名称	文献编号
烧灰	犀角	烧灰。	太平圣惠方	21
		其生角寒，可烧成灰。	重修政和经史证类备用本草	30
	蜥蜴	烧灰。	太平圣惠方	21
	虾蟆	烧灰，细研。	太平圣惠方	21
	杏核	烧为灰。	太平圣惠方	21
	雄鹊肉	烧作灰。	重修政和经史证类备用本草	30
	益母草	烧灰。	太平圣惠方	21
	罂粟壳	烧灰。	传信适用方	42
	棕榈木	皮烧为黑灰。	重刊本草衍义	31
	垣衣	烧灰。	太平圣惠方	21
	皂荚【皂角】	烧灰。	太平圣惠方	21
	栀子	烧灰，细末。	重修政和经史证类备用本草	30
	指甲	烧灰。	圣济总录	32
	猪牙皂角【猪牙皂】	烧灰。	小儿卫生总微论方	38
	竹叶	烧灰。	太平圣惠方	21
		烧灰。	圣济总录	32
	紫贝壳【紫贝】	烧灰，细研。	太平圣惠方	21
	棕榈	烧灰，才火着，急以盆盖阴，令火住。	博济方	22
		烧灰。	小儿卫生总微论方	38
		烧灰。	三阴极一病证方论	41
	棕榈皮	烧灰。	太平圣惠方	21
	昨叶何草【瓦松】	曝干，烧灰，淋汁。	重修政和经史证类备用本草	30
烧灰存性	白绵	烧灰存性。	圣济总录	32
	白刺猬皮【刺猬皮】	烧灰存性。	圣济总录	32
	蟾蜍	烧灰存性。	圣济总录	32
	干姜	烧灰存性。	洪氏集验方	40
	榼藤子	烧成黑灰，微存性。	重刊本草衍义	31
	牛角鳃	用尖烧为黑灰，微存性。	重刊本草衍义	31
	山栀子【栀子】	烧灰存性。	类编朱氏集验医方	50
	猬皮【刺猬皮】	烧灰存性。	济生方	46
	樱皮	烧存性。	圣济总录	32
	皂荚【皂角】	烧灰存性。	小儿卫生总微论方	38
	枳壳	烧成黑灰存性。	重修政和经史证类备用本草	30
		烧成黑灰存性。	类编朱氏集验医方	50
		烧成黑灰存性。	博济方	22
	猪左足悬蹄	烧灰存性。	济生方	46
烧末	伏翼【蝙蝠】	烧烟尽，末。	重修政和经史证类备用本草	30
	海马	烧末。	重修政和经史证类备用本草	30
	槐耳	烧作灰，为末。	重修政和经史证类备用本草	30
	鲛鱼皮	烧末。	重修政和经史证类备用本草	30
	棘针	烧灰存性，为末。	圣济总录	32
	羚羊角	烧末。	重修政和经史证类备用本草	30
	没食子	烧，为末。	重修政和经史证类备用本草	30

续表

制炭方法	药名	摘录	文献名称	文献编号
烧末	蜣螂	烧末。	重修政和经史证类备用本草	30
	青橘皮【青皮】	烧灰，研为末。	传信适用方	42
	石首鱼头中石【鱼脑石】	磨石服之，亦烧末服。	重修政和经史证类备用本草	30
		烧为末。	重修政和经史证类备用本草	30
	乌蛇	烧末。	重修政和经史证类备用本草	30
	猬皮【刺猬皮】	烧末。	重修政和经史证类备用本草	30
		炙末。	重修政和经史证类备用本草	30
		烧末，研用。	重修政和经史证类备用本草	30
		烧为末。	重修政和经史证类备用本草	30
	缘桑螺	烧末。	重修政和经史证类备用本草	30
	皂荚【皂角】	烧作灰，为末。	重修政和经史证类备用本草	30
	啄木鸟	烧为末。	重修政和经史证类备用本草	30
	鹧鸪嘴	烧为黑末。	重修政和经史证类备用本草	30
烧炭	皂角	烧成炭。	传信适用方	42
烧炭存性	苦杏仁	连皮灯上烧作炭，略存性。	小儿卫生总微论方	38
	皂角	刮去皮，猛火炙令成麸炭，仍须存性，不可使成白灰也。	洪氏集验方	40

4. 元代

元代采用制炭法炮制的药物共有 35 种，涉及药物如下所示：（以 B 开头）白龙骨、百药煎、北枣；（以 C 开头）陈蜂窝【蜂房】；（以 F 开头）蜂房；（以 G 开头）橄榄核、干莲蓬、广茂术【莪术】；（以 H 开头）虾蟆、寒水石、胡桃、桦皮【桦木皮】、黄柏；（以 J 开头）蒺藜根；（以 L 开头）乱发【血余】、莲壳【莲房】、鹿角；（以 M 开头）麻黄、马明退【蚕蜕】；（以 N 开头）牛蒡子；（以 Q 开头）茄蒂、茜根【茜草】；（以 S 开头）芍药、蛇蜕皮【蛇蜕】；（以 T 开头）头发【血余】、獭肝；（以 W 开头）猬皮【刺猬皮】、乌梅、五灵脂；（以 X 开头）细墨；（以 Y 开头）油发【血余】、樱毛；（以 Z 开头）皂荚【皂角】、皂角、皂角刺、皂角仁、栀子仁、枳壳。

其中新增 25 种，为白龙骨、百药煎、陈蜂窝、广茂术【莪术】、橄榄核、干莲蓬【莲房】、寒水石、桦皮【桦木皮】、黄柏、蒺藜根、莲壳【莲房】、麻黄、马明退【蚕蜕】、牛蒡子、茜根【茜草】、茄蒂、芍药、獭肝、乌梅、五灵脂、细墨、樱毛、皂角刺、皂角仁、栀子仁。较宋代而言，元代采用制炭法炮制的药物无论从总数上还是种类上都发展较少，其记载数目约为宋代的四分之一。

具体见表 5-5。

表 5-5　元代制炭药物统计表

制炭方法	药名	摘录	文献名称	文献编号
烧灰	百药煎	烧为灰。	丹溪心法	65
	橄榄核	烧灰。	瑞竹堂经验方	62
	蒺藜根	烧灰。	瑞竹堂经验方	62
	莲壳【莲房】	烧灰。	儒门事亲	57
	麻黄	烧灰。	卫生宝鉴	64
	马明退【蚕蜕】	烧灰。	儒门事亲	57
	茜根【茜草】	烧灰。	儒门事亲	57

续表

制炭方法	药名	摘录	文献名称	文献编号
烧灰	头发【血余】	烧灰。	丹溪心法	65
	獭肝	烧灰服之。	汤液本草	60
	猬皮【刺猬皮】	剉碎，罐内烧存性。	卫生宝鉴	64
	虾蟆	烧灰。	卫生宝鉴	64
	油发【血余】	烧灰。	瑞竹堂经验方	62
	樱毛	灰。	儒门事亲	57
	皂荚【皂角】	用之有蜜炙、酥炙、烧灰之异。	汤液本草	60
	皂角刺	烧灰。	素问病机气宜保命集	56
	栀子仁	烧灰。	丹溪心法	65
	枳壳	用炭火烧欲灰，于湿纸上令冷。	素问病机气宜保命集	56
烧灰存性	蜂房	烧灰存性。	素问病机气宜保命集	56
	干莲蓬【莲房】	烧灰存性。	儒门事亲	57
	黄柏	烧灰存性。	丹溪心法	65
	胡桃	烧灰存性。	儒门事亲	57
	芍药	烧灰存性。	丹溪心法	65
	蛇蜕皮【蛇蜕】	烧灰存性。	素问病机气宜保命集	56
	头发【血余】	洗净，烧灰存性。	素问病机气宜保命集	56
	乌梅	烧灰存性。	丹溪心法	65
烧存性	北枣	烧存性。	瑞竹堂经验方	62
	寒水石	烧存性。	素问病机气宜保命集	56
	胡桃	取仁，罐内烧存性。	卫生宝鉴	64
	桦皮【桦木皮】	烧存性。	卫生宝鉴	64
	乱发【血余】	洗净，烧存性。	卫生宝鉴	64
	鹿角	烧存性。	外科精义	63
	牛蒡子	烧存性。	儒门事亲	57
	茄蒂	烧存性。	丹溪心法	65
	细墨	烧存性用。	活幼心书	59
	皂角	不蛀，烧存性。	外科精义	63
	枳壳	去瓤，用炭火烧存性。	卫生宝鉴	64
	皂角仁	烧存性。其性得温则滑，温滑则燥结自通。	丹溪心法	65
烧	白龙骨	烧。	丹溪心法	65
	广茂术【莪术】	烧。	儒门事亲	57
烧过去烟	五灵脂	去石，烧过去烟。	外科精义	63
烧末	陈蜂窝【蜂房】	烧存性，为末。	卫生宝鉴	64

5. 明代

明代应用制炭技术的药物有60种，涉及药物如下所示：（以B开头）巴豆、巴豆壳、白芍、白芷、白砒；（以C开头）侧柏叶、陈黄米、穿山甲；（以D开头）大黄、大蓟、淡竹壳、当归、灯心【灯心草】、灯心草；（以F开头）伏翼【蝙蝠】；（以G开头）干姜、干漆、瓜蒌、栝楼【瓜蒌】、归身【当归】、龟板【龟甲】、龟甲、蛤蜊；（以H开头）海螵蛸、荷叶、胡桃仁【核桃仁】、黄蚕茧壳【蚕茧壳】；（以J开头）荆芥、荆芥穗；（以L开头）荔枝核、龙齿、鹿角、老蜘蛛【蜘蛛】、鲮鲤甲【穿山甲】;（以M开头）麻黄、茅根、礞石【青礞石】、牡丹皮、木耳;（以Q开头）脐带、茜根【茜草】、荞麦、青桑柴;（以S开头）蛇蜕、石膏、石决明、柿饼、山栀【栀子】、山栀仁【栀子仁】、山栀子【栀子】;（以T开头）桃仁、桃枭【碧桃干】;（以W开头）文蛤、蜗牛、乌鸦;（以X开头）香附、小蓟、血余;（以Y开头）盐梅、芫花;（以Z开头）皂角、猪牙皂角【猪牙皂】、栀子、栀仁【栀子仁】、猪毛、啄木鸟、棕榈皮、棕榈子。

相对元代，明代应用制炭技术有了很大的进步与发展，其中新增品种有53种，涉及药物如下所示:（以B开头）巴豆、巴豆壳、白芍、白芷、白砒;（以C开头）侧柏叶、陈黄米、穿山甲;（以D开头）大黄、大蓟、淡竹壳、当归、灯心【灯心草】、灯心草;（以F开头）伏翼【蝙蝠】;（以G开头）归身、干姜、干漆、瓜蒌、栝楼【瓜蒌】、龟板【龟甲】、龟甲、蛤蜊;（以H开头）海螵蛸、荷叶、胡桃仁【核桃仁】、黄蚕茧壳【蚕茧壳】;（以J开头）荆芥、荆芥穗;（以L开头）荔枝核、龙齿、老蜘蛛【蜘蛛】、鲮鲤甲【穿山甲】;（以M开头）茅根【白茅根】、礞石【青礞石】、牡丹皮、木耳;（以Q开头）脐带、荞麦、青桑柴;（以S开头）石膏、石决明、柿饼、山栀【栀子】、山栀子【栀子】;（以T开头）桃仁、桃枭【碧桃干】;（以W开头）文蛤、蜗牛、乌鸦;（以X开头）香附、小蓟;（以Y开头）盐梅、芫花;（以Z开头）猪牙皂角【猪牙皂】、栀子、猪毛、啄木鸟、棕榈皮、棕榈子。新增药品中动物药占多数，可见，明代已将制炭药物的品种范围扩大至动物药。

具体见表5–6。

表5–6　明代制炭药物统计表

制炭方法	药名	摘录	文献名称	文献编号
煅存性	白芍	煅存性。	医学纲目	82
	穿山甲	煅存性，研。	秘传证治要诀及类方	71
	当归	煅存性。	医学纲目	82
	伏翼【蝙蝠】	近世用者，多煅存性耳。	本草纲目	84
		煅存性。	炮炙大法	97
	干姜	煅存性。	医学纲目	82
	干漆	火煅黑烟起尽，存性，研如飞尘。	炮炙大法	97
	瓜蒌	以炭火煅存性，用盖定地下一宿，出火毒。	奇效良方	72
	栝楼【瓜蒌】	急火煅存性。	济阴纲目	96
	黄蚕茧壳【蚕茧壳】	煅存性，研。	先醒斋广笔记	98
	胡桃仁【核桃仁】	罐内煅存性。	奇效良方	72
	荔枝核	煅存性，酒调，治卒心痛、疝痛。	本草蒙筌	76
	龙齿	煅存性。	外科正宗	95
	鹿角	炭火煅存性，研细。	济阴纲目	96
	礞石【青礞石】	与火硝相半（拌），入阳成罐封固，煅存性，研如飞尘入药。	炮炙大法	97
	蛇蜕	新瓦上煅存性。	万氏女科	80
	石膏	煅存性。	医学纲目	82
	石决明	火煅存性。	普济方	70
	文蛤	煅存性，研末用。	本草品汇精要	74
	盐梅	煅存性。	证治准绳	89
	猪毛	煅存性，研细末。	先醒斋广笔记	98
	啄木鸟	盐泥固济，煅存性，研末。	本草原始	87

续表

制炭方法	药名	摘录	文献名称	文献编号
烧灰存性	巴豆壳	烧灰存性，能止泻痢。	本草通玄	101
	侧柏叶	烧灰存性，研细。	医宗必读	100
	穿山甲	炮焦，投入煎剂，或烧灰存性，酒服。	本草正	99
	大黄	烧灰存性，研细。	医宗必读	100
	大蓟	烧灰存性，研细。	医宗必读	100
		消肿捣汁，止血烧灰存性。	炮炙大法	97
	淡竹壳	用布拭去毛，烧灰存性。	一草亭目科全书；异授眼科	103
	海螵蛸	烧灰存性，酒服。	本草正	99
	荷叶	烧灰存性，研细。	医宗必读	100
	荔枝核	烧灰存性，用新者。	医宗必读	100
	茅根	烧灰存性，研细。	医宗必读	100
	牡丹皮	烧灰存性，研细。	医宗必读	100
	茜根【茜草】	烧灰存性，研细。	医宗必读	100
	山栀子【栀子】	烧灰存性，研细。	医宗必读	100
	柿饼	烧灰存性。	医宗必读	100
	小蓟	消肿捣汁，止血烧灰存性。	炮炙大法	97
		烧灰存性，研细。	医宗必读	100
	棕榈皮	烧灰存性，研细。	医宗必读	100
烧灰	灯心【灯心草】	烧灰。	医宗必读	100
	灯心草	若治喉痹，宜烧灯草灰吹之。	本草正	99
	干姜	烧灰。	审视瑶函	102
	龟板【龟甲】	烧灰可敷小儿头疮难燥。	本草正	99
	蛤蜊	壳烧灰，以瓜蒌仁和，再煅，研细用。	本草品汇精要	74
	鲮鲤甲【穿山甲】	烧灰，或炙以酥、以醋、以便，或煎以油，或炒以土、以蛤，各随方制。取用尾甲，尾甲三棱，力最胜也。	本草乘雅半偈	104
	荞麦	烧灰，淋水。	审视瑶函	102
	青桑柴	烧灰，一升，各淋水一碗，同风化灰共熬干为末，听用。	审视瑶函	102
	乌鸦	烧灰用。	本草品汇精要	74
	血余	烧灰吹鼻中，可止衄血等症。以火炮制，其色甚黑，大能壮肾，其气甚雄，大能补肺，凡补药中，自人参、熟地之外，首当以此为亚。	本草正	99
	棕榈子	入药烧灰用，不可绝过，即是煅存性，研如飞尘，散瘀止血之神药也。	炮炙大法	97

续表

制炭方法	药名	摘录	文献名称	文献编号
炒黑	白芷	炒黑用之，提女人血崩漏下。欲去斑，宜以生用，可作面脂。	本草正	99
	陈黄米	炒焦黑。	医宗必读	100
	归身【当归】	为粗末，炒黑。	一草亭目科全书；异授眼科	103
	干姜	炒黑。	先醒斋广笔记	98
		若炒至黑炭，已失姜性矣，其亦有用以止血者，用其黑涩之性已耳。若阴盛隔阳，火不归元，及阳虚不能摄血而为吐血、衄血、下血者，但宜炒熟留性用之，最为止血之要药。	本草正	99
		炒黑。	医宗必读	100
	荆芥	陈者良。用去梗，取穗。要用止血，须炒黑。	炮炙大法	97
	荆芥穗	炒黑，治下焦血有功。	本草通玄	101
	麻黄	为粗末，炒黑。	一草亭目科全书；异授眼科	103
	山栀【栀子】	炒黑，为末。	医宗必读	100
	山栀仁【栀子仁】	炒黑。	审视瑶函	102
	山栀子【栀子】	炒黑。	先醒斋广笔记	98
	桃枭【碧桃干】	捣碎，炒。若止血，炒黑存性。	炮炙大法	97
	香附	炒黑则止血。	本草通玄	101
	芫花	醋浸一宿，瓦器内炒黑，不可焦。	医宗必读	100
	栀仁【栀子仁】	炒黑。	一草亭目科全书；异授眼科	103
	栀子	治血病，炒黑用。	炮炙大法	97
	棕榈皮	炒极黑，存性。	本草通玄	101
炒紫黑	巴豆	缓治为消坚磨积之剂，炒令紫黑用。	本草通玄	103
炒存性	干漆	炒存性。	医宗必读	100
	棕榈皮	火炒至烟尽，存性。	医宗必读	100
烧存性	干姜	烧过存性。	医学纲目	82
	蛇蜕	今人用蛇蜕，先以皂荚水洗净，缠竹上，或酒、或醋、或蜜浸，炙黄用，或烧存性，或盐泥固煅，各随方法。	本草纲目	84
	石决明	烧存性。	审视瑶函	102
	桃仁	七月采之，去皮尖及双仁者，麸炒，研如泥，或烧存性用，此破血行瘀血之要药也。	炮炙大法	97
	猪牙皂角【猪牙皂】	烧存性。	医宗必读	100
煅去烟	木耳	用罐盛，大火内煅，去烟存性，为末。	炮炙大法	97
炮黑	干姜	炮黑则止血自验。	医宗必读	100
煅	老蜘蛛【蜘蛛】	放新瓦上，以酒盅盖定，外用火煅干存性。	景岳全书	94
煅灰存性	蜗牛	连壳煅灰，存性，研极细末。	先醒斋广笔记	98
其他	白砒	同明矾入瓦盆内，烧烟尽为度。	一草亭目科全书；异授眼科	103
	龟甲	亦有酒炙、醋炙、猪脂炙及炮灰用者，各有所宜。	本草乘雅半偈	104
	脐带	新瓦上炙焦存性，另研细。	先醒斋广笔记	98
	皂角	长五寸许，以麻缚定，用泥固济，火煅烟尽，取灰。	奇效良方	72

6. 清代

清代制炭的方法有烧、烧灰、烧炭、炒黑、煨炭、炮黑、炒存性、炒灰存性、炒炭、炒炭存性、炒枯、炒枯存性、焙存性、焙枯、烧存性、炭存性、炭、烧过存性、烧炭存性、烧灰存性、烧末、烧黑、烧枯、烧枯存性、煅灰、煅灰存性、煅炭、煅（炭、黑、枯）存性、炙存性、炙炭存性、炙黑等，这些方法多是名称表述上有差别，实际操作中差别不大，如炙存性和炙炭存性，又如炒炭存性、煅（炭、黑、过）存性和炭存性等。为了体现清代制炭方法名称的多样性，在整理时仍然沿用原始文献的名称。

清代是制炭药物品种范围扩大的顶峰，数量达300余种，涉及药物如下所示：（以A开头）艾、艾叶；（以B开头）巴豆、巴豆霜、芭蕉、白扁豆、白矾、白人言【砒石】、白芷、白颈蚯蚓【地龙】、白马胫骨、白术、白蒺藜、薄荷、萹蓄、蝙蝠、扁豆、鳖甲、槟榔、败蒲扇【故蒲扇】、白石榴【石榴】、鳔胶【鱼鳔胶】；（以C开头）蚕豆、蚕豆壳、蚕退【蚕蜕】、蚕退纸、蚕蜕、蚕茧、蚕蛹、蚕蛾【原蚕蛾】、蚕纸【蚕退纸】、苍耳子、苍术、草棉、草乌、侧柏叶、蝉蜕、蟾蜍、陈败棕、陈仓米、陈核桃、陈火腿骨、陈久年糕、陈年仓米【陈仓米】、陈年南枣核、陈皮、川椒【花椒】、川楝子、穿山甲、刺猬皮、陈香橼【香橼】、臭梧桐花【梧桐花】、川黄柏【黄柏】、川黄檗【黄柏】、川附子【附子】、川木耳【木耳】；（以D开头）大黄、大黄豆【黄豆】、大蓟、大蒜瓣【大蒜】、大蒜梗【蒜梗】、淡吴萸【吴茱萸】、淡全蝎【全蝎】、淡竹壳、当归、刀豆、刀豆子【刀豆】、灯草【灯心草】、灯心草、灯心【灯心草】、地龙、地榆、貂尾、冬瓜皮、冬葵苗、豆腐皮、杜仲；（以E开头）鹅毛；（以F开头）风菱角【菱壳】、蜂房、凤凰退【凤凰衣】、发【血余】、肥皂荚、蜂巢【蜂房】、矾石、绯帛【新绛】、枫木上球【路路通】、肥皂、浮水石、番木鳖【马钱子】；（以G开头）甘草、甘蔗、甘蔗皮、柑、橄榄、橄榄核、橄榄枝、干姜、干莲蓬【莲房】、干漆、干柿、干丝瓜【丝瓜】、干苔、干蟾、葛条【葛根】、枸橘实、枸杞子、骨碎补、广皮【陈皮】、干虾蟆【虾蟆】、甘石榴【石榴】、瓜蒌、瓜蒌壳、瓜蒂、贯众、龟板【龟甲】、龟甲；（以H开头）虾蟆、虾蟆头、海螵蛸、海梧子、荷叶、黑大豆【黑豆】、红杷子、红枣肉【大枣】、厚朴、胡桃、胡桃肉、葫芦壳、虎肚、花蕊石、桦木皮、桦皮【桦木皮】、槐花、槐角、槐米、槐子【槐角】、黄柏、黄大豆【黄豆】、黄连、旱莲草【墨旱莲】、黄芩、胡粉【铅粉】、黄毛鹿茸【鹿茸】、海石【海浮石】、黄绢、黄丝绢、红皮藤【大血藤】、灰苋菜、火漆、黄菊花【菊花】、诃子；（以J开头）鸡肠、鸡冠花、鸡内金、鸡肫、蒺藜根、鲫鱼、僵蚕、荆芥、荆芥穗、荆穗【荆芥穗】、九龙草、菊花、卷柏、荠菜；（以K开头）苦参、苦丝瓜、苦杏仁、苦杏仁皮、葵根茎、枯芩【黄芩】；（以L开头）藜芦、鲤鱼、鲤鱼骨、荔枝、荔枝核、莲房、莲蓬【莲房】、楝树根、楝树子、老菱壳【菱壳】、羚羊角、柳木、柳枝、龙齿、龙胆草【龙胆】、龙眼壳、龙眼肉、龙骨、鸬鹚、鹿角、鹿角尖、鹿茸、路路通、兰香叶【罗勒】、罗勒菜、骡蹄心、绿豆、连皮缩砂【砂仁】、老棕【棕榈】、乱发【血余】、露蜂房【蜂房】、良姜【高良姜】；（以M开头）麻黄、马齿苋、马蜂窝【蜂房】、麦芽、猫胞衣、茅根【白茅根】、没食子、棉花籽【棉花子】、牡蛎、木鳖子、木耳、木蝴蝶、木槿花、木棉籽【棉花子】、木贼草、明矾【白矾】、马明退【蚕蜕】；（以N开头）南星【天南星】、硇砂、牛喉、牛角尖、牛角腮、牛膝、南楂【山楂】；（以O开头）藕节；（以P开头）炮姜、毗梨勒、蒲公英、蒲黄；（以Q开头）漆、脐带、蛴螬、蜣螂、荞麦、荞麦秸、茄、茄根、青果核、青蒿、青梅干、青皮、青箬、青桑叶、青蛙、杞子【枸杞子】、蕲艾、青龟【乌龟】、青橘皮【青皮】、蚯蚓【地龙】；（以R开头）蚺蛇头、人手足指甲、人中白、榕树根、人言【砒石】、人发【血余】；（以S开头）石膏、桑白皮、桑东南根【桑根】、桑木、桑螵蛸、桑枝、砂仁、缩砂密【砂仁】、山茶花、山萸肉【山茱萸】、山楂、芍药、蛇床子、蛇蜕、蛇蜕皮【蛇蜕】、升麻、生姜、石榴皮、石榴花、石首鱼、熟地【地黄】、鼠粪、鼠妇、水蛭、蒴藋细叶、丝瓜、丝瓜瓤、丝瓜藤、丝绵、山栀【栀子】、山栀仁【栀子仁】、山栀子【栀子】、莎草香附子【香附】、生附子、神曲；（以T开头）桃仁、天麻子、天师粟、头发【血余】、桃竹笋壳【竹笋】、土鳖；（以W开头）豌豆、王不留行、文蛤、乌梅、乌头、乌贼鱼骨【海螵蛸】、蜈蚣、五倍子、五灵脂、五味子、猬皮【刺猬皮】、乌芋【荸荠】、乌梅肉、碗大蜂房【蜂房】；（以X开头）西瓜、苋菜、香附、香附子【香附】、象皮、象牙、橡实、小茴香、小蓟、小麦、蟹壳、血余、血余胶、新鹿角【鹿角】、新豌豆【豌豆】、新绿豆【绿豆】、杏仁【苦杏仁】；（以Y开头）羊胲骨、羊角、羊胫骨、杨梅、杨梅树皮、椰子、椰子壳、益母草、芫花、远志、牙皂【猪牙皂】、元武板【龟甲】、圆眼核【龙眼核】、樱皮、云连【黄连】、于术【白术】、银花【金银花】、油发【血余】；（以Z开头）枣、枣子、皂矾、皂角、皂角刺、皂角子、皂刺【皂角刺】、皂荚【皂角】、糟茄、制皂荚【制皂角】、皂角仁【皂角子】、猪牙皂角【猪牙皂】、蟑螂、珍珠、芝麻壳、知母、栀子、蜘蛛、枳壳、枳实、制蟾蜍、制合欢、制黄精、制蚯蚓【制地龙】、制桃仁、制益智仁、制栀子、紫降真香【降香】、棕榈、棕榈毛、棕榈皮。

其中新增260余种，涉及药物如下所示：（以A开头）艾、艾叶；（以B开头）巴豆霜、芭蕉、白扁豆、白矾、白颈蚯蚓【地龙】、白马胫骨、白蒺藜【蒺藜】、白术、薄荷、萹蓄、蝙蝠、扁豆、鳖甲、槟榔、败蒲扇【故蒲扇】、白石榴【石榴】、鳔胶【鱼鳔胶】；（以C开头）蚕豆、蚕豆壳、蚕退【蚕蜕】、蚕退纸、蚕蜕、蚕茧、蚕蛹、蚕蛾【原蚕蛾】、蚕纸【蚕退纸】、苍耳子、苍术、草棉、草乌、蝉蜕、蟾蜍、陈败棕、陈仓米、陈核桃、陈火腿骨、陈久年糕、陈年仓米【陈仓米】、陈年南枣核、陈皮、川椒【花椒】、川楝子、刺猬皮、陈香橼【香橼】、臭梧桐花【梧桐花】、川黄柏【黄柏】、川黄檗【黄柏】、川附子【附子】；（以D开头）大蒜瓣【大蒜】、大蒜梗【蒜梗】、淡吴萸【吴茱萸】、淡全蝎【全蝎】、刀豆、刀豆子【刀豆】、地龙、地榆、貂尾、冬瓜皮、冬葵苗、豆腐皮、杜仲、大黄豆【黄大豆】；（以E开头）鹅毛；（以F开头）风菱角【菱壳】、蜂房、凤凰退【凤凰衣】、肥皂荚、蜂巢【蜂房】、矾石、绯帛【新绛】、枫木上球【路路通】、肥皂、浮水石、番木鳖【马钱子】；（以G开头）甘草、甘蔗、甘蔗皮、柑、橄榄、橄榄核、橄榄枝、干莲蓬【莲房】、干丝瓜【丝瓜】、干苔、干蟾、葛条【葛根】、枸橘实、枸杞子、骨碎补、广皮【陈皮】、干虾蟆【虾蟆】、甘石榴【石榴】、瓜蒌壳、瓜蒂、贯众；（以H开头）虾蟆、虾蟆头、海梧子、黑大豆【黑豆】、红杷子、红枣肉【大枣】、厚朴、胡桃、葫芦壳、虎肚、花蕊石、桦木皮、桦皮【桦木皮】、槐花、槐角、槐米、槐子【槐角】、黄柏、黄大豆【黄豆】、黄连、旱莲草【墨旱莲】、黄芩、胡粉【铅粉】、黄毛鹿茸【鹿茸】、海石【海浮石】、黄绢、黄丝绢、红皮藤【大血藤】、灰苋菜、黄菊花【菊花】、诃子；（以J开头）鸡肠、鸡冠花、鸡内金、鸡肫、蒺藜根、鲫鱼、僵蚕、九龙草、菊花、卷柏、荠菜；（以K开头）苦参、苦丝瓜、苦杏仁皮、苦杏仁、葵根茎、枯芩【黄芩】；（以L开头）藜芦、鲤鱼、鲤鱼骨、荔枝、莲房、莲蓬【莲房】、楝树根、楝树子、老菱壳【菱壳】、羚羊角、柳木、柳枝、龙胆草【龙胆】、龙眼壳、龙眼肉、鸬鹚、鹿角尖、鹿茸、路路通、兰香叶【罗勒】、罗勒菜、骡蹄心、绿豆、连皮缩砂【砂仁】、老棕【棕榈】、露蜂房【蜂房】、良姜【高良姜】；（以M开头）马齿苋、马蜂窝、麦芽、猫胞衣、没食子、棉花籽【棉花子】、牡蛎、木鳖子、木蝴蝶、木槿花、木棉籽、木贼草、明矾【白矾】、马明退【蚕蜕】；（以N开头）南星【天南星】、硇砂、牛喉、牛角尖、牛膝、南楂【山楂】；（以O开头）藕节；（以P开头）毗梨勒、蒲公英、蒲黄；（以Q开头）蛴螬、蜣螂、荞麦秸、茄、茄根、青果核、青蒿、青梅干、青皮、青桑叶、青蛙、杞子【枸杞子】、青龟【乌龟】、青橘皮【青皮】、蚯蚓【地龙】；（以R开头）蚺蛇头、人手足指甲、人中白、榕树根；（以S开头）桑白皮、桑东南根【桑根】、桑木、桑螵蛸、桑枝、砂仁、缩砂密【砂仁】、山茶花、山萸肉【山茱萸】、山楂、芍药、蛇床子、石榴皮、石榴花、石首鱼、熟地【地黄】、鼠粪、鼠妇、水蛭、蒴藋细叶、丝瓜、丝瓜瓤、丝瓜藤、丝绵、生附子、神曲；（以T开头）天麻子、天师栗、桃竹笋壳、土鳖;(以W开头)豌豆、王不留行、乌梅、乌头、蜈蚣、五倍子、五灵脂、五味子、猬皮【刺猬皮】、乌芋【荸荠】、乌梅肉、碗大蜂房【蜂房】;(以X开头)西瓜、苋菜、象皮、象牙、橡实、小茴香、小麦、蟹壳、血余胶、新豌豆【豌豆】、新绿豆【绿豆】;(以Y开头)羊胲骨、羊角、羊胫骨、杨梅、杨梅树皮、椰子、椰子壳、益母草、远志、圆眼核【龙眼核】、樱皮、云连【黄连】、于术【白术】、银花【金银花】;(以Z开头)枣、枣子、皂矾、皂角刺、皂角子、皂刺【皂角刺】、皂角仁【皂角子】、蟑螂、珍珠、芝麻壳、知母、枳壳、枳实、制蟾蜍、制合欢、制黄精、制蚯蚓【制地龙】、制益智仁、紫降真香【降香】、棕榈、棕榈毛。清代制炭也涉及很多动物药。

具体见表5-7。

表5-7 清代制炭药物统计表

制炭方法	药名	摘录	文献名称	文献编号
炒黑	艾叶	炒黑，或揉熟，能温暖下元。	本草便读	166
	巴豆	去心皮，炒黑，研。	医方集解	115
		生用急治，炒黑缓治，去油名巴豆霜。	本草分经	156
		生用则力速，炒黑则力缓。	本草便读	166
		炒熟令烟尽至黑色，去油极尽用。	得配本草	136
		和米炒焦黑，去米用。	叶天士秘方大全	143
		外利用巴豆为末，加雄黄炒至黑色，为乌金膏，化腐肉妙，不伤好肉，皆是善于制药之法。	本草问答	167
	白扁豆	炒黑。	本经逢原	121
	白芷	炒黑用。	本草述	111
	侧柏叶	借炒黑以止血耳。	本草求真	140
		炒黑。	本草汇纂	161
	穿山甲	炒黑。	本草纲目拾遗	139
	川黄檗【黄柏】	生用降实火，炒黑止崩带。酒制治上，蜜制治中（蜜炙，庶不伤胃），盐制治下。	本草害利	159
	大黄	切，炒黑。	妇科玉尺	142
		直走下焦，用酒炒至黑色，则质轻味淡，能上清头目，不速下也。	本草问答	167
	淡吴萸【吴茱萸】	炒黑。	吴鞠通医案	144
	当归	炒黑。	吴鞠通医案	144
		按当归炒极黑能治血痢，炒焦则味苦，苦则涩血也。	本草害利	159
		炒黑。	温病条辨	146
	地龙	炒黑。	幼科释谜	141
	地榆	炒黑。	外科大成	110
		去梢，酒拌炒黑。	本经逢原	121
		炒黑止血。	医宗说约	109
		炒黑。	医方集解	115
		取上截，炒黑用，梢反行血。	本草从新	132
		止血，炒黑用上截，其梢能行血。	得配本草	136
		炒黑。	成方切用	137
		炒黑。	本草纲目拾遗	139
		取上截，炒黑用，梢反行血。	本草求真	140
		取上截，炒黑用，梢反行血。	本草辑要	145

续表

制炭方法	药名	摘录	文献名称	文献编号
炒黑	地榆	止血炒黑用。	本草分经	156
		取上截，炒黑。	本草汇纂	161
		取上截，炒黑，用梢反行血。	医家四要	164
		炒黑。	温病条辨	146
		炒黑。	时病论	163
	杜仲	炒黑。	增广验方新编	157
	干姜	炒黑能止血，并治虚热。	医宗说约	109
		炒黑。	本草述	111
		炒黑止泄温肾，微炒温中和胃。吐血必用炒黑，中血得温血归。血以温行归经，非黑止血之谓。	嵩厓尊生全书	122
		炒黑。	外科大成	110
		母姜晒干为干姜，炒炮为炮姜，炒黑为黑姜。	本草求真	140
		炒半黑。	吴鞠通医案	144
		炒黑。	本草汇纂	161
	枸杞子	炒黑。	温病条辨	146
		炒黑色。	串雅内编	133
	骨碎补	炒黑。	本草汇纂	161
		铜刀细剉，瓦锅慢火炒黑，为末。	本草述	111
	广皮【陈皮】	盐水炒黑。	吴鞠通医案	144
	干虾蟆【虾蟆】	炒黑。	医宗金鉴	128
	胡粉【铅粉】	鼻衄不止，胡粉炒黑，醋服。	握灵本草	105
	黄毛鹿茸【鹿茸】	加黄酒湿透，炒黑。	吴鞠通医案	144
	海石【海浮石】	盐水炒黑。	增广验方新编	157
	厚朴	姜炒黑。	嵩厓尊生全书	122
	桦皮【桦木皮】	炒黑功长。炒黑能入血分，止一切血。	本草便读	166
	槐花	拣净，酒浸微炒。若以止血，须炒黑。	本草述钩元	112
		陈久者良，止血炒黑用。	药品辨义	118
		炒黑。	嵩厓尊生全书	122
		炒黑。	本草述	111
	槐角	炒黑。	嵩厓尊生全书	122
		炒黑。	外科大成	110
	槐米	炒黑。	外科大成	110
	槐子【槐角】	炒黑色。	良朋汇集经验神方	124
	黄柏	炒黑止崩带。	本草分经	156
		炒黑能止崩带。	医家四要	164
		炒黑。	良朋汇集经验神方	124
		炒黑。	本草述	111
		炒黑以止血。	医方集解	115
		炒黑能治崩带。	本草备要	117
		炒黑用。	医宗金鉴	128
		生用降实火，蜜炙则不伤胃，炒黑能止崩带。	本草求真	140
	黄大豆【黄豆】	炒黑，研末。	本经逢原	121

续表

制炭方法	药名	摘录	文献名称	文献编号
炒黑	黄连	酒炒黑。	洞天奥旨	120
		单炒黑用，脾虚热泻，独为妙剂。	药品辨义	118
		炒黑用。	医宗金鉴	128
		姜汁浸，炒黑。	增广验方新编	157
	黄芩	炒黑。	妇科玉尺	142
		炒黑。	外科大成	110
		炒黑用。	医宗金鉴	128
	荆芥	炒黑。	本草述	111
		止血炒黑用，祛风生用。	医宗说约	109
		陈者良，去梗取穗，有微炒用以杀辛气者。若用以止血，须炒黑。	本草述钩元	112
		炒黑。	痧胀玉衡	113
		炒黑。	医方集解	115
		用荆芥必须炒黑也，炒黑以治，无不归经也。	本草新编	116
		治血，炒黑用。	本草备要	117
		若炒黑用，须炒极黑存性，治肠红下血、女人崩漏、产后血晕，取其凉血及血遇黑则止之义也。	药品辨义	118
		炒黑。	洞天奥旨	120
		炒黑，专主崩漏。	嵩厓尊生全书	122
		炒黑。	外科大成	110
		炒黑。	医宗金鉴	128
		治血，炒黑用。	本草从新	132
		炒黑。	串雅外编	134
		炒黑。	成方切用	137
		崩中不止，有用炒黑荆芥以治，于此可见其概矣。连穗用，治血须炒黑。穗在于巅，故善升发，黑能胜赤，故必炒黑。	本草求真	140
		连穗用，穗在于巅，故善升发。治血炒黑用。	本草辑要	145
		醋炒黑。	类证治裁	155
		炒黑。	本草汇纂	161
		炒黑。	笔花医镜	162
		连穗用，治血炒黑用，入肝经气分，兼行血分。	医家四要	164
		炒黑能入血分，故又能宣血中之风，凡产后、疡溃、血虚感风之症最宜。	本草便读	166
		血晕用穗。止血炒炭。止崩漏，童便炒黑。	得配本草	136
	荆芥穗	炒黑。	医方丛话	165
		炒黑治下焦。	握灵本草	105
		炒黑治血。	本草分经	156
		炒黑。	增广验方新编	157
	荆穗【荆芥穗】	酒炒黑。	嵩厓尊生全书	122
	菊花	或炒黑，或煨炭，或生用。	本草害利	159

续表

制炭方法	药名	摘录	文献名称	文献编号
炒黑	卷柏	炒黑。	本草汇纂	161
	苦杏仁	炒黑，为末。	外科大成	110
	枯芩【黄芩】	炒黑。	类证治裁	155
	荔枝	治疝气如斗，用荔枝炒黑，与茴香、青皮各炒为末，用酒送下。	本草求真	140
	龙胆草【龙胆】	炒黑。	外科大成	110
		铜刀刮去须土，剉细，甘草水浸一宿，晒干。	本草述钩元	112
	连皮缩砂【砂仁】	炒黑，去皮。	良朋汇集经验神方	124
	麦芽	炒黑用。	得配本草	136
	茅根【白茅根】	炒黑。	医宗金鉴	128
	棉花籽【棉花子】	烧酒拌和炒燥，去灰再拌再炒，以黑为度，去壳再炒，捣为末。	本草纲目拾遗	139
	木耳	炒黑。	本草述	111
	木贼草	炒黑又能治诸血病。	本草便读	166
	明矾【白矾】	麸炒黑。	妇科玉尺	142
	蒲黄	炒黑则能止血，以红见黑则止，水胜火也。	本草便读	166
		逐瘀，止崩止血，炒黑。破血宜生。	医宗说约	109
		炒黑。	本草述	111
		炒黑。	医方集解	115
		炒黑，性涩，止一切血、崩带、泄精。	本草备要	117
		凡诸失血，久而不止，炒黑用。又取体轻，上行治吐衄咯血。炒黑下降，止肠红崩漏。	药品辨义	118
		炒黑。	良朋汇集经验神方	124
		炒黑。	医宗金鉴	128
		炒黑，性涩，止一切血。	本草从新	132
		止血炒黑。	得配本草	136
		炒黑。	成方切用	137
		炒黑。	本草纲目拾遗	139
		以熟焦黑，则凡吐血、下血、肠风、血尿、血痢，服之立能止血。	本草求真	140
		炒黑性涩，止一切血，崩带泄精。	本草辑要	145
		炒黑。	外科证治全书	152
		生用性滑，行血消瘀，炒黑性涩，止血。	本草分经	156
		炒黑。	增广验方新编	157
		炒黑。	温热经纬	158
	青皮	醋拌炒黑入血。	嵩厓尊生全书	122
		炒黑入血分。	药品辨义	118
	杞子【枸杞子】	炒黑。	吴鞠通医案	144
	砂仁	连壳炒黑，末。	本草经解要	126
	缩砂密【砂仁】	阴虚者，宜盐水浸透，炒黑用。	得配本草	136
	山茶花	童便炒黑。	本经逢原	121
	山楂	捣末用，炒黑，能治血积。	医宗说约	109

续表

制炭方法	药名	摘录	文献名称	文献编号
炒黑	芍药	炒黑。	本草述	111
	蛇床子	炒黑。	幼科释谜	141
	升麻	炒黑。	类证治裁	155
	生姜	炒黑。	妇科玉尺	142
	水蛭	切碎如米大，烈火炒黑。水蛭必须炒黑，万不可半生，则反害人矣。	洞天奥旨	120
	山栀【栀子】	清上焦郁热，用慢火炒黑。清三焦实火，生用。	医宗说约	109
		炒黑。	医方集解	115
		止血炒黑。	得配本草	136
		炒黑。	成方切用	137
		炒黑。	女科要旨	148
		炒黑。	增广验方新编	157
		炒黑则能清血分郁热。	本草便读	166
	山栀仁【栀子仁】	生用吐胃中邪热，当以伤寒类方参看，炒黑止血，姜汁炒止烦呕。	本草害利	159
		拣净仁炒黑，碾细末。	重楼玉钥	154
	山栀子【栀子】	炒黑用。	本草经解要	126
		治上宜生，治下宜炒宜黑。	本草求真	140
		生用泻火，炒黑止血，姜汁炒止烦呕，内热用仁，表热用皮。	本草求真	140
		炒黑，治下，止血。	本草汇纂	161
	莎草香附子【香附】	止血，炒黑。	得配本草	136
	天麻子	炒黑。	外科大成	110
	五倍子	炒黑。	类证治裁	155
		炒黑。	洞天奥旨	120
		炒黑。	医宗金鉴	128
	五灵脂	黑色血见则止，炒用治诸失血。	嵩厓尊生全书	122
	五味子	炒黑，研末，敷疮疡溃烂，皮肉欲脱者，可保全如故，不至全脱也。	本草新编	116
	猬皮【刺猬皮】	皮细剉，炒黑用，得酒良。	本草辑要	145
		取皮入药，烧灰，或炙黄，或炒黑，或水煮，任入汤丸。	本草述钩元	112
		细剉，炒黑入药。	食物本草会纂	119
		细剉，炒黑，酥炙。	本经逢原	121
		剉细，炒黑用。	得配本草	136
	香附	若炒黑，治淋沥及崩漏。盖因气郁，以此疏之，吸其气而血自止也。	药品辨义	118
		炒黑淋崩堪赏。	嵩厓尊生全书	122
		炒黑则止血。	本草经解要	126
		炒黑又能止血。	本草从新	132
		童便浸三日，炒黑。	本草纲目拾遗	139
		炒黑则止血分补虚。	本草求真	140
		炒黑又能止血。	本草辑要	145
		炒黑止血。	本草害利	159

续表

制炭方法	药名	摘录	文献名称	文献编号
炒黑	香附子【香附】	炒黑色。	本草述	111
		炒至黑色，禁崩漏下血。	本草述钩元	112
	小茴香	吴萸同炒黑。	吴鞠通医案	144
		炒黑。	吴鞠通医案	144
		少加黄酒炒黑。	吴鞠通医案	144
	芫花	炒黑。	成方切用	137
		炒黑。	医方集解	115
	栀子	炒黑。	外科大成	110
		炒黑。	本草崇原	108
		炒黑。	本草述	111
		治血病及开郁止疼，并炒黑用。	本草述钩元	112
		炒黑止血。	本草备要	117
		炒黑。	良朋汇集经验神方	124
		炒黑止血。烧灰吹鼻止衄。	本草从新	132
		炒黑。	医宗金鉴	128
		生用泻火，炒黑止血，姜汁炒止烦呕。内热用仁，表热用皮。	本草辑要	145
		炒黑止血。	医家四要	164
	枳壳	烧黑存性。	本草述	111
		如欲制其燥性，助其消导，可炒黑用之。	本草便读	166
	枳实	麸炒黑，勿令焦，研用。	长沙药解	130
		炒令黑，勿太过。	女科要旨	148
	制合欢	李时珍曰：凡使夜合树皮，即合欢皮，去粗皮，炒黑色用。	修事指南	123
	制益智仁	治子痫昏，去皮，炒黑用。	修事指南	123
	制栀子	震亨曰：治上焦、中焦连壳用，下焦去壳。洗去黄浆，炒用。治血病，炒黑用。	修事指南	123
	棕榈皮	炒黑功长。炒黑能入血分，止一切血。	本草便读	166
	皂荚【皂角】	炒黑。	嵩厓尊生全书	122
	皂角	炒黑。	嵩厓尊生全书	122
	知母	炒黑。	吴鞠通医案	144
	紫降真香【降香】	剉豆大，炒焦黑，为末。	外科大成	110
炒炭	白扁豆	止湿火吐血，炒炭。	得配本草	136
	川黄柏【黄柏】	止崩带，炒炭。	得配本草	136
	蚕豆壳	炒成炭，研细。	本草纲目拾遗	139
	刀豆	炒炭，止吐血。	得配本草	136
	干姜	炒炭为用，止取其温涩而已。	本草正义	151
		入止血药，炒炭用。	得配本草	136
		姜炭。	外科大成	110

续表

制炭方法	药名	摘录	文献名称	文献编号
炒炭	黑大豆【黑豆】	炒炭，酒淋服，祛风。	得配本草	136
	牛膝	炒炭。	类证治裁	155
	生姜	血症炒炭。	得配本草	136
		干用止嗽呕。炒成炭，性纯阳。	外科证治全生集	127
	乌梅肉	炒成炭。	增广验方新编	157
	远志	炒炭。	类证治裁	155
	枳实	麸炒炭用。	得配本草	136
煨炭	菊花	煨炭。	本草害利	159
炒存性	芭蕉	入锅内炒干存性，为末。	本草纲目拾遗	139
	鹅毛	香油炒存性。	本草纲目拾遗	139
	旱莲草【墨旱莲】	乌须固齿，旱莲草一斤，酒洗净，青盐四两，腌两三宿，同汁炒存性，研末，日用揩牙，并咽汁。	握灵本草	105
	苦参	炒存性。	本草述	111
	木鳖子	带壳炒存性。	本草纲目拾遗	139
	皂角	炒烟尽存性，研末，钱许烧酒吞服，可治诸药不效之胸疼。但入丸散，不入汤剂。	本草正义	151
炒炭存性	蚕退纸	炒炭存性。	得配本草	136
炒枯	苍术	炒枯。	吴鞠通医案	144
	黄柏	用人乳泡透，炒枯。	增广验方新编	157
炒枯存性	蜂巢【蜂房】	炒枯存性，研细用。	长沙药解	130
	干漆	炒枯存性，研细用。	长沙药解	130
	棉花籽【棉花子】	炒枯存性。	本草纲目拾遗	139
	蛴螬	炒枯存性，研细用。	长沙药解	130
	蜣螂	炒枯存性，研细用。	长沙药解	130
	鼠妇	炒枯存性，研细用。	长沙药解	130
	水蛭	炒枯存性，研细用。	长沙药解	130
	蜘蛛	炒枯存性，研细用。	长沙药解	130
焙枯	龙骨	醋泡，焙枯，研敷。	增广验方新编	157
焙存性	九龙草	焙存性。	本草纲目拾遗	139
炮黑	干姜	炮黑止吐衄诸血，红见黑则止也。母姜晒干者为干姜，炮黑为黑姜。	本草备要	117
		炮黑则辛少苦多，散燥之性已减，温守之力独优，能入血分，协助补药之力。	本草便读	166
		生用辛温逐寒邪而发表，炮则辛苦大热，除胃冷而守中。炮黑止吐衄诸血，红见黑则止也。母姜晒干者为干姜，炮黑为黑姜。	本草辑要	145
		干姜炮黑为黑姜。	本草从新	132
	生附子	炮黑。	温病条辨	146
烧	莲房	止血方中烧而用之。	握灵本草	105
炭	艾	炭。	吴鞠通医案	144
	薄荷	炭。	校注医醇賸义	160
	苍术	炭。	吴鞠通医案	144
	侧柏叶	炭。	吴鞠通医案	144

续表

制炭方法	药名	摘录	文献名称	文献编号
炭	灯心【灯心草】	炭。	随息居重订霍乱论	153
	地榆	炭。	温热经纬	158
	杜仲	炭。	吴鞠通医案	144
	广皮【陈皮】	炭。	吴鞠通医案	144
	干姜	炭。	吴鞠通医案	144
	黄柏	炭。	吴鞠通医案	144
	黄芩	炭。	吴鞠通医案	144
	荆芥	炭。	类证治裁	155
		炭。	增广验方新编	157
		炭。	温热经纬	158
	老棕【棕榈】	炭。	增广验方新编	157
	莲蓬【莲房】	炭。	增广验方新编	157
	南楂【山楂】	炭。	吴鞠通医案	144
	炮姜	炭。	时病论	163
	蒲黄	炭。	吴鞠通医案	144
		炭。	时方妙用；时方歌括	147
	神曲	炭。	吴鞠通医案	144
	熟地【地黄】	炭。	类证治裁	155
		炭。	温热经纬	158
	山楂	炭。	笔花医镜	162
	山萸肉【山茱萸】	炭。	吴鞠通医案	144
	山栀【栀子】	炭。	吴鞠通医案	144
	桃仁	炭。	吴鞠通医案	144
	小茴香	炭。	吴鞠通医案	144
	血余	炭。	吴鞠通医案	144
	云连【黄连】	炭。	吴鞠通医案	144
	于术【白术】	炭。	吴鞠通医案	144
	银花【金银花】	炭。	温热经纬	158
炭存性	川椒【花椒】	炭存性。	吴鞠通医案	144
烧存性	巴豆	烧存性。	本草述	111
		烧存性。	本经逢原	121
		烧存性。	握灵本草	105
		烧壳存性。	本草汇	106
		或用壳、用仁、用油，生用、炒用、醋煮、烧存性用。去油，名巴豆霜。	本草从新	132
		或用壳、用仁、用油，生用、炒用、醋煮、烧存性用。得火良。	本草求真	140
		好古曰：去心皮膜油，生用，为急治水谷道路之剂。炒去烟令紫黑用，为缓治消坚磨积之剂。可以通肠，可以止泻。或用壳、用仁、用油，生用、炒用、醋煮、烧存性用。研去油，名巴豆霜。	本草辑要	145
		用油，生用、炒用、醋煮、烧存性用。	本草汇纂	161

续表

制炭方法	药名	摘录	文献名称	文献编号
烧存性	巴豆霜	去心皮，此物不去膜则伤胃，不去心则作呕。或用壳、用仁、用油，生用、炒用、醋煮、烧存性用。	本草害利	159
	白术	烧存性。	本经逢原	121
	蝙蝠	烧存性。	良朋汇集经验神方	124
	扁豆	烧存性。	食物本草会纂	119
	鳖甲	烧存性。	外科证治全书	152
	白人言【砒石】	用红枣五枚，去核，每枣纳入人言一分，火烧存性。	重楼玉钥	154
	鳔胶【鱼鳔胶】	烧存性。	食物本草会纂	119
	臭梧桐花【梧桐花】	阴干，烧存性。	本草纲目拾遗	139
	蚕退【蚕蜕】	烧存性。	妇科玉尺	142
	蚕退纸	烧存性。	本草述	111
	苍术	淘米水泡一日两夜，烧存性。	增广验方新编	157
	蟾蜍	烧存性。	本草述	111
	川楝子	酒拌透蒸，去皮。入丸用核，槌（捶）细，不用肉；入煎用肉，不用核。本地者细，以火烧存性。	外科证治全生集	127
	穿山甲	烧存性。	外科证治全书	152
		热疟不寒，穿山甲一两，干枣十个，同烧存性。	握灵本草	105
		烧存性。	本草述	111
	刺猬皮	烧存性。	医家四要	164
	大黄	烧存性。	幼科释谜	141
	大蒜瓣【大蒜】	烧存性。	外科大成	110
	刀豆子【刀豆】	烧存性。	本草述	111
		烧存性。	食物本草会纂	119
		烧存性。	串雅内编	133
		虚寒呃逆者，取刀豆子烧存性，白汤调服二钱即止。	本草便读	166
	貂尾	烧存性。	本草纲目拾遗	139
	冬瓜皮	烧存性，研末。	本草汇纂	161
	豆腐皮	烧存性。	本草纲目拾遗	139
	蜂房	烧存性。	本草述	111
	凤凰退【凤凰衣】	烧存性。	本草纲目拾遗	139
	发【血余】	用皂角水洗净，入罐内烧存性用。	本草述钩元	112
	甘石榴【石榴】	烧存性。	食物本草会纂	119
	甘蔗	滓，烧存性。	食物本草会纂	119
		滓，烧存性。	本草汇纂	161
	柑	瓤，阴干，烧存性。	食物本草会纂	119
	橄榄	橄榄核，烧存性，研末。	握灵本草	105
		烧存性。	食物本草会纂	119
	橄榄枝	烧存性。	医宗金鉴	128
	干莲蓬【莲房】	烧存性。	良朋汇集经验神方	124

续表

制炭方法	药名	摘录	文献名称	文献编号
烧存性	干漆	烧存性。	本草述	111
		须捣碎炒熟入药，不尔损人肠胃。若是湿漆，煎干更好，亦有烧存性者。	本草述钩元	112
		炒令烟尽为度，或烧存性。	本草从新	132
		炒令烟尽为度，或烧存性。	医家四要	164
		入药须捣碎炒熟，不尔损人肠胃。若是湿漆，煎干更好，亦有烧存性者。	握灵本草	105
	干柿	烧存性，研末。	食物本草会纂	119
	干丝瓜【丝瓜】	烧存性，研末。	妇科玉尺	142
	瓜蒌	火烧存性。	良朋汇集经验神方	124
	贯众	烧存性。	良朋汇集经验神方	124
	龟板【龟甲】	烧存性。	良朋汇集经验神方	124
	荷叶	烧存性，研末。	本草述	111
		烧存性。	本草述钩元	112
	胡桃	烧存性。	食物本草会纂	119
	桦木皮	烧存性。	本经逢原	121
	桦皮【桦木皮】	烧存性，研，酒服。	握灵本草	105
	黄柏	烧存性。	幼科释谜	141
		烧存性。	本草述	111
	黄连	烧存性。	幼科释谜	141
	黄芩	烧存性。	幼科释谜	141
	红皮藤【大血藤】	烧存性。	本草纲目拾遗	139
	鸡肠	烧存性。	幼科释谜	141
	鸡内金	烧存性。	食物本草会纂	119
		烧存性，研。	得配本草	136
		勿洗，阴干，烧过存性，研末。	幼幼集成	129
	鸡肫	烧存性。	幼科释谜	141
	蒺藜根	烧存性。	外科大成	110
	鲫鱼	烧存性。	食物本草会纂	119
	卷柏	烧存性。	本草述	111
	苦杏仁皮	烧存性。	本草纲目拾遗	139
	荔枝	连壳烧存性。	食物本草会纂	119
		呃逆不止，荔枝七个，连皮、核烧存性，为末，白汤调下，立止。	握灵本草	105
	荔枝核	烧存性。	本草述	111
		烧存性。	本草述钩元	112
		烧存性用。	本草备要	117
		烧存性。	本草从新	132
		烧存性用。	本草辑要	145
		烧存性。	医家四要	164
	莲房	壳，烧存性。	食物本草会纂	119

续表

制炭方法	药名	摘录	文献名称	文献编号
烧存性	羚羊角	烧存性，研末。	得配本草	136
	柳枝	烧存性。	本草纲目拾遗	139
	麻黄	烧存性。	洞天奥旨	120
	马齿苋	烧存性。	良朋汇集经验神方	124
	牡蛎	烧存性。	本草述	111
	木耳	烧存性。	食物本草会纂	119
	木棉籽	烧存性。	本经逢原	121
	南星【天南星】	烧存性。	增广验方新编	157
	牛喉	去膜及两头筋节，以醋浸，炙燥，烧存性。	本草述	111
	漆	炒令烟尽入药，或烧存性。	本草备要	117
		炒令烟尽入药，或烧存性用。	本草辑要	145
	茄	肠风下血，经霜茄连蒂烧存性，为末，每日空心温酒服二钱。	握灵本草	105
	茄根	烧存性。	本草述	111
	青橘皮【青皮】	烧存性。	食物本草会纂	119
	青桑叶	焙干，烧存性。	串雅外编	134
	青蛙	烧存性。	本草述	111
	蚺蛇头	烧存性。	医宗金鉴	128
	人手足指甲	火烧存性，研末。	医宗金鉴	128
	人言【砒石】	用红枣五枚，去核，每枣纳入人言一分，火烧存性。	医宗金鉴	128
	桑螵蛸	烧存性。	增广验方新编	157
	蛇蜕	凡使，止用白色如银者，皂荚水洗，或酒、或醋、或蜜炙，或烧存性。	握灵本草	105
		先以皂荚水洗净，缠竹上，或烧存性，或盐泥固煅，各随本方。	本草述钩元	112
		皂荚水洗净，或酒、或醋、或蜜浸，炙黄用，或烧存性，或盐泥固煅，各随本方。	本草备要	117
		火烧存性。	良朋汇集经验神方	124
		火烧存性，研末。	医宗金鉴	128
		皂荚水洗净，或酒、或醋、或蜜浸，炙黄，或烧存性，或盐泥固煅。	本草从新	132
		皂荚水洗净，缠竹上，或酒、或醋、或蜜浸，炙黄用，或盐泥固煅，或烧炭存性，随症制用。	得配本草	136
		烧灰存性。	本草求真	140
		皂荚水洗净，或酒、或醋、或蜜浸，炙黄用，或烧存性，或盐泥固煅，各随本方。	本草辑要	145
		以皂刺水洗净，或酒、或醋、或蜜浸，炙黄，或烧存性。	本草汇纂	161
	鼠粪	（两头尖）烧存性。	食物本草会纂	119

续表

制炭方法	药名	摘录	文献名称	文献编号
烧存性	丝瓜	烧存性，为末酒服，疗肠风下血。	握灵本草	105
		取老者，近蒂三寸，连皮烧存性。	食物本草会纂	119
		烧存性，为细末。	幼幼集成	129
		消浮肿，稀痘疮（出不快者，烧存性，入朱砂，蜜水调服）。	本草辑要	145
		烧存性。	本草汇纂	161
	丝瓜瓤	火烧存性。	良朋汇集经验神方	124
	丝瓜藤	近根处者，烧存性。	医宗金鉴	128
		烧存性。	外科证治全书	152
	头发【血余】	瓦上烧存性。	增广验方新编	157
	桃仁	行血，连皮尖生用。润燥，去皮尖炒用。俱研碎或烧存性用。双仁者有毒，不可食。	本草辑要	145
		烧存性。	本草述	111
		或烧存性用。双仁者有毒，不可食。	本草求真	140
		烧存性。	本草汇纂	161
		行血，宜连皮尖生用。润燥活血，以汤浸，去皮尖，炒黄，或用麦麸同炒，或烧存性，各随本方。双仁者有毒，不可食。	本草害利	159
	豌豆	烧存性。	本草纲目拾遗	139
	文蛤	烧存性。	类证治裁	155
	乌梅	烧存性。	本草述	111
		烧存性。	本草述钩元	112
		烧存性。	本草汇纂	161
		恶疮胬肉，用乌梅肉烧存性，研，敷恶肉上，一夜立尽。	握灵本草	105
	乌头	烧存性。	医宗金鉴	128
	乌贼鱼骨【海螵蛸】	烧存性。	良朋汇集经验神方	124
	五倍子	烧存性。	增广验方新编	157
	乌芋【荸荠】	烧存性。	食物本草会纂	119
	新鹿角【鹿角】	烧存性。	洞天奥旨	120
	虾蟆	烧存性。	本草述	111
	血余	烧存性。	良朋汇集经验神方	124
	橡实	烧存性。	食物本草会纂	119
	小麦	烧存性。	本草备要	117
	蟹壳	烧存性。	本草纲目拾遗	139
		烧存性。	本草崇原	108
	椰子	壳，烧存性。	食物本草会纂	119
	椰子壳	烧存性。	本草纲目拾遗	139
	牙皂【猪牙皂】	烧存性。	类证治裁	155
	枣	连核烧存性。	食物本草会纂	119
	皂荚【皂角】	烧存性。	幼科释谜	141
	皂角	去皮弦，烧存性。	本草述	111
		烧存性。	医方集解	115
	皂角刺	烧存性。	本草述	111

续表

制炭方法	药名	摘录	文献名称	文献编号
烧存性	皂角子	烧存性，研。	医宗金鉴	128
		烧存性，研。	成方切用	137
	芝麻壳	烧存性。	本草纲目拾遗	139
	制桃仁	时珍曰：桃仁行血，宜连皮尖生用。润燥活血，宜汤浸，去皮尖，炒黄用。麦麸同炒，或烧存性，各随本方。双仁者有毒，不可食。	修事指南	123
烧过存性	马明退【蚕蜕】	火烧过存性。	幼幼集成	129
烧炭	艾叶	煎服宜鲜者生用，或烧成炭，入女科。	本草害利	159
	肥皂荚	去筋膜，酥炙、烧炭、酒炒、绞汁，依方法制。	得配本草	136
	黄绢	止血，烧炭用。	得配本草	136
	莲房	止血，烧炭。	得配本草	136
	丝绵	烧炭，研末。	得配本草	136
	石榴皮	勿犯铁。或煎用，或焙用，或烧炭存性用。	得配本草	136
	象牙	烧炭。	得配本草	136
	皂角	去粗皮弦子，酥炙，或蜜炙，或取汁，或烧炭用。	得配本草	136
烧炭存性	骨碎补	烧炭存性，米饮或酒服，治肠失血。瓦锅慢火炒黑，为末，擦齿痛出血神效。	得配本草	136
	红枣肉【大枣】	烧炭存性。	医宗金鉴	128
	蛇蜕	皂荚水洗净，缠竹上，或酒、或醋、或蜜浸，炙黄用，或盐泥固煅，或烧炭存性，随症制用。	得配本草	136
烧灰	艾叶	烧灰。	幼幼集成	129
	白矾	烧灰。	医宗金鉴	128
	白颈蚯蚓【地龙】	治大热，捣汁，井水调下入药。或晒干为末，或盐化为水，或微炙，或烧灰，各随本方。	本草辑要	145
	萹蓄	烧灰炼霜。	本草崇原	108
	鳖甲	头，烧灰。	食物本草会纂	119
	槟榔	烧灰。	良朋汇集经验神方	124
	败蒲扇【故蒲扇】	烧灰酒服一钱，止盗汗。	握灵本草	105
	白石榴【石榴】	烧灰。	本草纲目拾遗	139
	蚕豆	其壳烧灰，涂天疱疮神效。	本草辑要	145
	蚕茧	烧灰。	本经逢原	121
	蚕蜕	烧灰，治牙痈、牙痛。	握灵本草	105
	蚕蛹	烧灰。	本草从新	132
	蚕纸【蚕退纸】	烧灰。	本草述钩元	112
	草棉	烧灰止血。	本草纲目拾遗	139
	侧柏叶	烧灰。	幼幼集成	129
	蝉蜕	烧灰。	本草崇原	108
	陈火腿骨	烧灰。	本草纲目拾遗	139
	陈久年糕	烧灰。	本草纲目拾遗	139
	陈年仓米【陈仓米】	烧灰。	本草纲目拾遗	139
	陈年南枣核	烧灰。	本草纲目拾遗	139

续表

制炭方法	药名	摘录	文献名称	文献编号
烧灰	陈皮	烧灰。	嵩厓尊生全书	122
	刺猬皮	烧灰。	类证治裁	155
	刀豆	刀豆壳烧灰。	本草纲目拾遗	139
	灯草【灯心草】	烧灰。	外科大成	110
		灰。	本草纲目拾遗	139
	灯心【灯心草】	灰。	重楼玉钥	154
	灯心草	烧灰。	本经逢原	121
	冬葵苗	烧灰。	本草述	111
	矾石	烧灰。	洞天奥旨	120
	绯帛【新绛】	烧灰。	医宗金鉴	128
	风菱角【菱壳】	烧灰用。	本草纲目拾遗	139
	蜂房	烧灰。	良朋汇集经验神方	124
		烧灰。	本草求真	140
	甘蔗皮	烧灰。	重楼玉钥	154
	橄榄	核，烧灰。	本经逢原	121
	橄榄核	烧灰。	本草备要	117
	干姜	烧灰。	增广验方新编	157
	干漆	烧灰。	幼幼集成	129
	瓜蒌壳	烧灰。	洞天奥旨	120
	龟甲	烧灰用。	食物本草会纂	119
	海螵蛸	烧灰酒服。	本草正义	151
	海梧子	烧灰。	本草纲目拾遗	139
	荷叶	灰。	串雅外编	134
	葫芦壳	烧灰。	医宗金鉴	128
	槐子【槐角】	灰。	妇科玉尺	142
	黄丝绢	烧灰。	本草述钩元	112
	灰苋菜	烧灰。	串雅内编	133
	黄菊花【菊花】	烧灰。	洞天奥旨	120
	诃子	烧灰。	握灵本草	105
	荠菜	烧灰。	食物本草会纂	119
	鸡冠花	烧灰。	幼幼集成	129
	鲫鱼	烧灰。	医宗说约	109
	僵蚕	烧灰。	本草备要	117
	蚕蛾【原蚕蛾】	烧灰酒服，治痈肿无头。	本草害利	159
	荆芥	烧灰。	洞天奥旨	120
	葵根茎	烧灰。	本草述	111
	兰香叶【罗勒】	烧灰。	本草述	111
		烧灰。	幼科释谜	141
	藜芦	烧灰。	良朋汇集经验神方	124
	鲤鱼	骨烧灰，疗鱼骨鲠。	本草辑要	145
		鲤骨烧灰，可疗鱼骨鲠。	本草求真	140
	鲤鱼骨	烧灰。	本草备要	117

续表

制炭方法	药名	摘录	文献名称	文献编号
烧灰	荔枝核	烧灰。	类证治裁	155
	莲房	烧灰，止崩带、胎漏、血淋等症。	握灵本草	105
		烧灰。	本经逢原	121
	楝树根	烧灰。	串雅外编	134
	羚羊角	烧灰。	本草述	111
		烧灰。	食物本草会纂	119
		烧灰。	良朋汇集经验神方	124
	柳木	烧灰，研末。	幼幼集成	129
	鹿角	烧灰。	女科要旨	148
	乱发【血余】	烧灰。	医方丛话	165
		灰。	幼科释谜	141
	罗勒菜	烧灰。	食物本草会纂	119
	猫胞衣	烧灰。	本草纲目拾遗	139
	没食子	烧灰。	本经逢原	121
	木蝴蝶	焚灰用。	本草纲目拾遗	139
	牛角尖	烧灰。	医宗金鉴	128
	牛角腮	烧灰。	食物本草会纂	119
	毗梨勒	烧灰。	食物本草会纂	119
	蚯蚓【地龙】	晒干为末，或微炙，或烧灰，各随本方用。	本草求真	140
		微炙，烧灰。	本草汇纂	161
	脐带	烧灰。	本草述	111
	荞麦	烧灰，淋汁。	本草汇纂	161
	荞麦秸	灰。	串雅内编	133
	青果核	灰。	本草纲目拾遗	139
	青蒿	烧灰，隔纸淋汁。	本草汇纂	161
	桑木	灰。	串雅内编	133
	蛇蜕	烧灰。	串雅外编	134
		烧灰。	良朋汇集经验神方	124
	蛇蜕皮【蛇蜕】	灰。	医宗金鉴	128
	石榴皮	肠红吐血，烧灰服。	本草便读	166
	石首鱼	头中石（枕），烧灰。	食物本草会纂	119
	丝绵	烧灰。	本草述钩元	112
	桑枝	烧灰。	本草述	106
	白蒺藜	根烧灰。	本草汇纂	161
	头发【血余】	灰。	食物本草会纂	119
		烧灰。	医宗金鉴	128
	天师粟	烧灰。	本草纲目拾遗	139
	文蛤	烧灰。	食物本草会纂	119
	乌梅	烧灰。	本草纲目拾遗	139
	乌头	烧灰。	串雅内编	133

续表

制炭方法	药名	摘录	文献名称	文献编号
烧灰	猬皮【刺猬皮】	取皮入药，烧灰，或炙黄，或炒黑，或水煮，任入汤丸。	本草述钩元	112
	西瓜	烧灰。	串雅内编	133
	苋菜	阴干，烧灰。	洞天奥旨	120
	血余	灰。	校注医醇賸义	160
	杏仁【苦杏仁】	烧灰。	良朋汇集经验神方	124
	油发【血余】	灰。	幼幼集成	129
	羊胫骨	烧灰。	本草备要	117
		入肾而补骨，烧灰擦牙良。	本草分经	156
		烧灰，研末。	医方丛话	165
	杨梅	烧灰服，断下痢甚验。	本草分经	156
	枣子	烧灰。	洞天奥旨	120
	皂角	烧灰。	洞天奥旨	120
		炙酥，烧灰用。	本草求真	140
		炙酥，烧灰。	本草汇纂	161
		角子烧灰，能通闭结。	本草便读	166
	栀子	衄血，山栀烧灰吹之。	握灵本草	105
		烧灰，研末。	幼幼集成	129
	制蚯蚓【制地龙】	李时珍曰：入药有为末，或化水，或烧灰者，各随方法。	修事指南	123
	制皂荚【制皂角】	好古曰：凡用，有蜜炙、酥炙、绞汁或烧灰之用不一，各依方法。	修事指南	123
烧灰存性	蚕豆壳	烧灰存性。	本草纲目拾遗	139
	苍耳子	烧灰存性。	洞天奥旨	120
	陈败棕	烧灰存性。	良朋汇集经验神方	124
	陈核桃	有须处，烧灰存性，为末。	串雅内编	133
	川附子【附子】	烧灰存性。	类证治裁	155
	大蓟	烧灰存性。	本草述	111
	大蒜梗	烧灰存性。	本草纲目拾遗	139
	淡竹壳	以布拭去毛，烧灰存性。	本草纲目拾遗	139
	枫木上球【路路通】	烧灰存性。	本草纲目拾遗	139
	干丝瓜【丝瓜】	近蒂三寸，连皮带子烧灰存性。	幼幼集成	129
	瓜蒌	烧灰存性。	良朋汇集经验神方	124
	瓜蒂	烧灰存性。	本草崇原	108
	红杷子	烧灰存性。	本草纲目拾遗	139
	胡桃	壳烧灰存性，治乳痈。	本草求真	140
	槐花	烧灰存性。	幼幼集成	129
	火漆	烧灰存性。	本草纲目拾遗	139
	鸡冠花	烧灰存性。	串雅内编	133
	菊花	烧灰存性。	外科大成	110
	苦丝瓜	烧灰存性。	本草纲目拾遗	139
	鲤鱼	鲤鳞烧灰存性，可治产后血滞。鲤骨烧灰，可疗鱼骨鲠。	本草求真	140

续表

制炭方法	药名	摘录	文献名称	文献编号
烧灰存性	荔枝核	烧灰存性。	本草述	111
	莲房	烧灰存性。	良朋汇集经验神方	124
	老菱壳【菱壳】	烧灰存性。	本草纲目拾遗	139
	绿豆	烧灰存性。	医宗金鉴	128
	荔枝	烧灰存性。	增广验方新编	157
	马蜂窝【蜂房】	烧灰存性。	良朋汇集经验神方	124
	棉花籽【棉花子】	烧灰存性。	本草纲目拾遗	139
	藕节	烧灰存性。	嵩厓尊生全书	122
		有须处，烧灰存性，为末。	串雅内编	133
	蕲艾	烧灰存性。	洞天奥旨	120
	人发【血余】	烧灰存性，研细用。	长沙药解	130
	桑东南根【桑根】	烧灰存性，勿令灰过。	医宗金鉴	128
	蛇蜕	烧灰存性。	本草求真	140
	蒴藋细叶	烧灰存性，勿令灰过。	医宗金鉴	128
	丝瓜	烧灰存性。	良朋汇集经验神方	124
	头发【血余】	烧灰存性。	嵩厓尊生全书	122
		妇人头发一握，烧灰存性。	女科要旨	148
		烧灰存性。	笔花医镜	162
	豌豆	烧灰存性。	医宗金鉴	128
	王不留行	烧灰存性，勿令灰过。	医宗金鉴	128
	乌梅	烧灰存性，研为细末。	幼幼集成	129
	五倍子	烧灰存性，研末。	幼幼集成	129
	象皮	烧灰存性，研细用。	玉楸药解	131
	新豌豆【豌豆】	烧灰存性。	幼幼集成	129
	小蓟	烧灰存性。	本草述	111
	新绿豆【绿豆】	勿洗，阴干，烧过存性，研末。	幼幼集成	129
	鳖甲	烧灰存性。	本草述	111
	棕榈毛	收涩之性最能止血，烧灰存性用，上品也。	玉楸药解	131
烧末	淡全蝎【全蝎】	炭火内烧存性，为末。	良朋汇集经验神方	124
	当归	烧灰，为末。	外科大成	110
	葛条【葛根】	烧存性，为末。	外科大成	110
	干苔	烧末，吹鼻止衄血。	得配本草	136
	鸬鹚	烧存性，为末。	本经逢原	121
	蛇蜕皮【蛇蜕】	烧末。	本草述	111
	草乌	烧存性，末，醋淬晒干。	医门法律	107
	虾蟆头	炭火内烧存性，为末。	良朋汇集经验神方	124
	羊角	连内骨烧存性，为末。	外科大成	110
	糟茄	烧灰存性，为末。	本草纲目拾遗	139
烧黑	大黄豆【黄豆】	烧黑，研末。	食物本草会纂	119
	棕榈	烧黑能止血，红见黑则止，不可烧过。	本草备要	117
		烧黑，须存性，不可烧过，地上出火毒。	本草从新	132
	枳实	烧黑，得火化而善攻停积。	女科要旨	148

续表

制炭方法	药名	摘录	文献名称	文献编号
烧枯	荔枝	连壳、核烧枯，研末。	增广验方新编	157
	乌头	烧枯，研末。	增广验方新编	157
烧枯存性	鹿角	烧枯存性。	增广验方新编	157
	龙眼肉	火烧枯存性，研末。	本草纲目拾遗	139
	皂角	烧枯存性。	增广验方新编	157
	龟板【龟甲】	上下甲皆可用酥炙，或酒炙、醋炙、猪脂炙，煅灰用，洗净搥（捶）碎，水浸三日，用桑柴熬膏良。	本草辑要	145
		酥炙，煅灰用。	本草求真	140
		酥炙，或酒炙、醋炙、猪脂炙，煅灰用。若入丸散，须研极细。	本草从新	132
煅灰	贯众	煅灰。	串雅内编	133
	牡蛎	或生用，或盐水煮，煅成灰用。	本草求真	140
	人发【血余】	煅灰用。	本草便读	166
	蛇蜕	煅灰。	本草纲目拾遗	139
	桃竹笋壳【竹笋】	煅灰。	本草纲目拾遗	139
	元武板【龟甲】	酥炙，或酒炙、猪脂炙，煅灰用。	本草害利	159
	鹅毛	煅灰。	本草纲目拾遗	139
	蜂房	煅灰。	本草纲目拾遗	139
煅灰存性	象牙	用皮煅灰存性。	本草汇纂	161
		治金疮不合，煅灰存性敷之，亦可熬膏入散。	本草求真	140
	益母草	煅灰存性。	增广验方新编	157
	皂角	外用皂角，入鲫鱼腹中，煅灰存性。	女科要旨	148
煅炭	灯草【灯心草】	最难成炭，一烧即过，要能得炭，必紧扎作一把，令坚实，塞入罐内，固济煅之，罐红为度，待冷取出，方有存性黑炭。	本草述	111
	灯心草	煅炭。	得配本草	136
	贯众	煅炭，童便酒下，治乳痈。	得配本草	136
	露蜂房【蜂房】	入盐煅炭。	得配本草	136
	青龟【乌龟】	煅炭，蜜调敷癌疮。	得配本草	136
	乌梅	去核，煅炭，敷疮蚀恶肉立效。	得配本草	136
	血余	用皂角水洗净，苦参水浸一宿，去水，筑入瓷罐，黄泥将罐裹贮，文火煅，候开视成炭者佳。	得配本草	136
煅存性	白马胫骨	煅过存性。	本草述	111
	槟榔	煅存性。	本草纲目拾遗	139
	陈仓米	作饭成团，火煅存性。	本草汇纂	161
	穿山甲	煅存性，研末。	外科大成	110
		煅存性，为末。	串雅内编	133
	陈香橼【香橼】	煅存性。	本经逢原	121
	川木耳【木耳】	纸包裹，以新瓦两片夹定，绳缚泥固，火煅存性，觉烟起良久，急去火，取置冷地，候冷取出。	本草述	111

续表

制炭方法	药名	摘录	文献名称	文献编号
煅存性	刺猬皮	煅存性。	本草纲目拾遗	139
		煅存性。	医宗金鉴	128
		一个重五两者，煅存性。	外科大成	110
		阴阳瓦合好，泥封，煅存性。	本草纲目拾遗	139
	川楝子	瓦煅存性，为末。	外科大成	110
	蟾蜍	捕取，风干，泥固，煅存性。	本经逢原	121
	刀豆	温中止呕，煅存性服，胜于柿蒂。	本草辑要	145
	蜂房	带子者，煅存性。	外科大成	110
		瓦煅存性，为末。	外科大成	110
		制同猬皮（阴阳瓦合好，泥封，煅存性）。	本草纲目拾遗	139
	发【血余】	皂荚水洗净，入罐固，煅存性用。	本草辑要	145
		皂荚水洗净，晒干，入罐盐泥固，煅存性，研极细末。	本草必用	125
		皂荚水洗净，入罐固，煅存性。	本草从新	132
	肥皂	煅存性。	本草纲目拾遗	139
	浮水石	煅存性。	增广验方新编	157
	干蟾	煅存性。	增广验方新编	157
	瓜蒌	煅存性，出火毒，为末（酒服，治久痢）。	握灵本草	105
	虎肚	连滓秽煅存性，治反胃吐食。	本草必用	125
	花蕊石	煅存性。	沈氏女科辑要笺正	138
	鹿角尖	煅存性。	嵩厓尊生全书	122
	荔枝核	煅存性。	本草汇	106
	龙齿	煅存性。	外科大成	110
	龙眼肉	煅存性。	本草纲目拾遗	139
	路路通	煅存性，研末。	本草纲目拾遗	139
	龙眼壳	煅存性，为末。	本草纲目拾遗	139
	骡蹄心	行远路者，阴阳瓦煅存性，研细。	医宗金鉴	128
	木槿花	煅存性，为末。	外科证治全书	152
	硇砂	煅存性。	良朋汇集经验神方	124
	青梅干	煅存性。	重楼玉钥	154
	蜣螂	煅存性。	外科大成	110
	榕根须	摘断，入竹管内，将盐塞满，以泥封固，火煅存性，为末。	本草纲目拾遗	139
	人中白	火煅存性。	医方丛话	165
		煅存性。	本草纲目拾遗	139
		煅去臭气，存性。	医宗金鉴	128
	石膏	煅存性。	良朋汇集经验神方	124
	蛇蜕	入胡桃壳内，铁线扎之，泥固，煅存性。	外科大成	110
		剪碎，瓦上炙烊，自作汁，将凝即覆存性，否则过性矣。	本草纲目拾遗	139
		皂荚水洗净，入罐固，煅存性用。	本草备要	117
		盐泥固，煅存性。	本草汇	106
		煅存性。	外科证治全书	152

续表

制炭方法	药名	摘录	文献名称	文献编号
煅存性	土鳖	煅存性。	外科大成	110
	猬皮【刺猬皮】	煅黑存性用。	本草备要	117
	碗大蜂房【蜂房】	用食盐填满孔内，火煅存性。	良朋汇集经验神方	124
	乌梅	煅存性。	外科大成	110
	蜈蚣	煅存性，为末。	外科大成	110
	象皮	煅存性。	本经逢原	121
	血余	煅存性，为末。	外科大成	110
		煅存性。	医家四要	164
	血余胶	将发以皂荚水洗净，入罐固，煅存性。	本草害利	159
	樱皮	煅存性。	本草纲目拾遗	139
	制蟾蜍	时珍曰：今人皆于端午日捕取，风干，黄泥固济，煅存性用之。	修事指南	123
	蜘蛛	新瓦上以酒杯盖住，外用火煅干存性。	本草纲目拾遗	139
	皂角子	煅存性用。	本草备要	117
		煮熟，去黄皮，煅存性用。	得配本草	136
		通大便燥结，煅存性用。	本草辑要	145
	蟑螂	止去翅净，在火盆净瓦上焙干，为末，纸包安土上，存性用。	本草纲目拾遗	139
	皂矾	醋泡晒干，入瓶内煅存性。	增广验方新编	157
	珍珠	煅存性。	本草纲目拾遗	139
煅炭存性	荔枝核	煅炭存性，研末用。	得配本草	136
	丝瓜	经霜雪者，煅炭存性，治痘后毒气，能治吐血不止。	得配本草	136
煅黑存性	刺猬皮	煅黑存性。	本草汇纂	161
		煅黑存性用。	本草求真	140
	猬皮【刺猬皮】	煅黑存性。	本草从新	132
煅存性	桑白皮	煅过存性。	医方丛话	165
煅灰存性	橄榄	煅灰存性。	串雅外编	134
煅黑	黄柏	煅黑。	成方切用	137
	良姜【高良姜】	煅黑。	成方切用	137
煅枯存性	圆眼核【龙眼核】	火煅枯存性，研末。	串雅内编	133
炙炭存性	番木鳖【马钱子】	切片，瓦上炙炭存性。	外科证治全书	152
		切片，瓦上炙炭存性，研末。	外科证治全生集	127
炙存性	楝树子	瓦上炙存性，为末。	外科证治全生集	127
	蒲公英	炙脆存性。	外科证治全生集	127
	头发【血余】	瓦上炙存性。	外科证治全生集	127
	象皮	炙成团，存性，研粉。	外科证治全生集	127
	杨梅树皮	炙存性，为细末。	串雅内编	133
炙黑	甘草	炙黑。	类证治裁	155
	莲房	凡一切下血、溺血、血崩等症，皆宜炙黑用之。	本草便读	166
	石榴花	炙黑，吹鼻中之衄血。	本草便读	166

7. 现代

现代采用制炭方法炮制的药物共有 77 种，涉及药物如下所示：（以 A 开头）艾叶；（以 B 开头）白茅根、白芍、白术、白头翁、败酱草、槟榔；（以 C 开头）苍术、侧柏叶、柴胡、陈皮、椿根皮【椿白皮】、刺猬皮、川牛膝；（以 D 开头）大黄、大蓟、大皂角、丹参、当归、灯心草、地黄、地榆、杜仲；（以 F 开头）防风；（以 G 开头）干姜、干漆、谷芽、贯众；（以 H 开头）诃子、荷叶、红花、槐花、槐角、黄柏、黄连、黄芩、旱莲草【墨旱莲】；（以 J 开头）鸡冠花、鸡内金、建曲、金银花、荆芥、菊花、卷柏；（以 K 开头）苦参；（以 L 开头）连翘、莲房、六神曲【神曲】、龙胆；（以 M 开头）蔓荆子、牡丹皮、墓头回；（以 N 开头）牛膝；（以 O 开头）藕节；（以 P 开头）蒲黄；（以 Q 开头）茜草、青果、青皮；（以 S 开头）山楂、升麻、石榴皮、柿蒂、丝瓜络、酸枣仁；（以 W 开头）瓦松、乌梅、五灵脂；（以 X 开头）仙鹤草、香附、象皮、小蓟、续断、血余炭；（以 Y 开头）延胡索、远志；（以 Z 开头）栀子、枳实、苎麻根、棕榈。

按照典籍的记载，现代制炭方法分为炒（焦）黑、炒焦、炒炭、烧枯、煅炭、煅、炒存性、煅存性和其他。其中，炒（焦）黑的药物有 49 种，如艾叶、白术等；炒焦的药物有 10 种，如白茅根、侧柏叶等；炒炭的药物有 3 种，如川牛膝、荷叶等；烧枯的药物有 1 种，为干漆；煅炭的药物有 3 种，如灯心草、地黄等；煅的药物有 9 种，如白茅根、灯心草等；炒存性的药物有 13 种，如白芍、丹参等；煅存性的药物有 3 种，如刺猬皮、茜草等；采用其他方法的药物有 7 种，如地黄、杜仲等。

具体见表 5-8。

表 5-8　现代制炭药物统计表

制炭方法	药名	摘录	文献名称	文献编号
炒（焦）黑	艾叶	取净艾叶，置锅内，用武火炒至表面焦黑色，喷淋清水少许，取出，晾干。	中华人民共和国药典（1977 年版一部）	181
	白术	取白术片，置锅内，用武火炒至外呈黑色、内呈黑褐色为度，喷洒凉水适量，灭尽火星，取出，晾一夜。	河南省中药材炮制规范	174
	白头翁	取白头翁片，置锅内，用武火炒至外呈黑色、内呈黑褐色为度，喷洒凉水适量，灭尽火星，取出，晾一夜。	河南省中药材炮制规范	174
	败酱草	将败酱草用木柴缓火炒至黑色，微洒水，晒干。	中药炮制经验集成	171
	槟榔	取净槟榔片，置锅中，用武火炒至外呈黑色、内呈黑褐色为度，喷洒凉水适量，灭尽火星，取出，晾一夜。	辽宁省中药炮制规范	175
	苍术	取净苍术，置锅内加热，用铁耙翻动均匀，炒至黑褐色，及时喷淋清水，取出，置容器内，搅动散热，候烟冒尽，待凉即得。	中药饮片切制规范	177
	柴胡	取柴胡片，用文火炒至外黑、内褐黄色，喷入少量水，取出，晾干。	中药炮制经验集成	171
	陈皮	取净陈皮丝，置锅内，用中火加热，炒至黑褐色，喷淋清水少许，灭尽火星，取出，晾干。	全国中药炮制规范	170

续表

制炭方法	药名	摘录	文献名称	文献编号
炒（焦）黑	椿根皮【椿白皮】	取椿皮丝，置锅内，用武火炒至外呈黑色、内呈黑褐色为度，喷洒凉水适量，灭尽火星，取出，闷一夜。	辽宁省中药炮制规范	175
	大黄	取大黄片，置锅内，用武火炒至表面焦黑色、内部焦黄色时，喷淋清水，取出，晾干。	中华人民共和国药典（1985 年版一部）	197
	大蓟	取大蓟段或根片，置锅中，用武火炒至表面焦黑色、内部焦黄色时，喷淋水少许，取出，晾干。	中华人民共和国药典（1985 年版一部）	197
	地黄	取熟地黄片，置锅内，用武火加热，炒至发泡鼓起，内外焦黑色，喷淋清水少许，灭尽火星，取出，晾干。	全国中药炮制规范	170
	地榆	取地榆片，置锅内，用武火炒至表面焦黑色、内部棕褐色，喷淋水少许，取出，晾干。	中华人民共和国药典（1985 年版一部）	197
	杜仲	取杜仲块，先用盐水拌匀，吸尽后置锅中，用武火炒至黑色并断丝存性，用水喷灭火星，取出晾干。	青海省中药炮制规范	195
	防风	取防风片，置锅内，用中火炒至外呈黑色、内呈黑褐色为度，喷洒清水适量，灭尽火星，取出，晾一夜。	中药炮制经验集成	171
	干姜	取干姜块，置锅内，同武火炒至表面黑色、内部棕褐色时，喷淋水少许，取出晾干。	中华人民共和国药典（1985 年版一部）	197
	谷芽	取生谷芽，炒至焦黑色。	浙江省中草药加工炮制标准	183
	贯众	取贯众，置锅内，用武火炒至表面焦黑色时，喷淋清水，取出，晾干。	中华人民共和国药典（1977 年版一部）	181
	诃子	取原个诃子，置锅中，用武火炒至焦黑色，喷水灭火星，取出，去核即得。	贵州中药饮片炮制规范	176
	槐角	取槐角，置锅内，用武火炒至表面焦黑色、内部深黄色。	中华人民共和国药典（1985 年版一部）	197
	黄柏	取黄柏丝，置锅内用武火炒至表面焦黑色时，喷淋水少许，取出，晾干。	中华人民共和国药典（1985 年版一部）	197
	黄连	取黄连，用武火炒至外面呈黑色，喷水灭尽火星，晒干。	中药炮制经验集成	171
	黄芩	取黄芩片，置锅内，用武火加热，炒至黑褐色时，喷淋清水少许，灭尽火星，取出，晾透。	中药炮制经验集成	171
	鸡冠花	取净鸡冠花，置锅内，用武火炒至表面焦黑色时，喷淋清水少许，取出，晾干。	中华人民共和国药典（1985 年版一部）	197
	鸡内金	取净鸡内金，清炒至焦黑色。	上海市中药饮片炮制规范	189
	建曲	取建曲块，炒至外焦黑、内焦黄为度。	中药炮制经验集成	171

续表

制炭方法	药名	摘录	文献名称	文献编号
炒（焦）黑	荆芥	取荆芥段，置锅中，用武火炒至表面黑褐色时，喷淋水少许，取出，晾干。	中华人民共和国药典（1985年版一部）	197
		取净荆芥穗，置锅中，用武火炒至表面焦黑色时，喷淋水少许，取出，晾干。	中华人民共和国药典（1985年版一部）	197
	卷柏	取净卷柏，置锅中，用武火炒至表面显焦黑色，喷淋水少许，取出，晾干。	中华人民共和国药典（1985年版一部）	197
	苦参	取净苦参片，置锅内，用武火加热，炒至表面焦黑色、内部焦黄色，喷淋清水少许，灭尽火星，取出晾干。	全国中药炮制规范	170
	连翘	取连翘，炒至七八成黑色。	中药炮制经验集成	171
	六神曲【神曲】	取神曲块，炒至外焦黑、内焦黄为度。	中药炮制经验集成	171
	龙胆	取龙胆草段，置热锅内，不断翻动，用武火炒至表面焦黑色、内呈黑褐色，喷洒清水少许，灭尽火星，取出晾凉，晒干，入库即得。	北京市中药饮片切制规范	172
	蔓荆子	取净蔓荆子，置热锅内，用武火炒至外面黑色，及时喷淋清水，灭尽火星，取出，摊晾。	内蒙古自治区中药饮片切制规范	185
	墓头回	将墓头回片置锅内，用中火炒至表面呈黑色、内呈黑褐色为度，喷洒凉水适量，灭尽火星，取出，晾一夜。	河南省中药材炮制规范	174
	藕节	取净藕节，置锅内，用武火炒至表面焦黑色、内部黄褐色，喷淋水少许，取出，晾干。	中华人民共和国药典（1985年版一部）	197
	茜草	取茜草片或段，置锅内，用武火炒至表面焦黑色时，喷淋水少许，取出，晾干。	中华人民共和国药典（1985年版一部）	197
	升麻	取升麻片，置锅内，用武火加热，炒至表面焦黑色、内部棕褐色，喷淋清水少许，灭尽火星，取出晾干。	全国中药炮制规范	170
	石榴皮	取石榴皮块，置锅内，用武火炒至表面焦黑色、内部棕褐色。	中华人民共和国药典（1985年版一部）	197
	丝瓜络	取丝瓜络块，置锅内，用武火加热，炒至表面焦黑色、内部焦褐色，喷淋清水少许，取出，晾干。	全国中药炮制规范	170
	酸枣仁	取净酸枣仁，置锅内，用武火炒至外呈黑色、内呈黑褐色为度，喷洒凉水适量，灭尽火星，取出，晾一夜。	河南省中药材炮制规范	174
	仙鹤草	取生仙鹤草，放入烧红的铁锅内，用武火加热，不断翻炒，至外表全部炭化呈黑色时，洒入少许冷水（熄灭火星），立即取出，摊开，晾至冷透。	贵州中药饮片炮制规范	176
	象皮	取象皮片，置锅内，用武火炒至焦黑色，取出，研成细粉。	广东省中药材饮片加工炮制手册	182

续表

制炭方法	药名	摘录	文献名称	文献编号
炒（焦）黑	小蓟	取小蓟段，置锅内，用武火炒至表面黑褐色，喷淋水少许，取出，晾干。	中华人民共和国药典（1985 年版一部）	197
	续断	取续断片，置锅内，用武火炒至片面呈黑褐色为度，喷淋清水适量，灭尽火星，取出，放凉。	河南省中药材炮制规范	174
	延胡索	取延胡索，置锅内，用武火炒至外呈黑色、内呈焦黑色为度，喷洒凉水适量，灭尽火星，取出，晾一夜。	河南省中药材炮制规范	174
	远志	取经甘草水浸过的远志，用微火炒至棕黑色或全黑，略洒清水，烘干，放冷即可。	中药炮制经验集成	171
	枳实	取枳实片，置锅内，用武火炒至外呈黑色、内呈黑褐色为度，喷洒凉水适量，灭尽火星，取出，晾一夜。	中药炮制经验集成	171
	苎麻根	取净苎麻根片，置锅内，用武火加热，炒至表面焦黑色、内部焦黄色，喷洒清水少许，灭尽火星，取出，晾干。	全国中药炮制规范	170
	棕榈	取棕板切成斜块，置锅内，用武火炒至外呈炭黑色、内成焦黑色为度，喷淋清水适量，灭尽火星，取出，晾一夜。	河北中药材炮制规范	188
炒焦	白茅根	取白茅根段，置锅内，用武火炒至焦褐色，喷淋水少许，取出，晾干。	中华人民共和国药典（1985 年版一部）	197
	侧柏叶	取净侧柏叶，置锅内，用武火炒至表面焦褐色，内部焦黄色，喷淋清水少许，取出，晾干。	中华人民共和国药典（1985 年版一部）	197
	当归	取当归片，置锅内，用中火加热，炒至焦褐色，喷淋清水少许，取出，晾干。	全国中药炮制规范	170
	贯众	取贯众，置锅内，再盖上一个较小的锅，底上贴白纸一张，用重物压好，密闭，用大火加热至白纸焦黄时停火，次日取出即可。	北京市中药饮片切制规范	172
	旱莲草【墨旱莲】	取净段，照炒炭法炒至焦褐色。	安徽省中药炮制规范	193
	槐花	取净槐米，置锅内，用中火炒至表面焦褐色，喷淋水少许，取出，晾干。	中华人民共和国药典（1985 年版一部）	197
	牛膝	取怀牛膝净片，清炒至外焦褐色、内深黄色。	上海市中药饮片炮制规范	189
	藕节	取藕节，在热锅内用微火炒至呈焦斑。	中药炮制经验集成	171
	蒲黄	取净蒲黄，置锅内，用武火炒至棕褐色，喷淋水少许，取出，晾干。	中华人民共和国药典（1985 年版一部）	197
	青皮	取青皮片，置热锅内，不断翻动，用武火炒至表面焦褐色，用醋喷洒均匀，灭尽火星，取出，晾凉。	北京市中药饮片切制规范	172

续表

制炭方法	药名	摘录	文献名称	文献编号
炒炭	川牛膝	常法炒炭。	中药炮制经验集成	171
	荷叶	用炒法制炭。	全国中药炮制规范	170
	柿蒂	取柿蒂，如常法炒炭。	中药炮制经验集成	171
烧枯	干漆	取干漆，放于火上烧枯后取出，冷后收藏。	湖南省中药材炮制规范	196
煅炭	灯心草	取灯心草，置铁桶或砂锅内，四周涂3cm厚的黄泥，周围加炭火烧红，放置3天，打开取炭即可。	中药炮制经验集成	171
		取灯心草，置锅中，上再盖锅一只，置大火上煅至两锅合缝处无油渗出时，将两锅上下旋转（不能漏气，否则易成灰），使原上覆之锅直接受火煅，此时又有油渗出，直至无油渗出时（约4小时），放冷，隔夜取出即可。	中药炮制经验集成	171
		取青竹节锯断，一端留节，一端留空，将灯心草剪去头塞入，使紧（否则成白灰），用酒缸泥调水封口，置破锅中（先将锅底敲6～7个洞，洞上盖剪下的灯心头），用火烧至青竹成炭，取出扔地上则竹炭自动脱下，取灯心炭装入缸内，盖上铁锅，边沿用酒缸泥封严，闷5～6天，用时再研细即可。	中药炮制经验集成	171
	地黄	取熟地黄，照上述生地黄炭的方法煅炭即得。	中华人民共和国药典（1963年版一部）	168
	荷叶	取净荷叶，置煅锅内，密封，焖煅成炭，放凉，取出。	中华人民共和国药典（1985年版一部）	197
煅	白茅根	取白茅根段，置煅锅内，上面覆盖一锅，两锅结合处用黄泥封闭，上压重物，用火煅烧至贴在上锅底上的白纸显黄色为度，放凉，取出。	辽宁省中药炮制规范	175
	灯心草	取净灯心草，置煅锅内，密封，焖煅至透，放凉，取出。	中华人民共和国药典（1985年版一部）	197
	地黄	取洗净的干地黄，分开大小个，置煅锅内装八成满，上面覆盖一锅，两锅的结合处用黄泥封固，上压重物，用文武火煅至贴在盖锅底上的白纸显焦黄色为度，挡住火门，待凉后，取出即得。或将干地黄置锅内直接炒炭亦可。	中华人民共和国药典（1963年版一部）	168
	干姜	取净干姜放铁锅内，上覆一较小的铁锅，用黄泥固封锅边，置炉火上，上压重物。先用文火，继用武火，最后仍用武火烧煅。	宁夏中药炮制规范	194
	菊花	取原药材，用炭火煅透，煅后一月入药。	中药炮制经验集成	171

续表

制炭方法	药名	摘录	文献名称	文献编号
煅	莲房	取净莲房碎块，置铁锅内，上面扣一较小口径的锅，锅上贴一白纸条，或放数粒大米，两锅接合处用盐泥封固，上压重物，用文武火加热，煅至贴在盖底上的白纸或大米显焦黄色为度，停火，待凉后取出。或置锅内，用武火加热，炒至表面焦黑色、内部焦褐色，喷淋清水，熄灭火星，取出晾干。	全国中药炮制规范	170
		取净莲房，置煅锅内，密封，焖煅至透，放凉，取出。	中华人民共和国药典（1985 年版一部）	197
	丝瓜络	取丝瓜络段，置锅内，上盖一锅并压一重物，两锅接合处用黄土泥封严，取白纸条贴在上面锅底上，用武火煅至白纸条显焦黄白，止火即煅透。	中药炮制经验集成	171
	血余炭	取人头发，加碱水洗去油垢，清水漂净，晒干后，置煅锅内，上面覆盖一锅，两锅接合处用黄泥封固，上压重物，用文武火煅至贴在盖锅底上的白纸显焦黄色为度，挡住火门，待凉后，取出，斫成小块即可。	中华人民共和国药典（1963 年版一部）	168
	棕榈	取净棕板，置煅锅内，密封，焖煅至透，放凉，取出。	中华人民共和国药典（1985 年版一部）	197
炒存性	白芍	取白芍片，置锅内，用强火不断翻炒至焦黄色，但须存性，取出喷水灭火星，晾干。	黑龙江省中药炮制标准	179
	丹参	取丹参片，置锅内，武火炒至焦黑色，须存性，喷水少许，取出，晾凉。	陕西省药品标准	180
	杜仲	取杜仲块，置锅内，用武火炒至黑色并断丝，但须存性，用盐水喷洒，取出，防止复燃，晾干即得。	中华人民共和国药典（1963 年版一部）	168
	大皂角	取皂角肉，置锅内，用武火炒至焦黑色，须存性，喷水少许，取出，放凉。	中药炮制经验集成	171
	红花	取红花，炒至红褐色存性。	中药炮制经验集成	171
	金银花	取拣净的金银花，置锅内，用武火炒至焦褐色，但须存性，喷淋清水，取出，晒干即得。	中华人民共和国药典（1963 年版一部）	168
	菊花	取拣净的菊花，置锅内，炒至焦褐色，但须存性，喷淋清水，取出，晒干即得。	中华人民共和国药典（1963 年版一部）	168
	牡丹皮	取牡丹皮片，置锅内，用武火炒至表面焦黄，边缘带黑色，但须存性，喷淋清水，取出，晒干即得。	中华人民共和国药典（1963 年版一部）	168
	山楂	取净山楂，置锅内，用武火炒至外表焦黑色，但须存性，喷淋清水，取出，晒干。	中华人民共和国药典（1985 年版一部）	197
	瓦松	取瓦松段，炒黑存性，再研细。	中药炮制经验集成	171

续表

制炭方法	药名	摘录	文献名称	文献编号
炒存性	五灵脂	取净五灵脂，研成小块，置锅内，用文火炒至黑色存性为度，取出，放凉。	河南省中药材炮制规范	174
	香附	取净香附，置锅内，用武火炒至表面焦黑色、内部焦黄色，但须存性，喷淋清水，取出，晒干即得。	中华人民共和国药典（1963 年版一部）	168
	栀子	取研碎的栀子，置锅内，用武火炒至表面黑褐色，但须存性，取出，放凉即得。	中华人民共和国药典（1985 年版一部）	197
煅存性	刺猬皮	取刺猬皮块，用火煅存性，至略带黑色为度。	中药炮制经验集成	171
	茜草	取原药材，置瓦上，火煅存性，煅后一个月方能入药。	中药炮制经验集成	171
	青果	取青果，用火煅存性，研细。	中药炮制经验集成	171
其他	地黄	取生地片，置锅内，用武火炒至发泡鼓起，喷淋清水，取出，晾干。	中华人民共和国药典（1977 年版一部）	181
	杜仲	取沙子置锅内加热，倒入杜仲块，武火炒至断丝，取出，筛去沙子，趁热喷匀盐水，晾干。	山东省中草药炮制规范	178
	灯心草	取灯心草，装入瓦罐中，用盖盖好，留一小孔点火燃烧，至灯心膨胀至罐口时，将罐闭紧，冷后取出即可。	中药炮制经验集成	171
		取灯心草，装入缸内（约六成满即可，太满则不易烧透），用火点燃，一见烧红，立即用湿抹布盖上，再加盖压紧，闷 10 分钟即可。	中药炮制经验集成	171
	干漆	取净干漆块，用明煅法加盖煅至烟尽。	四川省中药饮片炮制规范	184
	乌梅	取净乌梅，置锅内，用武火炒至皮肉鼓起，喷淋水少许，取出，晾干。	中华人民共和国药典（1985 年版一部）	197
	血余炭	取头发，用文火炒半小时，至头发缩成团，浓烟减淡时为度。	中药炮制经验集成	171

2015 年版《中华人民共和国药典》中制炭的药品有 25 种，分为炒炭和煅炭两种方法。炒炭包括侧柏炭、醋艾炭、大黄炭、大蓟炭、地榆炭、槐花炭、关黄柏炭、黄柏炭、鸡冠花炭、姜炭、荆芥穗炭、荆芥炭、卷柏炭、茅根炭、绵马贯众炭、藕节炭、蒲黄炭、茜草炭、石榴皮炭、乌梅炭、小蓟炭；煅炭包括灯心炭、荷叶炭、莲房炭、棕榈炭。

具体见表 5–9。

表 5–9　2015 年版《中华人民共和国药典》制炭药物统计表

方法	药名	摘录
炒炭	侧柏炭	照炒炭法炒至表面黑褐色、内部焦黄色。
	醋艾炭	照炒炭法炒至表面焦黑色，喷醋。
	大黄炭	照炒炭法炒至表面焦黑色、内部焦褐色。
	大蓟炭	照炒炭法炒至表面焦黑色。
	地榆炭	照炒炭法炒至表面焦黑色、内部棕褐色。
	槐花炭	照炒炭法炒至表面焦褐色。
	关黄柏炭	照炒炭法炒至表面焦黑色。

续表

方法	药名	摘录
炒炭	黄柏炭	照炒炭法炒至表面焦黑色。
	鸡冠花炭	照炒炭法炒至焦黑色。
	姜炭	照炒炭法炒至表面黑色、内部棕褐色。
	荆芥穗炭	照炒炭法炒至表面黑褐色、内部焦黄色。
	荆芥炭	照炒炭法炒至表面焦黑色、内部焦黄色。
	卷柏炭	照炒炭法炒至表面显焦黑色。
	茅根炭	照炒炭法炒至焦褐色。
	绵马贯众炭	照炒炭法炒至表面焦黑色。
	藕节炭	照炒炭法炒至表面黑褐色或焦黑色、内部黄褐色或棕褐色。
	蒲黄炭	照炒炭法炒至棕褐色。
	茜草炭	照炒炭法炒至表面焦黑色。
	石榴皮炭	照炒炭法炒至表面黑黄色、内部棕褐色。
	乌梅炭	照炒炭法炒至皮肉鼓起。
	小蓟炭	照炒炭法炒至黑褐色。
煅炭	灯心炭	照煅炭法制炭。
	荷叶炭	照煅炭法煅成炭。
	莲房炭	照煅炭法制炭。
	棕榈炭	照煅炭法制炭。

二、制炭理论和原理的沿革

中药炭药的历史已近两千年，元代葛可久的《十药神书》提出："大抵血热则行，血冷则凝，见黑则止。""血见黑则止"的炮制理论，虽然至今仍为中医药界所公认，但由于它是从"血色赤，属火，黑属水，水能制火"的五色生克理论推导而来的，而出血症的治疗与黑色不存在必然联系，故有一定的局限性。

历代制炭理论和原理的论述在唐、宋及之前的时期记载极少。从明代开始有较多文献记载，尤其是在清代，关于制炭理论及原理的记载最多。

1. 唐代

整理历代炮制文献发现，在关于制炭药品的记载中，涉及的原理从唐代开始仅见刺猬皮一种，主要是通过烧灰并酒服，达到治疗"胃逆"的疗效。

具体见表 5–10。

表 5–10　唐代文献中关于制炭原理的论述

药名	摘录	文献名称	文献编号
猬皮【刺猬皮】	烧灰，酒服，治胃逆。	食疗本草	14

2. 宋代

宋代制炭品种中涉及原理的记载在唐代的基础上增加了一味犀角，指出"生角寒"，由此可见制炭的主要目的是缓和药物寒性，避免伤中。关于刺猬皮，则揭示了“皮及肉主反胃”，也是通过制炭的方法避免伤中。

具体见表 5-11。

表 5-11　宋代文献中关于制炭原理的论述

药名	摘录	文献名称	文献编号
犀角	凡犀屑了，以纸裹于怀中良久，合诸色药物，绝为易捣。	重修政和经史证类备用本草	30
	其生角寒，可烧成灰。	重修政和经史证类备用本草	30
猬皮【刺猬皮】	皮及肉主反胃，炙黄食之。	重修政和经史证类备用本草	30

3. 元代

元代有关制炭原理的阐述中所涉及药物有一种，为皂角仁，提出“其性得温则滑，温滑则燥结自通”，从药性方面对制炭原理进行了论述。

具体见表 5-12。

表 5-12　元代文献中关于制炭原理的论述

药名	摘录	文献名称	文献编号
皂角仁	烧存性。其性得温则滑，温滑则燥结自通。	丹溪心法	65

4. 明代

制炭理论在明代得到了一定的发展，药物种类也明显增加，达到 60 余种，包含植物药和动物药。炮制理论主要包括以下几个方面：（1）止血。如大蓟、小蓟“消肿，捣汁；止血，烧灰存性”，槐花“若止血，炒黑”。（2）缓和药性。如附子“性太烈，古方用火炮”，巴豆“缓治为消坚磨积之剂，炒令紫黑用”。（3）降低刺激性。如干姜“炮则除胃冷而守中”。（4）改变或增强药物的作用趋向。如荆芥穗“炒黑，治下焦血有功”。

具体见表 5-13。

表 5-13　明代文献中关于制炭原理的论述

药名	摘录	文献名称	文献编号
巴豆	缓治为消坚磨积之剂，炒令紫黑用。	本草通玄	101
巴豆壳	烧灰存性，能止泻痢。	本草通玄	101
白芷	炒黑用之，提女人血崩，漏下赤白，血闭阴肿。欲去鼾斑，宜以生用，可作面脂。	本草正	99
大蓟	消肿，捣汁；止血，烧灰存性。	炮炙大法	97
小蓟	消肿，捣汁；止血，烧灰存性。	炮炙大法	97
附子	一云此物性太烈，古方用火炮，不若用童便煮透尤良。	炮炙大法	97
干姜	若炒至黑炭，已失姜性矣，其亦有用以止血者，用其黑涩之性已耳。若阴盛隔阳，火不归元，及阳虚不能摄血，而为吐血、衄血、下血者，但宜炒熟留性用之，最为止血之要药。	本草正	99
	炮黑则止血自验。	医宗必读	100
	炮则除胃冷而守中。	本草通玄	101
	若治产后血虚发热及止血，俱炒黑，温中炮用。	炮炙大法	97
槐花	拣净，酒浸微炒。若止血，炒黑。	炮炙大法	97

续表

药名	摘录	文献名称	文献编号
荆芥	陈者良，用去梗取穗。要用止血，须炒黑。	炮炙大法	97
荆芥穗	炒黑，治下焦血有功。	本草通玄	101
荔枝核	煅存性，酒调，治卒心痛、疝痛。	本草蒙筌	76
桃仁	七月采之，去皮、尖及双仁者，麸炒，研如泥，或烧存性用，此破血、行瘀血之要药也。	炮炙大法	97
桃枭【碧桃干】	捣碎，炒。若止血，炒黑存性。	炮炙大法	97
乌鸦	烧灰用。以腊月取翅、羽、嘴、足全者，泥缶固济，大火烧煅入药，治急风。	本草品汇精要	74
香附	炒黑则止血。	本草通玄	101
血余	烧灰吹鼻中，可止衄血等症。以火炮制，其色甚黑，大能壮肾，其气甚雄，大能补肺……凡补药中，自人参、熟地之外，首当以此为亚。	本草正	99

5. 清代

清代关于制炭药物品种的记载在明代基础上又有了显著的增加，有300多种。新增制炭原理主要包括以下几方面：（1）降低毒性或副作用。如干漆"入药须捣碎炒熟，不尔损人肠胃。若是湿漆，煎干更好，亦有烧存性者"。（2）改变药性。如生姜"炒成炭，性纯阳"，蒲黄"生用性滑，行血消瘀……炒黑性涩，止血"，枳壳"如欲制其燥性，助其消导，可炒黑用之"。（3）改变药物作用部位。如山栀仁"生用吐胃中邪热，当以伤寒类方参看，炒黑止血，姜汁炒止烦呕"。

具体见表5–14。

表5–14　清代文献中关于制炭原理的论述

药名	摘录	文献名称	文献编号
艾叶	炒黑，或揉熟，能温暖下元。	本草便读	166
巴豆	生用则力速，炒黑则力缓。	本草便读	166
巴豆霜	去心皮，此物不去膜则伤胃，不去心则作呕，或用壳、用仁、用油，生用、炒用、醋煮、烧存性用。压去油名巴豆霜，如去心皮、膜、油，生用、炒用，为急治水谷道路之剂。炒去烟，令紫黑用，为缓治消坚磨积，可以止泻也。	本草害利	159
白扁豆	治湿火吐血，炒炭。	得配本草	136
白芷	提女人崩带，炒炭用。	得配本草	136
草棉	烧灰止血。	本草纲目拾遗	139
侧柏叶	借炒黑以止血耳。	本草求真	140
川黄檗【黄柏】	生用降实火，炒黑止崩带。	本草害利	159
大蓟	消肿，捣汁用；止血，烧灰存性用。	本草述钩元	112
小蓟	消肿，捣汁用；止血，烧灰存性用。	本草述钩元	112
当归	炒极黑能治血痢，炒焦则味苦，苦则涩血也。	本草害利	159
刀豆	炒炭，止吐血。	得配本草	136
地榆	取上截，炒黑用，梢反行血。	本草从新	132
	取上截，炒黑用，稍反行血。	本草求真	140
	取上截，炒黑用，梢反行血。	本草辑要	145
	取上截，炒黑，用梢反行血。	医家四要	164
地榆炭	取上截，切片，炒黑用，梢反行血。	本草害利	159

续表

药名	摘录	文献名称	文献编号
干姜	炮黑止吐衄诸血，红见黑则止也。母姜晒干者为干姜，炮黑为黑姜。	本草备要	117
	炒黑止泄温肾，微炒温中和胃，吐血必用炒黑，中血得温血归，血以温行归经，非黑止血之谓。	嵩厓尊生全书	122
	炒炭为用，止取其温涩而已。	本草正义	151
	炮黑则辛少苦多，散燥之性已减，温守之力独优，能入血分，协助补药之力。	本草便读	166
	生用辛温，逐寒邪而发表。炮则辛苦大热，除胃冷而守中。炮黑止吐衄诸血，红见黑则止也。母姜晒干者为干姜，炮黑为黑姜。	本草辑要	145
干漆	入药须捣碎炒熟，不尔损人肠胃。若是湿漆，煎干更好，亦有烧存性者。	握灵本草	105
	须捣碎炒熟入药，不尔损人肠胃。若是湿漆，煎干更好，亦有烧存性者。	本草述钩元	112
黄柏	炒黑止崩带。	本草分经	156
黄蘖【黄柏】	炒黑以止血。	医方集解	115
	生用降实火，蜜炙则不伤胃，炒黑能止崩带。	本草求真	140
	炒黑能止崩带。	本草辑要	145
	炒黑能止崩带。	医家四要	164
黄连	单炒黑用，脾虚热泻，独为妙剂。	药品辨义	118
荆芥	陈者良，去梗取穗，有微炒用以杀辛气者，若用以止血，须炒黑。	本草述钩元	112
	用荆芥必须炒黑也，炒黑以治，无不归经也。	本草新编	116
	治血，炒黑用。	本草备要	117
	若炒黑用，须炒极黑存性，治肠红下血、女人崩漏、产后血晕，取其凉血及血遇黑则止之义也。	药品辨义	118
	炒黑，专主崩漏。	嵩厓尊生全书	122
	治血，炒黑用。	本草从新	132
	血晕用穗。止血炒炭。散风生用。敷毒醋调。止崩漏，童便炒黑。	得配本草	136
	崩中不止，有用炒黑荆芥以治，于此可见其概也。荆芥穗连穗用，治血须炒黑。穗在于巅，故善升发；黑能胜赤，故必炒黑。	本草求真	140
	连穗用，穗在于巅，故善升发。治血炒黑用。	本草辑要	145
	连穗用，治血炒黑用。入肝经气分，兼行血分。	医家四要	164
	炒黑能入血分，故又能宣血中之风，凡产后、疡溃、血虚感风之证最宜。	本草便读	166
荆芥穗	炒黑治下焦。	握灵本草	105
	炒黑治血。	本草分经	156
荔枝	呃逆不止，荔枝七个，连皮、核烧存性，为末。	握灵本草	105
荔枝核	烧存性用。	本草备要	117
莲房	烧灰，止崩带、漏胎、血淋等证。	握灵本草	105
	凡一切下血、溺血、血崩等症，皆宜炙黑用之。	本草便读	166
木莲	活血生用，止血煅用。	得配本草	136
木贼草	炒黑又能治诸血病。	本草便读	166

续表

药名	摘录	文献名称	文献编号
蒲黄	炒蒲黄止血。	医方集解	115
	炒黑，性涩，止一切血、崩带、泄精。	本草备要	117
	凡诸失血，久而不止，炒黑用。又取体轻，上行治吐衄咯血。炒黑下降，止肠红崩漏。	药品辨义	118
	炒黑，性涩，止一切血。	本草从新	132
	行血生用，止血炒黑。	得配本草	136
	以熟焦黑，则凡吐血、下血、肠风、血尿、血痢，服之立能止血。	本草求真	140
	炒黑性涩，止一切血，崩带泄精。	本草辑要	145
	生用性滑，行血消瘀。炒黑性涩，止血。	本草分经	156
	炒黑则能止血，以红见黑则止，水胜火也。	本草便读	166
青皮	炒黑入血分。	药品辨义	118
	醋拌炒黑入血。	嵩厓尊生全书	122
青箬	烧炭止血。	得配本草	136
莎草香附子【香附】	止血，炒黑。	得配本草	136
生姜	炒成炭，性纯阳。	外科证治全生集	127
水蛭	切碎如米大，烈火炒黑。水蛭必须炒黑，万不可半生，则反害人矣。	洞天奥旨	120
缩砂密【砂仁】	阴虚者，宜盐水浸透，炒黑用。	得配本草	136
桃仁	行血，连皮尖生用；润燥，去皮尖炒用。俱研碎，或烧存性用。双仁者有毒，不可食。	本草辑要	145
	或烧存性用。双仁者有毒，不可食。	本草求真	140
	行血，宜连皮尖生用；润燥活血，以汤浸，去皮尖，炒黄，或用麦麸同炒，或烧存性，各随本方。双仁者有毒，不可食。	本草害利	159
五灵脂	黑色血见则止，炒用治诸失血。	嵩厓尊生全书	122
五味子	炒黑，研末，敷疮疡溃烂皮肉欲脱者，可保全如故，不至全脱也。	本草新编	116
香附	若炒黑用，治淋沥及崩漏。盖因气郁，以此疏之，顺其气，而血自止也。	药品辨义	118
	炒黑淋崩堪赏。	嵩厓尊生全书	122
	炒黑则止血。	本草经解要	126
	炒黑又能止血。	本草从新	132
	炒黑则止血分、补虚。	本草求真	140
	炒黑又能止血。	本草辑要	145
	炒黑止血。	本草害利	159
香附子【香附】	炒至黑色，禁崩漏下血。	本草述钩元	112
羊胫骨	入肾而补骨，烧灰擦牙良。	本草分经	156
皂角	角子烧灰，能通闭结。	本草便读	166
山栀【栀子】	止血炒黑。	得配本草	136
	炒黑则能清血分郁热。	本草便读	166
山栀仁【栀子仁】	生用吐胃中邪热，当以伤寒类方参看，炒黑止血，姜汁炒止烦呕。	本草害利	159
山栀子【栀子】	治上宜生，治下宜炒宜黑……生用泻火，炒黑止血，姜汁炒止烦呕，内热用仁，表热用皮。	本草求真	140

续表

药名	摘录	文献名称	文献编号
栀子	治血病及开郁止疼，并炒黑用。	本草述钩元	112
	炒黑止血。	本草备要	117
	炒黑止血。烧灰吹鼻止衄。	本草从新	132
	生用泻火，炒黑止血，姜汁炒止烦呕，内热用仁，表热用皮。	本草辑要	145
	炒黑止血。	医家四要	164
枳壳	如欲制其燥性，助其消导，可炒黑用之。	本草便读	166
制干漆	《大明》曰：凡使干漆，入药须捣碎炒熟，不尔损人肠胃。若是湿漆，煎干更好，亦有烧存性。	修事指南	123
制桃仁	时珍曰：桃仁行血，宜连皮尖生用；润燥活血，宜汤浸，去皮尖，炒黄用。麦麸同炒，或烧存性，各随本方。双仁者有毒，不可食。	修事指南	123
制益智仁	治子痫昏，去皮，炒黑用。	修事指南	123
制栀子	震亨曰：治上焦、中焦连壳用，下焦去壳。洗去黄浆，炒用。治血病，炒黑用。	修事指南	123
棕榈	烧黑能止血。红见黑则止，不可烧过。	本草备要	117
	烧黑能止血。红见黑则止，不可烧过。	本草辑要	145
棕榈毛	收涩之性最能止血，烧灰存性用，上品也。	玉楸药解	131
棕榈皮	炒黑功长。炒黑能入血分，止一切血。	本草便读	166

三、小结

历代制炭的方法很多，主要有烧灰、烧炭、烧末、烧灰存性、烧炭存性等法，涉及的中药品种也很多，包括200多种常见中药。从各朝代制炭品种的新增数量和总量看，清代是制炭发展比较快的时期，新增品种达到260余种。目前，2015年版《中华人民共和国药典》中收载的方法为制炭，涉及25个品种。

制炭多用于炮制植物类药材（如白茅根、地榆、茜草等），可增强药物的收敛止血作用。但是，目前许多药物制炭原理并不明确，而且制炭程度没有确切有效的评判标准，炭药质量标准不明确。所以，对炭药品种的研究应该多从炮制机理、炮制工艺、质量标准等方面展开。

药物制炭后损耗率达40%～60%，有些中药历代文献记载用于止血不必炒炭，如栀子、茜草、大蓟、小蓟、荷叶、灯心草、侧柏叶等。因此，对于原生药物就有较好的止血作用或抑菌效果者，从保留更多的有机、有效成分的角度考虑，可以不制炭。部分药物制炭后止血作用有所增强，大多恐系因制炭后药物水分减少，体质减轻，在与原生药物使用相同剂量的情况下，其中部分较耐热的止血成分相对增高所致。比如，槐米制炭后芦丁转化为鞣质，大黄、荆芥等经制炭后产生新成分。但对于这种情况，目前所知甚少，值得进一步研究。

传统方法不易控制制炭的温度和时间，费时费事，操作环境差，不利于劳动保护。所以，对于需要制炭的药物，如何利用物理或化学的指标进行工艺优选、质量控制是一项重要课题。另外，开发控温精度高，具恒温、程序升温等多种功能的数据化的制炭设备，对加速实现炭药生产工艺规范化和炭药质量标准化具有重要意义。

（本章编审专家：丁安伟）

第六章

中药煅制技术的历史沿革研究

煅制是中药炮制技术中常用的炮制方法之一。煅制法指将药物直接放于无烟炉火或适当的耐火容器中煅烧的一种炮制方法。按煅制方法的不同，可分为明煅、暗煅和煅淬三种。药材经煅制后，大部分会变酥脆，便于粉碎，利于有效成分煎出。煅制还可减轻某些药物的刺激性，降低毒性，改变或增强药效。

中药煅制技术历史悠久，方法繁多，同一味中药，具体煅制方法常常不一。搞清中药煅制法的历史沿革，对继承和发扬煅制技术有重要意义。本章就煅制方法及其所涉及药物的沿革进行了文献资料的整理，以供研究参考。

一、煅制品种和方法的沿革

本文重点检索了与中药炮制相关的167本医药古籍，并参考了《历代中药炮制资料辑要》《历代中药炮制法汇典》《中华人民共和国药典》及各省市炮制规范，对历代煅制中药品种数进行了统计。其中，唐代之前煅制中药记载较少，有32种药物；唐代增幅明显，有47种药物，新增35种；宋代、明代由于中医药文化的发展，关于煅制的记载也较多，宋代有210种左右药物，新增170种左右，元代有31种药物，新增8种；明代有140种左右药物，新增110种左右；清代主要沿用前代方法，有130种左右药物，新增70种左右；现代通过精简、归纳、整理，主要记载了37种炮制中药。

历代采用煅制法炮制药物时，有煅、炼、烧、烧灰、枯等记载，基本涵盖了煅制的所有制法。其中煅、炼、烧是历代均有记载的方法，是煅制的主要方法。

具体统计见表6–1。

表6–1　历代煅制方法统计表

方法	朝代						
	唐代之前	唐	宋	元	明	清	现代
煅	√	√	√	√	√	√	√
锻（煅）、缎（煅）							
灰			√				
枯			√				
炼	√		√	√	√		
练（炼）		√					
烧	√	√	√	√	√	√	
其他			√	√	√	√	

1. 唐代之前

查阅相关文献，唐代之前（秦汉至南北朝时期）已经有32种中药采用煅制的方法进行炮制，涉及药物如下所示：（以B开头）白矾、白马蹄、斑蝥、鲍鱼头、贝子【白贝】、蝙蝠、鳖甲；（以C开头）雌黄；（以D开头）断鳖头；（以F开头）附子；（以G开头）干漆；（以H开头）寒水石；（以J开头）桔梗；（以L开头）硫磺【硫黄】、乱发【血余】；（以M开头）牡蛎；（以N开头）涅石【矾石】；（以P开头）朴硝；（以S开头）蛇皮【蛇蜕】、生虾蟆【虾蟆】、松脂【松香】；（以T开头）太一余粮【禹余粮】；（以W开头）猬皮【刺猬皮】、乌扇【射干】、蜈蚣；（以X开头）硝石、杏仁【苦杏仁】；（以Y开头）禹余粮、云母；（以Z开头）栀子、蜘蛛、钟乳【钟乳石】、竹叶。

按照典籍的记载，唐代之前煅制的方法主要有炼、烧、煅等。其中采用炼法的药物有8种，如白矾、雌黄、涅石【矾石】、朴硝【芒硝】、石胆【胆矾】、松脂【松香】、硝石、禹余粮、钟乳【钟乳石】；采用烧法的药物有24种，如白马蹄、斑蝥、鲍鱼头、贝子【白贝】、蝙蝠、鳖甲、断鳖头、矾石、附子、干漆、寒水石、桔梗、乱发【血余】、蛇皮【蛇蜕】、生虾蟆【虾蟆】、太一余粮【禹余粮】、猬皮【刺猬皮】、乌扇【射干】、蜈蚣、杏仁【苦杏仁】、云母、栀子、蜘蛛、竹叶；采用煅法的药物有2种，如硫磺【硫黄】、牡蛎。

唐代之前煅制品种主要集中于矿物类药材，如雄黄、雌黄、白矾、云母等。动物药、植物药也有涉及，但是记载比较简单，对煅制程度、煅制时间的记载还比较模糊。

具体见表 6–2。

表 6–2　唐代之前煅制药物统计表

煅制方法	药名	摘录	文献名称	文献编号
炼	白矾	火炼，末之。	刘涓子鬼遗方	8
	雌黄	炼之。	神农本草经	1
	涅石【矾石】	炼。	神农本草经	1
	朴硝【芒硝】	炼。	神农本草经	1
	石胆【胆矾】	炼。	神农本草经	1
	松脂【松香】	炼。	刘涓子鬼遗方	8
	硝石	炼之如膏。	神农本草经	1
	禹余粮	炼。	神农本草经	1
	钟乳【钟乳石】	碓，炼。	金匮要略方论	3
烧	白马蹄	烧令绝烟。	肘后备急方	7
	斑蝥	烧令绝烟。	肘后备急方	7
	鲍鱼头	烧。	肘后备急方	7
	贝子【白贝】	烧用之良。	神农本草经	1
	蝙蝠	去头，烧令焦，末。	肘后备急方	7
		烧令烟尽。	刘涓子鬼遗方	8
	鳖甲	烧。	肘后备急方	7
	断鳖头	烧末。	肘后备急方	7
	矾石	烧。	金匮要略方论	3
		烧。	华氏中藏经	6
		烧令汁尽。	肘后备急方	7
		烧令汁尽。	刘涓子鬼遗方	8
	附子	烧。	肘后备急方	7
	干漆	烧。	华氏中藏经	6
	寒水石	烧。	华氏中藏经	6
	桔梗	烧末。	肘后备急方	7
	乱发【血余】	烧。	肘后备急方	7
	蛇皮【蛇蜕】	烧。	肘后备急方	7
	生虾蟆【虾蟆】	烧末。	肘后备急方	7
	太一余粮【禹余粮】	烧。	金匮要略方论	3
	猬皮【刺猬皮】	烧末。	肘后备急方	7
	乌扇【射干】	烧。	金匮要略方论	3
	蜈蚣	烧。	肘后备急方	7
	杏仁【苦杏仁】	烧。	肘后备急方	7
	云母	烧二日夜。	金匮要略方论	3
	栀子	烧末。	肘后备急方	7
	蜘蛛	烧。	肘后备急方	7
	竹叶	烧。	肘后备急方	7
煅	硫磺【硫黄】	煅。	华氏中藏经	6
	牡蛎	煅。	注解伤寒论	5

2. 唐代

唐代煅制品种较之前有所增加，共47种，涉及药物如下所示：（以B开头）巴豆、白矾、白茇【白及】、白马牙、柏实【柏子仁】、贝齿、贝子【白贝】、鳖甲；（以C开头）川山甲【穿山甲】、磁石、雌黄；（以D开头）大枣、丹砂【朱砂】；（以F开头）矾石、附子；（以G开头）干姜；（以H开头）海蛤、胡粉【铅粉】、胡桃、滑石、黄矾石、黄连；（以L开头）雷丸、鲤鱼鳞、羚羊角、炉甘石、鹿角；（以M开头）密陀僧、牡蛎；（以P开头）朴硝；（以Q开头）铅丹、青琅玕；（以S开头）石胆【胆矾】、石膏、石决明、石燕、石钟乳【钟乳石】、黍米、松脂【松香】；（以W开头）乌头、无名异、无食子、芜菁；（以Y开头）杨梅、禹余粮、云母；（以Z开头）皂角、钟乳【钟乳石】、自然铜。

其中新增35种，涉及药物如下所示：（以B开头）巴豆、白茇【白及】、白马牙、柏实【柏子仁】、贝齿；（以C开头）川山甲【穿山甲】、磁石；（以D开头）大枣、丹砂【朱砂】；（以G开头）干姜；（以H开头）海蛤、胡粉【铅粉】、胡桃、滑石、黄连；（以L开头）雷丸、鲤鱼鳞、羚羊角、炉甘石、鹿角；（以M开头）密陀僧；（以Q开头）铅丹、青琅玕；（以S开头）石膏、石灰、石决明、石燕、黍米；（以W开头）乌头、无名异、无食子【没食子】、芜菁；（以Y开头）杨梅；（以Z开头）皂角、自然铜。

按照典籍的记载，唐代煅制的方法主要有炼、烧、煅等。其中采用炼法的药物有16种，如巴豆、柏实【柏子仁】、雌黄、丹砂【朱砂】、矾石、海蛤、滑石、朴硝、青琅玕、石胆【胆矾】、石钟乳【钟乳石】、禹余粮、松脂【松香】、芜菁、云母、钟乳【钟乳石】；采用烧法的药物有25种，如巴豆、白矾、黄矾石、白茇【白及】、白马牙、贝齿、贝子【白贝】、鳖甲、川山甲【穿山甲】、大枣、矾石、附子、干姜、胡粉【铅粉】、胡桃、黄连、雷丸、鲤鱼鳞、羚羊角、鹿角、铅丹、黍米、乌头、无名异、无食子【没食子】、杨梅、皂角；采用煅法的药物有9种，如白矾、磁石、炉甘石、密陀僧、牡蛎、石膏、石决明、石燕、自然铜。

唐代煅制药品品种有所增加，而且炮制方法也更加丰富，首次出现了煅淬法和暗煅法。如磁石“火煅醋淬七次，水飞过”，属于煅淬法；石膏“黄泥封固，煅过”，属于扣锅煅（暗煅）法。在炮制程度方面也有发展，如鹿角“烧令赤，酒中淬之，冷又烧之，更淬，以角碎为度”。

具体见表6–3。

表6–3　唐代煅制药物统计表

煅制方法	药名	摘录	文献名称	文献编号
炼	巴豆	炼饵之。	新修本草	11
	柏实【柏子仁】	炼饵。	新修本草	11
	雌黄	炼之。	新修本草	11
	丹砂【朱砂】	炼饵之。	新修本草	11
	矾石	炼饵服之。	新修本草	11
		炼。	千金翼方	12
	海蛤	研，炼。	千金翼方	12
	滑石	炼之如膏。	新修本草	11
	朴硝	炼之白如银。	新修本草	11
		炼。	外台秘要	15

续表

煅制方法	药名	摘录	文献名称	文献编号
炼	青琅玕	煮炼服之。	新修本草	11
	石胆【胆矾】	炼饵服之。	新修本草	11
	石钟乳【钟乳石】	不炼，服之令人淋。	新修本草	11
	禹余粮	炼。	外台秘要	15
		炼饵服之。	新修本草	11
	松脂【松香】	炼五十遍，不能五十遍，二十遍亦可用。	外台秘要	15
	芜菁	炼饵之。	新修本草	11
	云母	炼之。	新修本草	11
	钟乳【钟乳石】	炼。	千金翼方	12
		炼，研成粉。	外台秘要	15
烧	巴豆	烧令烟断，去心皮。	外台秘要	15
	白矾	烧过。	颅囟经	18
	黄矾石	炭火烧经一伏时，仍数翻转令匀，著火冷讫，细罗去沙净。	外台秘要	15
	白芨【白及】	烧汁尽。	外台秘要	15
	贝齿	烧作末。	经效产宝	16
	贝子【白贝】	烧。	外台秘要	15
	鳖甲	烧为末。	经效产宝	16
	川山甲【穿山甲】	烧存性。	仙授理伤续断秘方	19
	大枣	烧令焦。	经效产宝	16
	矾石	烧令汁尽。	外台秘要	15
	附子	烧。	外台秘要	15
	干姜	烧。	外台秘要	15
	胡粉【铅粉】	末令满壳，烧焦成剂。	外台秘要	15
	胡桃	烧至烟尽，研为泥。	食疗本草	14
	黄连	烧。	外台秘要	15
	雷丸	烧令赤。	颅囟经	18
	鲤鱼鳞	烧烟绝，研，酒下。	食疗本草	14
	羚羊角	烧。	外台秘要	15
		烧，刮取末。	经效产宝	16
		炭火上烧作胶（古方烧作灰）。	经效产宝	16
	鹿角	烧。	外台秘要	15
		烧令赤，酒中淬之，冷又烧之，更淬，以角碎为度。	经效产宝	16
		烧，飞，为丹。	食疗本草	14
	白马牙	烧令赤，纳米醋中更烧。	外台秘要	15
	铅丹	烧。	颅囟经	18
	黍米	烧为灰。	食疗本草	14
	乌头	烧。	外台秘要	15
	无名异	烧红，醋淬七次。	仙授理伤续断秘方	19
	无食子【没食子】	烧。	外台秘要	15
	杨梅	烧灰服。	食疗本草	14
	皂角	烧存性。	仙授理伤续断秘方	19

续表

煅制方法	药名	摘录	文献名称	文献编号
煅	白矾	煅过。	颅囟经	18
	磁石	火煅，醋淬七次，水飞过。	银海精微	13
	炉甘石	火煅。	银海精微	13
	密佗僧	煅过。	银海精微	13
	牡蛎	煅。	外台秘要	15
	石膏	煅。	食医心鉴	17
		黄泥封固，煅过。	仙授理伤续断秘方	19
	石决明	火煅极红。	银海精微	13
	石燕	煅。	银海精微	13
	自然铜	火煅，酸醋淬，存性。	仙授理伤续断秘方	19
		煅存性。	仙授理伤续断秘方	19
		煅，醋淬七次，别研。	仙授理伤续断秘方	19
		煅，酒淬，别碎。	仙授理伤续断秘方	19

3. 宋代

伴随着中医药的整体发展，宋代煅制中药的品种也有了更多的记载，共210种左右，涉及药物如下所示：（以A开头）阿魏、艾叶灰、安石榴【石榴】；（以B开头）巴豆、白瓷药、白垩、白垩土【白垩】、白矾、白芨【白及】、白颈蚯蚓【地龙】、白龙骨、白麦饭石【麦饭石】、白梅、白石脂、白盐梅【盐梅】、百药煎、败船茹、败鼓皮、败棕、贝齿、贝子【白贝】、鳖甲、槟榔、不灰木；（以C开头）蚕布纸【蚕退纸】、蚕蛾【原蚕蛾】、蚕退纸、蚕蜕纸【蚕退纸】、蚕纸【蚕退纸】、草乌头【草乌】、蝉蜕、蟾酥、蟾头、车螯壳、池矾【白矾】、赤石脂、赤松皮灰、茺蔚子、川朴硝【朴硝】、川乌、穿山甲、瓷石【磁石】、磁石、刺猬皮；（以D开头）大独头蒜【大蒜】、大黑附子【附子】、大黄、大田螺【田螺】、代赭石【赭石】、丹砂【朱砂】、胆矾、独角仙【蜣螂】；（以E开头）鹅管石；（以F开头）矾石、飞丹、飞水石【寒水石】、风成石、风化石灰【石灰】、蜂房、伏龙肝、抚穹【川芎】、附子；（以G开头）甘草、橄榄、橄榄核、干姜、干蝎【全蝎】、谷精草、瓜蒌、瓜蒌根【天花粉】、龟甲、桂心、蛤粉、蛤蚧、蛤蜊；（以H开头）虾蟆、海蛤【蛤壳】、海螵蛸、寒水石、汉椒【花椒】、好墨【墨】、好石灰【石灰】、诃子、荷叶、黑豆、黑牵牛【牵牛子】、红枣【大枣】、胡桃、胡桐泪、虎骨、虎杖、花蕊石、花桑枝【桑枝】、滑石、桦皮、槐花、槐角、黄柏、黄丹【铅丹】、黄矾、黄花草、黄绢灰、黄明胶、黄牛角、黄芩；（以J开头）鸡内金、姜石、金牙石、京墨、荆芥、荆沥【牡荆沥】、荆木【紫荆木】；（以K开头）空青；（以L开头）腊月野狐肝、鲤鱼鳞、荔枝、荔枝核、莲蓬灰【莲房灰】、莨菪子【天仙子】、羚羊角、硫黄、龙齿、龙胆、龙骨、炉甘石、鸬鹚头、鹿角、鹿角屑、乱发【血余】、绿矾；（以M开头）马刀、马尾灰、马牙硝【芒硝】、麦饭石、芒消【芒硝】、芒硝、礞石、密陀僧、棉灰、明矾【白矾】、墨、牡蛎、牡蛎粉、木鳖【木鳖子】、木馒头、木贼；（以N开头）硇砂、凝水石、牛酥；（以O开头）藕节灰；（以P开头）砒、砒霜、蒲黄灰、朴硝；（以Q开头）铅丹、铅霜、茄蒂、秦椒、青矾【绿矾】、青盐【大青盐】、全蝎；（以R开头）人中白、软石膏【石膏】；（以S开头）山栀子【栀子】、蛇含【蛇含石】、蛇含石、蛇黄【蛇含石】、蛇皮【蛇蜕】、蛇蜕、蛇蜕皮【蛇蜕】、升麻、生干地黄【地黄】、生铁、石胆【胆矾】、石膏、石灰、石决明、石硫磺【硫黄】、石蝎、石燕、石燕子【石燕】、石中黄子、石钟乳【钟乳石】、食盐、使君子、柿树皮、熟干地黄【地黄】、松墨【墨】、松脂【松香】、缩砂壳；（以T开头）胎发、太阴玄精石【玄精石】、桃胶、天南星、天雄、田螺壳、铁粉、铁砂、通草、铜青【铜绿】、头发【血余】、土蜂；（以W开头）猬皮【刺猬皮】、蜗牛、乌驴蹄、乌梅、乌扇【射干】、乌药、乌贼骨【海螵蛸】、乌贼鱼骨【海螵蛸】、无食子【没食子】、吴茱萸、五倍子;（以X开头）细墨【墨】、蚬壳、香墨【墨】、橡斗子【橡实】、硝石、新帛、雄黄、熊脂、玄明粉;（以Y开头）鸭舌胆矾【胆矾】、鸭嘴胆矾【胆矾】、盐豉、羊齿、羊胫【羊胫骨】、阳起石、银矿石、油发灰、鱼鳔、鱼胶【鱼鳔胶】、禹余粮、禹余粮石【禹余粮】、禹余石【禹余粮】;（以Z开头）枣子、皂荚【皂角】、皂荚刺【皂角刺】、皂荚子【皂角子】、皂角、皂角刺、皂角灰、珍珠、枳壳、钟乳【钟乳石】、钟乳粉【钟乳石】、朱砂、猪后悬蹄、猪悬蹄甲、竹沥、紫贝、紫河车、紫石英、自然铜、棕榈灰、棕榈皮。

其中新增170种左右，涉及药物如下所示:（以A开头）阿魏、艾叶灰、安石榴【石榴】;（以B开头）白瓷药、白垩、白垩土【白垩】、白颈蚯蚓【地龙】、白龙骨、白麦饭石【麦饭石】、白梅、白石脂、白盐梅【盐梅】、百药煎、败船茹、败鼓皮、败棕、槟榔、不灰木;（以C开头）蚕布纸【蚕退纸】、蚕蛾【原蚕蛾】、蚕退纸、蚕蜕纸【蚕退纸】、蚕纸【蚕退纸】、草乌头【草乌】、蝉蜕、蟾酥、蟾头、车螯壳、池矾【白矾】、赤石脂、赤松皮灰、茺蔚子、川乌、刺猬皮;（以D开头）大独头蒜【大蒜】、大黑附子【附子】、大黄、大田螺【田螺】、代赭石【赭石】、胆矾、独角仙【蜣螂】;（以E开头）鹅管石;（以F开头）飞丹、飞水石【寒水石】、风成石、风化石灰【石灰】、蜂房、伏龙肝、抚穹【川芎】;（以G开头）甘草、橄榄、橄榄核、干蝎【全蝎】、谷精草、瓜蒌、瓜蒌根【天花粉】、龟甲、桂心、蛤粉、蛤蚧、蛤蜊;（以H开头）虾蟆、海螵蛸、寒水石、汉椒【花椒】、好墨【墨】、好石灰【石灰】、诃子、荷叶、黑豆、黑牵牛【牵牛子】、胡桐泪、虎骨、虎杖、花蕊石、花桑枝【桑枝】、桦皮、槐花、槐角、黄柏、黄矾、黄花草、黄绢灰、黄明胶、黄牛角、黄芩;（以J开头）鸡内金、姜石、金牙石、京墨、荆芥、荆沥【牡荆沥】、荆木【紫荆木】;（以K开头）空青;（以L开头）腊月野狐肝、荔枝、荔枝核、莲蓬灰【莲房灰】、莨菪子【天仙子】、硫黄、龙齿、龙胆、龙骨、鸬鹚头、乱发【血余】、绿矾;（以M开头）马刀、马尾灰、马牙硝【芒硝】、麦饭石、芒消【芒硝】、芒硝、礞石、棉灰、墨、木鳖【木鳖子】、木馒头、木贼;（以N开头）硇砂、凝水石、牛酥;（以O开头）藕节灰;（以P开头）砒、砒霜、蒲黄灰;（以Q开头）铅霜、茄蒂、秦椒、青矾【绿矾】、青盐【大青盐】、全蝎;（以R开头）人中白、软石膏【石膏】;（以S开头）山栀子【栀子】、蛇含【蛇含石】、蛇含石、蛇黄【蛇含石】、蛇皮【蛇蜕】、蛇蜕、蛇蜕皮【蛇蜕】、升麻、生干地黄【地黄】、生铁、石灰、石硫磺【硫黄】、石蝎、食盐、使君子、柿树皮、熟干地黄【地黄】、松墨【墨】、缩砂壳;（以T开头）胎发、太阴玄精石【玄精石】、桃胶、天南星、天雄、田螺壳、铁粉、铁砂、通草、铜青【铜绿】、头发【血余】、土蜂;（以W开头）猬皮【刺猬皮】、蜗牛、乌驴蹄、乌梅、乌扇【射干】、乌药、乌贼骨【海螵蛸】、乌贼鱼骨【海螵蛸】、吴茱萸、五倍子;（以X开头）细墨【墨】、蚬壳、香墨【墨】、橡斗子【橡实】、硝石、新帛、雄黄、熊脂、玄明粉;（以Y开头）鸭舌胆矾【胆矾】、鸭嘴胆矾【胆矾】、盐豉、羊齿、羊胫【羊胫骨】、阳起石、银矿石、油发灰、鱼鳔、鱼胶【鱼鳔胶】、禹余石【禹余粮】;（以Z开头）珍珠、枳壳、猪后悬蹄、猪悬蹄甲、竹沥、紫贝、紫河车、紫石英、棕榈灰、棕榈皮。

按照典籍的记载，煅制的方法主要有炼、烧、煅等。

宋代采用烧法的药物有130种左右，涉及药物如下所示:（以A开头）阿魏、安石榴【石榴】;（以B开头）巴豆、白瓷药、白矾、白芨【白及】、白颈蚯蚓【地龙】、白龙骨、白麦饭石【麦饭石】、白梅、白石脂、败船茹、败鼓皮、败棕、贝齿、贝子【白贝】、鳖甲、不灰木;（以C开头）蚕布纸【蚕退纸】、蚕蛾【原蚕蛾】、蚕蜕纸【蚕退纸】、蚕纸【蚕退纸】、蚕退纸、草乌头【草乌】、蝉蜕、蟾头、赤石脂、茺蔚子、川乌、穿山甲、瓷石【磁石】、磁石、刺猬皮;（以D开头）大独头蒜【大蒜】、大黑附子【附子】、大黄、代赭石【赭石】、独角仙【蜣螂】;（以F开头）矾石、飞水石【寒水石】、风化石灰【石灰】、伏龙肝、附子;（以G开头）橄榄、橄榄核、干姜、干蝎【全蝎】、瓜蒌、桂心;（以H开头）虾蟆、海蛤【蛤壳】、海螵蛸、寒水石、汉椒【花椒】、好石灰【石灰】、诃子、荷叶、黑豆、黑牵牛【牵牛子】、红枣【大枣】、胡桃、胡桐泪、虎骨、虎杖、花蕊石、花桑枝【桑枝】、槐花、槐角、黄柏、黄矾、黄明胶、黄牛角;(以J开头)姜石、金牙石、京墨、荆芥、荆沥【牡荆沥】、荆木【紫荆木】;(以K开头)空青;(以L开头)鲤鱼鳞、荔枝、荔枝核、莨菪子【天仙子】、乱发【血余】、羚羊角、鸬鹚头、鹿角、鹿角屑【鹿角】、绿矾;(以M开头)马牙硝【芒硝】、麦饭石、芒硝、礞石、密陀僧、墨、牡砺【牡蛎】、木鳖【木鳖子】、木馒头、木贼;(以P开头)朴硝;(以Q开头)铅丹、茄蒂、秦椒、青矾【绿矾】、全蝎;(以S开头)山栀子【栀子】、蛇黄【蛇含石】、蛇皮【蛇蜕】、蛇蜕、蛇蜕皮【蛇蜕】、升麻、生干地黄【地黄】、石胆【胆矾】、石决明、石蝎、石燕、石燕子【石燕】、石中黄子、食盐、使君子、柿树皮、熟干地黄【地黄】;(以T开头)太阴玄精石【玄精石】、天南星、通草、土蜂、头发【血余】;(以W开头)猬皮【刺猬皮】、蜗牛、乌驴蹄、乌梅、乌扇【射干】、乌药、乌贼骨【海螵蛸】、无食子【没食子】、吴茱萸、五倍子;(以X开头)细墨【墨】、蚬壳、新帛;(以Y开头)盐豉、阳起石、鱼鳔、鱼胶【鱼鳔胶】、禹余粮、禹余粮石【禹余粮】;(以Z开头)枣子、皂荚【皂角】、皂荚刺【皂角刺】、皂荚子【皂角子】、皂角、皂角刺、枳壳、猪后悬蹄、猪悬蹄甲、竹沥、紫贝、自然铜、棕榈皮。

采用煅法的药物有100种左右，涉及药物如下所示:(以A开头)艾叶灰;(以B开头)白垩、白垩土【白垩】、白矾、白龙骨、白麦饭石【麦饭石】、白石脂、百药煎、鳖甲、槟榔、不灰木;(以C开头)车螯壳、赤石脂、赤松皮灰、磁石、刺猬皮;(以D开头)大田螺【田螺】、代赭石【赭石】、丹砂【朱砂】、胆矾;(以E开头)鹅管石;(以F开头)矾石、飞丹、风成石、蜂房、抚穹【川芎】;(以G开头)甘草、谷精草、瓜蒌、瓜蒌根【天花粉】、龟甲、蛤粉、蛤蚧;(以H开头)海蛤、寒水石、好墨【墨】、虎骨、花蕊石、花桑枝【桑枝】、滑石、桦皮、黄丹【铅丹】、黄绢灰、黄芩;(以J开头)鸡内金、京墨;(以L开头)腊月野狐肝、莲蓬灰【莲房灰】、硫黄、龙齿、龙胆、龙骨、炉甘石、鹿角、绿矾;(以M开头)马尾灰、棉灰、牡蛎、牡蛎粉【牡蛎】;(以N开头)凝水石;(以O开头)藕节灰;(以P开头)砒、砒霜、蒲黄灰;(以Q开头)青矾【绿矾】、青盐【大青盐】;(以R开头)人中白、软石膏【石膏】;(以S开头)蛇含【蛇含石】、蛇含石、蛇黄【蛇含石】、生铁、石膏、石灰、石决明、石燕、石燕子【石燕】、石钟乳【钟乳石】、松墨【墨】、缩砂壳;(以T开头)胎发、天雄、田螺壳、铁砂、铜青【铜绿】;(以X开头)香墨【墨】、橡斗子【橡实】、硝石、玄明粉;(以Y开头)鸭舌胆矾【胆矾】、鸭嘴胆矾【胆矾】、羊齿、羊胫【羊胫骨】、阳起石、银矿石、油发灰、禹余粮;(以Z开头)皂荚、珍珠、朱砂、紫河车、紫石英、自然铜、棕榈灰。

采用炼法的药物有16种，包括蟾酥、川朴硝、磁石、马刀、马牙硝【芒硝】、芒消【芒硝】、硇砂、牛酥、砒霜、铅霜、石硫磺【硫黄】、松脂【松香】、桃胶、铁粉、硝石、雄黄、熊脂、钟乳【钟乳石】、钟乳粉【钟乳石】。

采用灰法的药物有4种，包括羚羊角、鲤鱼鳞、蚕退纸、头发【血余】、乱发【血余】。

采用枯法的药物有3种，包括白矾、池矾【白矾】、矾石、绿矾、明矾【白矾】。

采用炭法的药物有2种，包括白盐梅【盐梅】、皂角。

采用其他方法的有9种，包括白矾、代赭石【赭石】、紫石英、赤石脂、禹余粮、磁石、黄花草、皂角灰、自然铜。

整理文献可以发现，和前代相较，宋代煅制药品不仅种类大幅增加，方法上也增加了烧灰法、枯法等，而且在部分古籍中，对炮制理论、炮制程度都有了较详细的阐述。如《小儿卫生总微论方》中载有“寒水石，煅通赤，出火毒，研”,《类编朱氏集验医方》中明确提出五倍子、头发【血余】等中药“烧存性”,《太平惠民和剂局方》中提到石膏、禹余粮、紫石英、寒水石等中药“火煅，醋淬七遍，捣，研，水飞极细”。

具体见表6-4。

表 6–4　宋代煅制药物统计表

煅制方法	药名	摘录	文献名称	文献编号
烧	阿魏	面裹，烧令面熟，去面不用。	圣济总录	32
	安石榴【石榴】	以石榴一个，劈破，炭火簇烧令烟尽，急取出，不令作白灰，用瓷碗盖一宿，出火毒，为末。	重修政和经史证类备用本草	30
	巴豆	针串灯上烧焦，微存性。	小儿卫生总微论方	38
	白瓷药	烧令通赤。	太平圣惠方	21
	白矾	烧令汁尽。	太平圣惠方	21
		烧存性。	博济方	22
		慢火烧枯，研成粉。	小儿卫生总微论方	38
	白芨【白及】	烧存性。	小儿卫生总微论方	38
	白颈蚯蚓【地龙】	入药烧用。	重修政和经史证类备用本草	30
	白龙骨	烧过。	太平圣惠方	21
		烧赤。	太平圣惠方	21
		烧。	女科百问	53
	白麦饭石【麦饭石】	炭火烧赤，醋中浸之十遍。	校正集验背疽方	44
	白梅	烧。	传信适用方	42
	白石脂	烧过。烧赤。	太平圣惠方	21
		烧赤。	太平圣惠方	21
		烧。	伤寒总病论	27
		烧存性。	小儿卫生总微论方	38
	败船茹	烧作屑。	重修政和经史证类备用本草	30
	败鼓皮	烧作屑。	重修政和经史证类备用本草	30
		烧灰。	重修政和经史证类备用本草	30
		烧作末。	重修政和经史证类备用本草	30
	败棕	烧。	校注妇人良方	45
	贝齿	烧令白。	太平圣惠方	21
		烧。	圣济总录	32
	贝子【白贝】	烧作细屑末。	重修政和经史证类备用本草	30
		烧过入药中用。	重修政和经史证类备用本草	30
		烧用。	重刊本草衍义	31

续表

煅制方法	药名	摘录	文献名称	文献编号
烧	鳖甲	烧令黄色。	重修政和经史证类备用本草	30
		烧甲令黄色，筛末。	重修政和经史证类备用本草	30
		烧末。	重修政和经史证类备用本草	30
	不灰木	烧赤，放冷。	小儿卫生总微论方	38
	蚕布纸【蚕退纸】	入药烧用。	重修政和经史证类备用本草	30
	蚕蛾【原蚕蛾】	烧末。	重修政和经史证类备用本草	30
	蚕蜕纸【蚕退纸】	烧。	类编朱氏集验医方	50
	蚕纸【蚕退纸】	出子者，烧。	太平圣惠方	21
	蚕退纸	烧灰。	产宝杂录	52
	草乌头【草乌】	罐子内烧存性。	圣济总录	32
	蝉蜕	烧。	鸡峰普济方	36
		烧存性。	女科百问	53
	蟾头	炭火烧，烟将尽取出，不令成灰。	洪氏集验方	40
	赤石脂	烧赤投醋中，滤出。	太平圣惠方	21
		烧赤。	小儿卫生总微论方	38
		烧红，醋淬七次。	扁鹊心书	54
	茺蔚子	唐武后九烧此灰，入紧面药。	重刊本草衍义	31
	川乌	烧令通赤，留烟少许。	太平惠民和剂局方	37
	穿山甲	烧存性。	重刊本草衍义	31
		烧存性。	三因极一病证方论	41
	瓷石【磁石】	烧，醋淬七遍，捣碎，细研，水飞过。	太平圣惠方	21
	磁石	烧赤，入醋中淬十次，细研，水飞过，至极细为妙。	博济方	22
		须烧令透赤，旋投淡醋内淬之，十遍后，捣筛过，入乳钵内，用水少许研细泥，更入水再研，倾于别器，要随水飞过，后于灰上安纸箱子三五个，便将所飞过汁都研动，匀入纸箱子内，着盆合，却一宿，取出后，纸箱内晒干，或焙干。	博济方	22
		烧赤醋淬。	重刊本草衍义	31
		炭火烧通赤，醋内淬九遍。	太平惠民和剂局方	37
		烧，醋淬十次，研，水飞。	小儿卫生总微论方	38
		烧。	济生方	46
	刺猬皮	烧存性。	三因极一病证方论	41
	石胆【胆矾】	炼饵服之。于火上烧令烟尽，碎研末。入银埚子内，火煅通赤，置于地上，出火毒一夜，细研。	重修政和经史证类备用本草	30
	大独头蒜【大蒜】	以秋瓜蔓裹了，外用黄泥固定，以炭火二斤烧令通红，放冷，打开取出，细研。	博济方	22
	大黑附子【附子】	入急火内烧，唯存心少多，在临出火时，便用瓷器合盖，不令去却烟焰。	太平圣惠方	21
	大黄	烧存性。	小儿卫生总微论方	38

续表

煅制方法	药名	摘录	文献名称	文献编号
烧	代赭石【赭石】	以火烧通赤，淬入醋中，以淬竭为度，捣罗如面。	重修政和经史证类备用本草	30
		烧红，醋淬七次。	扁鹊心书	54
	独角仙【蜣螂】	去翅足，于瓷合内烧，勿令烟出，研为末。	太平圣惠方	21
	矾石	取白矾一大斤，以炭火净地烧令汁尽，则其色如雪，谓之巴石。	重修政和经史证类备用本草	30
		烧令汁枯。	圣济总录	32
		烧赤。	产育宝庆集	34
	飞水石【寒水石】	入药须烧过。	重刊本草衍义	31
	风化石灰【石灰】	烧赤，细研为末。	小儿卫生总微论方	38
	伏龙肝	火烧赤，研细，水飞过。	太平惠民和剂局方	37
	附子	炭火内烧令黑色，勿令药过，取出，用盆子盖之，候冷细研。	太平圣惠方	21
		烧令半黑。	太平圣惠方	21
		烧存性，用冷灰焙，去火毒。	圣济总录	32
	橄榄	烧灰。	济生方	46
	橄榄核	烧存性。	外科精要	49
	干姜	烧留性。	圣济总录	32
		烧存性。	产育宝庆集	34
	干蝎【全蝎】	用火烧地令红，将醋泼地上，覆定一时去毒。	传信适用方	42
	瓜蒌	烧存性。	圣济总录	32
		急火烧焦存性。	太平惠民和剂局方	37
		急火烧存性。	三因极一病证方论	41
	桂心	烧存性。	校注妇人良方	45
	海蛤【蛤壳】	烧通赤，细研。	圣济总录	32
	海螵蛸	烧为末。	校注妇人良方	45
	寒水石	烧通赤。	太平圣惠方	21
		猛火烧透红，好酒内淬五七遍取出。	博济方	22
		烧。	圣济总录	32
		烧。	产育宝庆集	34
		烧通赤。	太平惠民和剂局方	37
		用炭火烧通赤，候冷即细研。	传信适用方	42
		烧。	济生方	46
	汉椒【花椒】	醋浸一宿，取出，用炭火半秤，先烧地令通赤，将椒薄摊于地上，以盆子盖，却一宿取出。	太平圣惠方	21
	好石灰【石灰】	烧，皂角熏，不过火。	急救仙方	51
	诃子	烧。	传信适用方	42
	荷叶	烧令烟尽，细研。	重修政和经史证类备用本草	30
		烧烟欲尽，以碗盖灭火，研。	传信适用方	42
	黑豆	碎捣，入松脂内，微炒令香。	太平圣惠方	21
		醋拌烧令焦。	太平圣惠方	21
	黑牵牛【牵牛子】	烧热，瓦上匀铺，不可拨动，盖欲半生半熟。	类编朱氏集验医方	50

续表

煅制方法	药名	摘录	文献名称	文献编号
烧	红枣【大枣】	和核烧存性。	三因极一病证方论	41
		烧存性。	传信适用方	42
	胡桃	取瓤烧令黑，末，断烟，和松脂研。	重修政和经史证类备用本草	30
		取胡桃瓤烧令黑，杵如脂。	重修政和经史证类备用本草	30
		不油者，入罐内烧存性。	太平惠民和剂局方	37
		和皮灯上烧过存性，用碗盖，出火毒，研末。	小儿卫生总微论方	38
	胡桐泪	烧赤，细研。	太平圣惠方	21
	虎骨	烧存性。	圣济总录	32
	虎杖	烧。	圣济总录	32
	花蕊石	欲服者，当以大火烧之。	重修政和经史证类备用本草	30
	花桑枝【桑枝】	以炭烧烟尽，旋投入酽醋中，取出焙干。	圣济总录	32
		如臂大者，炭火烧烟尽，米醋淬，取出焙。	太平惠民和剂局方	37
	槐花	烧。	太平惠民和剂局方	37
	槐角	烧。	太平惠民和剂局方	37
	黄柏	烧存性。	小儿卫生总微论方	38
	黄矾	烧灰，研。	太平圣惠方	21
		烧赤。	太平圣惠方	21
	黄明胶	烧存性。	传信适用方	42
	黄牛角	烧灰。	女科百问	53
	姜石	取粗理黄石如鹅卵大，猛烈火烧令赤，内醋中，因有屑落醋里，频烧淬石，至尽，取屑曝干，捣筛。	重修政和经史证类备用本草	30
	金牙石	入药并烧淬，去粗汁乃用。	重修政和经史证类备用本草	30
		烧淬去毒入药。	重修政和经史证类备用本草	30
	京墨	烧过。	小儿卫生总微论方	38
	荆芥	烧。	太平惠民和剂局方	37
		烧灰，置地上出火毒。	急救仙方	51
	荆沥【牡荆沥】	荆木取茎截，于火上烧，以物承取沥。	重修政和经史证类备用本草	30
	荆木【紫荆木】	烧，取沥。	太平圣惠方	21
	空青	烧过，细研。	太平圣惠方	21
	鲤鱼鳞	烧为末。	太平惠民和剂局方	37
		烧。	三因极一病证方论	41
		烧。	女科百问	53
	荔枝	以核慢火烧存性，为末。	重刊本草衍义	31
	荔枝核	烧存性。	校注妇人良方	45
	莨菪子【天仙子】	烧微黑。	小儿卫生总微论方	38

续表

煅制方法	药名	摘录	文献名称	文献编号
烧	乱发【血余】	烧之。	重修政和经史证类备用本草	30
		烧，细研。	重修政和经史证类备用本草	30
		存性，烧灰。	圣济总录	32
		烧。	鸡峰普济方	36
		烧为灰。	三因极一病证方论	41
		烧灰。	类编朱氏集验医方	50
		烧灰，研。	小儿卫生总微论方	38
	羚羊角	烧。	三因极一病证方论	41
	鸬鹚头	烧服之。	重修政和经史证类备用本草	30
	鹿角	以桑柴火及炭火烧，捣罗为末，又以浆水和作团，再烧，如此九遍成霜。	太平圣惠方	21
		烧令赤。	重修政和经史证类备用本草	30
		炭火烧之，烟尽为度，捣为末。	洪氏集验方	40
	鹿角屑【鹿角】	烧，炙。	太平圣惠方	21
	绿矾	烧熟。	太平圣惠方	21
	马牙硝【芒硝】	烧赤，研。	圣济总录	32
		烧。	三因极一病证方论	41
	麦饭石	烧，醋淬三遍。	太平圣惠方	21
	芒硝	纸裹三四重，炭火烧之。置铜器中，急火上炼之。	重修政和经史证类备用本草	30
	礞石	炭火烧一伏时。	小儿卫生总微论方	38
	密陀僧	烧。	圣济总录	32
		烧令黄色。	太平圣惠方	21
		烧，细研。	太平圣惠方	21
	墨	烧。	鸡峰普济方	36
	牡砺【牡蛎】	须烧为粉用。	重刊本草衍义	31
		烧为粉。	太平圣惠方	21
		烧。	产育宝庆集	34
		盐泥固济，干，火烧通赤，去泥用。	普济本事方	35
		烧。	鸡峰普济方	36
		烧通赤。	卫生家宝产科备要	43
		烧。	济生方	46
		固济，火烧通红。	女科百问	53
	木鳖【木鳖子】	烧令烟尽。	博济方	22
	木馒头	烧。	太平惠民和剂局方	37
		烧。	校注妇人良方	45
	木贼	以合盛之，略烧存性，为末。	圣济总录	32
		去节，烧灰存性，研细。	产育宝庆集	34

续表

煅制方法	药名	摘录	文献名称	文献编号
烧	朴硝	炼饵服之。用之，当烧令汁沸出，状如矾石。以水淋取汁，煎炼而成，乃朴硝也。	重修政和经史证类备用本草	30
	铅丹	入罐子内烧通赤，放冷，研。	圣济总录	32
	茄蒂	烧存性。	重修政和经史证类备用本草	30
		烧存性，为末。	履巉岩本草	55
	秦椒	损疮中风者，以面作馄饨，灰中烧之使热，断使口开，封其疮上。	重修政和经史证类备用本草	30
	青矾【绿矾】	烧令通赤。	太平圣惠方	21
	全蝎	烧存性。	洪氏集验方	40
	山栀子【栀子】	烧半过。	苏沈良方	23
		烧存性。	普济本事方	35
		连皮烧半过。	三因极一病证方论	41
	蛇黄【蛇含石】	烧赤，醋淬三次，水研飞。	小儿药证直诀	28
		入药烧赤，三四次醋淬，飞研用之。	重修政和经史证类备用本草	30
		烧赤，酒淬至酥。	重刊本草衍义	31
		烧赤，米醋淬。	小儿卫生总微论方	38
	蛇皮【蛇蜕】	烧过，或以铫子炒微黑。	卫生家宝产科备要	43
	蛇蜕	蛇皮一条，瓶子内盐泥固济，存性烧为黑灰。	重修政和经史证类备用本草	30
		烧为黑灰。	重修政和经史证类备用本草	30
		烧令黑，细研。	重修政和经史证类备用本草	30
		烧存性。	重修政和经史证类备用本草	30
	蛇蜕皮【蛇蜕】	用纸烛烧炭，研。	博济方	22
		烧存性。	类编朱氏集验医方	50
	升麻	入瓶子内固济，留一孔，烧令烟绝，取出细研。	圣济总录	32
	生干地黄【地黄】	泥固济，入罐子内，用瓦一片盖口，炭火十斤，烧赤，放冷取出。	圣济总录	32
	石决明	泥裹，烧令通赤，别研。	圣济总录	32
		烧。	鸡峰普济方	36
	石蝎	烧，米醋淬，才黑又烧，碎为末。	洪氏集验方	40
	石燕	烧红，水淬二次。	类编朱氏集验医方	50
	石燕子【石燕】	烧令通赤，水中淬一两次。	三因极一病证方论	41
	石中黄子	火烧，醋淬。	重刊本草衍义	31
	头发【血余】	烧存性。	校注妇人良方	45
	食盐	烧令赤。	重修政和经史证类备用本草	30
	使君子	烧令焦。	太平圣惠方	21
		烧存性。	普济本事方	35
	柿树皮	烧烟欲尽，以碗盖灭火，研。	传信适用方	42

续表

煅制方法	药名	摘录	文献名称	文献编号
烧	熟干地黄【地黄】	烧令黑。	太平圣惠方	21
	太阴玄精石【玄精石】	烧熟。	太平圣惠方	21
	天南星	烧通赤，入小瓶内，湿纸密口，令火灭，取刮之中心存白处，如皂角子大为度，须烧数枚，择其中度可用者。	苏沈良方	23
		一个，掘地坑子，火烧令赤，安于坑中，以醋一盏，以盏盖之，不令透气，候冷取出，为末。	重修政和经史证类备用本草	30
	通草	烧存性。	小儿卫生总微论方	38
	土蜂	烧末。	重修政和经史证类备用本草	30
	猬皮【刺猬皮】	烧存性。	重刊本草衍义	31
	蜗牛	以竹索串瓦上晒干，烧存性。	三因极一病证方论	41
	乌驴蹄	烧。	太平圣惠方	21
	乌梅	烧，为末。	重修政和经史证类备用本草	30
	乌扇【射干】	烧存性。	类证活人书	29
	乌药	炭火烧存性。	圣济总录	32
	乌贼骨【海螵蛸】	烧灰。	女科百问	53
		烧灰。	太平惠民和剂局方	37
	无食子【没食子】	烧令烟尽存性。	圣济总录	32
	吴茱萸	用米醋一中盏，浸一宿，掘一地坑可深五六寸，用炭火烧令赤，去灰，入茱萸及醋，用盆合，勿令泄气，候冷取出。	太平圣惠方	21
	五倍子	烧熟。	太平圣惠方	21
		劈破，烧令熟。	太平圣惠方	21
		烧令烟尽。	太平圣惠方	21
		烧存性。	类编朱氏集验医方	50
	细墨【墨】	烧，用醋淬，研。	博济方	22
		烧，研。	全生指迷方	33
		烧。	三因极一病证方论	41
	虾蟆	烧存性。	博济方	22
		烧存性。	小儿药证直诀	28
	蚬壳	烧为白灰。	重修政和经史证类备用本草	30
	新帛	烧令存性。	产育宝庆集	34
	盐豉	用旧青布裹了，烧令通红，急以乳钵捶碎为末。	产育宝庆集	34
		用旧青布裹了，烧令通红，急以乳钵捶研为末。	卫生家宝产科备要	43
		旧青衣裹，烧令通红，急以乳钵研为细末。	女科百问	53
	阳起石	炭火烧通赤，好酒内淬七遍。	太平惠民和剂局方	37
		火烧赤。	女科百问	53
	鱼鳔	烧过存性，细研。	传信适用方	42
	鱼胶【鱼鳔胶】	烧七分，留性。	三因极一病证方论	41

续表

煅制方法	药名	摘录	文献名称	文献编号
烧	禹余粮	烧，醋淬三遍。	太平圣惠方	21
		火烧令赤。	太平圣惠方	21
		烧，醋淬七遍。	产育宝庆集	34
		烧。	女科百问	53
		烧红，醋淬七次。	扁鹊心书	54
	禹余粮石【禹余粮】	紫色者，不用夹黄，烧通赤，入头醋内。	博济方	22
	枣子	烧。	传信适用方	42
	皂荚【皂角】	烧存性。	太平惠民和剂局方	37
		烧存性，研细。	卫生家宝产科备要	43
		烧存性。	履巉岩本草	55
	皂荚刺【皂角刺】	烧作灰，存性。	圣济总录	32
	皂荚子【皂角子】	烧存性。	重修政和经史证类备用本草	30
	皂角	烧存性。	博济方	22
		去皮，烧烟绝。	苏沈良方	23
		烧，细研。	全生指迷方	33
		烧令烟绝。	普济本事方	35
	皂角刺	藏瓶中，盐泥固济，炭火烧过，存性。	普济本事方	35
		烧存性。	洪氏集验方	40
		烧通赤，米醋内淬杀，焙干。	三因极一病证方论	41
	枳壳	用炭火烧存性。	太平惠民和剂局方	37
	猪后悬蹄	烧存性。	校注妇人良方	45
	猪悬蹄甲	罐子内盐泥固济，烧存性。	小儿药证直诀	28
	竹沥	淡竹二尺长，截两头，以砖阁起，中间火烧，两头即竹沥滴处，以碗盛之。	伤寒总病论	27
	紫贝	烧存性。	重刊本草衍义	31
	自然铜	火烧令通赤，以醋淬九遍，细研，罗过用。	太平惠民和剂局方	37
		烧赤，醋淬过七次。	小儿卫生总微论方	38
		烧存性，醋浸一宿。	三因极一病证方论	41
		火烧赤色，好醋淬七次。	疮疡经验全书	68
	棕榈皮	烧。	产育宝庆集	34
煅	艾叶灰	煅。	济生方	46
	白垩	火煅。	济生方	46
	白垩土【白垩】	煅土赤，入醋，再煅再入，以醋干为度。	校注妇人良方	45
	白矾	煅。	苏沈良方	23
		铁器内盛，慢火煅过。	圣济总录	32
		煅成白灰。	普济本事方	35
		火中煅过。	太平惠民和剂局方	37
		煅令性尽。	三因极一病证方论	41
		火煅，取干为度。	传信适用方	42
		或生，或火煅。	疮疡经验全书	68
	矾石	火煅一伏时。	全生指迷方	33
		煅。	类编朱氏集验医方	50
		凡使，须以瓷瓶盛，于火中煅令内外通赤。	雷公炮炙论	20

续表

煅制方法	药名	摘录	文献名称	文献编号
煅	白龙骨	煅。	小儿卫生总微论方	38
		火煅。	类编朱氏集验医方	50
	白麦饭石【麦饭石】	用炭火煅全红，以米醋淬之，如此煅十次。	类编朱氏集验医方	50
	白石脂	炭火中煅通赤，取出放冷，研细，水飞过。	太平惠民和剂局方	37
		煅。	三因极一病证方论	41
		煅。	济生方	46
	百药煎	煅。	三因极一病证方论	41
	鳖甲	煅。	疮疡经验全书	68
	槟榔	火煅。	类编朱氏集验医方	50
	不灰木	火煅。	小儿卫生总微论方	38
	车鳌壳	泥固济，火煅，为末。	普济本事方	35
	赤石脂	炭火中煅通赤，取出放冷，研细，水飞过。	太平惠民和剂局方	37
		煅，醋淬。	三因极一病证方论	41
		煅。	校注妇人良方	45
		火煅七次。	济生方	46
		煅。	急救仙方	51
		煅。	女科百问	53
	赤松皮灰	煅。	济生方	46
	磁石	火煅，米醋淬，不计遍数，以易碎为度。	小儿卫生总微论方	38
		煅，醋淬。	三因极一病证方论	41
		煅，醋淬。	济生方	46
		火煅七次，醋淬。	类编朱氏集验医方	50
	刺猬皮	煅。	类编朱氏集验医方	50
	大田螺【田螺】	和壳煅过，存性。	类编朱氏集验医方	50
	代赭石【赭石】	煅，醋淬七次。	小儿药证直诀	28
		煅，研。	圣济总录	32
		醋淬，煅五六次。	普济本事方	35
		火煅，醋淬七遍，捣，研，水飞令极细。	太平惠民和剂局方	37
		火煅，醋淬，不计遍数，以易碎为度。	小儿卫生总微论方	38
		火煅、米醋淬，不拘遍数，以手捻得碎为度，研细，水飞。	小儿卫生总微论方	38
		火煅赤，醋淬十数遍。	传信适用方	42
		火煅、醋淬七次。	济生方	46
	胆矾	火煅过用。	小儿卫生总微论方	38
	丹砂【朱砂】	煅。	雷公炮炙论	20
	鹅管石	火煅、酒淬。	类编朱氏集验医方	50
	飞丹	煅，水飞。	疮疡经验全书	68
	风成石	砂锅盛，瓦片盖，炭火煅二时久。	急救仙方	51
	蜂房	煅。	疮疡经验全书	68
	抚穹【川芎】	煅过。	传信适用方	42
	天雄	慢火煅存性，研。	小儿卫生总微论方	38
	甘草	于罐器内煅，不令烟出。	圣济总录	32
	谷精草	入一瓶内，盐泥固济，慢火煅通赤。	小儿卫生总微论方	38

续表

煅制方法	药名	摘录	文献名称	文献编号
煅	瓜蒌	取端正者，纸筋和泥包裹，于顶间留一眼子，煅存性，地坑内放一宿。	圣济总录	32
		以炭火煅存性，用碗盖定地下一宿，出去火毒。	类编朱氏集验医方	50
	瓜蒌根【天花粉】	火煅存性。	洪氏集验方	40
	龟甲	童便浸七日，长流水洗净，醋煅酥，润之。	疮疡经验全书	68
	蛤粉	煅灰，研末。	疮疡经验全书	68
	蛤蚧	煅存性。	洪氏集验方	40
	车螯	以盐泥固济，令通赤。	外科精要	49
		黄泥固济，火煅通赤。	外科精要	49
	海蛤	煅。	急救仙方	51
	寒水石	火煅，醋淬七遍，捣，研，水飞令极细。	太平惠民和剂局方	37
		火煅，埋土中，去火毒。	小儿卫生总微论方	38
		煅。	三因极一病证方论	41
		煅。	类编朱氏集验医方	50
		煅。	急救仙方	51
		火煅。	扁鹊心书	54
		或生，或煅。	疮疡经验全书	68
	好墨【墨】	煅过。	卫生家宝产科备要	43
	虎骨	沙（砂）瓶中盐泥固济，煅存性。	圣济总录	32
	花蕊石	煅。	女科百问	53
		火煅醋淬。	疮疡经验全书	68
	花桑枝【桑枝】	以炭火煅赤，烟尽，淬于米醋中，取出焙干。	三因极一病证方论	41
	滑石	火煅通赤。	小儿卫生总微论方	38
		煅，水飞。	校注妇人良方	45
		煅。	陈氏小儿痘疹方论	47
		火煅，去火毒。	类编朱氏集验医方	50
	桦皮	煅。	疮疡经验全书	68
	黄丹【铅丹】	以猪脑髓和为白，以火煅令通红，地上出火毒一宿。	太平圣惠方	21
		煅。	小儿药证直诀	28
		煅。	卫济宝书	39
	黄绢灰	煅。	济生方	46
	黄芩	煅存性。	洪氏集验方	40
	鸡内金	煅。	疮疡经验全书	68
	京墨	煅通赤，放冷用。	卫生家宝产科备要	43
	腊月野狐肝	一具，并腊月鸦（一只，去爪嘴）同入瓷瓶中，以盐泥固济，候干，以大火煅令通赤，去火取出，细研为散。	太平圣惠方	21
	莲蓬灰【莲房灰】	煅。	济生方	46
	硫黄	用荞麦面为窝子，包黄在内，于热火中两边煅令黄黑。	卫济宝书	39
	龙齿	煅。	圣济总录	32
		煅。	三因极一病证方论	41
	龙胆	煅。	校注妇人良方	45

续表

煅制方法	药名	摘录	文献名称	文献编号
煅	龙骨	煅红。	小儿卫生总微论方	38
		煅通赤。	洪氏集验方	40
		煅。	三因极一病证方论	41
		煅。	急救仙方	51
		火煅。	疮疡经验全书	68
	炉甘石	用甘锅子盛，火煅七次，入黄连淬七次。	类编朱氏集验医方	50
		炭火煅通红，钳在药内，不问片大小，皆要令酥，内青色方好。	急救仙方	51
		火煅过，黄连汁浸之。	疮疡经验全书	68
	鹿角	火煅。	疮疡经验全书	68
	绿矾	火煅通赤，陈醋淬之。	小儿卫生总微论方	38
	马尾灰	煅。	济生方	46
	棉灰	煅。	济生方	46
	牡蛎	煅。	小儿药证直诀	28
		煅赤。	圣济总录	32
		黄泥固济，煅，取白为度。	圣济总录	32
		火煅通赤。	全生指迷方	33
		甘锅子内火煅，用醋淬七次，焙。	普济本事方	35
		火煅令通赤，候冷，细研如粉。	太平惠民和剂局方	37
		火煅。	小儿卫生总微论方	38
		火煅。	洪氏集验方	40
		煅。	三因极一病证方论	41
		火煅数次，为细末。	传信适用方	42
		煅。	校注妇人良方	45
		火煅。	济生方	46
		入火内煅令通红，去火，候冷取出，细研。	类编朱氏集验医方	50
		煅。	急救仙方	51
		火煅。	女科百问	53
		火煅。	扁鹊心书	54
		火煅，童便浸，再煅。	疮疡经验全书	68
		煅。	疮疡经验全书	68
		盐泥裹，火煅通红。	疮疡经验全书	68
	牡蛎粉【牡蛎】	韭菜叶和泥煅。	类编朱氏集验医方	50
	凝水石	火煅通赤，研为末。	圣济总录	32
		煅赤。	圣济总录	32
		煅红，研细水飞，再入煅窝中煅。	三因极一病证方论	41
	藕节灰	煅。	济生方	46
	砒	用白矾铺地，火煅七分。	急救仙方	51
	砒霜	醋煮，煅。	太平惠民和剂局方	37
		火煅。	雷公炮炙论	20
	蒲黄灰	煅。	济生方	46
	青矾【绿矾】	火煅通红，取出放地上，出火毒。	疮疡经验全书	68
	青盐【大青盐】	煅。	类编朱氏集验医方	50

续表

煅制方法	药名	摘录	文献名称	文献编号
煅	人中白	煅。	校注妇人良方	45
		煅。	疮疡经验全书	68
	软石膏【石膏】	煅。	类编朱氏集验医方	50
	蛇含【蛇含石】	建盏内煅红，以楮树汁一碗淬干。	三因极一病证方论	41
	蛇含石	煅三度，醋淬。	太平惠民和剂局方	37
		煅，醋淬。	三因极一病证方论	41
		用新铁铫盛，却入炭中煅通红，用米醋二升，倾蛇含石入醋内。	传信适用方	42
	蛇黄【蛇含石】	用醋浸少时，以大火煅过。	博济方	22
		紫色者，火煅令通赤，取出，以纸衬地上，出火毒一宿，杵罗为末，研如面。	圣济总录	32
		炭火煅通赤，醋淬三五度。	普济本事方	35
		煅，醋淬七次。	小儿卫生总微论方	38
	生铁	生铁锈，煅后飞，淘去粗赤汁，烘干用。	重修政和经史证类备用本草	30
	石膏	煅。	类证活人书	29
		煅令通赤，研为细末。	圣济总录	32
		泥裹，火煅通赤。	圣济总录	32
		火煅过，研。	全生指迷方	33
		火煅，醋淬七遍，捣，研，水飞令极细。	太平惠民和剂局方	37
		煅，研。	小儿卫生总微论方	38
		煅。	三因极一病证方论	41
		火煅。	传信适用方	42
		火煅。	卫生家宝产科备要	43
		煅。	济生方	46
		研细，入甘锅子内火煅过，飞去石末。	类编朱氏集验医方	50
		阴阳火煅。	类编朱氏集验医方	50
		黄泥封固，煅过。	急救仙方	51
		煅通赤，研细。	女科百问	53
		煅。	扁鹊心书	54
	石灰	先以醋浸一宿，漉出，候干，用火煅令腥秽气尽。	太平惠民和剂局方	37
		凡使，用醋浸一宿，漉出，待干，下火煅令腥秽气出。	雷公炮炙论	20
	石决明	火煅。	小儿卫生总微论方	38
		煅。	急救仙方	51
	石燕	火煅，醋淬七遍，捣，研，水飞令极细。	太平惠民和剂局方	37
	石燕子【石燕】	火煅。	小儿卫生总微论方	38
		煅。	女科百问	53
	石钟乳【钟乳石】	煅成粉。	扁鹊心书	54
	松墨【墨】	煅。	女科百问	53
	缩砂壳	火煅存性。	类编朱氏集验医方	50
	胎发	煅。	校注妇人良方	45
	田螺壳	火煅。	类编朱氏集验医方	50

续表

煅制方法	药名	摘录	文献名称	文献编号
煅	铁砂	火煅。	类编朱氏集验医方	50
	铜青【铜绿】	火上微煅，煅不宜过。	疮疡经验全书	68
	香墨【墨】	煅。	太平惠民和剂局方	37
	橡斗子【橡实】	一合，内以生硫黄合之，纸裹，以盐泥固济，火煅存性，候冷。	类编朱氏集验医方	50
	硝石	炭火中煅令通赤。	太平惠民和剂局方	37
	玄明粉	朴硝二斤，须是白净者，以瓷炉一个叠实，却以瓦一片盖炉，用十斤炭火一煅，炉口不盖，著炭一条，候沸定了，方盖之，复以十五斤炭煅之。放冷一伏时，提炉出药，以纸摊在地上，盆盖之一伏时，日晒取干。入甘草二两，生、熟用，细捣罗为末。	重修政和经史证类备用本草	30
	鸭舌胆矾【胆矾】	煅存性。	洪氏集验方	40
	鸭嘴胆矾【胆矾】	煅红，研。	小儿药证直诀	28
	羊齿	火煅赤。	全生指迷方	33
	羊胫【羊胫骨】	炭火煅过通红，存性。	济生方	46
	阳起石	煅令通赤，研为细末。	圣济总录	32
		煅。	校注妇人良方	45
		煅，研令极细。	济生方	46
		煅。	类编朱氏集验医方	50
		火煅，醋淬三次。	扁鹊心书	54
	银矿石	煅。	圣济总录	32
	油发灰	煅。	济生方	46
	禹余粮	火煅醋淬。	普济本事方	35
		火煅，醋淬七遍，捣，研，水飞令极细。	太平惠民和剂局方	37
		火煅，醋浸七次。	小儿卫生总微论方	38
		火煅赤，米醋淬数遍。	传信适用方	42
		煅制。	校注妇人良方	45
		火煅，醋淬七次。	济生方	46
		火煅，醋淬十次。	类编朱氏集验医方	50
		煅。	女科百问	53
	皂荚	于罐器内煅，不令烟出。	圣济总录	32
	珍珠	入砂锅，以盐泥封固，煅赤，取出去火毒用。	校注妇人良方	45
	朱砂	煅。	履巉岩本草	55
	紫河车	以麝香一两渗拌令匀，入瓶以泥固济，如法火煅通赤，留性，勿令煅过。	圣济总录	32
	紫石英	火煅，醋淬七遍，捣，研，水飞令极细。	太平惠民和剂局方	37
		煅。	校注妇人良方	45
		火煅七次，研令极细。	济生方	46
		火煅，研细。	女科百问	53

续表

煅制方法	药名	摘录	文献名称	文献编号
煅	自然铜	大火中煅令赤。	太平圣惠方	21
		火煅，于醋内淬七遍。	博济方	22
		用多须煅。	重修政和经史证类备用本草	30
	棕榈灰	煅。	济生方	46
炼	蟾酥	于铁上慢火炼焦黄色，研末。	小儿卫生总微论方	38
	川朴硝	炼熟。	太平圣惠方	21
	磁石	火炼，醋淬七次，水飞。	济生方	46
	马刀	用之当炼。	重修政和经史证类备用本草	30
	马牙硝【芒硝】	炼令汁尽。	太平圣惠方	21
	芒消【芒硝】	以暖水淋朴硝，取汁炼之，令减半，投于盆中，经宿乃有细芒生，故谓之芒硝也。	重修政和经史证类备用本草	30
	硇砂	凡修制，用黄丹【铅丹】、石灰作柜，炼赤使用，并无毒。	重修政和经史证类备用本草	30
	牛酥	炼过。	太平圣惠方	21
	砒霜	飞炼砒黄而成。	重修政和经史证类备用本草	30
	铅霜	以铅杂水银十五分之一，合炼作片，置醋瓮中，密封，经久成霜。	重修政和经史证类备用本草	30
	石硫磺【硫黄】	火炼。	重修政和经史证类备用本草	30
	松脂【松香】	以桑柴灰汁炼二十遍后，以淡浆水炼十遍，候干，细研如粉。	太平圣惠方	21
	桃胶	炼之。	重修政和经史证类备用本草	30
	铁粉	入火飞炼者，为铁粉。	重修政和经史证类备用本草	30
	硝石	冬月地上有霜，扫取，以水淋汁后，乃煎炼而成。	重修政和经史证类备用本草	30
	雄黄	炼食之。	重修政和经史证类备用本草	30
	熊脂	炼。	雷公炮炙论	20
	钟乳【钟乳石】	炼。	卫生家宝产科备要	43
	钟乳粉【钟乳石】	依法炼。	小儿卫生总微论方	38
灰	蚕退纸	烧灰。	产宝杂录	52
	鲤鱼鳞	灰。	产宝杂录	52
	羚羊角	灰。	产育宝庆集	34
	乱发【血余】	灰。	产宝杂录	52
	头发【血余】	灰。	女科百问	53
枯	白矾	枯过。	太平惠民和剂局方	37
		枯。	洪氏集验方	40

续表

煅制方法	药名	摘录	文献名称	文献编号
枯	池矾【白矾】	枯。	急救仙方	51
	矾石	枯。	三因极一病证方论	41
	绿矾	枯。	太平惠民和剂局方	37
	明矾【白矾】	枯。	急救仙方	51
炭	白盐梅【盐梅】	烧炭存性。	急救仙方	51
	皂角	烧成炭。	传信适用方	42
		烧炭存性。	急救仙方	51
其他	白矾	放石铁器内熬汁尽，放冷，研。	太平惠民和剂局方	37
		火飞。	女科百问	53
	磁石	醋淬，水飞。	类编朱氏集验医方	50
	赤石脂	醋淬，水飞。	类编朱氏集验医方	50
	代赭石【赭石】	醋淬，水飞。	类编朱氏集验医方	50
	黄花草	入炉火药用。	履巉岩本草	55
	禹余粮	醋淬，水飞。	类编朱氏集验医方	50
	紫石英	醋淬，水飞。	类编朱氏集验医方	50
	皂角灰	烧烟，煅。	类编朱氏集验医方	50
	自然铜	酒淬，细研。	太平惠民和剂局方	37

4. 元代

元代医书记载的煅制品种较少，共31种，涉及药物如下所示：（以B开头）白矾、白麦饭石【麦饭石】；（以C开头）蝉壳【蝉蜕】；（以D开头）代赭【赭石】；（以F开头）矾石、浮石；（以G开头）蛤蜊；（以H开头）海浮石【浮石】、寒水石、花蕊石；（以J开头）金色自然铜【自然铜】、京墨；（以L开头）龙骨、炉甘石、绿矾；（以M开头）礞石、牡蛎；（以Q开头）青礞石【礞石】；（以R开头）软石膏【石膏】；（以S开头）韶粉【铅粉】、蛇含石、石膏；（以T开头）铜钱；（以W开头）瓦楞子、乌金石；（以X开头）细墨【墨】、信石【砒石】、玄精石；（以Y开头）阳起石、夜明砂、禹余粮、云母；（以Z开头）皂矾、真针砂【针砂】、猪悬蹄甲、紫石英、自然铜、左顾牡蛎【牡蛎】。

新增8种，浮石、海浮石【浮石】、韶粉【铅粉】、铜钱、瓦楞子、乌金石、夜明砂、云母、真针砂【针砂】。

按照典籍的记载，煅制的方法主要有炼、烧、煅等，与前代基本一致。

其中采用烧法的药物有17种，代赭【赭石】、浮石、蛤蜊、海浮石【浮石】、寒水石、花蕊石、金色自然铜【自然铜】、龙骨、炉甘石、绿矾、牡蛎、铜钱、细墨【墨】、玄精石、阳起石、夜明砂、禹余粮、皂矾、猪悬蹄甲。

采用煅法的药物有17种，包括白矾、蝉壳【蝉蜕】、花蕊石、京墨、龙骨、炉甘石、礞石、牡蛎、青礞石【礞石】、软石膏【石膏】、韶粉【铅粉】、蛇含石、石膏、瓦楞子、信石【砒石】、禹余粮、真针砂【针砂】、紫石英、自然铜、左顾牡蛎【牡蛎】。

采用炼法的药物有1种，为云母。

采用枯法的药物有1种，为白矾、矾石。

采用其他制法的药物有3种，包括白麦饭石【麦饭石】、炉甘石、乌金石。

具体见表6–5。

表 6–5　元代煅制药物统计表

煅制方法	药名	摘录	文献名称	文献编号
烧	代赭【赭石】	烧，醋淬七次，研。	丹溪心法	65
	浮石	烧赤，醋淬七次，研。	外科精义	63
	蛤蜊	烧赤，放冷。	外科精义	63
	海浮石【浮石】	烧红，醋淬数次。	儒门事亲	57
	寒水石	烧令赤。	儒门事亲	57
		烧半日，研。	外科精义	63
		烧，去火毒。	卫生宝鉴	64
	花蕊石	烧过存性，研如粉。	丹溪心法	65
	金色自然铜【自然铜】	烧红，醋淬。	儒门事亲	57
	龙骨	烧赤。	儒门事亲	57
		烧通赤，为粉。	汤液本草	60
	炉甘石	火烧，用黄连水淬，为末。	卫生宝鉴	64
		烧。	儒门事亲	57
		炭火在铁片上烧红透，于黄连汁内蘸之，依前烧七次，研为末。	瑞竹堂经验方	62
	绿矾	烧通赤，取出。	卫生宝鉴	64
	牡蛎	烧白，杵细用。	汤液本草	60
		烧白，捣罗用。	卫生宝鉴	64
	铜钱	烧红，醋淬。	儒门事亲	57
	细墨【墨】	烧，研。	瑞竹堂经验方	62
	玄精石	烧赤。	卫生宝鉴	64
	阳起石	烧。	儒门事亲	57
	夜明砂	烧过。	卫生宝鉴	64
	禹余粮	烧，醋淬七遍。	卫生宝鉴	64
	皂矾	沙（砂）锅子木炭烧通赤，用米醋内点之赤红。	卫生宝鉴	64
	猪悬蹄甲	甘锅内盐泥固济，烧焦，为末用。	儒门事亲	57
煅	白矾	煅过。	瑞竹堂经验方	62
	蝉壳【蝉蜕】	煅，为末。	瑞竹堂经验方	62
	花蕊石	火煅存性，研为末。	十药神书	66
	京墨	煅。	丹溪心法	65
	龙骨	新瓦上煅，另研细。	瑞竹堂经验方	62
	炉甘石	用童子小便煅淬五七次。研细，黄连水飞五七次。	瑞竹堂经验方	62
	礞石	二两，捶碎，焰硝二两，同入小砂罐内，瓦片盖之，铁线缚定，盐泥固济，晒干，火煅红，候冷取出。	丹溪心法	65
		煅。	丹溪心法	65
		硝煅。	丹溪心法	65

续表

煅制方法	药名	摘录	文献名称	文献编号
煅	牡蛎	用熟黄泥包裹夹火煅透，出地上候冷用。	活幼心书	59
		火煅。	瑞竹堂经验方	62
		煅。	卫生宝鉴	64
		煅。	丹溪心法	65
		洗，火煅。	原机启微	67
	青礞石【礞石】	煅黄金色。	丹溪心法	65
	软石膏【石膏】	火煅红，出火毒。	丹溪心法	65
	韶粉【铅粉】	煅。	瑞竹堂经验方	62
	蛇含石	以铁铫盛，入炭火中煅，药与铫子一样通红，用钳出铫子，以药淬醋中，候冷，研极细。	丹溪心法	65
	石膏	新瓦上煅。	丹溪心法	65
		煅。	瑞竹堂经验方	62
	瓦楞子	煅，醋煮一昼夜。	丹溪心法	65
	信石【砒石】	火煅。	儒门事亲	57
	禹余粮	煅，醋淬。	丹溪心法	65
	真针砂【针砂】	先以水淘净，控干，更以铁铫子炒干，入禹余粮。一处用米醋二升，就铫内煮，令醋干为度，却就用铫子同二药入炭火中煅令通赤，钳出铫子，倾药于净砖地上，候冷，研极细。	丹溪心法	65
	紫石英	火煅七次，研。	丹溪心法	65
		火煅，醋淬七次，研细。	瑞竹堂经验方	62
	自然铜	煅，为末。	儒门事亲	57
		煅，醋淬七次，研。	瑞竹堂经验方	62
		火煅，醋淬七次。	卫生宝鉴	64
		煅，淬。	丹溪心法	65
	左顾牡蛎【牡蛎】	煅。	丹溪心法	65
炼	云母	即须用炼成熟粉。	外科精义	63
枯	白矾	枯。	活幼心书	59
		枯。	瑞竹堂经验方	62
		枯。	丹溪心法	65
		枯。	卫生宝鉴	64
	矾石	凡用，须木炭火上枯汁尽。	外科精义	63
其他	白麦饭石【麦饭石】	凡用，须用醋淬之，令屑落醋中者良。	外科精义	63
	炉甘石	童便制七次。	素问病机气宜保命集	56
	乌金石	烧红，醋淬七遍，另为细末。	素问病机气宜保命集	56

5. 明代

明代的中药煅制品种基本上沿用了前代的方法，有煅法、烧法、炼法等。

明代煅制品种记载广泛，共140种左右，涉及药物如下所示：（以B开头）白垩、白矾、白龙骨、白炉甘石【炉甘石】、白螺壳【白螺蛳壳】、白麦饭石【麦饭石】、白明砒【砒石】、白砒【砒石】、白墡土【白垩】、白石英、白石脂、白蚬壳、白信石【砒石】、百药煎、败龟板、半夏、蚌粉、贝齿、贝子【白贝】、鳖头、舶上硫黄【硫黄】；（以C开头）蚕布【蚕退纸】、蟾蜍、车螯、赤石脂、赤铜屑、穿山甲、磁石、磁石末、雌黄、翠柏；（以D开头）大半夏【半夏】、大石蟹【石蟹】、代赭石【赭石】、胆矾、滴乳石【鹅管石】、地龙粪、丁头代赭石【赭石】；（以E开头）莪术、鹅管石；（以F开头）发【血余】、发髲【血余】、矾石、蜂房、伏龙肝；（以G开头）干漆、宫粉【铅粉】、古文钱、官粉【铅粉】、龟板、虢丹【铅丹】、蛤粉；（以H开头）海浮石【浮石】、海石【浮石】、寒水石、红丹【铅丹】、厚朴、狐肝、虎胫骨【虎骨】、虎掌、花乳石【花蕊石】、花蕊石、滑石、黄丹【铅丹】、黄虢丹【铅丹】、火麻仁；（以J开头）江子【巴豆】、绛矾、金毛狗脊、金星礞石【金礞石】、金星石、金牙石、京墨、京三棱【三棱】；（以K开头）枯白矾【煅白矾】、魁蛤【瓦楞子】；（以L开头）绿青、老狗头生脑骨、老丝瓜【丝瓜】、硫磺【硫黄】、龙齿、龙骨、蝼蛄、炉甘石、鹿角、鹿角根【鹿角】、绿矾；（以M开头）马蓼梢叶、马牙硝【芒硝】、玛瑙、麦饭石、礞石、密陀僧、绵子、明白矾【白矾】、明矾【白矾】、墨、牡蛎粉；（以N开头）硇砂、凝水石；（以P开头）砒【砒石】、砒石、砒霜、朴硝；（以Q开头）铅丹、青礞石【礞石】、青石脂、青盐【大青盐】、秋石；（以R开头）人中白、人中末【人中白】、乳香、软石膏【石膏】；（以S开头）三棱、砂仁壳、韶粉【铅粉】、蛇床子、蛇含石、蛇黄【蛇含石】、蛇蜕、生姜汁、生铁、石胆【胆矾】、石膏、石灰、石决明、石绿、石首鱼脑砂、石首鱼枕石【鱼脑石】、石蟹、石燕、石燕子【石燕】、石中黄【石中黄子】、石中黄子、熟地【地黄】、熟干地黄【地黄】、水银、松烟墨、粟子；（以T开头）胎发【血余】、太阴玄精石【玄精石】、天麻、天南星、天雄、铜绿、铜青【铜绿】；（以W开头）瓦楞子、瓦垄子【瓦楞子】、万年霜【人中白】、文蛤、稳小鹅、乌鸡、乌金石、乌鸦、无名异、芜荑、五灵脂；（以X开头）锡、锡蔺脂、象斗子【橡实】、硝石、雄雀、雄蛇蜕、玄精石、玄明粉、血余；（以Y开头）牙硝【芒硝】、羊胫【羊胫骨】、阳起石、野狸、银星石、余粮石【禹余粮】、禹余粮、禹余粮石【禹余粮】、元精石、云母、云母石；（以Z开头）皂矾【绿矾】、皂角、赭石、针粉、针砂、珍珠、钟乳粉【钟乳石】、朱砂、紫贝、紫背车螯【车螯】、紫背大车螯【车螯】、紫河车、紫石英、自然铜。

其中新增110种左右，涉及药物如下所示：（以B开头）白垩、白龙骨、白螺壳【白螺蛳壳】、白墡土【白垩】、白石英、白石脂、白蚬壳、百药煎、败龟板、半夏、蚌粉、贝齿、贝子【白贝】、鳖头、舶上硫黄【硫黄】；（以C开头）蚕布【蚕退纸】、蟾蜍、车螯、赤石脂、赤铜屑、穿山甲、磁石、磁石末、雌黄、翠柏；（以D开头）大半夏【半夏】、大石蟹【石蟹】、胆矾、滴乳石【鹅管石】、地龙粪；（以E开头）莪术、鹅管石；（以F开头）发【血余】、发髲【血余】、蜂房、伏龙肝；（以G开头）干漆、古文钱、龟板【龟甲】、虢丹【铅丹】、蛤粉；（以H开头）红丹【铅丹】、厚朴、狐肝、虎胫骨【虎骨】、虎掌、滑石、黄丹【铅丹】、黄虢丹【铅丹】、火麻仁；（以J开头）江子【巴豆】、金毛狗脊、金星礞石【金礞石】、金星石、金牙石、京三棱【三棱】；（以L开头）绿青、老狗头生脑骨、老丝瓜【丝瓜】、硫磺【硫黄】、龙齿、蝼蛄、鹿角、鹿角根；（以M开头）马蓼梢叶、马牙硝【芒硝】、玛瑙、密陀僧、绵子、墨；（以N开头）硇砂、凝水石；（以P开头）朴硝；（以Q开头）铅丹、青石脂、青盐【大青盐】、秋石;（以 R 开头）人中白、人中末【人中白】、乳香;（以 S 开头）三棱、砂仁壳、蛇床子、蛇蜕、生姜汁、生铁、石胆【胆矾】、石灰、石决明、石绿、石首鱼脑砂、石首鱼枕石【鱼脑石】、石蟹、石燕、石燕子【石燕】、熟地【地黄】、熟干地黄【地黄】、水银、松烟墨、粟子;（以 T 开头）胎发【血余】、天麻、天南星、天雄、铜绿、铜青【铜绿】;（以 W 开头）万年霜【人中白】、稳小鹅、乌鸡、乌鸦、无名异、芜荑、五灵脂;（以 X 开头）锡、锡蔺脂、象斗子【橡实】、硝石、雄雀、雄蛇蜕【蛇蜕】、玄明粉、血余;（以 Y 开头）牙硝【芒硝】、羊胫【羊胫骨】、野狸、银星石、元精石、云母石;（以 Z 开头）皂角、针粉、珍珠、钟乳粉【钟乳石】、朱砂、紫贝、紫背车螯【车螯】、紫背大车螯【车螯】、紫河车。

按照典籍的记载，煅制的方法主要有炼、烧、煅等。

其中采用煅法的有 140 种左右，涉及药物如下所示:（以 B 开头）白垩、白矾、白龙骨、白炉甘石【炉甘石】、白螺壳【白螺蛳壳】、白麦饭石【麦饭石】、白明砒【砒石】、白砒【砒石】、白墡土【白垩】、白石英、白石脂、白蚬壳、白信石【砒石】、百药煎、败龟板、半夏、蚌粉、贝齿、贝子【白贝】、鳖头、舶上硫黄【硫黄】;（以 C 开头）蚕布【蚕退纸】、蟾蜍、车螯、赤石脂、赤铜屑、穿山甲、磁石、磁石末、雌黄、翠柏;（以 D 开头）大半夏【半夏】、大石蟹【石蟹】、代赭石【赭石】、胆矾、滴乳石【鹅管石】、地龙粪、丁头代赭石【赭石】;（以 E 开头）莪术、鹅管石;（以 F 开头）发【血余】、发髮【血余】、矾石、蜂房、伏龙肝;（以 G 开头）干漆、宫粉【铅粉】、古文钱、官粉【铅粉】、龟板【龟甲】、虢丹【铅丹】、蛤粉;（以 H 开头）海浮石【浮石】、海石【浮石】、寒水石、红丹【铅丹】、厚朴、狐肝、虎胫骨【虎骨】、虎掌、花乳石【花蕊石】、花蕊石、滑石、黄丹【铅丹】、黄虢丹【铅丹】、火麻仁;（以 J 开头）江子【巴豆】、绛矾、金毛狗脊、金星礞石【金礞石】、金星石、金牙石、京墨、京三棱【三棱】;（以 K 开头）枯白矾【煅白矾】、魁蛤【瓦楞子】;（以 L 开头）绿青、老狗头生脑骨、老丝瓜【丝瓜】、硫磺【硫黄】、龙齿、龙骨、蝼蛄、炉甘石、鹿角、鹿角根、绿矾;（以 M 开头）马蓼梢叶、马牙硝【芒硝】、玛瑙、麦饭石、礞石、密陀僧、绵子、明白矾【白矾】、明矾【白矾】、墨、牡蛎、牡蛎粉;（以 N 开头）硇砂、凝水石;（以 P 开头）砒【砒石】、砒石、砒霜、朴硝;（以 Q 开头）铅丹、青礞石【礞石】、青石脂、青盐【大青盐】;（以 R 开头）人中白、人中末【人中白】、乳香、软石膏【石膏】;（以 S 开头）三棱、砂仁壳、韶粉【铅粉】、蛇床子、蛇含石、蛇黄【蛇含石】、蛇蜕、生姜汁、生铁、石胆【胆矾】、石膏、石灰、石决明、石绿、石首鱼脑砂、石首鱼枕石【鱼脑石】、石蟹、石燕、石燕子【石燕】、石中黄【石中黄子】、石中黄子、熟地【地黄】、熟干地黄【地黄】、水银、松烟墨、粟子;（以 T 开头）胎发【血余】、太阴玄精石【玄精石】、天麻、天南星、天雄、铜绿、铜青【铜绿】;（以 W 开头）瓦楞子、瓦垄子【瓦楞子】、万年霜【人中白】、文蛤、稳小鹅、乌鸡、乌金石、乌鸦、无名异、芜荑、五灵脂;（以 X 开头）锡、锡蔺脂、象斗子【橡实】、硝石、雄雀、雄蛇蜕【蛇蜕】、玄精石、玄明粉、血余;（以 Y 开头）牙硝【芒硝】、羊胫【羊胫骨】、阳起石、野狸、银星石、余粮石【禹余粮】、禹余粮、禹余粮石【禹余粮】、元精石、云母、云母石;（以 Z 开头）皂矾【绿矾】、皂角、赭石、针粉、针砂、珍珠、钟乳粉【钟乳石】、朱砂、紫贝、紫背车螯【车螯】、紫背大车螯【车螯】、紫河车、紫石英、自然铜。

采用烧法的有 8 种，为磁石、虎掌、马牙硝【芒硝】、牡蛎、石燕子【石燕】、阳起石、紫石英、炉甘石。

采用炼法的有 1 种，为寒水石。

具体见表 6-6。

表 6–6 明代煅制药物统计表

煅制方法	药名	摘录	文献名称	文献编号
煅	白垩	火煅，研，盐汤飞过，曝干，免凝结人肠。	医学入门	83
	白矾	半生，半火煅。	婴童百问	77
		细研，入瓦罐中，火煅半日，色白如轻粉者，名枯矾。唯化痰生用。	医学入门	83
		火煅过，名枯矾。	寿世保元	93
		火煅。	寿世保元	93
		煅，为末。	济阴纲目	96
	白龙骨	煅令赤。	证治准绳	89
	白炉甘石【炉甘石】	童便浸七日，用灰火硝银砂锅内煅，投入童便内，共十日，晒干，细研。	寿世保元	93
	白螺壳【白螺蛳壳】	火煨，煅。	证治准绳	89
	白麦饭石【麦饭石】	用炭火煅至红，以好米醋淬之，如此煅淬十次方得。却碾为末，重罗，去粗者，取细末，入乳钵内，用数人更迭研五七日，要如面样，极细为妙。	普济方	70
	白明砒【砒石】	煅，烟尽为度，研末。	审视瑶函	102
	白砒【砒石】	煅枯，研细。	婴童百问	77
		煅，研末。	审视瑶函	102
	白墡土【白垩】	以米醋一升，煅土令赤，入醋内浸令冷，再煅，再浸，以醋干为度，取一两，研。	证治准绳	89
	白石英	入药火煅醋淬七次，水飞用。	医学入门	83
		火煅，醋淬七次，水飞过，晒干任用。	本草原始	87
	白石脂	煅。	普济方	70
		煅，研，飞。	秘传证治要诀及类方	71
		净瓦阁起，煅红，研细，水飞。	证治准绳	89
		煅，醋淬。	景岳全书	94
		煅。	景岳全书	94
		净瓦上煅通红，研细，水飞。	医宗必读	100
	白蚬壳	火煅通赤，去火，候冷，研。	普济方	70
	白信石【砒石】	煅。	增补万病回春	86
	百药煎	煅。	医学纲目	82
	败龟板	煅红，好醋制净令黄色。	普济方	70
	半夏	汤洗了，用生姜烂捣如泥，却堆放新瓦上，文武火煅令黄色。	普济方	70
	蚌粉	水淘去砂（沙）石，却连盏在火上煅通红，刮下，水飞过，细研。	普济方	70
	贝齿	火煅水淬，干，研。	审视瑶函	102
	贝子【白贝】	入药酒洗，火煅，细研，水飞用。	医学入门	83
	鳖头	煅黄色。	外科正宗	95

续表

煅制方法	药名	摘录	文献名称	文献编号
煅	舶上硫黄【硫黄】	先飞，拣去砂（沙）石，研为细末，入罐内，再入赤石脂，封缝，盐泥固济，炭火煅三昼夜，取出，候冷用。	婴童百问	77
		十两，研细，用磁合盛，令八分水和赤石脂封缝，盐泥固济，晒干，地上埋一小罐子，盛水满，安合子在上，又以盐泥固济，以炭火煅三日三夜，候冷取出，为末。	证治准绳	89
	蚕布【蚕退纸】	煅。	宋氏女科秘书	91
	蟾蜍	今人皆于端午日捕取，风干，黄泥固济，煅存性用之。	本草纲目	84
	车螯	以盐泥固济，煅令通赤，候冷，净，取末。	普济方	70
		用黄泥裹定，火煅通赤，放冷，过泥，捣为末。	普济方	70
		煅通赤。	医学纲目	82
		黄泥固济，火煅赤，出火毒一宿。	医学纲目	82
	赤石脂	火煅红。	普济方	70
		煅。	秘传证治要诀及类方	71
		煅过。	奇效良方	72
		煅。	奇效良方	72
		一两，用炭火内煅通红，醋三升淬干，研为极细末。	奇效良方	72
		煅过用，生用亦可。	本草品汇精要	74
		火煅醋淬才研。	本草蒙筌	76
		煅通赤，放冷细研，水飞三次，晒干。	医学入门	83
		亦有火煅水飞者。	本草纲目	84
		火煅，研细，有生用者。	仁术便览	85
		制研如粉，新汲水飞过，晒干，亦有火煅水飞者。	本草原始	87
		煅。	证治准绳	89
		火煅一次。	证治准绳	89
		火煅，醋淬，研碎。	寿世保元	93
		煅。	景岳全书	94
		煅。	外科正宗	95
		火煅，醋淬。	济阴纲目	96
		亦有火煅水飞者。	炮炙大法	97
		煅，水飞。	医宗必读	100
		火煅。	本草通玄	101
	赤铜屑	即打铜落下屑也。或以红铜火煅水淬，亦自落下，以水淘净，用好酒入砂锅内，炒见火星，取研末用。	本草纲目	84
		即打红铜落下末也。或以红铜火煅水淬，亦自落下，以水淘净，用好酒入砂锅，炒见火星，取末用。	本草原始	87
		即打铜落下屑也。或以红铜火煅水淬，亦自落下，以水淘净，用好酒入砂铜内，炒见火星，取研末用。煅两伏时，去土，研如粉用。凡修事五两，以醋两镒为度，令人只以火煅，醋淬七次，研细，水飞过用。	炮炙大法	97

续表

煅制方法	药名	摘录	文献名称	文献编号
煅	穿山甲	火煅。	普济方	70
		煅存性，研。	秘传证治要诀及类方	71
		入紫粉罐煅存性，取出为末。	增补万病回春	86
	磁石	火煅，醋淬七次，细研，水飞。	普济方	70
		煅赤，醋淬九次。	普济方	70
		醋煅。	普济方	70
		煅红，如法醋淬，研细无声。	普济方	70
		醋淬，水飞。	普济方	70
		煅，醋淬十遍。	普济方	70
		火煅三七次。	普济方	70
		盐泡过，挤干。用瓷瓶子内泥固济，入土坑子内，以慢火煅之，令出火毒，以水飞令细，日干。	普济方	70
		煅，淬。	秘传证治要诀及类方	71
		煅，研，水飞。	奇效良方	72
		须依法制，火煅，醋淬七次，细水飞数遭，务如灰尘，才可服。	本草蒙筌	76
		煅，碎。	医学纲目	82
		煅，醋淬七次，水飞过。	医学纲目	82
		煅，醋淬七次。	医学纲目	82
		煅，醋淬，水飞过。	医学纲目	82
		火煅，醋淬九次，细研，水飞，或炼汁饮之，但久服必有大患。	医学入门	83
		煅，醋淬。	证治准绳	89
		二两，火煅，醋淬七次，用葱子一合，木通三两，入水同煎一昼夜，去葱、木通。	证治准绳	89
		火煅，淬过。	医宗粹言	92
		火煅，醋淬，水飞。	医宗必读	100
		置巨火中煅，醋淬七次。晒干，研极细。	审视瑶函	102
		置巨火中煅，醋淬七次。晒干，另研极细，水飞候干。	一草亭目科全书；异授眼科	103
	磁石末	二两，火煅七次，醋淬，用葱子一合、木通三两，用水同煎一昼夜，去葱子、木通。	普济方	70
	雌黄	细研，入瓦罐中，火煅通红，候冷，细研水飞用。	医学入门	83
	翠柏	用倾银罐煅如膏，醋中淬，焙干。	医宗粹言	92
		醋烧煅九次。	一草亭目科全书；异授眼科	103
	大半夏【半夏】	二两，用白矾五钱、牙皂五钱同煅一夜，不见白星。	寿世保元	93
	大石蟹【石蟹】	微火煅，细研。	审视瑶函	102
	代赭石【赭石】	煅，醋淬，研。	普济方	70
		煅。	奇效良方	72
		火煅，醋淬七次，方研极细末，飞，唯作散调，勿煎汤服。	本草蒙筌	76
		煅，醋淬七次。	婴童百问	77
		煅，醋淬，研为末，水飞过，日干。	婴童百问	77

续表

煅制方法	药名	摘录	文献名称	文献编号
煅	代赭石【赭石】	煅用，醋淬七次。	保婴撮要	81
		煅，醋淬，研为末，水飞过，晒干。	保婴撮要	81
		火煅，醋淬七次，研粉，水飞用。	医学入门	83
		今人惟煅赤，以醋淬三次或七次，研，水飞过用，取其相制，并为肝经血分引用也。《相感志》云：代赭以酒醋煮之，插铁钉于内，扇之成汁。	本草纲目	84
		火煅，醋淬七次，细研，水飞过用。	本草原始	87
		煅红，醋淬，水飞。	本草通玄	101
	赭石	煅，醋淬。	景岳全书	94
	胆矾	用黄泥裹，炭火煅令通赤。	普济方	70
		半生半煅，为细末。	奇效良方	72
		煅，研。	本草纲目	84
	滴乳石【鹅管石】	煅。	审视瑶函	102
	地龙粪	火煅过。	普济方	70
	丁头代赭石【赭石】	火煅，醋汁淬，不计遍次，手捻碎为度。	普济方	70
		火煅，醋淬，不计遍数，手捻得碎为度。	奇效良方	72
	莪术	火煅。	寿世保元	93
	鹅管石	火煅，酒淬。	奇效良方	72
		煅，研。	医学入门	83
		火煅，细研。	本草原始	87
		火煅，醋淬七次。	寿世保元	93
	发【血余】	煅存性。	医宗必读	100
	发髲【血余】	苦参水浸一宿，入瓶子内用火煅赤，俟冷研用。	本草乘雅半偈	104
		发髲，是男子年二十以来，无疾患，颜貌红白，于顶心剪下者。入丸药膏中用，先以苦参水浸一宿，漉出，入瓶子，以火煅赤，放冷研用。	本草纲目	84
		今人以皂荚水洗净，晒干，入罐固济，煅存性用，亦良。	本草纲目	84
		凡入丸散膏中，先用苦参水浸一宿，漉出，入瓶子以火煅之通赤，放冷研用。	炮炙大法	97
	矾石	火煅，研细，水飞用。	本草品汇精要	74
		用瓷瓶盛，于火中煅过，研细为度。	本草品汇精要	74
		凡使白矾石，以瓷瓶盛，于火中煅令内外通赤，用钳揭起盖，旋安石蜂巢入内烧之，每十两，用巢六两，烧尽为度，取出放冷，研粉，以纸裹，安五寸深土坑中一宿，取用。又法：取光明如水晶，酸、咸、涩味全者，研粉，以瓷瓶用六一泥泥之，待干，入粉三升在内，旋旋入五方草、紫背天葵，各捣（捶）汁，待一镒汁干，盖了瓶口，更泥上下，用火一百斤煅之，从巳至未，去火取出，其色如银，研如轻粉用之。	本草纲目	84
		生用解毒，煅用生肌。	炮炙大法	97
	蜂房	煅。	证治准绳	89
	伏龙肝	凡使，火煅，水飞两遍，令干。	医学入门	83

续表

煅制方法	药名	摘录	文献名称	文献编号
煅	干漆	凡使白矾石，贮瓷瓶内，置火中煅令内外通赤，旋安石蜂巢入内烧之，每十两，用巢六两，烧尽为度，取出放冷，研粉，以纸裹，安五寸深土坑中一宿取用。又法：取光明如水晶，酸、咸、涩味俱全者，研作细粉，以瓷瓶用六一泥固之，候泥干，入粉三升于瓶内，旋入五方草及紫背天葵，各取汁一镒，俟汁干，盖瓶口，更泥封，上下用火百斤煅之，从巳至未，去火取出，则色如银，研如轻粉用。	本草乘雅半偈	104
	宫粉【铅粉】	煅。	鲁府禁方	88
	古文钱	半两钱五个，火煅，醋淬四十九次。	本草纲目	84
	官粉【铅粉】	用陈皂角裹定，火内煅黄色，去皂角不用。	外科启玄	90
		煅。	景岳全书	94
	龟板【龟甲】	醋炙黄，更煅存性，出火气。	本草纲目	84
	虢丹【铅丹】	煅。	普济方	70
		煅。	奇效良方	72
	蛤粉	以蛤蜊壳火煅过，研为粉。	本草发挥	69
	海浮石【浮石】	米醋浸，火煅红，醋淬，又煅红，又以醋淬，黑色为度。	奇效良方	72
		米醋浸，煅红，醋淬，再煅再淬，黑色为度。	证治准绳	89
	海石【浮石】	入药火煅或醋煮，研用。	医学入门	83
		另研，火煅。	增补万病回春	86
		火煅。	寿世保元	93
	寒水石	煅。	普济方	70
		二斤，用磁合盛，以炭火十斤煅过，火尽为度。	普济方	70
		煅过，酥为度。	普济方	70
		火煅红，取出，地上去火毒。	普济方	70
		煅粉。	普济方	70
		盐泡过，挤干，用瓷瓶子内泥固济，入土坑子内，以慢火煅之，令出火毒，以水飞令细，日干。	普济方	70
		煅令赤，出火毒，水飞过。	奇效良方	72
		煅。	外科理例	75
		煅。	婴童百问	77
		煅。	医学纲目	82
		煅存性，为末。	医学纲目	82
		有姜汁煮用，有火煅，有生用者，俱为末。	仁术便览	85
		煅令赤，出火毒，水飞过。	证治准绳	89
		煅，焙干。	寿世保元	93
		煅赤，为末，水飞。	景岳全书	94
		煅赤，研细。	济阴纲目	96
		煅。	医宗必读	100
		煅，为末。	一草亭目科全书；异授眼科	103
	红丹【铅丹】	煅过。	证治准绳	89
	厚朴	火煅，并研细。	普济方	70
	狐肝	腊月内入瓦瓶固济，火煅赤，候冷取出，研用。	医学纲目	82

续表

煅制方法	药名	摘录	文献名称	文献编号
煅	虎胫骨【虎骨】	煅，乳浸。	寿世保元	93
	虎掌	七钱，洗，用韭菜捣汁，盐泥固济，火煅，去白者。	医宗必读	100
	花乳石【花蕊石】	火煅红。	普济方	70
		火煅通赤，碾细用。	本草品汇精要	74
		凡入丸散，以罐固济，顶火煅过，出火毒，研细，水飞，晒干用。	本草纲目	84
		凡入丸散，以罐固济，顶火煅过，出火毒，研细，水飞，晒干用。	炮炙大法	97
		煅，研，水飞。	本草通玄	101
		作釜固济，顶火煅过，埋土中过宿，取研如尘，水飞三五度，晒干用。	本草乘雅半偈	104
	花蕊石	火煅。	普济方	70
		火煅过，醋滴，研碎。	普济方	70
		煅，研粉霜，治诸血证神效。	本草蒙筌	76
		制以固济，火煅过，研细，水飞用。	本草原始	87
		火煅，研。	寿世保元	93
		火煅。	寿世保元	93
		用罐固济，火煅过，研细，水飞用之。	景岳全书	94
		童便煅七次。	外科正宗	95
		凡入丸散，须用罐固济，火煅过，研细，水飞用之。	本草正	99
		火煅，水飞。	医宗必读	100
	滑石	火煨，煅，去火毒。	普济方	70
		盐泡过，挤干，用瓷瓶子内泥固济，入土坑子内，以慢火煅之，令出火毒，以水飞令细，日干。	普济方	70
		煅。	外科理例	75
		煅。	外科启玄	90
		煅，水飞。	济阴纲目	96
	黄丹【铅丹】	用铁铫火煅过，研细末，水飞过，重汤蒸干，再研多时，须极细。	普济方	70
		火煅过，研细。	普济方	70
		用铁铫火煅过，研细末，水飞，重汤煮干，再研一时顷。	奇效良方	72
		煅。	婴童百问	77
	黄虢丹【铅丹】	煅。	普济方	70
	火麻仁	凡使，以布包，沸汤中浸，汤冷取出，垂井中一夜，勿令着水，次日晒干，新瓦上煅，去壳用。	医学入门	83
	江子【巴豆】	二粒，去皮膜，白矾如拇指大一块，为末，将二味在于新瓦上煅，令江子焦赤为度。	证治准绳	89
	绛矾	煅。	普济方	70
	金毛狗脊	盐泥固济，火煅红，去毛用肉，出火气，剉。	普济方	70
	金星礞石【金礞石】	一两，搥（捶）碎，焰硝一两，和匀，入砂罐内，铁线扎，盐泥封固，晒干，炭火煅过。	增补万病回春	86
	金星石	火煅，研细，水飞用。	本草品汇精要	74

续表

煅制方法	药名	摘录	文献名称	文献编号
煅	金牙石	煅红，醋淬二次。	普济方	70
	京墨	煅令通红，研。	普济方	70
		煅。	奇效良方	72
	京三棱【三棱】	醋浸，湿纸裹煅。	普济方	70
	枯白矾【煅白矾】	即用五倍子一钱，入矾于内，煅枯者。	景岳全书	94
	魁蛤【瓦楞子】	凡用，取陈久者，炭火煅赤，米醋淬三度，出火毒，研粉。	本草纲目	84
	老狗头生脑骨	截碎，新瓦煅透。	普济方	70
	老丝瓜【丝瓜】	火煅，为末。	外科启玄	90
	硫磺【硫黄】	煅过。	鲁府禁方	88
	龙齿	煅。	济阴纲目	96
		捣碎入丸，煅，研。	炮炙大法	97
		煅过，研细，水飞。	本草通玄	101
	龙骨	煅，醋淬。	普济方	70
		瓦上焙干，火煅。	普济方	70
		煅赤，地上去火毒，研。	普济方	70
		煅。	秘传证治要诀及类方	71
		煅。	奇效良方	72
		煅。	滇南本草	73
		煅。	婴童百问	77
		火煅。	明医杂著	79
		煅。	万氏女科	80
		煅。	保婴撮要	81
		火煅，细研，或酒煮，焙干用。	医学入门	83
		火煅，另研，亦有生用者。	仁术便览	85
		煅。	增补万病回春	86
		煅。	鲁府禁方	88
		盐泥煅。	证治准绳	89
		以小砂锅入龙骨锅内，连锅煅通赤，去火毒方用。	证治准绳	89
		煅。	外科启玄	90
		火煅。	医宗粹言	92
		火煅。	寿世保元	93
		醋煅。	景岳全书	94
		煅。	景岳全书	94
		煅用。	外科正宗	95
		煅赤。	济阴纲目	96
		盐泥包煅。	济阴纲目	96
		煅赤，研细，水飞，稍不细则沾肠胃以作热。	本草通玄	101
		火煅，为极细末。	一草亭目科全书；异授眼科	103
	蝼蛄	煅。	普济方	70

续表

煅制方法	药名	摘录	文献名称	文献编号
煅	炉甘石	火煅通红，用童便淬，如此七次，水飞净，晒干听用。	审视瑶函	102
		火煅，用童便淬数十次，以酥为度，研如粉。	普济方	70
		五两，童便煅浸三十次，却研极细，用黄连、龙胆草各一两，当归二钱，煎水两碗飞过，重汤蒸干，再研约百次，要冷如冰，面极细。	普济方	70
		用火煅酥，研细无声，将黄连、当归身挑头，童子小便浓煎汤，滤净，飞，淘去沙石，焙干。粗者再研再淘。一法只用杨梨，亦名茶采叶，浓煎汤，滤净，飞，淘，焙干。	普济方	70
		不拘多少，拣粉红梅花者为妙，用干锅盛，火煅七次，入黄连水淬，浸一宿，去滓，将煅炉甘石淬七次，细研飞过，曝干，罗过用。	普济方	70
		火煅十次，每次却用黄连水浸后方煅。	普济方	70
		火煅，用童子小便淬十数次，以酥为度，研如粉。	奇效良方	72
		煅过，净水飞。	医学纲目	82
		以炉甘石不拘多少，先用童便煅七次，次用黄连浓煎汁煅七次，次用谷雨前茶清浓煎煅七次，又并三汁余者一次，再煅三次，然后安放地上一宿，出火气，细细研，入冰片、麝香，点上神妙。炉甘石煅时须用好紫霄炭极大者凿一穴，以安炉甘石。	医学纲目	82
		童便煅。	医学纲目	82
		凡用炉甘石，以炭火煅红，童子小便淬七次，水洗净，研粉，水飞过，晒用。	本草纲目	84
		炭火煅，童便淬七次，水淘，研细，水飞，晒干。	本草原始	87
		五两，用童便煅淬三十次，却研极细，用黄连、龙胆草各一两，当归三钱，煎水二碗，飞过，讫重汤蒸干，再研约一日，要如面极细，炉甘石须拣白色者佳。	证治准绳	89
		用倾银罐煅红，倾出在三黄汤内，三五次尤佳，然后用三黄汤悬饴煮干，露一夜，焙干用。	医宗粹言	92
		炭火煅红，童便淬七次，研粉，水飞过，晒用。	景岳全书	94
		煅制。	景岳全书	94
		煅，童便淬七次，飞净。	景岳全书	94
		煅，淬童便七次，飞。	景岳全书	94
		以炭火煅红，童便淬七次，水洗净，研粉，水飞过，晒用。	炮炙大法	97
		经火煅而松腻味涩者为上，制宜炭火煅红，童便淬七次，研粉，水飞过，晒用。若煅后坚硬，不松不腻者，不堪也。	本草正	99
		煅，水飞。	医宗必读	100
		煅红，童便淬七次，研粉，水飞，入朱砂则不粘腻。	本草通玄	101

续表

煅制方法	药名	摘录	文献名称	文献编号
煅	炉甘石	将炉甘石置倾银罐内，炭火煅成碧色，取起，以连汁、童便淬之。如此煅淬七次，加朱砂三钱，同研为末，水飞去脚，候干又研，极细如尘，收贮听用。	一草亭目科全书；异授眼科	103
	鹿角	煅烟尽。	医学纲目	82
		按崔行功《纂要方》鹿角粉法：以鹿角寸截，炭火烧过，捣末，水和成团，以绢袋三五重盛之，再煅再和，如此五度，以牛乳和，再烧过，研用。	本草纲目	84
		放在瓦上，隔火煅过。	寿世保元	93
	鹿角根	火煅。	普济方	70
	绿矾	火煅醋淬三过。局方多用米炒，恐胜矾力也。	医学入门	83
		火煅，研细。	先醒斋广笔记	98
		煅。	奇效良方	72
		火煅通红，淬入米醋中，烘干，研如飞粉。	炮炙大法	97
		火煅红，以米醋淬入，另研如面。	先醒斋广笔记	98
	马蓼梢叶	火煅过。	奇效良方	72
	马牙硝【芒硝】	二两，用腻粉半两，于纸内同拌匀，裹缚定，安在一新砖上，以火煅烟尽，放冷，入在瓷合子内，埋坑入地可一尺深，候一宿，研。	普济方	70
	玛瑙	犬肉内煮之，火煅红，醋淬用。	医宗粹言	92
		犬肉内煮之，火煅红，醋淬用。	炮炙大法	97
		火煅，醋淬三次。	一草亭目科全书；异授眼科	103
	麦饭石	粗磨石是也，曾作磨者尤佳。火煅七八次，煅红入米醋中淬，煅至三四次，其石定，细研，用甘锅盛，煅通红，淬醋中，煅过七八次，可用。	普济方	70
		不限多少，用炭火煅至红，以好酽米醋淬之，如此煅淬十次，却碾为末，重罗，去粗者，取细末入乳钵内，用数人更迭研五七日，要如面样，极细为妙。若不细，涂疮极痛难忍。	本草品汇精要	74
		火煅，醋淬十次，研数日。	医学纲目	82
	礞石	每二两，捶（捶）碎，用焰硝二两，同入小砂罐内，瓦片盖定，铁线缚之，盐泥固济，晒干，火煅红，上有金星透出为度，候冷，研为极细末。	本草品汇精要	74
		硝煅。	医学纲目	82
		用大坩埚一个，以礞石四两，打碎，入硝石四两，拌匀，炭火十五斤簇定，煅至硝尽，其石色如金为度，取出研末，水飞去硝毒，晒干用。	本草纲目	84
		硝煅金色。	景岳全书	94
		二两，捶（捶）碎，焰硝二两，同入小砂罐内，瓦片盖之，铁线缚定，盐泥固济，晒干，火煅红，候冷取出。	景岳全书	94
		以大坩埚一个，用礞石四两，杵碎，入硝石等分，拌匀，炭火十五斤簇定，煅至硝尽，星黄如麸金，取出研极细，水飞数过，晒干，再乳万匝。	本草乘雅半偈	104

续表

煅制方法	药名	摘录	文献名称	文献编号
煅	密陀僧	火煅醋淬，研细，水飞过。	普济方	70
		醋煅，淬淘研，控干。	普济方	70
		火煅，另研。	普济方	70
		入罐子内，以盏子盖口，盐泥固济，勿令透气，用炭火煅，不闻药气为度，取出放冷。	普济方	70
		火煅醋淬，研细，水飞过用。	奇效良方	72
		煅。	医学纲目	82
		外敷生用，内服火煅黄色，细研。	医学入门	83
		煅，研。	本草纲目	84
	绵子	煅令烟尽，为末。	普济方	70
	明白矾【白矾】	煅。	普济方	70
		入银锅内，瓦盖，煅令性尽。	普济方	70
	明矾【白矾】	煅。	婴童百问	77
	墨	二两，折二寸挺子，烧通赤，用好醋一升蘸七遍，又再烧通赤，放冷，另研为末。用炭火煅红，以米醋淬之，再煅再淬，如此七次，研极细。	济阴纲目	96
	牡蛎	火煨，煅。	普济方	70
		用纸包定，用盐拌黄泥固济，大火煅红后，取出，去泥，锄窟约一尺深，埋三宿，却取，研入。	普济方	70
		煅，取粉。	普济方	70
		盐泥固济，火煅令白。	普济方	70
		盐泥固济，煅赤，出火毒一宿，研令极细，取末。	普济方	70
		煅红，地上出火毒一宿。黄泥固济，煅白为度，取用。	普济方	70
		黄泥固济，煅白为度，取用。	普济方	70
		用灰深培上，以三升米一煅，候尽，取八两为细末。	普济方	70
		火煅过，研如粉。	普济方	70
		盐泥煅。	普济方	70
		煅通红，取出，候冷研细，以纸裹了，埋一尺土中七日，出火气。	普济方	70
		煅。	秘传证治要诀及类方	71
		用韭菜叶捣盐泥固济，火煅，取白者研细。	秘传证治要诀及类方	71
		煅。	奇效良方	72
		用左顾者，砂锅内慢火煅爆为度。	奇效良方	72
		煅。	外科理例	75
		除甲并口，采如粉之处，得左顾大者尤良，火煅红，杵罗细末。	本草蒙筌	76
		煅。	婴童百问	77
		童便煅。	明医杂著	79
		煅，童便炒。	万氏女科	80
		煅。	医学纲目	82
		煅，研。	医学纲目	82
		坩埚子内火煅，用醋淬七次，焙干。	医学纲目	82

续表

煅制方法	药名	摘录	文献名称	文献编号
煅	牡蛎	煅通红，取出，候冷研细，以纸裹，入土中七日，出火气。	医学纲目	82
		先用盐水煮一时，后入火煅红，研粉用。	医学入门	83
		凡用牡蛎，先用二十个，以东流水入盐一两，煮一伏时，再入火中煅赤，研粉用。	本草纲目	84
		按温隐居云：牡蛎将童尿浸四十九日，五日一换，取出，以硫黄末和米醋涂上，黄泥固济，煅过用。	本草纲目	84
		煅，研。	仁术便览	85
		煅。	增补万病回春	86
		凡用，以东流水入盐少许煮一时，复火煅赤，研粉用。	本草原始	87
		火煅，淬七次。	鲁府禁方	88
		煅。	证治准绳	89
		甘锅子内火煅，用醋淬七次，焙干。	证治准绳	89
		火煅，童便淬，捣罗用。	证治准绳	89
		火煅。	宋氏女科秘书	91
		火煅，淬醋盘中，又煅又淬，五七次为佳。	医宗粹言	92
		火煅红，研。	寿世保元	93
		火煅，醋淬七次。	寿世保元	93
		煅。	景岳全书	94
		煅，淬醋中。	景岳全书	94
		用砂锅内煅，醋淬七次，为末。	景岳全书	94
		左扇者，煅，研。	景岳全书	94
		以童便浸四十九日，每五日一换，取出，用硫黄一两为末，酒和涂遍，用皮纸糊实，米醋浸湿，外以盐泥厚固之，候干，用炭五斤煅过，为末。	景岳全书	94
		煅，研。	外科正宗	95
		煅，为粉。	济阴纲目	96
		火煅，研细。	济阴纲目	96
		盐泥包煅。	济阴纲目	96
		用盐泥固济，火煨透，去泥，研。	济阴纲目	96
		火煅，醋淬七次，研极细如飞面。	炮炙大法	97
		火煅，童便淬之。	医宗必读	100
		白者三两，入瓷瓶，盐泥固济，炭五斤，煅半日，取出研细。	医宗必读	100
		煅，醋淬七次，焙。	医宗必读	100
		黄泥固济，煅之。	本草通玄	101
		洗，煅粉。	审视瑶函	102
		每用左顾者二十四枚，以东流水一斗，盐二两，煮一伏时，再入火中煅赤，研粉。	本草乘雅半偈	104
	牡蛎粉	火煅通红，淬入醋中，如此七次，研如飞面。	先醒斋广笔记	98
		用盐泥固济，煅红。	普济方	70
		用米泔水洗，煅过。	奇效良方	72
		砂锅内慢火煅爆为度。	证治准绳	89
		七钱，洗，用韭菜捣汁，盐泥固济，火煅，取白者。	医宗必读	100

续表

煅制方法	药名	摘录	文献名称	文献编号
煅	硇砂	煅。	奇效良方	72
		凡用，须细研水飞过，入瓷器中重汤煮令自干，以杀其毒。或用黄丹、石灰作柜，火煅通赤，取出另研。若生用，腐烂肠胃。	医学入门	83
		水飞，去土石。生用烂肉，火煅可用。	寿世保元	93
		或用黄丹、石灰作柜，煅赤使用，亦无毒矣。	本草乘雅半偈	104
	凝水石	用无油瓷盆盛，火煅通赤，合于地上，出火毒一宿。	普济方	70
		六两，煅令赤，候冷，以纸裹，埋地坑一宿，出火毒，研，取四两。	普济方	70
		火煅变赤，研为细末。	普济方	70
		煅，研。	奇效良方	72
		火煅七次，水飞。雷公以生姜汁煮干。	医学入门	83
		煅，研。	证治准绳	89
	砒【砒石】	煅。	普济方	70
		同硝石（研）入罐内，煅，出火毒。	秘传证治要诀及类方	71
		煅，别研。	奇效良方	72
	砒石	凡使用，以小瓷瓶盛，后入紫背天葵、石龙芮二味，火煅，从巳至申，便用甘草水浸，从申至子，出，拭干，入瓶再煅，别研三万下用。	本草纲目	84
	砒霜	醋煮，煅，三钱半，或研，入瓷罐子，以赤石脂固缝，盐泥固济，火烧通赤，候冷取出。	奇效良方	72
		醋煮杀毒，或瓦合固济，火煅半日，取出。用甘草水浸半日，拭干，细研用。	医学入门	83
		火煅。	炮炙大法	97
	朴硝	用无油瓷盆盛，火煅通赤，合于地上，出火毒一宿。	普济方	70
		安豆腐淋过，将瓦盏煅。	普济方	70
	铅丹	即黄丹也。生铅一味，火煅，研成细末，水飞过用。	炮炙大法	97
	绿青	煅微赤。	普济方	70
	青礞石【礞石】	欲辨真假，须依法制。敲碎小颗粒，贮倾银罐中，搀半焰硝，盐泥固济，武火煅一炷香。取出色若雌黄，软脆易擂，方为不假。成末以水飞细，入药作散为丸。	本草蒙筌	76
		煅。	医学纲目	82
		硝煅如金色。	医学纲目	82
		一两，入甘锅子，同焰硝一两炭火煅通红，须硝尽为度，候冷，如金色，取用。	医学纲目	82
		入盐泥固济，罐内火煅一日，细研。	医学入门	83
		大锅一口，以礞石四两，打碎，入硝四两拌匀，炭火十五斤簇定，煅至硝尽，其石色如金为度，取出研末，水飞去硝毒，晒干用之。	本草原始	87

续表

煅制方法	药名	摘录	文献名称	文献编号
煅	青礞石【礞石】	煅红，淬生姜汁内。	鲁府禁方	88
		硝煅如金色。	证治准绳	89
		一两，入甘窝子，同焰硝一两，炭火煅通红，须硝尽为度，候冷如金色为度。	证治准绳	89
		打碎如豆大，每一斤，用火硝半斤和匀，入罐封口，置百眼炉上，先文后武，炼二炷香，煅得透里通红，住火，冷定取下，和硝碾为末，用时乳极细和药为佳。	医宗粹言	92
		用焰硝同入锅内，火煅如金色者。	寿世保元	93
		硝煅。	寿世保元	93
		用硝煅如金色者。	寿世保元	93
		煅红，浸姜汁内。	寿世保元	93
		火煅，水飞。	医宗必读	100
		硝煅金色。	医宗必读	100
		入罐，打碎，礞石四两，硝石四两，拌匀，火煅至硝尽，石色如金为度，研细水飞。	本草通玄	101
		煅。	审视瑶函	102
	青石脂	火煅通赤，放冷，研细水飞用。	本草品汇精要	74
	青盐【大青盐】	温水洗去尘土，火煅过用。	医宗粹言	92
		煅。	景岳全书	94
		入草决明内，盐泥封固，煅过用。	一草亭目科全书；异授眼科	103
	人中白	火煅。	普济方	70
		煅。	保婴撮要	81
		即尿缸底白也。以物刮取，新瓦盛之，火煅如白盐乃佳。	景岳全书	94
		火煅，研。	炮炙大法	97
		煅。	先醒斋广笔记	98
		乃溺器澄淀白垽也。煅过，水飞用。	本草通玄	101
	人中末【人中白】	煅，研。	外科正宗	95
	乳香	《外丹本草》云：乳香以韭实、葱、蒜煅伏成汁，最柔五金。	本草纲目	84
		用铜勺滚水煮之成块，在箬上炙，煅去油。	一草亭目科全书；异授眼科	103
	软石膏【石膏】	煅令通红，地上出火毒，研细。	普济方	70
		煅过。	景岳全书	94
		煅。	审视瑶函	102
	三棱	去毛，火煅，切片，醋炒。	寿世保元	93
		醋浸，煅。	寿世保元	93
	砂仁壳	煅灰。	奇效良方	72
	韶粉【铅粉】	煅。	普济方	70
	蛇床子	入洗汤生用。入丸散用布包，煅，去皮壳，取净仁微炒。	医学入门	83

续表

煅制方法	药名	摘录	文献名称	文献编号
煅	蛇含石	二两，用炭一秤，将蛇含石用新铁锅盛内，入炭中煅红，用米醋二升，投蛇含石入醋中。	普济方	70
		炒，煅令赤，浓煎甘草汤淬，以手捻得酥为度，方可用。	普济方	70
		醋煅，淬。	奇效良方	72
		火煅，醋淬。	奇效良方	72
		火煅，醋淬三四次，水飞研细用之。	医学入门	83
		火煅七次。	增补万病回春	86
		便煅三次。	外科正宗	95
	蛇黄【蛇含石】	火煅令通赤，取出，以纸衬地上，出火毒一宿，杵罗为末，研如面用。	普济方	70
		火煅，蘸胆汁尽为度。	奇效良方	72
		煅，醋淬七次，研细。	婴童百问	77
		火煅，醋淬。	保婴撮要	81
		火煅，醋淬九遍。	审视瑶函	102
	蛇蜕	入在瓷罐内煅。	普济方	70
		今人用蛇蜕，先以皂荚水洗净，缠竹上，或酒、或醋、或蜜浸，炙黄用，或烧存性，或盐泥固煅，各随方法。	本草纲目	84
		瓦罐内煅。	济阴纲目	96
	生姜汁	于瓷器中煅令干，为末。	普济方	70
	生铁	煅后飞，淘去粗赤汁，烘干用，或烧红，投淬酒中或水中，并堪用。	本草品汇精要	74
		须煅过，赤汁淘净，复烧红，酒或水任煎。	本草蒙筌	76
	石胆【胆矾】	煅令红，去火毒。	普济方	70
	石膏	火煅通赤，放地上出火毒。	普济方	70
		煅留性。	普济方	70
		煅通赤，净地出火毒，以器覆之。	普济方	70
		煅令赤，研。	普济方	70
		火煅，或用湿纸裹，炮令透，为末。或用泥团烧之，取出，去火毒，为细末。	普济方	70
		煅。	秘传证治要诀及类方	71
		火煅令赤，去火毒。	奇效良方	72
		煅。	外科理例	75
		猛火煅软方灵，绝细研成，汤液任使。	本草蒙筌	76
		煅。	婴童百问	77
		火煅。	明医杂著	79
		煅存性。	医学纲目	82
		煅通赤，研。	医学纲目	82
		捣粉，甘草水飞，晒干，或火煅红。	医学入门	83
		古法唯打碎如豆大，绢包入汤煮之。近人因其性寒，火煅过用，或糖拌炒过，则不妨脾胃。	本草纲目	84
		有同甘草水澄用，有生用者，有火煅用，俱研细。	仁术便览	85
		火煅，细研。	本草原始	87

续表

煅制方法	药名	摘录	文献名称	文献编号
煅	石膏	煅，江水浸一宿。	鲁府禁方	88
		火煅红，为末。	鲁府禁方	88
		煅。	证治准绳	89
		煅。	外科启玄	90
		研极细调入药尤效，作散者煅熟，入煎剂半生半熟。	医宗粹言	92
		或生或煅。	寿世保元	93
		煅。	寿世保元	93
		欲其缓者，煅用。	景岳全书	94
		煅。	外科正宗	95
		煅。	济阴纲目	96
		作散者煅熟，入煎剂半生半熟。	炮炙大法	97
		煅赤，研。	医宗必读	100
		煅。	审视瑶函	102
		煅。	一草亭目科全书；异授眼科	103
	石灰	凡使，用醋浸一宿，漉出待干，火煅令腥秽之气出，用瓶盛着，密盖放冷，拭上灰令净，细研用。	炮炙大法	97
	石决明	火煅。	普济方	70
		火煅过。	奇效良方	72
		火煅，童便淬。	医宗粹言	92
		煅。	外科正宗	95
		醋煅。	审视瑶函	102
		煅。	一草亭目科全书；异授眼科	103
		煅，研。	一草亭目科全书；异授眼科	103
		用青盐和泥包，煨，煅。	一草亭目科全书；异授眼科	103
		盐水煅。	一草亭目科全书；异授眼科	103
	石绿	煅，醋淬七次。	普济方	70
		火煅，醋淬九次，研，飞。	审视瑶函	102
	石首鱼脑砂	煅。	济阴纲目	96
	石首鱼枕石【鱼脑石】	煅。	医学纲目	82
		煅。	证治准绳	89
	石蟹	火煅，醋淬过。	医宗粹言	92
		煅，飞。	审视瑶函	102
		煅，用醋淬四五次。	一草亭目科全书；异授眼科	103
	石燕	醋淬，火煅令酥。	普济方	70
		火煅，醋淬七次，另研。	医学入门	83
		火煅，米醋淬七次。	本草纲目	84
		醋煅。	增补万病回春	86
		火煅醋淬用。	医宗粹言	92
		煅末。	审视瑶函	102
		火煅，醋淬九遍，飞过。	审视瑶函	102
		煅，用醋淬四五次。	一草亭目科全书；异授眼科	103

续表

煅制方法	药名	摘录	文献名称	文献编号
煅	石燕子【石燕】	火煅，醋淬七次。	普济方	70
		煅。	普济方	70
		火煅通红，以米醋淬浸。	普济方	70
		一两，用炭火内煅通红，醋三升淬干，研为极细末。	奇效良方	72
	石中黄【石中黄子】	一两，用炭火内煅通红，醋三升淬干，研为极细末。	奇效良方	72
	石中黄子	火煅，醋淬。	本草原始	87
	熟地【地黄】	姜汁浸，焙。剉碎，入砂锅内，纸筋盐泥固济，火煅过。	济阴纲目	96
	熟干地黄【地黄】	煅干。	普济方	70
	水银	一斤，硫黄四两，新铫内炒成砂子，入水火鼎，煅炼为末。	秘传证治要诀及类方	71
	松烟墨	汤药磨服，丸散火煅细研，或水浸软，纸包裹煨，剉。	医学入门	83
	粟子	用火煅为末。	滇南本草	73
	胎发【血余】	煅。	宋氏女科秘书	91
		火煅发，用小砂罐盐泥炼极熟，将发入罐中封固，阴干，以炭火围之，俟黑烟将尽，即起若青烟出，发枯不可用矣。	先醒斋广笔记	98
	太阴玄精石【玄精石】	煅赤，研末。	普济方	70
		盐泡过，挤干，用瓷瓶子内泥固济，入土坑子内，以慢火煅之，令出火毒，以水飞令细，日干。	普济方	70
	天麻	火煅。	增补万病回春	86
	天南星	用生姜滓作饼，真黄土泥包裹，入慢火内煅令香熟，去土，焙为末。	普济方	70
	天雄	熟用一法：每十两，以酒浸七日，掘土坑，用炭半秤煅赤，去火，以醋二升沃之，候干，乘热入天雄在内，小盆合一夜，取出，去脐用之。	本草纲目	84
	铜绿	煅过。	普济方	70
		煅过。	奇效良方	72
		煅过。	证治准绳	89
	铜青【铜绿】	放在姜内，外以纸包，火煅过。	一草亭目科全书；异授眼科	103
	瓦楞子	火煅，醋淬。	寿世保元	93
		火煅，醋淬，研。	医宗必读	100
	瓦垄子【瓦楞子】	大如人拳者力优，小若栗子者力少，火煅，淬酽醋三度，研细，筛密绢两遭。务赛粉霜，才入药剂。消妇人血块立效。	本草蒙筌	76
		煅，醋煮一昼夜。	医学纲目	82
		火煅红，醋一日。	增补万病回春	86
		煅，醋煮一昼夜。	证治准绳	89
		煅，醋煮一昼夜。	济阴纲目	96
	万年霜【人中白】	火煅为末。	医学纲目	82
		火煅为末。	证治准绳	89

续表

煅制方法	药名	摘录	文献名称	文献编号
煅	文蛤	凡修事一两，用浆水煮一时，后以地骨皮、柏叶各二两，又煮一时，取出，东流水淘三遍，拭干，火煅，研粉用，不入汤药。	医学入门	83
		同炉甘石一样煅。	一草亭目科全书；异授眼科	103
		宜火煅作散，勿和剂煎汤，利膀胱、大小二肠。	本草蒙筌	76
	稳小鹅	即鹅蛋抱，临出死于壳内者是。用一个，密纸封皮，煅黄色为度。	寿世保元	93
	乌鸡	去嘴翅足，腊月内入瓦瓶固济，火煅赤，候冷取出，用研。	医学纲目	82
	乌金石	醋煅七次，另研。	医学纲目	82
		醋煅七次，另研。	证治准绳	89
	乌鸦	泥固济，炭火煅红，取出用。	普济方	70
	无名异	炭火煅红，米醋淬七次，为细末。	本草纲目	84
	芜荑	火煅用。	寿世保元	93
	五灵脂	用木碗盛地坑子内，以火煅令烟尽，取灰。	奇效良方	72
	锡	用板瓦盛炭火，安汤在上扇之，候煅成灰，研末。	普济方	70
	锡蔺脂	泔浸，锅盛火煅七遍，醋淬七次。	普济方	70
	象斗子【橡实】	以青盐在内，火煅。	普济方	70
	硝石	凡使硝石，先研如粉，用鸡肠菜、柏子仁共二十五个，和作一处，丸如小帝珠子，以瓷瓶子于五斤火中煅赤，投硝石四两于瓶内，连投药丸入瓶，自然伏火也。	本草纲目	84
		如常用，研令极细，以瓷瓶盛，炭火中煅令通赤。	本草品汇精要	74
		雷公曰：凡使硝石，先研如粉，用鸡肠菜、柏子仁共二十五个，和作一处，丸如小帝珠子大，以瓷瓶子于五斤火中煅赤，投硝石四两于瓶内，遂投帝珠子入瓶，自然伏火也。	本草乘雅半偈	104
		用洁净朴硝半斤，罐内炭火熔化，煎干煅红，住火，冷定取出，即成硝石，罐收听用。	外科正宗	95
	雄雀	一枚，去毛、肚肠，入硼砂一钱，用盐泥固济，日干，用文武火煅，青烟出为度，别末。	普济方	70
	雄蛇蜕【蛇蜕】	火煅过用。	普济方	70
	玄精石	煅。	普济方	70
	玄明粉	用白净朴硝十斤，长流水一石，煎化去滓，星月下露一夜，去水取硝。每一斗，用萝卜一斤，切片同煮熟，滤净，再露一夜，取出。每硝一斤，用甘草一两，同煎去滓，再露一夜，取出。以大砂罐一个，筑实盛之，盐泥固济，厚半寸，不盖口，置炉中，以炭火十斤，从文至武煅之。待沸定，以瓦一斤盖口，仍前固济，再以十五斤顶火煅之，放冷一伏时，取出，隔纸安地上，盆覆三日，出火毒，研末。每一斤，入生甘草末一两、炙甘草末一两，和匀，瓶收用。	本草纲目	84

续表

煅制方法	药名	摘录	文献名称	文献编号
煅	血余	即乱发，煅。	女科撮要	78
		煅过。	证治准绳	89
	牙硝【芒硝】	瓷合子内固济，火煅通赤，先掘一地坑子，以甘草水洗令湿，纸衬药入坑子内一宿，取出研末用之。	普济方	70
	羊胫【羊胫骨】	炭火煅过通红，取出窨杀，研如粉。	普济方	70
	阳起石	煅令通赤，研为细末。	普济方	70
		煅红，酒泡，阴干。	普济方	70
		煅令通赤，研。	普济方	70
		煅。	秘传证治要诀及类方	71
		煅，酒淬。	秘传证治要诀及类方	71
		火煅，细研。	奇效良方	72
		火煅，酒淬。	奇效良方	72
		火煅，水飞，研用，不入汤药。	本草品汇精要	74
		火煅，醋淬七次，细研，水飞用。	医学入门	83
		凡入药，烧后水煅（疑是“火煅”之误）用之，凝白者佳。	本草纲目	84
		凡用，火中煅赤，酒淬七次，研细，水飞过，日干。亦有用烧酒浸过，同樟脑入罐升炼，取粉用者。	本草纲目	84
		煅，醋淬七次，细研，水飞过，入药。	本草原始	87
		煅，别研。	证治准绳	89
		用甘锅于大火中煅令通红，取出酒淬，于阴地令干。	证治准绳	89
		用火煅透红，研极细面入药。	医宗粹言	92
		火煅，酒淬七次，再酒煮半日，研细。	寿世保元	93
		火煅，酒淬七次，水飞。	医宗必读	100
		瓷罐中煅令通红，取出酒淬，放阴地上令干。	医宗必读	100
		火煅，水飞。	本草通玄	101
		用火煅透，研极细如面。	炮炙大法	97
	野狸	去肚肠皮毛，入瓦罐内，黄泥固济，用炭火煅令焦黄色。	普济方	70
	银星石	火煅过用。	医学入门	83
	余粮石【禹余粮】	火煅，醋淬七次。	寿世保元	93
		煅，醋淬。	济阴纲目	96
	禹余粮	火煅，醋汁淬，不计遍次，手捻碎为度。	普济方	70
		煅，醋淬，以酥为度。	普济方	70
		炭火煅赤。	普济方	70
		火煅，醋淬，不计遍数，手捻得碎为度。	奇效良方	72
		一两，用炭火内煅通红，醋三升淬干，研为极细末。	奇效良方	72
		火煅，醋淬，复用瓷钵重擂，水澄汁清，勿留砂（沙）土。	本草蒙筌	76
		火煅，醋淬七次，研末，水飞用。	医学入门	83
		火煅，醋淬。	本草纲目	84
		火煅，醋淬。	本草原始	87
		火煅，醋淬七次，为末。	证治准绳	89

续表

煅制方法	药名	摘录	文献名称	文献编号
煅	禹余粮石【禹余粮】	火煅，醋淬，不计遍数，以手抚得碎为度。	普济方	70
	元精石	煅红，酒淬。	普济方	70
		煅。	一草亭目科全书；异授眼科	103
	云母	火煅红，醋淬七次，水飞，晒干另研。	医学入门	83
	云母石	盐泡过，挤干，用瓷瓶子内泥固济，入土坑子内，以慢火煅之，令出火毒，以水飞令细，日干。	普济方	70
		火煅。	奇效良方	72
	皂矾【绿矾】	一斤，用瓦一片，两头用泥作一坝，再用香油制，瓦上焙干，再着皂矾瓦上煅枯，去砂（沙），为末用。	增补万病回春	86
	皂角	火煅令烟绝。	普济方	70
	针粉	有用火煅黄色。	医宗粹言	92
	针砂	五两，水淘洗，焙干，用米醋二升，用芦根去瓤，于砂锅内煮干为度，再入铁铫内，于炭中煅红，取出冷定，吹去灰，研细。	普济方	70
		倾银锅内，火煅红，醋淬。	仁术便览	85
	珍珠	砂锅内煅过，研细。	鲁府禁方	88
		煅。	鲁府禁方	88
		四十九粒，砂锅内泥封口，煅过，系一枚如枣大，取四十九。	证治准绳	89
		豆腐内蒸过，铁臼内捣末，研用。有用火煅，非其制也。一说入目贵乎生用。	医宗粹言	92
		入砂罐内，以盐泥封固，煅赤取出，晒。	寿世保元	93
		入砂罐内，以盐泥封固，煅赤取出，去火毒用。	景岳全书	94
		煅。	外科正宗	95
		煅，研细末。	一草亭目科全书；异授眼科	103
	钟乳粉【钟乳石】	煅，炼熟。	外科理例	75
	朱砂	或煅。或蒸。或黄芪、当归煮熟。	证治准绳	89
	紫贝	煅。	济阴纲目	96
	紫背车螯【车螯】	盐泥固济，火煅通红，地上出火毒用。	证治准绳	89
	紫背大车螯【车螯】	每个用草先扎定，上用盐泥固济，日干，簇火煅之，候通红，半时辰许离火，通手取，敲去泥，以器皿合在净地上出火毒，半日许，冷，碾罗为细末，砂合收。	普济方	70
	紫河车	于石上用新草鞋踏洗令净，控干，以麝香一两掺拌令匀，入瓶以泥固济，如法火煅通赤，留性，勿令煅过。	普济方	70
		一枚，于石上用新草鞋（踩）洗净，控干，以麝香一两掺拌令匀，入瓶以泥固济，如法火煅通赤，存性，勿令煅过。	奇效良方	72
	紫石英	醋淬，煅七次。	普济方	70
		砂锅盛之，以石掩口，火煅红。	普济方	70
		煅。	秘传证治要诀及类方	71
		火煅，醋淬，水飞。	奇效良方	72

续表

煅制方法	药名	摘录	文献名称	文献编号
煅	紫石英	一两，用炭火内煅通红，醋三升淬干，研为极细末。	奇效良方	72
		入丸散，火煅，醋淬七遍，研细，水飞用。	本草品汇精要	74
		煅。	保婴撮要	81
		火煅，醋淬七次，细研，水飞用。	医学入门	83
		凡入丸散，火煅，醋淬七次，碾末，水飞过，晒干入药。	本草纲目	84
		火煅，醋淬七次，水飞过，晒干任用。	本草原始	87
		火煅一次。	证治准绳	89
		火煅，淬。	济阴纲目	96
		火煅，醋淬，水飞。	医宗必读	100
		火煅，研细。	医宗必读	100
		火煅，醋淬凡七遍，研末，水飞三四次，晒干入药。	本草乘雅半偈	104
	自然铜	火煅，醋淬七次。	普济方	70
		火煅，米醋淬，又煅，凡十次，水洗去灰，细研。	普济方	70
		用火煅，以童子小便浸七次，醋淬七次。	普济方	70
		火煅，醋淬，研碎。	普济方	70
		火煅黄了，醋淬。	普济方	70
		火煅，醋淬，为末，又用水飞过。	普济方	70
		火煅，醋淬十二次，研，水飞过，焙。	普济方	70
		煅，醋淬，取泡为度。	普济方	70
		煅，醋浸九次。	秘传证治要诀及类方	71
		火煅，醋淬七遍，研极细。	奇效良方	72
		火煅，醋淬十次，为末。	外科理例	75
		宜火煅醋淬，末研绝细，水飞。治跌损，接骨续筋。	本草蒙筌	76
		凡使，火煅，醋淬九次，细研，水飞用。	医学入门	83
		采得石髓铅【自然铜】，捶（捶）碎，同甘草汤煮二伏时，至明漉出，摊令干，入臼中捣了，重筛过，以醋浸一宿，至明，用六一泥泥瓷盒子，盛二升，文武火中养三日夜，才干，用盖盖了，火煅两伏时，去土，研如粉用。凡修事五两，以醋两镒为度。	本草纲目	84
		今人只以火煅，醋淬七次，研细，水飞过用。	本草纲目	84
		火煅，醋淬九次，研末。	本草纲目	84
		火煅，红醋淬七次，研细用。	仁术便览	85
		火煅，醋淬七次，研细，水飞用。	本草原始	87
		煅，醋淬七次。	证治准绳	89
		煅，浸。	外科启玄	90
		火煅七次，水淬七次。	寿世保元	93
		火煅，醋淬十次，为末。	景岳全书	94
		火煅七次，醋淬。	景岳全书	94
		煅红，醋浸七次。	外科正宗	95

续表

煅制方法	药名	摘录	文献名称	文献编号
烧	磁石	入药须火烧醋淬，研末水飞，或醋煮三日夜。	本草纲目	84
	虎掌	熟用：择黄土地上，掘一小坑，深五六寸，先以炭火烧红，次用好酒沃之，乃安虎掌于坑内，上以瓦盆覆定，灰泥固济，过夜取用。	本草乘雅半偈	104
	石燕子【石燕】	烧令通赤，水中淬一两次，捣，研，水飞，焙干。	普济方	70
	牡蛎	烧灰，为末。	普济方	70
	马牙硝【芒硝】	烧红，醋淬九次，研细如烟。	先醒斋广笔记	98
	阳起石	酒蘸，烧灰。	普济方	70
	紫石英	煮汁用，或火烧醋淬，为末敷毒。	炮炙大法	97
	炉甘石	六两，另以黄连一两，剉，置水内，烧炉甘石通红，淬七次。	审视瑶函	102
炼	寒水石	炼过。	审视瑶函	102

6. 清代

清代煅制方法基本上沿用前代，煅制品种较多，共130种左右，涉及药物如下所示：（以B开头）巴豆、白垩、白矾、白螺蛳壳、白明矾【白矾】、白砒【砒石】、白石英、白石脂、白田螺壳【田螺壳】、白信【砒石】、白芷、白朱砂、贝齿；（以C开头）草乌、蟾蜍、车螯、陈京墨【墨】、赤石脂、赤铜、初生脐带【脐带】、川紫贝子【紫贝】、慈石【磁石】、磁粉、磁石；（以D开头）大黄、大石燕【石燕】、代赭石【赭石】、胆矾、灯心草、地龙；（以E开头）鹅管石；（以F开头）抚芎【川芎】、发【血余】、发灰【血余炭】、矾石、风化石灰【石灰】、伏翼【蝙蝠】、浮石、附子；（以G开头）甘石榴【石榴】、干虾蟆【虾蟆】、羖羊角、龟板【龟甲】、龟甲、蛤粉、蛤壳、蛤蜊、蛤蜊粉、蛤蜊壳；（以H开头）海巴、海蛤、海红蛤【海蛤】、海马、海螵蛸、海石【浮石】、寒水石、荷叶、黑铅、红砒【砒石】、胡椒、虎肚、花乳石【花蕊石】、花蕊石、黄柏、黄鱼齿；（以J开头）鸡内金、鲫鱼、金信【砒石】、京墨；（以K开头）空青、枯矾【煅白矾】、枯白矾【煅白矾】、魁蛤【瓦楞子】；（以L开头）荔枝、荔枝核、良姜【高良姜】、灵磁石【磁石】、硫黄、龙齿、龙骨、龙窝石、芦荟、炉甘石、鹿角、鹿角尖、螺狮壳、螺蛳烂壳、绿矾；（以M开头）礞石、麋角、密陀僧、明白矾【白矾】、明矾【白矾】、墨、牡蛎；（以N开头）南星【天南星】、硇砂、凝水石、牛角鰓；（以P开头）硼砂、砒【砒石】、砒石、砒霜、朴硝；（以Q开头）脐带、铅、铅霜、青矾【绿矾】、绿矾、青礞石【礞石】、秋石；（以R开头）人言【砒石】、人中白、戎盐【大青盐】、软石膏【石膏】；（以S开头）砂仁壳、蛇含石、蛇黄【蛇含石】、蛇蜕、石膏、石决明、石榴皮、石龙骨、石首鱼脑骨【鱼脑石】、石燕、石钟乳【钟乳石】、食盐、熟地【地黄】、水茸角【合萌】、水银；（以T开头）胎发【血余】、铁粉、铁斧、铁锯、铁落、铜绿、土黄连；（以W开头）瓦楞子、瓦垄子【瓦楞子】、文蛤、乌骨鸡、乌梅、乌药、乌贼鱼骨【海螵蛸】、蜈蚣、五倍子、五花龙骨、五色石脂；（以X开头）吸铁石【磁石】、象皮、象牙、小牙皂【猪牙皂】、新绛、杏仁【苦杏仁】、雄磁石【磁石】、玄明粉、血余；（以Y开头）牙皂【猪牙皂】、岩香、羊角、阳起石、余粮石【禹余粮】、禹余粮、鱼脑石、元明粉【玄明粉】；（以Z开头）皂矾【绿矾】、皂角子、爪甲、赭石、针砂、珍珠、真龙齿【龙齿】、真龙骨【龙骨】、正龙骨【龙骨】、制赤石脂、制慈石【制磁石】、制代赭石【制赭石】、制花乳石【制花蕊石】、制龙骨、制炉甘石、制鹿角胶、制礞石、制牡蛎、制乳香、制石膏、制石燕、制天雄、制阳起石、制自然铜、钟乳石、珠砂【朱砂】、硃砂【朱砂】、猪毛、猪牙皂角【猪牙皂】、啄木鸟、紫贝、紫贝子【紫贝】、紫石英、自然铜。

其中新增 70 种左右，涉及药物如下所示：（以 B 开头）白田螺壳【田螺壳】、白芷；（以 C 开头）草乌、赤石脂、赤铜、初生脐带【脐带】；（以 D 开头）大黄、灯心草、地龙；（以 F 开头）抚芎【川芎】、伏翼【蝙蝠】、附子；（以 G 开头）甘石榴【石榴】、干虾蟆【虾蟆】、羖羊角、蛤壳；（以 H 开头）海巴、海蛤、海红蛤【海蛤】、海马、海螵蛸、荷叶、黑铅、胡椒、虎肚、黄柏、黄鱼齿；（以 J 开头）鸡内金、鲫鱼；（以 K 开头）空青；（以 L 开头）荔枝、荔枝核、良姜【高良姜】、龙窝石、芦荟、螺蛳壳、螺蛳烂壳；（以 M 开头）麋角；（以 N 开头）牛角鰓；（以 P 开头）硼砂；（以 Q 开头）脐带、铅、铅霜；（以 S 开头）石榴皮、石龙骨、食盐、水茸角【合萌】；（以 T 开头）铁粉、铁斧、铁锯、铁落、土黄连；（以 W 开头）乌骨鸡、乌梅、乌药、乌贼鱼骨【海螵蛸】、蜈蚣、五倍子、五色石脂；（以 X 开头）吸铁石【磁石】、象皮、象牙、新绛、杏仁【苦杏仁】；（以 Y 开头）牙皂【猪牙皂】、岩香、羊角；（以 Z 开头）爪甲、制鹿角胶、猪毛、猪牙皂角【猪牙皂】、啄木鸟。

按照典籍的记载，清代煅制的方法主要有煅、烧。

清代采用煅法的药物占大部分，共有 120 种左右，涉及药物如下所示：（以 B 开头）巴豆、白垩、白矾、白螺蛳壳、白明矾【白矾】、白砒【砒石】、白石英、白石脂、白田螺壳【田螺壳】、白信【砒石】、白芷、白朱砂、贝齿；（以 C 开头）蟾蜍、车螯、陈京墨【墨】、赤石脂、赤铜、初生脐带【脐带】、川紫贝子【紫贝】、慈石【磁石】、磁粉【磁石】、磁石；（以 D 开头）大黄、大石燕【石燕】、代赭石【赭石】、胆矾、灯心草、地龙；（以 E 开头）鹅管石；（以 F 开头）抚芎【川芎】、发【血余】、发灰【血余炭】、矾石、风化石灰【石灰】、伏翼【蝙蝠】、浮石、附子；（以 G 开头）甘石榴【石榴】、干虾蟆【虾蟆】、羖羊角、龟板【龟甲】、蛤粉、蛤壳、蛤蜊、蛤蜊粉、蛤蜊壳；（以 H 开头）海巴、海蛤、海红蛤【海蛤】、海马、海螵蛸、海石【浮石】、寒水石、荷叶、黑铅、红砒【砒石】、胡椒、虎肚、花乳石【花蕊石】、花蕊石、黄柏、黄鱼齿；（以 J 开头）鸡内金、鲫鱼、金信【砒石】、京墨；（以 K 开头）空青、枯矾【煅白矾】、枯白矾【煅白矾】、魁蛤【瓦楞子】；（以 L 开头）荔枝、荔枝核、良姜【高良姜】、灵磁石【磁石】、硫黄、龙齿、龙骨、龙窝石、芦荟、炉甘石、鹿角、鹿角尖、螺蛳壳、螺蛳烂壳、绿矾；（以 M 开头）礞石、麋角、密陀僧、明白矾【白矾】、明矾【白矾】、墨、牡蛎；（以 N 开头）硇砂、凝水石、牛角鰓；（以 P 开头）硼砂、砒【砒石】、砒石、砒霜、朴硝；（以 Q 开头）铅、铅霜、青矾【绿矾】、青礞石【礞石】、秋石；（以 R 开头）人言【砒石】、人中白、戎盐【大青盐】、软石膏【石膏】；（以 S 开头）砂仁壳、蛇含石、蛇黄【蛇含石】、蛇蜕、石膏、石决明、石榴皮、石龙骨、石首鱼脑骨【鱼脑石】、石燕、石钟乳【钟乳石】、食盐、熟地【地黄】、水茸角【合萌】、水银；（以 T 开头）胎发【血余】、铁粉、铁落、土黄连；（以 W 开头）瓦楞子、瓦垄子【瓦楞子】、文蛤、乌骨鸡、乌梅、乌药、乌贼鱼骨【海螵蛸】、蜈蚣、五倍子、五花龙骨、五色石脂；（以 X 开头）吸铁石【磁石】、象皮、象牙、小牙皂【猪牙皂】、新绛、杏仁【苦杏仁】、雄磁石【磁石】、玄明粉、血余；（以 Y 开头）牙皂【猪牙皂】、岩香、羊角、阳起石、禹余粮、鱼脑石、元明粉【玄明粉】；（以 Z 开头）皂矾【绿矾】、皂角子、爪甲、赭石、珍珠、真龙齿【龙齿】、真龙骨【龙骨】、正龙骨【龙骨】、制赤石脂、制代赭石【制赭石】、制花乳石【制花蕊石】、制龙骨、制炉甘石、制鹿角胶、制礞石、制牡蛎、制乳香、制石膏、制石燕、制天雄、制阳起石、制自然铜、钟乳石、珠砂【朱砂】、猪毛、猪牙皂角【猪牙皂】、啄木鸟、紫贝、紫贝子【紫贝】、紫石英、自然铜。

采用烧法的药物有 17 种，如贝齿、白朱砂、磁石、代赭石【赭石】、龟甲、鸡内金、牡蛎、脐带、石决明、蛇含石、铁粉、铁锯、铁斧、铜绿、皂矾【绿矾】、赭石、制慈石【制磁石】、自然铜。

采用其他方法的有 7 种，包括草乌、代赭石【赭石】、龙骨、炉甘石、南星【天南星】、余粮石【禹余粮】、针砂。

具体见表 6–7。

表 6–7　清代煅制药物统计表

煅制方法	药名	摘录	文献名称	文献编号
煅	巴豆	煅。	良朋汇集经验神方	124
	白垩	煅，研，盐汤飞过，晒干用（每垩二两，用盐一分）。	本草辑要	145
	白矾	煅过。	本草述	111
		取洁白光莹者，煅用。	本草备要	117
		用铁锈刀烧红，将白矾放于刀上煅之。	医宗金鉴	128
		生用解毒，煅用生肌。	本草从新	132
		火煅用。	本草求真	140
		煅用，或以火煅。	本草辑要	145
		煅。	本草汇纂	161
		火煅。	外科大成	110
	白螺蛳壳	煅。	沈氏女科辑要笺正	138
	白明矾【白矾】	将矾打成块，装入五倍子，内火煅，以矾枯为度。	幼幼集成	129
	白砒【砒石】	白砒净末一两，白矾净末二两……研极细末，铁勺熔成饼，入炭火煅，烟净取出，去火毒，为末。	本草纲目拾遗	139
	白石英	坩埚内火煅，酒淬三次，入瓶内密封。	本草述	111
		干锅内火煅，酒淬三次用。	本草述钩元	112
		煅过，水飞。	本经逢原	121
		煅研，水飞用。	得配本草	136
		煅，研。	校注医醇賸义	160
	白石脂	瓦上煅红。	嵩厓尊生全书	122
		火煅。	良朋汇集经验神方	124
		醋煅淬。	成方切用	137
		煅。	类证治裁	155
	白田螺壳【田螺壳】	煅。	医宗金鉴	128
	白信【砒石】	火煅黑烟尽，半日取起，方可用。	串雅内编	133
	白芷	煅。	成方切用	137
	白朱砂	火煅，醋淬，研细，水飞。	本草纲目拾遗	139
		煅红，淬入干烧酒内……七八次，以酥为度，研细，水飞。	本草纲目拾遗	139
		火罐烧红，童便淬七次，研成粉。以童便和醋煅制二十一次方用。	本草纲目拾遗	139
	贝齿	煅。	外科大成	110
	明白矾【白矾】	煅。	幼幼集成	129
	明矾【白矾】	煅枯。	沈氏女科辑要笺正	138
	蟾蜍	黄泥固济煅过（外用）。	握灵本草	105
	车螯	以盐泥固济，煅赤，出火毒。	串雅内编	133
	陈京墨【墨】	煅。	类证治裁	155

续表

煅制方法	药名	摘录	文献名称	文献编号
煅	赤石脂	煅。	医学从众录	149
		火煅。	本草汇	106
		煅，淬。	医门法律	107
		火煅红。	医宗说约	109
		煅。	外科大成	110
		火煅，水飞。	本草述	111
		火煅。	本草经解要	126
		煅。	医宗金鉴	128
		煅过。	幼幼集成	129
		煅，淬。	成方切用	137
		煅。	本草纲目拾遗	139
		研粉水飞用，或火煅。	本草辑要	145
		煅。	增广验方新编	157
	赤铜	煅赤、醋沃七次。	本经逢原	121
	初生脐带【脐带】	煅末。	本经逢原	121
	抚芎【川芎】	煅，研。	本草纲目拾遗	139
	川紫贝子【紫贝】	火煅，醋淬，为末。纸包放地上，去火毒。	幼幼集成	129
	慈石【磁石】	醋煅，研。	本草经解要	126
		火煅，醋淬，碾末，水飞用。或醋煮三日夜用。	本草辑要	145
		醋煅。	随息居重订霍乱论	153
		醋煅。	类证治裁	155
	磁粉【磁石】	人乳，黄连汁煅淬七次。	嵩厓尊生全书	122
	磁石	凡使，须火煅，醋淬，或醋煮三日夜。一云以东流水煮三日夜，拭干搥（捶）碎，乳细，水飞如尘。	握灵本草	105
		火煅，醋淬，水飞。	本草汇	106
		火煅，醋淬七次，研细用。	医宗说约	109
		火煅，醋淬五次。	本草述	111
		火煅，醋淬九次，细研，水飞，或炼汁饮之。	本草述	111
		火煅，醋淬九次，细研，水飞，或炼汁饮之。	本草述钩元	112
		煅红，淬七次。	医方集解	115
		火煅，醋淬，碾末，水飞，或醋煮三日夜用。	本草备要	117
		入药煅过，醋淬七次，研细，水飞。	本经逢原	121
		醋煅。	嵩厓尊生全书	122
		火煅，醋淬，水飞，不能吸铁者勿用。	本草必用	125
		烧红，醋淬三次。	医宗金鉴	128
		火煅，醋淬，研末，水飞，或醋煮三日夜。	本草从新	132
		煅红，淬七次。	成方切用	137
		煅红，醋淬。	本草纲目拾遗	139
		火煅，醋淬，研末，水飞用。	本草求真	140
		火煅，醋淬，研末，水飞。	本草汇纂	161
		火煅，醋淬。	本草便读	166
	大黄	湿纸裹，煅，勿令焦，切，焙干，再以水润，炒熟焙干。	医门法律	107

续表

煅制方法	药名	摘录	文献名称	文献编号
煅	大石燕【石燕】	一雌一雄，每个重一两者佳，入倾银罐中，上下用炭火煅红，淬入好醋中，如此九次。	医宗说约	109
	代赭石【赭石】	煅赤，醋淬二次或七次，水飞用。	握灵本草	105
		煅红，醋淬，水飞。	本草汇	106
		煅赤，醋淬三次或七次，研末，水飞，取其相制，并为肝经血分引用也。	本草述钩元	112
		煅红，醋淬，水飞。	药品辨义	118
		火煅，醋淬三次，研细，水飞。	本经逢原	121
		烧红煅，好醋内淬七次。	良朋汇集经验神方	124
		火煅，醋淬七次。	良朋汇集经验神方	124
		煅赤，以醋淬三次，研细，水飞。	本草必用	125
		火煅，醋淬。	本草经解要	126
		煅，醋淬。	医宗金鉴	128
		火煅，醋淬至酥，研末，水飞过用。	幼幼集成	129
		煅红，醋淬，研细。	长沙药解	130
		煅红，醋淬，水飞。	本草从新	132
		煅红，醋淬。	串雅外编	134
		煅，醋淬七次，研，水飞过用。	得配本草	136
		火煅，醋淬三次，研细，水飞用。	本草求真	140
		醋煅。	幼科释谜	141
		煅。	吴鞠通医案	144
		煅红，醋淬，水飞用。	本草辑要	145
		醋煅。	类证治裁	155
		火煅，醋淬三次，研细，水飞。	本草汇纂	161
		煅红，醋淬，水飞。	医家四要	164
	胆矾	煅。	本草纲目拾遗	139
	灯心草	煅。	嵩厓尊生全书	122
	地龙	煅过。	串雅内编	133
		装在经霜丝瓜内，煅枯焦，连瓜为末。	串雅内编	133
	鹅管石	煅，研。	校注医醇賸义	160
	发【血余】	皂荚水洗，入罐火煅，冷研。	本草汇	106
		拣去白者，先用滚水洗净，入阳城罐，外用盐泥固济，煅，候内外罐通红，冷定研末，置地去火毒用。	本经逢原	121
		皂角水洗，煅。	本草分经	156
	发灰【血余炭】	洗净，置瓶中火煅通红，候冷研用。	医宗说约	109
	矾石	凡使，以瓷瓶盛，煅令内外通赤为度。	握灵本草	105
		细研，入罐火煅半日，色如轻粉者名枯矾。	本草述钩元	112
		煅。	本经逢原	121
		煅枯，研细用。	长沙药解	130
	风化石灰【石灰】	砂锅盛，瓦片盖，炭火煅二时久取出。	良朋汇集经验神方	124
	伏翼【蝙蝠】	煅灰。	本经逢原	121

续表

煅制方法	药名	摘录	文献名称	文献编号
煅	浮石	煅，研，水飞过用。	得配本草	136
		火煅，醋淬七次，研粉，水飞用。亦有用烧酒、樟脑升炼取粉者。	本草辑要	145
	附子	火煅则无毒，水中之阳毒，遇火则散，亦阴阳相引之义。	本草问答	167
	甘石榴【石榴】	煅烟尽，出火毒一夜。	食物本草会纂	119
	干虾蟆【虾蟆】	煅。	医宗金鉴	128
	羖羊角	煅。	串雅外编	134
	龟板【龟甲】	酥炙，或酒炙、醋炙、猪脂炙，煅灰用，洗净搥（捶）碎，水浸三日用，桑柴熬膏良。	本草备要	117
		煅灰用。	医家四要	164
	蛤粉	煅。	握灵本草	105
		煅。	外科大成	110
		煅。	本草述	111
		蛤蜊壳煅为粉。	本草备要	117
		煅。	医宗金鉴	128
		煅，研用。	玉楸药解	131
		蛤蜊壳煅为粉，与牡蛎同功。	本草辑要	145
	蛤壳	煅粉用，又能燥湿。	本草便读	166
	蛤蜊	煅作粉。	食物本草会纂	119
		壳煅赤杵粉。	本经逢原	121
		童便煅，研。	本经逢原	121
	蛤蜊粉	炭火煅。	本草汇	106
		即海内水蚌壳，煅而为粉也。	本草求真	140
	蛤蜊壳	煅，研粉用。	得配本草	136
	海巴	煅。	良朋汇集经验神方	124
	海蛤	煅粉。	本草述	111
		取紫口蛤蜊壳，炭火煅成，以熟瓜蒌连子同捣，和成团，风干用，最妙。	本草述钩元	112
	海红蛤【海蛤】	煅。	类证治裁	155
	海马	煅赤。	本经逢原	121
	海螵蛸	煅。	医方集解	115
		煅。	成方切用	137
	海石【浮石】	火煅为粉，另名海粉。	药品辨义	118
		火煅。	良朋汇集经验神方	124
	寒水石	煅。	外科大成	110
		煅。	本草述	111
		捣碎，入一盒子内，火煅令通赤，取出，埋地土内出火毒，研细。	本草述	111
		煅。	医方集解	115
		煅。	洞天奥旨	120
		火煅用。	外科证治全生集	127
		煅。	医宗金鉴	128
		煅。	本草纲目拾遗	139
		煅。	叶天士秘方大全	143
		煅。	外科证治全书	152
		煅。	增广验方新编	157

续表

煅制方法	药名	摘录	文献名称	文献编号
煅	荷叶	煅。	本经逢原	121
	黑铅	用水银煅，结成砂。	医学从众录	149
		煅，炼。	本草汇纂	161
	红砒【砒石】	放旧瓦上火煅白烟将尽，取起净末。	增广验方新编	157
	胡椒	同盐火煅（搽牙）。	本草汇纂	161
	虎肚	洗净，存滓秽，新瓦固，煅存性。	本草述	111
	花乳石【花蕊石】	火煅，水飞。	本草汇	106
		火煅过，出火毒，研细，水飞，晒干用。	本草述	111
		五两，同硫黄二两，入阳城罐内，盐泥固济，加顶火煅过，研细，水飞。	本经逢原	121
		煅，研，水飞用。	玉楸药解	131
		煅，研，水飞用。	本草辑要	145
		凡入丸散，以罐固济，顶火煅过，出火毒，研细水飞，晒干用。	本草述钩元	112
	花蕊石	煅，研，水飞用。	本草备要	117
		醋煅。	洞天奥旨	120
		煅，研如粉。	本草必用	125
		火煅，入童便淬之七次。	医宗金鉴	128
		煅，研，水飞。	本草从新	132
		以罐固济，顶火煅过，出火毒，研细水飞，晒干用。	本草求真	140
		花蕊石一斤，土色硫黄四两，上为末，和匀，先用纸泥封固瓦罐一个，入二药，仍用纸泥封口，晒干，用炭煅二炷香，次日取出，研细。	女科要旨	148
		若妇人腹有恶血，煅，研，水飞制过服之。	本草正义	151
		火煅红，放地上冷定后再煅，凡七次。	外科证治全书	152
		煅，研细。	类证治裁	155
		以罐固济，顶火煅过，去火毒，研细水飞，晒干。	本草汇纂	161
		童便煅七次。	医方丛话	165
		古铜钱、花蕊石，均非煅不行。	本草问答	167
	黄柏	火煅。	洞天奥旨	120
	黄鱼齿	煅，研。	类证治裁	155
	鸡内金	不煅，其性亦不发。	本草问答	167
	鲫鱼	煅，烧存性。	食物本草会纂	119
		入绿矾，泥固煅，则治反胃吐食。但煅不可去鳞，以鳞有止血之功也。	本草求真	140
	金信【砒石】	火煅黑烟，止用淡青烟。	串雅内编	133
	京墨	煅。	妇科玉尺	142
	空青	煅，醋淬七次，研末，水飞，日干用。	得配本草	136
		煅。	本草汇纂	161
	枯矾【煅白矾】	细研，入瓦罐中煅半日，色如轻粉者名枯矾。	本草述	111
	枯白矾【煅白矾】	煅。	幼幼集成	129

续表

煅制方法	药名	摘录	文献名称	文献编号
煅	魁蛤【瓦楞子】	炭火煅赤，米醋淬三度，出火毒，研粉用。	本草述钩元	112
		炭火煅赤，米醋淬三度，出火毒，研粉。	本草述	111
	荔枝	连壳煅，研，止呃逆。	本草辑要	145
	荔枝核	煅。	医方集解	115
		荔枝连壳煅，研，止呃逆。	本草备要	117
		煅。	成方切用	137
		煅用。	本草分经	156
	良姜【高良姜】	煅黑。	医方集解	115
	灵磁石【磁石】	煅。	外科大成	110
	硫黄	煅。	医方丛话	165
	龙齿	煅。	本草汇	106
		煅赤，水飞。	本经逢原	121
		煅赤，醋淬七次，水飞。	本经逢原	121
		煅赤，醋淬七次，水飞用。	本草害利	159
	龙骨	煅赤，为粉用，亦有生用者。	握灵本草	105
		煅赤，研细。	本草汇	106
		煅用。	外科大成	110
		煅。	医方集解	115
		必须火煅，研末，水飞过，始可用之。	本草新编	116
		醋煅。	嵩厓尊生全书	122
		煅。	嵩厓尊生全书	122
		煅。	良朋汇集经验神方	124
		忌铁器，火煅，水飞，酒煮，晒干。	本草必用	125
		煅。	本草经解要	126
		煅。	医宗金鉴	128
		煅，研细用。	长沙药解	130
		酒浸一宿，水飞三度，或酒煮、酥炙、火煅，亦有生用者。忌鱼及铁。	本草从新	132
		煅。	串雅内编	133
		或火煅水飞用。不制着于肠胃，晚年发热。	得配本草	136
		煅。	成方切用	137
		醋煅。	成方切用	137
		煅。	本草纲目拾遗	139
		酒煮、火煅用。	本草求真	140
		煅。	幼科释谜	141
		酒浸一宿，水飞三度用，或酒煮、酥炙、火煅，亦有生用者。又云水飞晒干，黑豆蒸过用（否则着人肠胃，晚年作热）。	本草辑要	145
		煅，研末。	医学从众录	149

续表

煅制方法	药名	摘录	文献名称	文献编号
煅	龙骨	煅。	外科证治全书	152
		火煅红，淬入米醋内，水飞。	重楼玉钥	154
		煅。	类证治裁	155
		煅。	增广验方新编	157
		火煅。	本草汇纂	161
		煅。	时病论	163
	龙窝石	煅用。	本草纲目拾遗	139
	芦荟	微煅。	良朋汇集经验神方	124
	炉甘石	上火一煅，用水飞出细粉，粗渣不用，晒干。	良朋汇集经验神方	124
		火煅红，淬童便内，飞七次，再烧红，淬入黄连汤内。	良朋汇集经验神方	124
		火煅，醋淬五次（治下疳阴疮）。	良朋汇集经验神方	124
		火煅，童尿淬五七次。	握灵本草	105
		火煅红，童便淬七次，研粉，水飞。	本草汇	106
		煅三黄汤内七次。	外科大成	110
		煅小便内三次。	外科大成	110
		煅红，童便淬七次，研粉，水飞用。	本草备要	117
		煅过水飞，丸如弹圆，多攒簪孔烧赤，煎黄连汁淬数次。	本经逢原	121
		煅红，童便浸数次，水洗，研细，水飞。	玉楸药解	131
		火煅，童便淬三次。	串雅内编	133
		凡用炉甘石，以炭火煅红，童便淬，或黄连煎水淬七次，洗净研粉，水飞过，晒干用。	得配本草	136
		煅，童便淬七次，飞净。	成方切用	137
		用黄连、黄柏、黄芩、甘、菊、薄荷煎水煅，再用童便煅一次，将药水飞，晒干。	本草纲目拾遗	139
		煅，淬，入黄连汁三次，童便四次。	本草纲目拾遗	139
		火煅黄色，童便淬七次。	本草纲目拾遗	139
		煅，用童便良。	本草求真	140
		煅红，童便淬七次，研粉，水飞用。	本草辑要	145
		须煅红，童便淬七次，研粉，水飞。若煅而坚硬，不松腻者，不堪用。	本草正义	151
		煅，淬，童便浸七次，飞用。	外科证治全书	152
		用羌活煎汤煅七次，飞去脚，晒干用。	重楼玉钥	154
		用童便浸七日，用炭火销银砂锅内煅红，再入童便内浸十日，晒干，研细末。	增广验方新编	157
		火煅，醋淬，再煅再淬五次。	增广验方新编	157
		煅红，用黄连、黄柏、荆芥煎水淬入，再煅再淬，共七次，焙干，研。	增广验方新编	157
		炒煅红，用童便淬七次，研粉，水飞。	本草汇纂	161
		用三黄煎水煅用。	本草便读	166
	鹿角	泥固煅黄色。	外科大成	110
		煅灰，行崩中积血。	本经逢原	121
		行瘀血，煅用。	得配本草	136
		煅霜用，固摄精带。	本草正义	151

续表

煅制方法	药名	摘录	文献名称	文献编号
煅	鹿角尖	煅。	外科大成	110
	螺蛳壳	泥中及墙壁上年久者良，煅用。	得配本草	136
	螺蛳烂壳	火煅过。	食物本草会纂	119
	绿矾	此矾煅赤，能入血分，又能燥湿化涎。	握灵本草	105
		入砂锅内，新瓦盖定，盐泥固济，煅赤取出。	本草述	111
		用火煅赤。	本草述	111
		入醋煅赤，研细。	本草必用	125
		醋拌入瓷瓶，煅过用。	得配本草	136
	礞石	用大坩埚一个，以礞石四两，打碎，入硝石四两拌匀，炭火十五斤，簇定，煅至硝尽，其石色如金为度，取出研末，水飞去硝毒，晒干用。	本草述	111
		以礞石四两，打碎，入硝石四两拌匀，置火坩埚内，炭火十五斤，簇定，煅至硝尽，其色如金为度，取出研末，水飞去硝毒，晒干用。	本草述钩元	112
		煅过，杵细水飞。	本经逢原	121
		煅。	嵩厓尊生全书	122
		煅。	良朋汇集经验神方	124
		焰硝煅过，埋地内七日用。	医宗金鉴	128
		硝煅，水飞，研用。	本草求真	140
		硝石煅过，煅至硝尽，石色如金为度，如无金色者不入药。杵细，水飞去硝毒用。	本草辑要	145
		煅。	随息居重订霍乱论	153
		煅。	时病论	163
		火煅过。	医方丛话	165
		必用火硝煅过，性始能发，乃能坠痰，不煅则石质不化，药性不发，又毒不散，故必用煅。	本草问答	167
	麋角	寸截，炭火烧过，捣末，水和成团，以绢袋三五重盛之，再煅再和，如此五度，以牛乳和再烧过，研用。	本草害利	159
	密陀僧	此即煎银炉底，坚重、碎之如金色者佳，外敷生用，内服火煅黄色，细研。	本草述	111
		外敷生用，内服火煅黄色，细研。	本草述钩元	112
		煅赤，置地上去火性。	洞天奥旨	120
		醋煅七次。	本经逢原	121
	墨	火煅，细研，或水浸软，纸包煨，剉，不问徽墨、京墨、油烟，但光如漆且香者勿用。	本草述	111
		汤药磨服，丸散火煅，细研，或水浸软，纸包煨，剉。	本草述钩元	112
		火煅，研用或磨用。	得配本草	136
		内服总宜煅用，方无胶滞之患。	本草便读	166
	牡蛎	童尿浸，黄泥固济，煅。	本草汇	106
		煅，研。	外科大成	110
		煅，研。	本草述	111
		尖头大者胜，先用盐水煮一时后，入火煅红，研粉用。	本草述	111

续表

煅制方法	药名	摘录	文献名称	文献编号
煅	牡蛎	先用盐水煮一时，后入火煅红，研粉用。	本草述钩元	112
		煅。	医方集解	115
		盐水煮一日一夜，煅粉。	医方集解	115
		盐水煮一伏时，煅粉用，亦有生用者。	本草备要	117
		煅，研。	食物本草会纂	119
		煅赤，用左顾者。	本经逢原	121
		煅。	嵩厓尊生全书	122
		煅。	良朋汇集经验神方	124
		火煅，或童便或醋淬之。	本草必用	125
		盐泥固，煅。	本草经解要	126
		童便浸七日，硫黄末醋调，黄土裹，煅。	外科证治全生集	127
		煅粉。	医宗金鉴	128
		盐泥固，煅。	医宗金鉴	128
		煅粉，研细用。	长沙药解	130
		盐水煮一伏时，煅粉，亦有生用者。	本草从新	132
		煅，研。	得配本草	136
		煅。	成方切用	137
		盐水煮一日夜，煅粉。	成方切用	137
		盐水煮，煅粉。	成方切用	137
		煅。	幼科释谜	141
		盐水煮一伏时，煅粉用，亦有生用者。	本草辑要	145
		煅，醋淬。	时方妙用；时方歌括	147
		盐水煮一日夜，煅粉。	时方妙用；时方歌括	147
		煅。	医学从众录	149
		醋煅。	医学从众录	149
		醋煅，研。	类证治裁	155
		煅，醋淬。	类证治裁	155
		煅透，水飞。	增广验方新编	157
		煅，酒炒。	增广验方新编	157
		煅，为末。	温热经纬	158
		先用盐水煮一时，后入火煅红，研粉用，或生用。	本草害利	159
		煅，炒。	校注医醇賸义	160
		煅，研。	校注医醇賸义	160
		煅成粉。	本草汇纂	161
		醋煅。	笔花医镜	162
		盐水煮一伏时，煅粉，亦有用生者。	医家四要	164
	硇砂	用黄丹【铅丹】、石灰作柜，煅赤使用，并无毒。	本草述钩元	112
	凝水石	煅，研。	医门法律	107
		煅，研。	本草述	111
	牛角鰓	煅。	本草述	111

续表

煅制方法	药名	摘录	文献名称	文献编号
煅	硼砂	煅。	良朋汇集经验神方	124
		煅。	增广验方新编	157
	砒【砒石】	好砒半两，白矾四分，水一盏，煮砒干，入矾同煅，为末。	幼科释谜	141
	砒石	大热大毒，经火煅为霜，则其性更烈。	本草便读	166
	砒霜	白砒与明矾共为末，入小罐内，炭火煅红，青烟尽白烟起，片时，约上下通红，住火，置地上一宿，取出。	外科大成	110
		新瓦上火煅，研末。	本草述	111
	朴硝	四两，入小酒，瓶加老酒四碗，入瓶内封口，炭火煅烟尽为度，取出为末。	外科大成	110
	铅	硫黄煅。	本经逢原	121
	铅霜	和水银煅。	幼科释谜	141
	青矾【绿矾】	煅成赤珠子。	串雅内编	133
		煅。	幼科释谜	141
		锅内安炭煅赤，米醋拌，为末。	本草述	111
	青礞石【礞石】	色青，打开有白星，煅后则星黄，无星者不入药。	握灵本草	105
		入罐打碎，四两，硝石四两同拌，火煅至硝尽，石色如金，研细，水飞。	本草汇	106
		研细，同火硝煅红，水淘净，晒干用。	医宗说约	109
		打碎，用朴硝一两，同入瓦罐，盐泥固济，晒干，火煅，石色如金为度。	医方集解	115
		煅如金色。	良朋汇集经验神方	124
		同火硝等分，煅如金色，研细，水飞。	本草必用	125
		火煅如金为度。	医宗金鉴	128
		煅。	幼幼集成	129
		硝石、礞石等分，打碎拌匀，入砂锅，煅至硝尽，石色如金为度，如无金星者，不入药，研末，水飞去硝毒。	本草从新	132
		三两，用焰硝一两，为末，同入瓦罐，盐泥固济，煅至石色如金为度，水飞过。	时方妙用；时方歌括	147
		礞石打碎，用焰硝二两，同入瓦罐内，泥封，煅石色如金为度。	类证治裁	155
		用坩埚一个，以礞石打碎，入硝石等分，拌匀，炭火簇定，煅至硝尽，其石色如金为度，取出，如无金星者不入药，研末，水飞去火毒，晒干用。	本草害利	159
		同火硝煅炼者，取其疏利之性，则礞石之功，更为剽悍耳。	本草便读	166

续表

煅制方法	药名	摘录	文献名称	文献编号
煅	秋石	水澄火炼而成，真元之气尽失。古取中白童便，滋阴降火有益。贵人恶其不洁，设法煅炼秋石，经煅变冷为温，服之水涸火起。所以久服致渴，惟虚冷者为宜。观诸砂石火淋，便炼秋石同理。	嵩厓尊生全书	122
		即溺中白垢。或火炼，或水澄，皆以洁白为度。其性或寒或热，随其制法而异，所云能滋阴退热，治虚劳咳嗽等证，唯阴炼者尚可用之。若阳炼者，一经火煅，反足以助火增病。	本草便读	166
	人言【砒石】	煅。	良朋汇集经验神方	124
	人中白	煅，水飞。	本草汇	106
		煅，研。	外科大成	110
		火煅。	本草述	111
		煅，研用。	本草备要	117
		煅过。	本经逢原	121
		煅。	嵩厓尊生全书	122
		火煅红，醋淬七次。	良朋汇集经验神方	124
		入火煅烟尽，闷熄，研用。	外科证治全生集	127
		煅过。	医宗金鉴	128
		煅红。	幼幼集成	129
		尿桶中白垢刮下，瓦上煅至烟尽。	幼幼集成	129
		即桶垢刮取，火煅如盐。	幼幼集成	129
		童子便桶刮下者尤佳。新瓦火煅过。	本草从新	132
		煅，研用。	本草求真	140
		煅，研末，大治湿烂下疳恶疮。	本草正义	151
		煅。	外科证治全书	152
		漂，煅。	随息居重订霍乱论	153
		取经霜雪多年者，火煅三次。	重楼玉钥	154
		煅过用。	医家四要	164
		即尿缸中澄结在下之白垢也……凡喉齿口舌诸方，皆以此煅研，吹入有效。	本草便读	166
	戎盐【大青盐】	紧固济，煅一日，出火毒。	本草述	111
	软石膏【石膏】	煅，去火毒。	医宗金鉴	128
	砂仁壳	煅灰。	本草述	111
		煅。	串雅内编	133
	蛇含石	火煅，童便淬三次。	医宗金鉴	128
		醋煅七次，为末。	串雅内编	133
		童便煅三次。	医方丛话	165
	蛇黄【蛇含石】	今以蛇含石醋煅水飞代之。	本经逢原	121
		煅紫色。	串雅内编	133
	蛇蜕	瓦罐内煅。	妇科玉尺	142
		研，泥固，煅。	本草述	111
		先以皂荚水洗净，缠竹上，或烧存性，或盐泥固煅，各随本方。	本草述钩元	112
		皂荚水洗净，或酒，或醋、蜜浸，炙黄用，或烧存性，或盐泥固煅，各随本方。	本草备要	117

续表

煅制方法	药名	摘录	文献名称	文献编号
煅	蛇蜕	泥裹火煅，去泥研粉。	外科证治全生集	127
		皂荚水洗净，或酒、或醋、或蜜浸，炙黄，或烧存性，或盐泥固煅。	本草从新	132
		皂荚水洗净，缠竹上，或酒、或醋、或蜜浸，炙黄用，或盐泥固煅，或烧炭存性，随症制用。	得配本草	136
		泥球包，煅为末。	本草纲目拾遗	139
		盐泥固，煅。	本草求真	140
		皂荚水洗净，或酒、或醋、或蜜浸，炙黄用。或烧存性，或盐泥固煅，各随本方。	本草辑要	145
	石膏	煅。	医宗金鉴	128
		煅过用。	握灵本草	105
		煅。	本草汇	106
		煅热研末，性缓兼敷热疮。	医宗说约	109
		煅，碾末。	外科大成	110
		石臼中捣成粉，密绢罗过，生甘草水飞过，水澄令干，重研用之。近人因其性寒，火煅过用，或糖拌炒过，则不妨脾胃。作散者煅熟，入煎剂半生半熟。凡入煎剂，碎之如粟米大。	本草述钩元	112
		研细，甘草水飞过。近人因其寒，或用火煅，则不伤胃。	本草备要	117
		糖拌略炒则不腻，多煅则腻而性敛。	药品辨义	118
		煅。	洞天奥旨	120
		醋煅，水飞。	本经逢原	121
		煅。	本草经解要	126
		研细，绵裹，入药煎。虚热煅用。	长沙药解	130
		研细，甘草水飞。近人因其寒，或用火煅，则不甚伤胃。但用之甚少，则难见功。	本草从新	132
		煅红，出火毒，研细。	串雅内编	133
		煅。	成方切用	137
		研细，或甘草水飞，或火煅，各随本方用。	本草求真	140
		煅。	吴鞠通医案	144
		研细，甘草水飞用。近人因其寒，或用火煅，则不伤胃。味淡难出，若入煎剂，须先煮数十沸。	本草辑要	145
		煅。	时方妙用；时方歌括	147
		煅。	傅青主女科	150
		煅。	外科证治全书	152
		煅。	类证治裁	155
		煅。	增广验方新编	157
		研细，甘草水飞。近因其寒胃，用火煅，则不甚伤胃。但用之甚少，则难见功。冰糖拌过，则不妨脾胃。	本草害利	159
		研细，甘草水飞。或煅用。	医家四要	164

续表

煅制方法	药名	摘录	文献名称	文献编号
煅	石决明	火煅，研极细（治童子痘后目翳）。	握灵本草	105
		煅红，童便内渍一次，为末。	医宗说约	109
		煅。	外科大成	110
		炭火煅赤，米醋淬三度，去火毒，研粉。	食物本草会纂	119
		煅。	嵩厓尊生全书	122
		煅。	医宗金鉴	128
		煅红，童便淬一次。	医宗金鉴	128
		煅，童便淬，研，水飞用。	得配本草	136
		煅。	本草纲目拾遗	139
		火煅。	外科证治全书	152
		用九孔者，煅红，童便内浸一夜，为末。	外科证治全书	152
		煅，童便淬。	类证治裁	155
		醋煅。	类证治裁	155
		煅。	增广验方新编	157
	石榴皮	煅末。忌铁器。	本草从新	132
		涩肠，止泻痢下血，煅末服。勿犯铁器。凡使，不计干湿，皆以浆水浸一夜，取出用。	本草辑要	145
	石龙骨	煅。	幼幼集成	129
	石首鱼脑骨【鱼脑石】	煅。	串雅内编	133
	石燕	火煅，醋淬七次。	本草汇	106
		火煅，醋淬九次，研细，水飞用。	医宗说约	109
		火煅，醋淬七次。	本草述	111
		火煅，醋淬七次。	本草述钩元	112
	石钟乳【钟乳石】	火煅。	本草述	111
	食盐	铁锈刀烧红煅之。	外科大成	110
		用铁锈刀烧红，将食盐放于刀上煅之。	医宗金鉴	128
	熟地【地黄】	剉碎，入砂锅内，纸筋盐泥固济，火煅过。	沈氏女科辑要笺正	138
	水荠角【合萌】	新瓦上煅干，为末。	本草纲目拾遗	139
	水银	得铅则凝，得硫则结，并枣肉、人唾研则散，得紫河车则伏，得川椒则收。别法：煅为腻粉粉霜。	本草述钩元	112
		水银、硫黄二味炒成砂子，入水火鼎煅炼，为末（灵砂丹）。	类证治裁	155
	胎发【血余】	煅。	成方切用	137
	铁粉	煅赤，醋沃七次用。	本草求真	140
	铁落	铁铫内煅赤，醋沃七次。	本经逢原	121
	土黄连	血痢，用宣连为末，以鸡子搜作饼，炭火煅令通赤，盖定勿泄气，候冷研细。	本草纲目拾遗	139
	瓦楞子	火煅，醋淬。	本草必用	125
		煅。	串雅补	135
		煅红，醋淬三次用。	本草求真	140
		煅红，醋淬三次。	本草汇纂	161
		火煅，醋淬，研。	医家四要	164

续表

煅制方法	药名	摘录	文献名称	文献编号
煅	瓦垄子【瓦楞子】	血块痰积，心疼不可忍，蚶壳火煅赤，醋淬三次，出火毒，研粉，或醋丸服。	握灵本草	105
	文蛤	火煅，研粉。	本草汇	106
		煅粉，研细用。	长沙药解	130
	乌骨鸡	煅。	增广验方新编	157
	乌梅	煅灰。	傅青主女科	150
	乌药	酒浸一宿用，亦有煅研用者。	本草备要	117
		酒浸一宿，炒，亦有煅研用者。	本草从新	132
		酒浸一宿，或煅研用。	本草求真	140
		酒浸一宿用，亦有煅研用者。	本草辑要	145
		酒浸一宿，炒，亦有煅研用者。	本草害利	159
		酒浸一宿，煅研用。	本草汇纂	161
		酒浸一宿，炒，亦有煅研用者。	医家四要	164
	乌贼鱼骨【海螵蛸】	煅。	本草经解要	126
	蜈蚣	火煅用。	本草求真	140
	五倍子	加以火煅，则治下焦血脱、肿毒金疮、喉痹口疮等症，用之即效，以黑能入下焦故也。	本草求真	140
		煅过。	本经逢原	121
	五花龙骨	醋煅三四次。	良朋汇集经验神方	124
	五色石脂	凡使，研如粉，新汲水飞过三次，晒干用。亦有火煅水飞者。	本草述钩元	112
	吸铁石【磁石】	火煅，醋淬，研细，水飞。	玉楸药解	131
	象皮	煅。	外科大成	110
		煅。	串雅内编	133
	象牙	煅童便内三次。	外科大成	110
	小牙皂【猪牙皂】	火煅，去皮弦。	良朋汇集经验神方	124
	新绛	煅灰。	本经逢原	121
	杏仁【苦杏仁】	醋煮杏仁二枚，灯上煅，研烂。	幼科释谜	141
	雄磁石【磁石】	煅。	幼幼集成	129
	玄明粉	朴硝煎化，同莱菔煮，再用甘草煎，入罐火煅，以去其咸寒之性。	本草备要	117
		系芒硝再煎而成，煅过多次。	本草汇纂	161
	血余	皂荚洗，煅用。	本草求真	140
		煅。	类证治裁	155
	牙皂【猪牙皂】	火煅。	串雅外编	134
	岩香	火煅，醋淬，研末。	本草纲目拾遗	139
	羊角	黑羊角，煅。	外科大成	110
		火煅，刮灰。	串雅内编	133

续表

煅制方法	药名	摘录	文献名称	文献编号
煅	阳起石	凡使，煅极红，研极细。	握灵本草	105
		火煅，酒淬七次，研细，水飞。	本草汇	106
		火煅通红，淬后药汁内七次。	外科大成	110
		火煅透红，研极细如面，水飞过，日干用。	本草述	111
		不入汤煎。火煅透红，研极细如面，水飞过，日干用。	本草述钩元	112
		火煅，醋淬七次，研粉，水飞用。亦有用烧酒、樟脑升炼取粉者。	本草备要	117
		煅过，烧酒淬七次，杵细，水飞。	本经逢原	121
		煅，酒淬，放阴地。	嵩厓尊生全书	122
		火煅，醋淬七次，研粉，水飞。亦有用烧酒、樟脑升炼取粉者。	本草从新	132
		煅赤，酒淬七次，研细，水飞过，日干用。	得配本草	136
		火煅，醋淬七次，研粉，水飞用。	本草求真	140
		煅。	妇科玉尺	142
		火煅，醋淬七次，研粉，水飞。	本草汇纂	161
	鱼脑石	微煅。	医宗金鉴	128
	禹余粮	赤白带下，禹余粮火煅，醋淬。	握灵本草	105
		煅。	医宗说约	109
		煅。	医学从众录	149
		煅红，醋淬，研细用。	长沙药解	130
	元明粉【玄明粉】	以朴硝煎化，去滓，同莱菔煮，再同甘草煎，入罐火煅（去其咸寒之性，阴中有阳，性稍和缓，大抵用代朴硝）。	本草辑要	145
	皂矾【绿矾】	煅赤用。	本草备要	117
		新瓦上以火煅变红色为度，放地上，候冷研细。	幼幼集成	129
		八两，用红醋二茶杯，煅至红色，放地上出火毒。	串雅内编	133
		煅赤用（煅赤名绛矾，能入血分，伐肝木，燥脾湿）。	本草辑要	145
		面包煅。	类证治裁	155
		煅赤名绛矾。	本草汇纂	161
	皂角子	七个，大干虾蟆一个，胡椒十五粒，入锅内瓦盖，文火煅，烟尽取出，为末。	外科大成	110
	爪甲	煅，为末。	本经逢原	121
	赭石	煅，研。	校注医醇賸义	160
	珍珠	煅灰。	本经逢原	121
		煅。	嵩厓尊生全书	122
		煅。	良朋汇集经验神方	124
		煅。	医宗金鉴	128
		四十九粒，小者加倍。入砂罐内盐泥封固，煅赤取出，去火毒用。	外科证治全书	152
		煅。	类证治裁	155
		煅。	增广验方新编	157

续表

煅制方法	药名	摘录	文献名称	文献编号
煅	真龙齿【龙齿】	煅。	幼幼集成	129
		一两，火煅醋淬，研末，水飞过，晒干，取五钱。	幼幼集成	129
	真龙骨【龙骨】	火煅，童便浸七次。	良朋汇集经验神方	124
	正龙骨【龙骨】	煅。	幼幼集成	129
	制赤石脂	亦有火煅水飞者。	修事指南	123
	制代赭石【制赭石】	今人唯煅赤，醋淬三次或七次，研，水飞过。取其相制，并为肝经血分引用也。	修事指南	123
	制花乳石【制花蕊石】	凡使花乳石【花蕊石】，入丸散，以罐固济，顶火煅过，出火毒，研细，水飞，晒干用。	修事指南	123
	制龙骨	近世方法但煅赤为粉，亦有生用者。	修事指南	123
	制炉甘石	凡使炉甘石，以炭火煅红，童子小便淬七次，洗净，研粉，水飞过，晒用。	修事指南	123
	制鹿角胶	按崔行功《纂要方》鹿角粉法：以鹿角寸截，炭火烧过，捣末，水和成团，以绢袋三五重盛之，再煅再和，如此五度，以牛乳和，再烧过，研用。	修事指南	123
	制礞石	凡使礞石，须用大坩埚一个，以礞石四两，打碎，入硝石四两拌匀，炭火十五斤簇定，煅至硝尽，其石色如金为度，取出研末，水飞去硝毒，晒干用。	修事指南	123
	制牡蛎	凡真牡蛎，先用二十个，以东流水入盐一两，煮一伏时，再入火中煅赤，碎粉用。时珍曰：按温隐居云，牡蛎将童尿浸四十九日，五日一换，取出以硫黄末和米醋涂上，黄泥固济，煅过用。	修事指南	123
	制乳香	《外丹本草》云：乳香以韭实、葱、蒜煅伏成汁，最柔五金。	修事指南	123
	制石膏	近人因其性寒，火煅过，或糖拌炒过，则不妨胃。	修事指南	123
	制石燕	近世用者，多煅存性耳。	修事指南	123
	制天雄	熟用，一法：每十四两，以酒浸七日，掘土坑，用炭半秤煅赤，去火，以醋二升沃之，候干，乘热入天雄在内，小盆合一夜，取出，去脐用之。	修事指南	123
	制阳起石	凡使阳起石入药，烧后水煅（淬）用之，凝白者佳。李时珍曰：凡用，火中煅赤，酒淬七次，研细水飞过，日干。亦有用烧酒浸过，同樟脑入罐升炼，取粉用者。	修事指南	123
	制自然铜	凡使自然铜，采得，石髓铅【自然铜】搥（捶）碎，同甘草汤煮二伏时，至明漉出，摊令干，入臼中捣了，重筛过，以醋浸一宿，至明，用六一泥泥瓷盒子，盛二升，文武火中养三日夜，才干，用盖盖了，煅两伏时，去土，研为粉用。凡修事五两，以醋两镒为度。时珍曰：今人只以火煅，醋淬七次，研细，水飞过用。	修事指南	123
	钟乳石	煅，为细末，人乳浸，饭上蒸过用。	外科大成	110

续表

煅制方法	药名	摘录	文献名称	文献编号
煅	猪毛	一篮，以破锅炭火煅红，入猪毛在内煅之，少时猪毛消化而成黑液，起取冷定。	幼幼集成	129
	猪牙皂角【猪牙皂】	煅。	本草述	111
	啄木鸟	盐泥固煅。	本草汇	106
	紫贝	煅。	类证治裁	155
	紫贝子【紫贝】	炭火煅过，为末。	幼幼集成	129
	紫石英	火煅，醋淬，水飞。	本草汇	106
		火煅，醋淬凡七遍，研末，水飞三四次，晒干。	本草述	111
		火煅，醋淬七遍，研末，水飞三四次。	本草述钩元	112
		火煅，醋淬七次，研末，水飞用。	本草备要	117
		煅赤，醋淬七次，水飞。	本经逢原	121
		火煅，醋淬。	本草经解要	126
		火煅，醋淬七次，研末，水飞。	本草从新	132
		煅，醋淬，研，水飞。	得配本草	136
		醋煅淬七次，研末，水飞用。	本草求真	140
		火煅，醋淬七次，研末，水飞用。经火则毒，生研极细，水飞三次用。	本草辑要	145
		火煅，醋淬，研末，水飞。	本草分经	156
		火煅，醋淬七次，研末，水飞。	本草害利	159
		火煅，醋淬七次，研末，水飞。	医家四要	164
	自然铜	火煅，醋淬九次，研末，水飞。	本草汇	106
		火煅，醋淬九次。	医宗说约	109
		醋煅七次。	外科大成	110
		火煅。	本草述	111
		火煅，醋淬七次，细研，水飞用。	本草述	111
		火煅，醋淬。	本草述	111
		火煅，醋淬七次，细研，水飞用。	本草述钩元	112
		亦铅之类，未炼矿者也，火煅，醋淬，研细末。若非煅成，切勿误服。	本草新编	116
		火煅，醋淬七次，细研，甘草水飞用。	本草备要	117
		醋淬，烧七次。	洞天奥旨	120
		水飞，煅用。	本经逢原	121
		醋煅七次。	良朋汇集经验神方	124
		火煅，醋淬七次，研细，水飞过用。	本草必用	125
		火烧，醋淬七次。	医宗金鉴	128
		火煅，醋淬，研细，水飞。	玉楸药解	131
		火煅，醋淬七次，细研，甘草水飞。	本草从新	132
		火煅，醋淬七次，研末，甘草水飞过用。	得配本草	136
		火煅，醋淬九次，研细，水飞。	本草纲目拾遗	139
		醋煅七次。	本草纲目拾遗	139
		火煅，醋淬七次，细研，甘草水飞用。	本草求真	140

续表

煅制方法	药名	摘录	文献名称	文献编号
煅	自然铜	火煅，醋淬七次，细研，甘草水飞用。	本草辑要	145
		醋煅七次。	外科证治全书	152
		火煅醋淬，甘草水飞。	本草分经	156
		煅用（火煅，醋淬七次），细研，甘草水飞。	本草汇纂	161
		入药一经火煅醋淬，即可研细。	本草便读	166
		煅用。	握灵本草	105
烧	贝齿	烧过，醋淬。	握灵本草	105
	白朱砂	烧红，醋淬七次，研极细末。	本草纲目拾遗	139
	磁石	烧红，醋淬七次，捣碎，研如粉。	医方丛话	165
	代赭石【赭石】	火烧，醋淬十次，研细，水飞，日干。	本草述	111
		火烧，醋淬十次，细研，水飞，晒干。	串雅内编	133
	龟甲	痁疾不止，龟板烧存性，研末，酒服。	握灵本草	105
	鸡内金	治小便淋沥涩痛，五钱，烧，研。	握灵本草	105
	牡蛎	入药须泥固烧为粉，亦有生用者。	握灵本草	105
	脐带	预解胎毒。初生小儿十三日，以本身脱下脐带烧灰，以乳汁调服，可免痘患。	握灵本草	105
	石决明	烧过，醋淬。	食物本草会纂	119
	蛇含石	烧红，醋淬。	嵩厓尊生全书	122
	铁粉	烧赤，醋淬七次。	本草汇纂	161
	铁锯	烧赤渍酒服。	得配本草	136
	铁斧	烧赤淬酒服。	得配本草	136
	铜绿	炒红，用醋淬之，醋不宜多用，再炒再淬，如此三次，研碎。	增广验方新编	157
	赭石	烧红，醋淬。	增广验方新编	157
	制慈石【制磁石】	入药须用火烧，醋淬，研为末，水飞，或醋煮三日夜。	修事指南	123
	自然铜	烧红，醋淬。	嵩厓尊生全书	122
	皂矾	烧之则赤，以破血分之积垢，其效甚速。	本草求真	140
其他	草乌	焙，醋淬。	类证治裁	155
	代赭石【赭石】	煨，醋淬。	本草述	111
	龙骨	火炙，便淬七次。	嵩厓尊生全书	122
	炉甘石	童便淬七次，研粉，水飞。	本草从新	132
		童便淬七次，黄连汁淬七次，雨前茶淬七次。	本草纲目拾遗	139
	南星【天南星】	煨，以皂角汁淬十数次。	良朋汇集经验神方	124
	余粮石【禹余粮】	醋淬七次。	串雅内编	133
	针砂	炒红，醋淬。	类证治裁	155

7. 现代

现代采用煅制法炮制的药物共有37种，涉及药物如下所示：（以B开头）白石英；（以C开头）蚕茧；（以D开头）代赭石【赭石】；（以E开头）鹅管石；（以G开头）干漆、蛤壳；（以H开头）海浮石、寒水石、花蕊石；（以J开头）金精石、金礞石；（以L开头）龙齿、龙骨、炉甘石、绿矾；（以M开头）玛瑙、牡蛎；（以N开头）硇砂；（以P开头）硼砂；（以Q开头）青礞石；（以S开头）蛇含石、蛇蜕、石膏、石决明、石蟹、石燕；（以W开头）瓦楞子；（以X开头）玄精石；（以Y开头）阳起石、鱼脑石、禹余粮、云母石；（以Z开头）珍珠、珍珠母、钟乳石、紫贝齿、紫石英。

具体见表6–8。

表6–8　现代煅制药物统计表

煅制方法	药名	摘录	文献名称	文献编号
煅制	白石英	取净白石英，置罐内，用武火煅至红透，取出，放冷，捣碎。	浙江省中草药加工炮制标准	183
	蚕茧	取净蚕茧壳，置煅锅内，焖煅至透，冷却后取出。	全国中药炮制规范	170
	代赭石【赭石】	取代赭石块，置炉火上煅红，放冷，刷去灰尘。或取代赭石，置铁锅内盖严，以炭火煅红，取出放冷，研细即可。	中药炮制经验集成	171
		取净代赭石，置无烟炉火上，用武火加热，煅至红透，取出，放凉，捣成粗末。	中药炮制经验集成	171
	鹅管石	取净鹅管石，置适宜的容器中，用无烟武火加热，煅至微红松脆，取出，放凉，研细或捣碎。	全国中药炮制规范	170
	海浮石	取净海浮石，置适宜的容器中，用无烟武火加热，煅至红透，取出，放凉，捣碎。	全国中药炮制规范	170
	干漆	取擦净的干漆，砸成小块，置煅锅内至锅容量的三分之一，上面覆盖一锅，两锅接合处用黄泥封固，上压重物，用文武火煅至贴在盖锅底上的白纸显焦黄色为度，挡住火门，待凉后，取出，剁成小块即可。	中华人民共和国药典（1963年版一部）	168
	蛤壳	取净蛤壳，置无烟的炉火上或置适宜的容器内，煅至酥脆时取出，放凉，研碎。	中华人民共和国药典（1985年版一部）	197
	寒水石	取净寒水石，置适宜的容器中，用无烟武火加热，煅至红透，取出，放凉，研细或捣碎。	全国中药炮制规范	170
	花蕊石	取净花蕊石，砸成小块，置无烟的炉火上，或置适宜的容器内，煅至红透，放凉，取出。	中华人民共和国药典（1985年版一部）	197
	金精石	取净金精石，置适宜的容器中，用无烟武火加热，煅至红透，取出，放凉。	全国中药炮制规范	170
	龙齿	取净龙齿，砸成小块，置无烟的炉火上或置适宜的容器内，煅至红透，放凉，取出，碾碎。	中华人民共和国药典（1977年版一部）	181
	龙骨	取净龙骨，砸成小块，置无烟的炉火上或置适宜的容器内，煅至红透，放凉，取出，碾碎。	中华人民共和国药典（1977年版一部）	181
		先用砖砌成一个圆圈，内放一层木炭，一层龙骨，最多三层，待煅红后，放冷，吹去炭灰，研细。	江西中药炮制规范	187
	炉甘石	取净炉甘石，置无烟的炉火上或置适宜的容器内，煅至红透，取出晾冷，打碎或研碎。	辽宁省中药炮制规范	175
	玛瑙	取净玛瑙，置适宜的容器内，放无烟炉火中煅红，取出，放凉。	青海省中药炮制规范	195
	青礞石	取净青礞石，砸成小块，置无烟的炉火上或置适宜的容器内，煅至红透时，取出，放凉，研碎。	中华人民共和国药典（1985年版一部）	197
	金礞石	取净金礞石，砸成小块，置无烟的炉火上或置适宜的容器内，煅至红透时，取出，放凉，研碎。	中华人民共和国药典（1985年版一部）	197
	牡蛎	取净牡蛎，砸成小块，置无烟的炉火上或置适宜的容器内，煅至酥脆，取出，放凉，研细。	中华人民共和国药典（1985年版一部）	197
	硇砂	取净硇砂，按直火煅法煅至红透，取出，放凉。	中药炮制经验集成	171

续表

煅制方法	药名	摘录	文献名称	文献编号
煅制	硼砂	取净硼砂碎粉，置锅内，用武火加热，炒至鼓起小泡成雪白酥松的块状，取出，放凉，研粉。	全国中药炮制规范	170
	蛇含石	取净蛇含石，置适宜的容器内，用武火加热，煅至红透，取出放凉，碾碎。	全国中药炮制规范	170
	蛇蜕	取蛇蜕，用酒洗去泥灰，用密闭煅法煅约1小时，隔夜取出。	四川省中药饮片炮制规范	184
	石膏	取净石膏，砸成小块，置无烟的炉火上或置适宜的容器内，煅至酥松时取出，放凉，碾碎。	中华人民共和国药典（1985年版一部）	197
	石决明	取净石决明，置无烟的炉火上或置适宜的容器内，煅至酥脆，放凉。	中华人民共和国药典（1985年版一部）	197
	石蟹	取净石蟹，置适宜的容器内，用武火加热，煅至红透，取出后放凉。	全国中药炮制规范	170
	石燕	取净石燕，置适宜的容器内，用无烟武火加热，煅至红透，取出，放冷，研成细粉。	全国中药炮制规范	170
	瓦楞子	取净瓦楞子，置无烟的炉火上或置适宜的容器内，煅至酥脆，放凉，研碎。	中华人民共和国药典（1985年版一部）	197
	玄精石	取玄精石，装入铁罐中，置武火上煅烧，至玄精石红透，取出，晾凉，研细，过筛，取细粉备用。	贵州中药饮片炮制规范	176
	阳起石	除去杂质，砸成小块，置无烟的炉火上或置适宜的容器内，煅至红透，取出，放凉。	中华人民共和国药典（1977年版一部）	181
	鱼脑石	取净鱼脑石，置适宜容器中，用武火加热，煅至红透，取出放凉。	全国中药炮制规范	170
	禹余粮	置适宜的容器中，用无烟武火加热，煅至红透，取出，放凉，捣碎。	全国中药炮制规范	170
	云母石	取净云母石，置无烟的炉火上或置适宜的容器内，煅至红透，取出，放凉，打碎或研碎。	中华人民共和国药典（1977年版一部）	181
	绿矾	取净绿矾，打碎后，置适宜的容器内，用武火加热，煅至红透，取出，放凉，研粉。	全国中药炮制规范	170
	珍珠	取净珍珠，大小分开，置铁锅内，上面扣一碗，用中火煅至爆裂声尽，取出，晾凉，水飞或研成极细粉，干燥。	山东省中草药炮制规范	178
	珍珠母	原药在铁板上烈火烧2小时，取出放冷。	云南省中药咀片炮炙规范	173
		取净珍珠母，砸成小块，置无烟的炉火上或置适宜的容器内，煅至酥脆，取出，放凉，研碎。	中华人民共和国药典（1985年版一部）	197
	钟乳石	取钟乳石块，砸成小块，置容器内，用武火煅至红透，取出，放凉，研碎。	中华人民共和国药典（1985年版一部）	197
	紫贝齿	取净紫贝齿，砸成小块，置无烟的炉火上或置适宜的容器内，煅透，取出，放凉。	中华人民共和国药典（1977年版一部）	181
	紫石英	先用砖砌成一个圆圈，内放一层木炭、一层紫石英，最多三层，将木炭燃烧，煅透，扬去灰尘即可。	江西中药炮制规范	187
		取净紫石英，敲成小块，放铁锅内加盖，用武火煅至红透，放凉，敲成碎块。	江苏省中药饮片炮制规范	190

2015年版《中华人民共和国药典》收载了23味煅制中药，煅制方法保留了明煅、暗煅（扣锅煅）、煅淬3种。其中，明煅的包括12种，为煅瓦楞子、煅石决明、枯矾【煅白矾】、煅赤石脂、煅花蕊石、煅牡蛎、煅皂矾、煅青礞石、煅金礞石、煅蛤壳、煅珍珠母、煅钟乳石；暗煅的包括5种，为血余炭、莲房炭、荷叶炭、棕榈炭、灯心炭；煅淬的包括6种，为煅炉甘石、煅禹余粮、煅紫石英、煅磁石、煅赭石、煅自然铜。具体见表6–9。

表6–9　2015年版《中华人民共和国药典》煅制药物统计表

煅制方法	药名	摘录
明煅	枯矾【煅白矾】	取净白矾，照明煅法（通则0213）煅至松脆。
	煅瓦楞子	取净瓦楞子，照明煅法（通则0213）煅至酥脆。
	煅石决明	取净石决明，照明煅法（通则0213）煅至酥脆。
	煅赤石脂	取赤石脂细粉，用醋调匀，搓条，切段，干燥，照明煅法（通则0213）煅至红透。用时捣碎。
	煅花蕊石	取净花蕊石，照明煅法（通则0213）煅至红透。
	煅牡蛎	取净牡蛎，照明煅法（通则0213）煅至酥脆。
	煅皂矾	取净皂矾，照明煅法（通则0213）煅至红透。
	煅青礞石	取净青礞石，照明煅法（通则0213）煅至红透。
	煅金礞石	取净金礞石，照明煅法（通则0213）煅至红透。
	煅蛤壳	取净蛤壳，照明煅法（通则0213）煅至酥脆。
	煅珍珠母	取净珍珠母，照明煅法（通则0213）煅至酥脆。
	煅钟乳石	净钟乳石块，照明煅法（通则0213）煅至红透。
暗煅	血余炭	取头发，除去杂质，碱水洗去油垢，清水漂净，晒干，焖煅成炭，放凉。
	莲房炭	取净莲房，切碎，照煅炭法（通则0213）制炭。
	荷叶炭	取净荷叶，照煅炭法（通则0213）煅成炭。
	棕榈炭	取净棕榈，照煅炭法（通则0213）制炭。
	灯心炭	取净灯心草，照煅炭法（通则0213）制炭。
煅淬	煅炉甘石	取净炉甘石，照明煅法（通则0213）煅至红透，再照水飞法（通则0213）水飞，干燥。
	煅禹余粮	取净禹余粮，砸成碎块，照煅淬法（通则0213）煅至红透。每100kg禹余粮，用醋30kg。
	煅紫石英	取净紫石英块，照煅淬法（通则0213）煅透，醋淬。每100kg紫石英，用醋30kg。
	煅磁石	取净磁石块，照煅淬法（通则0213）煅至红透，醋淬，碾成粗粉。每100kg磁石，用醋30kg。
	煅赭石	取净赭石，砸成碎块，照煅淬法（通则0213）煅至红透，醋淬，碾成粗粉。每100kg赭石，用醋30kg。
	煅自然铜	取净自然铜，照煅淬法（通则0213）煅至暗红，醋淬至表面呈黑褐色，光泽消失并酥松。每100kg自然铜，用醋30kg。

二、煅制理论和原理的沿革

有关煅制的理论和原理，自唐代至明代基本上形成了较全面的理论体系，如煅制存性、煅制后去火毒等。

1. 唐代

唐代《新修本草》中记载钟乳石要炼，否则“令人淋”，这是有关煅制理论最早的记载。具体见表 6–10。

表 6–10　唐代文献中关于煅制原理的论述

药名	摘录	文献名称	文献编号
石钟乳【钟乳石】	不炼服之，令人淋。	新修本草	11

2. 宋代

宋代提出了“煅制存性”的理论，这对煅制程度有了明确的要求，如《圣济总录》记载附子“烧存性，用冷灰焙，去火毒”。宋代多部医书认为煅制之后应去火毒，如《小儿卫生总微论方》记载寒水石“煅，出火毒”，《校注妇人良方》记载珍珠“入砂锅以盐泥封固，煅赤，取出，去火毒用”。

具体见表 6–11。

表 6–11　宋代文献中关于煅制原理的论述

药名	摘录	文献名称	文献编号
白矾	银窝内用瓦盖，煅令性尽。	三因极一病证方论	41
附子	烧存性，用冷灰焙，去火毒。	圣济总录	32
干蟾	水浸，去骨，用瓦藏瓶一个，顶上取一窍，入蟾肉在内，盐泥固济，通留窍子，木炭火烧至烟息存性，取出，放地上一宿，出火毒，为末。	小儿卫生总微论方	38
瓜蒌	以炭火煅存性，用碗盖定地下一宿，出去火毒。	类编朱氏集验医方	50
寒水石	煅，出火毒。	小儿卫生总微论方	38
	火煅，埋土中，去火毒。	小儿卫生总微论方	38
胡桃	和皮灯上烧过存性，用碗盖，出火毒，研末。	小儿卫生总微论方	38
滑石	火煅，去火毒。	类编朱氏集验医方	50
金牙石	烧浸服之。	重修政和经史证类备用本草	30
	入药并烧淬，去粗汁乃用。	重修政和经史证类备用本草	30
	烧淬去毒入药。	重修政和经史证类备用本草	30
硇砂	凡修制，用黄丹【铅丹】、石灰作柜，炼赤使用，并无毒。	重修政和经史证类备用本草	30
干蝎	用火烧地令红，将醋泼地上，覆定一时去毒。	传信适用方	42
蛇黄【蛇含石】	紫色者，火煅令通赤，取出，以纸衬地上，出火毒一宿，杵罗为末，研如面。	圣济总录	32
生乌龟【乌龟】	去内取壳，酸醋一碗，炙数次，醋尽为度，仍煅令白烟，存性，用碗盖地出火毒。	类编朱氏集验医方	50
珍珠	入砂锅，以盐泥封固，煅赤，取出去火毒用。	校注妇人良方	45

3. 元代

至元代，煅制理论进一步成熟。如《丹溪心法》中关于针砂有如下记载："先以水淘净，控干，更以铁铫子炒干，入禹余粮，一处用米醋二升，就铫内煮，令醋干为度，却就用铫子同二药入炭火中煅令通赤，钳出铫子，倾药于净砖地上，候冷，研极细。"

具体见表 6–12。

表 6–12　元代文献中关于煅制原理的论述

药名	摘录	文献名称	文献编号
软石膏【石膏】	火煅红，出火毒。	丹溪心法	65
真针砂【针砂】	先以水淘净，控干，更以铁铫子炒干，入禹余粮，一处用米醋二升，就铫内煮，令醋干为度，却就用铫子同二药入炭火中煅令通赤，钳出铫子，倾药于净砖地上，候冷，研极细。	丹溪心法	65
花蕊石	火煅存性，研为末。	十药神书	66

4. 明代

至明代，煅制理论已经有了较全面的发展。如《一草亭目科全书；异授眼科》中记载："硇砂、丹、炉，不制有毒；螵蛸、磁石，不制难研。拣择停当，或火炼，或水飞，或投入药汁者，必炼煅令苏（酥），入汁，候干再入。如火炼者，必用瓦放药在上，以炭火罩满旺扇者，火候不可太过，不可不及。如水飞者，必须研细，放水中搅沉数次，将上浮起者另倾别器，澄出清水，晒干再研。"

具体见表 6–13。

表 6–13　明代文献中关于煅制原理的论述

药名	摘录	文献名称	文献编号
白垩	火煅，研，盐汤飞过，曝干，免涩结人肠。	医学入门	83
礞石	必用火硝煅过，性始能发，乃能坠痰，不煅则石质不化，药性不发，又毒不散，故必用煅。	本草问答	167
硇砂	凡用，须细研水飞过，入瓷器中重汤煮令自干，以杀其毒。或用黄丹、石灰作柜，火煅通赤，取出另研。若生用，腐烂肠胃。	医学入门	83
硇砂、丹、炉、螵蛸、磁石	硇砂、丹、炉，不制有毒；螵蛸、磁石，不制难研。拣则停当，或火炼，或水飞，或投入药汁者，必炼煅令苏【酥】，入汁，候干再入。如火炼者，必用瓦放药在上，以炭火罩满旺扇者，火候不可太过，不可不及。	一草亭目科全书；异授眼科	103
石膏	古法惟打碎如豆大，绢包入汤煮之。近人因其性寒，火煅过用，或糖拌炒过，则不妨脾胃。	本草纲目	84
玄明粉	用明净川皮硝十斤，水一斗，萝卜四斤，切片，同煮烂为度，去卜，硝水用纸滤，瓷樽中露一夜，次早另倾浮水置一器中，块沉底者取起，复以萝卜、清水量入同煮，如前露澄。又次日取起，用防风二两、甘草二两煎汤十碗，用玄明粉煮化滤过，露一夜次一日倾出，甘防汤同煎二次，萝卜汤煮一沸，露一夜，余硝俱澄，同前硝风吹干，入罐升打火如秋石法，任用。按制旨，盖硝味甚咸，以萝卜制解之，其性善降下，若下头目之火，恐或不能达上而降，以防风导引上行，甘草和缓为佐。惧其寒凉，久服伤胃，故以火煅，则得阳长阴消之义，而无寒袭脾胃之伤，有掣上掣下之功。	医宗粹言	92

5. 清代

清代进一步丰富了煅制理论。《本草问答》记载礞石“必用火硝煅过，性始能发，乃能坠痰，不煅则石质不化，药性不发，又毒不散”，《本草述钩元》记载石膏“火煅过用，或糖拌炒过，则不妨脾胃”“作散者煅熟，入煎剂半生半熟”。

表 6–14　清代文献中关于煅制原理的论述

药名	摘录	文献名称	文献编号
附子	火煅则无毒，水中之阳毒，遇火则散，亦阴阳相引之义。	本草问答	167
鲫鱼	入绿矾，泥固煅，则治反胃吐食。但煅不可去鳞，以鳞有止血之功也。	本草求真	140
礞石	必用火硝煅过，性始能发，乃能坠痰，不煅则石质不化，药性不发，又毒不散，故必用煅。	本草问答	167
秋石	水澄火炼而成，真无之气尽失。古取中白童便，滋阴降火有益。贵人恶其不洁，设法煅炼秋石。经煅变冷为温，服之水涸火起。所以久服致渴，唯虚冷者为宜。观诸砂石火淋，便炼秋石同理。	嵩厓尊生全书	122
石膏	石臼中捣成粉，密绢罗过，生甘草水飞过，水澄令干，重研用之。近人因其性寒，火煅过用，或糖拌炒过，则不妨脾胃。作散者煅熟，入煎剂半生半熟。凡入煎剂，碎之如粟米大。	本草述钩元	112
水银	得铅则凝，得硫则结，并枣肉、人唾研则散……别法，煅为腻粉粉霜。	本草述钩元	112
五倍子	加以火煅，则治下焦血脱、肿毒金疮、喉痹口疮等症，用之即效，以黑能入下焦故也。	本草求真	140
制代赭石	今人惟煅赤，醋淬三次或七次，研，水飞过，取其相制，并为肝经血分引用也。	修事指南	123
制石燕	近世用者，多煅存性耳。	修事指南	123
制自然铜	凡使自然铜，采得石髓铅【自然铅】，搥（捶）碎，同甘草汤煮二伏时，至明漉出，摊令干，入臼中捣了，重筛过，以醋浸一宿，至明，用六一泥泥瓷盒子，盛二升，文武火中养三日夜，才干，用盖盖了。煅两伏时，去土，研为粉用。凡修事五两，以醋两镒为度。今人只以煅醋淬七次，研细，水飞过用。	修事指南	123

三、小结

历代煅制的方法，主要有煅（淬）、烧、炼、烧灰、枯等法，涉及中药品种很多，包括 400 多种常见中药。从各朝代煅制品种的新增数量和总量看，宋代是煅制发展比较快的时期，新增品种达到 170 种左右。明代和清代又有了一定发展，分别新增 110 种左右和 70 种左右。目前，2015 年版《中华人民共和国药典》中收载的煅制方法为煅法，可分为明煅、暗煅、煅淬 3 种，涉及 23 个品种。

通过对历代煅制方法和理论的整理总结，可知煅法多用于炮制矿石、贝壳类药材及少数植物（灯心草、棕榈等）、动物（血余、猪蹄甲等）类药材，起到令药品减毒、增效以及利于有效成分煎出等作用。矿物药多具晶体结构，经高温煅烧，其体积膨胀，晶格间吸引力降低，可使大晶体碎裂成小晶体，或使其晶型发生转变，由稳定型转变为亚稳定型或无定型，提高有效成分的煎出率。有些矿物药常含有结晶水，经过煅制后，结晶水损失，这可能是药物经煅制后收敛燥湿、去腐生肌作用增强的原因。

然而，目前许多药物煅制原理并不明确，而且煅制设备现代化程度不高，煅制品质量标准不高。所以，对煅制品种的研究应该多从炮制机理、炮制工艺、质量标准等方面展开。煅制品种多为矿物、贝壳类药材，对此类药物的炮制机理的研究既应该注重指标成分的变化，也应该注重微量元素变化对药效的影响。

从古代煅制的文献记载来看，煅制方法包括煅、烧、炼、枯等，而且多用辅料进行淬制，操作复杂，煅制工艺描述模糊，缺乏客观、量化的指标，如煅制时间、煅制温度、辅料的用量等。因此，应加强炮制操作工艺和质量标准的研究。

传统方法不易控制煅制的温度和时间，费时费事，操作环境差，不利于劳动保护。所以，煅制设备的研究也是一项重要课题。开发控温精度高，具恒温、程序升温等多种功能，能进行数据化处理的煅药设备，对加速实现煅药生产工艺规范化和煅品质量标准化具有重要意义。

总之，在进行煅制研究设计时，要充分考虑煅制去毒、增效等原始意图，着重对煅制理论、煅制工艺的研究，并加快煅制设备的研发。对于煅制工艺，应尽可能规范煅制时间、煅制温度等参数，以实现煅制饮片生产的规范化和现代化。

（本章编审专家：胡昌江）

第七章

中药煨制技术的历史沿革研究

煨制是中药炮制技术中常用的炮制方法之一。煨制法指将净制或切制后的药物用湿面皮或湿纸包裹，或用吸油纸均匀隔层分放，进行加热处理，或将药物与麦麸同置炒制容器内用文火加热至规定程度的方法。煨制的目的是除去药物中部分挥发性及刺激性成分，从而降低药物副作用，或缓和药性，增强疗效。

查阅文献可知，古代煨制方法繁多，而且同一中药，可用不同的辅料去煨制，煨制的方式和程度也有所不同。所以，查清楚中药煨制的品种和方法的沿革，是非常有意义的。本章对古代药物煨制的方法和品种进行了文献资料的整理，以供研究参考。

一、煨制品种和方法的沿革

本文重点参考了《历代中药炮制资料辑要》《历代中药炮制法汇典》等著作，对历代煨制中药品种数进行了统计，其中唐代之前记载较少，有 10 种药物；唐代有所增加，有 24 种药物，新增 16 种；宋代有 51 种药物，新增 42 种；元代有 29 种药物，新增 9 种；明代有 110 种左右药物，新增 80 种左右；清代主要沿用前代方法，有 90 种左右，新增 40 种左右；现代有 25 种。

历代采用煨制法炮制药物时，有面裹煨（烧）、（湿）纸煨、煻灰火炮炙（灰内煨）、黄泥（土）煨等记载，基本涵盖了煨制的所有制法。其中面裹煨（烧）、（湿）纸煨、煻灰火炮炙（灰内煨）是历代均有记载的方法，是煨制的主要方法。

具体统计见表 7–1。

表 7–1　历代煨制方法统计表

方法	朝代						
	唐代之前	唐	宋	元	明	清	现代
醋煨			√		√	√	
麸煨			√		√		√
黄泥（土）裹煨					√	√	
酒煨			√	√	√	√	
面裹煨（烧）	√	√	√	√	√	√	√
泥裹煨		√	√	√			
（湿）纸煨	√	√	√	√	√	√	√
煻灰火炮炙（灰内煨）	√	√	√	√	√	√	√
煨		√	√	√	√	√	√
其他	√	√	√	√	√	√	

1. 唐代之前

查阅相关文献，唐代之前（秦汉至南北朝时期）已经有 10 种中药采用煨制的方法进行炮制，如巴豆、侧子、大黄、附子、矾石、绿矾、三棱、天雄、乌喙、乌头。

按照典籍的记载，唐代之前煨制的方法主要有面裹煨（烧）、（湿）纸煨、煻灰火炮炙（灰内煨）等。其中，采用面裹煨（烧）法的有 2 种，巴豆、绿矾；采用（湿）纸煨法的有 2 种，大黄、三棱；采用煻灰火炮炙（灰内煨）的有 5 种，侧子、附子、天雄、乌喙、乌头；采用其他方法的有 1 种，矾石。

具体统计见表 7–2。

表 7–2　唐代之前煨制药物统计表

煨制方法	药名	摘录	文献名称	文献编号
面裹煨（烧）	巴豆	青州枣七个，去核，安巴豆在枣内，以面裹，煨通赤。	华氏中藏经	6
	绿矾	填枣中，面裹，烧红去面。	华氏中藏经	6
（湿）纸煨	大黄	湿纸煨。	华氏中藏经	6
		湿纸十重包裹，煨令香熟，切作片子。	华氏中藏经	6
	三棱	湿纸裹，煨热，剉。	华氏中藏经	6

续表

煨制方法	药名	摘录	文献名称	文献编号
煻灰火炮炙（灰内煨）	侧子	煻灰火炮炙，令微坼，削去黑皮乃称之。唯姜附子汤及膏酒中生用，亦削去皮乃称，直理破作七八片。	本草经集注	9
	附子	煻灰火炮炙，令微坼，削去黑皮乃称之。唯姜附子汤及膏酒中生用，亦削去皮乃称，直理破作七八片。	本草经集注	9
	天雄	煻灰火炮炙，令微坼，削去黑皮乃称之。唯姜附子汤及膏酒中生用，亦削去皮乃称，直理破作七八片。	本草经集注	9
	乌喙	煻灰火炮炙，令微坼，削去黑皮乃称之。唯姜附子汤及膏酒中生用，亦削去皮乃称，直理破作七八片。	本草经集注	9
	乌头	煻灰火炮炙，令微坼，削去黑皮乃称之。唯姜附子汤及膏酒中生用，亦削去皮乃称，直理破作七八片。	本草经集注	9
其他	矾石	皆黄土泥包，使燥，烧之半日，令势热而解散。	本草经集注	9

2. 唐代

唐代中医药迅速发展，中药炮制技术不断发展提高，煨制品种较之前有所增加，共 24 种，为白芨【白及】、半夏、白姜【干姜】、侧子、川乌、大黄、矾石、附子、黄姜【生姜】、诃黎勒【诃子】、鹿角、牡鼠、南星【天南星】、肉豆蔻、三棱、水银、天雄、特生石、腽肭脐【海狗肾】、乌喙、雄黄。其中新增 16 种，为白芨【白及】、半夏、白姜【干姜】、川乌、川姜【干姜】、附子、黄姜【生姜】、诃梨勒【诃子】、鹿角、牡鼠、肉豆蔻、水银、天南星、特生石、腽肭脐【海狗肾】、雄黄。

按照典籍的记载，唐代煨制的方法主要有面裹煨（烧）、（湿）纸煨、煻灰火炮炙（灰内煨）、煨、泥裹煨等。

其中，采用面裹煨（烧）法的有 3 种，为白姜【干姜】、白芨【白及】、南星【天南星】。

采用（湿）纸煨法的有 5 种，为大黄、黄姜【生姜】、三棱、水银、腽肭脐【海狗肾】。

采用煻灰火炮炙（灰内煨）法的有 7 种，为半夏、侧子、附子、肉豆蔻、天雄、乌头、乌喙。

采用煨法的有 6 种，为大黄、川姜【干姜】、川乌、附子、诃梨勒【诃子】、雄黄。

采用泥裹煨法的有 3 种，为矾石、鹿角、牡鼠。

其他有 1 种，为特生石。

具体见表 7–3。

表 7–3　唐代煨制药物统计表

煨制方法	药名	摘录	文献名称	文献编号
面裹煨（烧）	白芨【白及】	面裹煨，晒干。	仙授理伤续断秘方	19
	白姜【干姜】	面裹煨。	仙授理伤续断秘方	19
	南星【天南星】	面裹煨。	仙授理伤续断秘方	19
（湿）纸煨	大黄	湿纸裹煨。	颅囟经	18
	黄姜【生姜】	湿纸裹煨。	仙授理伤续断秘方	19
	三棱	湿纸裹煨。	仙授理伤续断秘方	19
	水银	纸裹炼。	外台秘要	15
	腽肭脐【海狗肾】	若用，须酒浸一日后，以纸裹，微微火上炙令香，细剉，单捣用也。	雷公炮炙论	20

续表

煨制方法	药名	摘录	文献名称	文献编号
煻灰火炮炙（灰内煨）	半夏	若膏、酒、丸、散，皆煻灰炮之。	备急千金要方	10
	侧子	凡汤、丸、散用……皆煻灰炮令微坼。	备急千金要方	10
	附子	凡汤、丸、散用……皆煻灰炮令微坼。	备急千金要方	10
	肉豆蔻	凡使，须以糯米作粉，使热汤搜裹豆蔻，于煻灰中炮，待米团子焦黄熟，然后出，去米，其中有子，取用。勿令犯铜。	雷公炮炙论	20
	天雄	凡汤、丸、散用……皆煻灰炮令微坼。	备急千金要方	10
	乌头	凡汤、丸、散用……皆煻灰炮令微坼。	备急千金要方	10
	乌喙	凡汤、丸、散用……皆煻灰炮令微坼。	备急千金要方	10
煨	大黄	煨。	仙授理伤续断秘方	19
	川乌	煨。	仙授理伤续断秘方	19
		火煨坼。	仙授理伤续断秘方	19
	川姜【干姜】	煨，去皮。	银海精微	13
	附子	煨，去皮。	仙授理伤续断秘方	19
	诃梨勒【诃子】	去核，煨。	外台秘要	15
	雄黄	煨用。	新修本草	11
泥裹煨	矾石	泥裹烧半日。	外台秘要	15
	鹿角	但寸截，于瓷器中用泥裹，文火烧之一日，如玉粉。	食疗本草	14
	牡鼠	可以黄泥裹，烧之，细拣去骨，取肉。	食疗本草	14
其他	特生石	黄土包，烧之一日，亦可内斧孔中烧之。	新修本草	11

3. 宋代

伴随着中医药的整体发展，宋代煨制中药的品种也有了更多的记载，共51种，涉及药物如下所示：（以A开头）阿魏；（以B开头）巴豆、白附子、白术、白芷、贝母、壁宫【壁虎】、鳖甲、槟榔、白槟榔【槟榔】；（以C开头）草豆蔻、草果仁【草果】、川大黄【大黄】、川楝子；（以D开头）大腹子【槟榔】、大戟、大蒜、独头蒜【大蒜】、丁香；（以E开头）莪术；（以F开头）附子；（以G开头）甘草、甘遂、干姜；（以H开头）诃梨勒【诃子】、诃子、诃梨勒皮【诃子皮】；（以J开头）京墨、京三棱【三棱】、荆三棱【三棱】；（以K开头）榼藤子仁【榼藤子】、苦参；（以M开头）没食子、牡蛎、木香；（以N开头）南木香；（以P开头）蓬莪术【莪术】、蓬术【莪术】、砒霜；（以Q开头）蛴螬；（以R开头）人参、肉果【肉豆蔻】；（以S开头）蒜瓣【大蒜】、三棱、生姜、石膏、石决明、使君子、蜀椒、水蛭、酸石榴；（以T开头）特生石、天麻、天南星；（以W开头）乌鸦、蜈蚣；（以Y开头）鱼腥草、芫花根【芫花】；（以Z开头）枣肉【大枣】、皂角、紫河车。

其中新增42种，涉及药物如下所示：（以A开头）阿魏；（以B开头）巴豆、白附子、白术、白芷、贝母、壁宫【壁虎】、鳖甲、槟榔、白槟榔【槟榔】；（以C开头）草豆蔻、草果仁【草果】、川楝子；（以D开头）大腹子【槟榔】、大戟、大蒜、独头蒜【大蒜】、丁香；（以E开头）莪术；（以G开头）甘草、甘遂；（以H开头）诃梨勒皮【诃子皮】；（以J开头）京墨；（以K开头）榼藤子仁【榼藤子】、苦参；（以M开头）没食子、牡蛎、木香；（以N开头）南木香；（以P开头）砒霜、蓬莪术【莪术】、蓬术【莪术】；（以Q开头）蛴螬；（以R开头）人参；（以S开头）石膏、石决明、使君子、蜀椒、水蛭、蒜瓣【大蒜】、酸石榴；（以T开头）天麻；（以W开头）乌鸦、蜈蚣；（以Y开头）鱼腥草、芫花根;（以 Z 开头）皂角、紫河车、枣肉【大枣】。

按照典籍的记载，宋代煨制的方法主要有面裹煨（烧）、（湿）纸煨、煻灰火炮炙（灰内煨）、煨泥裹煨、酒煨、麸煨等。

其中，采用面裹煨（烧）法的药物有 15 种，如阿魏、壁宫【壁虎】、巴豆、白附子、槟榔、草豆蔻、草果仁【草果】、川楝子、诃子、诃梨勒【诃子】、没食子、南木香、木香、肉豆蔻、石决明、使君子。

采用（湿）纸煨法的有 17 种，如白芷、槟榔、大黄、川大黄【大黄】、莪术、附子、甘草、甘遂、诃子、诃梨勒【诃子】、京三棱【三棱】、三棱、牡蛎、南木香、木香、砒霜、蓬莪术【莪术】、蛴螬、肉豆蔻、天麻、天南星。

采用煻灰火炮炙（灰内煨）法的有 4 种，为大腹子【槟榔】、丁香、肉豆蔻、皂角。

采用煨的有 33 种，如白附子、白术、贝母、鳖甲、槟榔、白槟榔【槟榔】、草豆蔻、草果仁【草果】、川大黄【大黄】、大腹皮、大黄、大戟、独头蒜【大蒜】、莪术、附子、甘草、甘遂、干姜、诃子、诃黎勒【诃子】、诃黎勒皮【诃子皮】、京墨、京三棱【三棱】、荆三棱【三棱】、榼藤子、榼藤子仁【榼藤子】、苦参、没食子、牡蛎、木香、蓬莪术【莪术】、肉豆蔻、蒜瓣【大蒜】、三棱、生姜、石膏、使君子、水蛭、天南星，鱼腥草、皂角、紫河车。

采用泥裹煨法的有 11 种，为草果、甘草、干姜、人参、石膏、石决明、酸石榴、特生石、天南星、乌鸦、芫花根。

采用醋煨法的有 1 种，为三棱。

采用酒煨法的有 1 种，为大黄。

采用麸煨法的有 1 种，为大黄。

采用其他煨制法的有 7 种，牡蛎、肉果【肉豆蔻】、生姜、蜀椒、蜈蚣、天麻、枣肉【大枣】。

具体见表 7-4。

表 7-4　宋代煨制药物统计表

煨制方法	药名	摘录	文献名称	文献编号
面裹煨（烧）	壁宫【壁虎】	去头脚尾，面裹煨熟。	太平圣惠方	21
		面裹煨熟，研。	小儿卫生总微论方	38
	巴豆	面裹煨熟，去面。	洪氏集验方	40
	白附子	面包煨熟。	扁鹊心书	54
	槟榔	面裹煨。	小儿卫生总微论方	38
		用面剂裹煨熟，去面，剉，焙。	传信适用方	42
	草豆蔻	每个面裹煨，候面焦黄，去面用。	博济方	22
		去壳，用白面作面饼子裹，文武火煨令黄色，去面。	圣济总录	32
		面裹煨熟。	小儿卫生总微论方	38
	草果仁【草果】	面裹煨，面裂为度。	洪氏集验方	40
		用面裹煨熟。	三因极一病证方论	41
	川楝子	面裹煨，去核用。	小儿卫生总微论方	38
	阿魏	面裹煨，面黄为度，去面，另研细。	博济方	22
		面裹煨令面熟。	校注妇人良方	45
	诃梨勒【诃子】	逐个面裹，火炮熟，去核，只使皮。	史载之方	25
		面裹，灰火中煨之，令面黄熟，去核，细研为末。	重修政和经史证类备用本草	30
		面裹炮赤，去面，取诃梨勒皮捣为末。	重修政和经史证类备用本草	30

续表

煨制方法	药名	摘录	文献名称	文献编号
面裹煨（烧）	诃子	用面裹，火炮熟，不要生，不要焦，得所去面不使，就热咬诃子破，去核不用，只使皮，焙干。	史载之方	25
		面裹炮，去核使肉。	史载之方	25
		面裹炮熟，去面，咬碎，去核用肉，焙干。	史载之方	25
		去核，大麦面裹，慢火煨黄熟，勿令烟出。	小儿卫生总微论方	38
		面裹煨，取肉。	济生方	46
		面裹煨，去核。	济生方	46
	没食子	大麦面裹，慢火煨黄熟，勿令烟出。	小儿卫生总微论方	38
	木香	面煨。	洪氏集验方	40
	南木香	面裹煨。	洪氏集验方	40
	肉豆蔻	去壳，用白面作面饼子裹，文武火煨令黄色，去面。	圣济总录	32
		大麦面裹，慢火煨黄熟，勿令烟出。	小儿卫生总微论方	38
		面裹煨。	洪氏集验方	40
		面裹煨。	三因极一病证方论	41
		用面煨熟，去面。	传信适用方	42
		面裹煨。	校注妇人良方	45
		面裹煨。	济生方	46
		面裹煨。	陈氏小儿病源方论	48
		面煨。	类编朱氏集验医方	50
		面包煨，去油。	疮疡经验全书	68
		面裹煨透。	扁鹊心书	54
	石决明	凡用，先以面裹煨熟，然后磨去其外黑处并粗皮了，烂捣之，细罗，于乳钵中再研如面，方堪用也。	重修政和经史证类备用本草	30
	使君子	以面裹，于慢火中煨，候面熟为度，去面用之。	博济方	22
		面裹煨熟用。	小儿卫生总微论方	38
		面裹煨熟。	小儿卫生总微论方	38
（湿）纸煨	白芷	湿纸裹煨。	博济方	22
	槟榔	酸粟米饭裹，湿纸包，灰火中煨令纸焦，去饭。	圣济总录	32
		酸粟米饭裹，湿纸包，火中煨令纸焦，去饭。	太平惠民和剂局方	37
	川大黄【大黄】	湿纸裹，煨至纸焦。	小儿药证直诀	28
		湿纸裹，煨至纸焦。	小儿卫生总微论方	38
	大黄	湿纸裹煨。	博济方	22
		湿纸裹，煨熟。	苏沈良方	23
		小便浸七日，日一易，以湿纸裹煨，切，焙。	苏沈良方	23
		湿纸裹，煨令纸干。	圣济总录	32
		湿纸裹煨。	全生指迷方	33
		湿纸裹，煨熟。	小儿卫生总微论方	38
		湿纸煨熟。	陈氏小儿痘疹方论	47
		纸包煨。	疮疡经验全书	68
	莪术	湿纸裹煨。	类编朱氏集验医方	50
	附子	纸裹煨。	苏沈良方	23

续表

煨制方法	药名	摘录	文献名称	文献编号
（湿）纸煨	甘草	纸裹五七重，醋浸令透，火内慢煨干，又浸，如此七遍。	苏沈良方	23
	甘遂	湿纸裹煨。	伤寒总病论	27
		湿纸裹煨。	圣济总录	32
	诃梨勒【诃子】	湿纸裹煨，纸干，即剥去核。	重修政和经史证类备用本草	30
	诃子	纸裹煨熟，去核。	圣济总录	32
		湿纸裹，煨令熟，去核。	产育宝庆集	34
		湿纸裹，煨熟。	女科百问	53
	京三棱【三棱】	湿纸裹煨，乘熟切。	洪氏集验方	40
	木香	纸裹煨熟。	苏沈良方	23
		湿纸裹煨。	太平惠民和剂局方	37
		湿纸裹煨，至纸干为度。	校正集验背疽方	44
	南木香	纸裹煨熟。	传信适用方	42
	砒霜	纸包，火煨透。	扁鹊心书	54
	蓬莪术【莪术】	湿纸裹，煨熟。	苏沈良方	23
	蛴螬	湿纸裹，煨熟，研。	圣济总录	32
	肉豆蔻	包湿纸裹，煨。	太平惠民和剂局方	37
	三棱	湿纸裹，煨熟。	苏沈良方	23
	天麻	酒浸一宿，湿纸裹煨。	史载之方	25
		纸包浸湿，于热灰中煨熟。	太平惠民和剂局方	37
	天南星	先去皮脐，湿纸裹，熟灰内煨炮，取去为末。	博济方	22
		煨热。	履巉岩本草	55
煻灰火炮炙（灰内煨）	大腹子【槟榔】	灰内煨，剉。	圣济总录	32
	丁香	用面裹，同入慢灰火煨，令面熟为度。	三因极一病证方论	41
	肉豆蔻	米醋调面裹之，置灰中煨令黄焦，和面碾末。	重修政和经史证类备用本草	30
	皂角	灰火煨黄色。	疮疡经验全书	68
煨	槟榔	半生半煨。	伤寒总病论	27
		煨。	圣济总录	32
		煨。	普济本事方	35
	白槟榔【槟榔】	煨。	博济方	22
		煨。	圣济总录	32
	白附子	煨制。	普济本事方	35
	白术	煨。	太平惠民和剂局方	37
		煨。	女科百问	53
	贝母	煨令微黄。	太平圣惠方	21
		煨。	博济方	22
		煨令黄色，去心。	圣济总录	32
	鳖甲	煨。	类编朱氏集验医方	50

续表

煨制方法	药名	摘录	文献名称	文献编号
煨	草豆蔻	略煨，去皮，剉。	卫生家宝产科备要	43
		煨。	校注妇人良方	45
	草果仁【草果】	去皮，煨。	太平惠民和剂局方	37
	川大黄【大黄】	慢火煨黑色。	小儿卫生总微论方	38
	大黄	煨，炒。	苏沈良方	23
		或生，或煨。	伤寒总病论	27
		煨。	圣济总录	32
		煨。	校注妇人良方	45
		煨。	陈氏小儿病源方论	48
		煨。	急救仙方	51
	大戟	煨熟，捣为末。	太平圣惠方	21
	大腹皮	煨热，和皮用。	博济方	22
		微煨。	圣济总录	32
	独头蒜【大蒜】	煨热。	太平圣惠方	21
		煨熟。	三因极一病证方论	41
	莪术	煨。	圣济总录	32
		煨，乘热捣碎。	太平惠民和剂局方	37
	附子	煨熟。	三因极一病证方论	41
	甘草	煨。	类编朱氏集验医方	50
	甘遂	煨令微黄。	太平圣惠方	21
		煨令黄色。	太平圣惠方	21
		慢火煨令黄。	小儿卫生总微论方	38
	干姜	煨。	校注妇人良方	45
		或煨，或煅灰用。	疮疡经验全书	68
	诃梨勒【诃子】	缓缓煨熟。	重修政和经史证类备用本草	30
	诃梨勒皮【诃子皮】	煨。	太平圣惠方	21
	诃子	去核，煨。	苏沈良方	23
		纸裹煨，去核，取皮用。	洪氏集验方	40
	京墨	煨去胶。	类编朱氏集验医方	50
	京三棱【三棱】	微煨，剉。	太平圣惠方	21
		煨。	圣济总录	32
		煨。	女科百问	53
	荆三棱【三棱】	煨。	博济方	22
		煨，乘热剉作片子，焙干用。	卫生家宝产科备要	43
	榼藤子	煨，用肉。	济生方	46
	榼藤子仁【榼藤子】	煨，取肉用。	太平圣惠方	21
	苦参	水浸一宿，细切，煨干。	太平圣惠方	21
	没食子	微煨。	太平圣惠方	21
	牡蛎	火煨通赤。	史载之方	25
		煨。	校注妇人良方	45
	木香	煨。	校注妇人良方	45
		煨。	女科百问	53

续表

煨制方法	药名	摘录	文献名称	文献编号
煨	蓬莪术【莪术】	煨。	太平圣惠方	21
		煨。	博济方	22
		煨。	小儿卫生总微论方	38
		煨，乘热剉碎，焙干用。	卫生家宝产科备要	43
		煨。	三因极一病证方论	41
		煨。	女科百问	53
		煨。	小儿卫生总微论方	38
	肉豆蔻	煨。	太平圣惠方	21
		用面和少许，裹豆蔻煨熟，焦黄为度。	苏沈良方	23
		煨。	伤寒总病论	27
		煨。	类编朱氏集验医方	50
		煨。	女科百问	53
	三棱	慢火煨熟，乘热温治。	三因极一病证方论	41
	蒜瓣【大蒜】	煨熟，研。	太平圣惠方	21
	生姜	煨，切。	圣济总录	32
		煨。	校注妇人良方	45
	石膏	煨。	校注妇人良方	45
	使君子	去壳，面裹煨熟。	苏沈良方	23
		煨，去皮。	传信适用方	42
	水蛭	微煨令黄。	太平圣惠方	21
	天南星	微炒，煨。	太平圣惠方	21
	鱼腥草	淡竹筒内煨。	重修政和经史证类备用本草	30
	皂角	煨。	类编朱氏集验医方	50
	紫河车	洗净，杵，煨。	校注妇人良方	45
泥裹煨	草果	黄泥裹，煨干，去皮。	类编朱氏集验医方	50
	甘草	黄泥裹，煨干，去土，剉。	类编朱氏集验医方	50
	干姜	黄泥裹，煨十分干。	类编朱氏集验医方	50
	人参	黄泥裹煨。	类编朱氏集验医方	50
	石膏	泥裹烧通赤，研。	苏沈良方	23
	石决明	泥裹烧通赤，研。	苏沈良方	23
	酸石榴	以泥裹，烧令通赤，候冷，去泥取用。	太平圣惠方	21
	特生石	黄泥裹，烧半日。	太平圣惠方	21
	天南星	用生姜汁和作饼，真黄土成泥包裹，放慢火内煨令香熟，去土，焙，为末。	类编朱氏集验医方	50
	乌鸦	腊月瓦缸泥煨，烧为灰。	重修政和经史证类备用本草	30
	芫花根	黄泥裹，烧令赤，将出盆，合少时，去泥。	太平圣惠方	21
醋煨	三棱	醋浸一宿，煨。	苏沈良方	23
酒煨	大黄	或生，或酒煨，或蜜水浸煎。	疮疡经验全书	68
麸煨	大黄	麸煨。	三因极一病证方论	41

续表

煨制方法	药名	摘录	文献名称	文献编号
其他	牡蛎	以湿纸裹后，却以泥更裹，候干，用大火烧通赤。	太平圣惠方	21
	肉果【肉豆蔻】	糯米粉捶团，包火内煨熟，面亦可，剉片，纸包打去油用。	疮疡经验全书	68
	蜈蚣	去尾针，以薄荷叶裹煨熟。	太平惠民和剂局方	37
	枣肉【大枣】	捣为一块，用纸紧裹，大火烧令赤，候冷取出。	太平圣惠方	21
	天麻	面裹炮。	史载之方	25
	生姜	湿纸裹，烧熟。	太平圣惠方	21
	蜀椒	以布裹椒，薄注上火熨，令椒汗出。	重修政和经史证类备用本草	30

4. 元代

元代医书记载的煨制品种较少，共29种，为白术、槟榔、巴豆、白茯苓【茯苓】、赤芍药【赤芍】、草豆蔻、草豆蔻仁【草豆蔻】、草果、草乌、大黄、红枣【大枣】、大天南星【天南星】、莪术、广茂术【莪术】、甘草、甘遂、诃黎勒【诃子】、牡蛎、木香、南木香、蓬术【莪术】、肉豆蔻、三棱、三赖【山柰】、三奈子【山柰】、使君子、神曲、生姜、天南星、皂角、皂荚【皂角】、枳壳、自然铜。其中新增9种，为白茯苓【茯苓】、草乌、赤芍药【赤芍】、广茂术【莪术】、红枣【大枣】、三赖【山柰】、三奈子【山柰】、神曲、生姜、枳壳、自然铜。

按照典籍的记载，煨制的方法主要有面裹煨（烧）、（湿）纸煨、煻灰火炮炙（灰内煨）等，与前代基本一致。

采用面裹煨（烧）法的药物有10种，如槟榔、白茯苓【茯苓】、草豆蔻、草豆蔻仁【草豆蔻】、大黄、甘遂、诃黎勒【诃子】、南木香、肉豆蔻、三赖【山柰】、三奈子【山柰】、枳壳。

（湿）纸煨的药物有6种，如槟榔、大黄、甘草、三棱、神曲、生姜。

煻灰火炮炙（灰内煨）的药物有1种，为皂荚【皂角】。

煨的药物有13种，如白术、草豆蔻、草果、赤芍药【赤芍】、大黄、广茂术【莪术】、京三棱【三棱】、木香、蓬术【莪术】、使君子、草乌、皂角、自然铜。

泥裹煨的药物有2种，大天南星【天南星】、牡蛎。

酒煨的药物有1种，大黄。

采用其他煨制法的药物有6种，大黄、甘遂、巴豆、南木香、天南星、红枣【大枣】。

具体见表7-5。

表7-5　元代煨制药物统计表

煨制方法	药名	摘录	文献名称	文献编号
面裹煨（烧）	槟榔	面裹煨。	瑞竹堂经验方	62
		面裹煨。	丹溪心法	65
	白茯苓【茯苓】	去皮，面裹煨。	卫生宝鉴	64
	草豆蔻仁【草豆蔻】	面裹烧，面熟为度。	脾胃论	58
	草豆蔻	面包煨熟，去面用。	汤液本草	60
		面裹煨熟，去皮，捣细用。	卫生宝鉴	64
		面裹煨，去皮。	丹溪心法	65
	大黄	面裹煨熟，为末。	丹溪心法	65
		面裹煨。	素问病机气宜保命集	56
	甘遂	面裹煨。	丹溪心法	65

续表

煨制方法	药名	摘录	文献名称	文献编号
面裹煨（烧）	诃黎勒【诃子】	面裹，煻灰火中煨之，令面黄熟，去核，细研为末。	汤液本草	60
	南木香	湿面裹，煨至香熟取出，地上候冷，去面，剉，焙。	活幼心书	59
	肉豆蔻	面裹烧。	儒门事亲	57
		面裹煨。	瑞竹堂经验方	62
		面裹煨。	卫生宝鉴	64
		面裹煨。	丹溪心法	65
	三赖【山柰】	面裹煨。	卫生宝鉴	64
	三柰子【山柰】	面包，烧熟为度。	瑞竹堂经验方	62
	枳壳	去瓤，面裹煨。	瑞竹堂经验方	62
（湿）纸煨	槟榔	湿纸煨。	丹溪心法	65
	大黄	去粗皮，酒浸二三时，纸裹，火煨。	瑞竹堂经验方	62
		湿纸包煨，焙，切。	卫生宝鉴	64
		湿纸裹煨，勿焦，切，焙干，再酒润，炒熟，焙干。	丹溪心法	65
		湿纸裹煨。	儒门事亲	57
	甘草	湿纸裹，煨透。	活幼心书	59
	三棱	湿纸煨香，为末。	卫生宝鉴	64
	神曲	湿纸裹煨。	活幼心书	59
	生姜	纸裹煨过，半生半熟。	儒门事亲	57
		湿纸裹煨。	卫生宝鉴	64
煻灰火炮炙（灰内煨）	皂荚【皂角】	安灰火中（灰内煨）见青烟起为度，取出，地上瓦盆盖定，存性冷用。	活幼心书	59
煨	白术	煨。	瑞竹堂经验方	62
	草豆蔻	煨。	丹溪心法	65
	草果	煨，去壳。	卫生宝鉴	64
	赤芍药【赤芍】	煨，去皮。	丹溪心法	65
	大黄	煨。	外科精义	63
		煨。	卫生宝鉴	64
		煨。	脾胃论	58
		煨。	丹溪心法	65
	广茂术【莪术】	炮。	瑞竹堂经验方	62
		煨，切。	卫生宝鉴	64
	京三棱【三棱】	炮。	瑞竹堂经验方	62
	木香	煨。	丹溪心法	65
	蓬术【莪术】	煨。	丹溪心法	65
	使君子	煨。	丹溪心法	65
	草乌	煨，去皮尖。	丹溪心法	65
	皂角	水洗，煨，去皮弦。	脾胃论	58
		煨熟。	外科精义	63

续表

煨制方法	药名	摘录	文献名称	文献编号
泥裹烧	大天南星【天南星】	四两，用真黄土半斤，将生姜滓和黄土成剂，包裹南星，慢火煨香透，去土不用，将南星切碎，焙干。	瑞竹堂经验方	62
	牡蛎	盐泥裹烧。	卫生宝鉴	64
酒煨	大黄	酒煨。	卫生宝鉴	64
		酒煨。	丹溪心法	65
		酒浸，煨。	丹溪心法	65
其他	巴豆	去皮，湿纸包，烧黄色为度。	瑞竹堂经验方	62
	大黄	纸裹，水浸透，炮过，候冷。	活幼心书	59
	南木香	湿纸包，略炮过。	活幼心书	59
	天南星	纸裹，水透湿，炮过用。	活幼心书	59
	红枣【大枣】	一个，去核，裹全斑蝥一个，用文武火煨毕，去斑蝥，用枣。	瑞竹堂经验方	62
	甘遂	面裹微煮，焙。	卫生宝鉴	64

5. 明代

明代煨制品种记载广泛，共110种左右，涉及药物如下所示：（以A开头）阿魏；（以B开头）巴豆、白附子、白附【白附子】、白螺壳【白螺蛳壳】、白术、半夏、贝母、鳖头、槟榔、白槟榔【槟榔】、白芍药【白芍】；（以C开头）川当归【当归】、川大黄【大黄】、草豆蔻、草豆蔻仁【草豆蔻】、草蔻【草豆蔻】、草果、蟾蜍、赤石脂、川芎、穿山甲、磁石、赤芍药【赤芍】、川乌；（以D开头）豆蔻、大腹【大腹皮】、大腹皮、大附子【附子】、大戟、大黄、代赭【赭石】、地榆根【地榆】、大蒜、独蒜【大蒜】、独头蒜【大蒜】、大瓜蒌【瓜蒌】、大北枣【大枣】；（以E开头）莪术、莪【莪术】；（以F开头）粉霜【轻粉】、蜂蜜、茯苓、附子；（以G开头）广木香【木香】、广茂术【莪术】、甘草、甘遂、高良姜、宫粉【铅粉】、古钱、骨碎补、干姜；（以H开头）孩儿茶【儿茶】、黄丹【铅丹】、海浮石、海螵蛸、诃子、诃黎勒【诃子】、诃子皮、诃黎勒皮【诃子皮】、胡桃、虎骨、琥珀、滑石、黑附子【附子】；（以J开头）荆沥【牡荆沥】、军姜【干姜】、均姜【干姜】、锦纹大黄【大黄】、鸡心槟榔【槟榔】、京三棱【三棱】、荆三棱【三棱】、姜；（以L开头）荔枝核、芦荟、炉甘石、栗；（以M开头）礞石、麦芽、密陀僧、牡蛎、木香；（以N开头）凝水石【寒水石】、硇砂、南木香；（以P开头）蓬术【莪术】、蓬莪术【莪术】、砒霜；（以Q开头）青礞石【礞石】、青木香、全蝎、蜣螂；（以R开头）肉豆蔻、肉果【肉豆蔻】、肉蔻【肉豆蔻】；（以S开头）石硫磺【硫黄】、砂仁、三奈【山柰】、山栀子【栀子】、麝香、石决明、使君子、石膏、石三棱、三棱、生姜、生姜粉【生姜】、生地黄【地黄】、芍药；（以T开头）天麻、天南星、南星【天南星】、虎掌、菟丝子、菟丝【菟丝子】；（以W开头）吴白芷【白芷】、蜈蚣、五倍子、乌药；（以X开头）玄胡索【延胡索】、玄胡【延胡索】、新罗白附子【白附子】、新罗人参【人参】、雄雀、雄黄、香附子【香附】；（以Y开头）延胡索、阳起石、银杏、郁金、芫花；（以Z开头）猪牙荚【猪牙皂】、皂角、皂荚【皂角】、皂角仁【皂角子】、枣【大枣】、泽泻、樟脑、枳壳、紫石英、自然铜。

其中新增80种左右，涉及药物如下所示：（以A开头）阿魏；（以B开头）白芍药【白芍】、白螺壳【白螺师壳】、鳖头、白附子、贝母、半夏；（以C开头）穿山甲、磁石、赤石脂、川芎、川乌、川当归【当归】、蟾蜍；（以D开头）豆蔻、大瓜蒌【瓜蒌】、大腹皮、大腹【大腹皮】、代赭【赭石】、地榆根【地榆】、大戟、大蒜;（以 F 开头）粉霜【轻粉】、茯苓、蜂蜜、附子;（以 G 开头）干姜、骨碎补、高良姜、宫粉【铅粉】、古钱;（以 H 开头）孩儿茶【儿茶】、琥珀、黄丹【铅丹】、虎掌、海浮石、胡桃、虎骨、滑石、海螵蛸;（以 J 开头）荆沥【牡荆沥】、军姜【干姜】、均姜【干姜】、姜;（以 L 开头）荔枝核、芦荟、炉甘石、栗;（以 M 开头）麦芽、礞石、密陀僧;（以 N 开头）硇砂、凝水石【寒水石】;（以 P 开头）砒霜;（以 Q 开头）蜣螂、青礞石【礞石】、全蝎;（以 S 开头）生地黄【地黄】、石硫磺【硫黄】、三奈【山柰】、芍药、石三棱、砂仁、石膏、麝香、石决明、山栀子【栀子】;（以 T 开头）菟丝子、菟丝【菟丝子】、天麻;（以 W 开头）吴白芷【白芷】、五倍子、蜈蚣、乌药;（以 X 开头）新罗人参【人参】、雄雀、雄黄、香附子【香附】、玄胡索【延胡索】、玄胡【延胡索】;（以 Y 开头）郁金、阳起石、银杏、芫花、延胡索;（以 Z 开头）皂角仁【皂角子】、猪牙荚【猪牙皂】、泽泻、紫石英、泽泻、樟脑。

按照典籍的记载，明代煨制的方法主要有面裹煨（烧）、（湿）纸煨、煻灰火炮炙（灰内煨）、煨、麸煨、黄泥（土）裹煨、酒煨、醋煨等。

采用面裹煨（烧）法的药物有 24 种，如阿魏、槟榔、白附子、鳖头、草豆蔻、草豆蔻仁【草豆蔻】、草果、豆蔻、大黄、锦纹大黄【大黄】、附子、粉霜【轻粉】、大附子【附子】、茯苓、甘遂、广木香【木香】、诃子、诃黎勒【诃子】、木香、硇砂、蓬莪术【莪术】、肉豆蔻、肉果【肉豆蔻】、京三棱【三棱】、三奈【山柰】、麝香、石决明、使君子、吴白芷【白芷】、芫花。

（湿）纸煨的药物有 28 种，如巴豆、草豆蔻、川芎、川乌、川大黄【大黄】、大北枣【大枣】、大蒜、附子、甘草、海螵蛸、孩儿茶【儿茶】、诃子皮、诃子、诃梨勒【诃子】、京三棱【三棱】、荆三棱【三棱】、木香、肉豆蔻、山栀子【栀子】、生姜、生姜粉【生姜】、三棱、天麻、天南星、蓬术【莪术】、蓬莪术【莪术】、蜈蚣、新罗白附子【白附子】、新罗人参【人参】、玄胡索【延胡索】、玄胡【延胡索】、郁金、枣【大枣】、白附子、槟榔、大黄、鸡心槟榔【槟榔】。

煻灰火炮炙（灰内煨）的药物有 7 种，如穿山甲、大腹皮、琥珀、蓬莪术【莪术】、蓬术【莪术】、肉豆蔻、五倍子、槟榔。

煨的药物有 80 种左右，涉及药物如下所示:（以 B 开头）巴豆、白槟榔【槟榔】、白术、白附【白附子】、白附子、槟榔、白芍、白螺壳【白螺蛳壳】、半夏、贝母、白芍药【白芍】;（以 C 开头）草蔻【草豆蔻】、草果、草豆蔻、川当归【当归】、川乌、穿山甲、磁石、赤石脂、赤芍药【赤芍】;（以 D 开头）大瓜蒌【瓜蒌】、大附子【附子】、大腹【大腹皮】、大黄、大戟、代赭【赭石】、地榆根【地榆】、大蒜、独头蒜【大蒜】、独蒜【大蒜】;（以 E 开头）莪术、莪【莪术】;（以 F 开头）蜂蜜;（以 G 开头）甘遂、高良姜、瓜蒌、宫粉【铅粉】、古钱、干姜、广茂术【莪术】;（以 H 开头）虎掌、黑附子【附子】、海浮石、诃子、诃黎勒【诃子】、诃黎勒皮【诃子皮】、胡桃【核桃】、琥珀、虎骨、滑石;（以 J 开头）京三棱【三棱】、荆三棱【三棱】、军姜【干姜】、均姜【干姜】、姜、荆沥【牡荆沥】;（以 L 开头）荔枝核、芦荟、炉甘石、硫磺【硫黄】、栗;（以 M 开头）麦芽、礞石、密陀僧、牡蛎、木香;（以 N 开头）南木香、凝水石【寒水石】、南星【天南星】、硇砂;（以 P 开头）蓬莪术【莪术】、蓬术【莪术】、砒霜;（以 Q 开头）青木香;（以 R 开头）肉豆蔻、肉果【肉豆蔻】;（以 S 开头）三棱、石硫磺【硫黄】、生姜、芍药、砂仁、石膏、石三棱、使君子;（以 T 开头）天南星、天麻;（以 W 开头）乌药、蜈蚣;（以 X 开头）香附子【香附】、雄黄;（以 Y 开头）延胡索、阳起石、银杏;（以 Z 开头）枣【大枣】、皂荚【皂角】、皂角、皂角仁【皂角子】、猪牙荚【猪牙皂】、泽泻、樟脑、枳壳、紫石英、自然铜。

麸煨的药物有 6 种，如阿魏、甘遂、木香、肉豆蔻、天麻、皂荚【皂角】。

黄泥（土）裹煨的药物有 7 种，如虎掌、黄丹【铅丹】、牡蛎、蜣螂、石决明、天南星、雄雀。

酒煨的药物有 3 种，为大黄、天麻、菟丝【菟丝子】、菟丝子。

醋煨的药物有 3 种，为莪术、蓬术【莪术】、三棱。

采用其他煨制法的药物有 8 种，槟榔、蟾蜍、骨碎补、生姜、青礞石【礞石】、全蝎、肉豆蔻、生地黄【地黄】。

具体见表 7-6。

表 7-6　明代煨制药物统计表

煨制方法	药名	摘录	文献名称	文献编号
面裹煨（烧）	阿魏	面裹煨，以面熟为度。	普济方	70
		面裹煨，去面，炒。	普济方	70
		醋和荞麦面作饼，厚三指，裹阿魏，慢火煨熟。	普济方	70
		面裹，煨令面熟。	济阴纲目	96
	槟榔	面裹煨熟，剉。	普济方	70
		面裹煨熟。	医学纲目	82
	白附子	面裹或湿纸包，火中煨，炮用。	本草品汇精要	74
	鳖头	面包煨熟焦，去面。	鲁府禁方	88
	草豆蔻	以面裹，煨熟，去面用。	本草发挥	69
		面裹煨香熟，去面不用。	奇效良方	72
		二个，一个用水和面裹煨，一个生用。	医学纲目	82
		面裹煨，去皮。	医学纲目	82
		面包煨熟，去面用。雷公以茱萸同炒微黄黑，去萸，取豆蔻皮并子杵用之。	医学入门	83
		今人唯以面裹，煻火煨熟，去皮用之。	本草纲目	84
		面包煨熟，去面用。	本草原始	87
		面裹煨。	证治准绳	89
		面煨，去皮。	证治准绳	89
		面裹煨，去皮。	本草通玄	101
	草豆蔻仁【草豆蔻】	面裹煨熟，用仁。	普济方	70
		面裹煨，去皮。	医学纲目	82
	豆蔻	面包煨。	万氏女科	80
	草果	面裹煨香熟，去皮，取净肉，须是刮尽皮膜。	普济方	70
		逐个用面裹，煨熟。	普济方	70
		面裹煨，去壳。	奇效良方	72
		去内外壳取仁，或用面裹煨熟。	医学入门	83
		去皮膜，切，焙，有面裹煨者。	仁术便览	85
		宜以面裹，微火煨熟用之，或面拌炒熟亦可。	景岳全书	94
		宜以面裹，微火煨熟用之，或面拌炒熟亦可。	本草正	99
	大黄	面裹煨，去面，焙。	普济方	70
		面裹煨，去面，切，焙。	婴童百问	77
		面裹煨。	医学纲目	82
		面裹煨，去面，切，焙。	证治准绳	89
		面裹煨。	医宗必读	100
		面裹煨。	审视瑶函	102
	大附子【附子】	面裹火煨，去皮脐。	寿世保元	93
		面包煨，去皮脐。	寿世保元	93
		面裹火煨，去皮脐，切片，童便浸，焙干。	寿世保元	93
		童便浸三日，面裹煨，去皮脐，切四片，童便浸，煮干。	寿世保元	93

续表

煨制方法	药名	摘录	文献名称	文献编号
面裹煨（烧）	广木香【木香】	用火煨，实大肠。	本草原始	87
	附子	二枚重七钱者，每枚剜去心，入硇砂末一钱，用附子末塞口外，以面裹煨，令面焦黄，取出，去面不用。	普济方	70
		厥冷回阳用生，引诸药行经用面裹火煨。去皮脐，切四片，用童便浸透，烧干。	增补万病回春	86
		面裹火煨，去皮脐，童便浸一宿，慢火煮，晒干密封，旋切片用，亦有该生用者。	寿世保元	93
		脐下作一窍，入朱砂一钱，面裹煨熟，取出朱砂，留为衣。	景岳全书	94
		面裹煨。	景岳全书	94
	茯苓	面裹煨。	医学纲目	82
	甘遂	面裹，煨令黄色。	婴童百问	77
		今人多以面煨熟用，以去其毒。	本草纲目	84
		面裹煨。	增补万病回春	86
		去茎，于槐砧上细剉，用生甘草汤、荠苨自然汁二味搅，浸三日，其水如墨汁，漉出，东流水淘六七次，以水清为度，然后用面包，煨熟用。	证治准绳	89
		面包煨熟，去面。	医宗粹言	92
		面裹煨。	景岳全书	94
		湿面裹，煨熟。一方面裹，长流水煮，晒干。	济阴纲目	96
		面裹煨熟。	医宗必读	100
		赤皮者佳，白皮者性劣也。面裹煨熟用，以去其毒。	本草通玄	101
	诃子	面裹煨香熟，去核、面不用。	奇效良方	72
		用面裹，火煨熟，不要生，亦不要焦，去面不用，就热咬破诃子，擘去核不用，只用皮，焙干。	证治准绳	89
		面煨，去核。	宋氏女科秘书	91
		面包煨，去核。	寿世保元	93
		面裹煨，去核。	济阴纲目	96
		面裹煨透，去核。生用则能清金行气，煨热则能温胃固肠。	本草通玄	101
	诃黎勒【诃子】	面裹煨令面黄，取皮。	普济方	70
		水泡，面包裹煨熟，去核。或酒浸，蒸，去核，焙干。	医学入门	83
	锦纹大黄【大黄】	面裹煨过。	普济方	70
	京三棱【三棱】	和白面裹，慢火煨熟，去面，就热杵碎。	普济方	70
	木香	凡入理气药，只生用，不见火。若实大肠，宜面煨熟用。	本草纲目	84
		凡入理气药，只生用之。若欲实大肠，须以面裹煨熟用。	本草通玄	101
		入理气药，只生用，不可见火。欲实大肠，面裹煨熟用。	本草乘雅半偈	104
	硇砂	醋和，面包，慢火煨面熟，杀毒。	仁术便览	85

续表

煨制方法	药名	摘录	文献名称	文献编号
面裹煨（烧）	蓬莪术【莪术】	和白面裹，慢火煨熟，去面，就热杵碎。	普济方	70
	粉霜【轻粉】	二钱，面二钱，水滴和为饼子，煨令黄色。	普济方	70
	肉豆蔻	醋面裹，煨黄赤色，去面不用。	普济方	70
		面裹煨香，去面不用。	普济方	70
		面裹煨香。	普济方	70
		去壳，用白面作饼子裹，文武火煨。	普济方	70
		面包煨，去油取霜。	秘传证治要诀及类方	71
		面裹煨香熟，去面不用。	奇效良方	72
		面裹煨。	外科理例	75
		面包煨熟用。	本草蒙筌	76
		二个，一个用水和面裹煨，一个生用。	医学纲目	82
		用湿面裹之，置火内煨，令面焦，去面。	医学纲目	82
		用汤调糯米粉或醋调面包，灰火中煨黄熟取出，以纸捶去油净，勿令犯铜。	医学入门	83
		面裹煨，去油，切。	仁术便览	85
		面包火煨熟，去面用。	本草原始	87
		面包煨过。	鲁府禁方	88
		面裹煨熟，取出去面，用豆蔻。	证治准绳	89
		面包煨，去油，熟切入药。	医宗粹言	92
		面包煨熟用，或剉如豆大，以干面拌炒熟，去面用之尤妙。	景岳全书	94
		面裹煨。	济阴纲目	96
		面包煨熟。	济阴纲目	96
		面包煨熟用，或剉如豆大，以干面拌炒熟，去面用之尤妙，盖但欲去其油而用其熟耳。	本草正	99
		忌铁。面裹煨透，去油。	医宗必读	100
		面煨。	医宗必读	100
		用糯米粉，熟汤和搜，裹包其实，糠灰火中煨熟，去粉用，勿犯铁器。	本草乘雅半偈	104
	肉果【肉豆蔻】	以糯米粉裹，于煻火中煨熟，去粉用，勿犯铁器。	本草通玄	101
		面煨。	景岳全书	94
		面裹煨透。	医宗必读	100
		面裹煨熟，切碎，纸包捶。	增补万病回春	86
		面包煨熟，切片，纸包捶去油。	寿世保元	93
	三奈【山柰】	面裹煨。	鲁府禁方	88
	麝香	面包煨，甘草火煨，面熟为度。	增补万病回春	86
	石决明	凡用，以面裹煨熟，磨去粗皮，烂捣，再乳细如面，方堪入药。	本草纲目	84
		以面裹煨熟，磨去粗皮，烂捣，再乳细如粉，方堪入药。	本草原始	87
	使君子	以面裹，于慢火中煨，候黄为度，去皮不用。	普济方	70
		去壳，面裹煨熟为度，去面不用，切，焙。	奇效良方	72
		面裹煨。	保婴撮要	81
		去壳，面裹煨。	医学纲目	82

续表

煨制方法	药名	摘录	文献名称	文献编号
面裹煨（烧）	吴白芷【白芷】	面裹煨，去面，焙干，为细末。	证治准绳	89
	芫花	用醋炒，或醋调面裹煨。	普济方	70
（湿）纸煨	巴豆	一粒，去壳，入蒜内，纸包，慢火煨熟，去巴豆，用蒜。	普济方	70
		五个，每个须用湿纸裹好，煨熟，令去壳取肉，半出油，半微去油。	普济方	70
		去皮心膜，以湿纸五重裹，于煻灰火内煨令熟，取出，细研，压出油。	普济方	70
		用湿纸裹煨，取肉，去油。	医学纲目	82
	白附子	面裹或湿纸包，火中煨炮用。	本草品汇精要	74
	槟榔	酸粟米饭裹，湿纸包，火中煨令纸焦，去饭。	普济方	70
		酸陈粟米饭裹槟榔，纸包，灰火中煨，纸焦去之。	普济方	70
		酸粟米饭裹，外以湿纸包，火煨令纸焦，去饭。	秘传证治要诀及类方	71
		用酸粟米饭裹，湿纸包，火中煨令纸焦，去饭。	证治准绳	89
		用酸粟米饭裹，湿纸包，火煨令纸焦，去饭。	景岳全书	94
	草豆蔻	以湿纸裹，灰火中煨令纸干，取出去皮用。	普济方	70
		以湿纸裹，灰火中煨令纸干，取出去皮用。	证治准绳	89
	川芎	湿纸裹煨，焙干，为细末。	证治准绳	89
	川大黄【大黄】	湿纸裹煨。	普济方	70
	川乌	先用湿纸包煨，去皮，切厚片，入砂器中，炭火慢煮，渐渐添酒一日夜，以入口不麻为度。	先醒斋广笔记	98
	大北枣【大枣】	三枚，以丁香三七粒纳其中，湿纸裹煨。	普济方	70
	大黄	用湿纸裹，煨令熟。	普济方	70
		湿纸裹，煨令香熟。	普济方	70
		醋湿纸裹，火煨过。	普济方	70
		湿纸裹煨。	婴童百问	77
		湿纸包煨。	保婴撮要	81
		湿纸裹煨，勿焦，切，焙干，再以酒润，炒熟，焙干。	医学纲目	82
		醋煮，湿纸裹，煨过。	医学纲目	82
		有生用，酒浸蒸者，有酒拌晒者，不伤阴血。有酒炒，有湿纸包火煨者。	仁术便览	85
		醋浸湿，纸裹煨过，切。	证治准绳	89
		湿纸包煨。	景岳全书	94
		酒浸过煨。	济阴纲目	96
		湿纸裹煨，勿令焦，切，焙干，再以酒润，炒熟焙干。	济阴纲目	96
		湿纸裹煨。	医宗必读	100
		湿纸裹煨。	审视瑶函	102
		湿纸煨。	普济方	70
		湿纸裹煨。	奇效良方	72

续表

煨制方法	药名	摘录	文献名称	文献编号
（湿）纸煨	大蒜	一枚，每斤用箸钻孔，入去壳巴豆一枚，再用纸数重裹了，水湿，慢火煨香熟，以香为度，去纸并巴豆，取出不用。	普济方	70
	附子	童子小便中浸透，湿纸包裹，灰火内煨熟，如芋香为度，去皮脐，切片子用。	证治准绳	89
		若欲急用，以厚纸包裹，沃甘草汤，或煨或炙，待其柔软，切开，再用纸包频沃，又炙，以熟为度。	景岳全书	94
	甘草	一半生用，一半纸裹五六重，醋浸透，火内慢煨干。	普济方	70
		用湿纸裹煨，焙干，为细末。	证治准绳	89
	海螵蛸	用湿纸包煨，碾碎用。	医宗粹言	92
	孩儿茶【儿茶】	湿纸包煨。	先醒斋广笔记	98
	诃梨勒【诃子】	纸裹，水湿，煨干，取肉。	普济方	70
	诃子	湿纸裹煨，去皮。	奇效良方	72
	诃子皮	湿纸裹煨。	普济方	70
		湿纸裹煨。	医学纲目	82
	京三棱【三棱】	湿纸裹，煨透，取出捣。	普济方	70
	荆三棱【三棱】	用醋纸裹煨。	奇效良方	72
	鸡心槟榔【槟榔】	一大个，破开，以好黄丹一钱，合在内，湿纸裹煨。	奇效良方	72
	木香	湿纸裹，煨熟。	普济方	70
		湿纸裹煨。	普济方	70
		湿纸裹煨。	奇效良方	72
		湿纸裹煨。	保婴撮要	81
		止泻实大肠，用湿纸包，灰火中煨。	医学入门	83
	蓬莪术【莪术】	湿纸裹煨。	普济方	70
		纸包煨。	普济方	70
		棉纸裹煨。	普济方	70
	蓬术【莪术】	湿纸包，灰火中煨透，切片。	济阴纲目	96
	肉豆蔻	湿纸裹煨，剉，用厚纸包，压去油。	奇效良方	72
	山栀子【栀子】	用竹破作两边，一边用湿纸裹，煨令熟，一边生用，同研为末。	奇效良方	72
	三棱	用湿纸裹煨。	普济方	70
		湿纸包煨。	鲁府禁方	88
	生姜	指大一块，切作二片，以青盐少许纳其中，湿纸裹煨。	普济方	70
		纸裹煨，半生半熟。	普济方	70
		二块，如枣大，一块湿纸裹煨，一块生用。	医学纲目	82
		二块，如枣大，一块湿纸裹煨，一块生用。	证治准绳	89
	生姜粉【生姜】	用大鲜姜四五块，竹刀齐中切开，剜孔，以黄连末填内，湿纸包火煨，取出捣烂，绢滤出姜汁，晒干。	审视瑶函	102

续表

煨制方法	药名	摘录	文献名称	文献编号
（湿）纸煨	天麻	此乃治风痹药，故为此修事也。若治肝经风虚，唯洗净，以湿纸包，于糠火中煨熟，取出切片，酒浸一宿，焙干用。	本草纲目	84
		酒浸一日夜，湿纸裹煨。	本草通玄	101
	天南星	每个切作四块，纸裹煨熟。	奇效良方	72
		湿纸包，火煨裂用。有姜汁浸者；有同生姜、白矾、皂角煮透焙用者；有为末，冬至日装入牛胆中，悬通风无日处，立春日取出，阴干，即胆星也。	仁术便览	85
		湿纸裹煨。	增补万病回春	86
		汤泡七次。如急用，以湿纸裹煨。	景岳全书	94
		湿纸包，火内煨。	婴童百问	77
		去外皮，湿纸包，灰火煨香熟，出。	普济方	70
	蜈蚣	一蜜炙，一酒浸，一纸裹煨熟，共三条，各去屎。	普济方	70
		一条，纸裹煨熟。	奇效良方	72
		蜈蚣三条，一蜜炙，一酒浸，一纸裹煨。	本草纲目	84
	新罗人参【人参】	剉薄片，湿纸裹煨。	普济方	70
	新罗白附子【白附子】	以湿纸裹煨，候冷纸干，取出，细切成片子，焙干。	普济方	70
	玄胡【延胡索】	醋纸包，煨熟，用布擦去皮。	济阴纲目	96
	玄胡索【延胡索】	醋纸包，煨热，用布擦去皮。	医学纲目	82
	郁金	湿纸包，火煨。	寿世保元	93
	枣【大枣】	去核，裹全斑蝥一个，湿纸包，慢火煨熟，弃斑蝥。	鲁府禁方	88
煻灰火炮炙（灰内煨）	槟榔	灰火煨过，粗捣，筛。	普济方	70
	穿山甲	热火灰煨焦。	普济方	70
		灰火煨焦。	证治准绳	89
		煻火煨。	证治准绳	89
	大腹皮	鸩鸟多集槟榔树上，凡用槟榔皮，宜先以酒洗，后以大豆汁再洗过，晒干，入灰火烧煨，切用。	本草纲目	84
	琥珀	用细布包，内豆腐锅中煮之，然后灰火略煨过。一云安心神俱宜生捣，入目制过用。	医宗粹言	92
	肉豆蔻	凡使，须以糯米粉熟汤搜裹豆蔻，于煻灰中煨熟，去粉用，勿令犯铁。	本草纲目	84
	蓬莪术【莪术】	此物极坚硬，难捣治，用时热灰火中煨熟令透，乘热捣之，即碎如粉。	本草纲目	84
	蓬术【莪术】	入灰火中煨熟，捣，切。	景岳全书	94
		入灰火中煨熟，捣，切亦可。	本草正	99
	五倍子	灰火煨。	奇效良方	72
煨	巴豆	去壳，煨出油。	奇效良方	72
	白附【白附子】	煨裂。	医学纲目	82

续表

煨制方法	药名	摘录	文献名称	文献编号
煨	白附子	煨。	婴童百问	77
		煨。	保婴撮要	81
		煨。	增补万病回春	86
	白螺壳【白螺蛳壳】	火煨，煅。	证治准绳	89
	白术	煨。	奇效良方	72
	半夏	煨。	女科撮要	78
		煨，研。	本草纲目	84
	贝母	煨令微黄。	普济方	70
		煨微黄。	奇效良方	72
	槟榔	煨令微黄。	普济方	70
		煨微黄。	奇效良方	72
		煨，剉。	普济方	70
		煨。	奇效良方	72
		近时方药亦有以火煨焙用者。	本草纲目	84
		有火煨，切，有酸米饭裹、湿纸包火煨者，有生用，有石灰制者。	仁术便览	85
	白槟榔【槟榔】	煨，剉。	普济方	70
		煨。	奇效良方	72
	白芍	酒浸炒，或煨。	医学入门	83
		火煨。	宋氏女科秘书	91
	白芍药【白芍】	煨。	证治准绳	89
		煨。	景岳全书	94
		煨热酒焙。	医宗必读	100
		煨。	医宗必读	100
	草豆蔻	连皮煨。	普济方	70
		煨，去皮。	奇效良方	72
		煨。	景岳全书	94
		煨，去皮。	济阴纲目	96
		煨。	医宗必读	100
	草蔻【草豆蔻】	煨熟，取心。	医学纲目	82
	草果	煨。	婴童百问	77
		煨，去皮。	医学纲目	82
		煨，去皮。	证治准绳	89
	赤石脂	煨。	奇效良方	72
	穿山甲	煨过。	普济方	70
	磁石	火煨，醋淬三七次。	普济方	70
	赤芍药【赤芍】	煨。	景岳全书	94
	川当归【当归】	煨，盐水炒。	普济方	70
	川乌	火煨。	普济方	70
		煨，去皮。	鲁府禁方	88
		火煨，去皮脐。	鲁府禁方	88
		火煨，去黑皮。	寿世保元	93
		煨。	一草亭目科全书；异授眼科	103

续表

煨制方法	药名	摘录	文献名称	文献编号
煨	大黄	煨。	普济方	70
		煨。	秘传证治要诀及类方	71
		煨。	婴童百问	77
		煨。	万氏女科	80
		煨。	保婴撮要	81
		煨。	外科启玄	90
		煨。	寿世保元	93
		煨。	景岳全书	94
		煨。	外科正宗	95
		煨。	医宗必读	100
		煨。	审视瑶函	102
		煨。	一草亭目科全书；异授眼科	103
		暴煨。	济阴纲目	96
		煨。	本草纲目	84
	大戟	微煨。	普济方	70
	大附子【附子】	煨，去皮脐。	寿世保元	93
	大腹【大腹皮】	并皮煨，剉。	普济方	70
	代赭【赭石】	煨赤，研。	普济方	70
	地榆根【地榆】	刷洗去土，切片，煨。	普济方	70
	独蒜【大蒜】	煨熟。	医宗必读	100
	独头蒜【大蒜】	煨熟取肉，研细。	普济方	70
	大蒜	煨，剥去皮，同擂，研细。	普济方	70
	大瓜蒌【瓜蒌】	连皮子瓤，重重纸包，火煨，捣烂。	寿世保元	93
	莪【莪术】	煨。	寿世保元	93
	莪术	煨。	万氏女科	80
		去毛，有火煨，切，有醋煮，醋炒，酒炒者。	仁术便览	85
		去根，火煨，切片，醋炒。	寿世保元	93
		煨。	景岳全书	94
		煨。	济阴纲目	96
	蜂蜜	用慢火煨化，滤去渣。	寿世保元	93
	甘遂	煨令微黄。	普济方	70
		煨微黄，捣为末。	普济方	70
	广茂术【莪术】	煨。	奇效良方	72
		煨。	外科理例	75
	瓜蒌	黄色者，炭火煨存性，盖地上一宿，出火毒。	医宗必读	100
	高良姜	煨，切，油炒。	普济方	70
		煨，切，油炒。	奇效良方	72
	宫粉【铅粉】	煨。	寿世保元	93
	古钱	火煨，酒淬。	增补万病回春	86

续表

煨制方法	药名	摘录	文献名称	文献编号
煨	干姜	煨，乘热碎。	普济方	70
		煨。	医学纲目	82
		煨。	宋氏女科秘书	91
		生用发表汗，炒过温脾而守中。胃间热，虚甚者，如补中益气汤加之，当慢火煨焦黑色。	医宗粹言	92
		纸包水浸，火煨。切片，慢火煨至极黑，亦有生用者。	寿世保元	93
		煨熟。	景岳全书	94
	海浮石	米醋浸，火煨红，醋淬，又煨，淬，如此七次，黑为度。	普济方	70
	黑附子【附子】	煨，盐水浸。	普济方	70
	诃黎勒【诃子】	煨用，去皮。	普济方	70
		煨，取肉。	普济方	70
		煨，用皮。	普济方	70
		煨。	秘传证治要诀及类方	71
		火煨，去核才煎。	本草蒙筌	76
		煨，取皮。	医学纲目	82
		煨，取皮。	证治准绳	89
		煨，取皮。	医宗必读	100
	诃黎勒皮【诃子】	煨，取皮，为末。	普济方	70
	诃子	煨，取肉。	婴童百问	77
		煨，去核，取肉。	医学纲目	82
		半生，半煨，去核。	医学纲目	82
		去皮核，煨，有生用者。	仁术便览	85
		煨，去核。	增补万病回春	86
		火煨，去核。	寿世保元	93
		煨。	景岳全书	94
		半生，半煨。	景岳全书	94
		煨。	济阴纲目	96
	胡桃【核桃】	新鲜不油者，塘火煨熟，去壳。	证治准绳	89
	虎掌	汤泡七次，火煨。	医学入门	83
	虎骨	火煨。	增补万病回春	86
	琥珀	用细布包，内豆腐锅中煮之，然后灰火略煨过。入目制用，安心神生用。	炮炙大法	97
	滑石	火煨，煅，去火毒。	普济方	70
	姜	煨。	景岳全书	94
	京三棱【三棱】	煨，捶碎。	普济方	70
		煨，剉碎。	普济方	70
		煨。	婴童百问	77
		煨。	保婴撮要	81
		煨。	医学纲目	82
	荆三棱【三棱】	煨黄。	普济方	70
		煨熟，切。	普济方	70

续表

煨制方法	药名	摘录	文献名称	文献编号
煨	荆沥【牡荆沥】	截三四寸长，束入瓶中，仍以一瓶合住固，外以糠火煨烧，其汁沥入下瓶中，亦妙。	本草纲目	84
	均姜【干姜】	煨，炒。	外科启玄	90
	军姜【干姜】	煨。	外科正宗	95
	荔枝核	煨熟，捣碎。	景岳全书	94
	硫磺【硫黄】	用莱菔剜空，入硫磺【硫黄】合定，糠火煨熟，紫背浮萍同煮，皂角汤淘去黑浆。	医宗必读	100
	芦荟	碗盛，泥封固，置坑中，四两谷糠火煨透用。	寿世保元	93
	炉甘石	用砂罐一盛一盖，于炭火中煅令通赤，以童便或黄连水淬之，再煅再淬九次，细研，水飞过用。	医学入门	83
	栗	日中曝干食，下气补益。火煨去汗亦佳。	炮炙大法	97
	麦芽	煨。	景岳全书	94
	礞石	煨金色。	寿世保元	93
	密陀僧	火煨醋淬，水淘，研，控干。	奇效良方	72
	牡蛎	火煨，煅。	普济方	70
		火煨。	增补万病回春	86
		煨。	医宗必读	100
	木香	用火煨，实大肠。	本草蒙筌	76
		煨。	女科撮要	78
		煨。	明医杂著	79
		有不见火，为末用者，有火煨，有水研用者。	仁术便览	85
		火煨方用。	景岳全书	94
		煨。	济阴纲目	96
		固大肠，火煨方用。	本草正	99
		煨熟止渴。	医宗必读	100
	青木香	有不见火，为末用者，有火煨，有水研用者。	仁术便览	85
	凝水石【寒水石】	四两，炭火煨三五时辰，取出，于地坑内安放，盖令出火毒一复时，以温水飞，研如粉，剩二两。	普济方	70
	南木香	煨。	证治准绳	89
	硇砂	用磁罐煨过。	增补万病回春	86
		为末，磁器内煨过。	寿世保元	93
	南星【天南星】	一个重半两以上者，研为末，生姜自然汁和成一块，入朱砂一粒豆大、乳香一粒豆大，和南星用文武火煨令香熟，切作薄片，焙干。	普济方	70
		煨裂。	证治准绳	89
		煨。	外科正宗	95
		煨，有为末入牛胆内者。	外科正宗	95
	砒霜	有生、煨两用。	外科正宗	95
	蓬莪术【莪术】	煨，乘热碎。	普济方	70
		煨。	婴童百问	77
		煨。	证治准绳	89

续表

煨制方法	药名	摘录	文献名称	文献编号
煨	蓬术【莪术】	煨。	保婴撮要	81
		煨。	医学纲目	82
		煨。	鲁府禁方	88
		煨。	宋氏女科秘书	91
		煨。	景岳全书	94
		煨。	医宗必读	100
	肉豆蔻	麸炒，煨熟。	普济方	70
		煨。	婴童百问	77
		煨。	明医杂著	79
		煨。	保婴撮要	81
		火煨，去油。	鲁府禁方	88
		用糯米粉，熟汤和搜，裹包其实，糠灰火中煨熟，去粉用，勿犯铁器。	本草乘雅半偈	104
	肉果【肉豆蔻】	煨。	外科启玄	90
		煨。	景岳全书	94
		以糯米粉裹，于煻火中煨熟，去粉用，勿犯铁器。	本草通玄	101
	砂仁	煨。	婴童百问	77
	芍药	煨。	奇效良方	72
		白者补血，补脾阴不足；赤者破血，行积火。煨用，有酒浸、姜汁浸，各炒。	仁术便览	85
	石膏	煨。	寿世保元	93
		火煨熟。	先醒斋广笔记	98
	石硫黄【硫黄】	先以莱菔剜空，置硫黄于莱菔空内合定，用稻糠火煨熟，去其臭气，再以紫背浮萍同煮一日，消其火毒，更以皂荚煎汤淘之，去其黑浆。	本草乘雅半偈	104
	石三棱	煨，剉。	普济方	70
	三棱	煨。	秘传证治要诀及类方	71
		煨。	奇效良方	72
		煨，坚者削之。	外科理例	75
		醋煮，煨。	万氏女科	80
		去毛，有火煨，切，有醋煮、醋炒、酒炒者。	仁术便览	85
		煨。	外科启玄	90
		热水泡浸一时，慢火煨透，切。	医宗粹言	92
		煨，切。	济阴纲目	96
		煨。	医宗必读	100
	使君子	用须慢火煨，去壳便可嚼食，或和诸药凭作散丸。	本草蒙筌	76
		煨，取肉。	婴童百问	77
		煨，去壳，取肉。	增补万病回春	86
		慢火煨香熟用。	医宗粹言	92
		微火煨，去壳取仁。	寿世保元	93

续表

煨制方法	药名	摘录	文献名称	文献编号
煨	使君子	煨，取肉。	景岳全书	94
		慢煨香热用。或云：七生七煨食亦良。忌饮热茶，犯之即泻。	炮炙大法	97
	生姜	于星火内煨熟，切片。	普济方	70
		半煨，半生。	奇效良方	72
		洗去土，有全用，有用肉、用皮、捣汁用者，有火煨者。	仁术便览	85
	天麻	有生用，有火煨用。	仁术便览	85
		火煨。	寿世保元	93
		煨。	医宗必读	100
	天南星	煨裂。	景岳全书	94
	乌药	瓦罐内煨过。	鲁府禁方	88
	蜈蚣	以火炙，去头足用，或去尾足，以薄荷叶火煨用之。	炮炙大法	97
	香附子【香附】	三两，去毛，通剉碎，用巴豆三十粒，去壳膜，研细，用熟水化开巴豆泥，同煨香附透，春三夏一，秋五冬十，取出用水洗，晒干，只用一半香附，却用后药。	奇效良方	72
	雄黄	煨过。	增补万病回春	86
	延胡索	煨，炒。	普济方	70
	阳起石	煨。	外科理例	75
	银杏	火煨，去壳用。	本草品汇精要	74
	皂荚【皂角】	去皮弦子，煨。	外科正宗	95
	皂角	煨，取肉。	普济方	70
		去皮弦子，煨。	医学纲目	82
		去皮弦子，煨。	医宗必读	100
	皂角仁【皂角子】	煨。	外科理例	75
		煨。	医宗必读	100
	猪牙荚【猪牙皂】	去弦去子，煨熟俱同，蜜炙酥炙，烧灰略异。制度凭证，活法在人。堪作散熬膏，勿为丸煎液。	本草蒙筌	76
	泽泻	煨。	景岳全书	94
	樟脑	每一两，用黄连、薄荷六钱，白芷、细辛四钱，荆芥、密蒙花二钱，当归、槐花一钱。以新土碗铺杉木片于底，安药在上，入水半盏，洒脑于上，再以一碗合住，糊口，安火煨之。待水干取开，其脑自升于上。以翎扫下，形似松脂，可入风热眼药。	本草纲目	84
	枳壳	煨，去瓤。	普济方	70
		煨，去瓤。	本草纲目	84
		热水浸一时，取起晒干，慢火煨透热即起，切片用，破至高之气。	医宗粹言	92

续表

煨制方法	药名	摘录	文献名称	文献编号
煨	紫石英	醋淬……入甘（坩）锅内，以瓦盖口，盐泥固济，候干，用硬炭十斤煨通红，火尽为度，入地坑埋，出火毒二宿，研末用。	奇效良方	72
	枣【大枣】	去核，煨，裹巴豆，慢火烧烟尽。	奇效良方	72
	自然铜	火煨，醋淬七次。	寿世保元	93
麸煨	阿魏	用麸裹，煨令熟。	普济方	70
	甘遂	一法，麸包煨熟，去麸。	炮炙大法	97
	木香	忌见火。入煎药，磨汁内熟汤中服。若实大肠，宜麸煨熟用。	炮炙大法	97
	肉豆蔻	麸裹煨，炒。	普济方	70
	天麻	一法：麸裹煨透，切。	炮炙大法	97
	皂荚【皂角】	麸裹煨，去核。	炮炙大法	97
黄泥（土）裹煨	虎掌	一法：治风热痰，以酒浸一宿，桑柴火蒸之，常洒酒入甑内，令气猛，一伏时取出，竹刀切开，味不麻舌为熟，未熟再蒸，至不麻乃止。脾虚多痰，则以生姜渣和黄泥包南星煨熟，去泥焙用。	本草纲目	84
		一法：以生姜杵碎，和黄泥包虎掌，煨熟，去泥焙用。	本草乘雅半偈	104
	黄丹【铅丹】	入鸡子壳内，同黄搅匀，以厚纸糊牢，盐泥固济，火上煨干。	济阴纲目	96
	牡蛎	用黄泥固一指厚，于文武火煨干后，以炭火煅通红，去外黑者，用粉，研细。	普济方	70
		盐泥煨烧。	医学纲目	82
		盐泥固济，煨透去泥，研。	鲁府禁方	88
	蜣螂	土裹，煨热。	本草纲目	84
	石决明	用青块和泥包，煨，煅。	一草亭目科全书；异授眼科	103
	天南星	四两，用真黄土半斤，将生姜汁和黄土成剂，包裹南星，慢火煨香透，去土不用，将天南星切碎焙干。	普济方	70
		四两，用黄土半斤，将生姜汁拌黄土成曲剂包裹，慢火煨香透，去土不用，将南星切细焙干。	证治准绳	89
		四两，用真黄土半斤，将生姜捣烂，和土包裹南星，慢火煨香，取去土，用南星切片焙干，和后药碾末用。	普济方	70
	雄雀	一只，去皮毛，用黄泥固济，令干，以文武火煨令香熟。	普济方	70

续表

煨制方法	药名	摘录	文献名称	文献编号
酒煨	大黄	苦寒，酒煨引苦性上行至巅，驱热而下，以为使也。	普济方	70
		酒煨。	外科理例	75
		酒拌煨。	外科理例	75
		酒煨。	医学纲目	82
		味苦气寒，气味俱厚，沉而降，阴也，用之须酒浸煨熟者，寒因热用。酒浸入太阳经，酒洗入阳明经，余经不用酒。	本草纲目	84
		酒煨。	证治准绳	89
		酒煨。	景岳全书	94
		酒煨。	医宗必读	100
	天麻	酒浸煨熟，焙干。	医宗必读	100
	菟丝【菟丝子】	水洗净，热酒砂罐煨烂，捣碎晒干，合药同磨末为丸，不堪作汤。	寿世保元	93
	菟丝子	酒洗，煨烂，捣饼，晒干。	寿世保元	93
醋煨	莪术	醋煮，煨。	万氏女科	80
	蓬术【莪术】	火炮，醋浸，煨，切。	炮炙大法	97
		醋煨。	济阴纲目	96
	三棱	醋煨。	济阴纲目	96
其他	槟榔	酸粟米裹，湿绢包，灰火中煨令纸焦，去饭。	普济方	70
	蟾蜍	炮制过用……煨熟啖，杀疳蚀成癖（小儿疳瘦成癖，几危者，取蟾蜍，去头皮脏腑，以桑叶包裹，外加厚纸再裹，火内煨熟，日啖二只，十余日痊愈）。	本草蒙筌	76
	骨碎补	炒熟研末，猪腰夹煨，空心食之，能治耳鸣及肾虚久痢牙痛。	本草正	99
	生姜	故凡脾寒呕吐，宜兼温散者，当以生姜煨熟用之。	本草正	99
	青礞石【礞石】	用硝煨。	普济方	70
	全蝎	青薄荷叶包煨。	普济方	70
	肉豆蔻	枣肉包煨。	普济方	70
	生地黄【地黄】	盐煨，浸，炒。	普济方	70

6. 清代

清代煅制方法基本上沿用前代，煨制品种较多，共有90种左右，涉及药物如下所示：（以B开头）巴霜【巴豆霜】、白砒【砒石】、白附子、白芍、槟榔；（以C开头）蚕退纸、草豆蔻、草蔻【草豆蔻】、川大黄【大黄】、川附【附子】、草果、草果仁【草果】、辰砂【朱砂】、蝉蜕、川楝子、川乌、草乌、川芎、葱白；（以D开头）丹皮【牡丹皮】、豆蔻、大附子【附子】、大黄、代赭石【赭石】、独头蒜【大蒜】、大腹皮；（以E开头）莪术、阿胶；（以F开头）附子；（以G开头）甘草、高良姜、葛根、骨碎补、蛤粉；（以H开头）海石【海浮石】、寒水石、寒食面、诃子、诃黎勒【诃子】、诃子肉【诃子】、诃子皮、胡桃【核桃】、琥珀、花蕊石、黄芪；（以J开头）鲫鱼、姜、菊花、军姜【干姜】、荆三棱【三棱】、京三棱【三棱】；（以K开头）苦甘遂【甘遂】；（以L开头）栗、炼矾【白矾】、罗望子

【酸角】、梨、荔枝核、龙骨、芦荟、鹿角霜、鹿胫骨;(以M开头)墨、绵大戟【大戟】、牡蛎、木香、明天麻【天麻】;(以N开头)南星【天南星】、南木香;(以P开头)蓬莪术【莪术】、蓬莪【莪术】、砒霜;(以Q开头)蜣螂、曲;(以R开头)忍冬藤、肉豆蔻、肉果【肉豆蔻】、肉蔻【肉豆蔻】;(以S开头)桑螵蛸、石膏、石硫磺【硫黄】、食盐、使君子、三棱、生地黄【地黄】、生姜;(以T开头)天雄、天南星、天师栗【娑罗子】、天麻;(以W开头)蜈蚣、煨姜;(以X开头)香豉【淡豆豉】、杏仁霜、鲜鹿腿、血竭;(以Y开头)牙皂【猪牙皂】、益智子【益智仁】、银杏;(以Z开头)皂荚【皂角】、猪牙皂角【猪牙皂】、皂角、皂矾、紫苏、枣【大枣】、制大腹皮、制莪术、制阿魏、制草豆蔻、制大黄、制木香、制槟榔、制石决明、制蜈蚣、制天南星、制肉豆蔻。

其中新增40种左右，涉及药物如下所示:(以B开头)白砒【砒石】;(C开头)辰砂【朱砂】、蚕退纸、蝉蜕、川楝子、葱白;(以D开头)丹皮【牡丹皮】;(以E开头)阿胶;(以G开头)葛根、蛤粉;(以H开头)花蕊石、黄芪、寒食面、寒水石;(以J开头)鲫鱼、菊花;(以L开头)罗望子【酸角】、龙骨、鹿角霜、梨、鹿胫骨、炼矾【白矾】;(以M开头)墨;(以Q开头)曲;(以R开头)忍冬藤;(以S开头)桑螵蛸、食盐;(以T开头)天师栗【娑罗子】、天雄;(以X开头)香豉【淡豆豉】、杏仁霜、鲜鹿腿、血竭;(以Y开头)牙皂【猪牙皂】、银杏、益智子【益智仁】;(以Z开头)猪牙皂角【猪牙皂】、紫苏、皂矾。

按照典籍的记载，清代煨制的方法主要有面裹煨(烧)、(湿)纸煨、煻灰火炮炙(灰内煨)、煨、黄泥(土)裹煨、酒煨、醋煨等。

采用面裹煨(烧)法的药物有20种，如白附子、白砒【砒石】、草果、川乌、草乌、川附子【附子】、大黄、大附子【附子】、丹皮【牡丹皮】、豆蔻、附子、诃子、诃黎勒【诃子】、诃子肉【诃子】、荆三棱【三棱】、苦甘遂【甘遂】、梨、绵大戟【大戟】、蓬莪术【莪术】、肉豆蔻、肉果【肉豆蔻】、肉蔻【肉豆蔻】、皂矾、制木香、制草豆蔻、制石决明、草豆蔻、大戟、甘遂、木香、三棱、石决明。

采用(湿)纸煨法的药物有20种，如巴霜【巴豆霜】、辰砂【朱砂】、川大黄【大黄】、莪术、附子、甘草、诃子皮、鲫鱼、鹿胫骨、明天麻【天麻】、墨、牡蛎、南星【天南星】、曲、生地黄【地黄】、三棱、生姜、天南星、大黄、诃子、天麻、煨姜。

采用煻灰火炮炙(灰内煨)法的药物有7种，如槟榔、蝉蜕、莪术、琥珀、蓬莪术【莪术】、鲜鹿腿、制大腹皮、制肉豆蔻、制莪术。

采用煨法的药物有60种左右，涉及药物如下所示:(以B开头)白芍、槟榔;(以C开头)蚕退纸、草豆蔻、草果、草蔻【草豆蔻】、草果仁【草果】、川楝子、川芎、葱白;(以D开头)大附子【附子】、大腹皮、大黄、代赭石【赭石】、独头蒜【大蒜】;(以E开头)阿胶、莪术;(以F开头)附子;(以G开头)甘遂、高良姜、葛根、蛤粉、干姜;(以H开头)海石【海浮石】、寒食面、寒水石、诃子、诃黎勒【诃子】、诃子肉【诃子】、胡桃【核桃】、花蕊石、黄芪;(以J开头)姜、菊花、京三棱【三棱】、军姜【干姜】;(以L开头)炼矾【白矾】、罗望子【酸角】、硫黄、梨、荔枝核、栗子、龙骨、芦荟、鹿角霜;(以M开头)牡蛎、木香;(以N开头)南星【天南星】、南木香;(以P开头)蓬莪术【莪术】、砒霜;(以Q开头)蜣螂;(以R开头)肉豆蔻、肉果【肉豆蔻】、肉蔻【肉豆蔻】;(以S开头)三棱、桑螵蛸、石膏、石硫磺【硫黄】、食盐、使君子、生姜;(以T开头)天麻、天雄;(以W开头)蜈蚣;(以X开头)杏仁霜、血竭;(以Y开头)牙皂【猪牙皂】、益智子【益智仁】、银杏;(以Z开头)制阿魏、制槟榔、皂荚【皂角】、猪牙皂角【猪牙皂】、皂角、枣【大枣】、紫苏。

采用黄泥(土)裹煨法的药物有1种，为南星【天南星】、制天南星。

采用酒煨法的药物有4种，为大腹皮、大黄、忍冬藤、天师栗【娑罗子】、制大黄。

采用醋煨法的药物有3种，为大黄、莪术、京三棱【三棱】、蓬莪术【莪术】、三棱。

采用其他煨制法的药物有5种，为骨碎补、鲫鱼、蜣螂、香豉【淡豆豉】、蜈蚣、制蜈蚣。具体见表7–7。

表7–7　清代煨制药物统计表

煨制方法	药名	摘录	文献名称	文献编号
面裹煨（烧）	白砒【砒石】	面裹煨熟，去面用砒。	医宗金鉴	128
		面裹煨熟。	嵩厓尊生全书	122
		面裹火煨。	医宗金鉴	128
	白附子	面裹煨熟。	医宗金鉴	128
	草豆蔻	面裹，煻火煨，去皮用。	握灵本草	105
		面裹煨，去皮。	本草汇	106
		面裹煨熟，取仁用，忌铁。	本草备要	117
		面裹煨，取仁用。	药品辨义	118
		面裹煨熟，去面用。	本经逢原	121
		面包裹煨，研，去皮。	玉楸药解	131
		面裹，煻火煨熟，去皮研用。	得配本草	136
		面裹煨熟，取仁，忌铁器。	本草求真	140
		面裹煨熟，取仁用，忌铁。	本草辑要	145
		用面煨。	本草汇纂	161
	草乌	面裹煨熟，炒，研。	增广验方新编	157
	川附子【附子】	用水浸一二宿，日易水，浸去咸，面裹火煨，切片，日干。	外科证治全生集	127
	川乌	去皮脐，面裹煨。	串雅补	135
	草果	取仁，面裹煨熟。	本草汇	106
		面裹煨熟，取仁用。	本草从新	132
		面煨。	成方切用	137
		面裹煨熟，取仁用，忌铁。	本草害利	159
		用面煨，煨熟取仁。	本草汇纂	161
		面裹煨熟，取仁用。	医家四要	164
	豆蔻	面糊煨。	增广验方新编	157
	附子	厥冷回阳，生用。引诸药行经，面裹火煨，去皮脐，切四片，用童便浸透，烧干。若入补益丸中，切六片，先用甘草、防风同煮三四滚，去皮脐、甘、防，再用童便煮一日，晒干，方无毒也。	医宗说约	109
		生用发散，熟用峻补。水浸，面裹煨令发坼，乘热切片，炒黄，去火毒用。	本草备要	117
		一个，用荞麦面一撮包煨良久，去面。	串雅外编	134
		发散附子须生，用补附子宜熟……水浸面裹，煨令发坼，乘热切片。	本草求真	140
		生用发散，熟用峻补。水浸面裹，煨令发坼，乘热切片，炒黄，去火毒用。	本草辑要	145
		水浸，面裹煨。	本草汇纂	161
	大附子【附子】	面包煨，去皮脐。	良朋汇集经验神方	124
		去脐，切四块，以甘草水浸七日，每日一换，至期用面半斤裹好，放炭中煨熟，切片，焙干。	增广验方新编	157
	大黄	面裹煨熟，去面，焙干。	良朋汇集经验神方	124

续表

煨制方法	药名	摘录	文献名称	文献编号
面裹煨（烧）	大戟	面裹煨。	医方集解	115
		面裹煨。	医宗金鉴	128
		面裹煨。	成方切用	137
	丹皮【牡丹皮】	面裹煨熟，厚大肠。	外科证治全生集	127
	甘遂	面煨熟用，以去其毒。	握灵本草	105
		面裹煨熟。	本草汇	106
		面煨熟用，以去其毒。	本草述	111
		面包煨熟，以去其毒，然后入用。	本草述钩元	112
		面裹煨。	医方集解	115
		面裹煨熟用。	本草备要	117
		面裹煨熟用。	本经逢原	121
		面裹煨。	本草必用	125
		面裹煨。	医宗金鉴	128
		面包煨熟，取出为末。	幼幼集成	129
		面裹煨熟用，或用甘草、荠苨汁浸三日，其水如墨，以清为度，再面裹煨。	本草从新	132
		面裹煨透。	得配本草	136
		面裹煨。	成方切用	137
		面裹煨熟用，或用甘草、荠苨汁浸三日，其水如墨，以清为度，再面裹煨。	本草辑要	145
		面煨用。	本草分经	156
		面包煨。	增广验方新编	157
		面裹煨。	温热经纬	158
		用东流水浸，去黑水，面裹煨熟用，以去其毒，入丸散，捣为末。	本草害利	159
		面裹煨熟。	本草汇纂	161
		用甘草、荠苨汁浸三日，其水如墨，以清为度，再面裹煨。	本草汇纂	161
		面裹煨热（"热"字恐系"熟"字误）用。	医家四要	164
	诃黎勒【诃子】	面裹煨，去核。	本草汇	106
		水泡，面包煨熟，去核，或酒浸蒸，去核，焙干。清痰生用，止泻煨用。	本草述钩元	112
		面煨。	医宗金鉴	128
	诃子	面裹，煻火煨熟，去核。	握灵本草	105
		面裹煨。	医方集解	115
		面裹，文火煨，去裹用。	药品辨义	118
		面裹煨。	成方切用	137
		面裹煨。	时方妙用；时方歌括	147
		面裹煨。	时病论	163
	诃子肉【诃子】	面煨，去核。	医宗金鉴	128
	荆三棱【三棱】	醋浸，炒，或面裹煨。	本草备要	117
		醋浸，炒，或面裹煨。	本草从新	132
		醋浸，炒，或面裹煨。	本草求真	140
		醋浸，炒，或面裹煨。	本草辑要	145
		面裹煨。	本草汇纂	161

续表

煨制方法	药名	摘录	文献名称	文献编号
面裹煨（烧）	苦甘遂【甘遂】	面裹煨熟用。用甘草、荠苨汁浸三日，其水如墨，以清为度，再面裹煨。	本草求真	140
	梨	一颗，刺五十孔，每孔纳椒一粒，面裹灰火煨熟，停冷，去椒食之。	握灵本草	105
		刀切勿断，入蜜于内，面裹灰火煨熟，去面吃梨。	医宗说约	109
	绵大戟【大戟】	面包煨。	增广验方新编	157
	木香	面裹煨熟。	本草汇	106
		面煨熟用。	本草述	111
		若实大肠，面煨熟用。	嵩厓尊生全书	122
		面煨，实大肠。	玉楸药解	131
		磨汁用，东垣用黄连制，亦有蒸用，面裹煨用者。	本草从新	132
		实肠，面裹煨用。	得配本草	136
		入理气药，磨汁生用，若实大肠，面煨熟用。	本草求真	140
		亦有蒸用、面裹煨用者，煨用实肠止泻，生用理气。	本草辑要	145
		磨汁用，或面裹煨。	医家四要	164
		理气则生用磨冲，止泻则面煨取用……煨熟可止泻利，因木香气味俱厚，且熟则无走散之性，惟觉香燥而守，故能实大肠。凡治泄泻，恒用之。	本草便读	166
		凡入理气药，生用，欲实大肠，面裹煨熟用。	握灵本草	105
	蓬莪术【莪术】	此物极坚硬难捣，须面裹煨透，乘热捣之，以醋炒，或以酒炒，能引入血分。	得配本草	136
		以面裹，炮熟用，或以醋煮，或以酒醋磨服。	握灵本草	105
		面裹煨熟。	本经逢原	121
	肉豆蔻	糯米粉裹，煻火中煨，勿犯铁器。	握灵本草	105
		面裹煨。	医门法律	107
		面裹煨。	本草述	111
		米醋调面裹，煨令焦黄，和面研末。	本草述	111
		去壳，但用肉……用汤调糯米粉或醋调面包，灰火中煨黄熟，取出，以纸捶去油净。勿犯铜铁。	本草述钩元	112
		面裹煨。	医方集解	115
		面裹煨熟用，忌犯铁。	药品辨义	118
		面裹煨熟。	良朋汇集经验神方	124
		面裹煨熟，忌铁器。	本草必用	125
		面包煨。	本草经解要	126
		面裹煨。	幼幼集成	129
		面包煨，研去油，汤冲肉豆蔻，辛香颇动恶心，服之欲吐，宜蜜小丸，烘干汤送。	玉楸药解	131
		糯米粉裹，或面裹，煨熟，须去油净。忌铁。	本草从新	132
		糯米粉裹煨熟，或面裹煨熟，去油净用。	得配本草	136
		面裹煨。	成方切用	137

续表

煨制方法	药名	摘录	文献名称	文献编号
面裹煨（烧）	肉豆蔻	面煨。	叶天士秘方大全	143
		面裹煨。	时方妙用；时方歌括	147
		面裹煨，用粗纸包，压去油。	医学从众录	149
		面裹煨熟，去面切细，纸包打去油。	增广验方新编	157
		糯米粉裹或面煨熟，须去油净，忌铁。	本草害利	159
		面煨。	校注医醇賸义	160
		面裹煨。	时病论	163
		糯米粉裹，煨熟用。	本草备要	117
		糯米粉裹，煨熟用。	本经逢原	121
		糯米粉裹，煨熟用。得木香、附子，治久泻不止。忌铁。	本草辑要	145
		糯米粉裹，煨熟，去油用。	本草汇纂	161
		以糯米粉裹，于煻灰中煨熟，去粉用。	本草汇	106
	肉果【肉豆蔻】	面煨熟，去面，研。	本草述	111
		去壳，用汤调，糯米粉包，灰火中煨黄熟取出，以纸捶去油净，勿令犯铜铁。	本草述	111
		面裹煨，肥大者，捣去油。	医宗金鉴	128
		面裹煨熟，去油为用。	本草正义	151
	肉蔻【肉豆蔻】	面裹煨熟，研碎用。	医宗说约	109
	三棱	面裹煨，切片，醋炒用。	医宗说约	109
		面裹火煨，加醋炒用。	药品辨义	118
		醋浸，炒，或面裹煨。	医家四要	164
	石决明	面裹煨，磨去粗皮，研一万下，水飞。	本草汇	106
		以面裹煨，研细用。	医宗说约	109
		以面裹煨熟，磨去粗皮，烂捣，再乳细为面，以盐同东流水煮一伏时，研末，水飞。	食物本草会纂	119
		面裹煨熟，水飞。	本经逢原	121
		面煨，去粗皮，研细，水飞。	玉楸药解	131
		盐水煮一伏时，或面裹煨熟，研粉极细，水飞。	本草从新	132
		盐水煮，面裹煨熟，为末，水飞。	本草求真	140
		盐水煮一伏时，或面裹煨熟，研粉极细，水飞用。	本草辑要	145
		盐水煮一伏时，或面裹煨熟，研粉极细，水飞。	本草汇纂	161
		面裹煨熟，研细，水飞。	医家四要	164
	制石决明	凡使石决明，须用面裹煨熟，磨去粗皮，烂捣研细如面，方堪入药。	修事指南	123
	制木香	凡使木香，如入理气药，只生用，不见火；若实大肠，宜面煨熟用。	修事指南	123
	制草豆蔻	今人唯以面裹，煻火煨熟，去皮用之。	修事指南	123
	皂矾	八两，用面一斤和作饼，入皂矾在内，火煨，以焦为度。	串雅内编	133

续表

煨制方法	药名	摘录	文献名称	文献编号
（湿）纸煨	巴霜【巴豆霜】	以巴豆剥去壳，取净肉，去肉上嫩皮，纸包水湿，入慢火中煨极熟，取起，另以绵纸包之，缓缓捶去其油，纸湿则另换，以成白粉为度。	幼幼集成	129
	川大黄【大黄】	纸包煨。	幼幼集成	129
	辰砂【朱砂】	研细，取猪心血和，仍放入心内，湿纸包煨，心熟为度，取出晒干。	增广验方新编	157
	大黄	醋浸，用纸包好，灰火煨熟。	良朋汇集经验神方	124
		纸裹煨。	医宗金鉴	128
		纸裹煨。	幼科释谜	141
	莪术	用湿纸包，灰火中煨熟。	医宗金鉴	128
	附子	一枚重八钱……入朱砂三钱，湿纸包煨。	女科要旨	148
		纸包数层，水湿，火中灰埋煨熟，去皮脐，切片，砂锅隔纸焙焦用，勿令黑。庸工用童便、甘草水浸，日久全是渣滓，毫无辣味，可谓无知妄作之至矣。	长沙药解	130
	甘草	湿纸裹，煨透。	医宗金鉴	128
	诃子	湿纸裹煨。	成方切用	137
	诃子皮	湿纸裹煨。	医方集解	115
	鲫鱼	隔气吐食，活鲫鱼治净，切大蒜片填满，纸裹晒干，泥固，炭火煨。肠风痔血，鲫鱼治净，入白矾末二钱，纸裹煨存性，研末。	握灵本草	105
	鹿胫骨	湿纸包固，灰火煨之，以黄脆可研为度，若焦黑色者，为过性，勿用。	本草纲目拾遗	139
	墨	火煅细研，或水浸软，纸包煨，剉，不问徽墨、京墨、油烟，但光如漆且香者，勿用。	本草述	111
		汤药磨服，丸散火煅细研，或水浸软，纸包煨，剉。	本草述钩元	112
	牡蛎	一枚，童便遍涂，厚纸裹，米醋浸透，盐泥固济，候干，以炭三斤煨之。	女科要旨	148
	明天麻【天麻】	湿纸包，于糠火中煨熟，取出切片，酒浸一宿，焙干用。	本草害利	159
	南星【天南星】	湿纸裹煨。	成方切用	137
	曲	湿纸包煨。	食物本草会纂	119
	生地黄【地黄】	切断，纸包火煨。	串雅内编	133
	三棱	用湿纸包，灰火中煨熟。	医宗金鉴	128
	生姜	桑皮纸包，水湿，入灰火煨热（贴太阳穴治头痛）。	良朋汇集经验神方	124
		散寒发表……为治呕圣药……然辛散过盛，多食耗气血，助火邪，不可不慎。用湿纸包裹煨熟，则无发散之性，但能温中降逆，治寒滞腹痛。	本草便读	166

续表

煨制方法	药名	摘录	文献名称	文献编号
（湿）纸煨	天麻	洗净，以酒浸一日夜，湿纸包裹，糠火中煨熟，取出切片，焙用。	本草汇	106
		湿纸裹，煨熟用。	医宗说约	109
		以湿纸包，于糠火中煨熟，取出切片，酒浸一宿，焙干用。	本草述	111
		湿纸包煨熟，切片，酒浸一宿，焙用。	本草备要	117
		湿纸裹煨软，切片。饭上蒸亦可。	药品辨义	118
		湿纸裹煨熟，切片。	本经逢原	121
		酒浸透，以粗纸粘余酒裹煨，切片，焙用。	外科证治全生集	127
		湿纸包煨熟，切片，酒浸一宿。	本草从新	132
		去壳用，蒺藜子同煮，去子，以湿纸包煨熟，取出切片，酒浸一宿，焙干用。	得配本草	136
		湿纸包煨熟，切片，酒浸一宿，焙干用。	本草辑要	145
		湿纸包煨熟，切片，酒浸一宿，焙。	医家四要	164
		凡用洗净，以湿纸包，于糠火中煨熟，取出切片，酒浸一宿，焙干用。	握灵本草	105
	天南星	湿纸裹煨。	医门法律	107
		汤泡七次，如急，用湿纸裹煨。	外科证治全书	152
	煨姜	取生姜洗净，用粗纸包裹，浸湿，入火灰中煨熟，切片入药。	本草害利	159
		老姜洗净，用湿粗草纸包，炭火内煨，令草纸纯焦，并姜外皮微焦、中心深黄色，则透矣，切片用。	本草汇纂	161
煻灰火炮炙（灰内煨）	槟榔	皮，先以酒洗，后以大豆汁再洗过，晒干，入灰火烧煨，切用。	食物本草会纂	119
	蝉蜕	筑竹筒内，泥固，灰火煨过。	外科大成	110
	莪术	灰火煨透，乘热切之，入气分。或醋磨、酒磨，入血分。	药品辨义	118
		灰火煨透，乘热捣之。或醋磨，或煮熟用。	本草求真	140
		坚硬难捣，灰火煨透，乘热捣之，入气分。或醋磨、酒磨，或煮熟用，入血分。	本草辑要	145
	琥珀	用细布包，内豆腐锅中煮之，然后灰火略煨过。	本草害利	159
		用细布包，内豆腐锅中煮之，再入灰火略煨过用。入目制用，安心神生用。	本草述钩元	112
		用细布包，内豆腐锅中煮之，然后灰火略煨过。	本草述	111
	蓬莪术【莪术】	坚硬难捣，灰火煨透，乘热捣之，入气分。或醋磨、酒磨，或煮熟用，入血分。	本草备要	117
		热灰火中煨令透。	本草汇	106
		去粗皮，蒸熟曝干。入气分，灰火煨透，乘热捣之；入血分，醋、酒磨。	本草害利	159
	鲜鹿腿	纸包，灰火内煨之，以黄脆为度，如黑焦色则无用矣。	外科大成	110
	制莪术	此物极坚硬难捣，治时熟灰火中煨令透，乘热捣之，即碎如粉。	修事指南	123

续表

煨制方法	药名	摘录	文献名称	文献编号
煻灰火炮炙（灰内煨）	制肉豆蔻	凡使肉豆蔻，须以糯米粉熟汤搜裹豆蔻，于煻灰火中煨熟，去粉用，勿犯铁器。脾泻气痢，醋调面煨。	修事指南	123
	制大腹皮	凡用大腹皮，须知鸩鸟多集槟榔树上，凡用槟榔皮，宜先以酒洗后，以大豆汁再洗过，晒干，入灰火烧煨，切用。	修事指南	123
煨	白芍	煨。	握灵本草	105
	槟榔	煨。	医门法律	107
	蚕退纸	煨灰。	幼幼集成	129
	草豆蔻	煨。	医门法律	107
	草蔻【草豆蔻】	煨。	类证治裁	155
	草果	煨，去皮。	医门法律	107
		煨，去皮。	医方集解	115
		煨。	成方切用	137
		煨。	吴鞠通医案	144
		煨。	类证治裁	155
		煨熟，用仁。	本草分经	156
		煨。	校注医醇賸义	160
	草果仁【草果】	煨。	温热经纬	158
		煨。	时病论	163
	川楝子	治疝，煨用。	得配本草	136
		煨，净。	笔花医镜	162
	川芎	煨。	妇科玉尺	142
	葱白	煨熟。	洞天奥旨	120
	大腹皮	去皮，酒洗，黑豆汤再洗，煨用。	本草备要	117
		入火煨用。	得配本草	136
		取皮，酒洗后，以豆汁洗过，晒干，煨，切用。鸩鸟多栖其树，故宜洗净。	本草求真	140
		取皮酒洗，黑豆汤再洗，煨用。鸩鸟多栖其树，故宜洗净。	本草辑要	145
		酒洗净，黑豆汤再洗，煨用。	本草分经	156
		酒洗，再黑大豆汁洗，晒，炭火煨。	增广验方新编	157
		黑豆汁洗净，晒干，煨，切用。	本草汇纂	161
	大黄	煨……加大黄治便秘者，或酒浸，或煨用。	医方集解	115
		一半火煨熟，一半生用。	串雅内编	133
		煨熟。	成方切用	137
		煨。	幼科释谜	141
		煨。	叶天士秘方大全	143
		煨。	嵩厓尊生全书	122
		煨。	良朋汇集经验神方	124
	代赭石【赭石】	煨，醋淬。	本草述	111
		火煨，醋浸三五次，研。	医宗金鉴	128
		煨，飞。	吴鞠通医案	144

续表

煨制方法	药名	摘录	文献名称	文献编号
煨	独头蒜【大蒜】	煨，捣。	本草述	111
		煨熟。	良朋汇集经验神方	124
	大附子【附子】	煨。	良朋汇集经验神方	124
	莪术	煨。	医方集解	115
		煨。	幼科释谜	141
		煨。	叶天士秘方大全	143
		炭火煨透，乘热捣之。	本草汇纂	161
		煨，切。	医宗金鉴	128
	阿胶	煨化。	类证治裁	155
	附子	去皮脐，姜汁浸透，切片，火煨，炙，以姜汁一盅尽为度。	外科大成	110
	甘遂	煨黄。	幼科释谜	141
	高良姜	煨熟。	本经逢原	121
	葛根	煨熟。	食物本草会纂	119
		煨。	温热经纬	158
		煨。	时病论	163
		治泻则煨熟用之。煨熟则散性全无，即由胃入肠，不行阳明之表，但入阳明之里，升清为用，亦如升麻之煨熟，即升而不散，可以厚肠止泻耳。	本草便读	166
	蛤粉	紫口者，糠火煨。	外科大成	110
	干姜	入止泻药煨用。	得配本草	136
	海石【海浮石】	煨过，水飞用。	本草求真	140
	寒食面	包煨。	医门法律	107
	寒水石	煨。	嵩厓尊生全书	122
		煨。	增广验方新编	157
	诃黎勒【诃子】	缓缓煨熟。	本草述	111
		去核，煨熟。	本经逢原	121
		温胃固肠，煨用。	得配本草	136
	诃子	生用清金行气，煨熟温胃固肠。	本草备要	117
		煨，取肉。	医宗金鉴	128
		煨。	妇科玉尺	142
		酒蒸一伏时，去皮取肉用，用肉则去核。生用清金行气，煨熟温胃固肠。	本草辑要	145
		火内煨，去核。	增广验方新编	157
		煨用固肠。	本草害利	159
		煨，去核。	医方集解	115
	诃子肉【诃子】	煨。	幼科释谜	141
		煨。	吴鞠通医案	144
	胡桃【核桃】	煨熟。	食物本草会纂	119
	花蕊石	罐固济，顶火煨过，出火毒，研细，水飞，晒干用。	本草害利	159
	黄芪	无汗煨用。	嵩厓尊生全书	122
	姜	煨。	良朋汇集经验神方	124
		煨。	笔花医镜	162

续表

煨制方法	药名	摘录	文献名称	文献编号
煨	军姜【干姜】	煨。	洞天奥旨	120
		煨。	医宗金鉴	128
	京三棱【三棱】	煨。	本草述	111
		煨。	幼幼集成	129
	菊花	或炒黑，或煨炭，或生用。	本草害利	159
	梨	剜空，纳小黑豆令满，留盖，合住扎定，糠火煨熟，捣作饼。	食物本草会纂	119
	荔枝核	煨存性。	本草述钩元	112
		煨焦。	成方切用	137
		治心胃痛疼，制用火煨热。	本草正义	151
	炼矾【白矾】	明矾研细，倾入银罐内小半罐，入炉，用浮炭火煨烊，以铜箸入扰，无矾块为度。	类证治裁	155
	栗子	或风干，或火煨用。	得配本草	136
	硫黄	以萝卜剜空，入硫在内合定，稻糠火煨熟，去其臭气，以紫背浮萍同煮过，消其火毒，以皂荚汤淘之，去其黑浆。	本草述	111
		入萝卜内，稻糠火煨熟，去其臭气，研细用。	玉楸药解	131
		凡入丸散，须以萝卜剜空，入硫在内合定，糠火煨熟，去臭气，以紫背浮萍同煮过，以皂荚汤淘之。	握灵本草	105
	龙骨	竹叶包，水泡湿，火煨。	增广验方新编	157
	罗望子【酸角】	煨。	食物本草会纂	119
	芦荟	煨。	医宗金鉴	128
	鹿角霜	取嫩角，寸截，置小缸中，酒水相和，盆盖泥封，糠火煨三伏时，捣细如霜。	本经逢原	121
	牡蛎	火煨，研末。	医宗说约	109
	木香	煨用，实肠止泻。	本草备要	117
		煨熟。	本经逢原	121
		煨熟止泻。	本草必用	125
		煨。	医宗金鉴	128
		煨。	幼科释谜	141
		煨。	温病条辨	146
		固大肠，火煨用。	本草正义	151
		煨。	类证治裁	155
		煨。	时病论	163
	南木香	煨。	医门法律	107
	南星【天南星】	煨。	外科大成	110
		煨，以皂角汁淬十数次。	良朋汇集经验神方	124
		煨。	医宗金鉴	128
	蓬莪术【莪术】	坚硬难捣，灰火煨透，乘热捣之，入气分。	本草从新	132
		煨透，乘热捣之，入气分；或醋磨、酒磨，或煮熟用，入血分，入肝。	医家四要	164
		煨。	幼幼集成	129

续表

煨制方法	药名	摘录	文献名称	文献编号
煨	砒霜	生煨两用。	外科大成	110
		白砒，枣内去核，煨熟用。	外科大成	110
	蜣螂	贮瓶内，火煨，去头足。	外科大成	110
	肉豆蔻	煨。	医门法律	107
		须炮，煨，去油。	幼幼集成	129
		煨。	幼科释谜	141
		煨熟又能实大肠，止泻痢。	本草便读	166
	肉果【肉豆蔻】	煨。	吴鞠通医案	144
	肉蔻【肉豆蔻】	煨。	嵩厓尊生全书	122
	三棱	煨。	医方集解	115
		煨。	幼科释谜	141
		煨。	叶天士秘方大全	143
		醋浸透，裹纸火内煨。	增广验方新编	157
		煨，切。	医宗金鉴	128
	桑螵蛸	炙黄，或醋煮汤泡，煨用。	本草备要	117
		炙黄，或醋煮汤泡，煨用，或蒸透再焙。	本草从新	132
		炙黄，或醋煮汤泡，煨用。	本草辑要	145
		炙黄，或醋煮汤泡，煨用，或蒸透再焙。	医家四要	164
	石硫黄【硫黄】	凡入丸散，须以萝卜挖空，入硫合定，糠火煨熟，去其臭味，次以紫背浮萍同煮过，消其火毒，更以皂角汤淘之，去其紫黑浆方用。一法打碎，盛绢袋，用无灰酒煮三伏时用。	本草述钩元	112
		取色黄坚如石者，以莱菔剜空，入硫合定，糠火煨熟，去其臭气，以紫背浮萍煮过，消其火毒，以皂荚汤淘其黑浆。	本草备要	117
		取色黄如石者，以莱菔剜空，入硫合定，糠火煨熟，去其臭气。	本草从新	132
		以莱菔剜空，入硫合定，糠火煨熟，去其臭气，以紫背浮萍煮过，消其火毒，以皂荚汤淘其黑浆用。	本草辑要	145
	生姜	止呕泻，煨用。	得配本草	136
		煨。	叶天士秘方大全	143
		火煨，去皮。	增广验方新编	157
		煨。	时病论	163
	石膏	煨。	医宗说约	109
		煨。	医宗金鉴	128
		煨。	增广验方新编	157
		煨。	时病论	163
	食盐	煨。	外科大成	110

续表

煨制方法	药名	摘录	文献名称	文献编号
煨	使君子	慢火微煨，去壳。	本草汇	106
煨	使君子	亦可煨食。	本草备要	117
煨	使君子	取肉，煨。	医宗金鉴	128
煨	使君子	煨，取肉。	成方切用	137
煨	使君子	内仁如榧，亦可煨食。久则油黑，不可用。	本草求真	140
煨	使君子	亦可煨食。久则油黑，不可用。忌饮热茶，犯之作泻。	本草辑要	145
煨	使君子	七生七煨，合服。	本草害利	159
煨	使君子	亦可煨食。	本草汇纂	161
煨	天麻	酒浸，煨熟，焙干。	本草必用	125
煨	天麻	煨。	类证治裁	155
煨	天麻	煨用。	本草分经	156
煨	天雄	煨，去皮脐，切片，隔纸焙干。稍生服之，则麻木昏晕。	玉楸药解	131
煨	蜈蚣	火煨（薄荷叶）。	本草汇	106
煨	蜈蚣	以薄荷叶火煨用之。	本草述	111
煨	血竭	煨。	本草纲目拾遗	139
煨	杏仁霜	用杏仁三升，去皮，面裹作三包，糠火煨熟，去面研烂，压去油。	本草述	111
煨	益智子【益智仁】	去壳，或炒或煨，临用研。	本草述钩元	112
煨	银杏	煨。	食物本草会纂	119
煨	牙皂【猪牙皂】	煨，去弦。	医学从众录	149
煨	制阿魏	凡使阿魏，须用真阿魏、好丹砂各一两，研匀，和丸皂子大，每空心人参汤化服一丸，即愈。又能治颓疝疼痛，用阿魏二两，醋合荞麦作饼裹之，煨熟，用大槟榔二枚，钻孔，溶乳香填满，亦以荞麦面裹之煨熟，入硇砂末一钱，赤芍药末一两，和丸如梧子大。每食前，酒下三十丸，神效。	修事指南	123
煨	枣【大枣】	煨熟。	食物本草会纂	119
煨	制槟榔	近时方药亦有以火煨，焙用者。	修事指南	123
煨	猪牙皂角【猪牙皂】	煨黄，去皮弦，出火毒，为末。	本草述	111
煨	皂荚【皂角】	去皮弦子，煨。	外科大成	110
煨	皂荚【皂角】	疗风及风痰用，只微煨，不可煨久去其辛味。	本草述钩元	112
煨	皂角	微火煨，去皮子，捣筛。	本草述	111
煨	皂角	去皮弦子，煨。	类证治裁	155
煨	紫苏	五六月连根采收，以火煨其根，阴干，则经久叶不落。	本草害利	159
黄泥（土）裹煨	南星【天南星】	生姜渣、黄泥包煨熟，去泥焙用。	得配本草	136
黄泥（土）裹煨	南星【天南星】	脾虚多痰，则以生姜渣和黄泥包南星煨熟，去泥焙用。	本草害利	159
黄泥（土）裹煨	制天南星	脾虚多痰，则以生姜渣和黄泥包南星煨熟，去泥焙用。	修事指南	123

续表

煨制方法	药名	摘录	文献名称	文献编号
酒煨	大腹皮	凡使，先以酒洗，再以黑豆汁洗，煨用。	握灵本草	105
	大黄	用之须酒浸煨熟者，寒因热用也。	握灵本草	105
		酒煨。	嵩厓尊生全书	122
		酒煨。	叶天士秘方大全	143
		酒煨。	类证治裁	155
	忍冬藤	酒浸，煨熟，晒干。	握灵本草	105
	天师栗【娑罗子】	用阴阳瓦炙灰，或酒煨。	本草纲目拾遗	139
	制大黄	用之须酒浸煨熟者，寒因热用。酒浸入太阳经，酒洗入阳明经，余经不用酒。	修事指南	123
醋煨	大黄	醋煨。	嵩厓尊生全书	122
	莪术	醋煨。	嵩厓尊生全书	122
		醋煨。	叶天士秘方大全	143
	京三棱【三棱】	去毛，醋浸，煨熟。	幼幼集成	129
	蓬莪术【莪术】	去毛，醋浸，煨熟。	幼幼集成	129
	三棱	醋煨。	嵩厓尊生全书	122
其他	骨碎补	研末，入猪肾煨，一味即治久痢。	嵩厓尊生全书	122
	鲫鱼	与胡蒜煨，则治膈气痞满。	本草求真	140
	蜣螂	入生姜内煨。	本经逢原	121
	香豉【淡豆豉】	绵煨。	温热暑疫	114
	蜈蚣	火炙，去头足用，或去尾足，以薄荷叶裹，火煨用之。	本草述钩元	112
		火炙，去头足尾甲，将薄荷叶火煨用。	本草从新	132
		去头足，用荷叶包煨。	得配本草	136
		取赤足黑头者，炙，去头足尾甲，将荷叶火煨用，或酒炙。	本草辑要	145
		火炙，去头足尾甲，将薄荷叶火煨用。	本草害利	159
	制蜈蚣	今人惟以火炙，去头足用，或去尾足，以薄荷叶火煨用之。	修事指南	123

7. 现代

现代煨制品较少，共25种，为白果、白芍、草果、川木香、大戟、甘遂、葛根、海金沙、诃子、红大戟、核桃仁、金樱子、鹿角、没药、木香、木鳖子、肉豆蔻、乳香、生姜、使君子、酸枣仁、天麻、辛夷、信石【砒石】、猪牙皂。

按照典籍的记载，现代煨制的方法主要为煨、面裹煨（烧）、（湿）纸煨、麸煨、煻灰火炮炙（灰内煨）。采用煨法的药物有17种，如白果、白芍、草果、川木香、葛根、海金沙、红大戟、核桃仁、金樱子、鹿角、没药、木鳖子、肉豆蔻、乳香、生姜、使君子、辛夷；采用面裹煨（烧）法的药物有6种，大戟、甘遂、诃子、木香、肉豆蔻、信石【砒石】；采用（湿）纸煨法的药物有4种，葛根、木香、生姜、天麻；采用麸煨法的药物有3种，葛根、肉豆蔻、酸枣仁；采用煻灰火炮炙（灰内煨）法的药物有1种，猪牙皂。

具体见表7-8。

表 7–8　现代煨制药物统计表

煨制方法	药名	摘录	文献名称	文献编号
煨	白果	面粉拌水裹后投入子母火中烧煨，取出去壳。	云南省中药咀片炮炙规范	173
		取带壳白果，放入暗炭火中，煨至外壳爆裂即取出，剥去外壳，取肉即得。	广东省中药材饮片加工炮制手册	182
	白芍	取白芍，用水润湿过的草纸包好，在热灰或炭火中煨烤，至纸干发糊，白芍透软，呈黄色，发香为度，去纸，切片。	中药炮制经验集成	171
	草果	取带壳草果，置热灰中，煨香为度，筛去灰土，剥去外壳，取净仁用。	中药炮制经验集成	171
		取草果，用面做皮包好，置热灰内煨至皮焦，或煨至皮微焦并有裂纹时，剥去外皮即可。	中药炮制经验集成	171
	川木香	取川木香片，按一层川木香，一层草纸，铺约 3 ～ 4 层，置炉火旁烘煨，至川木香中所含的挥发油渗至纸上，取出，放凉，去纸。	四川省中药饮片炮制规范	184
	葛根	取葛根片用米汤拌浸，以吸润为度，连药和米汤一同入锅内炒干，至色转深黄褐色。	中药炮制经验集成	171
	海金沙	布包煨。	云南省中药咀片炮炙规范	173
	红大戟	取面粉加水，做成面皮，将红大戟包好，置炉火旁煨至面皮呈焦黄色，剥去面皮，趁热切 1.5 ～ 3mm 厚的片。	山东省中草药炮制规范	178
	核桃仁	用时连壳烧成黑色，击碎后去壳取仁。	云南省中药咀片炮炙规范	173
	金樱子	取净金樱子，用布包煨。	云南省中药咀片炮炙规范	173
	鹿角	先将糠皮加入锅中，再加鹿角，用谷皮盖好，用炭火煨 4 ～ 6 小时，至能折断为度。	中药炮制经验集成	171
	没药	取净没药，大者砸成小块。另取沙子置锅中加热至 100℃以上，然后铺上纸 2 ～ 3 层，上摊没药块，继续加热至出油时，用筷子轻轻翻动，并换纸 2 ～ 3 次，至没药呈珠状，不粘手为度，取出，放凉。	河南省中药材炮制规范	174
	木鳖子	取净木材灰，炒热后，加入净木鳖，用慢火炒至外壳干裂有响声，外皮呈焦黄色时，去净硬壳，取出，晾凉，捣碎。	中药炮制经验集成	171
	肉豆蔻	取滑石粉，置锅内，用中火加热，至滑石粉呈灵活状态时，加入肉豆蔻，煨至呈棕黄色时，取出，筛去滑石粉，放凉。用时捣碎。	全国中药炮制规范	170
	乳香	取净乳香，大者砸成小块。另取沙子置锅内加热至 100℃以上，然后铺上纸 2 ～ 3 层，上摊乳香块，继续加热至出油时，用筷子轻轻翻动，并换纸 2 ～ 3 次，至乳香呈珠状，不粘手为度，取出，放凉。	河南省中药材炮制规范	175
	生姜	取生姜切成衔接片，用食盐填在夹缝中，另将铁锅中涂以 1.5cm 厚黄泥，泥上铺纸一层，将姜铺纸上，上再铺纸 1 层，上涂黄泥密封，加热，锅口堆以热炭，煨 2 个小时，至拨开上面炭火内有大气冲出为度。	中药炮制经验集成	171
	使君子	临用时在子母火或微火中烧，皮焦仁黄时取出，去壳服用。	云南省中药咀片炮炙规范	173
	辛夷	宜布包煨。	云南省中药咀片炮炙规范	173

续表

煨制方法	药名	摘录	文献名称	文献编号
面裹煨（烧）	大戟	取净大戟，以面皮包裹，置炉旁煨至面皮焦黄色，取出，剥去面皮，趁热切顶刀片，1.5～1.8mm厚，放凉。	河南省中药材炮制规范	174
	甘遂	取定量之面粉，加水适量，做成适宜之团块，然后将甘遂逐个包裹，置热沙中同炒，或置炉旁炕，至面皮呈焦黄色为度，取出，放凉，去面皮。	河南省中药材炮制规范	174
	诃子	用面裹煨法，煨至面皮焦黄为度，剥去面皮，临用时打碎。	中药炮制经验集成	171
	木香	将木香截成16mm长段，另取面粉，加水适量，做成适宜的团块，将木香段逐个包裹，置炉旁焙或与砂（沙）同炒，煨至面皮呈焦黄色，闻到木香气味为度，取出，放凉，去面皮。	河南省中药材炮制规范	174
	肉豆蔻	取面粉加适量水，做成团块，压成薄片，将肉豆蔻逐个包裹，或用清水将肉豆蔻表面湿润后，如水泛丸法包裹面粉3～4层，稍凉，倒入已炒热的滑石粉或砂子中，拌炒至面皮呈焦黄色时，取出，筛去滑石粉或砂（沙）子，剥去面皮，放凉。	全国中药炮制规范	170
	信石【砒石】	取原药材，砸成小块，用白面包裹，置热锅内，不断翻动，用文火炒至微黄色，剥掉白面，入库即得。	北京市中药饮片切制规范	172
（湿）纸煨	葛根	取葛根块，用纸裹煨法煨至纸呈焦黑色为度。	四川省中药饮片炮制规范	184
	木香	取未干燥的木香片，放铁丝匾中，用一层木香，照此平铺数层，置炉火旁或烘干室内，至木香中所含的挥发油渗至纸上，取出。	中华人民共和国药典（1985年版一部）	197
	生姜	取洗净的鲜姜，用纸裹煨法，煨至外皮色黑，中心色黄为度。	四川省中药饮片炮制规范	184
		取生姜块，置无烟炉上，烤至半熟，或用草纸包裹生姜数层，浸湿后置炉台上或热火灰中，煨至纸变焦黄，姜半熟为度，取出，除去纸，切片。	全国中药炮制规范	170
	天麻	在锅内铺好表芯纸，加水润湿，将天麻片铺上，用微火烧热，至纸干起烟接近焦枯时，翻动药片（约10～15分钟），煨至药片两面均呈黄色，放冷即可。	中药炮制经验集成	171
麸煨	葛根	取麦麸，置锅中，用文火加热，投入葛根片，适当翻动，至葛根片呈焦黄色，取出，筛去麦麸，放凉。	全国中药炮制规范	170
	肉豆蔻	取麦麸和肉豆蔻，同置热锅内，用文火加热，至肉豆蔻表面呈棕黄色，麦麸呈焦黄色时，取出，筛去麦麸，放凉。用时捣碎。	全国中药炮制规范	170
	酸枣仁	在锅内先铺一层2～3分厚的制麦麸，再铺一层酸枣仁，然后铺半分厚的制麦麸，用文火煨至下层麦麸冒烟，酸枣仁外呈深红色发亮，有香味时为度，迅速筛去麦麸即可。	中药炮制经验集成	171
煻灰火炮炙（灰内煨）	猪牙皂	取猪牙皂，埋于热草灰中，煨至发胀为度，或用时再捣碎。	中药炮制经验集成	171

2015年版《中华人民共和国药典》中煨制的药品有3种，分为烘煨和麸煨2种方法。包括煨川木香、煨木香、麸煨肉豆蔻。

具体见表7–9。

表 7-9　2015 年版《中华人民共和国药典》煨制药物统计表

煨制方法	药名	摘录
烘煨	煨川木香	烘煨至川木香中所含的挥发油渗至纸上。
	煨木香	烘煨至木香中所含的挥发油渗至纸上。
麸煨	麸煨肉豆蔻	至麸皮呈焦黄色，肉豆蔻呈棕褐色，表面有裂隙。

二、煨制理论和原理的沿革

虽然历代煨制方法和药物较多，但对其炮制理论和原理的论述，古代典籍中较少体现。在唐、宋及之前的时期，记载煨制理论和原理的文献极少。从元代开始，相关记载才逐渐出现。

1. 元代

元代文献中采用煨制法的药物较少，煨制的作用或目的主要是缓和药物性能，如《汤液本草》中记载大黄“须煨，恐寒则损胃气”，大黄煨后性味由寒变温，能补血滋阴、养肝益肾。

表 7-10　元代文献中关于煨制原理的论述

药名	摘录	文献名称	文献编号
大黄	须煨，恐寒则损胃气。	汤液本草	60

2. 明代

明代关于煨制理论的记载明显增加，煨制品种以植物药为主，另有动物药。在这一时期的文献中，煨制的作用或目的主要体现在以下几点：（1）改变或缓和药性。如《医学纲目》中记载大黄“恐寒则损胃气，须煨”。（2）降低或消除毒副作用。如《本草通玄》中记载甘遂“赤皮者佳，白皮者性劣也，面裹煨熟用，以去其毒”。（3）改变或增强药物作用的趋向。如《本草发挥》中记载木香“行肝经气，火煨用，可实大肠”。（4）改变药物作用部位。如《炮炙大法》中记载琥珀“制用入目，生用安心神”。

表 7-11　明代文献中关于煨制原理的论述

药名	摘录	文献名称	文献编号
大黄	用之酒浸煨熟，寒因热用也……酒浸入太阳经，酒洗入阳明经，余经不用酒……入手、足阳明经。以酒引之，上至高巅。以舟楫载之，可浮胸中。本苦泄之性，峻至于下。以酒将之，可至至高之分。若物在高巅，人迹不及之处，必射以取之也。故太阳阳明、正阳阳明，承气汤俱用酒浸。惟少阳阳明为下经，故小承气汤不用酒浸也。襟证方有生用者，有用面裹蒸熟者，其制不一。	本草发挥	69
	苦寒，酒煨，引苦性上行至巅，驱热而下，以为使也。	奇效良方	72
	大黄恐寒则损胃气，须煨。	医学纲目	82
甘遂	赤皮者佳，白皮者性劣乜，面裹煨熟用，以去其毒。	本草通玄	101
	面煨熟用，以去其毒。	握灵本草	105

续表

药名	摘录	文献名称	文献编号
干姜	生用发表汗，炒过温脾而守中。胃间热，虚甚者，如补中益气汤加之，当慢火煨焦黑色。	医宗粹言	92
骨碎补	炒熟研末，猪腰夹煨，空心食之，能治耳鸣及肾虚久痢牙痛。	本草正	99
诃子	煨热则能温胃固肠。	本草通玄	101
虎掌	脾虚多痰，则以生姜渣和黄泥包南星煨热，去泥焙用。	本草纲目	84
琥珀	制用入目，生用安心神。	炮炙大法	97
栗	日中曝干食，下气补益，火煨去汗亦佳。	炮炙大法	97
木香	用火煨，实大肠。	本草蒙筌	76
	麸煨熟用，实大肠。	炮炙大法	97
	木香行肝经气，火煨用，可实大肠。	本草发挥	69
枳壳	麸炒，消食去积滞。	医宗粹言	92

3. 清代

清代对煨制原理的记述在明代的基础上又有了一定的发展，增加了矿物药。其学术思想基本延续了前代，主要为减轻毒性、缓和药性、改变归经。比如木香的煨制法原理有：生用理气，面裹煨实大肠；生用磨冲理气，面煨取用止泻。附子的煨制法原理有：生用发散，熟用峻补；生用回阳救逆，面裹火煨引诸药行经。《本草便读》中记载葛根："治泻则煨熟用之。煨熟则散性全无，即由胃入肠，不行阳明之表，但入阳明之里，升清为用。亦如升麻之煨熟，即升而不散，可以厚肠止泻耳。"指出通过煨制可达到改变药物归经的目的。

表 7–12 清代文献中关于煨制原理的论述

药名	摘录	文献名称	文献编号
川楝子	治疝，煨用。	得配本草	136
丹皮【牡丹皮】	酒拌蒸，产科要药，治骨蒸。面裹煨熟，厚大肠。	外科证治全生集	127
莪术	灰火煨透，乘热切之，入气分。或醋磨、酒磨，入血分。	药品辨义	118
	灰火煨透，乘热捣之，入气分。醋磨、酒磨，或煮熟用，入血分。	本草辑要	145
干姜	入止泻药，煨用。	得配本草	136
葛根	治泻则煨熟用之。煨熟则散性全无，即由胃入肠，不行阳明之表，但入阳明之里，升清为用，亦如升麻之煨熟，即升而不散，可以厚肠止泻耳。	本草便读	166
诃黎勒【诃子】	清痰生用，止泻煨用。	本草述钩元	112
	温胃固肠，煨用。	得配本草	136
诃子	生用清金行气，煨熟温胃固肠。	本草备要	117
	生用清金行气，煨熟温胃固肠。	本草辑要	145
	煨用固肠。	本草害利	159
琥珀	入目制用，安心神生用。	本草述钩元	112
鲫鱼	与胡蒜煨，治膈气痞满。	本草求真	140

续表

药名	摘录	文献名称	文献编号
荔枝核	治心胃痛疼，制用火煨熟。	本草正义	151
硫黄	以萝卜剜空，入硫在内合定，稻糠火煨熟，去其臭气，以紫背浮萍同煮过，消其火毒，以皂荚汤淘之，去其黑浆。	本草述	111
	入萝卜内，稻糠火煨熟，去其臭气，研细用。	玉楸药解	131
南星【天南星】	脾虚多痰，则以生姜渣和黄泥包南星煨熟，去泥备用。	本草害利	159
蓬莪术【莪术】	此物极坚硬难捣，须面裹煨透，乘热捣之。以醋炒，或以酒炒，能引入血分。	得配本草	136
	煨透，乘热捣之，入气分。或醋磨、酒磨，或煮熟用，入血分，入肝。	医家四要	164
	灰火煨透，乘热捣之，入气分。或醋磨、酒磨，或煮熟用，入血分。	本草备要	117
	入气分，灰火煨透，乘热捣之。入血分，醋、酒磨。	本草害利	159
	生用发散，熟用峻补。	本草辑要	145
肉豆蔻	糯米粉裹，煨熟用。得木香、附子，治久泻不止。忌铁。	本草辑要	145
	煨熟能实大肠，止泻痢。	本草便读	166
生姜	散寒发表……为治呕圣药……然辛散过盛，多食耗气血，助火邪，不可不慎。用湿纸包裹煨熟则无发散之性，但能温中降逆，治寒滞腹痛。	本草便读	166
	止呕泻，煨用。	得配本草	136
石硫黄【硫黄】	凡以丸散，须以萝卜剜空，入硫合定，糠火煨熟，去其臭气，次以紫背浮萍同煮过，消其火毒，更以皂荚汤淘之，去其紫黑浆方用。	本草述钩元	112
	取色黄坚如石者，以莱菔剜空，入硫合定，糠火煨熟，去其臭气，以紫背浮萍煮过，消其火毒，以皂荚汤淘其黑浆。	本草备要	117
	取色黄如石者，以莱菔剜空，入硫合定，糠火煨熟，去其臭气，以紫背浮萍煮过，消其火毒，以皂荚汤淘其黑浆。	本草从新	132
	以莱菔剜空，入硫合定，糠火煨熟，去其臭气，以紫背浮萍煮过，消其火毒，以皂荚汤淘其黑浆用。	本草辑要	145
木香	入理气药，磨汁生用，若实大肠，面煨熟用。	本草求真	140
	煨用实肠止泻，生用理气。	本草辑要	145
	理气则生用磨冲，止泻则面煨取用。	本草便读	166
制木香	如入理气药，只生用，不见火。若实大肠，宜面煨熟用。	修事指南	123
制天南星	脾虚多痰，则以生姜渣和黄泥包南星煨熟，去泥焙用。	修事指南	123
制肉豆蔻	脾泻气痢，醋调面煨。	修事指南	123
皂荚【皂角】	疗风及风痰用，只微煨，不可煨久去其辛味。	本草述钩元	112
猪牙皂角【猪牙皂】	煨黄，去皮弦，出火毒，为末。	本草述	111

三、小结

通过整理总结，发现唐代之前关于煨制的药物记载较少，仅有10种，到唐代有所发展，达到24种。宋代是煨制发展的第一个鼎盛时期，煨制药物的数目是唐代的两倍多。之后的元代，所记载煨制药物的数目有所减少，大约为宋代的二分之一。明代煨制药物的数目达到了巅峰，有107种，清代记载保留87种。由此可见，煨制在历代中药炮制技术的发展过程中有着较为重要的地位。

古人煨制药物的原始意图是增强药物的实肠止泻作用。如明代《本草通玄》中载诃子“生则能清金行气，煨熟则能温胃固肠”；明代《本草纲目》中载木香“凡入理气药，只生用，不见火，若实大肠，宜面煨熟用”；清代《本草便读》中载肉豆蔻“煨熟又能实大肠，止泻痢”，葛根“止泻则煨熟用之，煨熟则散性全无”。现代研究初步证明，诃子经煨制后鞣质含量增高，番泻苷A降低至煨制前的一半以下，对离体兔肠收缩有明显的抑制作用，对小鼠腹泻有较好的止泻作用，说明“煨熟则能温胃固肠”是有道理的。肉豆蔻经煨制后，其挥发油和脂肪油含量降低，抑制动物肠蠕动的作用增强，从而呈现较好的止泻作用，与“煨熟又能实大肠，止泻痢”的传统理论是一致的。木香经煨制后其挥发油发生变化，出现抑制小鼠胃排空和小肠蠕动的作用，为木香“凡入理气药，只生用，不见火，若实大肠，宜面煨熟用”提供了科学依据。其次，药物煨制后可降低毒副作用。清代《玉楸药解》中载肉豆蔻“辛香颇动恶心，服之欲吐”，需煨制，这与现代研究发现的肉豆蔻煨制后急性毒性降低相一致。

目前，由于煨制操作方法、辅料用量、工艺参数等不统一，造成煨制品之间可比度降低，甚至可能得出完全相反的结论，因而很难制定煨制品的质量标准，使得煨制药材的质量相差较大，直接影响了临床疗效。虽然有人对肉豆蔻炮制品的质量标准进行了研究，但这只是初步的，还有待进一步规范和充实完善。因此，尽快统一煨制方法与工艺，制定各种煨制药材的质量标准是当前亟待完成的任务。

总之，中药煨制的原始意图主要是除去药材中不利于其发挥治疗作用的油脂与具有挥发性、刺激性的成分，以降低药物的毒性、烈性及刺激性，或缓和其药性，增强疗效。现代研究结果与传统的煨制理论是基本一致的。目前可结合药代动力学的方法对煨制目的及作用进行更深入的研究。煨制的工艺操作应尽快统一，研究适合大规模工业化生产的煨制工艺，制定煨制品的质量标准，以控制药材质量。

（本章编审专家：龚千锋）

第八章

中药烫制技术的历史沿革研究

烫制是中药炮制技术中常用的方法之一。烫制法系指以洁净的砂子或蛤粉、滑石粉等为加热介质，将药物烫至酥脆或达到规定程度，除去介质，得净炮制品，或趁热投入醋中淬酥，得炮制品的方法。其中，砂烫又叫砂炒，砂作为中间传热体，由于质地坚硬、传热较快，与药物接触面积较大，可使药物受热均匀。因砂炒火力强、温度高，故适用于质地坚硬的动物药、植物药和一些毒性药物以及某些需去毛、去壳的药物。通过烫制，便于去毛、去壳，使药物质地酥脆，毒性降低。滑石粉质地滑利细腻，与药物接触面积大，可使药物受热均匀，故而适用于韧性较大的动物药。蛤粉由于火力较弱，传热较慢，可使药物缓慢受热，适于炒制胶类药物。

中药烫制技术历史悠久，烫制的品种和方法不一。理清中药烫制的来龙去脉，以及不同历史时期烫制方法的演变过程，对继承和发扬烫制技术有重要意义。本章就中药烫制品种和方法的沿革进行了文献资料的整理，以供研究参考。

一、烫制品种和方法的沿革

本章重点参考了《历代中药炮制资料辑要》《历代中药炮制法汇典》《中华人民共和国药典》及各省市中药炮制规范，对历代烫制中药品种数进行了统计。其中，宋代烫制中药记载较少，有 3 种药物；明代烫制中药的品种数是前代的 5 倍之多，有 16 种药物，新增 13 种；清代记载的有 12 种药物，新增 6 种，与明代相比，新增了一些药物品种，也去除了一些前代要求烫制的药物；现代烫制法涉及的药物有 17 种。

历代烫制药物的方法主要有蛤粉炒、蚌粉炒、牡蛎粉炒、滑石粉烫、砂炒、盐炒、石灰炒、沙土炒、砂土炒、黄砂炒、土炒、砂仁炒、蒲黄炒等，基本涵盖了烫制的所有制法。其中蛤粉炒、蚌粉炒是历代均有记载的方法，是烫制的主要方法。

具体统计见表 8–1。

表 8–1　历代烫制药物统计表

方法	朝代			
	宋	明	清	现代
蛤粉炒	√	√	√	√
蚌粉炒	√	√	√	
牡蛎粉炒	√		√	
滑石粉烫				√
盐炒		√		
石灰炒		√		
沙土炒		√		
砂土炒		√	√	
黄砂炒		√		
砂炒			√	√
土炒			√	
砂仁炒			√	
蒲黄炒			√	
其他	√	√		

1. 宋代

宋代涉及烫制的药物有 3 种，为阿胶、穿山甲、大川乌【川乌】。

按照典籍的记载，烫制的方法主要有蛤粉炒、蚌粉炒、牡蛎粉炒以及其他方法等。其中蛤粉炒的药物有 2 种，为阿胶、穿山甲；蚌粉炒的药物有 3 种，为阿胶、穿山甲、大川乌【川乌】；牡蛎粉炒的药物有 1 种，为乌头。采用其他方法的药物有 1 种，为阿胶。

具体见表 8–2。

表 8-2　宋代烫制药物统计表

烫制方法	药名	摘录	文献名称	文献编号
蛤粉炒	阿胶	蛤粉拌，炒。	全生指迷方	33
		碎之，蛤粉炒成珠子。	普济本事方	35
		蛤粉炒。	太平惠民和剂局方	37
		蛤粉炒如珠子，去蛤粉。	小儿卫生总微论方	38
		蛤粉炒。	三因极一病证方论	41
		用蛤粉炒令泡起，筛去蛤粉用。	卫生家宝产科备要	43
		蛤粉炒成珠子。	济生方	46
		蛤粉炒成珠。	女科百问	53
		蛤粉炒令黄。	女科百问	53
		蛤粉炒。	扁鹊心书	54
		蛤粉炒成珠。	扁鹊心书	54
	穿山甲	蛤粉炒，去粉。	太平惠民和剂局方	37
		蛤粉炒，炒存性。	女科百问	53
蚌粉炒	阿胶	蚌粉炒成珠。	传信适用方	42
		蚌粉炒。	类编朱氏集验医方	50
	穿山甲	蚌粉炒。	普济本事方	35
		用蚌粉炒脆，去粉。	校正集验背疽方	44
	大川乌【川乌】	用蚌粉半斤同炒，候裂，去蚌粉不用。	太平惠民和剂局方	37
牡蛎粉炒	乌头	牡蛎粉炒令裂，去皮脐，牡蛎不用。	三因极一病证方论	41
其他	阿胶	炒焦如珠。	太平惠民和剂局方	37
		捣碎，炒如珠。	女科百问	53

2. 明代

明代烫制的药物共计有 16 种，有阿胶、白花蛇【蕲蛇】、刺猬皮、大川乌【川乌】、地龙、附子、瓜蒌仁【瓜蒌子】、栝楼【瓜蒌】、黄鱼鳔胶【鱼鳔胶】、茴香、蛟鲤、鲮鲤【穿山甲】、鲮鲤甲【穿山甲】、明广胶【明胶】、桃仁、象皮、杏仁【苦杏仁】、鱼胶【鱼鳔胶】。其中新增 13 种，如白花蛇【蕲蛇】、刺猬皮、地龙、附子、瓜蒌仁【瓜蒌子】、栝楼【瓜蒌】、黄鱼鳔胶【鱼鳔胶】、茴香、蛟鲤、明广胶【明胶】、桃仁、象皮、杏仁【苦杏仁】、鱼胶【鱼鳔胶】。

按照典籍的记载，明代烫制的方法主要有蛤粉炒、蚌粉炒、石灰炒、沙土炒、砂土炒、黄砂炒、盐炒和其他方法，该时期提出了石灰炒、沙土炒、砂土炒、黄砂炒、盐炒等方法，辅料较之前有所增加。其中，蛤粉炒的药物有 12 种，如阿胶、川乌头【川乌】、刺猬皮、地龙、附子、穿山甲、瓜蒌仁【瓜蒌子】、栝楼【瓜蒌】、黄鱼鳔胶【鱼鳔胶】、鲮鲤【穿山甲】、鲮鲤甲【穿山甲】、明广胶【明胶】、桃仁、杏仁【苦杏仁】、鱼胶【鱼鳔胶】；蚌粉炒的药物有 3 种，为阿胶、蛟鲤、大川乌【川乌】；石灰炒的药物有 1 种，为穿山甲；沙土炒的药物有 1 种，为穿山甲；砂土炒的药物有 1 种，为白花蛇【蕲蛇】；黄砂炒的药物有 1 种，为象皮；盐炒的药物有 1 种，为茴香。采用其他方法炮制的药物有 1 种，为阿胶。

具体见表 8-3。

表 8-3 明代烫制药物统计表

烫制方法	药名	摘录	文献名称	文献编号
蛤粉炒	阿胶	蛤粉炒成珠子。	普济方	70
		蛤粉炒。	秘传证治要诀及类方	71
		蛤粉炒成珠子。	奇效良方	72
		制之宜剉薄片，蛤粉和，炒成珠。入剂不煎，研末调化。药煎熟时，倾净渣滓，将末投内，自然烊化。	本草蒙筌	76
		碎，蛤粉炒成珠。	婴童百问	77
		蛤炒成珠。	万氏女科	80
		蛤粉炒。	保婴撮要	81
		蛤粉炒成珠，研。	仁术便览	85
		蛤粉炒成珠。	增补万病回春	86
		剉，蛤粉炒成珠，研末，待药煎热，投入服。	本草原始	87
		蛤粉炒。	鲁府禁方	88
		打碎如豆大，用蛤粉同炒成珠用。入汤药，不可众药同煎，必药熟，起去渣，复以同阿胶入净汤中化清服。	医宗粹言	92
		蛤粉炒成珠。	寿世保元	92
		蛤粉炒珠。	景岳全书	94
		蛤粉炒成珠。	济阴纲目	96
		蛤粉炒成珠用。	炮炙大法	97
		蛤粉炒。	先醒斋广笔记	98
		用蛤粉炒珠。	本草正	99
		拌蛤粉炒。	医宗必读	100
		蛤粉炒成珠。	本草通玄	101
	川乌头【川乌】	切作小块，蛤粉炒黄。	普济方	70
	穿山甲	蛤粉炒赤，去粉。	普济方	70
		蛤粉炒，去粉。	普济方	70
		蛤粉炒焦。	普济方	70
		蛤粉炒。	秘传证治要诀及类方	71
		蛤粉炒黄色。	外科理例	75
		蛤粉炒。	保婴撮要	81
		蛤粉炒赤。	本草纲目	84
		蛤粉炒，去粉用。	证治准绳	89
		同蛤粉炒熟，不用粉。	外科启玄	90
		同蛤粉炒黄色，研末调入药。	医宗粹言	92
		蛤粉炒。	寿世保元	92
		蛤粉炒黄。	景岳全书	94
		蛤粉炒。	炮炙大法	97
	刺猬皮	蛤粉炒。	审视瑶函	102
	地龙	蛤粉炒。	普济方	70
	附子	米泔水一盏，姜半两，研，浸三日，次用蛤粉炒制，去皮脐。	普济方	70
	瓜蒌仁【瓜蒌子】	蛤粉拌炒，研细。	先醒斋广笔记	98

续表

烫制方法	药名	摘录	文献名称	文献编号
蛤粉炒	栝楼【瓜蒌】	取瓤仁，蛤粉一匙同炒黄。	普济方	70
	黄鱼鳔胶【鱼鳔胶】	切碎，用蛤粉炒成珠，以无声为度。	证治准绳	89
	鲮鲤【穿山甲】	或炮，或酥炙、醋炙、童便炙，或烧，或油煎、土炒、蛤粉炒，各随本方，未有生用者。	本草原始	87
	鲮鲤甲【穿山甲】	用蛤粉一两同炒黄色，去粉。	普济方	70
		入药用甲，剉碎，少和蛤粉炒黄，去粉用。	本草蒙筌	76
		烧灰，或炙以酥、以便，或煎以油，或炒以土、以蛤，各随方制。取用尾甲，尾甲三棱，力最胜也。	本草乘雅半偈	104
	明广胶【明胶】	蛤粉炒珠。	景岳全书	94
	桃仁	去皮尖，蛤蚧粉炒。	普济方	70
	杏仁【苦杏仁】	去皮尖，蛤蚧粉炒。	普济方	70
	鱼胶【鱼鳔胶】	剪碎，以蛤粉炒成珠。	先醒斋广笔记	98
蚌粉炒	阿胶	凡使，先于猪脂内浸一宿，取出剉碎，以蚌粉炒成珠。	医学入门	83
		蚌粉炒。	普济方	70
	大川乌【川乌】	用蚌粉半斤同炒，候裂，去蚌粉不用。	奇效良方	72
	蛟鲤	水洗，细剉，蚌粉炒成珠，为末。	医学入门	83
石灰炒	穿山甲	石灰炒。	秘传证治要诀及类方	71
沙土炒	穿山甲	沙土炒，另研。	仁术便览	85
砂土炒	白花蛇【蕲蛇】	砂土炒。	增补万病回春	86
黄砂炒	象皮	同黄砂炒，候软切片，再炒候脆方研。	先醒斋广笔记	98
盐炒	茴香	盐炒，去盐。	医宗必读	100
其他	阿胶	炒成珠。	秘传证治要诀及类方	71

3. 清代

清代采用烫制法炮制的药物共计有 12 种，为阿胶、鳔胶【鱼鳔胶】、川山甲【穿山甲】、穿山甲、刺猬皮、广胶【明胶】、龟胶【龟甲胶】、栝楼【瓜蒌】、鲮鲤【穿山甲】、鲮鲤甲【穿山甲】、鹿角胶、麦冬、生地【地黄】、熟地【地黄】、鱼鳔、鱼鳔胶、枣仁【酸枣仁】、制阿胶、制穿山甲。其中新增 6 种，为鳔胶【鱼鳔胶】、龟胶【龟甲胶】、鹿角胶、麦冬、生地【地黄】、熟地【地黄】、枣仁【酸枣仁】。清代炒制方法较明代有所减少，总数也相对减少。蛤粉炒的药物有 9 种，为阿胶、鳔胶【鱼鳔胶】、川山甲【穿山甲】、穿山甲、刺猬皮、龟胶【龟甲胶】、栝楼【瓜蒌】、鱼麦鲤【穿山甲】、鹿角胶、生地黄【地黄】、鱼鳔、鱼鳔胶、制阿胶、制穿山甲；牡蛎粉炒的药物有 1 种，为广胶【明胶】；土炒的药物有 1 种，为穿山甲；砂炒的药物有 2 种，为穿山甲、麦冬；蚌粉炒的药物有 2 种，为阿胶、枣仁【酸枣仁】；砂仁炒的药物有 1 种，为熟地【地黄】；蒲黄炒的药物有 1 种，为阿胶。

具体见表 8–4。

表 8–4　清代烫制药物统计表

烫制方法	药名	摘录	文献名称	文献编号
蛤粉炒	阿胶	凡用，或面炒，或蛤粉炒，或酒化，或水化。	握灵本草	105
		蛤粉炒成珠。	本草汇	106
		蛤粉炒成珠，或面炒。	医宗说约	109
		蛤粉炒。	医方集解	115
		蛤粉炒成珠。	医方集解	115
		蛤粉炒，去痰。	本草备要	117

续表

烫制方法	药名	摘录	文献名称	文献编号
蛤粉炒	阿胶	剉，炒成珠，面与蛤粉同炒，则不粘，去痰用。	药品辨义	118
		蛤粉炒。	食物本草会纂	119
		蛤粉末炒成珠。	医宗金鉴	128
		蛤粉炒，研用。	长沙药解	130
		蛤粉炒，化痰。	本草从新	132
		止嗽，蛤粉炒。止血，蒲黄炒。	得配本草	136
		蛤粉炒成珠。	成方切用	137
		蛤粉炒。	妇科玉尺	142
		蛤粉炒。	医学从众录	149
		蛤粉炒。	傅青主女科	150
		宜蛤粉炒珠用。	本草正义	151
		蛤粉炒。	类证治裁	155
		化痰蛤粉炒，止血蒲黄炒。	本草分经	156
		蛤粉炒成珠。	增广验方新编	157
		蛤粉炒。	校注医醇賸义	160
		蛤粉炒，化痰。蒲黄炒，止血。	本草汇纂	161
		蛤粉炒，化痰。	医家四要	164
	鳔胶【鱼鳔胶】	蛤粉炒成珠。	医方集解	115
	川山甲【穿山甲】	蛤粉炒黄。	良朋汇集经验神方	124
		蛤粉炒，去粉。	成方切用	137
	穿山甲	蛤粉炒用。	握灵本草	105
		蛤粉炒。	本草汇	106
		蛤粉炒。	本草述	111
		蛤粉炒，去蛤粉。	医方集解	115
		三大片，同蛤粉炒熟，不用粉。	洞天奥旨	120
		蛤粉拌炒。	傅青主女科	150
		蛤粉炒。	外科证治全书	152
	刺猬皮	蛤粉炒。	类证治裁	155
	龟胶【龟甲胶】	蛤粉炒成珠。	医宗金鉴	128
	栝楼【瓜蒌】	蛤粉和炒。	得配本草	136
	鲮鲤【穿山甲】	蛤粉拌炒。	得配本草	136
		下痢里急，同蛤粉炒用。痘疮变黑，蛤粉炒。	本草述钩元	112
	鹿角胶	蛤粉炒成珠。	医宗金鉴	128
		蛤粉炒，研用。	玉楸药解	131
	生地黄【地黄】	切片，蛤粉炒。	校注医醇賸义	160
	鱼鳔	蛤粉炒。	外科大成	110
		剪碎，蛤粉炒。	良朋汇集经验神方	124
		蛤粉炒成珠极焦。	本草纲目拾遗	139
		蛤粉炒。	类证治裁	155
		蛤粉炒成珠。	增广验方新编	157
	鱼鳔胶	切碎用，蛤粉炒成珠，以无声为度。	本草述	111
		切碎，用蛤粉炒成珠。	本草述钩元	112
		蛤粉炒焦。	本草述钩元	112

续表

烫制方法	药名	摘录	文献名称	文献编号
蛤粉炒	制阿胶	或炒成珠，或以面炒，或以火炙，或以蛤粉炒，或以草灰炒，或酒化成膏，当各从本方。	修事指南	123
	制穿山甲	凡使穿山甲，方用时或炮，或烧，或酥炙、醋炙、童便炙，或油煎、土炒、蛤粉炒，当各随本方，未有生用者。仍以尾甲乃力胜。	修事指南	123
牡蛎粉炒	广胶【明胶】	八两，切断，以牡蛎粉八分炒成珠，去牡蛎。	医宗说约	109
土炒	穿山甲	或黄土炒，或蛤粉炒，发松研用。	本经逢原	121
		土炒、蛤粉炒，当各随本方，制用。	本草害利	159
砂炒	穿山甲	和砂炒。	本草纲目拾遗	139
	麦冬	砂拌炒。	类证治裁	155
蚌粉炒	阿胶	炒成珠，或面炒、蛤粉炒。	本草求真	140
		剉，炒成珠，或面炒、蛤粉炒（去痰）、蒲黄炒（止血），酒化、水化，童便和用。得火良。	本草辑要	145
	枣仁【酸枣仁】	蚌粉炒。	幼科释谜	141
砂仁炒	熟地【地黄】	切片，砂仁炒。	校注医醇賸义	160
蒲黄炒	阿胶	去痰，蒲黄炒。	本草求真	140
		蒲黄炒，止血。	本草汇纂	161

4. 现代

现代采用烫制法炮制的药物共有 17 种，以动物药为主，即豹骨、草果、穿山甲、刺猬皮、地龙、榧子、干蟾、骨碎补、海狗肾、鸡内金、牵牛子、石斛、水蛭、象皮、益智仁、薏苡仁、猪牙皂。

具体见表 8–5。

表 8–5　现代烫制药物统计表

药名	摘录	文献名称	文献编号
豹骨	取砂子（或蛤粉、滑石粉），置锅内加热后，加入净豹骨或其切制品，不断翻动，炒至黄色，除去砂子，研成细粉。	中华人民共和国药典（1977年版一部）	181
草果	先将砂子置热锅内炒松，倒入净草果，用武火炒至焦黄色、鼓起，取出，筛去砂子。稍凉，去壳。用时捣碎。	陕西省药品标准	180
穿山甲	用清水浸泡 3 ～ 5 天，每天换水 1 次，刮去肉筋，洗净，晒干，大小分开，用油砂炒至鼓起呈金黄色时，取出，筛去油砂，放凉即得。	湖南省中药炮制规范	196
	大小分开，取沙子置锅中，一般用文火炒热后，加入净穿山甲，不断翻动，用砂烫至鼓起，洗净，干燥。用时捣碎。	中华人民共和国药典（1985年版一部）	197
刺猬皮	取洁净细砂，置锅中加热后，投入刺猬皮块，不断拌炒，至刺猬皮蜷缩呈球形，刺尖变秃、表面鼓起时，取出，筛去细砂，放凉。	辽宁省中药炮制规范	175
地龙	先将砂炒热，加入地龙拌炒至鼓起，筛去砂即可。	中药炮制经验集成	171

续表

药名	摘录	文献名称	文献编号
榧子	将砂子炒热，加入净榧子仁，炒至表面深黄色，略见焦斑，取出，筛去砂子。	江苏省中药饮片炮制规范	190
干蟾	刷去灰尘，去头足，切成小块，用油砂炒至黄色，筛去油砂即得。	湖南省中药炮制规范	196
	取砂子置锅内，用武火炒热后，加入净干蟾块，拌炒至微焦黄、发泡时，取出，筛去砂子，放凉。	全国中药炮制规范	170
骨碎补	取砂子置锅内，用武火炒热后，加入净骨碎补或片，不断翻动，烫至鼓起时，取出，筛去砂子，撞去毛，放凉。	中华人民共和国药典（1985年版一部）	197
海狗肾	先将沙子置锅内炒热，倒入海狗肾片，用武火烫至鼓胀，呈焦黄色为度，取出，筛去沙子，放凉。	安徽省中药炮制规范	193
鸡内金	取砂子置锅中，用中火炒热，加入整碎分开的净鸡内金，拌炒至鼓起、酥脆，取出，筛去砂子，放凉。	全国中药炮制规范	170
牵牛子	先将砂炒热，再加牵牛子炒胀后，筛去砂，再研细即可。	中药炮制经验集成	171
石斛	用武火把细砂炒热，将石斛放入炒拌，待全部鼓起时，出锅，洗净，切段，晒干。	中药炮制规范	191
	先将砂炒热，加入桐油炒至无烟，将未切过的粗石斛一端放入锅中，用砂埋好，使胀，取出；又以另一端用同法处理，洗净，草纸擦去粗皮，切3cm长段，晾干。	中药炮制经验集成	171
水蛭	取洁净细砂，置锅中，加热后投入水蛭段，不停拌炒，以炒至膨胀鼓起时，取出，筛除砂，放凉。	辽宁省中药炮制规范	175
象皮	取砂置锅中加热后，投入象皮块，拌炒，至膨胀鼓起为度，取出，筛去砂，研成细粉。	辽宁省中药炮制规范	175
益智仁	现将沙子置锅内炒松，倒入益智仁，用武火炒至外壳呈焦黄色、鼓起为度，取出，筛去沙子，研去壳。	河南省中药材炮制规范	174
薏苡仁	先将砂炒熟，加入薏苡仁与食油少许炒至发胖，筛去砂即得。	中药炮制经验集成	171
	取净薏苡仁，用清水润湿，置锅内隔水蒸熟，取出，晒干，用油砂炒至发泡，取出，筛去油砂，放凉即得。	湖南省中药炮制规范	196
	取净米仁入清水浸胀，蒸熟至透心，取出摊开，待冷却后，再晒干，用沙炒泡，即得。	江西中药炮制规范	187
猪牙皂	取净河沙置锅内用中火炒热，加入净牙皂，不断拌炒，烫至疏松鼓起呈深棕色，取出，筛去沙，放凉。	全国中药炮制规范	170

2015年版《中华人民共和国药典》收载了11味烫制中药，包括阿胶珠、草果仁、炒鸡内金、醋鳖甲、醋龟甲、炮附片、炮山甲、烫狗脊、烫骨碎补、烫水蛭、制马钱子。

具体见表8–6。

表8–6　2015年版《中华人民共和国药典》中烫制药物统计表

方法	药名	摘录
烫	阿胶珠	取阿胶，烘软，切成1cm左右的丁，照烫法（通则0213）用蛤粉烫至成珠，内无溏心时，取出，筛去蛤粉，放凉。
	草果仁	取草果，照清炒法（通则0213）炒至焦黄色并微鼓起，去壳，取仁，用时捣碎。
	炒鸡内金	照清炒或烫法（通则0213）炒。
	醋鳖甲	取净鳖甲，照烫法（通则0213）用砂烫至表面淡黄色，取出，醋淬，干燥，用时捣碎。

续表

方法	药名	摘录
烫	醋龟甲	取净龟甲，照烫法（通则 0213）用砂子炒至表面淡黄色，取出，醋淬，干燥，用时捣碎。
	炮附片	取附片，照烫法（通则 0213）用砂烫至鼓起并微变色。
	炮山甲	取净穿山甲，大小分开，照烫法（通则 0213）用砂烫至鼓起，用时捣碎。
	烫狗脊	取生狗脊片，照烫法（通则 0213）用砂烫至鼓起，放凉后除去残存绒毛。
	烫骨碎补	取净骨碎补或片，照烫法（通则 0213）用砂烫至鼓起，撞去毛。
	烫水蛭	取净水蛭段，照烫法（通则 0213）用滑石粉烫至微鼓起。
	制马钱子	取净马钱子，照烫法（通则 0213）用砂烫至鼓起并显棕褐色或深棕色。

二、烫制理论和原理的沿革

有关烫制理论和原理的阐述多集中于明、清两代，故而编者对明、清两代的炮制理论进行了整理。

1. 明代

明代记载有阿胶“蛤粉和，炒成珠”，主要阐述了阿胶烫制之后补血滋阴、润燥的炮制作用。具体见表 8–7。

表 8–7　明代文献中关于烫制原理的论述

药名	摘录	文献名称	文献编号
阿胶	蛤粉和，炒成珠……风淫木旺，遍疼延肢体能驱；火盛金虚，久咳唾脓血即补。养血，止吐衄崩带；益气，扶羸瘦劳伤。利便闭，调猪苓汤吞；禁胎漏，加四物汤服。定喘促，同款冬、紫菀；止泻痢，和蜜蜡、黄连。安胎养肝，坚骨滋肾。	本草蒙筌	76

2. 清代

清代通过烫制法炮制的药物种类明显增多，且炮制理论也有所增加。不同文献对阿胶的烫制理论有不同记载，文献阐述了通过加热不同介质来达到不同治疗目的：如蛤粉炒，《本草备要》记载有“蛤粉炒，去痰”,《得配本草》有“止嗽，蛤粉炒”的论述；蒲黄炒,《本草辑要》《本草分经》《本草汇纂》中均提出“蒲黄炒，止血”的理论。胶类药中除阿胶外，新增龟甲胶,《得配本草》中记载有龟甲胶“止嗽，牡蛎粉炒”。另外，对动物药穿山甲的烫制理论也有不同记载。如《本草述钩元》:“尾鳞尖厚有三角，用之力胜。或炮，或烧，或酥炙、醋炙、童便炙，或油煎、土炒、蛤粉炒，各随本方。如热疟不寒，同干枣炒用；下痢里急，同蛤粉炒用；妇人阴癞，砂炒；痘疮变黑，蛤粉炒；肿毒初起，入谷芒热灰中炮；便毒便痈，醋炙；瘰疬溃坏，土炒；耳肉疼痛，同土狗炒；耳鸣耳聋，蛤粉炒；倒睫拳毛，将羊肾脂抹甲上炙。随各证各脏腑修制，以类推之，未有生用者。”《本草必用》:“有毒……炙黄，或酥或醋或溺涂炙，或油煎，或土炒随宜。”《本草问答》:“不炒珠，则药性不发。”文献主要论述了使用不同辅料烫制会产生不同的作用。

具体见表 8–8。

表 8–8　清代文献中关于烫制原理的论述

药名	摘录	文献名称	文献编号
阿胶	蛤粉炒，去痰。	本草备要	117
	蛤粉炒。	成方切用	132
	止嗽，蛤粉炒。止血，蒲黄炒。	得配本草	136
	削，炒成珠，或面炒、蛤粉炒（去痰）。	本草求真	140
	剉，炒成珠，或面炒、蛤粉炒（去痰）、蒲黄炒（止血）。	本草辑要	145
	蛤粉炒，化痰。蒲黄炒，止血。	本草分经	156
	蛤粉炒，化痰。蒲黄炒，止血。	本草汇纂	161
	蛤粉炒，化痰。	医家四要	164
穿山甲	尾鳞尖厚有三角，用之力胜。或炮，或烧，或酥炙、醋炙、童便炙，或油煎、土炒、蛤粉炒，各随本方。如热疟不寒，同于枣炒用；下痢里急，同蛤粉炒用；妇人阴癞，砂炒；痘疮变黑，蛤粉炒；肿毒初起，入谷芒热灰中炮；便毒便痈，醋炙；瘰疬溃坏，土炒；耳肉疼痛，同土狗炒；耳鸣耳聋，蛤粉炒；倒睫拳毛，将羊肾脂抹甲上炙。随各证各脏腑修制，以类推之，未有生用者。	本草述钩元	112
	有毒……炙黄，或酥或醋或溺涂炙，或油煎，或土炒，随宜。	本草必用	125
	不炒珠，则药性不发。	本草问答	167
龟甲胶	止嗽，牡蛎粉炒。	得配本草	136
乌头	生用发散，熟用则峻补。	本草述钩元	112

三、小结

历代烫制的方法不多，主要有蛤粉炒、蚌粉炒、牡蛎粉炒、砂炒、盐炒、石灰炒、沙土炒、黄砂炒、蒲黄炒等法。在保留了烫制记载的几个朝代中，宋代有关烫制的记载较少，明清时期烫制品数量和种类有明显增加，达到了一个鼎盛时期。

现代烫制的药物以动物药和一些质地坚硬的植物药居多，方法以砂烫为主。用砂作为传热体，大大增加了传热面积，药物受热迅速且均匀，能有效缩短炮制时间，且火候易于掌握，可保持药物原形，不至于炮制得太过，应用范围广泛，成品质量好，有很好的应用研究价值。

中药烫制的原始意图是将药材进行高温处理，使之发生复杂的物理或化学变化，降低毒性，增强疗效，易于粉碎，矫臭矫味，制备出临床所需要的药物。从现代观点来看，经高温处理，有些药材质地变酥脆，易于粉碎，利于有效成分的煎出，增强疗效；有些药材毒性成分被破坏，从而达到减毒目的；有些药材生成新的化合物，使药物具有了新的疗效。

但有些含蛋白质较多的动物药，高温处理使其蛋白质变性，反而不利于有效成分的煎出。因此，在对烫制理论和方法进行研究时，需经过化学成分分析、药理实验以确定药物有效成分或有效部位，验证传统烫制方法的合理性，进而改进烫制工艺，制订质量标准。

（本章编审专家：吴纯洁）

第九章

中药酒制技术的历史沿革研究

酒制是中药炮制技术中常用的炮制方法之一。酒制法系指将净选或切制后的药物，加入定量的黄酒拌匀、闷润，使酒渗入药材组织内部，再经炒制、炖制、蒸制、淬制等处理的一类炮制方法。酒制主要可起到以下作用：改变药性，引药上行；增强药物活血通络和滋补肝肾的功能；去腥矫臭、降低药物毒性；可使某些药物易于粉碎，利于有效成分煎出。

中药酒制技术历史悠久，具体炮制方法繁多。同一药材，酒制方法不一。搞清中药酒制技术的来龙去脉，以及不同历史时期酒制方法的演变过程，对正确继承发扬酒制技术有重要意义。本章就炮制辅料酒、酒制方法及药物的历史沿革进行了文献资料的整理，以供研究参考。

一、辅料酒的历史沿革

酒是用于炮制中药的重要辅料和制药溶媒之一。在我国，酒的发明与应用，历史悠久。酒制技术起源于旧石器时代，在新石器时代有所发展，广泛应用于奴隶制社会时期。新石器时代，仰韶文化中就出现了小口尖底瓶、平底瓶、小口壶等盛水或盛酒的陶器；后期的龙山文化，则发现有专用酒器；殷商文化中发现了更多的专用酒器；殷墟出土的甲骨文中有“鬯”字（“鬯”就是芳香的药酒，供祭祖用）。《尚书・商书》记载了公元前 13 世纪的商帝武丁和他的大臣的对话：“若作酒醴，尔惟曲糵。”这说明殷商时期就有酒曲。之后关于用酒治病或制造药酒来治病的记载还有很多，《黄帝内经・素问》中载有“酒浆”，《汉书・王莽传》中称酒为“百药之长”，《神农本草经》中载“酒煮”“酒渍”等法，宋代有“酒煨”“酒炖”等法。历代用酒炮制的药物约有 290 种，沿用至今的达 80 余种之多。

酒的发明与应用，丰富了用药经验，将其应用于炮制药物，充实了药物炮制的内容。

二、酒制品种和方法的沿革

本章重点检索了与中药炮制相关的 167 本医药古籍，并参考了《历代中药炮制资料辑要》《历代中药炮制法汇典・古代部分》《中华人民共和国药典》及各省市炮制规范，对历代用酒作为辅料所炮制中药品种的数量进行了统计。其中，唐代之前酒制药物记载较少，有 13 种；唐代增幅明显，有 56 种，新增 52 种；宋代和明代由于中医药文化的发展，关于酒制的记载也较多，宋代有 130 种左右药物，新增 110 种左右，明代有 180 种左右，新增 80 种左右；元代由于受到战乱影响，所留下的采用酒制法的品种不多，有 45 种药物，新增 15 种；清代主要沿用前代方法，有 100 种左右药物采用酒制法，新增 24 种；现代通过精简、归纳、整理，主要记载了 80 种左右酒制药物。

历代用酒炮制药物的方法主要有以下几种：酒浸、酒渍、酒洗、酒蒸、酒煮、酒炖、酒炒、酒煎、酒焙、酒熬、酒炙、酒烤（烘）、酒淬、酒煨、酒制（系指原文中笼统记述为“酒制”的方法，如唐代《银海精微》中“防己，酒制”）。

具体统计见表 9–1。

表 9–1　历代酒制方法统计表

方法	朝代						
	唐代之前	唐	宋	元	明	清	现代
酒浸	√	√	√	√	√	√	
酒渍	√	√			√		
酒洗			√	√	√		
酒蒸	√	√	√	√	√	√	√
酒煮	√	√	√	√	√	√	√
酒炖					√		√

续表

方法	朝代						
	唐代之前	唐	宋	元	明	清	现代
酒煎	√	√	√	√	√		
酒熬		√	√		√		
酒炒		√	√	√	√	√	√
酒炙		√	√	√	√	√	√
酒焙	√	√	√	√	√	√	√
酒淬		√	√		√	√	√
酒煨				√	√	√	
酒制		√	√	√	√		
酒烤（烘）							√
其他	√	√	√		√		√

1. 唐代之前

按照典籍的记载，唐代之前酒制的方法有酒浸、酒渍、酒蒸、酒焙、酒煮、酒煎等。涉及的药物共13种，为常山、大黄、干地黄【地黄】、红蓝花【红花】、韭子、苦参、莨菪子、硫黄、龙胆、牛膝、肉苁蓉、菟丝子、猬皮【刺猬皮】。

其中酒浸的药物有1种，为肉苁蓉；酒渍的药物有3种，如莨菪子、牛膝、常山；酒蒸的药物有1种，为大黄；酒焙的药物有2种，如牛膝、韭子；酒煮的药物有6种，如猬皮【刺猬皮】、硫黄、菟丝子、苦参、龙胆、常山；酒煎的有1种，为红蓝花【红花】。另外，有些药物具体酒制方法不明，如干地黄【地黄】、猬皮【刺猬皮】，仅言“得酒良”。有些药物在酒制的基础上，还采用了捣、研等炮制工艺，如韭子、莨菪子、硫黄。

具体见表9–2。

表9–2　唐代之前酒制药物统计表

酒制方法	药名	摘录	文献名称	文献编号
酒浸	肉苁蓉	酒浸一宿。	华氏中藏经	6
酒渍	莨菪子	酒渍，曝干，捣服。	肘后备急方	7
	牛膝	酒渍服。	肘后备急方	7
	常山	酒渍。	肘后备急方	7
酒蒸	大黄	酒浸，蒸。	金匮要略方论	3
酒焙	韭子	酒浸三宿，滤出，焙干，杵为末。	华氏中藏经	6
	牛膝	酒浸，焙。	华氏中藏经	6
酒煮	猬皮【刺猬皮】	酒煮杀之。	神农本草经	1
	苦参	酒煮服。	肘后备急方	7
	硫黄	无灰酒煮三日三夜，如耗，旋添暖酒，日足取出，研为末。	华氏中藏经	6
	龙胆	酒煮服。	肘后备急方	7
	菟丝子	酒煮服。	肘后备急方	7
	常山	酒煮服。	肘后备急方	7
酒煎	红蓝花【红花】	酒煎服。	金匮要略方论	3
其他	干地黄【地黄】	得清酒良。	本草经集注	9
	猬皮【刺猬皮】	得酒良。	本草经集注	9

2. 唐代

唐代中医药迅速发展，中药炮制技术不断发展提高。按照典籍的记载，唐代酒制方法主要有酒浸、酒渍、酒蒸、酒煮、酒煎、酒熬、酒炒、酒炙、酒焙、酒淬、酒制等，较唐代之前，主要增加了酒炒、酒炙、酒淬等方法。唐代医药古籍中共记载酒制品56种，除大黄、牛膝、肉苁蓉、菟丝子等4种在唐代之前已有记载的药物外，还有52种新增药物，涉及药品如下所示：（以B开头）巴戟天、百部、柏实【柏子仁】、荜澄茄、补骨脂；（以C开头）豉、赤铜屑、楮实【楮实子】；（以D开头）大豆、大黄；（以E开头）恶实【牛蒡子】；（以F开头）防已、伏翼【蝙蝠】、复盆子【覆盆子】；（以G开头）甘草、蛤蚧、狗脊、鬼髑髅【碧桃干】；（以H开头）诃梨勒【诃子】、何首乌、黑豆、胡麻、虎骨、藿香；（以J开头）蒺藜、甲香；（以L开头）楝实【川楝子】、零陵香、刘寄奴、鹿角、鹿厌【鹿靥】、驴；（以M开头）蔓荆实【蔓荆子】、牡丹、木天蓼；（以N开头）女萎【玉竹】、牛膝；（以Q开头）牵牛子；（以R开头）肉苁蓉；（以S开头）烧白石英【白石英】、生地黄【地黄】、石斛、石燕、石钟乳【钟乳石】、蜀椒、水苏、松脂；（以T开头）天冬、铁精、通草、兔丝子【菟丝子】、菟丝子；（以W开头）腽肭脐【海狗肾】、芜菁子、吴茱萸；（以X开头）仙茅、续断；（以Z开头）栀子。

其中，酒浸的药物有6种，如豉、柏实【柏子仁】等；酒渍的药物有5种，如菟丝子、生地黄【地黄】等；酒蒸的药物有24种，如大黄、牡丹等；酒煮的药物有6种，如吴茱萸、何首乌等；酒煎的药物有1种，为生地黄【地黄】；酒熬的药物有2种，为巴戟天、甲香；酒炒的药物有3种，为栀子、大黄、通草；酒炙的药物有4种，如伏翼【蝙蝠】、鹿厌【鹿靥】等；酒焙的药物有4种，为百部、牛膝、兔丝子【菟丝子】、续断；酒淬的药物有4种，如赤铜屑、鹿角等；酒制的药物有1种，为防已。藿香、零陵香的炮制工艺较复杂，不宜归类于前述方法，故单独归为“其他”。

具体见表9–3。

这一时期炮制方法有了较大改进，具体体现在以下几个方面：（1）炮制方法的联合应用。很多药物都不是单纯的浸、煮、蒸，而是将几种方法结合到一起共同炮制。如《千金翼方》中记载生地黄【地黄】“捣以酒，绞取汁，去滓，微火煎”，就联合了酒浸、去渣、再煎的工序；《食疗本草》中记载豉“蒸，炒，酒浸服之”，首先将豉进行蒸、炒，然后再以酒浸。（2）炮制工艺的规范化。工艺规范化主要体现在两方面，一是炮制时间规定更精确，如《雷公炮炙论》中记载荜澄茄“酒浸，蒸，从巳至酉，出”，牡丹“用清酒拌蒸，从巳至未，出，日干用”；二是对炮制程度的规定更严格了，如《雷公炮炙论》中记载腽肭脐【海狗肾】“酒浸一日后，纸裹，微火上炙令香，单捣用”。（3）酒制联合药汁制。如《雷公炮炙论》中记载巴戟天“酒浸，菊花同熬令黄”，柏实【柏子仁】“酒浸一宿，出，用黄精汁煎”。

表 9–3　唐代酒制药物统计表

酒制方法	药名	摘录	文献名称	文献编号
酒浸	柏实【柏子仁】	酒浸一宿，出，用黄精汁煎。	雷公炮炙论	20
	豉	蒸，炒，酒浸服之。	食疗本草	14
	大豆	以酒沃之，去滓。	备急千金要方	10
	木天蓼	酒渍浸服，或酿酒。	新修本草	11
	石燕	炒令热，酒浸三日。	食疗本草	14
	石钟乳【钟乳石】	捣筛，白练裹之，合诸药草浸酒服之。	新修本草	11

续表

酒制方法	药名	摘录	文献名称	文献编号
酒渍	豉	微炒令香，清酒渍，满三日，取汁……服。	新修本草	11
	虎骨	炭火上炙令黄色，酒渍服。	备急千金要方	10
	驴	毛……炒令黄……酒中渍三日。	食疗本草	14
	生地黄【地黄】	十斤，切，酒二升，渍三宿，出，曝，还内酒中，取尽，曝干。	外台秘要	15
	菟丝子	酒渍，经一宿，曝微白，捣之，不尽者更酒渍，晒，捣之。	备急千金要方	10
		酒渍二宿，烘干别捣。	外台秘要	15
酒蒸	荜澄茄	酒浸，蒸，从巳至酉，出。	雷公炮炙论	20
	补骨脂	酒浸一宿，漉出，流水浸三日，蒸，晒干。	雷公炮炙论	20
	楮实【楮实子】	酒浸一伏时，蒸，焙干。	雷公炮炙论	20
	大黄	实者生用，虚者酒蒸。	银海精微	13
	恶实【牛蒡子】	酒拌，蒸，待上薄霜出，布拭焙干。	雷公炮炙论	20
	复盆子【覆盆子】	酒蒸一宿，水淘两遍，晒干。	雷公炮炙论	20
	甘草	酒浸，蒸，曝干。	雷公炮炙论	20
	狗脊	酒拌，蒸，从巳至申。	雷公炮炙论	20
	诃梨勒【诃子】	酒浸，蒸一伏时，焙干。	雷公炮炙论	20
	胡麻	水淘，沉者漉出，令干，以酒拌蒸，晒干，舂皮，小豆同炒，豆熟出。	雷公炮炙论	20
	蒺藜	蒸，酒拌再蒸。	雷公炮炙论	20
	楝实【川楝子】	酒拌浸令湿，蒸，取肉去核。	雷公炮炙论	20
	刘寄奴	拌酒蒸，曝干。	雷公炮炙论	20
	蔓荆实【蔓荆子】	酒浸一伏时后蒸。	雷公炮炙论	20
	牡丹	用清酒拌蒸，从巳至未，出，日干用。	雷公炮炙论	20
	女萎【玉竹】	淋酒蒸。	雷公炮炙论	20
	牵牛子	水中淘，取沉者晒干，拌酒蒸，晒干，去黑皮用。	雷公炮炙论	20
	肉苁蓉	清酒浸一宿，蒸。	雷公炮炙论	20
	石斛	酒浸一宿，曝干，酥蒸，焙干。	雷公炮炙论	20
	蜀椒	椒子先酒拌令湿，蒸，放冷，取出，瓷器中盛，勿伤风。	雷公炮炙论	20
	鬼髑髅【碧桃干】	千叶桃花结子在树上不落者，酒拌蒸，焙干。	雷公炮炙论	20
	天冬	蒸，洒酒，更蒸，曝干。	雷公炮炙论	20
	兔丝子【菟丝子】	酒蒸。	银海精微	13
	仙茅	乌豆水浸一宿，取出，用酒湿拌了，蒸，曝干。	雷公炮炙论	20
酒煮	何首乌	酒煮七次。	仙授理伤续断秘方	19
	黑豆	酒煮，焙干。	仙授理伤续断秘方	19
	水苏	以清酒煮汁服。	食疗本草	14
	松脂	炼松脂法：薄淋桑灰汁，以煮脂一二沸，接取，投冷水中引之凝，复更煮，凡十过，脂则成。若强者，复以酒中煮三四过，则柔矣。	千金翼方	12
	芜菁子	以清酒煮。	备急千金要方	10
	吴茱萸	酒煮服。	食疗本草	14
酒煎	生地黄【地黄】	捣，以酒绞取汁，去滓，微火煎。	千金翼方	12

续表

酒制方法	药名	摘录	文献名称	文献编号
酒熬	巴戟天	酒浸，菊花同熬令黄。	雷公炮炙论	20
	甲香	酒洗，熬。	雷公炮炙论	20
酒炒	大黄	酒浸过，炒。	银海精微	13
	通草	煮汁，酿酒妙。	食疗本草	14
	栀子	酒炒。	银海精微	13
酒炙	伏翼【蝙蝠】	酒浸一宿，漉出，取黄精汁涂之，炙干。	雷公炮炙论	20
	蛤蚧	毒在眼……酒浸，方干，纸裹炙，两层纸焦透，去纸，悬一宿……效在尾。	雷公炮炙论	20
	鹿厌【鹿靥】	酒渍，火炙干，纳酒，更炙。	千金翼方	12
	腽肭脐【海狗肾】	酒浸一日后，纸裹，微火上炙令香，单捣用。	雷公炮炙论	20
酒焙	百部	酒浸一宿，漉出，焙干。	雷公炮炙论	20
	牛膝	酒浸七日，焙干。	仙授理伤续断秘方	19
	兔丝子【菟丝子】	酒浸三宿，焙干。	银海精微	13
	续断	酒浸，焙干。	雷公炮炙论	20
酒淬	赤铜屑	熬使极热，投酒中服。	新修本草	11
	鹿角	烧令赤，酒中淬之，更烧，更淬。	经效产宝	16
	烧白石英【白石英】	烧石令赤，投无灰酒中。	千金翼方	12
	铁精	铁屑炒热，投酒中。	新修本草	11
酒制	防己	酒制。	银海精微	13
其他	藿香	一两，以酒拌微湿，用绵裹，内乌麻生油二升中，缓火一宿。	外台秘要	15
	零陵香	一两，以酒拌微湿，用绵裹，内乌麻生油中，缓火一宿。	外台秘要	15

3. 宋代

按照典籍的记载，宋代酒制的方法主要有酒浸、酒洗、酒蒸、酒煮、酒煎、酒熬、酒炒、酒炙、酒焙、酒淬、酒制等。宋代医药古籍共记载酒制品130种左右，涉及药物如下所示：（以A开头）阿魏、安息香；（以B开头）巴戟、巴戟天、巴豆、白附子、白花蛇【蕲蛇】、白蒺藜【蒺藜】、白僵蚕【僵蚕】、白芍、白芷、柏子仁、败龟、斑猫【斑蝥】、半夏、萆薢、补骨脂；（以C开头）草乌、侧子、曾青、蝉壳【蝉蜕】、蟾蜍、常山、车前子、辰砂【朱砂】、沉香、陈橘皮【陈皮】、赤小豆、楮实【楮实子】、川巴戟【巴戟天】、川大黄【大黄】、川当归【当归】、川牛膝、川乌头【川乌】、川芎、穿山甲、磁石、苁蓉【肉苁蓉】；（以D开头）大地黄【地黄】、大腹皮、大黄、大戟、当归、地骨皮、地黄、杜仲；（以E开头）莪术、鹅管石；（以F开头）防风；（以G开头）干蟾、干漆、干蛇头、干虾蟆【虾蟆】、干蝎【全蝎】、狗脊、骨碎补、鹳骨、蛤蚧；（以H开头）寒水石、诃梨勒【诃子】、何首乌、胡芦巴、虎骨、虎胫骨【虎骨】、虎睛、虎头骨【虎骨】、黄柏、黄檗【黄柏】、黄狗肾、黄连、黄芩、黄松节【茯神木】、茴香；（以J开头）姜蚕【僵蚕】、金铃子【川楝子】、金银花、韭子；（以K开头）苦参；（以L开头）楝实【川楝子】、莨菪子、硫磺【硫黄】、硫黄、龙胆草【龙胆】、龙骨、鹿茸、鹿角；（以M开头）麻黄、马蔺花、蔓荆子、蔓荆实【蔓荆子】、莽草、墨、没药、麋茸、绵黄芪【黄芪】、木瓜；（以N开头）牛膝；（以P开头）破故纸【补骨脂】；（以Q开头）秦艽、全蝎；（以R开头）蚺蛇、肉苁蓉、乳香；（以S开头）桑螵蛸、山栀【栀子】、山茱萸、蛇黄【蛇含石】、生黄精【黄精】、石斛、石燕、首儿衣、熟地【地黄】、芍药、熟地黄【地黄】、熟干地黄【地黄】、薯蓣【山药】、苏和香【苏合香】、酸石榴；（以 T 开头）獭干【獭肝】、天花粉、天麻、天南星、天雄、通明朱砂【朱砂】；（以 W 开头）腽肭脐【海狗肾】、威灵仙、猬皮【刺猬皮】、乌蛇【乌梢蛇】、蜈蚣、五加皮；（以 X 开头）仙灵脾【淫羊藿】、香附、香墨【墨】、小金星凤尾草【凤尾草】、杏仁【苦杏仁】、雄雀、玄石【磁石】；（以 Y 开头）羊胫炭、羊肾、羊踯躅【闹羊花】、阳起石、茵陈、禹余粮、郁李仁、芫花、原蚕蛾、远志；（以 Z 开头）皂荚【皂角】、皂角刺、泽泻、制大黄、知母、踯躅花【闹羊花】、自然铜。其中有 110 左右个新增品种，25 个为已有品种，为巴戟天、补骨脂、常山、楮实【楮实子】、刺猬皮、大黄、干地黄【地黄】、狗脊、蛤蚧、诃梨勒【诃子】、何首乌、虎骨、韭子、苦参、楝实【川楝子】、莨菪子、鹿茸、麋茸、蔓荆子、牛膝、肉苁蓉、石斛、石燕、腽肭脐【海狗肾】、栀子。

其中，单纯酒浸的药物有 6 种，如草乌、郁李仁等；酒洗的有 1 种，为全蝎；酒蒸的有 17 种，如大黄、地黄等；酒煮的有 21 种，如天南星、黄连等；酒煎有的 6 种，如酸石榴、腽肭脐【海狗肾】等；酒熬的有 11 种，如苏和香【苏合香】、安息香等；酒炒的有 44 种，如巴戟天、白芍、牛膝等；酒炙的有 21 种，如虎骨、白花蛇【蕲蛇】、鹿茸等；酒焙的有 19 种，如当归、防风等；酒淬的有 12 种，如阳起石、玄石【磁石】、自然铜等；酒制的有 2 种，为茵陈、苦参；另有 8 种药物，如金银花、白芷等；炮制方法较为复杂或不便归类，统计至“其他”。

具体见表 9-4。

与唐代相较，宋代酒制品种更多、方法更全，除延续唐代的一些酒制方法外，最突出的特点是这一时期同一药物酒制方法呈现出多样性。如对于大黄，在《小儿药证直诀》中有“二两，酒浸，切片，以巴豆去皮一百个，贴在大黄上，纸裹饭上蒸三次，切，炒令黄焦”“酒洗过，米下蒸熟，切片，曝干”等记载，在《小儿卫生总微论方》中有“取实者，碎，酒浸半日，控干，炒焦为末”“二两，酒浸，切片，以巴豆去皮一百个，贴在其上，纸裹饭上蒸三次，切碎，炒黄焦”等记载，在《疮疡经验全书》中有“九浸九蒸九晒，每黄十两，当耗煮酒五十两，入药则泻中有补”的论述。同一时代的三部书记载大黄用了酒蒸、酒炒两种方法，而每本书中的具体方法、工艺和炮制程度又有所不同。又如黄连，《疮疡经验全书》中载其“酒炒”，《三因极一病证方论》中载其“酒浸，银器中重汤煮，漉出，焙干，添酒煮七次”，《类证活人书》中载其“以无灰好酒浸面上约一寸，以重汤熬干”。三部书记载黄连分别用了酒炒、酒煮和酒熬三种方法。诸如此类的药物还有安息香、白花蛇【蕲蛇】、虎骨、鹿茸、牛膝、肉苁蓉、天麻、菟丝子、威灵仙、泽泻等。

另外，《圣济总录》中记载阿魏“酒化，去沙石，面和作饼，炙”，实为酒煨制法，但仍未明确提出煨制之说，故仍将其归于酒炙法。

表 9-4　宋代酒制药物统计表

酒制方法	药名	摘录	文献名称	文献编号
酒浸	草乌	酒浸一宿，炮裂，去皮尖。	传信适用方	42
	侧子	酒浸过，炮裂，去皮脐。	太平圣惠方	21
	蝉壳【蝉蜕】	酒浸，曝干。	太平圣惠方	21
	金铃子【川楝子】	无灰酒浸一宿。	苏沈良方	23
	山茱萸	酒浸，取肉。	圣济总录	32
	郁李仁	酒浸，去皮。	圣济总录	32
酒洗	全蝎	酒洗。	疮疡经验全书	68
酒蒸	楮实【楮实子】	酒浸一宿，蒸熟。	圣济总录	32
	常山	酒浸，蒸，焙。	太平惠民和剂局方	37
	车前子	酒蒸，焙。	济生方	46
	川牛膝	酒浸一日夜，焙干，用酒浸，蒸过。	太平惠民和剂局方	37

续表

酒制方法	药名	摘录	文献名称	文献编号
酒蒸	大地黄【地黄】	先焙，酒浸，饭上蒸七次，焙。	类编朱氏集验医方	50
	大黄	二两，浸酒，切片，以巴豆去皮一百个，贴在大黄上，纸裹饭上蒸三次。	小儿药证直诀	28
		酒洗过，米下蒸熟，切片曝干。	小儿药证直诀	28
		二两，酒浸，切片，以巴豆去皮一百个，贴在大黄上，纸裹饭上蒸三次，切碎，炒黄焦。	小儿卫生总微论方	38
	地黄	捣汁，取蒸地黄投其汁中，俟冷，如此者三，曝干，酒浸一宿，蒸，曝干。	传信适用方	42
		酒拌蒸。	校注妇人良方	45
	狗脊	猛火燎去毛令净，酒浸一宿，蒸过，焙干。	太平惠民和剂局方	37
	鹿茸	火燎去毛，酒浸三宿，蒸熟，焙干。	类编朱氏集验医方	50
	蔓荆实【蔓荆子】	酒浸，蒸一伏时，焙干。	太平圣惠方	21
	麋茸	燎去毛，酒蒸。	济生方	46
	石斛	先以酒洗，捋蒸炙成。	重修政和经史证类备用本草	30
	熟地【地黄】	酒浸洗，九蒸九晒，焙干。	女科百问	53
	熟地黄【地黄】	生者四两，酒拌蒸熟，杵膏。	校注妇人良方	45
	熟干地黄【地黄】	酒浸一日夜，漉出，蒸三两炊，焙干……酒浸蒸过为佳。	太平惠民和剂局方	37
		酒浸，蒸，焙。	太平惠民和剂局方	37
		焙干，酒湿润，瓦器盛，蒸晒七次，剉，焙。	校正集验背疽方	44
	天南星	酒浸一宿，桑柴蒸，不住添热汤……七伏时。	太平惠民和剂局方	37
	腽肭脐【海狗肾】	酒蒸熟。	济生方	46
	威灵仙	好酒和，令微湿，入竹筒内，塞口，九蒸九曝。如干，添酒洒之。	重修政和经史证类备用本草	30
	羊踯躅【闹羊花】	去心，酒蒸。	圣济总录	32
	远志	汤浸，去心，酒洒蒸。	太平惠民和剂局方	37
	泽泻	酒湿，蒸五次，切，焙。	类编朱氏集验医方	50
		酒浸一宿，略蒸，焙。	类编朱氏集验医方	50
	踯躅花【闹羊花】	酒浸一宿，蒸一炊，晒干，更酒浸，更蒸。	太平圣惠方	21
	制大黄	九浸九蒸九晒，每黄十两，当耗煮酒五十两，则泻中有补。	疮疡经验全书	68
酒煮	巴豆	去皮心膜，绢袋盛，酒煮一宿，研。	小儿卫生总微论方	38
	巴戟	无灰酒煮五七沸，晒或焙干。	博济方	22
		去心，酒浸，焙。	博济方	22
		酒煮，去心。	类编朱氏集验医方	50
	辰砂【朱砂】	黄松节【茯神木】酒煮。	三因极一病证方论	41
	虎骨	酒煮。	类编朱氏集验医方	50
	黄狗肾	酒煮，焙干。	类编朱氏集验医方	50
	黄连	酒浸银器中，重汤煮，漉出，晒干，添酒煮七次。	三因极一病证方论	41
	硫磺【硫黄】	研碎皂子大，绢袋盛，以无灰酒煮三伏时，取出，研如粉。	圣济总录	32
	龙骨	酒浸一宿，焙干，细捣，罗，研如粉了，以水飞过三度，日中晒干用之。如缓急，只以酒煮，焙干用亦得。	太平惠民和剂局方	37

续表

酒制方法	药名	摘录	文献名称	文献编号
酒煮	鹿茸	无灰酒煮十余沸，去皮，焙干。	博济方	22
	蔓荆子	一升，用好酒五升，煮酒尽，曝干。	太平圣惠方	21
	绵黄芪【黄芪】	无灰酒浸，夏七日，冬十四日。如要急用，将慢火量煮。	传信适用方	42
	牛膝	无灰酒浸，夏七日，冬十四日。如要急用，将慢火煮。	传信适用方	42
	肉苁蓉	酒浸一日夜，漉出焙干。如急用，酒浸煮过，研如膏，或焙干使。	太平惠民和剂局方	37
		无灰酒浸，夏七日，冬十四日。如要急用，将慢火量煮。	传信适用方	42
	天南星	一两，用酒一升，煮酒尽。	太平圣惠方	21
	天雄	用酒煮五七百沸，候软，刮去皮脐。	圣济总录	32
	通明朱砂【朱砂】	三两，绢袋盛，无灰酒两碗半浸七日，银石器慢火煮令九分干。	类编朱氏集验医方	50
	腽肭脐【海狗肾】	酒煮烂用。	类编朱氏集验医方	50
	乌蛇【乌梢蛇】	酒煮，取肉。	扁鹊心书	54
	仙灵脾【淫羊藿】	酒七升，煮至二升，滤出滓。	太平圣惠方	21
	杏仁【苦杏仁】	去皮尖、双仁，用童子小便三斗煮一日，以好酒二升淘洗，然后烂研成膏。	圣济总录	32
	羊肾	一对，以酒一升煮尽为度，曝干。	太平圣惠方	21
	阳起石	酒煮半日，研，水飞。	天平圣惠方	21
		酒煮，研。	圣济总录	32
		夜间用瓷罐子盛，酒二升煮一宿，洗，焙干，研如粉。	洪氏集验方	40
		酒煮一日。	类编朱氏集验医方	50
酒煎	苁蓉【肉苁蓉】	无灰酒浸二日，入烧酒煎，切碎。	传信适用方	42
	干蟾	五枚，细剉，用醇酒五升，文火煎烂，去骨研。	圣济总录	32
	酸石榴	去皮，好酒一升，银石器内慢火煎，酒干取出。	圣济总录	32
	腽肭脐【海狗肾】	凡入诸药，先于银器中酒煎，后方和合诸药。不然，以好酒浸炙入药用亦得。	重修政和经史证类备用本草	30
	小金星凤尾草【凤尾草】	酒煎。	履巉岩本草	55
	雄雀	酒五升，煎如膏。	太平圣惠方	21
酒熬	安息香	三两，以无灰酒一升浸一宿，熬膏。	太平圣惠方	21
		一两，用酒半升煎成膏。	太平圣惠方	21
		酒浸，细研，滤去滓，熬。	圣济总录	32
		酒一升，熬膏。	三因极一病证方论	41
	沉香	好酒浸两伏时，银器内熬膏，乳钵内研如糊。	博济方	22
		一两，杵末，酒三升，同干柿浸半日，文武火熬成。	圣济总录	32
	赤小豆	酒浸，铜器中熬令干。	太平圣惠方	21
	川乌头【川乌】	浸令透软，去皮脐，细切，用好酒三升，渐渐下，熬成膏，更细研。	博济方	22
	干虾蟆【虾蟆】	酒熬膏。	小儿药证直诀	28
	黄连	无灰酒浸面上一寸，以重汤熬干。	类证活人书	29
	麻黄	捣碎，以酒五升煎取一升，去滓，熬成膏。	太平圣惠方	21

续表

酒制方法	药名	摘录	文献名称	文献编号
酒熬	没药	没药三分，入童便五升、无灰酒二升，银器内熬令厚。	苏沈良方	23
	牛膝	酒浸三日，研如糊，铜银瓷器内，慢火熬成膏。	博济方	22
	生黄精【黄精】	三斤，取汁三升，银锅慢火熬煎。	太平圣惠方	21
	苏和香【苏合香】	酒一大盏，研化，去砂脚，熬成膏。	圣济总录	32
酒炒	巴戟天	酒浸一宿，慢火炒干。	太平惠民和剂局方	37
	白附子	酒浸一宿，切作片子，炒干。	圣济总录	32
	白蒺藜【蒺藜】	酒炒。	圣济总录	32
	白僵蚕【僵蚕】	酒浸炒黄。	小儿药证直诀	28
		去丝，酒炒。	小儿药证直诀	28
	白芍	酒拌炒。	校注妇人良方	45
		生用，或自炒，或酒炒。	疮疡经验全书	68
	柏子仁	酒浸，焙，炒。	圣济总录	32
	斑猫【斑蝥】	酒浸，炒令焦黑色。	博济方	22
	补骨脂	一斤，酒浸一宿，放干，却用乌油麻一升和炒，令麻子声绝，去之，为末。	重修政和经史证类备用本草	37
	赤小豆	酒浸，炒。	圣济总录	32
	川大黄【大黄】	酒浸半日，控干，炒，为末。	小儿药证直诀	28
	川芎	酒炒。	扁鹊心书	54
	大黄	取实者，碎，酒浸半日，控干，炒焦，为末。	小儿卫生总微论方	38
	地骨皮	酒炒。	扁鹊心书	54
	杜仲	去粗皮，捣烂，酒拌炒干。	全生指迷方	33
	莪术	酒炒。	校注妇人良方	45
	干漆	酒炒令烟出。	圣济总录	32
	干蝎【全蝎】	酒炒。	圣济总录	32
	骨碎补	酒浸，炒，焙。	校注妇人良方	45
	何首乌	去黑皮，酒炒。	圣济总录	32
	胡芦巴	酒浸，炒。	校注妇人良方	45
	黄柏	酒拌，炒。	疮疡经验全书	68
	黄檗【黄柏】	酒炒黑。	校注妇人良方	45
	黄连	酒炒。	疮疡经验全书	68
	黄芩	去芦，水煮二沸，酒拌，炒。	疮疡经验全书	68
	茴香	酒浸一宿，漉出，曝干，炒过用。	太平惠民和剂局方	37
	姜蚕【僵蚕】	酒拌，炒，去丝。	疮疡经验全书	68
	韭子	酒煮十余沸，炒干。	太平圣惠方	21
	苦参	酒炒。	疮疡经验全书	68
	楝实【川楝子】	酒浸润，剥去虚皮，焙干，面炒，杵为粗末，罗过，去核。	太平惠民和剂局方	37
	莨菪子	酒浸，令芽生，新瓦上炒。	圣济总录	32
	龙胆草【龙胆】	酒炒黑。	校注妇人良方	45
		酒拌，炒。	疮疡经验全书	68
	鹿茸	酒浸，炒。	校注妇人良方	45
	马蔺花	酒浸一宿，炒。	圣济总录	32

续表

酒制方法	药名	摘录	文献名称	文献编号
酒炒	牛膝	酒浸一宿，控干，慢火炒，焙干。	卫生家宝产科备要	43
		酒拌，炒。	校注妇人良方	45
	破故纸【补骨脂】	酒浸，蒸，酒炒。	类编朱氏集验医方	50
	桑螵蛸	酒浸，炒。	三因极一病证方论	41
	山栀【栀子】	酒炒。	疮疡经验全书	68
	芍药	酒炒。	扁鹊心书	54
	石斛	酒拌和，微炒。	三因极一病证方论	41
		酒炒。	女科百问	53
	天花粉	酒拌，炒。	疮疡经验全书	68
	天麻	酒拌，炒。	圣济总录	32
	天南星	酒炒令黄。	天平圣惠方	21
		酒煮，切，炒。	圣济总录	32
	五加皮	酒拌炒。	疮疡经验全书	68
	香附	酒炒。	类编朱氏集验医方	50
	芫花	酒拌，微炒。	太平圣惠方	21
	远志	去心，酒酒蒸，炒干。	三因极一病证方论	41
	皂荚【皂角】	去皮子，酒浸，炒。	圣济总录	32
	皂角刺	酒拌，炒。	疮疡经验全书	68
	知母	酒炒。	校注妇人良方	45
		酒拌炒黑。	校注妇人良方	45
	踯躅花【闹羊花】	酒拌，炒令干。	太平圣惠方	21
酒炙	白花蛇【蕲蛇】	寸截，水煮熟，去皮，再用酒浸一宿，柳枝子上慢火炙干。	圣济总录	32
		酒浸三日夜，慢火反复炙，令黄赤干燥，去皮骨，肉入药。	太平惠民和剂局方	37
		酒浸，去皮骨，炙黄。	小儿卫生总微论方	38
	穿山甲	酒炙。	类编朱氏集验医方	50
	川当归【当归】	好酒浸一宿，慢火炙令黄色，不得焦，候冷细切。	卫生家宝产科备要	43
	干蛇头	酒浸，炙黄，取肉。	小儿卫生总微论方	38
	蛤蚧	酒浸，酥炙。	圣济总录	32
	鹳骨	酒炙。	圣济总录	32
	虎骨	酒浸，炙黄。	博济方	22
	虎胫骨【虎骨】	打破，酒浸，蘸酒旋炙，令黄脆为度。	圣济总录	32
		酒浸，酥炙。	普济本事方	35
		酒浸一宿，炙干。	三因极一病证方论	41
	虎头骨【虎骨】	酒浸，炙。	圣济总录	32
	黄松节【茯神木】	酒浸，炙干。	脚气治法总要	26
	鹿茸	酒浸，去毛，炙。	圣济总录	32
		燎毛净，截成三寸，酒浸一日，慢火炙令脆，或酥涂炙。	太平惠民和剂局方	37
	蚺蛇	酒浸，炙微黄。	太平圣惠方	21
	肉苁蓉	酒浸，去土，炙熟。	博济方	22
	桑螵蛸	酒炙。	济生方	46

续表

酒制方法	药名	摘录	文献名称	文献编号
酒炙	獭干【獭肝】	酒浸，微炙。	太平圣惠方	21
	天南星	酒浸七伏时，取出，于新瓦上炭火炙令干裂，置于湿地，去火毒，用瓷器合盛之，冷，捣末用。	重修政和经史证类备用本草	30
	猬皮【刺猬皮】	酒炙令黄。	重修政和经史证类备用本草	30
		酒浸，炙。	圣济总录	32
	腽肭脐【海狗肾】	凡使，先用酒浸，慢火反复炙令熟，方入药用。	太平惠民和剂局方	37
	乌蛇【乌梢蛇】	酒浸，去骨皮，炙令黄。	太平圣惠方	21
		酒浸，炙，去皮骨。	三因极一病证方论	41
		取肉，酒浸，炙令赤色。	传信适用方	42
	败龟	酒浸，炙。	圣济总录	32
		酒炙。	圣济总录	32
	大戟	腻粉调酒炙。	圣济总录	32
	蜈蚣	酒炙黄。	小儿卫生总微论方	38
		晒干，酒半盏滴润，炙令脆。	小儿卫生总微论方	38
		酒浸，炙黄，去头足。	急救仙方	51
	原蚕蛾	酒炙。	济生方	46
	阿魏	酒化，去沙石，面和作饼，炙。	圣济总录	32
酒焙	半夏	洗四十九遍，清酒二升浸一日，焙干。	圣济总录	32
		酒浸一宿，汤洗七次，焙干。	圣济总录	32
	萆薢	酒浸一日夜，焙干。	天平惠民和剂局方	37
	蟾蜍	酒浸，去骨，焙。	小儿药证直诀	28
	川巴戟【巴戟】	酒浸一宿，焙。	类编朱氏集验医方	50
	苁蓉【肉苁蓉】	酒浸一宿，切片，焙干。	洪氏集验方	40
	大腹皮	酒浸一遍，更以大豆汁洗三遍，焙干。	脚气治法总要	26
	当归	酒浸，焙。	类编朱氏集验医方	50
		酒浸一宿，焙干。	女科百问	53
	杜仲	酒浸一宿，焙干。	女科百问	53
	防风	酒浸一宿，去叉，焙。	圣济总录	32
	诃梨勒【诃子】	煨，去核，酒浸，焙干。	太平惠民和剂局方	37
	虎睛	酒浸一宿，焙干。	小儿卫生总微论方	38
	荞草	去根，酒洒，焙。	圣济总录	32
	木瓜	酒浸一宿，焙干。	类编朱氏集验医方	50
	牛膝	去骨，去皮，酒浸一宿，焙干。	鸡峰普济方	36
	蚺蛇	酒浸，炙微黄。	太平圣惠方	21
	肉苁蓉	酒浸，去土，炙熟。	博济方	22
		酒浸一宿，切碎，焙干。	卫生家宝产科备要	43
	乳香	酒少许化开，晒三日，再用火焙熔令干，研为末。	洪氏集验方	40
	桑螵蛸	酒炙。	济生方	46

续表

酒制方法	药名	摘录	文献名称	文献编号
酒淬	磁石	酒淬七遍，研。	太平圣惠方	21
	鹅管石	火煅，酒淬。	类编朱氏集验医方	50
	寒水石	酒淬五七遍。	博济方	22
	香墨【墨】	烧酒淬讫，细研。	太平惠民和剂局方	37
	石燕	烧红，酒淬。	扁鹊心书	54
	蛇黄【蛇含石】	烧赤，酒淬至酥。	重刊本草衍义	31
		火烧，酒淬。	圣济总录	32
	玄石【磁石】	煅，酒淬。	鸡峰普济方	36
	羊胫炭	三四寸，作十余段，炭烧通红，淬入醇酒中七遍，烘干为末。	卫生家宝产科备要	43
	阳起石	先以炭火烧通赤，酒淬七次，或煮半日，研细，水飞。	太平惠民和剂局方	37
	禹余粮	火煅，酒淬七遍，捣，研，水飞令极细。	太平惠民和剂局方	37
	自然铜	酒淬，细研。	太平惠民和剂局方	37
	首儿衣	净洗，控干，入瓷瓶中，下无灰法酒三升，脑子、麝香随力下之，多止一钱，或半字，以纸封瓶口，下用文武火煅，候酒将尽，取出。	洪氏集验方	40
	墨	烧令赤，酒内蘸三遍。	圣济总录	32
酒制	茵陈	酒制。	校注妇人良方	45
	苦参	酒制。	校注妇人良方	45
其他	金银花	酒浸湿，候火一伏时，取出晒干，末之。	疮疡经验全书	68
	秦艽	酒拌，晒。	疮疡经验全书	68
	首儿衣	再入三升，不住搅似粥，待冷，入砂盆内，细研如粉。	洪氏集验方	40
	薯蓣【山药】	细研，下铫中入酥一大匙，酒一盏，煎，搅匀。空腹服，养颜。	履巉岩本草	55
	曾青	好酒铜器渍，纸密封，曝百日。急用五日亦可，无日以火暖之。	普济本事方	35
	白芷	一两，斑蝥四十九个，酒拌湿透。	疮疡经验全书	68
	木瓜	剉碎，用酒三升，入瓶内密缚，春五日取出。急用沸汤漉过，焙，为末。	传信适用方	42
	陈橘皮【陈皮】	一斤，以童子小便浸一日，去白，炭火烧地令赤，酒一升，洒于热地上，将橘皮铺在地上着盆合一伏时。	圣济总录	32

4. 元代

按照典籍的记载，元代酒制的方法主要有酒浸、酒洗、酒蒸、酒煮、酒煎、酒炒、酒炙、酒焙、酒煨、酒制等，较之前，元代明确提出了用酒煨制的方法，而此时期的医书却没有记载酒淬法。涉及的药物共有45种，涉及药物如下所示：（以A开头）安息香；（以B开头）萆薢；（以C开头）苍术、草龙胆【龙胆】、川楝子；（以D开头）大戟、当归、当归身【当归】、地骨皮、地黄、大黄、地龙、杜仲；（以F开头）防己、茯苓；（以G开头）枸杞子、广茂术【莪术】、龟板【龟甲】；（以H开头）胡芦巴、黄檗【黄柏】、黄连、黄芩；（以J开头）京三棱【三棱】、韭子、卷柏叶；（以K开头）苦楝；（以L开头）莲实【莲子】；（以M开头）麻黄、麦门冬【麦冬】；（以P开头）破故纸【补骨脂】；（以S开头）生大黄【大黄】、山甲【穿山甲】、山药、山茱萸、三棱、芍药、蛇床子、生地黄【地黄】、熟地黄【地黄】、酸枣仁；（以 W 开头）威灵仙、乌梢蛇、乌药叶、五加皮、五灵脂；（以 X 开头）细辛；（以 Y 开头）茵陈蒿【茵陈】、远志；（以 Z 开头）知母。新增的药物有 15 种，有苍术、地龙、茯苓、枸杞子、广茂术【莪术】、卷柏叶、苦楝、莲实【莲子】、麦门冬【麦冬】、三棱、蛇床子、酸枣仁、乌药叶、五灵脂、细辛。

其中，酒浸的药物有 17 种，如细辛、远志、知母等；酒洗的有 3 种，为知母、防己、五灵脂；酒蒸的有 5 种，如大黄、山茱萸等；酒煮的有 4 种，如安息香、川楝子等；酒煎的有 1 种，为当归身【当归】；酒炒的有 18 种，如蛇床子、威灵仙、生地黄【地黄】等；酒炙的有 4 种，为卷柏叶、山甲【穿山甲】、龟板【龟甲】、乌梢蛇；酒焙的有 10 种，如黄连、麻黄、韭子等；酒煨的有 1 种，为大黄；酒制的有 2 种，为大黄、当归。

具体见表 9-5。

元代的医书中关于酒制的药物只有 45 种，而且新增药物也不多，仅 15 种，这一时期在沿用前代酒制方法的基础上，主要增加了酒煨法，而其他方法并没有突出的改进，仍以酒浸后蒸、煮、炒、焙等法为主。但在元代的医书中，对于酒制方法的记载除了强调方法之外，还突出了原理和用途，如《丹溪心法》中记载芍药“酒浸行经，止中部腹痛”，《汤液本草》中记载黄连、当归身“以酒浸煎”治“眼痛不可忍”等。这些既是对酒制方法的解释，又是对酒制目的和原理的进一步阐述。

表 9-5　元代酒制药物统计表

酒制方法	药名	摘录	文献名称	文献编号
酒浸	草龙胆【龙胆】	酒浸。	丹溪心法	65
	大黄	酒浸，入太阳经。	珍珠囊	61
	当归	酒浸，助发之意也。头止血，身和血，梢破血，治上酒浸。	汤液本草	60
		治上酒浸。	珍珠囊	61
	地骨皮	酒浸二宿。	儒门事亲	57
		凉骨热，酒浸，解骨蒸，非此不能除。	珍珠囊	61
	茯苓	酒浸，与光明朱砂同用，能秘真。	汤液本草	60
	黄檗【黄柏】	酒浸，曝干，恐寒伤胃气也。	汤液本草	60
	黄连	眼痛不可忍者，用黄连、当归身，以酒浸煎。	汤液本草	60
	苦楝	碎，酒浸。	素问病机气宜保命集	56
	麦门冬【麦冬】	酒浸行经。	汤液本草	60
	芍药	酒浸行经，止中部腹痛。	汤液本草	60
	蛇床子	酒浸。	卫生宝鉴	64
	生地黄【地黄】	酒浸上行、外行。	汤液本草	60
		治颈上，酒浸，但用酒洗过用之，以酒热为因也。	珍珠囊	61
	熟地黄【地黄】	酒浸曝干，恐寒伤胃气也。	汤液本草	60
	乌梢蛇	酒浸一宿，去骨。	卫生宝鉴	64
	五加皮	酒浸，春秋三日，夏二日，冬四日。	瑞竹堂经验方	62
	细辛	酒浸。	儒门事亲	57
	远志	去心，春秋三日，夏二日，冬四日，用酒浸令透，易为剥皮。	瑞竹堂经验方	62
	知母	酒浸，曝干，恐寒伤胃气也。	汤液本草	60

续表

酒制方法	药名	摘录	文献名称	文献编号
酒洗	防己	去下焦湿肿及痛，并膀胱有火邪者，必须酒洗。	汤液本草	60
		下焦有疮须用，俱酒洗。	珍珠囊	61
	五灵脂	酒研，淘。	丹溪心法	65
	知母	酒洗。	脾胃论	58
酒蒸	大黄	酒蒸。	卫生宝鉴	64
	地黄	酒蒸熟。	丹溪心法	65
	黄连	半斤，净酒二升浸，瓦器置甑上蒸，至烂取出，晒干。	丹溪心法	65
	山茱萸	酒浸润，蒸透，去核取皮用。	活幼心书	59
	乌药叶	酒蒸。	丹溪心法	65
酒煮	安息香	重汤酒煮入药。	瑞竹堂经验方	62
	川楝子	酒煮。	卫生宝鉴	64
	苦楝	酒煮。	脾胃论	58
	莲实【莲子】	先以好酒浸一两宿，用猪肚一个，却将酒浸莲实入在内，用水煮熟，取出，将莲实切开，于火上焙干。	卫生宝鉴	64
酒煎	当归身【当归】	以酒浸煎。	汤液本草	60
酒炒	萆薢	酒浸，炒。	卫生宝鉴	64
	苍术	酒浸，炒。	丹溪心法	65
	地龙	酒浸，炒。	丹溪心法	65
	杜仲	酒浸，炒断丝。	瑞竹堂经验方	62
	广茂术【莪术】	酒浸一宿，用去皮巴豆同炒，巴豆黄色，去豆不用。	卫生宝鉴	64
	龟板【龟甲】	酒炒黑色。	丹溪心法	65
	胡芦巴	酒浸，炒。	丹溪心法	65
	黄连	酒炒、酒浸上颈上。	珍珠囊	61
		酒炒（上行）。	丹溪心法	65
	黄芩	酒炒上行。	汤液本草	60
		病在头面及手梢、皮肤者，须用酒炒之，借酒力以上腾也。	汤液本草	60
		酒炒上颈，主上部积血。	珍珠囊	61
		酒浸，炒黄。	丹溪心法	65
		酒炒。	原机启微	67
	京三棱【三棱】	酒浸一宿，用去皮巴豆同炒，巴豆黄色，去豆不用。	卫生宝鉴	64
	破故纸【补骨脂】	酒浸一宿，用芝麻炒黄色。	瑞竹堂经验方	62
	三棱	酒炒。	丹溪心法	65
	山药	酒浸，北五味子同炒干燥，不用五味子。	瑞竹堂经验方	62
	蛇床子	酒浸，微炒。	瑞竹堂经验方	62
	生地黄【地黄】	酒制，炒。	原机启微	67
	酸枣仁	温酒浸半日，去壳，隔纸炒。	丹溪心法	65
	威灵仙	酒炒。	丹溪心法	65
	茵陈蒿【茵陈】	酒炒。	卫生宝鉴	64
	知母	病在头面及手梢、皮肤者，须用酒炒之，借酒力以上腾也。	汤液本草	60
		凉肾经，本药上颈、行经皆酒炒。	珍珠囊	61

续表

酒制方法	药名	摘录	文献名称	文献编号
酒炙	龟板【龟甲】	酒炙。	丹溪心法	65
	卷柏叶	酒炙。	瑞竹堂经验方	62
	山甲【穿山甲】	酒炙。	丹溪心法	65
	乌梢蛇	好酒浸二夜，去骨，火上炙黄色。	外科精义	63
酒焙	大戟	酒浸三宿，切片，焙干。	瑞竹堂经验方	62
	当归身【当归】	酒焙干。	脾胃论	58
	当归	去芦，酒浸，焙。	瑞竹堂经验方	62
		尾破血，身和血，用以温水洗去土，酒制，焙晒干，去芦，铡细用。	卫生宝鉴	64
	枸杞子	酒浸，焙。	瑞竹堂经验方	62
	黄檗【黄柏】	酒洗，焙。	卫生宝鉴	64
	黄连	酒浸，焙。	卫生宝鉴	64
	黄芩	酒浸，焙。	卫生宝鉴	64
	韭子	四两，枣二两煮熟，去枣，将韭子再用酒浸一宿，焙干，用二两。	丹溪心法	65
	麻黄	去节存根，略以酒浸透一宿，焙干。	活幼心书	59
	生地黄【地黄】	酒浸一宿，焙酥黄色。	瑞竹堂经验方	62
	知母	酒洗，焙干。	卫生宝鉴	64
酒煨	大黄	湿纸裹煨，勿焦，切，焙干，再酒润，炒熟，焙干。	丹溪心法	65
		酒煨。	丹溪心法	65
酒制	大黄	酒制大黄，热服。	原机启微	67
	当归	尾破血，身和血，先水洗去土，酒制过，或火干、日干入药。血病须用，去芦头。	汤液本草	60

5. 明代

医药文化在明代得到了极大发展，炮制方法基本继承了前代，炮制品种数目有所增长。另外，酒炖法是前代所没有的，属新增的方法。

按照典籍的记载，明代酒制的方法主要有酒浸、酒渍、酒洗、酒蒸、酒煮、酒煎、酒熬、酒炖、酒炒、酒炙、酒焙、酒淬、酒煨、酒制等，较明代之前增加了酒炖法，炮制品种的数量和新增数量也有所增长。明代医药古籍共记载酒制品 180 种左右，涉及药物如下所示：（以 A 开头）艾叶、安息香；（以 B 开头）巴豆、巴豆霜、白花蛇【蕲蛇】、白僵蚕【僵蚕】、白龙骨、白芍药【白芍】、白术、白头翁、白芍、白芷、百部、柏实【柏子仁】、贝子、柏子仁、鳖甲、补骨脂；（以 C 开头）苍耳子、苍术、草乌、侧柏叶、柴胡、蟾酥、常山、车前子、陈皮、赤芍、赤铜屑、赤小豆、赤足蜈蚣【蜈蚣】、楮实【楮实子】、川楝子、川乌、川芎、川续断【续断】、穿山甲、椿根皮【椿白皮】、刺蒺藜【蒺藜】、刺猬皮、苁蓉【肉苁蓉】；（以 D 开头）大腹【大腹皮】、大腹皮、大腹子【槟榔】、大黄、大戟、大全蝎【全蝎】、丹参、当归、地龙、地榆、丁公藤；（以 F 开头）防己、风仙花、伏翼【蝙蝠】、茯苓、覆盆子；（以 G 开头）龟板【龟甲】、甘草、干地黄【地黄】、干菊花【菊花】、干虾蟆【虾蟆】、狗脊、狗脊草【狗脊】、枸杞【枸杞子】、古文钱、瓜蒌根【天花粉】、贯众、广茂术【莪术】、龟板【龟甲】、过山龙；（以 H 开头）虾蟆、海马、海藻、何首乌、黑豆、黑牵牛【牵牛子】、红花、厚朴、胡麻、胡芦巴、怀地黄【地黄】、怀生地【地黄】、槐花、槐角、黄柏、黄檗【黄柏】、黄狗肾【狗肾】、黄狗外肾【狗肾】、黄精、黄蜡、黄连、黄芪、黄芩、茴香；（以 J 开头）蒺藜、鸡内金、降真香【降香】、金钗石斛【石斛】、金铃子【川楝子】、金银花、金樱子、京墨【墨】、京三棱【三棱】、荆三棱【三棱】、家韭子【韭子】、韭子、桔梗；（以 K 开头）孔公孽；（以 L 开头）楝实【川楝子】、狼毒、荔枝核、连翘、莲子、莲实【莲子】、两头尖、鲮鲤甲【穿山甲】、刘寄奴、硫黄、龙胆草【龙胆】、龙骨、洛阳花;（以M开头）麻黄、蔓荆子、没药、礞石末、密蒙花、牡丹皮;（以N开头）南星【天南星】、牛蒡子、牛膝、女贞实【女贞子】、女贞子;（以P开头）破故纸【补骨脂】;（以Q开头）漆叶、蕲蛇、牵牛【牵牛子】、牵牛子、全蝎;（以R开头）人胞衣【紫河车】、人参、肉苁蓉;（以S开头）桑白皮、桑叶、砂仁、沙苑蒺藜【沙苑子】、山药、山茱萸、山萸肉【山茱萸】、芍药、蛇床子、蛇黄、蛇皮【蛇蜕】、蛇蜕、神曲、生地【地黄】、生地黄【地黄】、生干地黄【地黄】、升麻、生铁、石菖蒲、石龙子、石枣、熟地【地黄】、熟地黄【地黄】、熟干地黄【地黄】、鼠李、鼠黏子【牛蒡子】、松脂、苏方木【苏木】、锁阳;（以T开头）桃仁、桃枭、天冬、天龙、天麻、天门冬【天冬】、天南星、天台乌药【乌药】、天雄、铁粉、葶苈子、土瓜根、菟丝子、鼍甲;（以W开头）腽肭脐【海狗肾】、王不留行、乌梢蛇、乌蛇【乌梢蛇】、乌药、屋茅、无名异、五加皮、五灵脂;（以X开头）豨莶草、仙茅、香椿叶、小茴香、玄胡索【延胡索】、宣木瓜干【木瓜】、玄参、悬钩子叶;（以Y开头）益智仁、延胡索、淫羊藿、元精石、原蚕蛾、远志;（以Z开头）枣仁【酸枣仁】、皂角、泽泻、真阿胶【阿胶】、真白花蛇【蕲蛇】、知母、制附子、炙甘草、朱砂、猪蹄甲、紫河车、自然铜。

新增的药物有80种左右，涉及药物如下所示:（以A开头）艾叶;（以B开头）巴豆霜、白术、白头翁、贝子、鳖甲;（以C开头）苍耳子、侧柏叶、柴胡、赤芍、川续断【续断】、椿根皮【椿白皮】;（以D开头）大腹子【槟榔】、丹参、地榆、丁公藤;（以F开头）凤仙花;（以G开头）干菊花【菊花】、古文钱、瓜蒌根【天花粉】、贯众、过山龙;（以H开头）海马、海藻、红花、厚朴、槐花、槐角、黄蜡;（以J开头）鸡内金、降真香【降香】、金樱子、桔梗;（以K开头）孔公孽;（以L开头）狼毒、荔枝核、连翘、两头尖、鲮鲤甲【穿山甲】、洛阳花;（以M开头）礞石末、密蒙花、牡丹皮;（以N开头）牛蒡子、女贞子;（以Q开头）漆叶、蕲蛇;（以R开头）人胞衣【紫河车】、人参;（以S开头）桑白皮、桑叶、砂仁、山萸肉【山茱萸】、蛇皮【蛇蜕】、蛇蜕、神曲、升麻、石菖蒲、石龙子、石枣、鼠李、鼠黏子【牛蒡子】、苏方木【苏木】、锁阳;（以T开头）桃仁、天龙、葶苈子、土瓜根、鼍甲;（以W开头）王不留行、屋茅、无名异;（以X开头）豨签草、香椿叶、宣木瓜干【木瓜】、玄参、悬钩子叶、玄胡索【延胡索】;（以Y开头）延胡索、益智仁、淫羊藿、元精石;（以Z开头）真阿胶【阿胶】、制附子、猪蹄甲、紫河车。

具体见表9-6。

其中，酒浸的药物有15种，如生地黄【地黄】、柴胡、大黄等；酒渍的有1种，为柴胡；酒洗的有2种，为大黄、地榆；酒蒸的有52种，如柏子仁、侧柏叶等；酒煮的有27种，如巴豆、川乌、川芎等；酒炖的有2种，为蟾酥、真阿胶【阿胶】；酒煎的有7种，如安息香、苏方木【苏木】等；酒熬的有7种，如枸杞【枸杞子】、牛膝等；酒炒的有68种，如乌药、五加皮、知母等；酒炙的有25种，如白花蛇【蕲蛇】、穿山甲、刺猬皮等；酒焙的有26种，如贯众、全蝎、知母等；酒淬的有14种，主要为矿物药，如元精石、自然铜、生铁等；酒煨的有1种，为大黄；酒制的有5种，如大黄、悬钩子叶等。另有11个品种，如白头翁、天雄、制附子等，其工艺方法复杂，不易归类，统计至“其他”。

表9-6　明代酒制药物统计表

酒制方法	药名	摘录	文献名称	文献编号
酒浸	白芍	酒浸行经，止中部腹痛。	普济方	70
	白芍药【白芍】	生用或炒用，酒浸行经。	本草品汇精要	74
	草乌	好酒浸，春夏三日，秋冬五日，去皮。	普济方	70
	柴胡	欲上升，则用根酒浸。	本草发挥	69
	大腹【大腹皮】	此树鸩鸟多栖，粪毒最为能害，先浸醇酒，后洗豆汤。	本草蒙筌	76
	大黄	上行酒制，酒浸至巅顶。	本草蒙筌	76
	大全蝎【全蝎】	一个，酒浸软，竹刀切作二片。	普济方	70

续表

酒制方法	药名	摘录	文献名称	文献编号
酒浸	当归	甘辛，阳中微阴。头破血，身行血，尾止血。治上酒浸。	普济方	70
		芦苗去净，醇酒制精。	本草蒙筌	76
		酒浸一宿入药……若要破血，即使头一节硬实处。若要止痛、止血，即用尾。若一并用，无效。	本草纲目	84
	地龙	酒浸，烘干。	景岳全书	94
	丁公藤	酒浸。	普济方	70
	凤仙花	酒浸三宿，晒干为末。	本草纲目	84
	金樱子	酒浸。	普济方	70
	荆三棱【三棱】	酒浸，冬三日，夏一日。	普济方	70
	两头尖	酒浸。	奇效良方	72
	女贞实【女贞子】	冬至采，酒浸一宿，曝干。	本草蒙筌	76
	女贞子	酒浸，晒。	本草通玄	101
	生地黄【地黄】	甘寒，阴中微阳。凉血，补血不足。治颈以上，酒浸。	普济方	70
酒渍	柴胡	疗病上升，用根酒渍。	本草蒙筌	76
酒洗	大黄	酒洗，恐寒伤胃气。	医学纲目	82
	地榆	酒洗。	万氏女科	80
酒蒸	柏实【柏子仁】	去油者，酒并蒸，另捣如泥。	炮炙大法	97
	柏子仁	好酒浸一宿，蒸。	先醒斋广笔记	98
	苍耳子	酒拌，蒸过用。	本草纲目	84
	侧柏叶	酒蒸，焙。	普济方	70
		酒蒸。	济阴纲目	96
	常山	生用令人大吐，酒浸一日，蒸熟。	医学入门	83
	车前子	酒浸一夜，蒸熟，研烂作饼，晒干，焙，研。	本草纲目	84
	楮实【楮实子】	酒润一伏时，蒸之，从巳至亥，焙燥。	本草乘雅半偈	104
		取中子曝干，投酒再浸昼夜，务蒸从巳至亥，任用煎尝为丸。	本草蒙筌	76
	川楝子	酒浸湿，蒸软，去皮核，取肉晒干。	医学入门	83
		酒蒸。	寿世保元	93
	川续断【续断】	酒蒸。	先醒斋广笔记	98
	刺蒺藜【蒺藜】	酒拌蒸，从午至酉，晒干。	本草乘雅半偈	104
	苁蓉【肉苁蓉】	半斤，酒浸二日，蒸三度，每度添酒满，蒸，候软如泥，烂研。	奇效良方	72
	大黄	酒洗过，蒸熟，切片，曝干，其性走而不守。	普济方	70
		酒浸，蒸。	仁术便览	85
		酒拌，九蒸九晒，为末，治吐血。	鲁府禁方	88
		酒蒸九次，极黑。	寿世保元	93
		酒浸一宿，蒸，焙。	寿世保元	93
	茯苓	酒拌蒸，晒。	景岳全书	94
	覆盆子	酒蒸，焙干。	审视瑶函	102
	狗脊	酒浸一宿，蒸之，从巳至申，晒干。	本草纲目	84
	狗脊草【狗脊】	火燎去毛，酒拌蒸半日，晒干。	医学入门	83
	枸杞【枸杞子】	酒浸，蒸。	普济方	70

续表

酒制方法	药名	摘录	文献名称	文献编号
酒蒸	何首乌	酒浸软，去皮，同牛膝蒸。	景岳全书	94
酒蒸	何首乌	酒浸，蒸极熟，焙。	景岳全书	94
酒蒸	红花	酒蒸。	增补万病回春	86
酒蒸	胡麻	酒拌，九蒸九晒。	先醒斋广笔记	98
酒蒸	胡芦巴	酒拌蒸。	景岳全书	94
酒蒸	怀生地【地黄】	酒拌，蒸一日，令极黑，晒干。	寿世保元	93
酒蒸	怀生地【地黄】	酒拌，砂锅内蒸一日至黑。	寿世保元	93
酒蒸	怀生地【地黄】	酒洗令净，再入酒拌匀……砂锅内重汤蒸半日，取出，加酒再蒸至极黑为度，再入姜汁拌匀，慢火焙干。	寿世保元	93
酒蒸	黄精	酒蒸。	寿世保元	93
酒蒸	黄连	酒浸，蒸，晒干。	普济方	70
酒蒸	黄连	用无灰酒浸一宿，重汤蒸一伏时，取出，晒干用。	医学纲目	82
酒蒸	黄连	无灰酒浸，蒸干。	医学纲目	82
酒蒸	蒺藜	酒拌再蒸，从午至酉，日干用。	本草纲目	84
酒蒸	刘寄奴	酒拌蒸，从巳至申，曝干用。	本草乘雅半偈	104
酒蒸	龙骨	酒蒸，晒干。	济阴纲目	96
酒蒸	蔓荆子	酒润一伏时，蒸之，从巳至未，晒干。	本草乘雅半偈	104
酒蒸	密蒙花	采花酒浸一宵，候干，蜜拌蒸过，再向日曝。	本草蒙筌	76
酒蒸	南星【天南星】	一斤，每重一两上下者，用温汤浸洗，刮去里外浮皮并虚软处令净。用法：酒浸一宿，用桑柴蒸，不住添热汤，令釜满，甑内气猛，更不住洒酒，常令药润，七伏时满，取出，用铜刀子切开一个大者，嚼少许，不麻舌为熟，未即再炊，候熟，用铜刀切细，焙干。	普济方	70
酒蒸	女贞实【女贞子】	酒拌，黑豆同蒸九次。	炮炙大法	97
酒蒸	漆叶	酒拌，九蒸九晒。	先醒斋广笔记	98
酒蒸	牵牛子	酒蒸，研细。	医宗必读	100
酒蒸	牵牛子	晒干……酒润蒸之，从巳至未，缓火焙燥，舂去皮用。	本草乘雅半偈	104
酒蒸	肉苁蓉	酒浸一宿，去心白膜，不尔令上气不散，酒蒸。	医学入门	83
酒蒸	肉苁蓉	酒蒸，焙。	医宗必读	100
酒蒸	桑叶	酒拌蒸，晒。	先醒斋广笔记	98
酒蒸	山萸肉【山茱萸】	酒浸，蒸烂。	万氏女科	80
酒蒸	蛇床子	酒浸，蒸。	医宗必读	100
酒蒸	生干地黄【地黄】	上达补头脑虚，或外行润皮肤燥。必资酒浸，方促效臻。日干者平，火干者温。蒸干者温补，生干者平宣。	本草蒙筌	76
酒蒸	石枣	酒蒸。	寿世保元	93
酒蒸	熟地【地黄】	酒拌，蒸至黑色，竹刀切片，勿犯铁器。	寿世保元	93
酒蒸	熟地【地黄】	酒拌，铜器蒸半日，砂器亦可。	外科正宗	95
酒蒸	熟地黄【地黄】	酒蒸二次，焙，酒蒸七次，焙干。	普济方	70
酒蒸	熟地黄【地黄】	酒润，蒸黑，名熟地黄。	本草蒙筌	76
酒蒸	熟地黄【地黄】	用生地黄酒浸透，砂器内九蒸九晒，仍晒干。	保婴撮要	81
酒蒸	熟干地黄【地黄】	酒洒九蒸，假酒力则微温，补血虚不足。	本草发挥	69
酒蒸	鼠李	酒渍九蒸，日干，捣碎用，下血积冷气。	本草品汇精要	74

续表

酒制方法	药名	摘录	文献名称	文献编号
酒蒸	锁阳	酒拌蒸。	景岳全书	94
	桃枭	酒拌蒸之，从巳至未，焙干，取肉用。	本草纲目	84
	天冬	蒸一伏时，洒酒令遍，更添火蒸，出，曝。	炮炙大法	97
		酒洗，蒸。	先醒斋广笔记	98
	天门冬【天冬】	去心，洒酒，蒸九次。	奇效良方	72
	天南星	酒蒸七昼夜。	普济方	70
		酒浸一宿，用桑柴蒸，不住添汤，令釜满，甑内令溢，更不住洒酒，常令药润，七伏时满取出，用铜刀切开一个大者，嚼少许，不麻舌为熟。	婴童百问	77
		急用，灰中炮裂。治风热痰，酒浸一宿，桑柴火蒸之，洒酒入内。	本草纲目	84
		酒浸一宿，入甑蒸一日，以不麻舌为度。	本草通玄	101
	菟丝子	酒蒸三次。	医学纲目	82
		酒浸四五日，蒸曝四五次，作饼焙干，再研末。	本草纲目	84
		半斤，酒浸一宿，晒干，蒸三次，晒三次。	证治准绳	89
		酒蒸烂，研饼，焙干，又研细末。	宋氏女科秘书	91
	王不留行	洒酒蒸一伏，复浸浆水一宵，微火焙干。	本草蒙筌	76
		酒蒸，火焙。	寿世保元	93
	豨莶草	酒蒸。	外科正宗	95
		醇酒拌，九蒸九晒，忌铁。	炮炙大法	97
	仙茅	酒蒸。	景岳全书	94
		乌豆水浸一宿，醇酒拌蒸，从巳至亥，曝晒用，勿犯铁及牛乳，恐斑人发也。	本草乘雅半偈	104
	玄参	酒蒸。	医学入门	83
	延胡索	酒润……蒸之，从巳至亥，俟冷取出，焙干，研细用。	本草乘雅半偈	104
	远志	汤浸软，去心，洒酒，蒸一饭久，焙干。	普济方	70
	泽泻	酒蒸一宿。	普济方	70
	炙甘草	酒蒸者，大抵补中炙用，泻火生用。	本草纲目	84
	朱砂	二两，入猪心内，灯心缠，无灰酒蒸而炊，取出研。	普济方	70
酒煮	巴豆	绢囊盛，酒中煮半日，取去焙干。	普济方	70
		去壳，酒煮干二次。	增补万病回春	86
	巴豆霜	酒半升洗，银器煮十余沸。	奇效良方	72
	草乌	切厚片，将无灰酒和匀，入砂器中，炭火慢煮，渐渐添酒，一日夜，以入口不麻为度。	先醒斋广笔记	98
	车前子	酒煮，焙。	审视瑶函	102
	赤小豆	酒煮熟，焙。	奇效良方	72
	川乌	慢煮，渐渐添酒，一日夜，以入口不麻为度。	先醒斋广笔记	98
	川芎	酒一升，银石器内重汤煮至酒干为度。	普济方	70
	苁蓉【肉苁蓉】	酒五升，浸一伏时，银石器文武火煮，酒干为度，焙干。	普济方	70
	干地黄【地黄】	酒煮。	普济方	70
	干虾蟆【虾蟆】	酒煮。	景岳全书	94
	怀地黄【地黄】	酒煮烂，捣膏。	一草亭目科全书；异授眼科	103
	黄狗肾【狗肾】	一对，酒一升，煮熟，切片，焙干。	奇效良方	72

续表

酒制方法	药名	摘录	文献名称	文献编号
酒煮	黄狗外肾【狗肾】	酒煮烂。	景岳全书	94
	黄蜡	酒煮，绵滤。	证治准绳	89
	降真香【降香】	三两半，剉，酒一升煮干。	普济方	70
	金银花	酒煮服。	本草正	99
	孔公孽	止可浸酒及煮服，不入丸散。	医学入门	83
	莲实【莲子】	酒浸一宿，入猪肚内，用水煮熟，取出，焙干切细。	奇效良方	72
	莲子	酒煮。	普济方	70
	楝实【川楝子】	酒拌令透，蒸之，或用核，或用肉，浆水煮一伏时，晒干。	本草乘雅半偈	104
	肉苁蓉	酒煮，焙干。	鲁府禁方	88
	生地【地黄】	酒洗，晒干，好酒拌匀，置瓷瓮内包固，重汤煮一昼夜，胜于蒸者，名熟地。	炮炙大法	97
	熟地【地黄】	二两半，用砂仁六钱、茯苓二两，绢包，酒煮七次。	景岳全书	94
		酒煮。	外科正宗	95
	松脂	酒煮白。	奇效良方	72
		桑灰汁或酒煮软，纳寒水中数十过，白滑则可用。	本草纲目	84
	天麻	酒煮。	证治准绳	89
	菟丝子	酒浸一宿，酒煮一日，令烂，焙干为末。	普济方	70
		酒浸二宿，煮干，去皮。	先醒斋广笔记	98
	乌梢蛇	酒煮干。	本草原始	87
	宣木瓜干【木瓜】	四两，湿者一个，剉，童便、清酒各一升，煮烂，绞汁。	普济方	70
	延胡索	酒煮服。	本草正	99
	朱砂	将朱砂用熟绢一小片包裹线扎，以豮猪心一枚，竹刀切开、纸拭去血，入朱砂包定，再用线缚，外以竹箬重裹，麻皮扎紧，用无灰酒二升同入砂罐煮，酒尽，取出朱砂另研。	景岳全书	94
	紫河车	酒煮，捣膏。	外科正宗	95
酒炖	蟾酥	好酒炖化如蜜。	寿世保元	93
		干者，好酒化。	寿世保元	93
	真阿胶【阿胶】	重汤酒炖化入药。	先醒斋广笔记	98
酒煎	安息香	一两半，为末，酒掬去砂，一两酒煎成膏。	保婴撮要	81
	金樱子	一升，搥（捶）碎，好酒二升，银锅内熬至一升，去滓，煎成膏。	普济方	70
	苏方木【苏木】	搥（捶）碎，以酒一斗，煎至一碗，去滓。	普济方	70
		入药惟取中心，煎酒专行积血。	本草蒙筌	76
	桃仁	二两，温酒二升煎成膏。	普济方	70
	铁粉	酒浆半升，煎至浆尽，研细。	普济方	70
	腽肭脐【海狗肾】	一两一分，用酒二斤淘精细，慢火煎成膏。	普济方	70
	皂角	酒浸一宿，取出，水煎熬。	寿世保元	93
酒熬	安息香	二两，无灰酒一升熬膏。	景岳全书	94
	柏实【柏子仁】	三两，酒五两浸一宿，晒干，黄精汁煎之，缓火熬成膏。	本草纲目	84
	枸杞【枸杞子】	木臼中捣烂，水煮一伏时，绞汁五升，入酒五升，熬成膏。	奇效良方	72
	牛膝	寸截，酒一碗浸一伏时，煮三两沸，捣烂取汁，熬成膏。	普济方	70

续表

酒制方法	药名	摘录	文献名称	文献编号
酒熬	山萸肉【山茱萸】	酒润，去核，缓火熬干。勿食核，令人滑精。	本草乘雅半偈	104
	天南星	细研，慢火酒熬成膏。	普济方	70
	皂角	无灰酒浸一宿，漉出，同水一碗揉作浓汁，去渣，慢火熬膏。	医学纲目	82
酒炒	艾叶	酒炒。	奇效良方	72
	白僵蚕【僵蚕】	酒炒干熟。	普济方	70
	白芍	酒炒，能补能收。	本草蒙筌	76
	白芷	酒炒。	滇南本草	73
	百部	劈开去心，酒浸火炒。	本草蒙筌	76
	补骨脂	酒浸，炒。	明医杂著	79
		酒浸一宿，漉出，水浸三宿，蒸三时久，日干，急用微炒，止泻面炒。	医学入门	83
		酒炒。	寿世保元	93
		酒浸，瓦上炒。	先醒斋广笔记	98
	柴胡	外感生用，内伤升气，酒炒三遍。	医学入门	83
		酒炒。	宋氏女科秘书	91
	常山	酒炒。	万氏女科	80
		酒浸，炒透。	本草通玄	101
	陈皮	黄酒炒。	普济方	70
	赤芍	酒炒。	济阴纲目	96
	穿山甲	酒炒。	景岳全书	94
	椿根皮【椿白皮】	酒炒。	增补万病回春	86
	大腹子【槟榔】	酒浸一宿，炒干。	普济方	70
		酒洗，炒过，恐其有鸩鸟毒也。	景岳全书	94
		酒洗，炒过。	本草正	99
	大黄	酒炒上达巅顶。	增补万病回春	86
	大戟	酒浸，炒。	景岳全书	94
	甘草	酒炒。	医宗必读	100
	枸杞【枸杞子】	一斤作四分，用酒一杯润之，一分川椒一两同炒，一分小茴一两同炒，一分芝麻一合同炒，一分独炒。	一草亭目科全书；异授眼科	103
	广茂术【莪术】	同三棱酒制一次，微炒。	奇效良方	72
		酒制，微炒。	外科理例	75
	过山龙	酒炒。	滇南本草	73
	黑豆	炒燥，入酒内浸一宿，取出晒干，如前炒，又入酒浸，共三次，晒干为末。	普济方	70
	红花	酒炒，炒黄。	景岳全书	94
		酒浸，微炒。	审视瑶函	102
	厚朴	酒浸，炒。	医宗必读	100
	胡芦巴	酒浸一宿，晒干，蒸熟，炒过用。	本草纲目	84
	怀生地【地黄】	酒浸，蒸，炒黑。	寿世保元	93
	槐花	酒浸微炒。若止血，炒黑。	炮炙大法	97
	槐角	酒浸，炒。	寿世保元	93

续表

酒制方法	药名	摘录	文献名称	文献编号
酒炒	黄檗【黄柏】	去皮，酒拌，炒褐色。	明医杂著	79
	黄连	酒炒、酒浸，上颈以上。	普济方	70
		四两，酒洗，吴茱萸三两同炒。	增补万病回春	86
		酒炒，厚肠胃。	增补万病回春	86
		二两，内一两用吴茱萸一两酒浸同炒，去茱萸，用黄连；内一两，酒浸，炒。	寿世保元	93
	黄芪	酒炒，为末。	本草纲目	84
	黄芩	苦，阴中微阳，酒炒上颈，主上部积血。	普济方	70
		酒炒上行。	医学入门	83
		酒炒治上膈病。	本草原始	87
	茴香	酒浸一宿，炒黄色，捣碎。	医学入门	83
	鸡内金	酒炒。	景岳全书	94
	蒺藜	酒炒，去刺。	医宗必读	100
	京三棱【三棱】	酒浸，炒干。	医学纲目	82
	家韭子【韭子】	四两，水淘净，用枣二两同煮，枣熟，去核，水淘净，控干，酒浸一宿，火炒软。	奇效良方	72
	桔梗	切碎，酒炒金黄色。	普济方	70
	连翘	酒制，炒。	医学纲目	82
	龙胆草【龙胆】	酒拌，炒黄。	女科撮要	78
		酒拌，炒焦。	景岳全书	94
	麻黄	酒拌，炒焦。	景岳全书	94
	牛蒡子	酒炒。	医宗必读	100
	牛膝	酒炒滋补。	本草通玄	101
	破故纸【补骨脂】	酒浸一宿，用芝麻同炒熟（炒黄色）。	普济方	70
	牵牛【牵牛子】	酒拌，蒸三时，炒热，春去皮，每斤取头末四两。	医学入门	83
		酒浸一宿，煮令熟，控干，再炒。	普济方	70
	肉苁蓉	酒拌，炒。	普济方	70
	桑白皮	酒炒微黄。	医宗粹言	92
	沙苑蒺藜【沙苑子】	炒或酒浆拌蒸。	炮炙大法	97
	砂仁	酒炒。	先醒斋广笔记	98
	山药	酒炒。	景岳全书	94
	山萸肉【山茱萸】	酒洗，蒸过，晒干，炒。	一草亭目科全书；异授眼科	103
	芍药	内热生用，中寒者酒炒用。	证治准绳	89
		热水泡半日，切片。酒炒过，则不患酸寒伐生气。行血分，得酒制尤力大。脾胃不足呕秽者，有用姜炒。	医宗粹言	92
	蛇蜕	好酒浸一宿，焙干，炒黄。	普济方	70
	升麻	发散生用，补中酒炒。	医学入门	83
		酒炒。	宋氏女科秘书	91
	石菖蒲	酒炒。	奇效良方	72
	熟地黄【地黄】	酒拌，炒。	普济方	70
	鼠黏子【牛蒡子】	酒炒，研。	先醒斋广笔记	98
	天台乌药【乌药】	酒浸一宿，微炒。	奇效良方	72
	葶苈子	酒炒。	医宗必读	100

续表

酒制方法	药名	摘录	文献名称	文献编号
酒炒	土瓜根	酒炒。	医学纲目	82
	菟丝子	酒浸七昼夜，晒干，炒令黄色为度。	奇效良方	72
		酒浸三宿，炒黄。	医学纲目	82
	乌药	酒浸一宿，炒。	本草通玄	101
	屋茅	酒浸煎浓，吐衄血来，服亦即止。	本草蒙筌	76
	五加皮	酒浸半日，炒黄。	证治准绳	89
	五灵脂	酒炒。	景岳全书	94
	香椿叶	酒浸，炒。	奇效良方	72
	小茴香	酒炒。	寿世保元	93
	玄胡索【延胡索】	酒炒。	医宗必读	100
	益智仁	酒炒。	景岳全书	94
	淫羊藿	酒浸过，曝干，剉碎，对拌羊脂（每一斤用羊脂四两），火炒脂尽为度。	本草蒙筌	76
	枣仁【酸枣仁】	温酒浸半日，去壳，纸上炒香。	景岳全书	94
	知母	上颈行经用酒炒。	普济方	70
		酒炒上升。	本草蒙筌	76
		一半生，一半酒炒。	医学纲目	82
		酒炒泻肾火。	增补万病回春	86
酒炙	白花蛇【蕲蛇】	酒浸，去骨，炙干，仍用酒温，又干，如是者二十余次，捣用。	普济方	70
		酒浸一宿，取肉焙干，炙黄。	普济方	70
		去皮骨，取肉，酒浸，炙令赤色。	普济方	70
	百部	火炙，酒渍，饮之疗咳嗽。	本草原始	87
	鳖甲	醋炙，或酒炙透，去裙。	仁术便览	85
	蟾酥	酒浸，去皮骨，炙黄。	普济方	70
	赤足蜈蚣【蜈蚣】	酒浸二日，炙。	普济方	70
	穿山甲	酒浸，炙焦。	普济方	70
	刺猬皮	连刺酒浸，炙干。	寿世保元	93
	伏翼【蝙蝠】	好酒浸一宿，以黄精汁五两涂炙至尽，炙干用。	炮炙大法	97
	龟板【龟甲】	黄酒炙。	本草纲目	84
		涂酒炙。	证治准绳	89
	海马	酒浸，酥炙用，或烧存性，捣末用。	本草品汇精要	74
	黄芪	酒炙。	医学纲目	82
	鼍甲	酥炙，或酒炙用。	本草纲目	84
	鲮鲤甲【穿山甲】	酒浸，炙黄。	奇效良方	72
	全蝎	无灰酒涂炙，为末。	本草纲目	84
		干薄荷叶酒浸开包炙亦可。	证治准绳	89
	肉苁蓉	去皱皮，酒浸，炙令黄。	普济方	70
	蛇蜕	酒炙。	保婴撮要	81
	石龙子	酒炙。	本草原始	87

续表

酒制方法	药名	摘录	文献名称	文献编号
酒炙	天龙	酒炙。	证治准绳	89
	腽肭脐【海狗肾】	酒刷，炙微黄。	普济方	70
	虾蟆	酒浸一宿，炙干。	医宗必读	100
	原蚕蛾	酒炙。	普济方	70
	皂角	炙透，去皮核，蘸酒再炙。	奇效良方	72
	真白花蛇【蕲蛇】	酒浸三日，去酒，火炙，去皮骨。	寿世保元	93
	猪蹄甲	酒浸半日，柳木火炙松脆。	本草乘雅半偈	104
酒焙	白花蛇【蕲蛇】	春秋酒浸三宿，夏一宿，冬五宿，焙干。	本草正	99
		春秋酒浸三宿，夏一宿，冬五宿，炭火焙燥，如此三次。罨砂瓶盛贮，埋地中一宿，取出，去皮骨，取肉用……密封收贮……若连皮骨，或着湿霉，则易蛀朽败矣。	本草乘雅半偈	104
	苍术	剉，酒浸三日，焙干。	鲁府禁方	88
	陈皮	酒浸，去白，焙。	奇效良方	72
	大腹皮	鸩鸟多栖此树，宜先以酒洗，后以大豆汁洗，火焙赤。	医学入门	83
	大黄	剉，用酒同三棱浸一宿，焙。	证治准绳	89
	丹参	酒润，微焙。	本草通玄	101
	防己	酒浸，微焙。	外科正宗	95
	贯众	去毛，切片，于火上白酒汁蘸上焙干。	滇南本草	73
	海藻	酒浸一宿，焙干。	普济方	70
		酒浸，焙。	证治准绳	89
	黑牵牛【牵牛子】	一大升，无灰酒半升浸一宿，取出，焙干。	普济方	70
	怀地黄【地黄】	酒浸，瓦焙干。	寿世保元	93
	金钗石斛【石斛】	切，酒浸，焙。	普济方	70
	金铃子【川楝子】	酒润，去核，焙。	本草通玄	101
	狼毒	酒浸，焙。	证治准绳	89
	没药	酒浸，焙。	普济方	70
	密蒙花	酒润，焙。	医宗必读	100
	牡丹皮	酒洗微焙。	本草通玄	101
	蕲蛇	酒浸一宿，炭火焙干，出火毒，取肉用。	本草通玄	101
	全蝎	剉，酒二升浸一日，取出，焙干。	普济方	70
		酒洗，焙。	外科启玄	90
	山萸肉【山茱萸】	酒洗，焙干。	审视瑶函	102
	蛇皮【蛇蜕】	酒浸，洗净，焙。	证治准绳	89
	锁阳	酒润，焙。	本草通玄	101
	天南星	先掘地坑，深二尺，用炭火五斤，于坑内烧焦红，取出炭扫净，以好酒一升浇之。将南星乘热下坑内，用盆急盖，以泥壅护，经一宿取出，焙干为末。	景岳全书	94
	五灵脂	酒浸，去滓，焙干，研为末。	普济方	70
	虾蟆	酒浸三日，漉出焙用。	本草纲目	84
	知母	引经上行，用酒焙干。	本草纲目	84
酒淬	贝子	酒洗，火煅，细研，水飞用。	医学入门	83
	赤铜屑	红铜火煅，水淬，亦自落下，以水淘净，用好酒入砂锅内炒见火星，取研末用。	炮炙大法	97
	古文钱	烧赤投酒中服之，利妇人横产。	本草品汇精要	74
	黄柏	酒淬四次。	医学纲目	82

续表

酒制方法	药名	摘录	文献名称	文献编号
酒淬	京墨【墨】	烧酒淬。	宋氏女科秘书	91
	荔枝核	煅存性，酒调，治卒心痛、疝痛。	本草蒙筌	76
	硫黄	烧，酒淬七次。	鲁府禁方	88
	蔓荆子	去白膜，酒淬，打碎。	本草通玄	101
	南星【天南星】	一斤，地坑二尺，木炭五斤煅热，酒一升发之，趁热下坑，盆盖一宿，焙干。	医学纲目	82
	神曲	烧红，淬酒。	本草纲目	84
	生铁	煅过，粗赤汁淘净，复烧红，酒或水任煎。	本草蒙筌	76
	无名异	烧红，酒淬七次。	奇效良方	72
	元精石	煅红，酒淬。	普济方	70
	自然铜	酒淬七遍。	普济方	70
酒煨	大黄	苦寒，酒煨，引苦性上行至巅，驱热下行。	奇效良方	72
酒制	白术	酒制。	外科理例	75
	大黄	上行酒制，下行生用。	本草原始	87
	瓜蒌根【天花粉】	酒制。	证治准绳	89
	土瓜根	酒制。	外科理例	75
	悬钩子叶	九蒸毕，再九曝，酒制。	普济方	70
其他	白头翁	得酒良。	医学入门	83
	干菊花【菊花】	炊一复时，不住洒酒，泡干，别取末。	普济方	70
	荔枝核	慢火烧灰存性，为末，温酒调服，治心痛、小肠疝气。	医学入门	83
	洛阳花	火酒喷，过一宿。	景岳全书	94
	礞石末	滴酒和匀，瓷盒内慢火逼干。	普济方	70
	人胞衣【紫河车】	酒半盏，花椒少许，同入砂锅，口上用纸糊，慢火烘干，为末入药，不久留。	医学入门	83
	人参	隔纸焙之，或醇酒润透，㕮咀熟用，忌铁器。	本草纲目	84
	天雄	慢火上炙热，好酒内蘸，如此七遍，无令折药力，更用童子小便内蘸七遍，掘一坑子，内深五寸，先用热火坑内炙干，去火，坑内洒酒半升，入天雄在内，用瓷碗盖定，周回（围）泥固，不教漏气，冷定，取出用之。	普济方	70
		每十两，以酒浸七日，掘土坑，用炭半秤煅赤，以醋二升沃之，候干，乘热入天雄在内，小盆合一夜，取出，去脐用之。	本草纲目	84
	山茱萸	酒润去核，微火烘干。	医宗必读	100
	生地【地黄】	酒拌炒，蒸熟，用砂仁、茯苓酒浸后慢火煮干。	鲁府禁方	88
	制附子	性行，加酒故无处不到。	景岳全书	94

6. 清代

从清代酒制的应用情况看，其酒制品种记载较明代有所下降，单纯酒浸或酒洗的方法非常少。按照典籍的记载，该时期酒制的方法主要有酒蒸、酒煮、酒炒、酒炙、酒焙、酒淬等，基本沿用了前代的方法。清代医药古籍共记载酒制药物100种左右，涉及药物如下所示：（以B开头）百合、白蒺藜【蒺藜】、白蔻仁【白豆蔻】、白马茎【白马阴茎】、白芍、白石英、白藓皮【白鲜皮】、柏叶【侧柏叶】、柏子仁、荜澄茄、萆薢、鳖甲、补骨脂；（以C开头）蚕蛾【原蚕蛾】、侧柏叶、柴胡、蟾蜍、常山、车前子、赤茯苓【茯苓】、楮实【楮实子】、川续断【续断】；（以D开头）大黄、丹参、丹皮【牡丹皮】、胆南星、当归、地肤子、地骨皮、地黄、地榆、独活、杜仲；（以 E 开头）莪术、恶实【牛蒡子】；（以 F 开头）防风、覆盆子；（以 G 开头）狗脊、枸杞子、龟板【龟甲】、龟甲、桂心；（以 H 开头）海狗肾、海马、红花、黄连、黄芪、黄芩；（以 J 开头）姜黄、金铃子【川楝子】、蒺藜、荆芥穗、桔核【橘核】；（以 K 开头）苦参、苦楝；（以 L 开头）连翘、龙胆草【龙胆】；（以 M 开头）没药；（以 N 开头）闹羊花、牛膝、女贞子；（以 P 开头）朴硝；（以 Q 开头）蕲蛇、羌活；（以 R 开头）肉苁蓉；（以 S 开头）莎草根【香附】、山药、山萸肉【山茱萸】、山栀【栀子】、山茱萸、山楂肉【山楂】、芍药、蛇床子、蛇蜕、射干、石首鱼鲞【石首鱼】、石燕、熟地【地黄】、苏木、锁阳；（以 T 开头）獭肝、桃仁、天花粉、天鼠肉【蝙蝠】；（以 W 开头）腽肭脐【海狗肾】、吴萸【吴茱萸】、吴茱萸、蜈蚣、五味子；（以 X 开头）豨莶草、仙灵脾【淫羊藿】、仙茅、香附、香附子【香附】、小茴香、续断；（以 Y 开头）延胡索、阳起石、云苓【茯苓】；（以 Z 开头）皂角刺、栀子、枳壳、枳实、紫草、紫河车、紫荆皮。新增的药物有 24 种，为白蔻仁【白豆蔻】、白马茎【白马阴茎】、白石英、白藓皮【白鲜皮】、百合、蚕蛾【原蚕蛾】、地肤子、独活、桂心、海狗肾、姜黄、荆芥穗、桔核【橘核】、朴硝、羌活、山楂肉【山楂】、射干、石首鱼鲞【石首鱼】、天鼠肉【蝙蝠】、五味子、枳壳、枳实、紫草、紫荆皮。

其中，单纯酒浸的有 1 种，为当归；酒蒸的药物有 17 种，如常山、侧柏叶等；酒煮的有 9 种，如鳖甲、大黄、红花等；酒炒的有 57 种，如黄芩、苦参、连翘等；酒炙的有 12 种，如鳖甲、龟甲等；酒焙的有 17 种，如黄连、仙茅、香附等；酒淬的有 3 种，主要为矿物药，如阳起石、白石英、朴硝；酒煨的有 1 种，为大黄。

具体见表 9–7。

表 9–7　清代酒制药物统计表

酒制方法	药名	摘录	文献名称	文献编号
酒浸	当归	酒浸，晒干。	外科证治全生集	127
酒蒸	侧柏叶	酒浸，九蒸九晒。	外科大成	110
	常山	酒浸一日，蒸熟，或炒，或醋浸煮熟，则善化痞而不吐。	本草述钩元	112
	楮实【楮实子】	酒浸，蒸半日，焙干。	本草述	111
	胆南星	酒蒸，蒸七日夜。	外科大成	110
	当归	酒蒸。	本草汇	106
	地肤子	酒浸一日夜，饭上蒸透，晒干，以去寒性。	本草述钩元	112
	地骨皮	酒蒸。	本草述	111
	覆盆子	酒拌蒸一炷香，碾末入丸。	本草述	111
	金铃子【川楝子】	酒浸湿，蒸软，去皮、核，晒干。	本草述	111
	苦参	酒浸湿，蒸晒九次为度，炒黄为末。	外科大成	110
	牛膝	入滋补药，酒拌蒸。	本草述钩元	112
	女贞子	酒浸一宿，蒸熟。	本草述	111
	肉苁蓉	酒拌蒸，从午至酉，焙干。	本草述钩元	112
	山萸肉【山茱萸】	酒浸一宿，蒸，焙干。	良朋汇集经验神方	124
	山茱萸	酒拌润，去核，酒蒸一炷香。	本草述	111
	蛇床子	酒浸一宿，以生地汁拌，久蒸，焙干。	本草述	111
	五味子	酒拌蒸。	握灵本草	105
	紫河车	酒蒸，焙干。	得配本草	136

续表

酒制方法	药名	摘录	文献名称	文献编号
酒煮	白马茎【白马阴茎】	酒煮干，晒干用。	本草新编	116
	鳖甲	酒浸一夜，煮烂如胶漆。	握灵本草	105
	常山	白酒煮干。	嵩厓尊生全书	122
	大黄	陈酒煮干。	医宗说约	109
	红花	破血，酒煮。	本草述钩元	112
	牛膝	酒煮，焙。	本草纲目拾遗	139
	熟地【地黄】	酒煮一宿如漆。	医宗说约	109
	獭肝	以酒煮干，焙燥，藏之瓷器中。	本草新编	116
	紫河车	酒煮，捣膏。	外科大成	110
酒炒	白蒺藜【蒺藜】	酒泡，炒黄。	外科大成	110
	白蔻仁【白豆蔻】	酒炒。	幼幼集成	129
	白芍	酒炒，下痢腹疼必炒用。	本草述钩元	112
		产后忌用，必不得已，酒炒用，免酸寒伐生发之气。	本草备要	117
		酒炒，补肝行经。	药品辨义	118
		酒炒，外科用。	外科证治全生集	127
		酒炒焦。	傅青主女科	150
	白藓皮【白鲜皮】	酒拌炒。	得配本草	136
	百合	酒炒微赤。	食物本草会纂	119
	荜澄茄	酒浸，炒。	玉楸药解	131
	萆薢	去风湿，酒拌炒。	得配本草	136
	补骨脂	酒淘，微炒香。	药品辨义	118
	柴胡	酒炒三遍。	本草述	111
	常山	酒浸一宿，切片，慢火炒。	握灵本草	105
		烧酒炒。	医方集解	115
		烧酒浸一宿，炒透用。	本草从新	132
	车前子	酒拌炒，研损。	外科证治全生集	127
	赤茯苓【茯苓】	酒炒。	幼幼集成	129
	大黄	酒浸炒用，上行。破血，韭汁炒。	得配本草	136
		酒炒三遍。	时方妙用； 时方歌括	147
	丹参	酒润炒。	外科证治全生集	127
	丹皮【牡丹皮】	酒炒。	幼幼集成	129
	地黄	酒炒。	医方集解	115
	地榆	酒拌炒黑。	本经逢原	121
		酒炒。	类证治裁	155
	独活	酒炒。	校注医醇賸义	160
	杜仲	咸水，酒拌炒。	药品辨义	118
	莪术	酒炒熟。	本草正义	151
	恶实【牛蒡子】	酒拌炒干。	良朋汇集经验神方	124
	防风	酒拌微炒。	增广验方新编	157
	覆盆子	酒浸一宿，炒。	本经逢原	121
	狗脊	酒浸，炒去毛。	本经逢原	121

续表

酒制方法	药名	摘录	文献名称	文献编号
酒炒	枸杞子	一斤，好酒润透，分作四分，一分同蜀椒一两炒，一分同小茴香一两炒，一分同芝麻一两炒，一分同川楝子一两炒，拣出枸杞……为末，蜜丸，日服。	握灵本草	105
	桂心	酒炒熟。	医宗金鉴	128
	黄芪	酒炒。	医家四要	164
	黄芩	酒炒上行。	得配本草	136
		清上火，酒炒。	本草正义	151
	蒺藜	酒洗，炒黄。	良朋汇集经验神方	124
	姜黄	酒炒。	成方切用	137
	荆芥穗	酒炒黑。	嵩厓尊生全书	122
	桔核【橘核】	酒焙，酒炒。	类证治裁	155
	苦参	酒浸湿，蒸晒九次，炒黄为末。	外科大成	110
	苦楝	酒炒。	良朋汇集经验神方	124
	连翘	酒炒，行十二经血分。	药品辨义	118
	龙胆草【龙胆】	虚人酒炒黑用。	本草述钩元	112
	没药	酒炒。	医宗金鉴	128
	闹羊花	火酒炒。	串雅补	135
	牛膝	酒炒炭。	类证治裁	155
	羌活	酒炒。	串雅补	135
	莎草根【香附】	酒炒。	本草汇	106
	山药	酒炒。	成方切用	137
	山楂肉【山楂】	酒炒。	医宗金鉴	128
	山栀【栀子】	酒炒黑。	类证治裁	155
	射干	酒炒黑。	类证治裁	155
	苏木	酒炒。	串雅补	135
	桃仁	酒炒。	医宗金鉴	128
	天花粉	酒炒。	幼幼集成	129
	吴萸【吴茱萸】	酒炒炭。	类证治裁	155
	吴茱萸	酒浸，炒。	本草述	111
	豨莶草	酒炒，晒干。	外科证治全书	152
	小茴香	黄酒炒。	吴鞠通医案	144
		黄酒炒黑。	吴鞠通医案	144
	续断	酒浸，炒，入血生用。	得配本草	136
	延胡索	酒炒，调血。	本草分经	156
	云苓【茯苓】	酒炒。	幼幼集成	129
	皂角刺	烧酒炒九次。	外科大成	110
	栀子	治血病及开郁止疼，并炒黑用。去心肝血热，酒炒黑用。	本草述钩元	112
	枳壳	酒炒。	本草述	111
	枳实	酒炒。	幼幼集成	129
	紫荆皮	酒炒。	得配本草	136

续表

酒制方法	药名	摘录	文献名称	文献编号
酒炙	鳖甲	酒炙黄，捣碎。	本草必用	125
	蚕蛾【原蚕蛾】	酒炙。	妇科玉尺	142
	杜仲	酒浸透，炙干。	医方丛话	165
	龟板【龟甲】	炙焦白，酒涂，再炙焦黄。	医宗金鉴	128
	龟甲	黄酒炙。	本草述钩元	112
	海狗肾	酒浸炙。	本草必用	125
	海马	酒炙黄。	洞天奥旨	120
		酒炙。	类证治裁	155
	蛇蜕	黄酒浸，炙黄。	本草述	111
		酒浸，炙黄。	本草备要	117
	石首鱼鲞【石首鱼】	酒炙或煮汤。	得配本草	136
	石燕	去毛爪肠，好酒浸一宿，黄精汁三两涂炙。	修事指南	123
	锁阳	酒炙。	类证治裁	155
	天鼠肉【蝙蝠】	酒浸一宿，黄精汁涂炙。	得配本草	136
	腽肭脐【海狗肾】	酒浸，炙香。	本草汇	106
酒焙	白蒺藜【蒺藜】	酒浸，焙焦。	本经逢原	121
	柏叶【侧柏叶】	酒浸，焙熟。	本经逢原	121
	柏子仁	醇酒浸，曝干研用，或隔纸焙去油。	握灵本草	105
	蟾蜍	酒浸三日，漉出，焙干。	本草述	111
	川续断【续断】	酒泡一宿，焙干。	良朋汇集经验神方	124
	当归	酒浸七日，焙。	串雅内编	133
	黄连	酒浸一宿，焙干。	女科要旨	148
	蕲蛇	酒浸，焙。	洞天奥旨	120
	芍药	酒焙。	医宗金鉴	128
	锁阳	烧酒浸七次，焙，为末。	本草述	111
	蜈蚣	酒浸，瓦焙二次。	外科大成	110
	仙灵脾【淫羊藿】	酒焙。	本草纲目拾遗	139
	仙茅	酒浸，焙干。	本经逢原	121
	香附	用醇酒、醇醋、盐水、童便各浸，春三、夏一、秋五、冬七日，淘净，晒，捣，微焙。	本草述	111
	香附子【香附】	酒浸，瓦上焙干。	本草述钩元	112
	小茴香	酒焙。	类证治裁	155
	延胡索	酒焙。	类证治裁	155
	紫草	脾虚，酒浸，焙。	得配本草	136
酒淬	白石英	坩锅内火煅，酒淬三次。	本草述钩元	112
	朴硝	加老酒四碗，入瓶封口，炭火煅烟尽为度，取出为末。	外科大成	110
	阳起石	煅，酒淬，放阴地。	嵩厓尊生全书	122
酒煨	大黄	酒浸，煨熟，寒因寒用。	本草述钩元	112

7. 现代

现代以酒作为辅料了进行炮制时，主要方法有酒蒸、酒煮、酒炖、酒炒、酒炙、酒焙、酒烤（烘）、酒淬等。从炮制方法上看，在过去的基础上进行必要的简化、统一、概括，有利于饮片质量的控制。现代共记载酒制品 80 种左右，均为沿用古代酒制品种，未有新增品种。涉及药物如下所示：（以 A 开头）艾叶;（以 B 开头）巴戟天、白芍;（以 C 开头）蟾酥粉、常山、柴胡、车前子、赤芍、川牛膝、川楝子、川芎、刺猬皮；（以 D 开头）大黄、胆南星、丹参、当归、地黄、地龙、地榆；（以 E 开头）阿胶、莪术；（以 G 开头）蛤蚧、狗脊、骨碎补、龟甲胶；（以 H 开头）海狗肾、海龙、海马、何首乌、胡芦巴、黄柏、黄连、黄精、黄芪、怀牛膝、黄芩；（以 J 开头）鸡冠花、僵蚕、九香虫、酒蛤蚧、酒萸肉、酒制蜂胶；（以 L 开头）两头尖、龙胆、鹿角胶、鹿茸、鹿茸片；（以 M 开头）蔓荆子、牡丹皮；（以 N 开头）女贞子、牛膝；（以 P 开头）蒲黄；（以 Q 开头）茜草、秦艽、蕲蛇；（以 R 开头）乳香、肉苁蓉、山茱萸；（以 S 开头）三棱、桑螵蛸、桑枝、蛇蜕、生地【地黄】、熟大黄、熟地黄【地黄】、水蛭、锁阳；（以 T 开头）土鳖虫、菟丝子；（以 W 开头）威灵仙、蜈蚣、乌梢蛇、乌药、五灵脂、五味子、吴茱萸；（以 X 开头）豨莶草、仙茅、香附、续断；（以 Y 开头）延胡索、益母草、阴起石、阳起石、淫羊藿、郁金、玉竹；（以 Z 开头）泽泻、知母、栀子。

其中，酒炒的药物有 47 种，如香附、续断、郁金等，占酒制法的大部分；酒炙的有 12 种，如黄芩、黄连、大黄等，在现代炮制方法中，酒炙法与酒炒法基本相同；酒煮的有 3 种，为蛤蚧、黄芩、水蛭；酒蒸的有 18 种，如黄精、何首乌等；酒淬的有 3 种，为鹿茸和阴起石、阳起石；酒烤（烘）的有 2 种，为蛤蚧和海马；酒炖的有 2 种，为熟地黄【地黄】和五味子；酒焙的有 1 种，为土鳖虫；采用其他酒制法的有 6 种，主要为胶类，如鹿角胶、阿胶等。

具体见表 9–8。

表 9–8　现代酒制药物统计表

酒制方法	药名	摘录	文献名称	文献编号
酒蒸	川楝子	酒拌匀，蒸 8 小时酒尽。	中药饮片切制规范	177
	地黄	取净生地黄，用黄酒拌匀，置炖药罐内，密闭，隔水加热炖透，或置适宜容器内蒸透至表面黑润。至黄酒完全被吸尽，取出，晒至外皮稍干时，切厚片，干燥。	全国中药炮制规范	170
	狗脊	黄酒拌匀润透，蒸 4～6 小时，武火闷 6～8 小时。	湖南省中药材炮制规范	196
	何首乌	黄酒拌匀，蒸 6 小时，再蒸至黑。	黑龙江省中药炮制标准	179
	黄精	取净黄精，照酒炖法或酒蒸法（附录 15 页）炖透或蒸透，稍晾，切厚片，干燥。	中华人民共和国药典（1985 年版一部）	197
		取净黄精，照酒炖法或酒蒸法（附录Ⅱ D）炖透或蒸透，稍晾，切厚片，干燥。	中华人民共和国药典（2000 年版一部）	198
		取净黄精，照酒炖法或酒蒸法（附录Ⅱ D）炖透或蒸透，稍晾，切厚片，干燥。	中华人民共和国药典（2010 年版一部）	199
	黄芩	酒拌匀，蒸上气出。	贵州中药饮片炮制规范	176
	酒萸肉	取净山萸肉，照酒炖法或酒蒸法（附录Ⅱ D）炖或蒸至酒吸尽。	中华人民共和国药典（2010 年版一部）	199
	鹿茸	取鹿茸，燎去茸毛，刮净，以布带缠茸体，自锯口孔灌入热白酒，并不断添酒，至润透，或灌酒稍蒸，横切薄片，压平，干燥。	中华人民共和国药典（2000 年版一部）	198
	女贞子	取净女贞子，照酒炖法或酒蒸法（附录 15 页）炖至酒吸尽或蒸透。	中华人民共和国药典（1985 年版一部）	197
		取净女贞子，照酒炖法或酒蒸法（附录Ⅱ D）炖至酒吸尽或蒸透。	中华人民共和国药典（2010 年版一部）	199
	肉苁蓉	取净女贞子，照酒炖法或酒蒸法（附录 15 页）炖至酒吸尽或蒸透。	中华人民共和国药典（1985 年版一部）	197
		取净肉苁蓉片，照酒炖或酒蒸法（附录Ⅱ D）炖或蒸至酒吸尽。	中华人民共和国药典（2010 年版一部）	199

续表

酒制方法	药名	摘录	文献名称	文献编号
酒蒸	山茱萸	取山萸肉，照酒炖法（附录 18 页）炖至酒吸尽。	中华人民共和国药典（1977 年版一部）	181
		取山萸肉，照酒炖法或酒蒸法（附录 15 页）炖或蒸至酒吸尽。	中华人民共和国药典（1985 年版一部）	197
	熟大黄	取净大黄块，照酒炖或酒蒸法（附录Ⅱ D）炖或蒸至内外均呈黑色。	中华人民共和国药典（2010 年版一部）	199
	锁阳	取原药材洗净，用黄酒闷润透后蒸，个大的泡 10 小时再蒸，蒸后切片。	中药炮制经验集成	171
	菟丝子	用黄酒拌匀蒸冒气 1 ～ 2 小时。	宁夏中药炮制规范	194
	乌梢蛇	黄酒浸透，蒸数分钟。	河北中药材炮制规范	188
	豨莶草	取豨签草段，照酒蒸法（附录 15 页）蒸透。	中华人民共和国药典（1985 年版一部）	197
		酒蒸法蒸透。	中华人民共和国药典（2000 年版一部）	198
		取净豨莶草段，照酒蒸法（附录Ⅱ D）蒸透。	中华人民共和国药典（2010 年版一部）	199
	仙茅	黄酒拌匀蒸 1 ～ 2 小时。	辽宁省中药炮制规范	175
	益母草	取益母草加黄酒蒸至上大气为度。	中药炮制经验集成	171
	熟大黄	取净大黄块，照酒炖或酒蒸法（附录Ⅱ D）炖或蒸至内外均呈黑色。	中华人民共和国药典（2000 年版一部）	198
	玉竹	黄酒拌匀润透蒸透。	中药炮制规范	191
酒煮	蛤蚧	先将黄酒置锅中，沸后，再放入已去头足成段的蛤蚧，微煮至黄酒吸尽。	北京市中药饮片切制规范	172
	黄芩	取黄芩加白酒润透，加水与药面平，用微火煮干，取出，当天切 2 分厚的片，晒干。	中药炮制经验集成	171
	水蛭	水泡 1 小时，黄酒拌匀，文火煮透。	四川省中药饮片炮制规范	184
酒炖	熟地黄【地黄】	取净生地黄，照酒炖法（附录Ⅱ D）炖至酒吸尽，取出，晾晒至外皮黏液稍干时，切厚片或块，干燥，即得。	中华人民共和国药典（2000 年版一部）	198
		取生地黄，照酒炖法（附录Ⅱ D）炖至酒吸尽，取出，晾晒至外皮黏液稍干时，切厚片或块，干燥，即得。	中华人民共和国药典（2010 年版一部）	199
	五味子	取拣净的五味子，加黄酒拌匀，置罐或适宜的容器内，密闭，坐水锅中，隔水炖至酒吸尽，取出，晒干即得。	中华人民共和国药典（1963 年版一部）	168
酒炒	艾叶	文火炒焦色，黄酒喷匀。	河南省中药材炮制规范	174
	巴戟天	与黄酒拌匀，文火炒至黄色。	河南省中药材炮制规范	174
	柴胡	取柴胡片用黄酒拌匀，闷润至透，置锅内，用文火加热，炒干，取出放凉。	全国中药炮制规范	170
	常山	取常山片，照酒炒法（附录 18 页）用黄酒微炒。	中华人民共和国药典（1977 年版一部）	181
	车前子	取车前子，用黄酒拌匀，用微火炒至略带火色。	中药炮制经验集成	171
		取车前子，用微火炒至鼓起，将黄酒均匀喷洒于上即可。	中药炮制经验集成	171
	赤芍	黄酒拌匀，闷润，文火炒至微黄色。	河南省中药材炮制规范	174
	川芎	取净川芎片，用黄酒拌匀，闷透，置锅内用文火加热，炒干，取出放凉。	全国中药炮制规范	170
	刺猬皮	取刺猬皮，加黄酒润透，切成小块，用黄砂炒至老黄色，皮胀刺焦，筛去砂即可。	中药炮制经验集成	171
	地龙	取净地龙段，加入黄酒拌匀，置锅内，用文火加热，炒至表明呈棕色时，取出，放凉。	全国中药炮制规范	170

续表

酒制方法	药名	摘录	文献名称	文献编号
酒炒	地榆	加5%白酒拌匀，武火炒至棕褐色。	云南省中药咀片炮炙规范	173
	莪术	微火加热，喷酒炒干。	贵州中药饮片炮制规范	176
	骨碎补	酒拌匀，文火炒干。	四川省中药饮片炮制规范	184
	海狗肾	取海狗肾，用米酒润透，放入小铜锅内，加热炒燥，研细。	中药炮制经验集成	171
	海龙	在热锅内加入海龙，炒至黄色，洒入少许米酒拌匀，再用微火炒干，研细。	中药炮制经验集成	171
	胡芦巴	酒拌匀，文火微炒，或酒拌匀，闷蒸2小时，晒干，或文火炒至黄色。	浙江省中草药加工炮制标准	183
	黄柏	取黄柏丝，喷淋黄酒，拌匀，置锅内文火微炒，取出，晾干即得。	中华人民共和国药典（1963年版一部）	168
	黄芪	米酒拌匀，炒。	江西中药炮制规范	187
	鸡冠花	黄酒拌匀，文火炒微干。	河南省中药材炮制规范	174
	僵蚕	现将僵蚕炒黄，再喷酒炒至干。	中药炮制经验集成	171
	九香虫	文火炒香，喷酒炒干。	贵州中药饮片炮制规范	176
	两头尖	黄酒拌匀，闷，文火炒微干。	青海省中药炮制规范	195
	龙胆	取龙胆片或段，喷淋黄酒拌匀，稍闷后，置锅内，用文火加热，炒干，取出放凉。	全国中药炮制规范	170
		炒热，喷匀黄酒，微炒。	中药饮片切制规范	177
	蔓荆子	先将蔓荆子用微火炒至外膜脱落时，喷酒炒干。	中药炮制经验集成	171
	牡丹皮	黄酒拌匀，闷润，文火微炒。	河南省中药材炮制规范	174
	怀牛膝	取怀牛膝片，炒热，喷入黄酒，焙干。	中药炮制经验集成	171
	蒲黄	酒拌匀，文火炒干。	四川省中药饮片炮制规范	184
	茜草	黄酒拌匀，文火微炒，晾。	河南省中药材炮制规范	174
	秦艽	黄酒拌匀，闷透，文火炒。	河南省中药材炮制规范	174
		黄酒拌匀，闷透，文火炒。	江西中药炮制规范	187
	乳香	取乳香块，加白酒淋润4小时，至酒被吸尽，用微火烘2昼夜，至油透在纸上，质脆、不粘手为度，再研细即可。	中药炮制经验集成	171
	三棱	先将麦麸炒热，再加入经水、酒闷4小时的三棱片，炒至黄色，筛去麦麸。	中药炮制经验集成	171
	桑螵蛸	黄酒拌匀，炒干。	四川省中药饮片炮制规范	184
	桑枝	酒洒匀，炒干。	安徽省中药炮制规范	193
	蛇蜕	拌匀，闷透，文火炒干。	湖南省中药材炮制规范	196
	菟丝子	黄酒拌匀，闷，文火炒至黄色。	黑龙江省中药炮制标准	179
	威灵仙	取净威灵仙段，用黄酒拌匀，润透，置锅内用文火微炒干，取出，放凉即得。	中华人民共和国药典（1963年版一部）	168
	乌药	黄酒拌匀，润透，文火炒微干，晾。	河南省中药材炮制规范	174
		黄酒喷，润透，炒金黄色。	江西中药炮制规范	187
	吴茱萸	文火炒，洒酒，至黑褐色。	云南省中药咀片炮炙规范	173
		黄酒拌匀，文火炒至裂开。	河南省中药材炮制规范	174
	蜈蚣	喷白酒，微火微炒。	湖南省中药材炮制规范	196
	五灵脂	文火微炒，喷黄酒，炒微干。	四川省中药饮片炮制规范	184

续表

酒制方法	药名	摘录	文献名称	文献编号
酒炒	仙茅	取净仙茅，用黄酒拌匀，润透，置锅内，微炒至干，取出，晾干即得。	中华人民共和国药典（1963年版一部）	168
	香附	取香附碎块或片，加黄酒拌匀，闷透，置锅内，用文火加热，炒干，取出放凉。	全国中药炮制规范	170
	续断	取续断片，用黄酒拌匀，闷润至透，置锅内，用文火加热，炒至微带黑色时，取出放凉。	全国中药炮制规范	170
	延胡索	取净延胡索片或碎块，加黄酒拌匀，闷透，置锅中用文火加热，炒干，取出放凉。	全国中药炮制规范	170
	益母草	取益母草段，喷洒黄酒拌匀，闷润至透，置锅内用文火加热，炒干。	全国中药炮制规范	170
	淫羊藿	黄酒喷匀，炒干。	山东省中草药炮制规范	178
	郁金	与黄酒拌匀，文火炒微干。	河南省中药材炮制规范	174
	泽泻	在100℃热锅中加入泽泻片，翻炒数次，用酒喷匀，炒干，取出放冷即可。	中药炮制经验集成	171
	知母	黄酒喷，拌匀，文火炒至黄色。	吉林省中药炮制暂行标准	169
	栀子	黄酒拌匀，闷透，文火炒至金黄色。	河南省中药材炮制规范	174
酒炙	白芍	取净白芍片，照酒炙法（附录Ⅱ D）炒至微黄色。	中华人民共和国药典（2010年版一部）	199
		取白芍片，照酒炙法（附录15页）炒至微黄色。	中华人民共和国药典（1985年版一部）	197
		取净白芍片，照酒炙法（附录Ⅱ D）炒至微黄色。	中华人民共和国药典（2000年版一部）	198
	川牛膝	取川牛膝片，照酒炙法（附录Ⅱ D）炒干。	中华人民共和国药典（2010年版一部）	199
		取川牛膝，照酒炙法（附录15页）炒干。	中华人民共和国药典（1985年版一部）	197
		取净川牛膝片，照酒炙法（附录Ⅱ D）炒干。	中华人民共和国药典（2000年版一部）	198
	大黄	取大黄片，照酒炙法（附录15页）炒干。	中华人民共和国药典（1985年版一部）	197
		取净大黄片，照酒炙法（附录Ⅱ D）炒干。	中华人民共和国药典（2000年版一部）	198
		取净大黄片，照酒炙法（附录Ⅱ D）炒干。	中华人民共和国药典（2010年版一部）	199
	丹参	取丹参片，照酒炙法（附录Ⅱ D）炒干。	中华人民共和国药典（2000年版一部）	198
		取丹参片，照酒炙法（附录Ⅱ D）炒干。	中华人民共和国药典（2010年版一部）	199
	当归	取当归片，照酒炙法（附录15页）炒干。	中华人民共和国药典（1985年版一部）	197
		取净当归片，照酒炙法（附录Ⅱ D）炒干。	中华人民共和国药典（2000年版一部）	198
		取净当归片，照酒炙法（附录Ⅱ D）炒干。	中华人民共和国药典（2010年版一部）	199
	黄连	取黄连片，照酒炙法（附录15页）炒干。	中华人民共和国药典（1985年版一部）	197
		取净黄连，照酒炙法（附录Ⅱ D）炒干。	中华人民共和国药典（2000年版一部）	198
		取净黄连，照酒炙法（附录Ⅱ D）炒干。	中华人民共和国药典（2010年版一部）	199
	黄芩	取黄芩片，照酒炙法（附录15页）炒干。	中华人民共和国药典（1985年版一部）	197
		取黄芩片，照酒炙法（附录Ⅱ D）炒干。	中华人民共和国药典（2000年版一部）	198
		取黄芩片，照酒炙法（附录Ⅱ D）炒干。	中华人民共和国药典（2010年版一部）	199
	牛膝	取牛膝段，照酒炙法（附录15页）炒干。	中华人民共和国药典（1985年版一部）	197
		取净牛膝段，照酒炙法（附录Ⅱ D）炒干。	中华人民共和国药典（2010年版一部）	199
		取净牛膝段，照酒炙法（附录Ⅱ D）炒干。	中华人民共和国药典（2000年版一部）	198

续表

酒制方法	药名	摘录	文献名称	文献编号
酒炙	蕲蛇	取蕲蛇段，照酒炙法（附录 15 页）炒干。	中华人民共和国药典（1985 年版一部）	197
		取净蕲蛇段，照酒炙法（附录Ⅱ D）炒干。	中华人民共和国药典（2000 年版一部）	198
		取净蕲蛇段，照酒炙法（附录Ⅱ D）炒干。	中华人民共和国药典（2010 年版一部）	199
	蛇蜕	取蛇蜕段，照酒炙法（附录 15 页）炒干。	中华人民共和国药典（1985 年版一部）	197
		取蛇蜕段，照酒炙法（附录Ⅱ D）炒干。	中华人民共和国药典（2000 年版一部）	198
		取净蛇蜕，切段，照酒炙法（附录Ⅱ D）炒干。	中华人民共和国药典（2010 年版一部）	199
	乌梢蛇	取乌梢蛇段，照酒炙法（附录 15 页）炒干。	中华人民共和国药典（1985 年版一部）	197
		取净乌梢蛇段，照酒炙法（附录Ⅱ D）炒干。	中华人民共和国药典（2000 年版一部）	198
		取净乌梢蛇段，照酒炙法（附录Ⅱ D）炒干。	中华人民共和国药典（2010 年版一部）	199
	续断	取续断片，照酒炙法（附录Ⅱ D）炒至微带黑色。	中华人民共和国药典（2000 年版一部）	198
		取续断片，照酒炙法（附录Ⅱ D）炒至微带黑色。	中华人民共和国药典（2010 年版一部）	199
酒焙	土鳖虫	酒洗，文火焙干。	四川省中药饮片炮制规范	184
酒淬	鹿茸	取鹿茸片，置微火上烘热，投入白酒中淬，淬后再烘，如此反复 3 ～ 4 次，至白酒被吸尽，酥至灰黄色，边起小泡并有酥香味，体质烧脆为度，再研细即可。	中药炮制经验集成	171
	阳起石	取洁净的阳起石块，置坩埚内，在无烟的炉火中煅红透，倒入黄酒内淬，取出，晾干，碾细即得。每阳起石 100 斤，用黄酒 20 斤。	中华人民共和国药典（1963 年版一部）	168
		煅红，酒淬。	湖南省中药材炮制规范	196
	阴起石	无烟武火煅至红透，入黄酒淬酥。	全国中药炮制规范	170
酒烤（烘）	海马	文火烤酥，喷白酒，烤酥至深黄色。	湖南省中药材炮制规范	196
		文火烤酥，喷白酒，烤酥至松脆。	湖南省中药材炮制规范	196
	蛤蚧	黄酒浸透后烘干。	中华人民共和国药典（2000 年版一部）	198
	酒蛤蚧	取蛤蚧块，用黄酒浸润后，烘干。	中华人民共和国药典（2010 年版一部）	199
其他	龟甲胶	将龟甲漂泡洗净，分次水煎，滤过，合并滤液（或加入白矾细粉少许），静置，滤取胶液，浓缩（可加适量的黄酒、冰糖及豆油）至稠膏状，冷凝，切块，晾干，即得。	中华人民共和国药典（2010 年版一部）	199
	阿胶	将驴皮浸泡去毛，切块洗净，分次水煎，滤过，合并滤液，浓缩（可分别加入适量的黄酒、冰糖及豆油）至稠膏状，冷凝，切块，晾干，即得。	中华人民共和国药典（2010 年版一部）	199
	鹿角胶	将鹿角锯段，漂泡洗净，分次水煎，滤过，合并滤液（或加入白矾细粉少量），静置，滤取胶液，浓缩（可加适量黄酒、冰糖和豆油）至稠膏状，冷凝，切块，晾干，即得。	中华人民共和国药典（2010 年版一部）	199
	鹿茸片	取鹿茸，燎去茸毛，刮净，以布带缠绕茸体，自锯口面小孔灌入热白酒，并不断添酒，至润透，或灌酒稍蒸，横切薄片，压平，干燥。	中华人民共和国药典（2010 年版一部）	199
	酒制蜂胶	取蜂胶粉碎，用乙醇浸泡溶解，滤过，滤液回收乙醇，晾干。	中华人民共和国药典（2010 年版一部）	199
	蟾酥粉	取蟾酥，捣碎，加白酒浸渍，时常搅动至呈稠膏状，干燥，粉碎。	中华人民共和国药典（2010 年版一部）	199

2015年版《中华人民共和国药典》中采用酒制法炮制的药物有25种，包括酒大黄、熟大黄、酒萸肉、酒川牛膝、酒女贞子、酒牛膝、酒丹参、酒乌梢蛇、乌梢蛇肉、酒白芍、熟地黄、酒当归、酒苁蓉、龟甲胶、阿胶、酒黄芩、酒黄连、酒黄精、酒蛇蜕、鹿角胶、鹿茸片、酒续断、酒蛤蚧、酒制蜂胶、酒豨莶草、酒蕲蛇、蟾酥粉。其中酒炒（炙）的有13种，酒蒸的有6种，采用其他酒制法的有9种。

具体见表9–9。

表9–9　2015年版《中华人民共和国药典》酒制药物统计表

酒制方法	药名	摘录
酒炒（炙）	酒大黄	取净大黄片，照酒炙法（通则0213）炒干。
	酒川牛膝	取川牛膝片，照酒炙法（通则0213）炒干。
	酒女贞子	取净女贞子，照酒炖法或酒蒸法（通则0213）炖至酒吸尽或蒸透。
	酒牛膝	取净牛膝段，照酒炙法（通则0213）炒干。
	酒丹参	取丹参片，照酒炙法（通则0213）炒干。
	酒乌梢蛇	取净乌梢蛇段，照酒炙法（附录Ⅱ D）炒干。
	酒白芍	取净白芍片，照酒炙法（通则0213）炒至微黄色。
	酒当归	取净当归片，照酒炙法（通则0213）炒干。
	酒黄芩	取黄芩片，照酒炙法（通则0213）炒干。
	酒黄连	取净黄连，照酒炙法（通则0213）炒干。
	酒续断	取续断片，照酒炙法（通则0213）炒至微带黑色。
	酒蕲蛇	取净蕲蛇段，照酒炙法（通则0213）炒干。
	酒蛇蜕	取净蛇蜕，切段，照酒炙法（通则0213）炒干。
酒蒸	熟大黄	取净大黄块，照酒炖或酒蒸法（通则0213）炖或蒸至内外均呈黑色。
	酒萸肉	取净山萸肉，照酒炖法或酒蒸法（通则0213）炖或蒸至酒吸尽。
	熟地黄	取生地黄，照酒炖法（通则0213）炖至酒吸尽，取出，晾晒至外皮黏液稍干时，切厚片或块，干燥，即得。
	酒苁蓉	取净肉苁蓉片，照酒炖或酒蒸法（附录Ⅱ D）炖或蒸至酒吸尽。
	酒黄精	取净黄精，照酒炖法或酒蒸法（通则0213）炖透或蒸透，稍晾，切厚片，干燥。
	酒豨莶草	取净豨莶草段，照酒蒸法（通则0213）蒸透。
其他	阿胶	将驴皮浸泡去毛，切块洗净，分次水煎，滤过，合并滤液，浓缩（可分别加入适量的黄酒、冰糖及豆油）至稠膏状，冷凝，切块，晾干，即得。
	蟾酥粉	取蟾酥，捣碎，加白酒浸渍，时常搅动至呈稠膏状，干燥，粉碎。
	龟甲胶	将龟甲漂泡洗净，分次水煎，滤过，合并滤液（或加入白矾细粉少许），静置，滤取胶液，浓缩（可加适量的黄酒、冰糖及豆油）至稠膏状，冷凝，切块，晾干，即得。
	酒蛤蚧	取蛤蚧块，用黄酒浸润后烘干。
	酒制蜂胶	取蜂胶粉碎，用乙醇浸泡溶解，滤过，滤液回收乙醇，晾干。
	鹿角胶	将鹿角锯段，漂泡洗净，分次水煎，滤过，合并滤液（或加入白矾细粉少量），静置，滤取胶液，浓缩（可加适量黄酒、冰糖和豆油）至稠膏状，冷凝，切块，晾干，即得。
	鹿茸片	取鹿茸，燎去茸毛，刮净，以布带缠绕茸体，自锯口面小孔灌入热白酒，并不断添酒，至润透，或灌酒稍蒸，横切薄片，压平，干燥。
	蕲蛇肉	去头，用黄酒润透后，除去鳞、骨，干燥。
	乌梢蛇肉	去头及鳞片后，用黄酒闷透，除去皮、骨，干燥。

三、酒制理论和原理的沿革

历代酒制方法和药物较多，对其炮制理论和原理的论述在古代的典籍中也有所体现，但在唐、宋及之前的时期，有关酒制理论和原理的文献记载极少，元代开始有相关文献记载，之后有了更多文献对其进行了梳理。

1. 元代

在这一时期的文献中，酒制的作用或目的主要体现在以下几点：（1）改变作用趋向。如《汤液本草》中记载："病在头面及手梢皮肤者，须用酒炒之，借酒力以上腾也。咽之下，脐上下，须酒洗之，在下生用。""如眼痛不可忍者，用黄连、当归身，以酒浸煎。"以上文献均说明药物经酒制后能够借助酒的升腾之力，清上焦之热，治疗头面、皮肤疾病。（2）改变归经。如《珍珠囊》中记载大黄"酒浸入太阳经，酒洗入阳明经，余经不用酒"，说明酒制能够改变药物作用的归经，起到特殊的治疗目的和效果。（3）减轻药物苦寒之性，降低副作用。如《汤液本草》中记载知母、黄柏"酒浸，曝干，恐寒伤胃气也"。（4）增强疗效。如《珍珠囊》中记载地骨皮"凉骨热，酒浸，解骨蒸，非此不能除"，《原机启微》中记载黄芩"除上热，目内赤肿，火炒者妙"，均能说明酒制能够增强药物对某一病症的疗效。

表 9-10　元代文献中关于酒制原理的论述

药名	摘录	文献名称	文献编号
大黄	酒浸入太阳经，酒洗入阳明经，余经不用酒。	珍珠囊	61
	酒制大黄，热服之类也。	原机启微	67
当归	酒浸，曝，助发之意也。	汤液本草	60
	治上酒浸，治外酒洗。	珍珠囊	61
地骨皮	凉骨热，酒浸，解骨蒸，非此不能除。	珍珠囊	61
防己	如去下焦湿肿及痛，并膀胱有火邪者，必须酒洗防己。	汤液本草	60
	下焦有疮，须用防己，俱酒洗。	珍珠囊	61
草龙胆【龙胆】	酒制。酒浸上行，泻肝热，止眼睛疼。	丹溪心法	65
黄檗【黄柏】	酒浸，曝干，恐寒伤胃气也。	汤液本草	60
黄连	眼痛不可忍者，用之以酒浸煎。	汤液本草	60
	酒浸，酒炒上颈上。中焦有疮，须用黄连酒洗。	珍珠囊	61
黄芩	酒炒上行。	汤液本草	60
	病在头面及手梢皮肤者，须用酒炒之。咽之下、脐之上，须酒洗之。	汤液本草	60
	黄芩除上热，目内赤肿，火炒者妙。	原机启微	67
麦门冬【麦冬】	行经，酒浸、汤浸。去心，治经枯。	汤液本草	60
芍药	酒浸行经，止中部腹痛。	汤液本草	60
生地黄【地黄】	酒浸上行、外行。	汤液本草	60
	治颈上，酒浸，但用酒洗过用之，以酒热为因也。	珍珠囊	61
熟地黄【地黄】	酒洗亦然（酒浸，曝干，恐寒伤胃气也）。	汤液本草	60

续表

药名	摘录	文献名称	文献编号
知母	酒浸，曝干，恐寒伤胃气也。	汤液本草	60
炙甘草	病在上为天，制度宜炒、酒洗。	珍珠囊	61

2. 明代

明代酒制的理论和原理在学术思想上基本延续了前代，认为酒制的作用主要为减轻寒性、增强疗效、引药上行。比如对大黄的酒制原理有如下记载：酒洗，恐寒伤胃气；酒拌，九蒸九晒，为末，治吐血；上行酒制，酒浸至巅顶；酒浸入太阳经，酒洗入阳明经；酒煨，引苦性上行至巅，驱热下行；上行酒制，下行生用。又如对当归，有酒浸行经活血的论述。

表 9-11　明代文献中关于酒制原理的论述

药名	摘录	文献名称	文献编号
白芍	用酒炒避其寒，入血药用醋炒。	本草通玄	101
萆薢	有酒浸、泔浸、童便浸、盐水浸之别。	仁术便览	85
大黄	上行酒制，酒浸至巅顶。	本草蒙筌	76
	酒洗，恐寒伤胃气。	医学纲目	82
	酒炒上达巅顶。	增补万病回春	86
	苦寒，酒煨，引苦性上行至巅，驱热下行。	奇效良方	72
	上行酒制，下行生用。	本草原始	87
当归	酒浸，行经活血。姜汁浸，焙，不恋膈。	仁术便览	85
地黄	中寒兼呕，姜汁拌炒；胀满不行，砂仁制；经络壅滞，酒拌炒。	景岳全书	94
	酒炒制寒，姜炒化痰滞。	本草通玄	101
黄檗【黄柏】	生用则降实火，熟用则不伤胃，酒制则治上，盐制则治下，蜜制则治中。	本草纲目	84
	生用则降实火，熟用酒制则治上，盐制则治下，蜜制则治中而不伤胃。	证治准绳	89
	酒炒，肾家用盐水炒。	医宗粹言	92
黄连	治上焦之火，则以酒炒；治中焦之火，则以姜汁炒；治下焦之火，则以盐水或朴硝研细调水和炒；治气分湿热之火，则以茱萸汤浸炒。	本草纲目	84
	酒炒去头目之火，姜汁炒去痰火、胃火，不伤脾胃。去实火，三黄解毒汤中用。	医宗粹言	92
	下火童便，痰火姜汁，伏火盐汤，气滞火吴萸，肝胆火猪胆，实火朴硝，虚火酒炒。	寿世保元	93
	火在上炒以酒；火在下炒以童便；火而呕者，炒以姜汁；火而伏者，炒以盐汤；同吴茱萸炒，止大痛。	景岳全书	94
	火在上酒炒，在下童便炒；火而呕者，姜汁炒；火而伏者，盐汤炒。	本草正	99
	上焦之火宜酒炒，中焦之火宜姜汁炒，下焦之火宜盐水炒。	本草通玄	101
黄芪	上部酒拌炒，中部米泔拌炒，下部盐水炒。	证治准绳	89
	蜜炙、酒炙助其达表，盐炒入肾。	本草通玄	101
黄芩	治头目疾酒炒，去肺火生用，去虚痰火姜汁炒，治上病用片芩，治下病用条芩。	医宗粹言	92

续表

药名	摘录	文献名称	文献编号
麦冬	酒浸、姜浸，免恋膈。	仁术便览	85
生地黄【地黄】	生血、凉血，熟者补血、温血。酒行入经；姜汁浸，焙，补药中不恋膈生痰。忌铁。	仁术便览	85
熟地黄【地黄】	姜汁拌炒，中寒兼呕而后可；酒拌炒，经络壅滞而后可。	本草正	99
天门冬【天冬】	酒浸，有姜汁浸，免恋膈。	仁术便览	85
香附	气病略炒，血病酒煮，痰病姜汁煮。血虚有火，童便煮过则凉。	医学入门	83
	盐炒入血润燥，酒炒行经络，醋炒消积聚，姜汁炒化痰。	本草通玄	101
香附米【香附】	有酒浸、泔浸、童便浸、盐水浸之别。	仁术便览	85
香附子【香附】	用童子小便浸透，洗，晒，捣用。盐水浸炒，入血分润燥；青盐炒，补肾气。	本草纲目	84
玄胡索【延胡索】	上部酒炒用，中部醋炒用，下部盐水炒。	本草通玄	101
知母	引经上行，酒浸，焙干；下行，盐水润，焙。	证治准绳	89
	治嗽酒炒，入肾盐水炒，去毛皮净。	医宗粹言	92

3. 清代

清代关于酒制的炮制原理的记述也较多，基本延续了前代的学术思想，认为酒制的作用主要为减轻寒性、增强疗效、引药上行。该时期对同一种药物不同制法的横向比较论述更加明确。如《本草求真》记载黄连“上焦火酒炒，中焦火姜汁炒，下焦火盐水炒，或童便炒，食积火土炒”，明确上焦火用酒炒品，中焦火用姜汁炒品，下焦火用盐水炒品或童便炒品，食积火用土炒品。再如《痧胀玉衡》中记载香附“行血酒炒，敛血醋炒”，指出若行血，用酒炒品，若敛血，则用醋炒品。

表 9–12　清代文献中关于酒制原理的论述

药名	摘录	文献名称	文献编号
白芍	和血补血酒炒，敛血止血醋炒。	医宗说约	109
	血溢醋炒，补脾酒炒，滋血蜜炒，除寒姜炒，多用伐肝，炒用敛阴。	得配本草	136
革薢	利小水，盐水炒。去风湿，酒拌炒。	得配本草	136
鳖甲	消积，醋炙。治骨蒸劳热，童便炙。治热邪，酒炙。	得配本草	136
柴胡	内伤升气酒炒，有汗蜜水拌炒。	医家四要	164
赤芍	酒炒，制其寒。妇人血分醋炒，下痢后重不炒。	本草备要	117
当归	上行酒浸一宿，治表酒洗片时，血病酒蒸，有痰姜制。	本草述钩元	112
地黄	生地治上、治外酒制，熟地姜炒不泥膈，佐以砂仁、沉香二味纳气归肾。	握灵本草	105
杜仲	治酸疼，姜汁炒；补腰肾，盐水炒；润肝肾，蜜炙；除寒湿，酒炙；治泻痢，酥炙。	得配本草	136
黄蘗【黄柏】	盐制治下，蜜炙治中。酒炒治血分之痛，盐制去骨间之疼。	本草述钩元	112
	蜜炙不伤胃，酒制治上，蜜制治中，盐制治下，炒黑止崩带。	本草备要	117
	酒炒治上，蜜炒治中，盐炒治下。	本草必用	125
	治中蜜炙，治下盐水制，治上酒制，止崩带炒炭，涂疮乳调。	得配本草	136
	生用降实火，炒黑止崩带，酒制治上，蜜制治中，盐制治下。	本草分经	156

续表

药名	摘录	文献名称	文献编号
黄连	上焦火，酒炒；虚火，醋炒；食积火，黄土炒；点眼赤，人乳浸。	本草备要	117
	治上焦之火，则以酒炒；治中焦之火，则以姜汁炒；治下焦之下，则以盐水炒，或朴硝研细调水和炒；治气分湿热之火，则以茱萸汤浸炒；治血分块中伏火，则以干漆末调水炒；治食积之火，则以黄土研细调水和炒。	修事指南	123
	上焦火酒炒，中焦火姜汁炒，下焦火盐水或童便炒，食积火黄土炒。	本草从新	132
	上焦火酒炒，中焦火姜汁炒，下焦火盐水或童便炒，食积火黄土炒。	本草求真	140
	虚火醋炒，上焦火酒炒，中焦火姜汁炒，下焦火盐水或童便炒。	本草辑要	145
	酒炒泻上火，便炒泻下火，姜炒止火呕，盐炒除伏火，茱萸炒止火痛，壁土炒止火泻。	本草正义	151
	上焦火酒炒，中焦火姜炒，下焦火盐水炒，或童便炒，食积火黄土炒，湿热在气分吴萸汤炒，在血分醋炒。	医家四要	164
	治上焦用酒炒，治中焦用姜汁炒，泻下焦以盐水炒。	本草便读	166
黄芪	恶寒酒炒，胃虚泔治，有汗蜜炙。	嵩厓尊生全书	122
	血虚肺燥，捶扁蜜炙，发表生用。气虚肺寒，酒炒。	本草求真	140
	血虚肺燥，捶扁蜜炙，发表生用。气虚肺寒，酒炒。	本草汇纂	161
黄芩	除风热生用，入血分酒炒，泻痢姜汁拌炒，胆热用猪胆汁拌，晒干。	医宗说约	109
	醋炒内行，酒炒外行。	长沙药解	130
茴香	上行酒炒黄，下行盐水炒。	本草述钩元	112
龙胆草【龙胆】	生用下行，酒炒上行，蜜炒中行，猪胆汁拌炒，降火愈速。	得配本草	136
茜草	酒炒行血，童便炒止血。	得配本草	136
芍药	酒炒避寒，入女人血药以醋炒。	握灵本草	105
	酒炒避中寒，醋炒入女人血。	修事指南	123
升麻	补中酒炒，止咳、汗蜜炒。	本草述	111
	发散生用，补中酒炒，止咳、汗蜜炒，滞下醋拌炒。	本草述钩元	112
生地【地黄】	上升酒炒，痰隔姜汁炒，入肾青盐水炒。阴火咳嗽，童便拌炒。	得配本草	136
干地黄【地黄】	酒制上行、外行，姜制不泥膈。	本草备要	117
熟地【地黄】	痰多姜汁炒，行血酒炒，润肠人乳炒，纳气砂仁炒，降火童便煮。	得配本草	136
香附	入血分酒炒，降虚火童便浸，开郁醋炒，止血便浸炒黑，温经艾汁炒，消痰姜汁炒。	医宗说约	109
	行血酒炒，敛血醋炒。	痧胀玉衡	113
	酒浸炒，行经络。醋浸炒，消积聚，且敛其散。姜汁炒，化痰饮。	本草备要	117
	理肾气盐水炒，气滞酒炒，消肝积醋炒，化痰姜汁炒，散痞童便炒，润燥盐水炒。	得配本草	136
延胡索	上部酒炒，中部醋炒，下部盐水炒。	握灵本草	105
	酒炒行血，醋炒止血。	医宗说约	109
	行血酒制，止血醋炒，破血生用，调血炒用。	本草述钩元	112
	酒炒行血，醋炒止血，生用破血，炒用调血。	本草备要	117
	酒炒行血，醋炒止血，炒用调血，生用破血。	本草从新	132
	止血醋炒，上部酒炒，中部醋妙，下部盐水炒。	得配本草	136
	酒炒行血，醋炒止血，生用破血，炒用调血。	本草求真	140
	酒炒行血，醋炒止血。	本草辑要	145
益母草	白花入气分，红花入血分。或酒拌蒸，或蜜水炒。去瘀生用。	得配本草	136
泽泻	健脾，生用，或酒炒用；滋阴利水，盐水炒。	得配本草	136

续表

药名	摘录	文献名称	文献编号
知母	上行酒浸，焙；下行盐水炒。	握灵本草	105
	生用泻胃火，盐酒炒泻肾火。忌铁。去毛。	医宗说约	109
	上行酒浸，焙干；下行同盐水润，焙。	本草述钩元	112
	酒焙上行，盐水焙下行。	本草必用	125
	上行酒润，焙；下行盐水润，焙。	外科证治全生集	127
	上行酒浸，下行盐水拌。	本草从新	132

由文献可知，酒制的原理和理论是不断积累和发展的。唐宋时期虽记载了大量酒制品种和方法，但对于酒制的原理和理论，并没有明确记载。元代，炮制理论发展迅速。至明代，《本草蒙筌》将酒制的作用总结为“酒制升提”，此种说法对后世影响很大，直到今天仍被中医药界拿来解释药物酒制的目的。通过考证历史可以发现，“升提”是酒制的作用之一，但并不是其全部作用，酒制还有去除中药寒性或毒副作用、去腥、去杂质等多方面的功用。因此，对于药物酒制的原理，须视具体品种具体分析，绝不能一概而论。

四、小结

历代酒制的方法很多，主要有酒浸、酒渍、酒洗、酒蒸、酒煮、酒炖、酒煎、酒熬、酒炒、酒炙、酒焙、酒淬、酒煨、酒制等法，涉及近300种常见中药。从各朝代酒制品种的数量来看，宋代和明代是酒制发展比较快的两个时期，新增品种分别达到了110种左右和80种左右。清代新增24种，大部分品种沿用了前代的酒制方法。通过整理，剔除不常用的中药品种和炮制工艺方法，现代还保留下80左右个品种，酒制方法主要有酒炒、酒煮、酒蒸、酒浸、酒淬、酒炖等。目前，2015年版《中华人民共和国药典》中收载的方法为酒炒（炙）、酒蒸等，涉及药材的品种有25种。

本章在进行酒制方法分类时，按照炮制的难易程度或药物的加热程度进行划分，例如酒浸、酒洗是属于不加热的；酒炒、酒焙、酒煮是短时间加热；酒蒸、酒炖是长时间加热。现代单纯以酒浸、酒洗的方法进行炮制的药物已无记载，多数药物是以酒为辅料“水火共制”。酒炒和酒炙在古代是有区别的，炙，强调“以物贯之加热烘烤”，就是将药物穿起来放火上烤。20世纪60年代前后，酒炒与酒炙是混用的，现代把酒炒定义为酒炙。本书旨在继承古代典籍中的炮制方法，故在进行方法分类时，酒炒、酒炙分开统计。

通过对历代酒制方法与理论的整理和总结，我们可以了解到中药酒制的原始意图是利用酒本身的性质以协同或改变药物性能。唐代《备急千金要方》中曾说：“凡服药酒，欲得酒气相接，无得断绝，绝则不得药力。”“诸汤用酒者，皆临熟下之。”《食疗本草》中亦有药物加酒同服的记载。这些都说明，药物与酒同用时要保证酒的存在，不使其断“酒气”，防止酒挥散，才能发挥酒的作用。元代《汤液本草》中也强调“借酒力以上腾”“以酒将之，可行至高之分”“假酒力则微温大补”。宋代《重修政和经史证类备用本草》将酒的作用概括为“行药势”“杀百邪恶毒气”“通血脉”“杀腥”等。所以，酒制的原始意图既包括引药上行、祛寒、引经等，还包括除腥、矫臭等，在研究时要统筹考虑。

对历代酒制方法和理论进行整理和总结时，应正确理解并深入研究“酒制升提”理论。明代陈嘉谟将酒制的基本原理归纳为“酒制升提”，具有一定的指导意义。但酒制的目的和作用是多方面的，除“升提”（即上行药势）外，酒制还有祛寒、去除副作用、引药入经、帮助粉碎、精制药物、去腥、助溶等作用，对“酒制升提”之说，只能具体药物具体分析理解。如《珍珠囊》中说：“中焦有疮，须用黄连酒洗；下焦有疮，须用防己，俱酒洗。”同时，“酒制升提”是相对而言，并非绝对。如对于有些苦寒药，酒制的目的是借酒的辛甘大热及上行发散之功来制约其苦寒峻下之烈，变峻下为缓下，相对说来就是“升提”之意。对于“酒制升提”理论，可以从酒制中药在体内的吸收、分布、代谢、排泄等过程来进行深入研究，从药物的“体内命运”来探讨“酒制升提”的内涵。

从酒制的古代文献记载来看，酒制工艺复杂，方法繁多，不同医家所载同一酒制方法，其具体操作往往也不统一。对于操作特别复杂而使用不多的炮制方法，可以酌情舍弃，对于典籍中大多存在的方法，应予以保留。当然，这也不是绝对的。炮制工作者经过取舍，保留了传统的酒蒸、酒炒、酒浸等法，但具体工艺还停留在传统描述阶段，缺乏量化、客观的指标，如炮制时间、炮制温度、酒的用量等。因此，应推进统一炮制操作工艺和质量标准的研究。

中药炮制所用的酒，自古以来用的是曲酿米酒，古代称“清酒”“无灰酒”等，现代称“黄酒”。唐代《新修本草》中始做出“药之用酒，惟米酒入药”的规定。烧酒即白酒、蒸馏酒自元朝时才有用于制药的记载。《本草纲目》中说：“烧酒非古法也，自元时始创其法。”

黄酒与白酒的制法不同，其成分也不完全相同，作用亦有所异。黄酒与白酒皆含乙醇，但白酒的含醇量高。乙醇的作用与中医所认识的酒的作用是一致的。而少量的蛋白质、糖类、色素等物质，似不能起到升提、行药势、祛寒、引经等作用，故有人认为白酒可以代替黄酒制药，以含醇量折量使用。但黄酒炮制药材赋予药物的色、香、味等是白酒所没有的。因此，白酒能否代替黄酒制药，有待研究验证。

总之，在进行酒制研究设计时，要充分考虑酒制升提、祛寒、引经、矫臭矫味等原始意图，着重对炮制工艺和炮制理论进行研究。对于炮制工艺，应尽可能规范炮制工艺参数，以实现中药饮片的规范化、现代化生产，以保证饮片的质量，保证临床用药安全。

（本章编审专家：张振凌）

第十章

中药醋制技术的历史沿革研究

醋制是中药炮制技术中常用的方法之一。醋制法系将净药材或生药片与定量米醋拌匀，闷润，使米醋渗入药材组织内部，再进行炒制、煮制、炖制等处理的一类炮制方法。醋制可引药入肝，增强药物活血止痛或收敛固涩的作用，亦能降低或消除药物毒副作用，矫臭矫味。

中药醋制技术历史悠久，方法繁多，同一中药，醋制方法不一。厘清中药醋制技术的来龙去脉及不同历史时期醋制方法的演变过程，对正确继承和发扬醋制技术有重大意义。本章就炮制辅料醋、醋制方法及药物的历史沿革进行了文献资料的整理，以供研究参考。

一、辅料醋的历史沿革

醋，古称“酢”“醯”“苦酒”等。据现有文献记载，古代劳动人民以曲作为发酵剂来酿制食醋，历史已有三千年以上。醋不仅被用作调味剂，还被广泛应用于中药的炮制。醋用于制药始于汉代，如《金匮玉函经》中有乌梅“苦酒渍”，《金匮要略方论》中有苦参“苦酒煮服”等。唐代《千金翼方》中有丹砂“醋浸”，《食疗本草》中有大黄“醋煎”，蚶以“米醋三度淬”，草蒿“醋腌”，蓬莪术【莪术】“醋磨”，《仙授理伤续断秘方》中有鳖甲“醋炙三次，令赤色”等。宋代《三因极一病证方论》中京三棱【三棱】用“醋煨”法，至此，以醋炮制中药的方法基本均已出现。醋的发明与应用，丰富了用药内容，其被应用于炮制药物，从而产生了以醋为辅料的炮制方法，充实了药物炮制的内容。历代曾用醋炮制的药物约有 325 种，沿用至今的达 72 种之多。

二、醋制品种和方法的沿革

本章重点参考了《历代中药炮制资料辑要》《历代中药炮制法汇典》等著作，对历代以醋作为辅料所炮制中药的品种数进行了统计。其中，唐代之前醋制药物记载较少，有 4 种；唐代增幅明显，有 25 种，新增 23 种；宋代和明代由于中医药文化的发展，关于醋制的记载也较多，宋代有 120 种左右药物采用醋制法，新增 110 种左右，明代有 170 种左右，新增 70 种左右；元代由于受到战乱影响，保留的醋制的品种不多，有 33 种，新增 11 种；清代主要沿用前代方法，有 100 种左右药物采用醋制法，新增 31 种；现代通过精简、归纳、整理，主要记载了约 72 种醋制药物。

历代用醋炮制药物的方法主要有以下几种：醋浸（渍）、醋洗、醋蒸、醋煮、醋炖、醋煎、醋炒、醋炙、醋浸（焙）、醋烤、醋煅（淬）、醋煨、醋制。

具体统计见表 10–1。

表 10–1　历代醋制方法统计表

方法	朝代						
	唐代之前	唐	宋	元	明	清	现代
醋熬				√	√		
醋浸（渍）	√	√	√	√	√	√	√
醋洗							
醋蒸		√	√		√		√
醋煮	√	√	√	√	√	√	√
醋炖							√
醋煎		√	√		√		√
醋炒		√	√	√	√	√	√

续表

方法	朝代						
	唐代之前	唐	宋	元	明	清	现代
醋炙	√	√	√	√	√	√	√
醋浸（焙）			√	√	√	√	√
醋烤							√
醋煅（淬）		√	√	√	√	√	√
醋煨			√			√	
醋制			√				
其他			√	√	√		

1. 唐代之前

唐代之前醋制中药品种不多，包括鳖甲、苦参、乌梅、乌喙 4 种。

按照典籍的记载，该时期醋制的方法主要有醋浸（渍）、醋煮、醋炙等。以上 4 种中药中，醋浸的有 2 种，为乌梅、乌喙；醋煮的有 1 种，为苦参；醋炙的有 1 种，为鳖甲。

具体见表 10–2。

表 10–2　唐代之前醋制药物统计表

醋制方法	药名	摘录	文献名称	文献编号
醋浸（渍）	乌梅	苦酒渍。	金匮玉函经	2
		以苦酒渍乌梅一宿，去核，蒸之五升米下，饭熟，取捣成泥。	注解伤寒论	5
	乌喙	苦酒渍（洗息肉）。	肘后备急方	7
醋煮	苦参	苦酒煮服。	金匮要略方论	3
醋炙	鳖甲	大者，去裙襕，醋炙焦黄。	华氏中藏经	6

2. 唐代

唐代中医药迅速发展，中药炮制技术不断发展提高，工艺衍进。唐代医药古籍共记载醋制品 25 种，其中新增 23 种，新增药物如下所示：艾叶、扁豆、鳖甲、白花蛇【蕲蛇】、苍术、草蒿、陈橘皮【陈皮】、豉心、川乌、草乌、磁石、丹砂【朱砂】、大黄、何首乌、黄檗皮【黄柏】、蚶、南星【天南星】、青桑炭、蜀椒、松墨、菟丝子、无名异、乌梅、小麦、自然铜。

按照典籍的记载，唐代醋制的方法主要有醋浸（渍）、醋蒸、醋煮、醋煎、醋炒、醋炙、醋煅（淬）等，较唐之前主要增加了醋蒸、醋煎、醋炒、醋煅（淬）。其中，醋浸（渍）的有 7 种，如黄檗皮【黄柏】、乌梅等；醋蒸的有 3 种，为艾叶、扁豆、豉心；醋煮的有 5 种，如川乌、何首乌等；醋煎的有 2 种，为大黄、蜀椒；醋炒的有 1 种，为松墨；醋炙的有 1 种，为鳖甲；醋煅（淬）的有 5 种，如自然铜、磁石等。

这一时期炮制方法有了较大改进，具体体现在以下几点：（1）炮制方法联合应用。很多药物都不是简单的浸、煮、蒸，而是将几种方法结合到一起进行炮制，如《外台秘要》中记载豉心“以酸醋拌，蒸干，如此者三，熬令微黄”。（2）炮制工艺规范化。如《颅囟经》中记载陈橘皮【陈皮】“二两，酸醋二合，浸两日，晒干”。

具体见表 10–3。

表 10–3　唐代醋制药物统计表

醋制方法	药名	摘录	文献名称	文献编号
醋浸（渍）	扁豆	生捣叶一把，以少醋浸，取汁服之。	食疗本草	14
	陈橘皮【陈皮】	二两，酸醋二合，浸两日，晒干。	颅囟经	18
	草蒿	醋腌……小便渍两日一宿，干，研末。	食疗本草	14
	丹砂【朱砂】	醋浸。	千金翼方	12
	黄檗皮【黄柏】	醋渍含之。	食疗本草	14
	乌梅	醋浸，剥取肉。	外台秘要	15
	小麦	一升半，醋一升半，渍之一宿，出，曝，醋尽止。	外台秘要	15
醋蒸	艾叶	醋蒸，焙干。	银海精微	13
	扁豆	醋拌蒸，曝干，三拌，三曝，三蒸。	千金翼方	12
	豉心	以酸醋拌，蒸干，如此者三，熬令微黄。	外台秘要	15
醋煮	川乌	醋煮。	仙授理伤续断秘方	19
	草乌	醋煮七次。	仙授理伤续断秘方	19
	苍术	醋煮七次。	仙授理伤续断秘方	19
	何首乌	醋煮。	仙授理伤续断秘方	19
	南星【天南星】	醋煮三次。	仙授理伤续断秘方	19
醋煎	大黄	醋煎。	食疗本草	14
	蜀椒	齿痛，醋煎含之。	食疗本草	14
醋炒	松墨	醋炒。	仙授理伤续断秘方	19
醋炙	鳖甲	米醋涂炙。	颅囟经	18
		醋炙三次令赤色。	仙授理伤续断秘方	19
醋煅（淬）	磁石	火煅，醋淬七次，水飞过。	银海精微	13
		烧红，醋浸三次。	银海精微	13
	蚶	烧壳，以米醋三度淬。	食疗本草	14
	青桑炭	炭火煅令赤烟起，用酸醋杀为炭。	仙授理伤续断秘方	19
	无名异	烧红，醋淬七次。	仙授理伤续断秘方	19
	自然铜	火煅，酸醋淬，存性。	仙授理伤续断秘方	19
		煅醋淬七次，别研。	仙授理伤续断秘方	19

3. 宋代

宋代医药古籍共记载醋制品 120 种左右，其中新增 110 种左右，新增品种如下所示：（以 A 开头）阿魏、艾叶；（以 B 开头）巴豆、白附子、白龙骨、白麦饭石【麦饭石】、白术、白芜荑【芜荑】、白芷、鳖甲、败龟、斑蝥、半两钱、半夏、荜菝【荜茇】、荜茇、萆薢；（以 C 开头）陈皮、鸱头、赤石脂、蚕沙、苍术、川芎、磁石、川楝子、穿山甲、川山甲【穿山甲】、川大黄【大黄】、雌黄；（以 D 开头）大黄、代赭石【赭石】、丹砂【朱砂】、当归、地龙、地榆；（以 E 开头）莪术；（以 F 开头）防葵、附子；（以 G 开头）干地黄【地黄】、干漆、干蝎【全蝎】、甘草、甘遂、蛤蚧、狗脊、龟甲；（以 H 开头）蚶壳、寒水石、黑豆、红兰花【红花】、虎头骨【虎骨】、虎胫骨【虎骨】、虎前胫【虎骨】、虎骨、花蕊石、花桑枝、黄连末、汉椒【花椒】；（以 J 开头）姜石、金牙、京三棱【三棱】、韭子【韭菜子】、鸡子、卷柏；（以 L 开头）狼毒、莨菪、莨菪子、栗子、鹿角、良姜【高良姜】、鹿茸、绿矾；（以 M 开头）马蔺草、麦饭石、密陀僧、牡蛎；（以 N 开头）硇砂；（以 P 开头）硼砂、蓬莪术【莪术】、砒霜；（以 Q 为开头）铅霜、青皮、全蝎；（以 R 开头）乳香；（以 S 开头）三棱、桑枝、桑螵蛸、蛇含石、蛇黄【蛇含石】、生乌龟【龟甲】、松墨、蛇蜕、石膏、石灰、石榴根皮、石蟹、石燕子【石燕】、石茱萸、蜀椒

【花椒】、熟艾末、熟艾、酸石榴皮;（以 T 开头）铁华粉、天南星;（以 W 开头）晚蚕砂【蚕沙】、乌蛇肉、乌豆、乌药、吴茱萸、五灵脂;（以 X 开头）雄黑豆【黑豆】、细墨、虾黄、香附子【香附】、小麦、小蒜、雄黄、芎䓖【川芎】、虾黄;（以 Y 开头）延胡索、芫花、羊胫骨、阳起石、野葛、银星石、御米壳【罂粟壳】、罂粟壳、禹余粮;（以 Z 开头）皂角、自然铜、制苍术、皂荚【皂角】、皂角刺、针砂、踯躅、枳实、紫石英等。

按照典籍的记载，宋代醋制的方法主要有醋浸、醋蒸、醋煮、醋煎、醋炙、醋炒、醋煨、醋（浸）焙、醋煅（淬）、醋制等。其中，醋浸的有 9 种，如阿魏、雌黄等；醋蒸的有 1 种，为川大黄【大黄】；醋煮的有 24 种，如艾叶、巴豆等；醋煎的有 5 种，如阿魏、巴豆等；醋炒的有 46 种，如地榆、地龙等；醋煨的有 1 种，为甘草；醋炙的有 24 种，如鳖甲、川山甲【穿山甲】等；醋（浸）焙的有 7 种，如白芷、天南星等；醋煅（淬）的有 34 种，如赤石脂、自然铜等；醋制的有 1 种，为三棱。另外，有 7 种药物具体醋制方法不明，如铁华粉，仅言"以铁拍作片段，置醋槽中，积久生衣，刮之"。

具体见表 10–4。

表 10–4　宋代醋制药物统计表

醋制方法	药名	摘录	文献名称	文献编号
醋浸	阿魏	醋浸一宿，以面为糊。	太平惠民和剂局方	37
	半夏	用捣了白芥子末二两，头醋六两，二味搅令浊，将半夏投于中，洗三遍用之。半夏上有隙涎，若洗不净，令人气逆。	雷公炮炙论	20
	雌黄	酽醋浸。	普济本事方	35
	丹砂【朱砂】	酽醋浸。	普济本事方	35
	附子	入大麦粥，加曲成之醋，淹浸七日，摊晒，生白衣后，向慢风日中晒。	重修政和经史证类备用本草	30
	硇砂	醋一盏，浸一宿。	博济方	22
	乌豆	好醋浸三宿，日干。	类编朱氏集验医方	50
	吴茱萸	米醋浸一宿，烧地坑，入茱萸及醋，盆盖，勿泄气，冷取出。	太平圣惠方	21
	自然铜	甘草汤煮，滤干，醋浸。	雷公炮炙论	20
醋蒸	川大黄【大黄】	醋浸二宿，蒸九度，研为糊。	博济方	22
醋煮	艾叶	醋煮一时辰，焙。	圣济总录	32
	巴豆	醋一升，煮令紫色。	博济方	22
	白龙骨	醋煮。	三因极一病证方论	41
	萆薢	醋煮七次，日干。	类编朱氏集验医方	50
	鳖甲	以绿色仍重七两以上者，置醋五升于中，缓火逼之令尽，然后去裙，捣入药。	重修政和经史证类备用本草	30
		醋煮三五十沸，去裙，别用醋涂。	三因极一病证方论	41
		醋煮黄。	传信适用方	42
	斑蝥	去头、足并翅，醋煮香熟，焙干。	三因极一病证方论	41
	半夏	醋浸一宿，银石器中煮醋尽，焙。	圣济总录	32
		汤去滑，醋煮令透。	三因极一病证方论	41
	川楝子	醋一碗，煮干，焙燥。	女科百问	53
	黄连末	猪胆一枚，入末在内，以好醋煮十余沸，取出，挂候干，研为末。	圣济总录	32
	京三棱【三棱】	醋煮令透，切，焙。	太平惠民和剂局方	37
		醋煮一伏时。	三因极一病证方论	41
	韭子【韭菜子】	以醋汤煮后，炒令如油麻者。	圣济总录	32

续表

醋制方法	药名	摘录	文献名称	文献编号
醋煮	莨菪	十两，头醋一镒，煮尽为度。	雷公炮炙论	20
	鹿角	用酽醋煮七日……其角白色软如粉，即细捣作粉，却以无灰酒煮其胶，阴干。	雷公炮炙论	20
	蓬莪术【莪术】	醋煮令透，切，焙。	太平惠民和剂局方	37
	蜀椒【花椒】	椒二两，醋二升，煮醋尽，慢火焙干，为末。	重修政和经史证类备用本草	30
	天南星	醋煮十沸，炙干。	太平圣惠方	21
	吴茱萸	用醋先沸，再入茱萸，醋尽晒干。	雷公炮炙论	20
		醋煮。	三因极一病证方论	41
	雄黄	醋煮，别研。	圣济总录	32
		沙锅中醋煮三伏时取出，薄醋洗过，夜露晓收，三度，细研如粉。	圣济总录	32
		打如皂荚子大，绢袋盛，米醋煮三伏时，研如粉。	太平惠民和剂局方	37
		醋煮，水飞。	小儿卫生总微论方	38
		用独蒜、萝卜根同醋一大盏煮至醋尽为度。	小儿卫生总微论方	38
	小麦	醋煮，晒干。	校注妇人良方	45
	小蒜	心痛不可忍，同酽醋煮，顿服之，立效。	履巉岩本草	55
	延胡索	醋煮。	济生方	46
	芫花	醋煮干，焙燥。	卫生家宝产科备要	43
	针砂	醋浸一宿，煮干，研极细。	类编朱氏集验医方	50
		醋一小盏煮干，铫内火出烟尽即倾出。	圣济总录	32
	制苍术	二两，干木瓜一两，醋一升煮干。	类编朱氏集验医方	50
醋煎	阿魏	一两，以醋一碗，煎成膏。	太平圣惠方	21
		醋半斤，煎为膏。	博济方	22
	巴豆	二十枚，研烂，醋一中盏熬成膏。	太平圣惠方	21
		去皮心膜，醋熬令赤黄，净洗，压出油，取末。	圣济总录	32
		三十个，用硫黄一皂子大，研细，醋两盏，煎令醋尽为度，只用巴豆。	圣济总录	32
		二十粒，去壳研细，煎醋一钟，熬膏半钟。	产宝杂录	52
	鳖甲	治气，头醋下火煎，去裙并肋骨；治劳，童子小便煮，去裙留骨。	雷公炮炙论	20
	熟艾末	二两，以醋二升，煎如膏。	太平圣惠方	21
	枳实	去瓤，麸炒，捣末，米醋二升，别煎如膏。	圣济总录	32

续表

醋制方法	药名	摘录	文献名称	文献编号
醋煎	鳖甲	黄泥外固，米醋二碗，化硇砂一两，慢火熬干。	太平惠民和剂局方	37
	川大黄【大黄】	醋浸一炊久，沥干，慢火熬熟。	太平圣惠方	21
	陈皮	米醋熬。	三因极一病证方论	41
	狼毒	醋熬。	博济方	22
	硇砂	醋二碗，熬至半碗。	圣济总录	32
		醋熬成霜，研。	圣济总录	32
	砒霜	醋熬五遍，细研。	太平圣惠方	21
		一两，以醋浆水一碗，于端午日，日未出时，慢火熬如稀糊。	太平圣惠方	21
		一钱，用醋半盏，慢火熬醋尽。	小儿卫生总微论方	38
	硼砂	醋化去石，熬取霜。	太平圣惠方	21
	青皮	米醋熬。	三因极一病证方论	41
	乳香	细研，米醋一碗，熬令熟香。	太平惠民和剂局方	37
	五灵脂	酯熬成膏。	太平圣惠方	21
醋炒	艾叶	酯炒。	济生方	46
		好醋煮，炒黄色。	疮疡经验全书	68
	白附子	捣粗末，醋拌匀，慢火铫子内炒干。	圣济总录	32
	白术	醋浸一宿，炒。	圣济总录	32
	白芜荑【芜荑】	醋炒令紫。	圣济总录	32
	萆薢	以醋五升同煮干，炒令青烟出即住。	圣济总录	32
	蚕沙	醋炒。	圣济总录	32
	苍术	醋炒。	圣济总录	32
	陈皮	醋炒。	博济方	22
	川芎	醋炒。	博济方	22
	芎䓖【川芎】	醋浸一宿，炒。	圣济总录	32
	大黄	醋浸久，慢火炒令熟。	圣济总录	32
		醋炒紫色。	圣济总录	32
	当归	醋炒。	博济方	22
	地龙	醋炒。	博济方	22
	地榆	醋炒，焙干。	博济方	22
	莪术	醋浸，炒。	校注妇人良方	45
	蓬莪术【莪术】	醋炒。	校注妇人良方	45
	防葵	醋拌炒令黄。	太平圣惠方	21
	干漆	捣末，点醋炒，烟尽为度。	圣济总录	32
	干蝎【全蝎】	醋拌，微炒。	圣济总录	32
	甘遂	醋炒干。	圣济总录	32
	干地黄【地黄】	醋内炒过。	博济方	22
	黑豆	醋拌，烧令焦。	太平圣惠方	21
	狼毒	醋拌，炒黄。	太平圣惠方	21
	莨菪子	醋浸一宿，炒黑色。	圣济总录	32

续表

醋制方法	药名	摘录	文献名称	文献编号
醋炒	良姜【高良姜】	醋浸，炒。	产宝杂录	52
	马蔺草	醋炒。	扁鹊心书	54
	全蝎	点醋微炒。	博济方	22
	京三棱【三棱】	醋拌炒令干。	太平圣惠方	21
		醋浸一宿，炒令黄。	博济方	22
	三棱	醋拌炒。	疮疡经验全书	68
	桑枝	纳锅中，入米醋，炒黑存性，为末。	圣济总录	32
	石茱萸	醋炒。	博济方	22
	石榴根皮	醋炒。	博济方	22
	酸石榴皮	米醋炒。	类编朱氏集验医方	50
	天南星	醋拌，炒令黄。	太平圣惠方	21
	五灵脂	醋炒。	圣济总录	32
	吴茱萸	醋浸一宿，炒。	圣济总录	32
		醋炒，焙。	圣济总录	32
	乌蛇肉	醋拌，微炒。	太平圣惠方	21
	乌药	醋炒黄色。	卫生家宝产科备要	43
	雄黑豆【黑豆】	入米醋，炒焦存性。	圣济总录	32
	香附子【香附】	醋浸，炒透，炒干。	产宝杂录	52
	延胡索	醋炒。	博济方	22
	芫花	醋拌炒黄。	太平圣惠方	21
		醋浸过，炒令黄色。	博济方	22
		醋炒令黄色。	博济方	22
		醋炒焦。	苏沈良方	23
		好醋于土锅内煮过，干炒，令烟出焦黑。	史载之方	25
		醋拌，新瓦上慢火炒焦紫色。	伤寒杂病论	27
		醋浸一宿，炒黑。	全生指迷方	33
		醋炒令微焦，焙干，为末。	三因极一病证方论	41
		醋炒。	济生方	46
		醋浸一宿，煮干，炒。	类编朱氏集验医方	50
	野葛	醋拌，炒令干。	太平圣惠方	21
	御米壳【罂粟壳】	醋炒。	扁鹊心书	54
	针砂	醋炒。	太平圣惠方	21
	踯躅	醋炒。	伤寒杂病论	27
	枳实	醋炒。	校注妇人良方	45
	自然铜	醋炒干，研。	传信适用方	42
醋煨	甘草	纸裹五七重，醋浸令透，火慢煨干，七遍。	苏沈良方	23
醋炙	阿魏	半两，面三两，先将醋化，溲作饼子，炙黄。	博济方	22
	败龟	醋炙。	苏沈良方	23
	斑蝥	少醋炙熟。	太平惠民和剂局方	37

续表

醋制方法	药名	摘录	文献名称	文献编号
醋炙	鳖甲	醋和黄泥固济，令干。	太平圣惠方	21
		酽醋炙黄色用。	重刊本草衍义	3I
		醋浸三日，慢火反复炙令黄赤色。急用，只蘸醋炙，候黄色。	太平惠民和剂局方	37
	鸱头	涂醋炙黄焦。	太平圣惠方	21
	穿山甲	醋炙。	卫济宝书	39
	川山甲【穿山甲】	醋炙。	三因极一病证方论	41
	当归	去芦，醋浸一宿，炙令黄焦。	小儿卫生总微论方	38
	地榆	醋炙。	圣济总录	32
	附子	醋炙。	济生方	46
	蛤蚧	用醋少许涂，炙令赤色。	太平圣惠方	21
		一对，洗净，醋炙。	三因极一病证方论	41
	狗脊	去毛，醋炙。	圣济总录	32
	龟甲	米醋炙。	重修政和经史证类备用本草	30
	虎头骨【虎骨】	涂醋炙令黄。	太平圣惠方	21
	虎胫骨【虎骨】	六两，硇砂一两，以醋一中盏浸化，于虎胫骨上涂炙尽为度。	太平圣惠方	21
	虎前胫【虎骨】	醋浸，净洗了，涂酥炙。	脚气治法总要	26
	虎骨	醋炙。	太平惠民和剂局方	37
	卷柏	醋炙。	济生方	46
	狼毒	醋煮半日，曝干，醋浸炙。	太平圣惠方	21
	鹿茸	去毛，切，醋炙。	三因极一病证方论	41
		醋炙或醋蒸，焙。	济生方	46
	硇砂	半两，用醋浆水淹，搅五七百度，用纸滤过，瓷器内慢火逼令干。	圣济总录	32
	桑螵蛸	醋浸，炙令焦黄色。	圣济总录	32
	蛇蜕	蛇皮埋地下一宿，用醋浸一时，火炙干。	雷公炮炙论	20
	细墨	醋化硇砂二两涂尽，炙干。	三因极一病证方论	41
	芫花	醋炙。	女科百问	53
	羊胫骨	去肉，用硇砂二两、醋二升同煎，骨炙焦黄。	博济方	22
	罂粟壳	醋炙。	三因极一病证方论	41
	皂角	醋炙焦，去皮、子。	类编朱氏集验医方	50
	皂荚【皂角】	去皮、子，醋炙。	圣济总录	32

续表

醋制方法	药名	摘录	文献名称	文献编号
醋（浸）焙	白芷	醋浸，焙干。	圣济总录	32
醋（浸）焙	荜茇	头醋浸一宿，焙干。	雷公炮炙论	20
醋（浸）焙	半夏	醋一升半，煮尽醋，焙干。	普济本事方	35
醋（浸）焙	红兰花【红花】	十两，以醋二升，浸二宿，焙干，如此醋尽为度。	太平圣惠方	21
醋（浸）焙	蓬莪术【莪术】	醋浸一宿，焙。	三因极一病证方论	41
醋（浸）焙	天南星	醋浸一宿，汤洗七次，焙。	陈氏小儿病源方论	48
醋（浸）焙	晚蚕砂【蚕沙】	醋浸，焙干。	圣济总录	32
醋煅（淬）	麦饭石	烧醋淬三遍。	太平圣惠方	21
醋煅（淬）	白麦饭石【麦饭石】	炭火烧赤，醋中浸之十遍。	校正集验背疽方	44
醋煅（淬）	白麦饭石【麦饭石】	炭火煅红，酽醋淬之，煅十次，碾为末，研极细。	类编朱氏集验医方	50
醋煅（淬）	半两钱	醋煅。	类编朱氏集验医方	50
醋煅（淬）	赤石脂	煅，醋淬。	三因极一病证方论	41
醋煅（淬）	赤石脂	醋淬，水飞。	类编朱氏集验医方	50
醋煅（淬）	赤石脂	火煅，醋淬七次。	扁鹊心书	54
醋煅（淬）	磁石	火煅，醋淬八九次。	普济本事方	35
醋煅（淬）	磁石	火煅，醋淬十次，研。	小儿卫生总微论方	38
醋煅（淬）	磁石	煅，醋淬。	三因极一病证方论	41
醋煅（淬）	磁石	二两，火煅七次，醋淬，用葱子一合，木通三两，入水同煎一昼夜。	类编朱氏集验医方	50
醋煅（淬）	代赭石【赭石】	醋淬，煅五六次。	普济本事方	35
醋煅（淬）	代赭石【赭石】	火煅，醋淬十次。	小儿卫生总微论方	38
醋煅（淬）	代赭石【赭石】	醋淬无数次，以易碎为度。	小儿卫生总微论方	38
醋煅（淬）	代赭石【赭石】	火煅，醋淬七次。	济生方	46
醋煅（淬）	代赭石【赭石】	醋淬，水飞。	类编朱氏集验医方	50
醋煅（淬）	附子	醋浸，炮，淬三次，去皮脐。	外科精要	49
醋煅（淬）	干蝎【全蝎】	火烧地令红，醋泼地上，覆定一时去毒。	传信适用方	42
醋煅（淬）	蚶壳	烧，以米醋三度淬后，埋令坏。	重修政和经史证类备用本草	30
醋煅（淬）	寒水石	火煅，醋淬七遍，捣，研，水飞令极细。	太平惠民和剂局方	37
醋煅（淬）	花蕊石	醋煅。	疮疡经验全书	68
醋煅（淬）	花桑枝	以炭烧烟尽，旋旋投入酽醋中，取出焙干。	圣济总录	32
醋煅（淬）	花桑枝	炭火烧烟尽，米醋淬，取出焙。	太平惠民和剂局方	37
醋煅（淬）	金牙	煅，醋淬。	圣济总录	32
醋煅（淬）	姜石	取粗理黄石如鹅卵大，猛烈火烧令赤，内酽醋中，因有屑落醋里，频烧，淬石至尽，取屑曝干，捣筛，和醋涂之。	重修政和经史证类备用本草	30
醋煅（淬）	绿矾	煅赤，酽醋淬过，复煅，如此三度。	重修政和经史证类备用本草	30
醋煅（淬）	绿矾	火煅通赤，酽醋淬之。	小儿卫生总微论方	38
醋煅（淬）	栗子	连皮烧，入米醋内浸，再烧，入醋内，存性为末。	圣济总录	32
醋煅（淬）	密陀僧	煅，醋淬，淘，研，控干。	圣济总录	32
醋煅（淬）	牡蛎	甘锅子内火煅，用醋淬七次，焙。	普济本事方	35
醋煅（淬）	牡蛎	醋纸泥固济，火煅。	女科百问	53

续表

醋制方法	药名	摘录	文献名称	文献编号
醋煅（淬）	砒霜	醋煮，煅。	太平惠民和剂局方	37
	全蝎	掘地坑，炭火烧坑通赤，醋一升泼内，令干，蝎子排坑底，碗盖一宿。	太平圣惠方	21
	蛇含石	煅三度，醋淬，却用甘草汤煮出酸气，研，飞。	太平惠民和剂局方	37
		煅，醋淬。	三因极一病证方论	41
		二两，用新铁铫子炭火煅通红，倾入米醋二升。	传信适用方	42
	蛇黄【蛇含石】	醋淬五次。	小儿药证直诀	28
		烧赤三四次，醋淬，飞研用之。	重修政和经史证类备用本草	30
		炭火煅通赤，醋淬三五度。	普济本事方	35
		烧赤，米醋淬。	小儿卫生总微论方	38
		煅，醋淬七次。	小儿卫生总微论方	38
		炭火烧蛇黄与铫子一般通赤，用钳取铫子出，更倾蛇黄入酽醋二升中，候冷取出，研极细则止。	三因极一病证方论	41
	石膏	火煅，醋淬七遍，捣，研，水飞令极细。	太平惠民和剂局方	37
	石灰	醋浸一宿，漉出待干，下火煅令腥秽气出，放冷细研。	雷公炮炙论	20
		风化者佳，以醋浸一宿，漉出，干，火煅去腥气尽，候冷，研细。	太平惠民和剂局方	37
	石蟹	烧，米醋淬，黑又烧，碎为末。	洪氏集验方	40
	石燕子【石燕】	煅，醋淬九遍。研。	圣济总录	32
	石燕	火煅，醋淬七遍，捣，研，水飞令极细。	太平惠民和剂局方	37
	生乌龟【龟甲】	去肉取壳，酸醋一碗炙数次，醋尽为度，仍煅令白烟，存性，用碗盖地出火毒。	类编朱氏集验医方	50
	松墨	醋淬。	女科百问	53
	细墨	烧，醋淬。	博济方	22
	虾黄	醋浸少时，大火煅过。	博济方	22
	阳起石	火煅，醋淬三次。	扁鹊心书	54
	银星石	烧赤，醋淬七遍。	太平圣惠方	21
	禹余粮	烧，醋淬三遍。	太平圣惠方	21
		醋淬。	重修政和经史证类备用本草	30
		火烧，醋淬。	重刊本草衍义	31
		火煅，醋淬。	小儿卫生总微论方	38
		火煅赤，醋淬数遍。	传信适用方	42
		火煅，醋淬十次，为细末，水飞，入锅内火煅通红。	类编朱氏集验医方	50
		火煅，醋淬七次。	扁鹊心书	54
	皂角刺	烧通赤，米醋内淬杀，焙干。	三因极一病证方论	41
	针砂	五两，用水淘净，焙干，用米醋二升，同余粮于砂锅内煮干为度，却再入铁铫内于炭中煅通红，取出令冷，吹去灰，细研。	传信适用方	42

续表

醋制方法	药名	摘录	文献名称	文献编号
醋煅（淬）	紫石英	火煅，醋淬七次。	济生方	46
		醋淬，水飞。	类编朱氏集验医方	50
	自然铜	煅红，以米醋浸，又煅十余次，水洗去灰，研。	圣济总录	32
		火烧令通赤，醋淬九遍，细研，罗过用。	太平惠民和剂局方	37
		入银窝内，炭盖口及四周，煅红，醋淬二三次，研。	类编朱氏集验医方	50
醋制	三棱	醋制。	校注妇人良方	45
其他	鸡子	去黄，内苦酒著鸡子壳中。	类证活人书	29
	铅霜	以铅杂水银十五分之一，合炼作片，置醋瓮中密封，经久成霜。	重修政和经史证类备用本草	30
	蜀椒【花椒】	烧砖令红，以醋泼砖，安椒，盖出汗，取红用。	圣济总录	32
	汉椒【花椒】	醋浸一宿，烧地通赤，椒薄摊于地，盖盆一宿取出。	太平圣惠方	21
	熟艾	醋调面成饼，甑上蒸熟，焙干。	类编朱氏集验医方	50
	天南星	脐上挖坑，纳入陈醋，四面用火逼令黄色。	重修政和经史证类备用本草	30
	铁华粉	以铁拍作片段，置醋槽中，积久生衣，刮之。	重修政和经史证类备用本草	30

4. 元代

元代，醋制品总量不多，新增品种也不多，并且炮制方法并未有更大突破，基本沿用了前代的方法。

元代医药古籍共记载醋制品33种，其中新增11种，新增品种为广茂术【莪术】、海粉、浮石【海浮石】、黄芩心、芦荟、木鳖子、铜钱、干艾叶【艾叶】、瓦楞子、乌金石、皂矾。该时期醋制方法主要有醋浸、醋煮、醋炒、醋炙、醋淬等，基本沿用前代的方法。其中，醋浸的药物有2种，为草乌头【草乌】、香附；醋煮的有9种，如巴豆、陈皮等；醋熬的有2种，为锦纹大黄【大黄】和自然铜；醋炒的有6种，如硇砂、芫花等；醋炙的有4种，如熟艾、黄芩心等；醋焙的有1种，为木鳖子；醋淬的有5种，如海浮石、乌金石等。另外，有2种药物具体醋制方法不明，列入“其他”，为硇砂、自然铜。

具体见表10–5。

表10–5　元代醋制药物统计表

醋制方法	药名	摘录	文献名称	文献编号
醋浸	草乌头【草乌】	醋浸，炮裂。	外科精义	63
	香附	醋浸十七日。	活幼心书	59
醋煮	巴豆	醋煮十沸。	卫生宝鉴	64
	陈皮	醋煮，焙干。	瑞竹堂经验方	62
	川芎	醋煮微软，切片。	卫生宝鉴	64
	大戟	醋浸煮，焙干。	儒门事亲	57
	莪术	醋煮透，滤干，剉，焙。	活幼心书	59
	海粉	醋煮。	丹溪心法	65
	三棱	醋煮一伏时。	丹溪心法	65

续表

醋制方法	药名	摘录	文献名称	文献编号
醋煮	瓦楞子	煅，醋煮一昼夜。	丹溪心法	65
	香附	醋煮。	丹溪心法	65
醋熬	锦纹大黄【大黄】	为细末，米醋熬成膏，浇于新瓦上，再将大黄倾上，用伏内日晒夜露，干，为末。	瑞竹堂经验方	62
	自然铜	煅，为末，醋熬。	儒门事亲	57
醋炒	大川芎【川芎】	酿醋炒透，候干。	活幼心书	59
	干艾叶【艾叶】	瓦器盛，醋浸七日，火煮醋尽，炒干，研为末。	活幼心书	59
	硇砂	三两，好醋一碗，瓷器浸三日，炒七次。	瑞竹堂经验方	62
	米壳【罂粟壳】	醋浸二宿，炒干。	脾胃论	58
	御米壳【罂粟壳】	醋炒。	卫生宝鉴	64
	芫花	好醋拌匀，过一宿，瓦器不住手搅，炒令黑，不要焦。	丹溪心法	65
	针砂	醋炒七次，研极细。	丹溪心法	65
醋炙	广茂术【莪术】	醋炙。	瑞竹堂经验方	62
	虎胫骨【虎骨】	醋浸，炙酥黄色。	瑞竹堂经验方	62
	黄芩心	米醋浸七日，炙干，又浸又炙，共七次。	瑞竹堂经验方	62
	熟艾	醋拌炙焦。	丹溪心法	65
醋焙	木鳖子	切片，三年米醋浸三宿，油已去，焙干。	瑞竹堂经验方	62
醋淬	海浮石	烧红，醋淬数次。	儒门事亲	57
	浮石【海浮石】	烧赤，醋淬七次，研。	外科精义	63
	芦荟	烧红，醋淬。	丹溪心法	65
	铜钱	烧红，醋淬，研细。	儒门事亲	57
	乌金石	烧红，醋淬七遍，另为细末。	素问病机气宜保命集	56
	皂矾	砂锅子木炭烧通赤，用米醋内点之赤红。	卫生宝鉴	64
其他	硇砂	醋化。	瑞竹堂经验方	62
	自然铜	火煨，醋蘸七次。	瑞竹堂经验方	62

5. 明代

明代医药文化得到了极大发展，炮制品种的数目也有较大增长。

明代医药古籍共记载醋制药物170种左右，其中新增70种左右，新增品种为安息香、白胶、白水牛喉、败鼓皮心、白石英、白墡土【白垩】、白石脂、槟榔、蚌粉、翠白、川椒【花椒】、柴胡、川常山【常山】、赤小豆、赤足蜈蚣【蜈蚣】、椿根皮【椿白皮】、大戟、多年浮粉、杜仲、阿胶、防风、釜底墨、贯众、古文钱、怀山药【山药】、槐花、红铜末、黄芩、厚朴、花蜘蛛、好墨【墨】、海螺、姜黄、桔梗、金虾蟆、金星鳝、鲛鲤、魁蛤、硫黄、鹿角胶、蠡实【马蔺子】、绿矾、牡丹皮、麻黄、马蔺花、马蓝花、木猪苓【猪苓】、玛瑙、砒石、铅丹、生姜、升麻、石南叶【石楠叶】、石蜥蜴、石决明、石绿、石中黄、蜀漆、铜青、文蛤【海蛤】、信【砒石】、仙灵脾、续断、郁金、夜明砂、益母草、羊脊骨、云母、紫金皮、紫菀等。

按照典籍的记载，明代醋制的方法主要有醋浸（渍）、醋蒸、醋煮、醋煎、醋熬、醋炒、醋炙、醋浸（焙）、醋煅（淬）等，在炮制品种的总数和新增数目上还是有很大的提高。其中，醋浸（渍）的药物有 5 种，如诃子、麻黄等；醋蒸的有 3 种，为草乌、乌梅、延胡索；醋煮的有 38 种，如巴豆、南生【天南星】等；醋煎的有 2 种，为陈皮和硇砂；醋熬的有 7 种，如阿胶、大黄等；醋炒的有 44 种，如柴胡、大戟等；醋炙的有 27 种，如鳖甲、穿山甲、杜仲等；醋浸（焙）的有 10 种，如荜茇、荆三棱【三棱】等；醋煅（淬）的有 34 种，主要为矿物药，如阳起石、禹余粮等。另有醋制工艺尚不清楚的，如草乌、花蕊石、蓬术【莪术】等。

具体见表 10–6。

表 10–6　明代醋制药物统计表

醋制方法	药名	摘录	文献名称	文献编号
醋浸（渍）	常山	醋浸煮熟，善化痞而不吐。	医学入门	83
	多年浮粉	晒干，米醋浸一宿，晒干。	外科启玄	90
	广茂术【莪术】	醋浸，冬三日，夏一日。	普济方	70
	诃子	醋浸一宿，去核晒干。	普济方	70
	麻黄	滚醋汤泡片时，去沫，发汗。	仁术便览	85
醋蒸	草乌	挖一小坑，火烧红，浇醋，在坑内蒸软。	外科启玄	90
	乌梅	醋浸，布裹蒸。	普济方	70
	延胡索	醋润蒸之，从巳至亥，俟冷取出，焙干，研细用。	本草乘雅半偈	104
醋煮	阿魏	醋煮软，另研。	医学纲目	82
	艾叶	醋煮。	秘传证治要诀及类方	71
		同陈醋、老酒煮一时，捣烂焙干。	济阴纲目	96
	安息香	醋煮。	医学纲目	82
	巴豆	醋煮黄。	普济方	70
		一百粒，去皮心膜，陈米醋半盏煮熟，研令极细。	普济方	70
		醋煮数沸，焙干，炒。	普济方	70
		醋煮，烧存性。	本草纲目	84
		醋煮半日。	证治准绳	89
	巴豆肉【巴豆】	醋煮令无白心。	医学纲目	82
	白胶【鹿角胶】	醋煮七日，旋旋添醋……只从子至戌也，日足，角软如粉，便捣烂。每十两，入无灰酒一镒，煮成胶。	本草乘雅半偈	104
	半夏	一升，醋五升煮干。	证治准绳	89
	鳖甲	醋煮一时辰，去裙，净洗，以醋煮，为粗末。	普济方	70
		醋煮令黄。	外科启玄	90
	槟榔	牵牛子二两，用醋浸软，同煮干，去牵牛子不用。	普济方	70
	川椒【花椒】	醋煮，醋干为度。	普济方	70
	大黄	醋煮一时火，焙干。	普济方	70
		醋煮。	证治准绳	89
	代赭石【赭石】	醋煮。	普济方	70
	防风	醋煮，晒干。	普济方	70
	怀山药【山药】	醋煮。	先醒斋广笔记	98
	槐花	石器内米醋煮烂。	奇效良方	72
	狼毒	醋煮三五沸，焙干。	普济方	70
		醋三升，同芫花于石器内煮干。	奇效良方	72
	莨菪子【天仙子】	先用醋煮，次牛乳浸。	医学入门	83

续表

醋制方法	药名	摘录	文献名称	文献编号
醋煮	雷丸	醋煮。	证治准绳	89
	硫黄	醋煮半日。	景岳全书	94
	鹿角胶	水浸一百日，盐醋煮七日，旋添醋一日，角软捣烂，一两入无灰酒一镒，煮成胶，阴干，研筛用。	本草纲目	84
	鹿茸	醋煮。	寿世保元	93
	硇砂	今时人多用水飞净，醋煮干如霜，刮下用之。	本草纲目	84
	砒石	醋煮杀毒。	本草原始	87
	真砒霜【砒霜】	醋半盏，慢火熬醋尽为度。	普济方	70
	砒霜	醋煮杀毒，或瓦合固济，火煅半日，取出，甘草水浸半日，细研。	医学入门	83
	牵牛	醋煮熟，焙干。	普济方	70
	蛇蜕	醋煮。	普济方	70
	酸石榴皮	醋煮干为度，焙干。	证治准绳	89
	南星【天南星】	醋煮。	普济方	70
		东壁土同醋煮少时，滤干，切，焙。	证治准绳	89
	北南星【天南星】	东壁土同醋煮少时，滤干，切片，焙。	证治准绳	89
	铁华粉	与三棱、莪术同入醋，煮一伏时。	奇效良方	72
	乌梅	醋煮。	普济方	70
	茱萸【吴茱萸】	若用醋煮，即先沸醋三十余沸，后入茱萸，待醋尽，晒干。	炮炙大法	97
	五灵脂	醋煮化，焙干，研细。	万氏女科	80
	净香附【香附】	醋浸七日，慢火煮干，再焙。	证治准绳	89
	好信【砒石】	醋煮。	普济方	70
	信【砒石】	醋煮。	奇效良方	72
	雄黄	小枣大，研，萝卜根水并醋一大盏，煮尽。	证治准绳	89
	芫花	醋煮数沸，去醋，水浸一宿，晒干去毒。	本草通玄	101
		好醋煮过，晒干则毒减。	医宗必读	100
	郁金	水洗，焙，或醋煮。	医学入门	83
	御米壳【罂粟壳】	醋煮一宿。	医学纲目	82
	铁砂【针砂】	醋一盏，煮干，盘内炒出烟尽，即倾出，研。	奇效良方	72
	针砂	酽醋浸透，煮干。	本草蒙筌	76
醋煎	陈皮	二两，捣末，醋一斤煎膏。	普济方	70
	硇砂	入醋煎干。	寿世保元	93
醋熬	阿胶	炒成珠，为末，米醋熬成膏。	秘传证治要诀及类方	71
	巴豆	二十枚，去皮，醋四升半，慢火熬透，心紫色为度，水淘，晒干，研。	普济方	70
	陈橘皮【陈皮】	一斤，水浸，去白，焙干，杵末，醋一斗熬成膏。	普济方	70
	大黄	醋慢火熬成膏子。	济阴纲目	96
	硇砂	醋熬膏。	济阴纲目	96
	牵牛【牵牛子】	醋熬，焙干。	普济方	70
	生姜	一斤四两，薄切，洗，炒令水气尽，入米醋二升，熬干为度。	普济方	70
醋炒	蚌粉	醋炒。	普济方	70
	鳖甲	米醋炒。	普济方	70

续表

醋制方法	药名	摘录	文献名称	文献编号
醋炒	草乌	醋炒。	普济方	70
	柴胡	醋炒。	医学纲目	82
	赤石脂	醋拌匀湿，生铁铫子内慢火炒令干，研如粉。	奇效良方	72
		醋炒。	寿世保元	93
	赤小豆	炒干内醋中，七次。	奇效良方	72
	川乌头【川乌】	醋拌炒。	普济方	70
	大戟	醋炒。	医学纲目	82
	蠡实【马蔺子】	醋拌炒之，治疝。	本草纲目	84
	釜底墨	醋炒干。	证治准绳	89
	红铜末	入铁锅炒大热，倾入酽醋少半碗，拌匀，再炒，入醋七次，研末。	寿世保元	93
	花桑枝	入米醋，炒焦存性，为末。	普济方	70
	黄橘皮【陈皮】	醋拌，瓦炒用。	本草纲目	84
	黄芩	醋炒。	寿世保元	93
	黄芫花【芫花】	醋炒黄色。	普济方	70
	姜黄	醋炒用。	医学入门	83
	桔梗	醋炒。	奇效良方	72
	狼毒	半两，同芫花四两，于瓦器内醋炒黄色。	证治准绳	89
	绿矾	以米醋于铁勺内炒七次，干为度，放地上出火气。	景岳全书	94
	马蔺花	醋炒紫色。	普济方	70
	蓬术【莪术】	醋炒，入血分。	本草通玄	101
	牵牛【牵牛子】	醋浸令软，去醋，炒令熟。	奇效良方	72
	铅丹	点醋炒。	普济方	70
		铅一斤，土硫黄一两，硝石一两，先熔铅成汁，下醋点沸，时下小硫黄一块，续下硝石少许，沸定再点醋，依前下黄、硝少许，待硝沸尽，黄亦尽，炒，为末成丹。	本草蒙筌	76
	青橘皮【青皮】	醋炒干。	本草蒙筌	76
	青皮	醋炒。	医学入门	83
		醋炒燥。	医宗粹言	92
	升麻	醋拌炒。	炮炙大法	97
	石榴皮	醋浸，炒黄。	医宗必读	100
	石南叶【石楠叶】	浓醋炒。	普济方	70
	京三棱【三棱】	消积，须用醋浸一日，炒，或煮熟焙干。	本草纲目	84
	三棱	米醋浸一日，切片，炒。	炮炙大法	97
	粟壳【罂粟壳】	生醋炙炒。	普济方	70
		醋拌炒用，甚固大肠，久痢滑泻必用。	本草正	99
	天南星	醋浸二日，炒。	先醒斋广笔记	98
	铁砂【针砂】	晒干，醋炒透。	普济方	70
		醋浸一匕，晒干，再浸少许，慢火炒二三遍，紫色为度。	医学入门	83
	文蛤【海蛤】	醋炒。	景岳全书	94
	吴茱萸	醋浸一宿，炒令黄色。	普济方	70
	五灵脂	醋炒。	寿世保元	93

续表

醋制方法	药名	摘录	文献名称	文献编号
醋炒	仙灵脾【淫羊藿】	醋炒。	普济方	70
	香白芷【白芷】	醋炒。	普济方	70
	香附子【香附】	若理气疼，醋炒尤妙。	本草蒙筌	76
	香附	醋炒。	鲁府禁方	88
		米醋浸透，炒。	寿世保元	93
	续断	五钱，醋半杯，炒干。	滇南本草	73
	芫花	醋浸，瓦炒七次。	普济方	70
		醋炒。	医学入门	83
	夜明砂	晒干，醋炒。	一草亭目科全书；异授眼科	103
	益母草	细剉，醋炒。	本草蒙筌	76
	针砂	炒赤，醋中浸一宿，炒干。	普济方	70
		醋炒五次，研极细。	普济方	70
		醋浸三日，炒成土色。	普济方	70
	紫金皮	醋炒。	奇效良方	72
	紫菀	醋炒。	医学纲目	82
醋炙	白水牛喉	米醋一碗，炙至醋尽。	医宗必读	100
	败鼓皮心	醋炙黄。	证治准绳	89
	生鳖甲【鳖甲】	醋浸一宿，又醋一盏仰盛，慢火炙令醋尽。	普济方	70
	鳖甲	醋化硇砂一两，涂炙鳖甲三两。	证治准绳	89
		醋煮一伏时，炙黄色。	寿世保元	93
		醋煮干，炙燥用。	本草正	99
		治癥块及寒心，用头醋三升入瓶内，大火煎尽，去裙留骨，炙干用。	本草乘雅半偈	104
	赤足蜈蚣【蜈蚣】	醋炙。	普济方	70
	穿山甲	蘸醋炙焦。	证治准绳	89
	椿根皮	醋炙。	医宗必读	100
	杜仲	醋炙。	医宗必读	100
	附子	酽醋一碗，炙醋尽为度。	济阴纲目	96
	贯众	好醋蘸湿，慢火炙令香熟，候冷为末。	本草纲目	84
	败龟板【龟甲】	醋浸一宿，蘸醋炙令黄为度。	奇效良方	72
	龟板【龟甲】	醋炙。	医学纲目	82
	海螺	醋炙。	增补万病回春	86
	厚朴	入丸药用醋炙。	医学入门	83
	虎骨	醋浸一宿，蘸醋炙令黄为度。	奇效良方	72
	金虾蟆	端午日收者，以醋炙令黄色，只用头。	奇效良方	72
	金星鳝	醋炙。	奇效良方	72
	卷柏	醋炙。	普济方	70
	鲮鲤	醋炙。	本草原始	87
	鹿角	醋煮，剉碎为末，或磨水，或烧灰，或炙黄色。	医学入门	83
	马蓝花	醋炙。	秘传证治要诀及类方	71
	木猪苓【猪苓】	醋微炙。	普济方	70
	石南叶【石楠叶】	醋炙。	奇效良方	72
	石蜥蜴	一条，和肠肚，醋炙四十九遍，令干。	奇效良方	72

续表

醋制方法	药名	摘录	文献名称	文献编号
醋炙	酸石榴皮	米醋浸一宿，取出炙黄。	秘传证治要诀及类方	71
	乌药	叶，力缓迟，须醋浸炙。	本草蒙筌	76
	乌梢蛇	苦酒浸一宿，炙干。	本草原始	87
	羊脊骨	酽醋半碗，化硇砂末半两，涂脊骨上，慢火炙醋尽骨酥为度，为末。	奇效良方	72
	罂粟壳	米醋涂炙黄。	普济方	70
醋浸（焙）	荜茇	醋浸一宿，焙干，刮去皮、粟子，免伤人肺，令人上气。	本草纲目	84
	川常山【常山】	半斤，醋五升，早晨至晚，焙干。	普济方	70
	花蜘蛛	醋浸死，瓦上烙干，去足用。	医宗粹言	92
	荆三棱【三棱】	醋浸一宿，切片，焙干。	普济方	70
		三两，捶碎，醋一挑煮干，焙。	普济方	70
		剉如半枣大，醋浸二宿，焙干，取末。	普济方	70
	良姜【高良姜】	米醋一升，瓷瓶内煮干，乘热切碎，焙干。	普济方	70
	雷丸	醋浸泡，去黑皮，焙。	医学入门	83
	马蓝花	醋浸，焙干。	增补万病回春	86
	牡丹皮	醋浸，焙。	仁术便览	85
	木鳖子	三年醋浸三宿，焙干。	普济方	70
	天南星	真米醋半盏，洒入坎中，纳南星于内，火炭条密盖，一伏时取出，洗净，切，焙。	普济方	70
醋煅（淬）	白石英	火煅醋淬七次，水飞用。	医学入门	83
	白墡土	米醋一升，煅土令赤，醋内浸冷，再煅再浸，醋干为度，研。	证治准绳	89
	白石脂	醋淬。	景岳全书	94
	败龟板【龟甲】	煅红，好醋制净令黄色。	普济方	70
	赤石脂	一两，炭火内煅通红，醋三升淬干，研细末。	奇效良方	72
	磁石	煅赤，醋淬九次。	普济方	70
	翠白	煅如膏，醋中淬，焙干。	医宗粹言	92
		醋煅九次。	一草亭 目科全书； 异授眼科	103
	代赭石【赭石】	一两，合米醋一升，火烧通赤，淬米醋尽，捣如面，治小肠气，瘥。	本草品汇精要	74
		煅赤，醋淬三次，研，水飞过用，为肝经血分引用。	本草纲目	84
	附子	米醋中浸，再炮，淬三五次。	普济方	70
	古文钱	火烧，醋淬七次。	奇效良方	72
		铁线串烧，醋淬十次。	本草纲目	84
		火煅醋淬四十九次。	本草纲目	84
	海浮石	烧红，醋淬数次。	普济方	70
		米醋浸，火煅红，醋淬，又煅红，醋淬黑色为度。	奇效良方	72
	海石【海浮石】	入药火煅或醋煮，研用。	医学入门	83
	海蛤	醋淬。	医学纲目	82
		烧，醋淬七次。	证治准绳	89

续表

醋制方法	药名	摘录	文献名称	文献编号
醋煅（淬）	海螺	醋淬。	寿世保元	93
	墨	二两，折二寸挺子，烧通赤，醋一升，蘸七次，再烧通赤，放冷，研为末。	普济方	70
	香墨【墨】	烧醋淬，研。	普济方	70
	好墨【墨】	醋淬，研。	医学纲目	82
	金牙石	煅红，醋淬二次。	普济方	70
	魁蛤	米酯淬三度，出火毒，研粉。	本草纲目	84
	龙骨	煅，醋淬。	普济方	70
	绿矾	火煅通红，淬入米醋中，烘干，研如飞粉。	炮炙大法	97
	玛瑙	火煅红，醋淬。	医宗粹言	92
		醋淬三次。	一草亭目科全书；异授眼科	103
	麦饭石	淬醋中，煅过七八次可用。	普济方	70
		炭火煅红，酽米醋淬之十次，碾极细末，否则涂疮极痛。	本草品汇精要	74
	密陀僧	火煅，醋淬，研细，水飞过。	普济方	70
	三棱	醋浸，煅。	寿世保元	93
	蛇含石	醋淬三四次，研末。	本草原始	87
		烧红，米醋淬七八次，碾碎。	证治准绳	89
	石决明	醋煅。	审视瑶函	102
	石绿	煅，醋淬七次。	普济方	70
		醋淬九次，研，飞。	审视瑶函	102
	石蟹	醋淬四五次。	一草亭目科全书；异授眼科	103
	石燕子【石燕】	一两，炭火内煅通红，醋三升淬干，研细末。	奇效良方	72
	石燕	火煅，米醋淬七次。	本草纲目	84
		醋淬四五次。	一草亭目科全书；异授眼科	103
	石中黄	一两，炭火内煅通红，醋三升淬干，研细末。	奇效良方	72
	石中黄子【石中黄】	火煅，醋淬。	本草原始	87
	天南星	重八九钱以上，就地作小坑深七八寸，烧通红，醋半盏洒入。	普济方	70
	南星【天南星】	地坑深尺许，炭烧通红，米醋洒坑中，投南星盘覆时许。	保婴撮要	81
	瓦垄子【瓦楞子】	火煅，淬酽醋三度，研细，筛密绢两遭。	本草蒙筌	76
	阳起石	火煅，醋淬七次，细研，水飞用。	医学入门	83
	禹余粮	一两，火内煅通红，醋三升淬干，研细末。	奇效良方	72
	余粮石【禹余粮】	火煅，醋淬七次。	寿世保元	93
	云母	火煅红，醋淬七次，水飞，晒干，另研。	医学入门	83
	紫石英	一两，炭火内煅通红，醋三升淬干，研细末。	奇效良方	72
		醋淬，入甘锅，瓦盖，盐泥固济，硬炭十斤煨通红，火尽为度，入地坑埋，出火毒二宿。	奇效良方	72

续表

醋制方法	药名	摘录	文献名称	文献编号
其他	草乌	烧存性，醋内蘸令冷。	普济方	70
	花蕊石	醋炮。	普济方	70
	蓬术【莪术】	蒸熟，曝干，醋磨令尽，于火畔令干。	本草乘雅半偈	104
	铅霜	密封，经久成霜，谓之铅白霜。	本草品汇精要	74
		以铅打成钱，穿成串，瓦盆盛生醋，以串横盆中，离醋三寸，仍以瓦盆覆之，置阴处，候生霜刷下，仍合住。	本草纲目	84
		铅串横醋盆上，离醋三寸，盖住，生霜刷下。	炮炙大法	97
	蜀漆	与苦酒同用以导胆。	本草发挥	69
	铜青	以醋制铜，生绿，取收晒干。	炮炙大法	97

6. 清代

清代医药古籍共记载醋制品100种左右，其中新增31种，新增品种为白芍、白术、白朱砂、草果、赤铜、空青、椿根白皮、大豆黄卷、海风藤、黄连、黄芪、文蛤、蒺藜、荆芥穗、韭子【韭菜子】、龙齿、炉甘石、牛喉、闹羊花、肉豆蔻、人中白、芍药、松节、酸枣仁、葶苈子、铁落、铜绿、乌贼骨【海螵蛸】、皂矾、皂荚【皂角】、枳壳。

醋制的方法主要有醋浸（渍）、醋煮、醋炒、醋炙、醋焙、醋煅（淬）、醋煨等，基本沿用了前代的方法。其中，醋泡的药物有1种，为皂矾；醋煮的有4种，如半夏、硇砂等；醋炒的有31种，如白芍、当归、延胡索等；醋炙的有8种，如山甲【穿山甲】、龟板【龟甲】等；醋焙的有3种，为麻黄、香附和芫花；醋煅（淬）的有17种，主要为矿物药，如磁石、自然铜等；醋煨的有2种，为莪术和肉豆蔻。

具体见表10–7。

表10–7　清代醋制药物统计表

醋制方法	药名	摘录	文献名称	文献编号
醋浸（泡）	皂矾	醋泡，晒干。	增广验方新编	157
醋煮	半夏	一斤，用醋五升煮干。	医门法律	107
	草果	醋煮。	嵩厓尊生全书	122
	海风藤	醋煮一宿，焙干。	串雅补	135
	硇砂	醋煮，炒干。	本草述	111
醋炒	艾叶	醋炒治其燥偏，酒制益其焰性。	嵩厓尊生全书	122
	白芍	醋炒。	本草汇	106
		妇人血分醋炒。	本草从新	132
	白术	醋炒。	良朋汇集经验神方	124
	半夏	醋炒。	时病论	163
	槟榔	米醋浸，入瓷器中两宿，取出，炒干。	本草述	111
	赤小豆	石痈，赤小豆五合，醋浸五宿，炒，研，以醋和涂，即消。	握灵本草	105
	大豆黄卷	醋炒。	本草述	111
	当归	入止血药中醋炒。	本草必用	125
		吐血醋炒。	医家四要	164
	莪术	醋炒熟。	本草正义	151
	厚朴	醋炒。	得配本草	136

续表

醋制方法	药名	摘录	文献名称	文献编号
醋炒	黄连	醋炒。	本经逢原	121
	黄芪	醋炒，炙。	本草经解要	126
	文蛤	醋炒黑。	成方切用	137
	蒺藜	醋炒。	类证治裁	155
	荆芥穗	醋炒。	类证治裁	155
	韭子【韭菜子】	治带浊，醋炒酒下。	得配本草	136
	闹羊花	醋浸，炒黄色。	外科大成	110
	青皮	醋炒治胁痛，炒黑入血分。	药品辨义	118
	芍药	醋炒。	外科大成	110
		醋炒入肝。	本草经解要	126
	升麻	醋炒绿色。	握灵本草	105
	松节	醋炒九次。	外科大成	110
	酸枣仁	醋炒醒脾。	得配本草	136
	铁华粉	醋炒。	嵩厓尊生全书	122
	铁砂	醋炒七次。	本草述	111
	葶苈子	醋炒。	串雅补	135
	莎草根【香附】	醋煮，炒。	本草汇	106
	香附	醋炒敛。	本草必用	125
		醋浸透，铜锅炒。	串雅外编	134
	延胡索	止血，醋炒。	本草述	111
		醋炒止产后血晕、暴血上冲、胸膈胃气痛、小腹肝气痛。	药品辨义	118
	罂粟壳	米醋炒。	本草汇	106
	郁金	醋炒。	傅青主女科	150
	皂荚【皂角】	醋炒黄色。	外科大成	110
	枳壳	醋炒。	医宗金鉴	128
醋炙	鳖甲	一个，陈米醋一斤，炭火炙，涂醋炙得醋完为度，治妇女闭经。	良朋汇集经验神方	124
	椿根白皮	醋炙，固脱。	药品辨义	118
	龟板【龟甲】	醋炙黄，煅存性，出火气。	本草述	111
		醋炙，煅灰用。	本草从新	132
	海螺	醋炙。	良朋汇集经验神方	124
	牛喉	醋浸炙燥，烧存性。	本草述	111
	闹羊花	醋炙。	外科证治全书	152
	山甲【穿山甲】	醋炙。	本草求真	140
	乌贼骨【海螵蛸】	醋炙。	类证治裁	155
醋焙	麻黄	醋汤泡，焙干。	类证治裁	155
	香附子【香附】	醋洗七次，焙干。	本草述	111
	香附	醋浸三宿，焙干。	良朋汇集经验神方	124
	芫花	醋泡，焙。	良朋汇集经验神方	124

续表

醋制方法	药名	摘录	文献名称	文献编号
醋煅（淬）	白石脂	醋煅淬。	成方切用	137
	白朱砂	火煅醋淬。	本草纲目拾遗	139
	草乌	醋淬，晒干。	医门法律	107
	赤铜	煅赤，醋沃七次。	本经逢原	121
	磁石	火煅，醋淬五次。	本草述	111
		火烧醋淬，研末，水飞，醋煮三日夜。	修事指南	123
	空青	煅，醋淬七次，研末。	得配本草	136
	魁蛤	米醋淬三度。	本草述钩元	112
	硫黄	淬醋内九次。	外科大成	110
	龙齿	煅赤，醋淬七次，水飞。	本经逢原	121
	五花龙骨【龙骨】	醋煅三四次。	良朋汇集经验神方	124
	龙骨	煅红，淬米醋内。	重楼玉钥	154
	炉甘石	火煅，醋淬五次。	良朋汇集经验神方	124
		火煅醋淬。	增广验方新编	157
	密陀僧	醋煅七次。	本经逢原	121
	人中白	火煅红，醋淬七次。	良朋汇集经验神方	124
	铁落	铁铫内煅赤，醋沃七次。	本经逢原	121
	铜绿	炒红，醋淬三次。	增广验方新编	157
	针砂	醋淬三次。	嵩厓尊生全书	122
	自然铜	火煅，醋淬九次，研末，水飞。	本草汇	106
醋煨	莪术	醋浸煨熟。	幼幼集成	129
	肉豆蔻	醋调面包，煨黄熟，去油。	本草述钩元	112

7. 现代

现代以醋作为辅料进行炮制，主要方法有醋浸（拌）、醋蒸、醋煮、醋炒、醋煅（淬）等。从炮制方法上看，进行了必要的简化、统一和概括，有利于饮片质量的控制。现代医药文献共记载醋制品约72种，均为古代炮制品种，未有新增品种。

其中，醋拌匀的药物有2种，为山茱萸和延胡索；醋蒸的有7种，如女贞子、五味子等；醋煮的有12种，如川乌、莪术等；醋炒的有41种，占醋制法的大部分，如艾叶、白芍、半夏等；醋煅（淬）的药物有21种，主要为矿物药和动物骨架，如龟甲、玄精石等。

具体见表10–8。

表10–8　现代醋制药物统计表

醋制方法	药名	摘录	文献名称	文献编号
醋拌匀	山茱萸	醋拌匀。	贵州中药饮片炮制规范	176
	延胡索	醋拌匀，闷透，烘干。	湖南省中药材炮制规范	196

续表

醋制方法	药名	摘录	文献名称	文献编号
醋蒸	五味子	醋拌匀，热蒸至黑色。	中华人民共和国药典（1985 年版一部）	197
		醋蒸至黑色。	中华人民共和国药典（2000 年版一部）	198
	女贞子	醋拌匀，蒸上气后，晒干。	中药炮制经验集成	171
	三棱	醋浸 1 天，蒸半天至透。	中药炮制经验集成	171
	山茱萸	醋拌匀，蒸上气。	中草药炮制规范	186
	乌梅	醋拌匀，闷透，蒸 2 ～ 4 小时。	全国中药炮制规范	170
	郁金	加醋及水适量浸吸 2 天，武火蒸 2 ～ 3 小时。	云南省中药咀片炮炙规范	173
醋煮	川乌	醋煮透。	中药炮制经验集成	171
	大戟	醋煮至吸尽。	中华人民共和国药典（1985 年版一部）	197
	莪术	醋煮透心。	中华人民共和国药典（1985 年版一部）	197
		醋煮法煮至透心。	中华人民共和国药典（2000 年版一部）	198
	甘遂	醋拌匀，同煮至无白心。	安徽省中药炮制规范	193
	红大戟	醋浸拌，文火煮至醋吸尽。	中华人民共和国药典（1963 年版一部）	168
	京大戟【大戟】	醋煮法煮至醋尽。	中华人民共和国药典（2000 年版一部）	198
	雷丸	醋煮透，内金黄色为度。	中药炮制经验集成	171
	商陆	加醋水煮，醋尽为度。	中药炮制经验集成	171
	水蛭	醋煮。	辽宁省中药炮制规范	175
	延胡索	醋拌匀，闷透，烘干。加醋共煮。	中华人民共和国药典（1985 年版一部）	197
	芫花	加醋水文火煮至水尽。	中药炮制经验集成	171
	郁金	水泡四成透，入醋同煮至水尽，晾干。	河南省中药材炮制规范	174
		同醋、面汤同煮 6 ～ 7 成透，闷透。	中药炮制规范	191
醋炒	艾叶	武火炒焦黑色，喷醋炒干。	中华人民共和国药典（1985 年版一部）	197
		醋拌匀，炒微焦。	中华人民共和国药典（1963 年版一部）	168
		炒炭法炒至表面焦黑色，喷醋，炒干。	中华人民共和国药典（2000 年版一部）	198
	白芍	米醋拌匀，文火加热炒干。	全国中药炮制规范	170
	半夏	加热，醋喷，水拌匀，文火拌炒至醋干呈淡黑黄色。	云南省中药咀片炮炙规范	173
	侧柏叶	武火炒热，洒醋，炒至黑褐色。	云南省中药咀片炮炙规范	173
	柴胡	醋拌匀，闷透，文火炒干。	中华人民共和国药典（1985 年版一部）	197
		醋炙法炒干。	中华人民共和国药典（2000 年版一部）	198
	常山	醋拌匀，文火炒至具焦黄色斑。	中药炮制经验集成	171
		微火炒热，洒醋水，焙干。	中药炮制经验集成	171
	川楝子	米醋拌匀，闷透，文火加热炒至深黄色。	全国中药炮制规范	170
	椿根皮	米醋拌匀，文火炒至黄色。	全国中药炮制规范	170
	刺猬皮	炒热，洒醋 2～3 次，微火炒干。	中药炮制经验集成	171
	大黄	米醋拌匀，闷透，文火炒干。	全国中药炮制规范	170
	大戟	醋拌匀，文火炒干。	安徽省中药炮制规范	193

续表

醋制方法	药名	摘录	文献名称	文献编号
醋炒	大蓟	微火炒热，加醋炒干至微黑色。	中药炮制经验集成	171
	丹参	醋拌匀，文火微炒。	陕西省药品标准	180
	地榆	炒黑，加醋水炒干。	中药炮制经验集成	171
		加麸醋拌匀，武火炒至棕褐色。	云南省中药咀片炮炙规范	173
	莪术	拌匀，闷润，文火炒至带焦斑。	河南省中药材炮制规范	174
	甘遂	醋拌匀，炒干。	中华人民共和国药典（1985 年版一部）	197
		醋炙法炒干。	中华人民共和国药典（2000 年版一部）	198
	海螵蛸	醋炒至微黄。	中药炮制经验集成	171
	红花	醋喷匀，微火炒至焦红色。	中药炮制经验集成	171
	花椒	微火炒热，淋醋炒至醋尽，出锅闷 1 小时发汗。	中药炮制经验集成	171
	槐花	醋拌匀，文火炒变色。	吉林省中药炮制暂行标准	169
		醋喷洒，文火炒至黄褐色。	云南省中药咀片炮炙规范	173
	黄连	醋拌匀，晒干，微炒。	中药炮制经验集成	171
	鸡冠花	醋拌匀，文火炒干。	四川省中药饮片炮制规范	184
	鸡内金	清炒法炒至鼓起，喷醋。	中华人民共和国药典（2000 年版一部）	198
	藜芦	微火炒，加醋炒至醋干、色黑为度。	中药炮制经验集成	171
	没药	醋拌匀，闷透，炒至表面光亮。	中华人民共和国药典（1985 年版一部）	197
	蒲黄	醋喷洒匀，文火炒干。	江西中药炮制规范	187
	青蒿	武火炒，加醋炒，至黄褐色。	云南省中药咀片炮炙规范	173
	青皮	醋炙法炒至微黄色。	中华人民共和国药典（2000 年版一部）	198
	乳香	醋拌匀，闷透，炒至表面光亮。	中华人民共和国药典（1985 年版一部）	197
	三棱	醋拌匀，润透，炒至色变深。	中华人民共和国药典（1985 年版一部）	197
		醋炙法炒至色变深。	中华人民共和国药典（2000 年版一部）	198
	商陆	醋拌匀，闷透，炒干。	中华人民共和国药典（1985 年版一部）	197
		醋炙法炒干。	中华人民共和国药典（2000 年版一部）	198
	乌药	拌匀，文火炒至微具焦斑。	中草药炮制规范	186
	吴茱萸	醋拌匀，闷润至醋尽，文火炒至裂开。	四川省中药饮片炮制规范	184
	五灵脂	炒热，喷醋炒干。	中华人民共和国药典（1985 年版一部）	197
	香附	醋炙法炒干。	中华人民共和国药典（2000 年版一部）	198
	延胡索	醋炙法炒干，或醋煮法煮至醋吸尽。	中华人民共和国药典（2000 年版一部）	198
	芫花	醋拌匀，闷透，炒至吸尽。	中华人民共和国药典（1985 年版一部）	197
		醋炙，炒至醋吸尽。	中华人民共和国药典（2000 年版一部）	198
		炒热，喷醋炒至绿黑。	中药炮制经验集成	171
	罂粟壳	醋炙法炒干。	中华人民共和国药典（2000 年版一部）	198
	郁金	拌匀，闷透，文火炒干。	全国中药炮制规范	170
	紫苏梗	醋拌匀，闷润，文火炒至黄色或焦黄色。	河南省中药材炮制规范	174
醋煅（淬）	白石英	无烟武火煅红透，醋中淬酥。	全国中药炮制规范	170
	鳖甲	武火炒热至淡黄色，醋淬。	中华人民共和国药典（1985 年版一部）	197
		照烫法用沙烫至表面淡黄色，醋淬，干燥。	中华人民共和国药典（2000 年版一部）	198

续表

醋制方法	药名	摘录	文献名称	文献编号
醋煅（淬）	穿山甲	武火炒至鼓起，醋淬。	中华人民共和国药典（1985 年版一部）	197
		照烫法烫至鼓起，醋淬。	中华人民共和国药典（2000 年版一部）	198
	磁石	照明煅法煅至红透，醋淬。	中华人民共和国药典（2000 年版一部）	198
	赭石	煅红透，醋淬酥。	中华人民共和国药典（1985 年版一部）	197
		照煅淬法煅至红透，醋淬。	中华人民共和国药典（2000 年版一部）	198
	鹅管石	武火煅透，醋淬。	中草药炮制规范	186
	龟板【龟甲】	武火炒热至淡黄色，醋淬。	中华人民共和国药典（1985 年版一部）	197
	龟甲	照烫法用沙子炒至表面淡黄色，醋淬。	中华人民共和国药典（2000 年版一部）	198
	寒水石	煅透，醋淬。	贵州中药饮片炮制规范	176
	花蕊石	武火煅红透，醋淬透。	中草药炮制规范	186
	金精石	武火煅透，醋淬。	中草药炮制规范	186
	炉甘石	煅红，醋淬。	中药炮制经验集成	171
	绿矾	煅透，醋淬。	中药炮制经验集成	171
		醋与绿矾同放铁锅内，炉火上煅至熔化。	青海省中药炮制规范	195
	蛇含石	武火煅烧红透，醋淬。	江苏省中药饮片炮制规范	190
	石蟹	煅红透，醋淬酥。	全国中药炮制规范	170
	石燕	无烟武火加热，煅至红透，醋淬。	全国中药炮制规范	170
	玄精石	煅红透，醋喷匀。	中药炮制经验集成	171
	禹余粮	武火煅至红透，醋淬酥。	中华人民共和国药典（1977 年版一部）	181
	云母石	煅红透，醋淬。	中药炮制经验集成	171
	钟乳石	武火煅透，醋淬。	中草药炮制规范	186
	紫石英	煅透，醋淬。	中华人民共和国药典（1985 年版一部）	197
		照明煅法加盖煅透，醋淬。	中华人民共和国药典（2000 年版一部）	198
	自然铜	煅至暗红，醋淬至表面黑褐色，元光泽并酥松。	中华人民共和国药典（1985 年版一部）	197
		煅至暗红，醋淬至表面黑褐色，光泽消失并酥松。	中华人民共和国药典（2000 年版一部）	198
		煅红透，醋淬酥。	四川省中药饮片炮制规范	184

2015 年版《中华人民共和国药典》中采用醋制法的药物有 26 种，包括醋艾炭、醋鳖甲、醋北柴胡【醋柴胡】、醋南柴胡【醋柴胡】、煅磁石、煅赤石脂、醋莪术、醋龟甲、醋甘遂、醋京大戟、醋鸡内金、醋狼毒、醋没药、醋青皮、醋乳香、醋山甲【醋穿山甲】、醋三棱、醋商陆、醋五味子、醋南五味子、醋香附、醋延胡索、醋芫花、煅禹余粮、煅自然铜、煅紫石英、煅赭石。

具体见表 10–9。

表 10–9　2015 年版《中华人民共和国药典》醋制药物统计表

醋制方法	药名	摘录
醋蒸	醋五味子	取净五味子，照醋蒸法（通则 0213）蒸至黑色。用时捣碎。
	醋南五味子	取净南五味子，照醋蒸法（通则 0213）蒸至黑色。用时捣碎。
醋煮	醋莪术	取净莪术，照醋煮法（通则 0213）煮至透心，取出，稍凉，切厚片，干燥。
	醋京大戟	取净京大戟，照醋煮法（通则 0213）煮至醋吸尽。

续表

醋制方法	药名	摘录
醋炒	醋艾炭	取净艾叶，照炒炭法（通则 0213）炒至表面焦黑色，喷醋，炒干。
	醋北柴胡【醋柴胡】	取北柴胡片，照醋炙法（通则 0213）炒干。
	醋南柴胡【醋柴胡】	取南柴胡片，照醋炙法（通则 0213）炒干。
	醋龟甲	取净龟甲，照烫法（通则 0213）用砂子炒至表面淡黄色，取出，醋淬，干燥，用时捣碎。
	醋甘遂	取净甘遂，照醋炙法（通则 0213）炒干。
	醋鸡内金	取净鸡内金，照清炒法（通则 0213）炒至鼓起，喷醋，取出，干燥。
	醋狼毒	取狼毒片，照醋制法（通则 0213）炒干。
	醋没药	取净没药，照醋炙法（通则 0213）炒至表面光亮。
	醋青皮	取青皮片或丝，照醋炙法（通则 0213）炒至微黄色。
	醋乳香	取净乳香，照醋炙法（通则 0213）炒至表面光亮。
	醋商陆	取商陆片（块），照醋炙法（通则 0213）炒干。
	醋三棱	取净三棱片，照醋炙法（通则 0213）炒至色变深。
	醋香附	取香附片（粒），照醋炙法（通则 0213）炒干。本品形如香附片（粒），表面黑褐色。微有醋香气，味微苦。
	醋芫花	取净芫花，照醋炙法（通则 0213）炒至醋吸尽。
	醋延胡索	取净延胡索，照醋炙法（通则 0213）炒干，或照醋煮法（通则 0213）煮至醋吸尽，切厚片或用时捣碎。
煅淬法	醋鳖甲	取净鳖甲，照烫法（通则 0213）用砂烫至表面淡黄色，取出，醋淬，干燥。用时捣碎。
	煅磁石	取净磁石块，照煅淬法（通则 0213）煅至红透，醋淬，碾成粗粉。
	煅赤石脂	取赤石脂细粉，用醋调匀，搓条，切段，干燥，照明煅法（通则 0213）煅至红透。用时捣碎。
	醋山甲【醋穿山甲】	取净穿山甲，大小分开，按上法烫至鼓起，醋淬，取出，干燥。用时捣碎。
	煅禹余粮	取净禹余粮，砸成碎块，照煅淬法（通则 0213）煅至红透。
	煅紫石英	取净紫石英块，照煅淬法（通则 0213）煅透，醋淬。
	煅赭石	取净赭石，砸成碎块，照煅淬法（通则 0213）煅至红透，醋淬，碾成粗粉。
	煅自然铜	取净自然铜，照煅淬法（通则 0213）煅至暗红，醋淬至表面呈黑褐色，光泽消失并酥松。

三、醋制理论和原理的沿革

历代醋制方法和药物较多，对其炮制理论和原理的论述在古代典籍中也有所体现，但唐、宋、元及之前的文献记载中醋制理论和原理极少。明清时期对醋制理论的记载较多，故本节主要对明清时期醋制理论及原理进行梳理。

1. 明代

明代对醋制原理的记述，主要集中在醋入血分，醋制入肝，醋制能收敛，醋制柔肝止痛等。比如

《本草蒙筌》概括了前人对各类炮制作用的记述，进行了系统简略的理论总结："凡药制造，贵在适中，不及则功效难求，太过则气味反失……匪故巧弄，各有意存。酒制升提，姜制发散。入盐走肾脏，乃使软坚；用醋注肝经，且资住痛。童便制，除劣性降下；米泔制，去燥性和中。乳制，滋润回枯，助生阴血；蜜制，甘缓难化，增益元阳。陈壁土制，窃真气骤补中焦；麦麸皮制，抑酷性勿伤上膈。乌豆汤、甘草汤渍曝，并解毒致令平和；羊脂油、猪脂油涂烧，咸渗骨容易脆断。有剜去瓤免胀，有抽去心除烦……"《医学入门》亦有类似总结："诸石火煅红，入醋能为末。"再如《本草通玄》，有"酒制升提，盐制润下，姜取温散，醋取收敛，便制减其温，蜜制润其燥，壁土取其归中，麦麸资其谷气，酥炙者易脆，去瓤者宽中，抽心者除烦"的理论记述，着重论述了辅料制。

具体见表 10–10。

表 10–10　明代文献中关于醋制原理的论述

药名	摘录	文献名称	文献编号
白芍	酒炒避寒，入血醋炒。	本草通玄	101
黄连	盐、醋、姜制其燥性。	本草纲目	84
	治火主药。本脏火生用；肝胆实火，猪胆汁浸炒；肝胆虚火，醋浸炒。	本草纲目	84
	火在上酒炒，火在下童便炒，实火朴硝，虚火酽醋，痰姜汁，伏火盐浸。	本草原始	87
天花粉	火在上酒炒，火在下童便炒，实火朴硝，虚火酽醋，痰火姜汁。	本草蒙筌	76
香附子【香附】	得童溲炒则入血分而补虚，盐水浸炒则入血分而润燥，青盐炒则补肾气，酒浸炒则行经络，醋浸炒则消积聚，姜汁炒则化痰饮。	本草纲目	84
香附	童便炒欲其下行，醋炒理气痛。	景岳全书	94
	童便炒欲下行，醋炒理气痛。	本草正	99
	盐炒入血，酒炒行经络，醋炒消积聚，姜炒化痰。	本草通玄	101
	积冷，醋浸炒则热……又与巴豆同炒，治泄泻不止。生用，治大便不通。	医学入门	83
玄胡【延胡索】	上部酒炒，中部醋炒，下部盐水炒。	本草通玄	101

2. 清代

清代对醋制原理的记述也较多，基本延续了前代的学术思想，主要为醋制可敛血止血、消积、入血分等理论。如《医宗说约》记载："和血补血，酒炒；敛血止血，醋炒。"《得配本草》记载："消积，醋炙；治骨蒸劳热，童便炙；治热邪，酒炙。"《医家四要》记载："上焦火，酒炒；中焦火，姜汁炒；下焦火，盐水炒，或童便炒；食积火，黄土炒；湿热在气分，吴茱萸汤炒；在血分，醋炒。"《本草辑要》提出："酒炒行血，醋炒止血。"

具体见表 10–11。

表 10–11　清代文献中关于醋制原理的论述

药名	摘录	文献名称	文献编号
白芍	和血补血，酒炒；敛血止血，醋炒。	医宗说约	109
	血溢醋炒，补脾酒炒，滋血蜜炒，除寒姜炒。多用伐肝，炒用敛阴。	得配本草	136
鳖甲	消积醋炙，治骨蒸劳热童便炙，治热邪酒炙。	得配本草	136
赤芍	酒炒制其寒，妇人血分醋炒，下痢后重不炒。	本草备要	117

续表

药名	摘录	文献名称	文献编号
当归	上行酒浸一宿，治表酒洗片时，血病酒蒸，有痰姜制。若入吐衄崩下药中，须醋炒过，少少用之，多则反能动血。	本草述钩元	122
	吐血醋制，脾虚米拌炒，有痰姜炒。	嵩厓尊生全书	122
黄连	治心火生用，虚火醋炒，肝胆火猪胆汁炒，上焦火酒炒，中焦火姜汁炒，下焦火盐水或童便炒，食积火黄土炒，治湿热在气分，吴茱萸汤炒，在血分干漆水炒，点眼赤人乳浸。	本草备要	117
	虚火醋炒，上焦火酒炒，中焦火姜汁炒，下焦火盐水或童便炒。	本草辑要	145
	上焦火酒炒，中焦火姜汁炒，下焦火盐水炒，或童便炒，食积火黄土炒。湿热在气分，吴萸汤炒；在血分，醋炒。	医家四要	164
黄芩	醋炒内行，酒炒外行。	长沙药解	130
芍药	酒炒避寒，入女人血以醋炒。	握灵本草	105
	酒炒避中寒，醋炒入女人血。	修事指南	123
升麻	发散生用，补中酒炒，止咳、汗蜜炒，治滞下醋拌炒。	本草述	111
	发散生用，补中酒炒，止咳、汗蜜炒，治滞下醋拌炒。	本草述钩元	112
	蜜水炒或醋炒防过升。	本草害利	159
香附	入血分酒炒，降虚火童便浸，开郁醋炒，止血童便浸炒黑，温经艾汁炒，消痰姜汁炒。	医宗说约	109
	行血酒炒，敛血醋炒。	痧胀玉衡	113
	酒浸炒行经络，醋浸炒消积聚，可敛可散，姜汁炒化痰饮。	本草备要	117
延胡索	上部酒炒，中部醋炒，下部盐水炒。	握灵本草	105
	酒炒行血，醋炒止血。	医宗说约	109
	行血酒制，止血醋炒，破血生用，调血炒用。	本草述钩元	112
	酒炒行血，醋炒止血，生用破血，炒用调血。	本草备要	117
	酒炒行血，醋炒止血，炒用调血，生用破血。	本草从新	132
	止血醋炒，上部酒炒，中部醋炒，下部盐水炒。	得配本草	136
	酒炒行血，醋炒止血，生用破血，炒用调血。	本草求真	140
	酒炒行血，醋炒止血。	本草辑要	145

四、小结

历代醋制的方法很多，主要有醋浸（渍）、醋蒸、醋煮、醋煎、醋炒、醋炙、醋淬、醋煨、醋制等法，涉及药物品种也很多。从各朝代醋制品种的新增量和总量看，宋代和明代是醋制发展比较快的两个朝代，新增品种分别达到120种左右和70种左右。清代新增31种，大部分品种沿用前代的方法进行炮制。通过整理、精简，现代还有约72个常用醋制品种。现代醋制方法主要有醋浸（拌）、醋蒸、醋煮、醋炒、醋淬等。目前，2015年版《中华人民共和国药典》中收载的方法为醋蒸、醋煮、醋炒、醋淬，涉及中药约26种。

通过对历代醋制方法和理论的整理及总结，我们认为在进行醋制技术的研究设计时，对于中药醋制药的原始意图仍需深入考证。《本草蒙筌》中陈嘉谟以“用醋注肝经，且资住痛”概括醋制的作用，这只能对某些化瘀止痛药和疏肝行气药的炮制作用进行解释。因醋味酸，为肝脏所喜，故能引药入肝经。《本经逢原》中说莪术“入肝经药，醋炒”，香附“消积聚，醋浸炒”，《本草通玄》中说白芍“入血药，用醋炒”，这些皆有以醋引药入肝经，理气、消积止痛之意。但陈氏“用醋注肝经”止痛的醋制理论并不能概括醋制的多方面作用。从唐代《食疗本草》中大黄用醋煎治痃癖，蜀椒用醋煎含之治齿痛来看，醋有作为溶剂提取药材成分的作用；从唐代《千金翼方》中硇砂“以醋浆埳器中浸，日中曝之三日，药著器四畔，干者取如粟米大”来看，醋有作为重结晶的溶剂精制药材的作用；从《食疗本草》中蚶壳“烧，以米醋三度淬”，及《医学入门》中“诸石火煅红，用醋能为末”来看，醋制有使药材质地变酥脆，从而易于粉碎的作用；从《雷公炮炙论》中半夏用白芥子末和醋洗，认为“半夏上有涎，若洗不净，令人气逆，肝气怒满”，及《本草蒙筌》中芫花“得之煮醋数沸，洒出渍水一宵。复曝干收，才免毒害”来看，醋制可去除某些中药的毒副作用。另外，《本草通玄》中有“醋取收敛”之说。可见，以醋炮制中药，其目的是起到上述诸方面的作用，“用醋注肝经”止痛的醋制理论不全面，具有一定的局限性。

总之，在进行醋制技术的研究设计时，要深入了解药物醋制的原始意图，根据具体药材醋制的目的，将药物的成分、药理与临床紧密结合起来进行分析，进而形成统一的、规范化的醋制工艺与质量标准。对于“醋制入肝”等基础理论，可从药物及辅料成分在体内的吸收、代谢、组织分布等方面入手对其内涵进行探究。

（本章编审专家：李飞）

第十一章

中药蜜制技术的历史沿革研究

中药蜜制法是一种以蜂蜜为辅料的中药炮制技术，传统炮制一般使用炼蜜。蜜制法是将净药材或生饮片与定量炼蜜拌匀，闷润，是中药炮制技术中较为常见的方法之一。蜂蜜具有清热补中、解毒润燥的功效。药物经蜜制后有些可增强润肺止咳的作用，如蜜制百合、蜜制枇杷叶；有些可增强补脾益气的作用，如蜜制黄芪、蜜制甘草等；有些可缓和药性，如蜜制升麻、蜜制紫苏子等；有些可矫味、解毒，如蜜制马兜铃、蜜制百部等。

蜜制中药历史悠久，其记载多散见于历代医方医案、本草典籍中。搞清中药蜜制技术的来龙去脉，以及不同历史时期蜜制方法的演变过程，对正确继承和发扬蜜制技术有重要意义。本章就炮制辅料蜜、蜜制方法及药物的历史沿革进行了文献资料的整理，以供研究参考。

一、辅料蜜的历史沿革

《神农本草经》把蜂蜜列为“上品”，书中记载蜂蜜具有益气补中、延年益寿、止痛解毒的功效，认为它能安五脏之不足，除百病，和百药，长期服用可强志轻身。《本草纲目》全面总结了蜂蜜的主治功用，谓其“和营卫，润脏腑，通三焦，调脾胃”。

炼制蜂蜜可追溯至梁代，《本草经集注》称之为“炼”或“煎”，之后历代又有新的预加工方法出现，如沉淀、过滤等净制法，加工方法共有煎制、炼制等八种。现在已知的第一部中药炮制专著《雷公炮炙论》首次记载了蜂蜜的炼制程度：“凡炼蜜一斤，只得十二两半，或一分是数。若火少、火过，并用不得。”历代多以炼至“滴水不散”为度。随着古人对蜂蜜作用认识的逐渐深入，蜂蜜在临床上渐由单用发展为伍用及用于炮制药物。张仲景的蜜煎导方和晋代《肘后备急方》中所载“汤火灼成疮，白蜜涂之”属于单用，明代《外科理例》中羚羊角“捣末，少加蜜服”属于简单的合用，经方中的大陷胸丸、乌头汤、乌头桂枝汤等是由适量蜂蜜参与配伍的方剂。历代曾用蜜炮制的药物约有102种，沿用至今的达68种之多。

二、蜜制品种和方法的沿革

本文重点参考了《历代中药炮制资料辑要》《历代中药炮制法汇典》等著作，对历代用蜜作为辅料所炮制中药的品种数进行了统计。其中，唐代之前蜜制药物记载较少，有5种；唐代增幅明显，有24种药物，新增22种；宋代由于中医药文化的发展，关于蜜制的记载也较多，共30种药物，新增27种；元代由于受到战乱影响，所留下的蜜制的品种不多，共有7种，新增2种；明代相关记载也很多，共有62种药物，新增34种；清代主要沿用前代方法，虽然有44种蜜制药物记载，但新增的仅有14种；现代通过精简、归纳、整理，主要记载了68种蜜制药物，其中新增42种。

历代用蜜炮制药物的方法主要有蜜炙、蜜煎、蜜蒸、蜜炒、蜜煮、蜜熬、蜜焙、蜜浸等。其中蜜炙是历代均有记载的方法，是用蜜炮制的主要方法。

具体统计见表11–1。

表11–1　历代蜜制方法统计表

方法	朝代						
	唐代之前	唐	宋	元	明	清	现代
蜜浸		√					
蜜煎	√	√	√		√		
蜜煮		√	√		√		√
蜜熬					√		
蜜蒸		√	√		√	√	√

续表

方法	朝代						
	唐代之前	唐	宋	元	明	清	现代
蜜炙	√	√	√	√	√	√	√
蜜炒			√	√	√	√	√
蜜焙					√	√	
其他				√	√		√

1. 唐代之前

按照典籍的记载，唐代之前蜜制中药品种不多，主要有川乌、甘草、苏合香、升麻、乌头 5 种。蜜制的方法主要为蜜炙和蜜煎。在这 5 种中药中，蜜炙的有 2 种，即甘草和苏合香；蜜煎的有 3 种，为川乌、升麻和乌头。

“炙”是烘烤之意。《说文解字》云：“炙，炙肉也。”《说文正义》解释说：“以物贯之，而举于火上以炙之。”蜜炙的原意是涂蜜火烤，如《肘后备急方》中记载苏合香“蜜涂微火炙，少令变色”。

蜜煎法炮制药物首见于《金匮要略方论》乌头汤，方用川乌“以蜜二升，煎取一升”。东晋的《肘后备急方》也有蜜煎升麻的记载。

具体见表 11–2。

表 11–2　唐代之前蜜制药物统计表

蜜制方法	药名	摘录	文献名称	文献编号
蜜炙	甘草	炙焦为末，蜜丸。	金匮玉函经	2
	苏合香	蜜涂微火炙，少令变色。	肘后备急方	7
蜜煎	川乌	五枚，以蜜二升，煎取一升，即出乌头。	金匮要略方论	3
	升麻	蜜煎并数数食。	肘后备急方	7
	乌头	熬，去皮，水煮，去滓，内蜜再煎。	金匮要略方论	3

2. 唐代

唐代蜜制技术随着中药炮制技术的整体发展而不断提高，唐代医药古籍共记载蜜制品 24 种，其中新增 22 种，新增品种为百合、檗木【黄柏】、大黄、杜仲、附子、根黄、骨碎补、黄檗根皮【黄柏】、黄芪、梨、鹿茸、猕猴桃、蜜蒙花【密蒙花】、枇杷叶、薯蓣【山药】、天门冬【天冬】、葳蕤【玉竹】、乌梅、五味子、徐长卿、皂角、紫菀。

按照典籍的记载，唐代蜜制的方法主要为蜜炙、蜜蒸、蜜煎、蜜煮、蜜浸，较唐之前主要增加了蜜蒸法。其中蜜炙用炙黄、炙焦来描述炙的程度。在所记载的 24 种蜜制品中，单纯蜜炙的有 7 种，如黄檗根木【黄柏】、杜仲等；蜜蒸的有 2 种，为百合和乌梅；蜜煎的有 5 种，如甘草、猕猴桃等；蜜煮的有 1 种，为天门冬【天冬】；蜜浸的有 1 种，为紫菀。另外，有的具体蜜制方法不明，如薯蓣【山药】，仅言“熟者和蜜”；又如梨，仅言“去核，内酥蜜，面裹烧令熟，食之”。

《备急千金要方》中，黄檗根皮【黄柏】的炮制（“蜜炙令焦”）是沿用了唐代之前“涂蜜火烤”的炙法。《食疗本草》中有天门冬【天冬】“入蜜煮之”，这可能是记载蜜煮法的最早文献。蜜煎法在唐代也有应用，但极少见。

具体见表 11–3。

表 11-3　唐代蜜制药物统计表

蜜制方法	药名	摘录	文献名称	文献编号
蜜炙	附子	炮，去皮，蜜涂火炙令干，复涂蜜炙。	千金翼方	12
	根黄	厚者，涂蜜炙令焦。	经效产宝	16
	黄檗根皮【黄柏】	蜜炙令焦。	备急千金要方	10
	黄芪	蜜炙。	银海精微	13
	枇杷叶	拭毛，蜜炙。	外台秘要	15
	乌头	炮，去皮尖，四片，入蜜炙之，令黄色。	外台秘要	15
	皂角	蜜炙用。	仙授理伤续断秘方	19
蜜蒸	百合	蒸过，和蜜作粉食。	食疗本草	14
	乌梅	蜜酢中半渍梅一宿，蒸三斗米下，去核，捣泥。	备急千金要方	10
蜜煎	甘草	蜜煎。	千金翼方	12
	鹿茸	白蜜五升淹之，微火熬令小变，曝干。	食疗本草	14
	麻子【火麻仁】	熬熟，捣，水三升煮取一升，白蜜二升，煎令水气尽。	备急千金要方	10
	猕猴桃	取瓤和蜜煎。	食疗本草	14
	秋干乌头	蜜煎，减半去滓。	备急千金要方	10
蜜煮	天门冬【天冬】	去皮心，入蜜煮之。	食疗本草	14
蜜浸	紫菀	蜜浸一宿。	雷公炮炙论	20
其他	梨	去核，内酥蜜，面裹烧令熟，食之。	食疗本草	14
	薯蓣【山药】	熟者和蜜。	食疗本草	14

3. 宋代

宋代医药古籍共记载蜜制品 30 种，其中新增 27 种，新增品种为安息香、白僵蚕【僵蚕】、柏末、臭栟根白皮、樗白皮、大萝卜【莱菔】、刀豆壳、杜仲、蛤蚧、瓜蒌根【天花粉】、虎胫骨【虎骨】、黄柏、黄连、鸡内金、桔梗、露蜂房【蜂房】、麻黄、桑白皮、桑黄、石决明、酸石榴皮、通草、仙灵脾【淫羊藿】、杏仁、罂粟壳、真紫苏子【紫苏子】、朱砂。

按照典籍的记载，宋代蜜制的方法主要有蜜炙、蜜蒸、蜜炒、蜜煎、蜜煮等，较宋之前主要增加了蜜炒法。其中，蜜炙的药物有 25 种，如白僵蚕【僵蚕】、大萝卜【莱菔】等；蜜蒸的药物有 8 种，为百合、桔梗；蜜煎的药物有 1 种，为安息香；蜜煮的药物有 1 种，为朱砂；蜜炒的药物有 8 种，为杜仲、附子、黄柏、黄连、黄芪、麻黄、杏仁【苦杏仁】、罂粟壳。

单纯蜜炙的药物论述较多的有黄柏（蜜炙焦黑）、黄芪（蜜炙）、罂粟壳（蜜炙）等。论述较具体的药有乌头（蜜二升煎取二升）、安息香（二两，酒研，滤去砂石，入银石器中，更用蜜二两于重汤内熬成膏）、大萝卜【莱菔】（四五片，白蜜腌少时，铁铲上慢火炙，二两蜜反复炙，令香软）等。

宋代蜜炙逐渐脱离了涂蜜火烤的狭义“炙”法，开始向加蜜炒过渡，如《本草衍义》中记载麻黄“蜜一匙同炒良久”，《圣济总录》中明确规定杏仁【苦杏仁】“蜜炒”。

宋代文献中沿用蜜浸法，蜜浸法首见于《雷公炮炙论》。此时期，《雷公炮炙论》中有大黄、徐长卿等以蜜浸蒸法炮制的记载。蜜浸法有时还作为蜜炙、蜜蒸等其他蜜制法的前期步骤，如《史载之方》中记载黄连“蜜浸一宿，火上炙干”。《扁鹊心书》中黄芪“蜜水拌炒”，以及《太平惠民和剂局方》中黄连“蜜拌慢火炒干”，都与今天的蜜制法非常接近。

具体见表 11–4。

表 11–4　宋代蜜制药物统计表

蜜制方法	药名	摘录	文献名称	文献编号
蜜炙	白僵蚕【僵蚕】	蜜炙。	圣济总录	32
	檗木【黄柏】	生蜜水浸半日，漉出晒干，蜜涂，文武火炙蜜尽为度。	雷公炮炙论	20
	臭栲根白皮	涂蜜炙令焦。	太平圣惠方	21
	樗白皮	蜜炙。	重修政和经史证类备用本草	30
	大萝卜【莱菔】	四五片，白蜜淹少时，铁铲上慢火炙，二两蜜反复炙令香软。	三因极一病证方论	41
	刀豆壳	蜜涂，炙令熟。	太平圣惠方	21
	杜仲	酥蜜和作一两，炙之尽为度。	雷公炮炙论	20
		蜜炙焦黄。	圣济总录	32
	附子	涂蜜炙令微黄。	太平圣惠方	21
	瓜蒌根【天花粉】	蜜炙。	小儿卫生总微论方	38
	蛤蚧	蜜炙。	圣济总录	32
	虎胫骨【虎骨】	蜜炙令赤。	重修政和经史证类备用本草	30
	黄柏	蜜炙黄紫色。	伤寒杂病论	27
	黄连	蜜浸一宿，火上炙干。	史载之方	25
		蜜浸一宿，炙令香熟。	史载之方	25
	黄芪	劈开，涂蜜炙微赤色，薄切，焙干称。	太平惠民和剂局方	37
		劈开，白沙蜜不酸者一两，微入水调，涂匀，炙微紫色，冷，剉碎。	传信适用方	42
	鸡内金	蜜炙黄。	圣济总录	32
	露蜂房【蜂房】	蜜涂，文火炙令青色。	圣济总录	32
	柏末	蜜炙褐色。	疮疡经验全书	68
	桑白皮	洗净，蜜炙黄。	普济本事方	35
		蜜水炙。	济生方	46
	桑黄	蜜炙熟。	圣济总录	32
	石决明	蜜炙。	圣济总录	32
	粟壳【罂粟壳】	赤痢蜜炙，白痢淡炙，赤白痢半蜜炙。	传信适用方	42
		生蜜涂，炙微黄。	传信适用方	42
	酸石榴皮	涂蜜炙焦。	小儿卫生总微论方	38
	通草	蜜涂炙干，为末。	小儿卫生总微论方	38
	仙灵脾【淫羊藿】	蜜水炙。	扁鹊心书	54
	罂粟壳	蜜炙。	类编朱氏集验医方	50
	真紫苏子【紫苏子】	蜜炙，微炒。	校正集验背疽方	44
蜜蒸	百合	新百合，蜜半盏和，蒸令软。	重修政和经史证类备用本草	30
	大黄	腊水蒸七度，洒薄蜜水，再蒸一伏时。	雷公炮炙论	20
	骨碎补	蜜拌令润，蒸。	雷公炮炙论	20
	桔梗	切用，蜜拌，干饭上蒸三日。	圣济总录	32
	蜜蒙花【密蒙花】	拌蜜令润，蒸，晒干，如此三度。	雷公炮炙论	20
	葳蕤【玉竹】	蜜水浸，蒸，焙干。	雷公炮炙论	20
	五味子	蜜浸蒸，从巳至申，浆水浸一宿，焙干。	雷公炮炙论	20
	徐长卿	拌少蜜令遍，瓷器盛，蒸三伏时。	雷公炮炙论	20

续表

蜜制方法	药名	摘录	文献名称	文献编号
蜜煎	安息香	蜜十两煎成膏。	太平圣惠方	21
		二两，酒研，滤去砂，入银石器中，更用蜜二两，于重汤内熬成膏。	圣济总录	32
蜜煮	朱砂	蜜煮。	类编朱氏集验医方	50
蜜炒	杜仲	蜜炒，无丝为度。	急救仙方	51
	附子	去皮脐，切四片，白蜜煎变色，洗去蜜，切。	三因极一病证方论	41
	黄柏	蜜炒，烧存性。	小儿卫生总微论方	38
	黄连	蜜拌，慢火炒干。	太平惠民和剂局方	37
	黄芪	蜜汤拌，铫子内慢火炒，次微焙。	卫生家宝产科备要	43
		蜜水拌炒。	扁鹊心书	54
	麻黄	蜜一匙同炒良久。	重刊本草衍义	31
	杏仁【苦杏仁】	汤浸，去皮，蜜拌炒黄，研。	圣济总录	32
	罂粟壳	捣碎，蜜揉拌匀，炒黑黄。	洪氏集验方	40
		蜜炒黄脆。	传信适用方	42
	御米壳【罂粟壳】	蜜炒黄紫焦色。	传信适用方	42

4. 元代

元代医药古籍共记载蜜制品 7 种，其中新增 2 种，新增药物为茅香和皂荚【皂角】。

元代基本沿用前代方法，未有新法记载。按照典籍的记载，此时期蜜制的方法主要有蜜炙、蜜炒等。蜜炙的药物有 3 种，为黄芪、鹿茸、皂荚【皂角】；蜜炒的药物有 5 种，如黄柏、桔梗等。另外，《活幼心书》中还记载有反复蜜润晒法，如黄檗【黄柏】“生蜜润透，烈日晒干，涂蜜，凡十数次为度”。

具体见表 11–5。

表 11–5　元代蜜制药物统计表

蜜制方法	药名	摘录	文献名称	文献编号
蜜炙	黄芪	蜜水炙。	瑞竹堂经验方	62
		半生半蜜炙。	丹溪心法	65
	鹿茸	蜜炙。	丹溪心法	65
	皂荚【皂角】	用之有蜜炙、酥炙、烧灰之异。	汤液本草	60
蜜炒	黄柏	蜜炒，为细末，治口疮，瘫痪必用。	卫生宝鉴	64
	黄檗【黄柏】	蜜炒一味，细末，治口疮如神。	汤液本草	60
	桔梗	蜜水炒用。	活幼心书	59
	鹿茸	蜜涂炒。	活幼心书	59
	茅香	蜜炒。	卫生宝鉴	64
其他	黄檗【黄柏】	生蜜润透，烈日晒干，涂蜜，凡十数次为度。	活幼心书	59

5. 明代

明代医药古籍共记载蜜制品 62 种，其中新增 34 种。新增药物如下所示：（以 B 开头）白术、萆薢、薄荷；（以 C 开头）柴胡、沉香、臭椿根【樗白皮】、川芎、椿白皮；（以 D 开头）大皂角【皂角】；（以 F 开头）防风、粉草【甘草】；（以 H 开头）胡麻【亚麻子】；（以 J 开头）僵蚕、橘皮【陈皮】；（以

K 开头）款冬花；（以 L 开头）羚羊角；（以 M 开头）米壳【罂粟壳】、米囊皮【罂粟壳】、蜜蜡、木瓜；（以 N 开头）牛膝；（以 P 开头）蒲黄；（以 S 开头）桑根白皮【桑白皮】、沙参、山栀【栀子】、芍药、石菖蒲；（以 T 开头）土蜂房【蜂房】；（以 X 开头）香附米【香附】、橡斗皮；（以 Y 开头）益智仁、玉竹；（以 Z 开头）知母。

按照典籍记载，明代蜜制方法主要有蜜炙、蜜炒、蜜煎、蜜煮、蜜熬、蜜蒸、蜜焙等。其中蜜炙的药物有 24 种，如白术、萆薢等；蜜炒的药物有 19 种，如薄荷、柴胡等；蜜煎的药物有 3 种，如沉香、蜜蜡等；蜜煮的药物有 4 种，如附子、桑梨皮等；蜜熬的药物有 1 种，为大皂角【皂角】；蜜蒸的药物有 13 种，如大黄、骨碎补等；蜜焙的药物有 4 种，如橘皮【陈皮】、牛膝等。另有蜜制工艺不甚清楚的，归入“其他”。

蜜水炒法在明代文献中出现频率较高，如《炮炙大法》中有甘草“蜜水拌炒”，《一草亭目科全书；导授眼科》中有桑白皮“蜜水炒”，《本草通玄》中有款冬花“蜜水拌，微火炒”，说明在此时期使用辅料浸润药物得到了医家的重视。

蜜浸法在此期未见有单用的炮制药物，但有作为蜜炙、蜜焙等其他蜜制法的前期步骤而使用的，如《本草乘雅半偈》中载玉竹“蜜水浸一宿，蒸，焙干”。

这个时期出现了“七蒸七晒”的特殊蜜制方法，比如《本草纲目》记载大黄：“蒸之，从巳至未，晒干，又洒腊水蒸之，从未至亥，如此凡七次，晒干，却洒淡蜜水再蒸一伏时，其大黄必如乌膏样，乃晒干用。”

具体见表 11–6。

表 11–6　明代蜜制药物统计表

蜜制方法	药名	摘录	文献名称	文献编号
蜜炙	白术	汤浸半月，切片，蜜炙香黄色。	普济方	70
	北五味【五味子】	蜜炙。	先醒斋广笔记	98
	萆薢	蜜水涂炙。	普济方	70
	薄荷叶	蜜炙。	奇效良方	72
	臭椿根【椿白皮】	蜜炙焙干。	奇效良方	72
	川芎	蜜炙。	济阴纲目	96
	椿白皮	蜜炙用。	医学入门	83
	杜仲	酥蜜涂炙或姜汁涂炙。	医学入门	83
	防风	蜜炙。	奇效良方	72
	粉草【甘草】	蜜炙。	增补万病回春	86
	桦根白皮	刮外取白皮，蜜炙。	本草蒙筌	76
	黄柏	生蜜水浸半日，取出炙干，再涂蜜慢火炙之，每两炙尽生蜜六钱。	医学入门	83
		五两生蜜，三两水，浸半日，晒干，蜜涂，文武火炙蜜尽为度。	本草纲目	84
	黄檗【黄柏】	渍蜜水，曝干，涂蜜糖，火边炙燥。	本草蒙筌	76
	黄芪	蜜水涂之，慢火炙过，用补中益气。	医宗粹言	92
		蜜炙性温，补虚损。	本草正	99
		蜜炙透。	医宗必读	100
	僵蚕	蜜炙。	医学纲目	82
	羚羊角	蜜炙。	医学纲目	82
	露蜂房【蜂房】	蜜炙令焦。	证治准绳	89
	米囊皮【罂粟壳】	蜜炙，为粗末。	普济方	70

续表

蜜制方法	药名	摘录	文献名称	文献编号
蜜炙	密蒙花	取叶去尖，蜜炙。	滇南本草	73
	石菖蒲	细蜜炙。	保婴撮要	81
	益智仁	蜜炙。	明医杂著	79
	罂粟壳	蜜炙，为末，不可焦。	普济方	70
	皂荚【皂角】	用之有蜜炙、酥炙、烧灰之异。	本草发挥	69
	知母	蜜炙，勿犯铁器。	炮炙大法	97
蜜炒	白术	切片，蜜略涂，纸衬铫，慢火炒。	普济方	70
	薄荷	和蜜炒饯。	本草蒙筌	76
	柴胡	有咳、汗者，蜜水炒。	医学入门	83
	大黄	蜜炒。	外科正宗	95
	甘草	蜜水拌炒。	炮炙大法	97
	桔梗	蜜水炒过。	证治准绳	89
	款冬花	蜜水拌，微火炒。	本草通玄	101
	麻黄	去节，和蜜炒，水煎，乘热服，疗病疮疱倒靥黑。	本草品汇精要	74
	米壳【罂粟壳】	蜜炒黄色。	仁术便览	85
	蒲黄	蜜和，益小儿。补血止血须炒，破血消肿生用。	本草原始	87
	桑根白皮【桑白皮】	留白去青，铜刀切，恶铅忌铁。稀蜜拌透，文火炒干。	本草蒙筌	76
		蜜拌炒。	仁术便览	85
		蜜水炒。	一草亭目科全书；异授眼科	103
	沙参	铜锅蜜炒。	滇南本草	73
	山栀【栀子】	二两，入蜜半两拌和，炒令微焦。	寿世保元	93
	粟壳【罂粟壳】	蜜炒黄。	医学纲目	82
	橡斗皮	蜜炒。	普济方	70
	朱砂	细研，水飞，蜜炒尤佳。	普济方	70
	紫菀	蜜水炒。	医宗必读	100
蜜煎	沉香	一两，炼蜜半斤，煎五十沸，别贮。	奇效良方	72
	蜜	四两，水一盏，铜铫内煎，葱白搅蜜放地上，纸片蘸，取去面上蜡。	普济方	70
	蜜蜡	取蜜后炼过，滤入水中，候凝取之，色黄者名黄蜡，煎炼极净，色白者名白蜡。	炮炙大法	97
蜜煮	附子	去皮，蜜水煮。	普济方	70
	桑梨皮	蜜煮，润干燥咽喉。	本草蒙筌	76
	香附米【香附】	蜜水煮透。	寿世保元	93
	朱砂	一两，用纱帛裹定，蜜四两，置银器内或磁器中，下朱砂于蜜内，以重汤煮三昼夜，洗净，微火焙干。	普济方	70
蜜熬	大皂角【皂角】	十定，水浸，槌（捶）碎，慢火熬膏，生蜜一匙，熬如稀饧。	普济方	70

续表

蜜制方法	药名	摘录	文献名称	文献编号
蜜蒸	北五味【五味子】	蜜水拌蒸一二时，捣饼，焙干。	景岳全书	94
	大黄	蒸之，从巳至未，晒干，又洒腊水蒸之，从未至亥，如此凡七次，晒干，却洒淡蜜水再蒸一伏时，其大黄必如乌膏样，乃晒干用。	本草纲目	84
	骨碎补	蜜拌润，蒸一日，晒干。	本草纲目	84
	胡麻	九蒸九晒，蜜丸服。	医学入门	83
	桔梗	蜜拌，甑上蒸。	普济方	70
	芍药	蜜水拌蒸，从巳至未，晒干。	本草乘雅半偈	104
	土蜂房【蜂房】	蜜水洗，饭上蒸，日干。	证治准绳	89
	葳蕤【玉竹】	蜜水浸一宿，蒸，焙干用。	本草纲目	84
		蜜水拌蒸。	医宗必读	100
	乌梅	蜜拌蒸。	外科正宗	95
	五味子	蜜蒸。	先醒斋广笔记	98
	徐长卿	少窨拌匀，瓷器盛，蒸三伏时，晒用。	本草原始	87
	知母	补药盐水或蜜水蒸或炒，上行酒炒。忌铁器。	医学入门	83
	紫苏	蜜拌透，晒干，微蒸。	外科正宗	95
蜜焙	橘皮【陈皮】	刮蜜在背上，火焙干。	滇南本草	73
	牛膝	蜜浸一宿，焙干。	本草纲目	84
	玉竹	蜜水浸一宿，蒸，焙干。	本草乘雅半偈	104
	朱砂	焙干，研令极细。	普济方	70
其他	蜜蜡	蜜炼过，滤入水中，候凝，色黄者俗名黄蜡，煎炼极净白者为白蜡。	本草纲目	84
	石蜜【蜂蜜】	炼蜜，每斤用水四两，桑柴火慢炼，去浮沫，滴水不散，乃用。	炮炙大法	97

6. 清代

清代用液体辅料炮制的药物品种数较明代略有增加，此时期医药古籍共记载蜜制品 44 种，其中新增 14 种，新增品种为柴胡、陈皮、赤芍、椿根皮【椿白皮】、党参、干蟾蜍、桂枝、女菀、青皮、莎草根【香附】、蛇蜕、豨莶草、枳壳、枳实。

按照典籍的记载，清代蜜制的方法主要有蜜炙、蜜炒、蜜蒸、蜜焙等。其中，蜜炙的药物有 12 种，如党参、附子等；蜜炒的药物有 13 种，如柴胡、陈皮等；蜜蒸的药物有 6 种，如白芍、桑叶等；蜜焙的药物有 4 种，如骨碎补、款冬花等。

在清以前，蜜焙法使用时多先用蜜水浸过或蒸后再焙，清代则出现了单纯蜜焙，如《本草必用》有蜜水焙款冬花，《本经逢原》有蜜水焙骨碎补。

同明代相似，此时期也未见单用蜜浸法的药物，但有作为蜜炙、蜜蒸等其他蜜制法的前期步骤而使用的，如《本草述钩元》记载制葳蕤【制玉竹】“蜜水浸一宿，蒸后焙”。

明清之后，蜜煮法应用渐少。

具体见表 11–7。

表 11–7　清代蜜制法药物统计表

蜜制方法	药名	摘录	文献名称	文献编号
蜜炙	大附子【附子】	白蜜涂，炙令老黄色。	外科证治全书	152
蜜炙	党参	蜜炙。	外科证治全书	152
蜜炙	附子	涂白蜜，炙透黑。	外科证治全生集	127
蜜炙	干蟾蜍	蜜炙。	幼幼集成	129
蜜炙	桂枝	蜜炙。	本草害利	159
蜜炙	黄芪	蜜炙，温中健脾。	药品辨义	118
蜜炙	萝卜	蜜渍少时，炙干。	握灵本草	105
蜜炙	枇杷叶	蜜炙，止嗽。	玉楸药解	131
蜜炙	枇杷叶	蜜涂炙黄。	成方切用	137
蜜炙	桑根白皮【桑白皮】	咳嗽，蜜炙或炒。	本草述钩元	112
蜜炙	蛇蜕	蜜炙。	握灵本草	105
蜜炙	蛇蜕	蜜浸炙黄。	本草述	111
蜜炙	蛇蜕	黄蜜浸炙黄。	本草备要	117
蜜炙	升麻	蜜炙。	医宗金鉴	128
蜜炙	升麻	蜜水炙——补。	本草汇纂	161
蜜炙	升麻	升气，蜜炙。	本草便读	166
蜜炙	枳实	蜜炙，破水积。	本草述钩元	112
蜜炒	柴胡	蜜水炒。	本草汇	106
蜜炒	陈皮	蜜水炒。	时病论	163
蜜炒	椿根皮【椿白皮】	蜜炒。	良朋汇集经验神方	124
蜜炒	椿根皮【椿白皮】	二两，白蜜四两拌，炒黑。	良朋汇集经验神方	124
蜜炒	防风	蜜水炒。	外科证治全书	152
蜜炒	款冬花	蜜水拌，微炒。	本经逢原	121
蜜炒	麻黄	蜜水炒，庶免太发。	本草从新	132
蜜炒	青皮	蜜水炒。	校注医醇賸义	160
蜜炒	桑根白皮【桑白皮】	疏散清热生用，补肺蜜水拌炒。	得配本草	136
蜜炒	莎草根【香附】	蜜水炒。	本草汇	106
蜜炒	升麻	蜜水炒。	本草从新	132
蜜炒	五味子	蜜拌炒。	外科大成	110
蜜炒	香附	蜜水炒润。	本草必用	125
蜜炒	枳壳	蜜水炒。	校注医醇賸义	160
蜜蒸	白芍	蜜水拌蒸。	本草汇	106
蜜蒸	赤芍	蜜水拌蒸，从巳至未，晒干用。	本草述钩元	112
蜜蒸	桑叶	蜜水拌蒸。	本经逢原	121
蜜蒸	葳蕤【玉竹】	蜜水浸一宿，蒸后焙。	本草述钩元	112
蜜蒸	葳蕤【玉竹】	蜜水拌蒸。	本草必用	125
蜜蒸	五味子	入滋补药蜜浸蒸，入劳嗽药生用。	本草辑要	145
蜜蒸	豨莶草	层层洒酒与蜜，蒸之，又曝，如此九过。	修事指南	123
蜜焙	骨碎补	蜜水焙。	本经逢原	121
蜜焙	款冬花	蜜水焙。	本草必用	125
蜜焙	女菀	蜜水浸焙。	本草从新	132
蜜焙	紫菀	蜜浸一宿，焙干，一两用蜜二分。	修事指南	123

7. 现代

现代蜜制品有 68 种，新增 42 种，新增药物如下所示：（以 A 开头）艾叶；（以 B 开头）白果、白前、白薇、百部、北沙参、槟榔、薄荷；（以 D 开头）大黄、当归、冬瓜子；（以 G 开头）干姜；（以 H 开头）核桃仁、红芪、化橘红、槐花、槐角、黄精、黄芩；（以 J 开头）金沸草、金樱子、荆芥、橘络；（以 M 开头）麻黄、马兜铃、麦冬、蔓荆子、木槿花；（以 Q 开头）牵牛子、前胡；（以 S 开头）桑叶、升麻、石膏、水蛭、苏子【紫苏子】、酸枣仁；（以 T 开头）葶苈子；（以 X 开头）细辛、辛夷、旋覆花；（以 Y 开头）罂粟壳、远志。

现代的蜜制方法主要有蜜炙、蜜炒、蜜蒸、蜜煮等。其中蜜炙的药物有 16 种，如百合、百部等；蜜炒的药物有 61 种，如薄荷、柴胡等；蜜蒸的药物有 2 种，为黄精和五味子；蜜煮的药物有 1 种，为玉竹。另外，冬瓜子的蜜制方法较特殊，为“炼蜜 30%拌匀至蜜汁吸尽”。

蜜煎和蜜煮从现存的资料来看，都是以较多量的蜜将药物浸入，加热炮制。这类方法使用辅料量大，炮制时间也较长，目前基本不再使用，仅甘肃省《中药炮制规范》中对玉竹使用蜜煮法进行炮制，方法为“蜜煮沸，入玉竹，拌匀出锅”。蜜蒸、蜜浸、蜜焙等法的操作程序相对烦琐，也在实际应用中被逐渐淘汰。

现代对蜜制工艺的描述较前代更为详细，对每种药炮制工艺的辅料比例、炮制用火及炮制后药物的颜色、质地、气味等进行了具体陈述，可操作性强，并且通过《中华人民共和国药典》和各省市炮制规范等颁布推行，对生产和市场有直接指导作用。

具体见表 11–8。

表 11–8　现代蜜制法药物统计表

蜜制方法	药名	摘录	文献名称	文献编号
蜜炙	白前	照蜜炙法炒至不粘手。	中华人民共和国药典（2000 年版一部）	198
	百部	照蜜炙法炒至不粘手。	中华人民共和国药典（2000 年版一部）	198
	百合	照蜜炙法炒至不粘手。	中华人民共和国药典（2000 年版一部）	198
	甘草	照蜜炙法炒至黄色或深黄色，不粘手时取出。	中华人民共和国药典（2000 年版一部）	198
	红芪	照蜜炙法炒至不粘手。	中华人民共和国药典（2000 年版一部）	198
	槐角	照蜜炙法炒至外皮光亮不粘手。	中华人民共和国药典（2000 年版一部）	198
	金沸草	炒热，加炼蜜拌匀炙透。	四川省中药饮片炮制规范	184
	款冬花	照蜜炙法炒至不粘手。	中华人民共和国药典（2000 年版一部）	198
	麻黄	照蜜炙法炒至不粘手。	中华人民共和国药典（2000 年版一部）	198
	马兜铃	照蜜炙法炒至不粘手。	中华人民共和国药典（2000 年版一部）	198
	木槿花	炼蜜 38%拌炒至蜜汁吸尽。	上海市中药饮片炮制规范	189
	枇杷叶	照蜜炙法炒至不粘手。	中华人民共和国药典（2000 年版一部）	198
	前胡	照蜜炙法炒至不粘手。	中华人民共和国药典（2000 年版一部）	198
	桑白皮	照蜜炙法炒至不粘手。	中华人民共和国药典（2000 年版一部）	198
	罂粟壳	照蜜炙法炒至放凉后不粘手。	中华人民共和国药典（2000 年版一部）	198
	紫菀	照蜜炙法炒至不粘手。	中华人民共和国药典（2000 年版一部）	198
蜜炒	艾叶	蜜溶化，入艾叶，炒至微黄不粘手。	中药炮制经验集成	171
	白果	蜜热沸，入药，文火炒至黄色。	河南省中药材炮制规范	174
	白前	炒热，蜜拌匀，炒至深黄色。	中药炮制经验集成	171
	白薇	照蜜煮沸，入药，火炒至不粘手。	河南省中药材炮制规范	174

续表

蜜制方法	药名	摘录	文献名称	文献编号
蜜炒	百部	蜜水拌匀，闷透，文火炒至不粘手。	中华人民共和国药典（1985年版一部）	197
		蜜煮沸，入百部，文火炒至不粘手。	宁夏中药炮制规范	194
		加热蜜，炒至不粘手。	黑龙江省中药炮制标准	179
	百合	蜜水拌匀，闷透，文火炒至不粘手。	中华人民共和国药典（1985年版一部）	197
		喷蜜水，文火炒微黄。	中药饮片切制规范	177
		蜜煮沸，入百合，文火炒至表面老黄色、不粘手。	上海市中药饮片炮制规范	189
	薄荷	蜜溶化沸腾，拌匀，微火炒微黄。	中药炮制经验集成	171
	北沙参	蜜热沸，入药，文火炒至黄色不粘手。	青海省中药炮制规范	195
	槟榔	炒热，洒蜜水，武火炒至焦黄色。	北京市中药饮片切制规范	172
	柴胡	蜜热沸，文火炒至深黄不粘手。	中药炮制经验集成	171
	陈皮	炼老蜜，入药炒成黄色。	中药炮制规范	191
	川乌	文火炒热，倾入炼蜜中，拌炒至蜜尽黄色时即可。	中药炮制经验集成	171
	椿根皮	蜜热沸，文火炒至黄色不粘手。	河南省中药材炮制规范	174
		文火炒热，入炼蜜，炒至黄色不粘手。	黑龙江省中药炮制标准	179
	大黄	蜜热沸，入大黄，文火炒至不粘手。	河南省中药材炮制规范	174
	当归	热蜜，文火炒至深黄色不粘手。	河南省中药材炮制规范	174
	党参	蜜水拌匀，文火炒至黄棕色不粘手。	全国中药炮制规范	170
	防风	蜜炒至吸尽。	中药炮制经验集成	171
	甘草	蜜水拌匀，文火炒至黄色不粘手。	中华人民共和国药典（1985年版一部）	197
	干姜	蜜加热，入干姜片，炒至黄色不粘手。	中药炮制经验集成	171
	瓜蒌	蜜水拌匀，瓜蒌丝闷透，文火炒至不粘手。	全国中药炮制规范	170
	瓜蒌皮	蜜水拌匀，加入瓜蒌皮丝，文火炒至黄棕色不粘手。	全国中药炮制规范	170
	瓜蒌子	蜜水拌匀，文火炒至不粘手。	全国中药炮制规范	170
	桂枝	蜜热沸，入药，文火炒至老黄色不粘手。	河南省中药材炮制规范	174
		蜜水拌匀，炒至老黄色不粘手。	上海市中药饮片炮制规范	189
	核桃仁	炼蜜，入药，拌炒匀成黄色。	中药炮制规范	191
	化橘红	蜜炼老，入药，炒微黄色。	中药炮制规范	191
	槐花	热蜜，入药，文火炒至不粘手。	河南省中药材炮制规范	174
	槐角	蜜水拌匀，闷透，文火炒至外皮光亮不粘手。	中华人民共和国药典（1985年版一部）	197
	黄芪	蜜水拌匀，闷透，文火炒至深黄色不粘手。	中华人民共和国药典（1985年版一部）	197
	黄芩	蜜溶化，入药，炒至微黄色，或再喷水搅至水干时，再炒至黄色，不粘手为度。	河南省中药材炮制规范	174
	金樱子	蜜水拌匀，闷透，文火炒至红棕色不粘手。	全国中药炮制规范	170
	荆芥	蜜拌匀，文火炒至黄色不粘手。	河南省中药材炮制规范	174
	桔梗	蜜热沸，入药，文火炒至黄色不粘手。	青海省中药炮制规范	195
	橘络	蜜水拌匀，文火炒至深黄色。	上海市中药饮片炮制规范	189

续表

蜜制方法	药名	摘录	文献名称	文献编号
蜜炒	款冬花	蜜水拌匀，闷透，文火炒至不粘手。	中华人民共和国药典（1985年版一部）	197
	麻黄	蜜水拌匀，闷透，文火炒至不粘手。	中华人民共和国药典（1985年版一部）	197
		炒热，淋蜜，炒至不粘手。	中药饮片切制规范	177
		蜜煮沸，文火炒至不粘手。	宁夏中药炮制规范	194
	麻黄根	蜜溶化，入药拌炒至蜜吸透呈黄棕色不粘手。	云南省中药咀片炮炙规范	173
	马兜铃	蜜水拌匀，文火炒至不粘手。	中华人民共和国药典（1985年版一部）	197
	麦冬	热蜜入药，文火炒至老黄色不粘手。	河南省中药材炮制规范	174
	蔓荆子	炒热，加蜜水炒干。	中药炮制经验集成	171
	南沙参	蜜水拌匀，闷透，文火加热炒至不粘手、橙黄色。	全国中药炮制规范	170
	牵牛子	蜜热沸，入药，文火炒至不粘手。	河南省中药材炮制规范	174
	前胡	蜜水拌匀，闷透，文火炒至不粘手。	中华人民共和国药典（1985年版一部）	197
	桑白皮	蜜水拌匀，文火炒至不粘手。	中华人民共和国药典（1985年版一部）	197
	桑叶	蜜水拌匀，文火炒至不粘手。	中华人民共和国药典（1963年版一部）	168
	升麻	蜜水拌匀，文火炒至不粘手。	全国中药炮制规范	170
		蜜煮沸，入药，文火炒至不粘手。	陕西省药品标准	180
		蜜水炒至黄褐色略带斑点。	黑龙江省中药炮制标准	179
	石膏	炼蜜12%拌炒匀。	上海市中药饮片炮制规范	189
	水蛭	蜜水拌匀，闷透，文火炒至不粘手。	中药炮制经验集成	171
	苏子【紫苏子】	蜜水拌匀，稍闷，文火炒至深棕色不粘手。	全国中药炮制规范	170
	酸枣仁	炒微焦，蜜拌匀，炒干。	中药炮制经验集成	171
	天冬	蜜热沸，入药，炒至不粘手。	河南省中药材炮制规范	174
	葶苈子	炼蜜拌炒至蜜汁吸尽。	上海市中药饮片炮制规范	189
	五味子	蜜水拌匀，文火炒至不粘手。	全国中药炮制规范	170
		蜜热沸，文火炒至不粘手。	宁夏中药炮制规范	194
	细辛	炼蜜25%拌炒至蜜汁吸尽。	上海市中药饮片炮制规范	189
	香附	炒热加入蜜，炒至蜜尽。	中药炮制经验集成	171
	辛夷	蜜熬至红黄色，入药，炒至不粘手。	中药炮制经验集成	171
	旋覆花	炼蜜拌匀，闷透，文火炒至不粘手。	中华人民共和国药典（1985年版一部）	197
	罂粟壳	蜜水拌匀，稍闷，文火炒至不粘手。	中华人民共和国药典（1977年版一部）	181
		炒焦后加蜜炒至不粘手。	中药炮制经验集成	171
	远志	加蜜水拌匀，闷，文火炒至不粘手。	中华人民共和国药典（1963年版一部）	168
	枳壳	蜜水拌匀，炒至不粘手。	浙江省中草药加工炮制标准	183
	枳实	蜜水拌匀，炒至不粘手。	浙江省中草药加工炮制标准	183
	紫菀	蜜水拌匀，炒至不粘手。	中华人民共和国药典（1985年版一部）	197
		淋蜜拌匀，炒至不粘手。	中药饮片切制规范	177
蜜蒸	黄精	清水漂一日，夜煮五成干，拌蜜润一夜，隔水蒸两小时透。	江西中药炮制规范	187
	五味子	水闷湿，蒸至红褐色，同蜜拌匀，再蒸8小时至黑色。	中药炮制经验集成	171
蜜煮	玉竹	蜜煮沸，入玉竹，拌匀出锅。	中药炮制规范	191
其他	冬瓜子	炼蜜30%拌匀至蜜汁吸尽。	上海市中药饮片炮制规范	189

2015年版《中华人民共和国药典》中采用蜜制法的药品有16种，包括白前、百合、百部、甘草、槐角、款冬花、马兜铃、麻黄、枇杷叶、前胡、桑白皮、旋覆花、罂粟壳、炙红芪、炙黄芪、紫菀，均使用蜜炙法。

具体见表11–9。

表11–9　2015年版《中华人民共和国药典》蜜制药物统计表

蜜制方法	药名	摘录
蜜炙	蜜白前	取净白前，照蜜炙法（附录Ⅱ D）炒至不粘手。
	蜜百部	取百部片，照蜜炙法（附录Ⅱ D）炒至不粘手。
	蜜百合	取净百合，照蜜炙法（附录Ⅱ D）炒至不粘手。
	蜜槐角	取净槐角，照蜜炙法（附录Ⅱ D）炒至外皮光亮、不粘手。
	蜜款冬花	取净款冬花，照蜜炙法（附录Ⅱ D）用蜜水炒至不粘手。
	蜜麻黄	取麻黄段，照蜜炙法（附录Ⅱ D）炒至不粘手。
	蜜马兜铃	取净马兜铃，搓碎，照蜜炙法（附录Ⅱ D）炒至不粘手。
	蜜枇杷叶	取枇杷叶丝，照蜜炙法（附录Ⅱ D）炒至不粘手。
	蜜前胡	取前胡片，照蜜炙法（附录Ⅱ D）炒至不粘手。
	蜜旋覆花	取净旋覆花，照蜜炙法（附录Ⅱ D）炒至不粘手。
	蜜罂粟壳	取净罂粟壳丝，照蜜炙法（附录Ⅱ D）炒至放凉后不粘手。
	蜜紫菀	取紫菀片（段），照蜜炙法（附录Ⅱ D）炒至不粘手。
	炙红芪	取红芪片，照蜜炙法（附录Ⅱ D）炒至不粘手。
	炙黄芪	取黄芪片，照蜜炙法（附录Ⅱ D）炒至不粘手。
	蜜桑白皮	取桑白皮丝，照蜜炙法（通则0213）炒至不粘手。
	炙甘草	取甘草片，照蜜炙法（通则0213）炒至黄色或深黄色，不粘手时取出，晾凉。

三、蜜制理论和原理的沿革

1. 明代

《证治准绳》中注明黄柏“酒制则治上，盐制则治下，蜜制则治中而不伤胃”，《本草通玄》中载枇杷叶“胃病以姜汁涂炙，肺病以蜜水涂炙”。

具体见表11–10。

表11–10　明代文献中关于蜜制原理的论述

药名	摘录	文献名称	文献编号
黄柏	酒制治上，盐制治下，蜜制则治中。	本草纲目	84
	酒制则治上，盐制则治下，蜜制则治中而不伤胃。	证治准绳	89
黄芪	补气药中蜜炙用，疮疡药中盐水炒用。	炮炙大法	97
	同陈皮、白蜜能通虚人肠闭，补肺脾之功也。	本草通玄	101
枇杷叶	肺病蜜涂炙，胃病姜汁涂炙。	炮炙大法	97
	胃病以姜汁涂炙，肺病以蜜水涂炙。	本草通玄	101

2. 清代

清代论述的蜜制药物种类更加多样。如《本草述钩元》中注明黄芪“蜜炙治肺气虚”。

具体见表 11–11。

表 11–11　清代文献中关于蜜制原理的论述

药名	摘录	文献名称	文献编号
白芍	血溢醋炒，补脾酒炒，滋血蜜炒，除寒姜炒。多用伐肝，炒用敛阴。	得配本草	136
白术	蜜水炒，人乳拌用，润以制其燥。	本草备要	117
	补气蜜水拌炒，去滞姜汁炒。	得配本草	136
柴胡	内伤升气酒炒，有汗蜜水拌炒。	医家四要	164
杜仲	治酸疼姜汁炒，补腰肾盐水炒，润肝肾蜜炙，除寒湿酒炙，治泻痢酥炙。	得配本草	136
	盐制治下，蜜炙治中，酒炒治血分之痛，盐制去骨间之疼。	本草述钩元	112
	蜜炙不伤胃。酒制治上，蜜制治中，盐制治下，炒黑止崩带。	本草备要	117
	酒炒治上，蜜炒治中，盐炒治下。	本草必用	125
	治中蜜炙，治下盐水制，治上酒制，止崩带炒炭，涂疮乳调。	得配本草	136
	生用降实火，炒黑止崩带。酒制治上，蜜制治中，盐制治下。	本草分经	156
黄芪	健脾蜜炙，补肾盐水炒。	握灵本草	105
	蜜炙治肺气虚，盐水炒或蒸治下虚。	本草述钩元	112
	补中蜜炙，补肾及治崩带淋浊盐水浸炒。	本草备要	117
	恶寒酒炒，胃虚泔浸，有汗蜜炙。	嵩厓尊生全书	122
	补气药中蜜水炙，疮疡药中盐水炒。	本草必用	125
	补虚蜜炒，嘈杂病乳炒，解毒盐水炒，胃虚米泔炒。	得配本草	136
	血虚肺燥，捶（捶）扁蜜炙。发表生用。气虚肺寒，酒炒。	本草求真	140
	血虚肺燥，蜜炙。气虚肺寒，酒炒。肾气虚，盐汤蒸润。	本草汇纂	161
橘皮【陈皮】	治痰蜜水炒，化寒痰姜汁炒，入下焦盐水炒。	医家四要	164
龙胆草	生用下行，酒炒上行，蜜炒中行，猪胆汁拌炒降火愈速。	得配本草	136
枇杷叶	蜜水涂炙治肺病，治胃病以姜汁涂炙。	本草述	111
	治肺病蜜水涂炙，治胃病姜汁涂炙。	本草述钩元	112
	治胃病姜汁炙，治肺病蜜炙。	本草备要	117
	胃病姜汁炙，肺病蜜水炙。	药品辨义	118
	肺病蜜水炙，胃病姜汁炙。	本草必用	125
	胃病，姜汁涂炙黄。肺病，蜜水涂炙黄。	本草从新	132
	胃病姜汁涂炙，肺病蜂蜜涂炙。	得配本草	136
	胃病姜汁炙，肺病蜜炙。	本草辑要	145
	治肺蜜炙，治胃姜汁炙。	本草分经	156
	姜汁炙治胃，蜜水涂炙治肺。	本草汇纂	161
	胃病姜汁涂炙，肺病蜜水涂炙。	医家四要	164
升麻	醋炒绿色，补中酒炒，止咳、汗蜜炒。	本草述	111
	发散生用，补中酒炒，止咳、汗蜜炒，滞下醋拌炒。	本草述钩元	112
	蜜水炒或醋炒，防过升。	本草害利	159
益母草	白花入气分，红花入血分。或酒拌蒸，或蜜水炒。去瘀生用。	得配本草	136

四、小结

历代蜜制的方法较多，主要有蜜炙、蜜炒、蜜蒸、蜜浸、蜜焙、蜜煮等法，涉及近 200 种常见中药。从各朝代蜜制品种的新增数量和总量来看，宋代和明代是蜜制发展比较快的两个朝代，新增品种分别达到 27 种和 34 种。清代新增 14 种，大部分品种沿用前代的方法。通过整理、精简，现代还有 68 个常用蜜制品种，蜜制方法主要是蜜炙和蜜炒等。2015 年版《中华人民共和国药典》中收载的方法为蜜炙，所涉及中药有 16 种。

通过对历代蜜制方法与理论的整理和总结，我们可以明确地了解到，蜜制主要是应用于肺经药和补益药的炮制。其炮制目的主要是增加蜂蜜本身的作用。如元代《汤液本草》中说：“去膈上痰以蜜。”明代《医学入门》中说：“入肺药，蜜制。”《本草蒙筌》中说：“蜜制甘缓难化，增益元阳。”《本草通玄》中说：“蜜制润其燥。”这些皆是使用蜜本身的作用。现代很多镇咳祛痰药、补中益气药采用蜜制法的目的，基本上是沿用这些理论来解释的。这提示我们在进行蜜制技术的研究设计时，探讨的重要问题仍是中药蜜制的原始意图。

（本章编审专家：吴纯洁）

第十二章

中药盐制技术的历史沿革研究

盐制法是以盐或盐水为辅料按规定程序加工处理药物的炮制方法，是中药常用的辅料制法之一。盐制主要具有以下作用：引药下行，增强疗效；增强药物滋阴降火的作用；缓和药物辛燥之性；使药物易于粉碎。

中药盐制技术历史悠久，炮制方法繁多，因此，搞清盐制的来龙去脉，以及不同历史时期盐制方法的演变过程，对正确继承发扬盐制技术有重要意义。本章就辅料盐、盐制方法及药物的历史沿革进行了文献资料的整理，以供研究参考。

一、辅料盐的历史沿革

盐是人类最早使用的调味品之一，我国把盐作为调味品至少有四五千年的历史。据古书《世本》记载，黄帝时有诸侯夙沙氏以海水煮卤，煎成盐，盐的颜色有青、黄、白、黑、紫五种，从宋代开始有人把夙沙氏作为制盐的祖师爷。制盐业是我国最早的手工业部门之一，早在春秋时期的齐国，就专设了“煮盐官”，专门管理煮盐业。至汉代以后，盐业一直为朝廷专营，盐被禁止私产与私销。

中药盐制法历史悠久，始载于《雷公炮炙论》。盐制的方法较多，可细分为盐炒、盐炙（盐水炒）、盐水浸、盐水蒸、盐水煮、盐水洗、盐水淬等操作方法。

二、盐制品种和方法的沿革

本章重点参考了《历代中药炮制资料辑要》《历代中药炮制法汇典》等著作，对历代用盐作为辅料所炮制中药的品种数进行了统计。经考，唐代之前尚无盐制药物的记载；唐代盐制法较单一，仅有盐煮法；唐以后，盐炒和盐焙法历代都有，宋代、明代和清代由于中医药文化的发展，关于盐制的记载也较多。其中宋代盐制品种增幅明显，有 45 种，新增 44 种；元代由于受到战乱影响，所留下的采用盐制法的药物不多，有 14 种，新增 11 种；明代增幅最大，有 90 种左右，新增 60 种左右；清代也较多，半数沿用前代方法，有 30 种，新增 15 种；现代通过精简、归纳，整理出 60 种左右盐制药物，新增 35 种。

历代用盐炮制药物的方法主要有盐水煮、盐（水）煎、盐（水）焙、盐水蒸、盐水浸、盐水炙、盐水炒、盐水煅淬等。

具体见表 12–1。

表 12–1 历代盐制方法统计表

方法	朝代						
	唐代之前	唐	宋	元	明	清	现代
盐水煮		√	√		√	√	√
盐水洗			√				
盐（水）煎			√				
盐（水）焙			√			√	
盐水蒸					√		√
盐水浸				√			√
盐（水）炙			√		√	√	√
盐（水）炒			√	√	√	√	√
盐水煅淬			√		√	√	√
盐焙				√	√		√
其他			√	√	√		√

1. 唐代

唐代医药古籍共记载盐制药物 1 种，为石决明，采用盐煮法。由于唐代之前并无盐制品记载，故此期盐制法属炮制新法。

具体见表 12–2。

表 12–2　唐代盐制药物统计表

盐制方法	药名	摘录	文献名称	文献编号
盐煮	石决明	煅过，盐水煮。	银海精微	13

2. 宋代

宋代医药古籍共记载盐制品 45 种，其中新增 44 种，新增品种为白垩、蓖麻子、萆薢、鳖甲、草乌、草乌头【草乌】、川乌头【川乌】、蝉蜕、车螯、陈皮、大青梅【青梅】、杜仲、甘草、谷精草、骨碎补、红兰花、黄柏、黄芪、小茴香、精羊肉、腊月野狐肝【狐肝】、硫磺【硫黄】、牡蛎、木瓜、牛膝、砒霜、破故纸【补骨脂】、牵牛子、青橘皮【青皮】、蛇蜕、石决明、生姜、桃仁、天雄、菟丝子、吴茱萸、腽肭脐【海狗肾】、橡斗子【橡实】、薏苡仁、益智仁、元胡索【延胡索】、皂荚【皂角】、皂角刺、珍珠、猪悬蹄甲【猪蹄甲】。

按照典籍的记载，宋代盐制的方法主要有盐（水）炙、盐炒、盐水煮、盐煎、盐水焙、盐水煅（淬）等，较宋之前主要增加了盐（水）炙、盐炒、盐（水）煎、盐水焙、盐水煅（淬）。其中，盐（水）炙的药物有 3 种，为甘草、黄芪、腽肭脐【海狗肾】；盐炒的有 20 种，如草乌、陈皮等；盐水煮的有 8 种，如白垩、石决明等；盐（水）煎的有 1 种，为鳖甲；盐水焙的有 5 种，如蝉蜕、皂荚【皂角】等；盐水煅淬的有 13 种，如大青梅【青梅】、谷精草等；盐浸的有 4 种，如生姜、乌头等；盐水洗的有 1 种，为吴茱萸。其他的还有盐腌、盐烧等。

论述较多的药有黄芪（盐炙）、生姜（盐腌）、乌头（盐炒）等。论述较具体的药有白垩（一两，盐一分，铜器中水煮十余沸）、干姜（三两，用水一斗、盐一合，慢火煮水尽为度）、红兰花（一两，以一分盐炒）、生姜（四两，盐半两或一两或四两或一斤，腌一宿）、天雄（一分，盐一分，炒令黄色）、乌头（半斤，水浸七日，盐二两，炒黄色）等。

具体见表 12–3。

表 12–3　宋代盐制药物统计表

盐制方法	药名	摘录	文献名称	文献编号
盐（水）炙	甘草	盐水浸，炙黄。	圣济总录	32
		盐汤炙。	太平惠民和剂局方	37
	黄芪	盐水炙。	类编朱氏集验医方	50
	腽肭脐【海狗肾】	薄切，涂盐炙香。	圣济总录	32
盐炒	草乌	水浸二日，生，去皮，切片，入盐油炒至赤色为度。	类编朱氏集验医方	50
	草乌头【草乌】	炮裂，切如麻豆大，碎，盐炒。	普济本事方	35
	川乌头【川乌】	河水浸半月，三日一换水，切作片，焙干，盐一两，炒黄色。	博济方	22
		去皮，剉作骰子块，盐半两，同炒黄色。	太平惠民和剂局方	37
	陈皮	盐水浸，焙干。	类编朱氏集验医方	50
	杜仲	盐水炒。	扁鹊心书	54
		盐炒去丝，为末。	疮疡经验全书	68

续表

盐制方法	药名	摘录	文献名称	文献编号
盐炒	骨碎补	去毛，一两，剉，以盐半两同炒令黄，去盐。	圣济总录	32
	红兰花	一两，入盐一分，炒令黄。	太平圣惠方	21
	黄柏	盐水炒。	扁鹊心书	54
	黄芪	盐拌炒。	疮疡经验全书	68
	小茴香	盐炒。	类编朱氏集验医方	50
	牛膝	盐水炒。	扁鹊心书	54
	破故纸【补骨脂】	盐炒。	济生方	46
	牵牛子	盐炒黄。	圣济总录	32
	青橘皮【青皮】	汤浸，去白，盐炒。	圣济总录	32
	桃仁	盐炒。	类编朱氏集验医方	50
	天雄	一分，剉碎，以盐一分，同炒令黄色。	博济方	22
	菟丝子	入盐少许炒，乘热捣末。	圣济总录	32
	乌头	半斤，水浸七日，盐二两半，炒黄色。	苏沈良方	23
		盐炒，去皮脐。	圣济总录	32
	益智仁	盐炒。	洪氏集验方	40
	元胡索【延胡索】	盐炒。	类编朱氏集验医方	50
盐水煮	白垩	一两，盐一分，投于斗水中，铜器中煮十余沸，然后用此沸了水飞过。	太平惠民和剂局方	37
	萆薢	盐水煮。	史载之方	25
		青盐三铢，水半盏，煮熟，称取半两。	女科百问	53
	吴茱萸	半两，盐二钱，水一盏煮之，如此换水煮十四次，各至水尽，遍数足，晒干，炒令紫黑色。	小儿卫生总微论方	38
		盐水煮三四滚，取出晒干，再炒，去梗。	疮疡经验全书	68
	干姜	三两，用水一斗，盐一合，慢火煮，水尽为度。	太平圣惠方	21
	石决明	用盐同东流水煮一伏时，漉出，研粉。	太平惠民和剂局方	37
		先用盐水煮，用地榆、五花皮、阿胶煮。	雷公炮炙论	20
	蓖麻子	和皮用盐汤煮半日，去皮，取子，研过用。	雷公炮炙论	20
	牡蛎	先用二十个，东流水、盐一两，煮一伏时后，入火中烧令通赤，研粉。	雷公炮炙论	20
	薏苡仁	一两，以糯米同熬，令糯米熟，去糯米，取使。若更以盐汤煮过，别是一般修制，亦得。	雷公炮炙论	20
盐（水）煎	鳖甲	盐泥固济壳上，用煎后药。	太平圣惠方	21
盐水焙	蝉蜕	盐水浸少时，焙干。	传信适用方	42
	黄芪	洗净，寸截，槌（捶）破，丝擘，盐汤润透，盏盛，盖汤饼上一炊久，焙燥。	太平惠民和剂局方	37
		盐水浸焙。	济生方	46
		盐水湿润，饭上蒸三次，焙干。	类编朱氏集验医方	50
	精羊肉	二斤，成片薄批，盐、酒、葱各少许，淹两时辰，沸汤淖过，取出压干，研如菘脯，焙干入。	传信适用方	42
	木瓜	去瓤，糯米浆过，盐焙干，为末，盐末入瓜内令满，仍用盖针定，蒸三次，烂研作膏。	三因极一病证方论	41
	皂荚【皂角】	盐水浸一宿，焙干。	圣济总录	32

续表

盐制方法	药名	摘录	文献名称	文献编号
盐水煅淬	大青梅【青梅】	一斤，食盐五钱拌和，加蜒蚰间之，晒干，煅灰存性。	疮疡经验全书	68
	谷精草	入瓶内，盐泥固封，慢火煅通赤。	小儿卫生总微论方	38
	腊月野狐肝【狐肝】	入瓷瓶中，盐泥固，候干，火煅通赤，取出，细研为散。	太平圣惠方	21
	硫黄	以盐泥固济，晒干，慢火养七日七夜，候足，加顶火一煅，候冷，取出，研细末。	圣济总录	32
	牡蛎	盐泥固济，干，火烧通赤，去泥用。	普济本事方	35
	砒霜	研，入磁罐子，以赤石脂固缝，盐泥固济，烧通赤，候冷取出。	太平惠民和剂局方	37
	蛇蜕	蛇皮一条，瓶子内盐泥固济，存性烧为黑灰。	重修政和经史证类备用本草	30
	猪悬蹄甲【猪蹄甲】	罐子内盐泥固济，烧存性。	小儿药证直诀	28
	蛇蜕皮【蛇蜕】	盐泥固济瓶子，烧之。	圣济总录	32
	车螯	盐泥固济，令通赤，候冷，净取末。	外科精要	49
	皂角刺	藏瓶中，盐泥固济，炭火烧过存性。	普济本事方	35
	橡斗子【橡实】	一合，以硫黄合之，纸裹，盐泥固济，火煅存性，候冷。	类编朱氏集验医方	50
	珍珠	入砂锅内，以盐泥封固，煅赤取出，去火毒。	校注妇人良方	45
盐浸	生姜	切作片子，用盐半两，腌一宿，炒黑色。	太平惠民和剂局方	37
		四两，切作片，盐一两，腌一宿，炒黑色。	三因极一病证方论	41
	萆薢	盐水浸，炒干。	类编朱氏集验医方	50
	乌头	盐水浸一日，切作片子，焙干，炒。	圣济总录	32
	生姜	二斤，和皮切作片子，盐三两，腌一宿。	圣济总录	32
		一斤，洗，和皮切，入干瓷盆内，以盐四两，腌一宿，日中拌晒，以盐汁尽为度。	传信适用方	42
		四两，盐半两，腌一宿。	女科百问	53
盐水洗	吴茱萸	使盐水洗一百转，自然无涎。	雷公炮炙论	20
其他	硫黄	十一两，飞取末，瓷合子盛，用水和赤石脂封口，盐泥固济，晒干。	圣济总录	32

3. 元代

元代医药古籍共记载盐制品 14 种，其中新增 11 种，新增品种为艾叶、苍术、川楝子、附子、小茴香、净香附【香附】、橘红、破故纸【补骨脂】、石菖蒲、水蛭、甜瓜子。

按照典籍的记载，元代盐制的方法主要有盐（水）炒、盐水浸、盐焙等。其中，盐（水）炒的药物有 12 种，如艾叶、苍术等；盐焙的药物有 1 种，为橘红；盐水浸药物有 1 种，为附子，浸后再使用炮法，去皮脐。

具体见表 12–4。

表 12-4　元代盐制药物统计表

盐制方法	药名	摘录	文献名称	文献编号
盐（水）炒	艾叶	盐炒。	卫生宝鉴	64
	苍术	盐炒。	丹溪心法	65
		用青盐炒。	丹溪心法	65
	草乌	切片，盐炒香熟。	瑞竹堂经验方	62
	川楝子	切片，盐炒。	瑞竹堂经验方	62
	附子	盐炒。	丹溪心法	65
	小茴香	盐炒黄色。	儒门事亲	57
		盐炒香。	瑞竹堂经验方	62
	净香附【香附】	盐水炒。	活幼心书	59
	破故纸【补骨脂】	盐炒香。	瑞竹堂经验方	62
	石菖蒲	盐炒。	瑞竹堂经验方	62
	水蛭	盐炒烟尽。	瑞竹堂经验方	62
	甜瓜子	盐炒黄色。	瑞竹堂经验方	62
	吴茱萸	盐炒。	丹溪心法	65
盐水浸	附子	炮，又以盐水浸，再炮。如此七次，去皮脐。	丹溪心法	65
盐焙	橘红	半斤，以水化盐五钱，拌令得所，煮干，焙燥。	丹溪心法	65
其他	猪悬蹄甲【猪蹄甲】	坩埚内，盐泥固济。	儒门事亲	57

4. 明代

明代中医药文化得到了极大发展，盐制品数量增加较多，并首次出现盐水蒸的记载。

明代医药古籍共记载盐制品 90 种左右，其中新增 60 种左右，新增品种为八角茴香【大茴香】、巴戟【巴戟天】、白颈蚯蚓【地龙】、白芍、白术、柏叶、荜拨【荜茇】、侧柏叶、川椒【蜀椒】、川芎、磁石、大川乌【川乌】、当归、地龙、丁皮、独活、蜂子【蜜蜂子】、升麻、寒水石、黑附子【附子】、厚朴、滑石、黄丹【铅丹】、黄连、金星礞石、荆芥穗、卷柏、莲花须、莲子肉【莲子】、良姜【高良姜】、落花参【落花生】、麦冬、礞石、南星【天南星】、青礞石、青盐【大青盐】、轻粉、秋石丹、全蝎、人参、戎盐【大青盐】、桑螵蛸、山栀【栀子】、蛇床子、生地黄【地黄】、生丝瓜【丝瓜】、苏木、太阴玄精石【玄精石】、天冬、天南星、吴茱萸、新升麻【升麻】、雄雀、羊肾、知母、啄木鸟、紫背车鳌【车鳌】。

按照典籍的记载，明代盐制的方法主要有盐炙、盐炒、盐焙、盐水煮、盐水蒸、盐水煅淬等，较明代之前，此时期盐制方法和盐制品数量均最多。其中盐炙的药物有 7 种，如白颈蚯蚓【地龙】、菖蒲等；盐炒的有 44 种，如白芍、白术等；盐焙的有 8 种，如独活、金蛇蜕等；盐水煮的有 9 种，如巴戟【巴戟天】、蓖麻子等；盐水蒸的有 2 种，为莲花须、知母；盐水煅淬的有 13 种，如白垩、寒水石等。盐浸的有 2 种，为蛇床子、生姜。

具体见表 12-5。

表 12–5　明代盐制药物统计表

盐制方法	药名	摘录	文献名称	文献编号
盐炙	白颈蚯蚓【地龙】	盐水洗净，用或生炙随宜。	本草蒙筌	76
	菖蒲	盐炙。	普济方	70
	川芎	盐炙。	一草亭目科全书；异授眼科	103
	地龙	盐水洗，微炙。	医学入门	83
	全蝎	盐水炙。	普济方	70
	桑螵蛸	盐水炙。	普济方	70
	羊肾	三对，切开，盐半两擦，炙熟，捣膏。	景岳全书	94
盐炒	八角茴香	用青盐少许炒。	奇效良方	72
	白芍	盐炒。	增补万病回春	86
	白术	盐水炒。	寿世保元	93
	柏叶	盐水炒。	济阴纲目	96
	荜拨【荜茇】	盐炒。	普济方	70
	萆薢	一两，用水浸少时，漉出，用盐半两相和，锅内炒干，去盐不用。	普济方	70
	苍术	一斤，用泔浸，去皮，切片，葱白一斤，碎，盐二两，同炒黄色。	普济方	70
		四两，分用茴香、青盐、茱萸【吴茱萸】、猪苓各一两，炒令黄色，取末用。	普济方	70
		用茴香一两，青盐一两半，食盐半两，同苍术炒黄，次下茴香炒黄。	奇效良方	72
		四两，以小茴香、食盐各一两同炒。	景岳全书	94
		一斤，用斗子青盐半斤同炒黄色，不用盐。	景岳全书	94
	草乌	半斤，水浸一宿，切片，盐四两，合鸡血一宿，次日炒干。	普济方	70
		一两，用盐一两和，炒焦。	普济方	70
	侧柏叶	盐水炒，焙干。	寿世保元	93
	陈皮	盐水炒。	增补万病回春	86
	川椒【花椒】	盐炒出汗。	普济方	70
	川楝子	用青盐炒。	普济方	70
		四两，用盐一两，茴香一合，同炒黄色为度。	奇效良方	72
	大川乌【川乌】	用青盐炒赤色。	普济方	70
	当归	煨，盐水炒。	普济方	70
	丁皮	盐水炒。	普济方	70
	杜仲	一两，茴香一钱，盐一钱，水二钟拌炒。	寿世保元	93
	蜂子【蜜蜂子】	盐拌炒干。	本草品汇精要	74
	升麻	盐水炒引下，不使侵肺气。	证治准绳	89
	甘草	盐炒。	普济方	70
	厚朴	二两，去粗皮，青盐一两，同炒黑色，青盐不见烟为度，不用盐。	普济方	70
	黄柏	盐炒褐色。	景岳全书	94
	黄连	盐水炒，治下焦伏火。	医学入门	83
	黄芪	下虚盐水炒，疮疡生用。	医学入门	83

续表

盐制方法	药名	摘录	文献名称	文献编号
盐炒	大茴香【八角茴香】	青盐水拌炒，入肾经。	仁术便览	85
	茴香	一两，盐一匙，同炒黄色。	医学纲目	82
	莲子肉【莲子】	葱、盐炒。	寿世保元	93
	良姜【高良姜】	一两，青盐半两，炒。	奇效良方	72
	麦冬	盐炒。	寿世保元	93
	人参	盐炒。	普济方	70
	桑螵蛸	盐水炒。	普济方	70
	山栀【栀子】	盐水炒黑。	宋氏女科秘书	91
	生地黄【地黄】	盐煨，浸，炒。	普济方	70
	水蛭	盐炒精黄。	医宗必读	100
	苏木	盐水炒。	普济方	70
	天冬	盐水拌炒。	外科正宗	95
	乌头	六两，以江水浸七日，取出切片，以盐四两炒干，或先切片子，以江水浸两日，炒黄为度，同盐取出。	奇效良方	72
	吴茱萸	去枝，滚水加盐泡五次，去毒炒用。	仁术便览	85
	香附	杵净，一两，少盐和，半炒焦，半略炒。	普济方	70
	小茴香	一两，盐三钱同炒。	证治准绳	89
		盐炒。	景岳全书	94
	新升麻【升麻】	盐水炒。	景岳全书	94
	益智仁	四两，擘破，盐二两，于瓷器内同炒令香熟，筛出，去盐不用，碾为细末。	普济方	70
		二两，青盐五钱，炒。	普济方	70
		二两，盐二两，炒。	证治准绳	89
	薏苡仁	盐炒。	医学纲目	82
	知母	益肾滋阴，盐炒。	本草蒙筌	76
		盐炒。	景岳全书	94
盐焙	独活	盐水浸，焙。	普济方	70
	金蛇蜕	盐水洗，焙。	普济方	70
	橘红	半斤，以水化盐五钱拌匀，煮干，焙。	景岳全书	94
	卷柏	以盐水煮半日，再以井水煮半日，晒干焙用。	本草纲目	84
	南星【天南星】	一两，盐五钱，水化拌匀，煮干，焙。	景岳全书	94
	蛇蜕	盐水洗净，焙干。	医学纲目	82
	生姜	盐腌一宿，焙干。	普济方	70
		一斤，去皮，切片，以盐二两腌一宿，焙干。	医学纲目	82
		一两，去皮，盐一两浸一宿，焙干。	寿世保元	93
	天南星	一两半，黑豆二合，青盐半两，水煮透，取出焙，不用盐、豆。	普济方	70

续表

盐制方法	药名	摘录	文献名称	文献编号
盐水煮	巴戟【巴戟天】	青盐酒煮。	奇效良方	72
	蓖麻子	盐汤入砂锅煮透，半日为度，捞起以石臼捣糜。	本草蒙筌	76
	陈皮	盐煮。	审视瑶函	102
	川芎	盐水煮。	增补万病回春	86
	轻粉	食盐、明矾各等分，同放锅中煮令色黄，取起为末。	医学入门	83
	落花参【落花生】	盐水煮食，治肺痨。	滇南本草	73
	石决明	每五两，用盐半两，同东流水入瓷器内煮一伏时，捣末研粉。	本草纲目	84
	益智仁	青盐酒煮。	奇效良方	72
	薏苡仁	盐汤煮过。	炮炙大法	97
盐水蒸	知母	去皮，补药盐水或蜜水蒸，或炒，上行酒炒，忌铁器。	医学入门	83
	莲花须	盐蒸。	奇效良方	72
盐水煅淬	白垩	火煅，研，盐汤飞过，晾干，免涩结人肠。	医学入门	83
	寒水石	盐泡过，挤干，瓷瓶子内泥固济，入土坑，慢火煅之，出火毒，水飞。	普济方	70
	滑石	盐泡过，挤干，瓷瓶子内泥固济，入土坑，慢火煅之，出火毒，水飞。	普济方	70
	金星礞石	一两，碎焰硝一两，和匀入砂罐，盐泥封固，晒干，炭火煅。	增补万病回春	86
	礞石	二两，碎焰硝二两，入砂罐，瓦片盖，盐泥固脐，火煅红，候冷取出。	景岳全书	94
	牡蛎	纸包，盐、黄泥固济，大火煅红后取出，去泥，地下埋三宿，取出研。	普济方	70
		盐泥固济，煅赤，出火毒一宿，研极细。	普济方	70
		用韭菜叶捣，盐泥固济，火煅，去白者，研细。	秘传证治要诀及类方	71
	青礞石	盐泥固济，罐内火煅一日，细研。	医学入门	83
	青盐【大青盐】	盐泥封固，煅过用。	一草亭目科全书；异授眼科	103
	秋石丹	铜锅内熬干，如此三次，白如霜者，乃入砂罐，盐泥固济，火煅一日夜，只取飞上铁灯盏者，为末。	医学入门	83
	太阴玄精石【玄精石】	盐泡过，挤干，瓷瓶子内泥固济，入土坑，慢火煅之，出火毒，水飞。	普济方	70
	雄雀	入硼砂三钱，盐泥固济，晒干，文武火煅，青烟出为度，别末。	普济方	70
	啄木鸟	盐泥固济，煅存性，研末。	本草原始	87
	紫背车螯【车螯】	盐泥固济，火煅通红，地上出火毒。	证治准绳	89
盐浸	蛇床子	须用浓盐汁、百部煎浓汁，二味同浸三伏时，漉出，日干，却再用生地黄汁拌，蒸，从午至亥，日干用。	炮炙大法	97
	生姜	一斤，洗净，细切，入干瓷盆，盐四两腌一宿，晒干，盐汁尽为度。	普济方	70
		四两，切片，盐半两腌一宿，炒令黑色。	奇效良方	72
		半斤，洗，切，曝干，盐二两腌一宿。	奇效良方	72

续表

盐制方法	药名	摘录	文献名称	文献编号
其他	黑附子【附子】	入盐，助下行。	本草发挥	69
		以青盐汤蘸，炮。	奇效良方	72
	黄丹【铅丹】	入蛋壳内，盐泥固济，火上煨干。	济阴纲目	96
	荆芥穗	以瓦罐子盛，盐泥固济，只留一窍，用炭火烧，候出青烟，便拨去火，用湿泥塞了窍子，放冷取出，研为细散。	奇效良方	72
	牡蛎	白者三两，盛瓷合子内，更用盐末一两，盖头铺底，炭火五斤烧半日，取出，研如粉。	奇效良方	72
	水银粉	水银一两，白矾二两，食盐一两，同研不见星，铺于铁器内，以小乌盆覆之，筛灶灰，盐水和，封固盆口。以炭打二炷香，取开，则粉升于盆上矣。	本草纲目	84
	戎盐【大青盐】	即青盐，温水洗去尘土净，晒干入药。	炮炙大法	97
	生丝瓜	擦盐，火烧成灰，存性为末。	奇效良方	72

5. 清代

清代医药古籍共记载盐制品30种，其中新增15种，新增药物如下所示：车前子、大蜂房【蜂房】、大戟、桔核【橘核】、荔核【荔枝核】、沙苑子、山药、山茱萸、石斛、桃仁、晚蚕砂【蚕沙】、五倍子、杏仁【苦杏仁】、泽泻、紫背铅。

按照典籍的记载，此时期盐制的方法主要有盐（水）炙、盐（水）炒、盐水煮、盐（水）焙、盐水煅淬等，基本沿用了前代的方法。其中，盐（水）炙的药物有2种，为黄芪、枳壳；盐（水）炒的有19种，如萆薢、车前子等；盐水煮的有3种，为五倍子、陈皮、川楝【川楝子】；盐（水）焙的有4种，如蜂房、香附等；盐水煅淬的有2种，为大蜂房【蜂房】、紫背铅。

具体见表12-6。

表12-6 清代盐制药物统计表

盐制方法	药名	摘录	文献名称	文献编号
盐（水）炙	黄芪	入肾，盐水润炙。	外科证治全生集	127
	枳壳	盐炙。	妇科玉尺	142
盐（水）炒	萆薢	利小水，盐水炒。	得配本草	136
	车前子	青盐水炒七次。	幼幼集成	129
	大茴香【八角茴香】	五钱，同盐五钱炒。	医学从众录	149
	大戟	盐水炒。	串雅补	135
	杜仲	青盐水炒。	良朋汇集经验神方	124
		盐水炒，入肾。	本草经解要	126
	黄连	盐水炒。	温热经纬	158
	桔核【橘核】	青盐拌炒。	类证治裁	155
	橘红	盐水炒。	类证治裁	155
	荔核【荔枝核】	盐炒。	嵩厓尊生全书	122
	沙苑蒺藜【沙苑子】	淡盐水炒。	增广验方新编	157
	沙苑子	盐水炒。	类证治裁	155
	山药	入肾，盐水炒。	本草害利	159
	山茱萸	盐炒。	本草述	111

续表

盐制方法	药名	摘录	文献名称	文献编号
盐（水）炒	石菖蒲	盐炒。	成方切用	137
	石斛	盐水拌炒，补肾，兼清肾火。	得配本草	136
	桃仁	三两，吴萸【吴茱萸】二两，盐一两，同炒熟。	本草述	111
	晚蚕砂【蚕沙】	盐炒。	本草述	111
	小茴香	盐炒黑。	良朋汇集经验神方	124
		青盐炒。	类证治裁	155
	泽泻	盐水炒焦。	幼幼集成	129
		盐水炒。	类证治裁	155
盐水煮	五倍子	青盐煮，晒，焙。	医学从众录	149
	陈皮	半斤，盐五钱化水腌过，煮干。	本草述	111
		盐水煮烂，晒干。	医方集解	115
	川楝【川楝子】	盐煮。	本草述钩元	112
盐（水）焙	蜂房	食盐填入孔内焙干。	洞天奥旨	120
	香附	用盐水浸，春三，夏一，秋五，冬七日，微焙。	本草述	111
	香附子【香附】	盐水浸，瓦上焙干。	本草述钩元	112
	杏仁【苦杏仁】	盐水润焙。	本草汇	106
盐水煅淬	大蜂房【蜂房】	食盐填满孔内，火煅存性。	良朋汇集经验神方	124
	紫背铅	二两，烧，以盐卤汁五两淬尽。	本草述	111

6. 现代

现代以盐作为辅料进行炮制的主要方法有盐（水）炙、盐（水）炒、盐水蒸、盐水煮、盐水浸、盐焙、盐水煅淬等，从炮制方法上看，进行了必要的简化、统一、概括，有利于饮片质量的控制。现代医药典籍共记载盐制品 60 种左右，新增 35 种，新增品种为白茅根、补骨脂、苍术、草豆蔻、草果、川牛膝、大黄、刀豆、地榆、冬葵子、覆盆子、干姜、狗脊、枸杞子、核桃仁、荷叶、胡芦巴、花椒、槐花、蒺藜、金樱子、韭菜子、决明子、龙齿、龙骨、女贞子、芡实、全蝎、砂仁、酸枣仁、葶苈子、菟丝子、续断、淫羊藿、玄参等。

其中，盐（水）炙的药物有 14 种，如杜仲、黄柏等；盐水炒的有 45 种，如巴戟天、白术等；盐水蒸的有 12 种，如冬葵子、覆盆子等；盐水煮的有 2 种，为巴戟天和玄参；盐水浸的有 1 种，为荷叶；盐焙的有 1 种，为香附；盐水煅淬的有 3 种，为龙齿、龙骨和石决明。

具体见表 12–7。

表 12–7　现代盐制药物统计表

盐制方法	药名	摘录	文献名称	文献编号
盐（水）炙	杜仲	照盐水炙法炒至断丝，表面焦黑色。	中华人民共和国药典（2000 年版一部）	198
	胡芦巴	照盐水炙法炒至鼓起，有香气。	中华人民共和国药典（2000 年版一部）	198
	黄柏	照盐水炙法炒干。	中华人民共和国药典（2000 年版一部）	198
	韭菜子	照盐水炙法炒干。	中华人民共和国药典（2000 年版一部）	198
	桔核【橘核】	照盐水炙法炒干。	中华人民共和国药典（2000 年版一部）	198
	荔枝核	照盐水炙法炒干。	中华人民共和国药典（2000 年版一部）	198
	小茴香	照盐水炙法炒至微黄色。	中华人民共和国药典（2000 年版一部）	198
	菟丝子	照盐水炙法炒至微鼓起。	中华人民共和国药典（2000 年版一部）	198
	续断	照盐炙法炒干。	中华人民共和国药典（2000 年版一部）	198

续表

盐制方法	药名	摘录	文献名称	文献编号
盐（水）炙	益智仁	照盐水炙法炒干。	中华人民共和国药典（2000年版一部）	198
	沙苑子	照盐水炙法炒干。	中华人民共和国药典（2000年版一部）	198
	泽泻	照盐水炙法炒干。	中华人民共和国药典（2000年版一部）	198
	补骨脂	照盐水炙法炒至微鼓起。	中华人民共和国药典（2000年版一部）	198
	知母	照盐水炙法炒干。	中华人民共和国药典（2000年版一部）	198
盐水炒	巴戟天	将巴戟天咀与盐水拌匀，文火炒至黄色。	辽宁省中药炮制规范	175
		炒热，洒盐水炒干。	贵州中药饮片炮制规范	176
	白茅根	大火炒至内外黑色，存性，喷入盐水。	中药炮制经验集成	171
	白芍	文火炒焦黑色，喷盐水。	中药炮制经验集成	171
	白术	微火炒焦黑，喷盐水。	中药炮制经验集成	171
	补骨脂	盐水拌匀闷透，文火炒至鼓起。	中华人民共和国药典（1985年版一部）	197
		照盐水炙法炒至微鼓起。	中华人民共和国药典（2000年版一部）	198
	苍术	大火炒至外皮焦黑色，加盐水炒干。	中药炮制经验集成	171
	草豆蔻	炒，洒盐水，至水干色黑。	中药炮制经验集成	171
	草果	盐水拌匀，文火加热，炒香后，喷入盐水，继续炒干。	贵州中药饮片炮制规范	176
		盐水拌匀，文火炒至微香。	湖南省中药材炮制规范	196
	侧柏叶	用闷火炒至热透色黑，盐水喷入再炒至全黑。	中药炮制经验集成	171
	车前子	文火炒，喷盐水炒干。	中华人民共和国药典（1985年版一部）	197
		照盐水炙法炒至起爆裂声时，喷洒盐水，炒干。	中华人民共和国药典（2000年版一部）	198
	陈皮	大青盐化水入药，文火炒匀。	上海市中药饮片炮制规范	189
	川楝子	盐水拌匀，文火加热炒至深黄色。	全国中药炮制规范	170
	川牛膝	盐水拌匀，闷润透，文火加热炒干。	全国中药炮制规范	170
	大黄	文火炒至外皮微焦黑，喷盐水。	中药炮制经验集成	171
	刀豆	盐水拌匀，炒至具焦斑。	浙江省中草药加工炮制标准	183
	地榆	武火炒至外黑内老黄色，喷盐水。	中药炮制经验集成	171
	杜仲	盐水拌匀，文火炒断丝，表面焦黑色。	中华人民共和国药典（1985年版一部）	197
		盐水拌匀，待盐水吸尽，用油砂炒至老褐色，取出，筛去油砂即得。	湖南省中药材炮制规范	196
		武火炒至焦褐断丝，喷盐水。	新疆维吾尔自治区药品标准	192
	干姜	大火炒至外黑内黄，喷盐水。	中药炮制经验集成	171
	枸杞子	先将食盐用微火炒热，再加入枸杞子炒至黄色发胀时，筛去盐即可。	中药炮制经验集成	171
		盐少许拌炒至枸杞子鼓起。	浙江省中草药加工炮制标准	183
	骨碎补	盐水拌匀，文火炒干。	四川省中药饮片炮制规范	184
	核桃仁	盐水拌匀，炒干。	浙江省中草药加工炮制标准	183
	胡芦巴	盐水拌匀，文火炒至鼓起。	中华人民共和国药典（1985年版一部）	197
	花椒	微火炒至有响声，喷淋盐水，炒干。	江西中药炮制规范	187

续表

盐制方法	药名	摘录	文献名称	文献编号
盐水炒	槐花	文火炒至黑透，喷入盐水再炒黑至干。	中药炮制经验集成	171
	黄柏	盐水拌匀，闷透，文火炒干。	中华人民共和国药典（1985年版一部）	197
	黄连	盐水润透，微火炒干至色深。	中药炮制经验集成	171
		炒至微变色，喷盐水。	中药炮制经验集成	171
	黄芪	盐水拌匀，润透，文火微炒。	河南省中药材炮制规范	174
	蒺藜	盐水拌匀，文火炒至微黄色。	中华人民共和国药典（1977年版一部）	181
		盐水拌匀，文火炒至微黄色。	北京市中药饮片切制规范	172
	韭菜子	盐水拌匀，闷透，文火炒干。	中华人民共和国药典（1985年版一部）	197
	桔核【橘核】	盐水拌匀，闷透，文火炒干。	中华人民共和国药典（1985年版一部）	197
	决明子	洒盐水炒，炒至水干鼓起。	云南省中药咀片炮炙规范	173
	荔枝核	用盐水煮沸，至盐水吸尽为度，晒干。	湖南省中药材炮制规范	196
		捣碎，盐水拌匀，闷透，文火炒干。	中华人民共和国药典（1985年版一部）	197
	牛膝	盐水拌匀，润透，文火加热，炒干。	全国中药炮制规范	170
	女贞子	盐水炒干。	中药炮制经验集成	171
	桑螵蛸	盐水拌匀，闷润，文火加热炒至有香气。	全国中药炮制规范	170
	沙苑子	盐水拌匀，闷透，文火炒干。	中华人民共和国药典（1985年版一部）	197
		照盐水炙法炒干。	中华人民共和国药典（2000年版一部）	198
	砂仁	盐水拌匀，文火炒至微干。	中华人民共和国药典（1963年版一部）	168
	酸枣仁	文火炒，加食盐1.5%化水，边炒边洒，炒至棕褐色，有香气，并有爆裂声。	云南省中药咀片炮炙规范	173
	葶苈子	文火拌炒，加盐水炒至黄褐色。	云南省中药咀片炮炙规范	173
	菟丝子	照盐水炙法炒至微鼓起。	中华人民共和国药典（2000年版一部）	198
		盐水拌匀，闷，文火炒干。	全国中药炮制规范	170
	吴茱萸	盐水拌匀，文火炒热至裂开。	全国中药炮制规范	170
	续断	盐水拌匀，文火加热炒干。	全国中药炮制规范	170
	淫羊藿	热锅洒盐水2%炒至水干，淫羊霍呈焦色。	云南省中药咀片炮炙规范	173
	玄参	盐水拌匀，文火微炒。	河南省中药材炮制规范	174
	泽泻	盐水喷匀，文火炒干。	中华人民共和国药典（1985年版一部）	197
盐水蒸	巴戟天	盐蒸法蒸透，去木心，干燥。	中华人民共和国药典（2000年版一部）	198
	冬葵子	食盐水闷透，蒸半小时。	中药炮制经验集成	171
	杜仲	盐水闷透，置一夜，蒸1小时。	中药炮制经验集成	171
	覆盆子	盐水拌匀，闷透，蒸透。	全国中药炮制规范	170
	豹脊	盐水拌匀，润3小时，蒸3小时。	广东省中药材饮片加工炮制手册	182
	巴戟天	盐水拌匀，蒸透。	中华人民共和国药典（1985年版一部）	197
	金樱子	盐水拌匀，闷润，蒸2～3小时，晒干。	广东省中药材饮片加工炮制手册	182
	女贞子	盐水拌匀，蒸1小时。	中药炮制经验集成	171
	芡实	盐水润1夜，蒸透。	中药炮制经验集成	171
	桑螵蛸	拌匀，蒸2小时。	广东省中药材饮片加工炮制手册	182
	山茱萸	盐水拌匀，蒸透。	中药炮制经验集成	171
	玄参	盐水拌匀，蒸12小时，至内黑亮。	河南省中药材炮制规范	174

续表

盐制方法	药名	摘录	文献名称	文献编号
盐水煮	巴戟天	盐水煮 2 小时至黑色，晒干。	中药炮制经验集成	171
	玄参	盐水煮黑透，晒干。	中药炮制经验集成	171
盐水浸	荷叶	盐水浸后，微火上烘干，反复 2 次。	云南省中药咀片炮炙规范	173
盐焙	香附	盐水拌匀，焙干。	中药炮制经验集成	171
盐水煅淬	龙齿	武火煅红透，喷盐水。	中草药炮制规范	186
	龙骨	武火煅红透，喷盐水。	中草药炮制规范	186
	石决明	煅红，喷盐水。	中华人民共和国药典（1963 年版一部）	168

目前，2015 年版《中华人民共和国药典》收载盐制药物 21 种，其中盐炙的药物有 16 种，为补骨脂、车前子、杜仲、关黄柏、胡芦巴、黄柏、韭菜子、橘核、荔枝核、沙苑子、菟丝子、小茴香、续断、益智仁、泽泻、知母；盐水煮的药物有 1 种，为全蝎；盐水泡的药物有 1 种，为盐附子；盐水蒸的药物有 1 种，为巴戟天。所收载以补肾药物和收涩药物为主。

具体见表 12-8。

表 12-8　2015 年版《中华人民共和国药典》盐制药物统计表

盐制方法	药名	摘录
盐炙	盐补骨脂	取净补骨脂，照盐炙法（通则 0213）炒至微鼓起。
	盐车前子	取净车前子，照盐水炙法（通则 0213）炒至起爆裂声时，喷洒盐水，炒干。
	盐杜仲	取杜仲块或丝，照盐炙法（通则 0213）炒至断丝、表面焦黑色。
	盐胡芦巴	取净胡芦巴，照盐水炙法（通则 0213）炒至鼓起，微具焦斑，有香气溢出时，取出，晾凉。用时捣碎。
	盐关黄柏	取关黄柏丝，照盐水炙法（通则 0213）炒干。
	盐黄柏	取黄柏丝，照盐水炙法（通则 0213）炒干。
	盐韭菜子	取净韭菜子，照盐水炙法（通则 0213）炒干。
	盐橘核	取净橘核，照盐水炙法（通则 0213）炒干。用时捣碎。
	盐荔枝核	取净荔枝核，捣碎，照盐水炙法（通则 0213）炒干。
	盐沙苑子	取净沙苑子，照盐水炙法（通则 0213）炒干。
	盐菟丝子	取净菟丝子，照盐炙法（通则 0213）炒至微鼓起。
	盐续断	取续断片，照盐炙法（通则 0213）炒干。
	盐小茴香	取净小茴香，照盐水炙法（通则 0213）炒至微黄色。
	盐益智仁	取益智仁，照盐水炙法（通则 0213）炒干。用时捣碎。
	盐泽泻	取泽泻片，照盐水炙法（通则 0213）炒干。
	盐知母	取知母片，照盐水炙法（通则 0213）炒干。
盐水煮	全蝎	春末至秋初捕捉，除去泥沙，置沸水或沸盐水中，煮至全身僵硬，捞出，置通风处，阴干。
盐水泡	盐附子	选择个大、均匀的泥附子，洗净，浸入胆巴的水溶液中过夜，再加食盐，继续浸泡，每日取出晒晾，并逐渐延长晒晾时间，直至附子表面出现大量结晶盐粒（盐霜）、体质变硬为止。
盐（水）蒸	巴戟天	取净巴戟天，照盐蒸法（通则 0213）蒸透，趁热除去木心，切段，干燥。

三、盐制理论和原理的沿革

随着盐制药物的广泛使用，在对盐制作用认识不断加深的基础上，古代医家对盐制法进行了理论概括，主要有三种学说:（1）盐制补心肺。明代徐彦纯在其编撰的《本草发挥》中指出“心虚则盐炒之”“以盐炒补心肺”，但该理论在历史上流传不广。（2）盐制入肾。明代陈嘉谟在《本草蒙筌》中指出“入盐走肾脏，仍使软坚”，李梴在《医学入门》中指出“入肾用盐”，这个理论已为历代医家所认可。（3）盐制润燥。明代李中梓提出“盐制润下”，清代严西亭提出“燥药以青盐水拌蒸或拌炒则润”，主要概括了盐制的滋阴润燥的作用。从明代开始有文献对盐制理论及原理进行梳理。

1. 明代

具体见表 12–9。

表 12–9　明代文献中关于盐制原理的论述

药名	摘录	文献名称	文献编号
萆薢	有酒浸、泔浸、童便浸、盐水浸之别。	仁术便览	85
黄柏	酒制则治上，盐制则治下，蜜制则治中。	本草纲目	84
	酒制治上，盐制治下，蜜制治中而不伤胃，生用降实火。	证治准绳	89
	酒炒，肾家用盐水炒。	医宗粹言	92
黄连	咸寒能制其燥性。	本草纲目	84
	治上焦之火，则以酒炒；治中焦之火，则以姜汁炒；治下焦之火，则以盐水或朴硝炒；治气分湿热之火，则以吴茱萸汤浸炒。	本草纲目	84
	火在上酒炒，在下童便炒，实火朴硝，虚火盐醋，痰姜汁，伏火盐浸。	本草原始	87
	下火童便，痰火姜汁，伏火盐汤，气滞火吴萸，肝胆火猪胆，实火朴硝，虚火醋炒。	寿世保元	93
	火在上酒炒，在下童便炒，火而呕者姜汁炒，火而伏者盐汤炒，同吴萸炒止大痛。	景岳全书	94
	火在上酒炒，在下童便炒，火而呕者姜汁炒，火而伏者盐汤炒。	本草正	99
	伏火盐汤，气滞火同吴茱萸，血瘕火拌干漆末。	本草蒙筌	76
	上焦之火宜酒炒，中焦之火宜姜炒，下焦之火宜盐水炒。	本草通玄	101
黄芪	上部酒拌炒，中部米泔拌炒，下部盐水炒。	证治准绳	89
	补气药中蜜炙用，疮疡药中盐水炒用。	炮炙大法	97
	蜜炙、酒炙助其达表，盐炒入肾。	本草通玄	101
香附	盐炒入血，酒炒行经络，醋炒消积聚，姜炒化痰。	本草通玄	101
香附米【香附】	有酒浸、泔浸、童便浸、盐水浸之别。	仁术便览	85
香附子【香附】	盐水浸炒则入血分而润燥，青盐炒则补肾气。	本草纲目	84
玄胡【延胡索】	上部酒炒，中部醋炒，下部盐水炒。	本草通玄	101
知母	引经上行，酒浸焙干；下行，盐水润焙。	证治准绳	89
	治嗽酒炒，入肾盐水炒，去毛皮净。	医宗粹言	92

2. 清代

具体见表 12–10。

表 12–10　清代文献中关于盐制原理的论述

药名	摘录	文献名称	文献编号
萆薢	利小水盐水炒，去风湿酒拌炒。	得配本草	136
陈皮	入下焦，盐水浸；肺燥，童便浸，晒。	本草述钩元	112
	治痰咳，童便浸，晒；治痰积，姜汁炒；治下焦，盐水炒。	本草备要	117
	治痰姜汁炒，下气童便炒，理下焦盐水炒，虚人气滞生甘草、乌梅汁煮炒。	得配本草	136
	治痰积姜汁炒，下焦盐水炒。	本草辑要	145
杜仲	治酸疼姜汁炒，补腰肾盐水炒，润肝肾蜜炙，除寒湿酒炙，治泻痢酥炙。	得配本草	136
	姜汁炒更妙，盐水炒次之。	本草正义	151
黄柏	酒制治上，盐制治下，蜜制治中，酒炒治血分之痛，盐制去骨间之疼。	本草述钩元	112
	酒炒治上，蜜炒治中，盐炒治下。	本草必用	125
	蜜炙不伤胃，酒制治上，蜜制治中，盐制治下，炒黑止崩带。	本草备要	117
	治上酒制，治中蜜炙，治下盐水制，止崩带炒炭，涂疮乳调。	得配本草	136
	生用降实火，炒黑止崩带，酒制治上，蜜制治中，盐制治下。	本草分经	156
黄连	上酒中姜，下则盐制，或朴硝炒，入下有益。	嵩厓尊生全书	122
	上焦之火酒炒，中焦之火姜汁炒，下焦之火盐水炒，食积之火黄土炒，血分伏火干漆炒。	修事指南	123
	上焦火酒炒，中焦火姜汁炒，下焦火盐水炒，食积火黄土炒。	本草从新	132
	火在上，酒炒；火在下，童便炒；火在中，姜汁炒；伏火，盐水炒；火在气分而痛，吴茱萸拌炒；食积成火，黄土炒。	得配本草	136
	上焦火酒炒，中焦火姜汁炒，下焦火盐水炒或童便炒，食积火土炒。湿热在气分，吴茱萸汤炒；在血分，干漆炒。	本草求真	140
	虚火醋炒，上焦火酒炒，中焦火姜汁炒，下焦火盐水炒或童便炒。	本草辑要	145
	酒炒泻上火，便炒泻下火，姜炒止火呕，盐炒除伏火，茱萸炒止火痛，壁土炒止火泻。	本草正义	151
	上焦火酒炒，中焦火姜汁炒，下焦火盐水炒或童便炒，食积火黄土炒。湿热在气分，吴萸汤炒；血分醋炒。	医家四要	164
	上焦酒炒，中焦姜炒，下焦盐水炒。	本草便读	166
黄芪	健脾蜜炙，补肾盐水炒。	握灵本草	105
	上部酒拌炒，中部米泔水浸炒，下部盐水炒。	外科大成	110
	治肺气虚，蜜炙用。治下虚，盐水或蒸或炒用。	本草述钩元	112
	补中，蜜炙。补肾及治崩带淋浊，盐水浸炒。	本草备要	117
	补气药中蜜水炙，疮疡药中盐水炒。	本草必用	125
	补虚蜜炒，嘈杂病乳炒，解毒盐水炒，胃虚米泔炒。	得配本草	136
	血虚肺燥蜜炙，气虚肺寒酒炒，肾气虚盐汤蒸润。	本草汇纂	161
茴香【小茴香】	上行酒炒黄，下行盐水炒。	本草述钩元	112
橘皮【陈皮】	童便浸晒治痰咳，姜汁炒治痰积，盐水炒入下焦。	本草从新	132
	治痰蜜水炒，化寒痰姜汁炒，入下焦盐水炒。	医家四要	164

续表

药名	摘录	文献名称	文献编号
生地【地黄】	上升，酒炒。痰膈，姜汁炒。入肾，青盐水炒。阴火咳嗽，童便拌炒。	得配本草	136
香附	理肾气盐水炒，气滞酒炒，消肝积醋炒，化痰姜汁炒，散痞童便炒，润燥盐水炒。	得配本草	136
	青盐炒补肾气，姜汁炒化痰饮。	本草辑要	145
延胡索	上部酒炒，中部醋炒，下部盐水炒。	握灵本草	105
	止血醋炒，上部洒炒，中部醋炒，下部盐水炒。	得配本草	136
泽泻	健脾，生用或酒炒用。滋阴利水，盐水炒。	得配本草	136
知母	上行酒浸焙，下行盐水炒。	握灵本草	105
	生用泻胃火，盐酒炒泻肾火。忌铁。	医宗说约	109
	上行，酒浸，焙干；下行，同盐水润，焙。	本草述钩元	112
	酒焙上行，盐水焙下行。	本草必用	125
	上行，酒润，焙；下行，盐水润，焙。	外科证治全生集	127
	上行酒浸，下行盐水拌。	本草从新	132

四、小结

综上所述，历代盐制的方法很多，主要有盐炙、盐炒、盐水煮、盐水浸、盐焙、盐煎、盐蒸、盐煅、盐淬等法，同时涉及药物品种也很多。从各朝代新增的盐制品的数量来看，宋代、明代盐制发展比较快，新增品种分别达到44种、60种左右。通过整理，现代剩余60个品种右右，新增35种。2015年版《中华人民共和国药典》中收载的方法为盐炙和盐蒸，以盐炙为主，涉及18味中药。

通过对历代盐制方法和理论的整理和总结，可知盐水制主要是利用盐引药下行于肾，起到补肝肾、降阴火、利小便的作用。明代《本草蒙筌》中说："入盐走肾，仍使软坚。"《医学入门》中说："入肾用盐。"《本草通玄》中说："盐制润下。"清代《得配本草》中记载菟丝子"补肾气，淡盐水拌炒"，泽泻"滋阴利水，盐水炒"，砂仁用于阴虚者宜"盐水浸透，炒黑用"，补骨脂"暖肾，盐水炒"。这些皆是利用盐的作用。现代大凡入肾经、膀胱经的中药，一般都是用盐水制。但是，部分脾肾阳虚和肾阳虚衰的水肿病人，应少用或不用盐制中药治疗。盐制主要利用食盐本身的性能起到协同或改变药物性能的作用，多应用于补肾固精、疗疝、利尿和泻相火的药物。

对"盐制入肾"理论，也应借助现代科学技术手段，对盐制药物的成分变化、药效差异和体内吸收代谢、组织分布等进行全面研究，以阐释"盐制入肾"的科学内涵。

总之，对中药盐制的研究应充分考虑到盐制的原始意图，深入探讨"盐制入肾"理论，并积极研究盐制工艺，规范工艺参数，为饮片生产现代化提供依据。

（本章编审专家：陆兔林）

第十三章

中药姜制技术的历史沿革研究

姜制是指取净药材，将生饮片与定量姜汁拌匀，闷润，再经炒制、煮制等加热处理的一类炮制方法。姜制包括姜汁炙和姜汁煮，所用姜汁多为生姜榨取或煎煮得液，具有辛温解表、温中止呕、化痰止咳、解毒之功效。姜制可减轻药物寒性（如应用于苦寒药黄连、栀子），增强和胃止呕的作用，还能起到缓和药物副作用，增强疗效的作用。

用姜汁炮制中药材历史悠久，应用广泛，历代都有较大发展。本章就炮制辅料姜、姜制方法及药物的历史沿革进行了文献资料的整理，以供研究参考。

一、辅料姜的历史沿革

生姜为姜科植物姜的新鲜块根，全国大部分地区都有出产。姜汁的制备方法始见于《金匮玉函经》:“生姜一斤，出汁三合半。生姜皆薄切之，乃捣绞取汁……无生者，用干者一两当二两。”这里的姜汁并非作为炮制辅料应用，而是作为单味药入药。晋代《肘后备急方》及南北朝时期《本草经集注》先后提出了用生姜汁解半夏毒的经验和姜汁制半夏的道理:“中半夏毒，以生姜汁、干姜并解之。”“半夏有毒，用之必须生姜，此是取其所畏，以相制耳。”而生姜汁作为炮制辅料则始见于《刘涓子鬼遗方》，其中所载半夏的炮制方法为“汤洗七遍，生姜浸一宿，熬过”，即在进行多次漂洗处理后，用姜汁浸炒。另外，姜自然汁拌蒸、姜汁炙的炮制方法在同一时期我国最早的炮制专著《雷公炮炙论》中亦有记述。而后，历朝历代均有姜制的论述出现。

二、姜制品种和方法的沿革

本章重点参考了《历代中药炮制资料辑要》《历代中药炮制法汇典》等著作，对历代用生姜汁作为辅料所炮制中药的品种数进行了统计。其中，唐代之前姜制药物记载较少，有 2 种；唐代有 8 种药物采用姜制，新增 6 种；宋代由于中医药文化的发展，增幅明显，有 43 种药物采用姜汁制，新增 39 种；元代因受到战乱影响，所留下的姜制品种不多，有 11 种药物采用姜制，新增 3 种；明代有 49 种药物采用姜制，新增 23 种；清代有 23 种药物采用姜制，新增 18 种；现代通过精简、归纳、整理，主要记载了 20 种姜制药物，新增 4 种。

历代用姜汁炮制药物的方法主要有姜（汁）炙、姜汁炒、姜汁煅（淬）、姜汁煮、姜汁煨、姜汁焙、姜汁蒸等。其中姜汁炙是用姜汁炮制的主要方法。

具体统计见表 13–1。

表 13–1　历代姜制方法统计表

方法	朝代						
	唐代之前	唐	宋	元	明	清	现代
姜（汁）炙	√	√	√	√	√		√
姜汁炒		√	√	√	√	√	√
姜汁煅（淬）			√		√		
姜汁煮		√	√	√	√	√	√
姜汁煨					√		
姜汁焙		√	√	√	√	√	√
姜汁蒸			√		√	√	√
姜汁煎		√	√			√	
姜汁浸			√	√			
其他	√		√	√	√		√

1. 唐代之前

唐代之前姜制中药品种不多，主要有 2 种，为厚朴、半夏。其中厚朴使用姜炙的方法，而半夏的炮制方法不明，仅言“用姜相制”。

具体见表 13–2。

表 13–2　唐代之前姜制药物统计表

姜制方法	药名	摘录	文献名称	文献编号
姜炙	厚朴	姜炙。	注解伤寒论	5
其他	半夏	用姜相制。	本草经集注	9

2. 唐代

唐代中医药迅速发展，中药炮制技术不断发展提高，工艺衍进。唐代医药古籍共记载姜制品 8 种，其中新增 6 种，新增品种为白僵蚕【僵蚕】、草乌、骨碎补、南星【天南星】、生狼毒【狼毒】、石蜜。

按照典籍的记载，唐代姜制的方法主要有姜汁炙、姜汁炒、姜汁焙、姜汁煮、姜汁煎，较唐之前主要增加了炒、焙、煮、煎等法。其中，姜汁炙的药物有 1 种，为生狼毒【狼毒】；姜汁炒的有 2 种，为白僵蚕【僵蚕】、半夏；姜汁煮的有 2 种，为草乌和南星【天南星】；姜汁煎的有 1 种，为石蜜；姜汁焙的有 2 种，为骨碎补、天南星。

这一时期的姜汁制法不仅药物数量有所增加，且方法记载更加具体。半夏不再拘于姜洗，又增加了姜汁炒法。

具体见表 13–3。

表 13–3　唐代姜制药物统计表

姜制方法	药名	摘录	文献名称	文献编号
姜汁炙	生狼毒【狼毒】	涂姜汁炙。	外台秘要	15
姜汁炒	白僵蚕【僵蚕】	热水泡洗，去丝，姜汁炒。	银海精微	13
	半夏	姜汁炒。	银海精微	13
姜汁煮	草乌	姜汁煮。	仙授理伤续断秘方	19
	南星【天南星】	姜汁煮过。	银海精微	13
姜汁煎	石蜜	下姜汁于蜜中，微火煎令姜汁尽。	食疗本草	14
姜汁焙	骨碎补	姜汁焙。	仙授理伤续断秘方	19
	天南星	姜汁浸一宿，焙。	仙授理伤续断秘方	19

3. 宋代

宋代医药古籍共记载姜制品 43 种，其中新增 39 种，新增品种为白扁豆、半夏曲、贝母、草豆蔻、草乌头尖【草乌】、陈粳米、川附子【附子】、川南星【天南星】、川乌、大腹皮、大黄、杜仲、附子、干蟾、官桂【肉桂】、诃梨勒【诃子】、何首乌、槲白皮、虎骨、黄连、僵蚕、腊茶、龙胆、枇杷叶、牵牛子、前胡、乳香、山药、山栀仁【栀子仁】、生地黄【地黄】、熟地【地黄】、薯蓣【山药】、粟米、五加皮、罂粟壳、郁金、远志、皂荚【皂角】、菵酱、凝水石。

按照典籍的记载，宋代姜制的方法主要有姜汁炙、姜汁炒、姜汁焙、姜汁浸、姜汁煮、姜汁煎等，基本沿用了前朝的方法。其中，姜汁炙的药物有 13 种，如半夏、厚朴等；姜汁炒的药物有 19 种，如白扁豆、杜仲等；姜汁焙的药物有 16 种，如白附子、半夏曲等；姜汁浸的药物有 4 种，为大半夏【半夏】、陈粟米、附子、半夏和川乌；姜汁煮的药物有 6 种，为半夏、乳香、真附子【附子】、草豆蔻、凝水石和天南星；姜汁煎的药物有 3 种，为天南星、乳香和皂荚【皂角】；姜汁蒸的药物有 1 种，为蒟酱；姜汁淬的药物有 1 种，为大黑附子。另外，有 6 种药物具体姜制方法不明，如诃梨勒【诃子】，仅言“姜制”。

宋代的姜制品较之唐代数量更多、方法更全，最突出的特点是这一时期内同一药物的姜制方法呈现出多样性。如对于半夏，在《校正集验背疽方》中记载有“细剉，焙干，研为细末，以生姜自然汁和作薄饼子，安文武火上炙至黄熟为度”，即采用姜汁炙法，在《博济方》中记载有“姜汁浸三宿，炒令黄”，在《太平惠民和剂局方》中记载有“汤洗七次，姜汁制，炒”，在《圣济总录》中记载有“水煮三五十沸，薄切，放干，入生姜汁拌，炒黄色”，在《小儿卫生总微论方》中记载有“一两，用姜半斤，同杵烂，炒令黄”。宋代姜制技术有了很大的发展，与前朝相比，姜制饮片增加了草豆蔻、何首乌、白附子、杜仲、枇杷叶等 43 种，姜制的方法也有所增加，除沿用姜汁炒、姜汁浸焙、姜汁煮等法外，又增加了姜汁煨、姜汁浸炒、生姜汁淬、姜汁浸、生姜捣碎腌焙等法。

具体见表 13-4。

表 13-4　宋代姜制药物统计表

姜制方法	药名	摘录	文献名称	文献编号
姜汁炙	半夏	姜汁炙。	苏沈良方	23
		细剉焙干，研末，姜汁和作饼子，文武火炙黄熟为度。	校正集验背疽方	44
	大半夏【半夏】	姜汁搜成饼子，日干或焙干，炙黄，勿令焦。	太平惠民和剂局方	37
	大黄	生姜汁二两涂炙，汁尽焙干捣末。	圣济总录	32
	杜仲	姜汁炙。	类证活人书	29
		去粗皮，姜汁并酒和合，涂炙令熟。	洪氏集验方	40
	干蟾	姜汁浸一时，炙焦为末。	小儿卫生总微论方	38
	官桂【肉桂】	姜汁涂炙，汁尽为度。	卫生家宝产科备要	43
	厚朴	姜汁炙令香熟。	类证活人书	29
		姜汁炙令黄，为末。	重修政和经史证类备用本草	30
		姜汁炙焦。	全生指迷方	33
		去粗皮，姜汁涂，炙紫色。	洪氏集验方	40
		五两，姜五两捣烂，同腌一宿，文武火反复炙五六次，再用姜四两，炒干。	校正集验背疽方	44
		蘸姜汁，炙焦黄。	类编朱氏集验医方	50
		用姜汁八两，炙一升为度。	雷公炮炙论	20
	槲白皮	姜汁炙五度。	圣济总录	32
	腊茶	姜汁涂，炙令微黄。	圣济总录	32
	枇杷叶	拭去毛，姜汁炙。	圣济总录	32
		去毛，姜汁涂，炙令香熟。	小儿卫生总微论方	38
	前胡	生姜汁炙，炒。	太平惠民和剂局方	37
	山药	姜汁炙。	太平惠民和剂局方	37
	薯蓣【山药】	姜炙。	普济本事方	35
	五加皮	姜汁涂，炙。	太平惠民和剂局方	37
姜汁炒	白扁豆	姜汁略炒。	太平惠民和剂局方	37
	白附子	生捣为末，以生姜汁拌湿，炒干，细研。	太平圣惠方	21

续表

姜制方法	药名	摘录	文献名称	文献编号
姜汁炒	半夏	姜汁浸三宿，炒令黄。	博济方	22
		水煮三五十沸，薄切，放干，入生姜汁拌，炒黄色。	圣济总录	32
		汤洗七次，姜汁制，炒。	太平惠民和剂局方	37
		一两，用姜半斤，同杵烂，炒令黄。	小儿卫生总微论方	38
	贝母	姜汁炒。	类编朱氏集验医方	50
	川附子【附子】	炮，切片，童便浸，生姜汁炒干。	扁鹊心书	54
	地黄渣【地黄】	姜炒。	校注妇人良方	45
	杜仲	去皮，姜炒丝断。	太平惠民和剂局方	37
		姜汁拌和，干，炒。	类编朱氏集验医方	50
	附子	生姜半两，枣四枚，同煮一时辰，去皮脐，切碎，焙干，炒。	圣济总录	32
		同姜炒令赤，炮，切片。	女科百问	53
	厚朴	去皮，姜汁浸，炒黄。	博济方	22
		入生姜同杵，炒令紫色。	旅舍备要方	24
		姜炒。	伤寒总病论	27
		生姜汁炙，炒。	普济本事方	35
		姜汁渍三次，令香熟为度，或剉，碎姜汁炒。	太平惠民和剂局方	37
		生姜半两，杵碎，厚朴半两，腌一宿，炒令黄色。	传信适用方	42
	黄连	入生姜同杵，炒令紫色。	旅舍备要方	24
		黄连一两，姜四两，慢火炒姜干脆，去姜，捣末。	重修政和经史证类备用本草	30
		去须，一两，姜四两，慢火炒令姜赤色，去姜，取黄连。	圣济总录	32
		二两，姜四两，入石银器中炒，不住手搅，贵得匀也，炒至姜焦脆。	小儿卫生总微论方	38
		与生姜同炒紫黑色。	小儿卫生总微论方	38
		去亩，或用姜汁拌炒。	疮疡经验全书	68
	僵蚕	姜汁拌炒。	疮疡经验全书	68
	枇杷叶	布揩去毛，生姜汁拌炒。	疮疡经验全书	68
	山药	姜汁炒。	校注妇人良方	45
	山栀仁【栀子仁】	姜汁拌炒。	疮疡经验全书	68
	生地黄【地黄】	二两，生姜一两，切，同炒黄。	传信适用方	42
	熟地【地黄】	姜汁炒。	扁鹊心书	54
	天南星	生姜汁浸，炒干。	圣济总录	32
		姜汁炒黄。	校注妇人良方	45
	罂粟壳	半两，生姜半两，碎，同炒。	普济本事方	35
	郁金	用浆水、生姜、皂荚煮半日，令软，切作片子，焙干，麸炒。	圣济总录	32
	远志	去心，生姜炒。	三因极一病证方论	41

续表

姜制方法	药名	摘录	文献名称	文献编号
姜汁焙	白附子	炮裂，姜汁泡，甘草三钱，浸二宿，焙，再浸焙。	类编朱氏集验医方	50
	白僵蚕【僵蚕】	用生姜自然汁于白碗内焙干。	博济方	22
	半夏	生姜三钱同捣，焙干。	小儿药证直诀	28
		汤洗去滑，姜汁捣作饼子，焙干为末。	圣济总录	32
		姜汁浸一日，焙干，炒用。	小儿卫生总微论方	38
		薄切，姜汁浸一日，焙。	小儿卫生总微论方	38
		生姜制一宿，焙干。	卫生家宝产科备要	43
		炒沙令热，炮，片切，姜汁半盏，甘草三钱，浸二三宿，焙，再浸，再焙。	类编朱氏集验医方	50
	半夏曲	一两，生姜二两同捣，捏作片子，焙干。	鸡峰普济方	36
	贝母	姜汁制一宿，焙干。	卫生家宝产科备要	43
	草豆蔻	姜汁浸一二日，焙，再浸，焙。	类编朱氏集验医方	50
	草乌头尖【草乌】	薄荷、生姜汁浸一伏时，焙干，同为末。	小儿卫生总微论方	38
	陈粳米	生姜半斤，捣汁浸，焙干。	圣济总录	32
	大腹皮	姜汁浸一宿，焙。	全生指迷方	33
	附子	慢火炮裂，去皮切片，生姜、米泔腌一宿，焙干。	类编朱氏集验医方	50
		四两，炮裂，去皮脐，切如钱，姜半斤取汁，慢火煮令汁尽，焙干。	圣济总录	32
		去皮脐，切片，姜汁一大盏，蛤粉一分，同煮干，焙。	三因极一病证方论	41
	何首乌	姜汁泡，甘草二钱，浸二宿，焙，再浸，焙。	类编朱氏集验医方	50
	厚朴	姜汁淹一宿，烂熟，焙燥。	洪氏集验方	40
		姜捣碎，淹一宿，次日焙干。	卫生家宝产科备要	43
	虎骨	姜汁浸一时，焙干，防药箭毒。	类编朱氏集验医方	50
	粟米	姜五斤取汁，浸，蒸烂，焙。	类编朱氏集验医方	50
	龙胆	姜汁浸一宿，去其性（苦涩），焙干。	重修政和经史证类备用本草	30
	天南星	姜汁和作饼，焙干。	小儿卫生总微论方	38
		炮裂，切片，姜汁泡，甘草三钱，浸二宿，焙，再焙，姜汁尽为度。	类编朱氏集验医方	50
	梓州厚朴【厚朴】	半斤，剉，生姜半斤，水五斤，银器内煮水尽，焙干。	传信适用方	42
姜汁浸	半夏	姜汁浸半日，候干用。	小儿卫生总微论方	38
	陈粟米	姜汁浸三宿，取出，曝干。	小儿卫生总微论方	38
	川乌	姜汁浸，去黑皮，酒煮。	扁鹊心书	54
	大半夏【半夏】	白矾末一两，沸汤浸一昼夜，洗去矾，俟干，一片切作二片，姜汁浸一昼夜，隔汤炖，焙干为末。	太平惠民和剂局方	37
	附子	生姜汁五两浸，厚朴五两，焙干，微火炒香熟。	太平圣惠方	21

续表

姜制方法	药名	摘录	文献名称	文献编号
姜汁煮	半夏	一两，姜四两，研汁，入砂罐子内，用姜汁、井水煮，候破，看存二分白心，取半夏研为膏子。	苏沈良方	23
		一两，切生姜十片，同水煮过。	圣济总录	32
		为细末，姜汁和成剂，拍成饼，沸汤煮熟，不麻为度，研成胶。	传信适用方	42
	草豆蔻	一两，生姜五两，切片，同拌水三升，慢火煮水干为度，焙干。	类编朱氏集验医方	50
	凝水石	生姜汁煮，汁尽研成粉，每十两用姜汁一镒。	雷公炮炙论	20
	乳香	姜汁内煮软，别研如膏。	圣济总录	32
		一两，姜汁一盏，煮乳香令软，乳钵内研，细滤，去滓，入面少许，银器内慢火熬膏。	圣济总录	32
	天南星	一两，切生姜十片，同水煮过。	圣济总录	32
	真附子【附子】	姜半斤，水一大碗，慢火同煮至水尽，切，焙。	类编朱氏集验医方	50
姜汁煎	天南星	炮裂为末，生姜片水煎。	履巉岩本草	55
	皂荚【皂角】	十挺，内五挺以水五升浸一宿，去皮，每挺为三截，用生姜五两，取自然汁蘸，炙姜汁尽为度，去子，捣；内五挺灰火煨熟，去皮捶碎，于前浸皂荚水中揉洗，生绢滤去滓，入铛内煎。	圣济总录	32
姜汁蒸	蒟酱	生姜汁拌之，蒸一日，出晒干。	雷公炮炙论	20
姜汁淬	大黑附子	剜小孔，丁香四十九粒塞满，置砖上炭火烤四围，淬姜汁半碗，再烤再淬，以尽为度。	类编朱氏集验医方	50
其他	半夏	汤泡七次，姜汁制。	陈氏小儿病源方论	48
		研末，姜汁和，干，为末，再和共七八次，取吃之不辣为度。	女科百问	53
	诃梨勒【诃子】	姜制。	陈氏小儿痘疹方论	47
	厚朴	不以姜制，则棘人喉舌。	重刊本草衍义	31
		姜制。	急救仙方	51
	虎掌	汤洗七遍，生姜汁拌令黄。	太平圣惠方	21
	粟米	水浸透，炊做饭，火烙干，乘热姜汁和湿。	类编朱氏集验医方	50
	牵牛子	大便涩不通，半生半熟，每服二钱，姜汤调下。如未通，以热茶服。	履巉岩本草	55

4. 元代

元代医药古籍共记载姜制品 11 种，其中新增 3 种。新增品种为白矾、黄芩、五灵脂。

按照典籍的记载，元代姜制的方法主要有姜汁炙、姜汁炒、姜汁煮、姜汁浸、姜汁焙等，基本沿用前代方法。其中，姜汁炙的药物有 1 种，为半夏；姜汁炒的有 2 种，为黄连、黄芩；姜汁煮的有 2 种，为白扁豆、圆白大南星【天南星】；姜汁浸的有 1 种，为白矾；姜煨的有 1 种，为大天南星【天南星】；姜汁焙的有 1 种，为粟米。另外，有些药物具体姜制方法不明，如南星【天南星】，仅言“姜制”。

具体见表 13-5。

表 13–5　元代姜制药物统计表

姜制方法	药名	摘录	文献名称	文献编号
姜汁炙	半夏	四两，生姜二两，去皮，同捣细，作饼子，炙微黄。	卫生宝鉴	64
姜汁炒	黄连	生姜拌，炒令黄色。	卫生宝鉴	64
	黄芩	姜汁炒。	丹溪心法	65
姜汁煮	白扁豆	炒熟，去壳，一斤，生姜一斤，碎，煮，拌匀酿一宿，焙干。	活幼心书	59
	圆白大南星【天南星】	姜汁并浆水各半，荫满煮，带性晒。	丹溪心法	65
姜汁浸	白矾	姜汁浸，晒干。	丹溪心法	65
姜煨	大天南星【天南星】	四两，生姜拌黄土包南星，慢火煨香透，去土，将南星切碎，焙干。	瑞竹堂经验方	62
姜汁焙	粟米	一升，姜二斤取汁浸，粟米，蒸，焙。	瑞竹堂经验方	62
其他	半夏	汤洗，去滑尽，生姜等分制用。	汤液本草	60
	厚朴	如腹胀，用姜制厚朴。	汤液本草	60
	南星【天南星】	姜制。	丹溪心法	65
	五灵脂	姜汁制。	丹溪心法	65

5. 明代

明代中医药文化得到了极大发展，炮制方法基本继承了前代，并未出现新方法，但在炮制品种总数和新增数目上还是有了很大的提高。

明代医药古籍共记载姜制品 49 种，其中新增 23 种，新增品种为陈皮、菖蒲、陈枳实【枳实】、当归、鹅管石、甘草、干漆、黄芪、寒水石、莳酱、萝卜子【莱菔子】、绿矾、凝水石、熟地黄【地黄】、芍药、天南星、天雄、蜈蚣、香附米【香附】、香薷、益智仁、竹沥、栀子。

按照典籍的记载，明代姜制的方法主要有姜汁炙、姜汁炒、姜汁煅（淬）、姜汁煮、姜汁煨、姜汁焙、姜汁蒸等，较明代之前主要增加了姜汁煅（淬）和姜汁煨。其中，姜汁炙的药物有 3 种，如黄芪、枇杷叶等；姜汁炒的有 23 种，如草乌、半夏等；姜汁煅（淬）的有 3 种，如半夏、鹅管石等；姜汁煮的有 7 种，如干漆、寒水石等；姜汁煨的有 1 种，为南星【天南星】；姜汁焙的有 12 种，如陈粳米、远志等；姜汁浸的有 2 种，为白扁豆和白僵蚕【僵蚕】；姜汁蒸的有 3 种，为莳酱、山药、熟地黄【地黄】。另有姜制工艺不甚清楚的，如南星【天南星】、天雄等。

明代医书中对于姜制原理和用途的记载更加丰富，如《医宗必读》中记载枇杷叶"治胃病，姜汁涂炙"，《医学入门》中记载当归"痰用姜汁炒"，《汤液本草》中载有"如腹胀，用姜制厚朴"。

具体见表 13–6。

表 13–6　明代姜制药物统计表

姜制方法	药名	摘录	文献名称	文献编号
姜汁炙	黄芪	姜汁炙。	仁术便览	85
	金挺腊茶	姜汁涂，炙令焦。	普济方	70
	枇杷叶	胃病，姜汁涂炙。	医宗必读	100
姜汁炒	半夏	姜汁和成饼，再碎炒。	证治准绳	89
		姜汁微炒和胃。	本草正	99
	草乌	姜汁炒。	医学入门	83
	陈皮	一斤，生姜净洗，与陈皮对下，切片，如伏中，二味晒炒。	普济方	70
	陈枳实【枳实】	面炒。若恶心，加姜汁炒。	证治准绳	89

续表

姜制方法	药名	摘录	文献名称	文献编号
姜汁炒	当归	痰用姜汁炒。	医学入门	83
	杜仲	姜汁浸一宿，慢火炒。	普济方	70
	甘草	姜汁炒。	医宗必读	100
	厚朴	姜汁浸透三日，换一番浸，浸五六日，炒令去尽油，嚼之不粘牙为度，亦不可焦。	普济方	70
		用生姜压一宿，炒黑色为度。	普济方	70
		一两，姜二两，捣，压在钵中二三宿，常翻转，取出，慢火炒焦。	普济方	70
		五两，生姜五两，同捣烂，于银石器内炒令紫色。	普济方	70
		生姜一两，研烂，同腌一宿，炒香熟。	普济方	70
		五两，生姜五两捣烂，二味相拌，渍，炒黄色。	奇效良方	72
		姜汁制，炒黑色。	证治准绳	89
		姜汁炒黑。	证治准绳	89
	胡黄连	姜汁拌炒。	外科正宗	95
	黄连	姜汁炒黄连，辛散冲热有功。	本草发挥	69
		分作二分，一分同姜切片，同炒黑色；一分姜汁浸一宿，次日晒干。	奇效良方	72
		姜汁浸炒九次。	先醒斋广笔记	98
	黄芩	姜汁炒。	景岳全书	94
	萝卜子【莱菔子】	姜汁炒。	鲁府禁方	88
	绿矾	姜汁炒白。	寿世保元	93
	芍药	脾胃不足呕秽，用姜炒。	医宗粹言	92
	生地黄【地黄】	脉洪实热者，生采捣汁服之。脉虚血热者，姜汁拌炒，免致泥膈痰。	医学入门	83
		胃弱，用姜汁炒。	医宗粹言	92
	熟地【地黄】	姜汁炒，除膈闷。	寿世保元	93
	蜈蚣	姜汁炙，去头足，为末，绵纸盛，无烟火上炒热用之。	医学入门	83
	香附米【香附】	姜汁浸一宿，炒。	医学纲目	82
	香附子【香附】	姜一斤，取汁浸三宿，候香附子透，焙干，炒焦，碾。	普济方	70
	香薷	姜汁炒。	医学入门	83
	益智仁	水浸出肉，生姜汁炒。	普济方	70
	远志	用甘草、黑豆水煮，去骨后用姜汁炒。	医学入门	83
	栀子	姜汁炒黑。	寿世保元	93
姜汁煅（淬）	半夏	用生姜捣烂如泥，堆放新瓦上，文武火煅令黄色。	普济方	70
	鹅管石	煅红，浸姜汁内。	寿世保元	93
	附子	坐于砖石，四面着火，渐渐逼热，淬入姜汁中，浸一霎时，再用火逼，再淬，姜汁尽半碗，去皮焙干，研为末。	奇效良方	72

续表

姜制方法	药名	摘录	文献名称	文献编号
姜汁煮	半夏	为细末，姜汁和，作小钱大饼子，沸姜汤内下，候煮熟，不麻为度，研膏。	普济方	70
		姜汁半盏，浆水一升，煮耗一半。	证治准绳	89
	干漆	姜汤煮半日令香。	医学纲目	82
	寒水石	姜汁煮。	仁术便览	85
	厚朴	四两，姜四两，水煮尽为度。	秘传证治要诀及类方	71
	凝水石	生姜汁煮干。	医学入门	83
	厚朴	擘作十六片，肥生姜一斤，槌（捶）碎，锅内添汤，煮至姜味淡，出，焙干。	普济方	70
		洗，切，水煮数十沸，晒干，杵细，姜等分，研细，拌和腌两宿，焙干。		
		一斤，生姜二斤、水五升同煮水尽，去姜，焙干。		
	牵牛子末	三两，姜汁半斤，酒一升，慢火煮如膏。	普济方	70
姜汁煨	南星【天南星】	研末，姜汁和成一块，入朱砂、乳香各一粒豆大，文武火煨令香熟。	普济方	70
姜汁焙	半夏	半两，姜汁四两，水一升，银器内浸，水干，焙。	普济方	70
		一两，姜汁煮三五十沸，取出块切，更煮熟，焙干，捣细末。	普济方	70
	菖蒲	姜浸，焙。	仁术便览	85
	陈粳米	一升，半斤姜汁，浸，焙干。	普济方	70
	赤脚蜈蚣【蜈蚣】	以竹筒盛，姜汁浸，焙。	证治准绳	89
	附子	姜汁半斤，银石器内慢火煮，姜汁尽为度，切，焙。	普济方	70
	厚朴	去皮，同生姜杵碎，焙干。	普济方	70
		半斤，姜半斤，青州枣四两，水三升同煮，水尽为度，细剉，焙。	普济方	70
	南星【天南星】	剉片，酸浆一碗，姜一分切片，煮酸浆水浸，去姜，焙干。	普济方	70
		一两，姜汁浸一夕，煮干，皂角水一盏浸一夕，煮干，荆芥水一盏浸一夕，煮干，再焙。	普济方	70
	生地黄【地黄】	姜焙。	鲁府禁方	88
	熟地【地黄】	姜汁浸，焙。	宋氏女科秘书	91
	天南星	姜一两，厚朴一两，剉碎，水三升同煮令透，切，焙。	普济方	70
	香附子【香附】	姜汁腌一宿，焙干，研极细。	医学纲目	82
	远志	姜制，焙，去心。	婴童百问	77
姜汁浸	白扁豆	姜汁浸一宿，蒸过去皮，焙干，微炒。	普济方	70
	白僵蚕【僵蚕】	去丝嘴，姜汁浸，炙黄色。	普济方	70
姜汁蒸	蒟酱	五钱，姜汁五两，拌之蒸一日，曝干用。	本草纲目	84
	山药	姜汁拌，蒸熟。	寿世保元	93
	熟地黄【地黄】	生地捣汁，九蒸九晒，或酒或姜汁俱好。	医学入门	83

续表

姜制方法	药名	摘录	文献名称	文献编号
其他	半夏	洗去滑尽，姜汁制之，不尔载人咽喉，令人气通。	本草品汇精要	74
		痰分之病，半夏为主，造而为曲尤佳。治湿痰以姜汁、白矾汤和之，治风痰以姜汁及皂荚煮汁和之，治火痰以姜汁、竹沥或荆沥和之，治寒痰以姜汁、矾汤入白芥子末和之，此皆造曲妙法也。	本草纲目	84
	附子	俗方用须甘草、人参、生姜相配，制其毒也。	医学入门	83
	黄连	姜制止呕吐。	增补万病回春	86
	橘皮【陈皮】	半斤，去瓤，候干为末，姜汁和为饼子。	普济方	70
	南星【天南星】	姜汁制用，善行脾肺。	本草正	99
	天雄	姜汁制。	普济方	70
	竹沥	滑痰，非佐以姜汁不行经络；痰在四肢，非竹沥不可开；痰在皮里膜外，非竹沥、姜汁不可除；痰在膈间，使人癫狂，宜用竹沥。风痰亦宜用。	本草发挥	69
		稍加姜汁调服。	本草蒙筌	76

6. 清代

清代医药古籍共记载姜制品 23 种，其中新增 18 种，新增品种为白术、草果、川芎、广胶【黄明胶】、黄柏、僵蚕、橘红、麦冬、木瓜、砂仁、山楂、天仙藤、香附子【香附】、杏仁【苦杏仁】、云苓【茯苓】、薏苡仁、枣仁【酸枣仁】、竹二青【竹茹】。

按照典籍的记载，清代姜制的方法主要有姜汁炒、姜汁煎、姜汁煮、姜汁焙、姜汁蒸等，基本沿用了前代的方法。其中，姜汁炒的药物有 17 种，如白术、贝母等；姜汁煎的有 1 种，为广胶【黄明胶】；姜汁煮的有 1 种，为橘红；姜汁焙的有 3 种，为黄连、香附子【香附】、杏仁【苦杏仁】；姜汁蒸的有 1 种，为云苓【茯苓】。

具体见表 13–7。

表 13–7　清代姜制药物统计表

姜制方法	药名	摘录	文献名称	文献编号
姜汁炒	白术	姜汁炒。	温热暑疫全书	114
	贝母	姜汁炒，去心，治忧郁。	修事指南	123
		胃寒者，姜汁炒。	得配本草	136
	草果	姜汁炒极熟。	幼幼集成	129
	川芎	姜汁炒。	串雅补	135
	黄柏	姜汁炒。	温热经纬	158
	僵蚕	姜汁浸一宿，炒。	温热经纬	158
	麦冬	姜炒。	医方集解	115
	木瓜	姜汁炒。	类证治裁	155
	砂仁	姜汁拌炒。	良朋汇集经验神方	124
	山楂	姜汁炒。	温热暑疫全书	114
		姜汁拌炒黑。	本经逢原	121
	生地【地黄】	肥人多痰，姜汁浸炒。	医宗说约	109
	熟地【地黄】	多痰，姜汁拌炒。	医宗说约	109
	天仙藤	治湿气，姜汁炒。	得配本草	136
	薏苡仁	姜汁拌炒。	本经逢原	121
	枣仁【酸枣仁】	姜汁炒。	温热经纬	158

续表

姜制方法	药名	摘录	文献名称	文献编号
姜汁炒	栀子	姜汁炒黑。	本经逢原	121
		姜汁炒。	校注医醇賸义	160
		姜汁炒，止烦呕。	医家四要	164
	竹二青【竹茹】	姜汁炒。	本草害利	159
姜汁煎	广胶【黄明胶】	用葱、姜汁各一碗，过宿，文火煎胶化入。	外科大成	110
姜汁煮	橘红	姜汁浸煮。	类证治裁	155
姜汁焙	黄连	姜汁焙。	幼幼集成	129
	香附子【香附】	姜汁浸，瓦上焙干。	本草述钩元	112
	杏仁【苦杏仁】	姜水泡，去皮尖，焙，煎饮。	本草汇	106
姜汁蒸	云苓【茯苓】	姜汁拌蒸，晒干。	幼幼集成	129

7. 现代

现代姜制品共有 20 种，新增 4 种，新增品种为马钱子、石菖蒲、天麻、吴茱萸。

现代以姜汁作为辅料进行炮制，主要方法有姜汁炒、姜汁煮、姜汁焙、姜汁蒸等。从炮制方法上看，进行了必要的简化、统一、概括，有利于饮片质量的控制。其中，姜汁炒的药物有 10 种，如草豆蔻、半夏等；姜汁炙的有 4 种，为草果、厚朴等；姜汁煮的有 4 种，如寒水石、厚朴等；姜汁焙的有 4 种，为厚朴、香附、竹茹和黄芩；姜汁蒸的有 2 种，为附子、天麻。

现代全国各省、市、自治区沿用的姜汁制备方法有生姜榨汁、生姜煮汁、干姜煮汁 3 种，参见各地炮制规范。其中，采用生姜榨汁的有福建、四川、山东、湖南、江苏、河南、北京、上海、浙江、河北、江西等 11 省市，采用干姜煮汁的有福建、四川、山东、湖南、江苏、天津等 6 省市，采用生姜煮汁的有河南、北京、辽宁、吉林、山东等 5 省市。以上均未见有确切的姜汁制备方法和标准。对于姜制饮片，各地多采用姜汁拌炒法、姜汁煮制法。其炮制饮片与生姜的用量比例多为 100 ∶ 10，无生姜时，以干姜代替，干姜量为生姜的三分之一。现代沿用的姜制饮片有白附子、半夏、草豆蔻、草果仁、川乌、草乌、关白附、黄连、厚朴、厚朴花、砂仁、天麻、天南星、吴茱萸、香附、竹茹、栀子等 17 种，可见于国家药典和各地炮制规范。

具体见表 13–8。

表 13–8　现代姜制药物统计表

姜制方法	药名	摘录	文献名称	文献编号
姜汁炒	半夏	姜水拌匀，微火炒稍变黄。	黑龙江省中药炮制标准	179
	草豆蔻	文火炒热，喷姜汁拌，炒干。	湖南省中药材炮制规范	196
	厚朴	姜汁拌匀，文火炒至姜汁吸尽，炒干。	中华人民共和国药典（1985 年版一部）	197
	厚朴花	姜汁拌匀，文火微炒。	湖南省中药材炮制规范	196
	僵蚕	老姜加水磨烂，榨取姜汁，倒入僵蚕内润透，文火炒干或蒸 1 小时，晒干。	中药炮制经验集成	171
	马钱子	姜汁水煮，焙干，炒胀。	中药炮制经验集成	171
	砂仁	姜汁拌匀，闷润，文火微炒。	河南省中药材炮制规范	174
		慢火炒后，加姜汁炒成赤色。	中药炮制经验集成	171
	石菖蒲	中火炒热，加姜汁炒干。	贵州中药饮片炮制规范	176
	吴茱萸	姜汁拌匀，炒干。	浙江中草药加工炮制标准	183
	栀子	姜汁拌匀，润透，文火炒干。	全国中药炮制规范	170

续表

姜制方法	药名	摘录	文献名称	文献编号
姜汁炙	草果	照姜汁炙法炒干。	中华人民共和国药典（2000 年版一部）	198
	厚朴	照姜汁炙法炒干。	中华人民共和国药典（2000 年版一部）	198
	黄连	照姜汁炙法炒干。	中华人民共和国药典（2000 年版一部）	198
	竹茹	照姜汁炙法炒至黄色。	中华人民共和国药典（2000 年版一部）	198
姜汁煮	白附子	姜汁闷，微火炒微黄色。水浸 4～5 天，加姜煮，大火煮半天，至煮透无硬心，闷润。	中药炮制经验集成	171
	寒水石	姜汁水共煮至汁干。	中药炮制经验集成	171
	厚朴	取生姜切片煎汤，加厚朴，与姜汤共煮透。	中华人民共和国药典（1963 年版一部）	168
	天南星	水泡，加姜煮 4～6 小时或煮透，晾。	中华人民共和国药典（1985 年版一部）	197
姜汁焙	黄芩	加姜汁与水拌匀，用微火焙干水气，取出，干燥。	中药炮制经验集成	171
	厚朴	姜汁拌厚朴，蒸透，焙八成干，瓦缸内封 6～10 个月。	中药炮制经验集成	171
	香附	取生姜洗净，捣烂取汁，再加少量水搅匀后，倒入香附，置锅中焙干水气。	中药炮制经验集成	171
	竹茹	姜汁拌匀，文火炒至黄色。	中华人民共和国药典（2000 年版一部）	198
姜汁蒸	附子	泡过，与鲜姜同煮 2～3 小时，晾半干，润 1～2 天，晾干。	中药炮制经验集成	171
		与生姜层层相隔，铺好蒸 16～18 小时，或蒸至无麻味。	中药炮制经验集成	171
		老姜榨汁，与姜渣煎汤混合，入附子拌匀，润渍 8 小时，蒸上气 4～6 小时。	广东省中药材饮片加工炮制手册	182
	天麻	天麻加姜汤拌匀，润透，蒸 3～4 小时。	广东省中药材饮片加工炮制手册	182

2015 年《中华人民共和国药典》中采用姜制法的药品有 4 种，为草果仁、厚朴、黄连、竹茹。具体见表 13-9。

表 13-9　2015 年版《中华人民共和国药典》姜制药物统计表

方法	药名	摘录
姜汁炙	姜草果仁	取净草果仁，照姜汁炙法（通则 0213）炒干。用时捣碎。
	姜厚朴	取厚朴丝，照姜汁炙法（通则 0213）炒干。
	姜黄连	取净黄连，照姜汁炙法（通则 0213）炒干。
	姜竹茹	取净竹茹，照姜汁炙法（通则 0213）炒至黄色。

三、姜制理论和原理的沿革

明代《本草蒙筌》中提出“姜制发散”的理论，《医学入门》中有“入脾姜制”的记载。生姜本身随着炮制方法的不同而具有不同的功效：生姜，味辛，性窜不收，治表，解散风寒湿痹；炮则味苦，温脾燥胃，取以理中，其实主气而泻脾；炒，止唾血、血痢；煨研，塞水泻、溏泻。诸药经用姜制后尤其增强对脾、胃、肺的作用，比如姜汁炒熟地黄除膈闷，姜炒枳实止恶心，姜炒生地黄治胃弱，姜炒芍药治脾胃不足呕秽，姜炙枇杷叶治胃病，姜汁炙黄连止呕除热，姜制天南星行脾肺，姜制厚朴治腹胀。元代和明清时期对姜制理论有较详细的论述。

1. 元代

元代医书中关于姜制的药物只有 11 种，而且新增药物也不多，仅 3 种。元代医书对姜制方法的记载突出了原理和用途。

具体见表 13-10。

表 13-10 元代文献中关于姜制原理的论述

药名	摘录	文献名称	文献编号
厚朴	如腹胀，用姜制厚朴。	汤液本草	60

2. 明代

具体见表 13-11。

表 13-11 明代文献中关于姜制原理的论述

药名	摘录	文献名称	文献编号
半夏	洗去滑尽，姜汁制之，不尔戟人咽喉，令人气通。	本草品汇精要	74
	痰分之病，半夏为主，造而为曲尤佳。治湿痰以姜汁、白矾汤和之，治风痰以姜汁及皂荚煮汁和之，治火痰以姜汁、竹沥或荆沥和之，治寒痰以姜汁、矾汤入白芥子末和之，此皆造曲妙法也。	本草纲目	84
	姜汁微炒和胃。	本草正	99
陈枳实【枳实】	面炒。若恶心，加姜汁炒。	证治准绳	89
当归	痰用姜汁炒。	医学入门	83
附子	俗方用须甘草、人参、生姜相配，制其毒也。	医学入门	83
黄连	姜汁炒黄连，辛散冲热有功。	本草发挥	69
	姜制止呕吐。	增补万病回春	86
南星【天南星】	姜汁制用，善行脾肺。	本草正	99
枇杷叶	胃病姜汁涂炙，治肺蜜水涂炙。	医宗必读	100
芍药	脾胃不足呕秽，用姜炒。	医宗粹言	92
生地黄【地黄】	脉洪实热者，生采捣汁服之。脉虚血热者，姜汁拌炒，免致泥膈痰。	医学入门	83
	胃弱用姜汁炒。	医宗粹言	92
熟地【地黄】	姜汁炒，除膈闷。	寿世保元	93

3. 清代

具体见表 13-12。

表 13-12 清代文献中关于姜制原理的论述

药名	摘录	文献名称	文献编号
贝母	姜汁炒，去心，治忧郁。	修事指南	123
	胃寒者，姜汁炒。	得配本草	136
生地【地黄】	肥人多痰，姜汁浸炒。	医宗说约	109

续表

药名	摘录	文献名称	文献编号
熟地【地黄】	多痰，姜汁拌炒。	医宗说约	109
天仙藤	治湿气，姜汁炒。	得配本草	136
栀子	姜汁炒，止烦呕。	医家四要	164

四、小结

生姜入药始见于《金匮玉函经》，为生姜捣绞取汁用。其作为炮制辅料始见于南北朝《刘涓子鬼遗方》，之后历代都有发展，姜汁饮片有 90 种之多，姜制方法有生姜浸、姜汁蒸、姜汁炙、姜汁炒、姜汁焙、姜汁煮、姜汁煅、姜汁浸、姜汁煨等。现今沿用的姜制方法有姜汁炒、姜汁煮、姜汁焙、姜汁蒸等，有 20 种。2015 年版《中华人民共和国药典》共收载 4 种姜制品，均采用姜汁炙法。

姜制辅料为姜汁，而对于姜汁的制备方法，国家药典及炮制规范尚无明确规定，所以规范姜汁的制备和用量是姜制饮片生产规范化管理的重要内容。有报道认为，姜汁的制备使用生姜榨汁和干姜煮汁、生姜煮汁，其质量是有差异的。鉴于此，进一步研究炮制辅料姜汁的制备工艺，制定科学的质量控制标准，对于保证中药饮片质量、临床疗效和使用安全具有重要意义。

此外，“姜制发散”是传统的炮制的理论，如何理解和阐释这一理论，也是中药炮制研究的重点内容。可以借助相关科学手段，对姜制前后药物的化学成分、药理效应，以及药物在体内的吸收、分布、代谢、排泄等进行研究，以期能够阐述“姜制发散”的科学内涵。

（本章编审专家：陆兔林）

第十四章

对中药炮制技术历史沿革研究的思考

一、中药炮制技术历史沿革的研究现状

中药炮制技术历史沿革的研究是从20世纪70年代才逐渐开始的，但相关文献一直很少。直到20世纪90年代，随着科学技术的发展，传统中医药研究逐渐复苏，并日益受到重视，有关炮制历史沿革研究的文献才逐渐多了起来。具体可见炮制历史沿革研究文献数量历年变化图（图14–1）。采用中国知网（CNKI）检索中药炮制技术历史沿革的文献，将之与炮制工艺、炮制原理研究文献相比较，不难发现，炮制历史沿革之外的其他炮制研究文献数量巨大，而有关炮制历史沿革研究的文献只占很少的比例。可见，目前中药炮制技术历史沿革研究受重视程度还远远不够，亟待引起炮制同行的关注，中药炮制技术的继承和创新必须重视其历史沿革的研究。

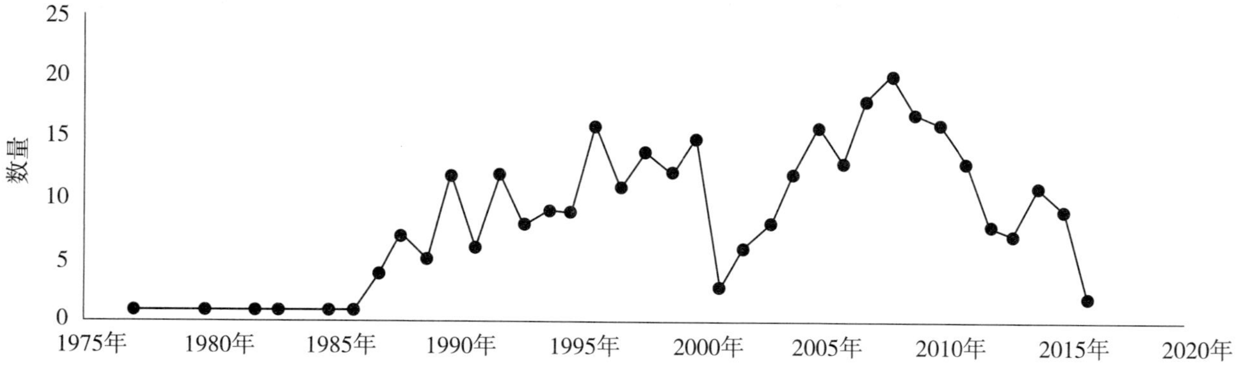

图14–1　炮制历史沿革研究文献数量历年变化图

二、中药炮制技术历史沿革的研究启示

第一，现代一些炮制品不一定符合古代炮制的原意图。

古人发现某一药物经某法炮制后具有了一定作用，后人便沿用下来并引以为规律推广到多种药物的炮制中。如汉代《金匮玉函经》提出肉桂要去皮，目的是取“黑润有味者”；南北朝《本草经集注》曾提出麦冬、远志要去心，因心“令人烦”或“令人闷”；唐代《新修本草》提出枇杷叶去毛，因毛“射人肺，令咳不已”；宋代《证类本草》提出人参去芦，因芦能“吐人”，山茱萸须去核，因核能“滑精”；明代、清代则有“抽去心，除烦”（明《本草蒙筌》）、“不去皮，耗人元气”（明《医学入门》）以及“去芦，免吐”“去核，免滑”（清《修事指南》）等记载。后世许多药物的去皮、去心、去核、去毛等均是受这些理论的影响而来。如巴戟天、贝母、连翘等要求去心；狗脊、鹿茸、骨碎补、马钱子等要求去毛；一切有芦的药材，如党参、丹参、桔梗、牛膝等，都要求去芦；金樱子、山楂等要求去核。

但是，这些药材的炮制方法不一定都符合古人炮制的原始意图。因此，有必要设定适宜的技术指标进行深入探讨，以验证其合理性。

第二，药物的炮制作用随药而异。

古代有些炮制方法用于不同的药物常有不同的作用。如同属加热炮制，在汉代《金匮玉函经》中麻黄需先煮是因为“生则令人烦，汗出不可止”；南北朝《本草经集注》中天冬、地黄用烘法是为了便于粉碎，阿胶炙沸以及杏仁、巴豆熬（炒）黑黄也都是为便于粉碎；唐代《备急千金要方》中乌头用炮法或熬（炒）黑法是为了去毒，而肉桂用炒法是为了缓和药性，以用于孕妇，防止“胎动”；《千金翼方》中用蒸法处理胡麻是为了防止其“令人发脱”，蒸桑螵蛸是为防止其“令人泻”；宋代《太平惠民和剂局方》用蒸法或炮法处理大黄是为缓和其“峻”性；蒸地黄是为增加其“温补”的性质；元代提出炭药止血是因血“见黑则止”；现代提出炒焦可以健脾。同样的加热，炒、炙、炮、蒸、煮等对各药的作用并不相同。

自元、明以来，有些简单的理论，只能说明药物一部分炮制作用。如明代《医学入门》言“火炮、汤泡、煨、炒者，去其毒也”，《寿世保元》载“炒以缓其性”，《审视瑶函》认为药物生品“性悍”“主泻”，熟品“性淳”“主补”，《医宗粹言》说种子类药物炒黄是为了“煎得味出”，等等，这些都只是从不同角度说明加热的作用，并不能直接用于解释概括炮制理论或加以推广应用，所以，还应具体药物具体分析，才能正确理解炮制的作用。

第三，注意对古代炮制方法的优选。

单味药在历史上炮制方法变化很大，有些药物炮制方法较多，但其主要炮制目的相同，这势必存在炮制方法的优劣与是否合理的问题。如川乌的去毒炮制，汉代用炮法，唐代用熬法、糯米炒法，宋代用大豆炒法、猪油蒸法、盐炒法、细砂炒法、牡蛎粉炒法、麸炒法，宋代还采用过水浸漂法，且浸泡的时间长短不同，由数日至半月不等；后又发展至加辅料制，所选辅料有童便、黑豆汁、盐水、米泔水、卤汁、姜汁等，元代用醋，明代用豆腐和酒，清代用绿豆之类，这些辅料都是为了配伍解毒。现代川乌的炮制方法虽各地不一，但大都用水浸后再蒸或煮，这无疑是对古代经验的去伪存真。又如麻黄，临床应用中有时需要去除其过多的发汗作用，历史上曾用过多种方法，如汉代《金匮玉函经》采用水煮数沸法，《伤寒论》采用汤泡去黄汁烙干法，宋代《博济方》采用炒法，《本草衍义》始采用蜜炙法，现代则沿用蜜炙法。

因此，在了解古代炮制方法的基础上，并对其进行优选也是炮制研究的重要工作内容。

第四，注意古代炮制方法的正确性。

古代记载的炮制方法有的是认识错误的，有的是误传的，还有的是出于商业需求或追求形式的，因此，这些炮制方法并不完全可靠，应该搞清其实用价值。

如酸枣仁有生用醒睡、炒用治失眠的说法，这一说法最早见于宋代《证类本草》，一直到现代仍沿用，但《证类本草》对其有不同看法，认为它可能是错误的。又如当归在《证类本草》中有“若破血即使头一节硬实处，若要止疼止血即用尾”的记载；元代《汤液本草》则认为其“头止血，身和血，梢破血”，说法有差异，而现代临床有引用的，亦有不引用的，其正确性值得探讨。再如杜仲，现代用炒炭法，目的是断丝，唐代《新修本草》言用之“切断丝”，明代《本草正》《炮炙大法》则说“炒断丝”，而沿用至今即成为炒炭，亦值得商榷。还如乳香，明代《本草纲目》中载其与灯心草同研，目的是为便于粉碎，而现代则有用灯心草炒乳香的，这是方法的误传。

第五，注意传统炮制理论的局限性。

传统炮制理论是在单味药炮制作用的基础上归纳起来的，具有一定的局限性。如明代《本草蒙筌》中的理论，至今大都被引以为解释炮制作用、指导生产、扩大炮制品种类的依据，但这些理论的适用范围必须搞清。

《本草蒙筌》有“酒制升提”之说，但酒制的目的和作用是多方面的，除“升提”外，酒制还有祛寒，消除药物副作用，引药入经，使药物便于粉碎、去腥、助溶等作用，对“酒制升提”之说，只能具体药物具体分析理解。同时，“酒制升提”是相对而言的，并非绝对。如有的苦寒药酒制的目的是借酒的辛甘大热及上行发散之功来制约其苦寒峻下之烈，变峻下为缓下，相对来说就是“升提”之意。又如醋制，《本草蒙筌》载：“用醋注肝，且资住痛。”而醋制在历史上亦被记载有多种作用，如《千金翼方》认为硇砂醋制有精制去毒的作用；《传信适用方》言“入妇人药用醋蒸”；《医学入门》载“诸石火煅红，入醋能为末”，即认为醋制可辅助粉碎药物；《本草纲目》说莪术醋炒是为“引入血分”，芫花醋煮是为去“毒”。所以醋制只说是用于止痛也是不足的。

三、炮制历史沿革研究在中药炮制中的地位

从古至今，炮制的方法虽多，但所采用的手段还是比较原始和简单的。由于中药成分复杂，通过一定的处理虽可能达到预期的目的，但也有炮制效果难于控制或与炮制目的相悖的情况出现。如不加强对炮制条件的控制，则难以保证质量，可能会有损失药效的现象发生。因此，应当搞清药物炮制的历史沿革及古人原意图，在此基础上，利用现代科学知识和方法，弄清炮制的原理，制定出合理的炮制品规格、工艺及质量标准，为临床提供更多的优质饮片。同时，亦可根据古人的意图，创造新的炮制方法。

总之，只有熟悉药物炮制方法形成的来龙去脉，才有可能对其炮制作用和原理有正确的了解，才能在继承的基础上加以发扬。研究中药炮制技术历史沿革的意义在于承前启后，继承创新。历史沿革研究就是要系统、全面地总结前人炮制经验，继承那些科学、合理的炮制技术和炮制理论，也包括一些暂时不能被人们理解的炮制方法和炮制原理，将其记录并保存下来，为用现代科学技术手段研究中药炮制提供坚实的理论依据和研究借鉴。这对目前强调重视炮制技术的继承和发扬，有着极其重要的历史意义和现实意义。

参考文献

［1］佚名．神农本草经［M］．北京：商务印书馆，1955.
［2］张仲景．金匮玉函经［M］．影印本．北京：人民卫生出版社，1955.
［3］张仲景．金匮要略方论［M］．影印本．北京：人民卫生出版社，1956.
［4］张仲景．新辑宋本伤寒论［M］．重庆市中医学会，编注．重庆：重庆人民出版社，1955.
［5］成无己．注解伤寒论［M］．影印本．北京：人民卫生出版社，1956.
［6］华佗．华氏中藏经［M］．北京：商务印书馆，1956.
［7］葛洪．肘后备急方［M］．影印本．北京：人民卫生出版社，1956.
［8］龚庆宣．刘涓子鬼遗方［M］．影印本．北京：人民卫生出版社，1956.
［9］陶弘景．本草经集注［M］．影印本．上海：群联出版社，1955.
［10］孙思邈．备急千金要方［M］．影印本．北京：人民卫生出版社，1955.
［11］苏敬，等．新修本草［M］．上海：群联出版社，1955.
［12］孙思邈．千金翼方［M］．影印本．北京：人民卫生出版社，1955.
［13］孙思邈．银海精微［M］．石印本．上海：千顷堂书局，1930.
［14］孟诜．食疗本草［M］．铅印本．上海：大东书局，1934.
［15］王焘．外台秘要［M］．影印本．北京：人民卫生出版社，1955.
［16］昝殷．经效产宝［M］．影印本．北京：人民卫生出版社，1955.
［17］昝殷．食医心鉴［M］．铅印本．北京：东方学会，1924.
［18］佚名．颅囟经［M］．影印本．北京：人民卫生出版社，1956.
［19］蔺道人．仙授理伤续断秘方［M］．合订本．北京：人民卫生出版社，1957.
［20］雷敩．雷公炮炙论［M］．影印本．北京：人民卫生出版社，1957.
［21］王怀隐，等．太平圣惠方［M］．北京：人民卫生出版社，1958.
［22］王衮．博济方［M］．北京：商务印书馆，1959.
［23］苏轼，沈括．苏沈良方［M］．影印本．北京：人民卫生出版社，1956.
［24］董汲．旅舍备要方［M］．北京：商务印书馆，1958.
［25］史堪．史载之方［M］．北京：商务印书馆，1955.
［26］董汲．脚气治法总要［M］．北京：商务印书馆，1958.
［27］庞安时．伤寒总病论［M］．北京：商务印书馆，1956.
［28］钱乙．小儿药证直诀［M］．影印本．北京：人民卫生出版社，1955.
［29］朱肱．类证活人书［M］．北京：商务印书馆，1955.
［30］唐慎微．重修政和经史证类备用本草［M］．影印本．北京：人民卫生出版社，1957.
［31］寇宗奭．重刊本草衍义［M］．铅印本．上海：大东书局，1936.
［32］赵佶，等．圣济总录［M］．北京：人民卫生出版社，1962.

[33] 王贶 . 全生指迷方 [M] . 北京：商务印书馆，1956.
[34] 李师圣，等 . 产育宝庆集 [M] . 刻本 . 武昌：湖北崇文书局，1871.
[35] 许叔微 . 普济本事方 [M] . 上海：上海科学技术出版社，1959.
[36] 张锐 . 鸡峰普济方 [M] . 影印本 . 上海：上海科学技术出版社，1987.
[37] 陈师文，等 . 太平惠民和剂局方 [M] . 北京：人民卫生出版社，1959.
[38] 佚名 . 小儿卫生总微论方 [M] . 上海：上海科学技术出版社，1959.
[39] 东轩居士 . 卫济宝书 [M] . 影印本 . 北京：人民卫生出版社，1956.
[40] 洪遵 . 洪氏集验方 [M] . 北京：商务印书馆，1956.
[41] 陈言 . 三因极一病证方论 [M] . 北京：人民卫生出版社，1957.
[42] 吴彦夔 . 传信适用方 [M] . 影印本 . 北京：人民卫生出版社，1956.
[43] 朱端章 . 卫生家宝产科备要 [M] . 影印本 . 北京：人民卫生出版社，1956.
[44] 李迅 . 校正集验背疽方 [M] . 铅印本 . 上海：上海国医书局，1930.
[45] 薛己 . 校注妇人良方 [M] . 北京：人民卫生出版社，1956.
[46] 严用和 . 济生方 [M] . 影印本 . 北京：人民卫生出版社，1957.
[47] 陈文中 . 陈氏小儿痘疹方论 [M] . 北京：商务印书馆，1958.
[48] 陈文中 . 陈氏小儿病源方论 [M] . 北京：商务印书馆，1958.
[49] 陈自明 . 外科精要 [M] . 北京：人民卫生出版社，1982.
[50] 朱佐 . 类编朱氏集验医方 [M] . 北京：人民卫生出版社，1983.
[51] 佚名 . 急救仙方 // 鲍泰圻 . 鲍氏汇校医书四种 [C] . 活字本 . 广陵：棠樾鲍泰圻，1828（清道光八年）.
[52] 齐仲甫 . 产宝杂录 [M] . 影印本 . 上海：上海古籍书店，1983.
[53] 齐仲甫 . 女科百问 [M] . 影印本 . 上海：上海古籍书店，1983.
[54] 窦材 . 扁鹊心书 // 王琦 . 医林指月 [C] . 铅印本 . 上海：上海图书集成印书局，1896（清光绪二十二年）.
[55] 王介 . 履巉岩本草 [M] . 明抄彩绘本 .
[56] 刘完素 . 素问病机气宜保命集 [M] . 北京：人民卫生出版社，1959.
[57] 张子和 . 儒门事亲 [M] . 上海：上海卫生出版社，1958.
[58] 李杲 . 脾胃论 [M] . 上海：受古书店，1929
[59] 曾世荣 . 活幼心书 [M] . 校刻本 . 武昌：武昌医馆，1910.
[60] 王好古 . 汤液本草 [M] . 影印本 . 北京：人民卫生出版社，1956.
[61] 张元素 . 珍珠囊 // 杜思敬 . 济生拔萃 [C] . 影印本 . 涵芬楼，1938.
[62] 沙图穆苏 . 瑞竹堂经验方 [M] . 上海：上海科学技术出版社，1959.
[63] 齐德之 . 外科精义 [M] . 影印本 . 北京：人民卫生出版社，1956.
[64] 罗天益 . 卫生宝鉴 [M] . 北京：商务印书馆，1959.
[65] 朱震亨 . 丹溪心法 [M] . 上海：上海科学技术出版社，1959.
[66] 葛可久 . 十药神书 [M] . 影印本 . 上海：人民卫生出版社，1956.
[67] 倪维德 . 原机启微 [M] . 上海：上海卫生出版社，1958.
[68] 窦汉卿 . 疮疡经验全书 [M] . 刻本 . 浩然楼，1717（清康熙五十六年）.
[69] 徐彦纯 . 本草发挥 [M] . 石印本 . 上海：上海大成书局，1922.
[70] 朱棣，等 . 普济方 [M] . 北京：人民卫生出版社，1959.
[71] 戴元礼 . 秘传证治要诀及类方 [M] . 北京：商务印书馆，1955.
[72] 方贤 . 奇效良方 [M] . 北京：商务印书馆，1959.

[73] 兰茂 . 滇南本草 [M]. 云南省卫生厅，整理 . 昆明：云南人民出版社，1959.

[74] 刘文泰，等 . 本草品汇精要 [M]. 北京：人民卫生出版社，1964.

[75] 汪机 . 外科理例 [M]. 北京：人民卫生出版社，1963.

[76] 陈嘉谟 . 本草蒙筌 [M]. 王淑民，等点校 . 北京：人民卫生出版社，1988.

[77] 鲁伯嗣 . 婴童百问 [M]. 北京：人民卫生出版社，1961.

[78] 薛己 . 女科撮要 [M]. 石印本 . 上海：上海大成书局，1922.

[79] 王纶 . 明医杂著 [M]. 石印本 . 上海：上海大成书局，1921.

[80] 万全 . 万氏女科 [M]. 上海：上海古籍出版社，1996.

[81] 薛铠 . 保婴撮要 [M]. 石印本 . 上海：上海大成书局，1922.

[82] 楼英 . 医学纲目 [M]. 铅印本 . 北京：世界书局，1937.

[83] 李梴 . 医学入门 [M]. 石印本 . 上海：上海锦章图书局，1941.

[84] 李时珍 . 本草纲目 [M]. 影印本 . 北京：人民卫生出版社，1957.

[85] 张浩 . 仁术便览 [M]. 北京：商务印书馆，1957.

[86] 龚廷贤 . 增补万病回春 [M]. 石印本 . 上海：扫叶山房 .

[87] 李中立 . 本草原始 [M]. 刻本 . 安雅堂（书口题存诚堂），1786（清乾隆五十一年）.

[88] 龚廷贤 . 鲁府禁方 [M]. 铅印本 . 北京：世界书局，1937.

[89] 王肯堂 . 证治准绳 [M]. 影印本 . 上海：上海科学技术出版杜，1959.

[90] 申斗垣 . 外科启玄 [M]. 北京：人民卫生出版社，1955.

[91] 宋林皋 . 宋氏女科秘书 [M]. 上海：上海中医书局，1954.

[92] 罗周彦 . 医宗粹言 [M]. 刻本 . 常郡何敬塘，1612（明万历四十年）.

[93] 龚廷贤 . 寿世保元 [M]. 上海：上海科学技术出版社，1959.

[94] 张介宾 . 景岳全书 [M]. 影印本 . 上海：上海卫生出版社，1958.

[95] 陈实功 . 外科正宗 [M]. 影印本 . 北京：人民卫生出版社，1956.

[96] 武之望 . 济阴纲目 [M]. 上海：科技卫生出版社，1958.

[97] 缪希雍 . 炮炙大法 [M]. 影印本 . 北京：人民卫生出版社，1956.

[98] 缪希雍 . 先醒斋广笔记 [M]. 刻本 . 武林涵古堂，1831（清道光十一年）.

[99] 张景岳 . 本草正 [M]. 北京：中国医药科技出版社，1996.

[100] 李中梓 . 医宗必读 [M]. 上海：上海卫生出版社，1957.

[101] 李中梓 . 本草通玄 [M]. 刻本 . 云南吴三桂，1678（清康熙十七年）.

[102] 傅仁宇 . 审视瑶函 [M]. 上海：上海卫生出版杜，1958.

[103] 邓苑 . 一草亭目科全书；异授眼科 [M]. 上海：上海科学技术出版社，1959.

[104] 卢之颐 . 本草乘雅半偈 [M]. 冷方南，王齐南，校点 . 北京：人民卫生出版社，1986.

[105] 王翃 . 握灵本草 [M]. 补刻本 . 朱钟勋，1740（清乾隆五年）.

[106] 郭佩兰 . 本草汇 [M]. 刻本 . 梅花屿，1666（清康熙五年）.

[107] 喻嘉言 . 医门法律 [M]. 上海：上海卫生出版社，1957.

[108] 张志聪 . 本草崇原 [M]. 刘小平，点校 . 北京：中国中医药出版社，1992.

[109] 蒋仲芳 . 医宗说约 [M]. 上海：上海锦章图书局，1954.

[110] 祁坤 . 外科大成 [M]. 上海：上海卫生出版社，1957.

[111] 刘若金 . 本草述 [M]. 刻本 . 黄冈萧氏兰陵堂，1936.

[112] 杨时泰 . 本草述钩元 [M]. 上海：上海科学技术出版杜，1958.

[113] 郭志邃 . 痧胀玉衡 [M] . 上海：上海卫生出版社，1957.
[114] 周扬俊 . 温热暑疫全书 [M] . 上海：科技卫生出版社，1959.
[115] 汪昂 . 医方集解 [M] . 上海：科技卫生出版社，1957.
[116] 陈士铎 . 本草新编 [M] . 柳长华，等校注 . 北京：中国中医药出版社，1996.
[117] 汪昂 . 本草备要 [M] . 北京：商务印书馆，1954.
[118] 尤乘 . 药品辨义 // 尤乘，博物知本 [C] . 刻本 . 林屋绣，1691（清康熙三十年）.
[119] 沈李龙 . 食物本草会纂 [M] . 刻本 . 金陵：致和堂，1803（清嘉庆八年）.
[120] 陈士铎 . 洞天奥旨 [M] . 石印本 . 上海：广益书局，1921.
[121] 张璐 . 本经逢原 [M] . 上海：上海科学技术出版社，1959.
[122] 景东旸 . 嵩厓尊生全书 [M] . 上海扫叶山房木版刊本 .
[123] 张仲岩 . 修事指南 [M] . 石印本 . 杭州：抱经堂书局，1926.
[124] 孙伟 . 良朋汇集经验神方 [M] . 齐馨，点校 . 北京：中医古籍出版社，2004.
[125] 顾靖远 . 本草必用 // 顾靖远 . 顾松园医镜：上 [C] . 河南：河南人民出版社，1961.
[126] 姚球 . 本草经解要 [M] . 刻本 . 卫生堂，1781（乾隆四十六年）.
[127] 王维德 . 外科证治全生集 [M] . 影印本 . 北京：人民卫生出版社，1956.
[128] 吴谦，等 . 医宗金鉴 [M] . 影印本 . 北京：人民卫生出版社，1957.
[129] 陈复正 . 幼幼集成 [M] . 上海：上海卫生出版社，1956.
[130] 黄元御 . 长沙药解 // 黄元御 . 黄氏医书八种 [C] . 石印本 . 上海：江左书林，1914.
[131] 黄元御 . 玉楸药解 // 黄元御 . 黄氏医书八种 [C] . 石印本 . 上海：江左书林，1914.
[132] 吴仪洛 . 本草从新 [M] . 上海：上海科学技术出版社，1958.
[133] 赵学敏 . 串雅内编 [M] . 影印本 . 北京：人民卫生出版社，1956.
[134] 赵学敏 . 串雅外编 [M] . 北京：人民卫生出版社，1960.
[135] 鲁照 . 串雅补 [M] . 石印本 . 扫叶山房，1919.
[136] 严西亭，施澹宁，洪缉菴 . 得配本草 [M] . 上海：上海卫生出版社，1957.
[137] 吴仪洛 . 成方切用 [M] . 上海：上海科学技术出版社，1963.
[138] 张山雷 . 沈氏女科辑要笺正 [M] . 上海：上海卫生出版社，1958.
[139] 赵学敏 . 本草纲目拾遗 [M] . 影印本 . 北京：人民卫生出版社，1957.
[140] 黄宫绣 . 本草求真 [M] . 广益书局石印本 .
[141] 沈金鳌 . 幼科释谜 [M] . 上海：上海科学技术出版社，1959.
[142] 沈金鳌 . 妇科玉尺 [M] . 上海：上海卫生出版杜，1958.
[143] 叶天世 . 叶天士秘方大全 [M] . 上海：上海中央书店，1954.
[144] 吴瑭 . 吴鞠通医案 [M] . 北京：人民卫生出版社，1960.
[145] 林玉友 . 本草辑要 [M] . 滕佳林，等校注 . 北京：中国中医药出版社，2015.
[146] 吴瑭 . 温病条辨 [M] . 北京：人民卫生出版社，1955.
[147] 陈修园 . 时方妙用；时方歌括 [M] . 影印本 . 北京：人民卫生出版社，1956.
[148] 陈修园 . 女科要旨 [M] . 北京：人民卫生出版社，1959.
[149] 陈修园 . 医学从众录 [M] . 上海：上海科学技术出版社，1958.
[150] 傅山 . 傅青主女科 [M] . 上海：上海卫生出版社，1958.
[151] 张德裕 . 本草正义 [M] . 程守祯，刘娟，校注 . 北京：中国中医药出版社，2015.
[152] 许克昌 . 外科证治全书 [M] . 北京：人民卫生出版社，1961.

[153] 王士雄. 随息居重订霍乱论 [M]. 上海：科技卫生出版社，1958.
[154] 郑梅涧. 重楼玉钥 [M]. 影印本. 北京：人民卫生出版社，1956.
[155] 林佩琴. 类证治裁 [M]. 上海：上海科学技术出版社，1959.
[156] 姚澜. 本草分经 [M]. 影印本. 上海：上海科学技术出版社，1989.
[157] 鲍相璈. 增广验方新编 [M]. 石印本. 上海：上海锦章图书局，1940.
[158] 王孟英. 温热经纬 [M]. 影印本. 北京：人民卫生出版社，1956.
[159] 凌奂. 本草害利 [M]. 北京：中医古籍出版社，1982.
[160] 费伯雄. 校注医醇賸义 [M]. 上海：上海科学技术出版社，1963.
[161] 屠道和. 本草汇纂 [M]. 苗彦霞，赵宏岩，校注. 北京：中国中医药出版社，2016.
[162] 江笔花. 笔花医镜 [M]. 上海：上海科学技术出版社，1963.
[163] 雷丰. 时病论 [M]. 北京：人民卫生出版社，1964.
[164] 程曦，江诚，雷大震. 医家四要 [M]. 上海：上海卫生出版社，1957.
[165] 徐士銮. 医方丛话 [M]. 补刻本. 天津：徐世章，1930.
[166] 张秉成. 本草便读 [M]. 上海：上海卫生出版社，1957.
[167] 唐宗海. 本草问答 [M]. 秦伯未，重校. 上海：广益书局，1950.
[168] 中华人民共和国卫生部药典委员会. 中华人民共和国药典：一九六三年版 一部 [M]. 北京：人民卫生出版社，1964.
[169] 吉林省卫生局. 吉林省中药炮制暂行标准 [M]. 1973.
[170] 中华人民共和国药政管理局. 全国中药炮制规范：一九八八年版 [M]. 北京：人民卫生出版社，1988.
[171] 中医研究院中药研究所，北京药品生物制品检定所. 中药炮制经验集成 [M]. 北京：人民卫生出版社，1974.
[172] 北京市卫生局. 北京市中药饮片切制规范 [M]. 北京：北京市药材公司印刷所，1974.
[173] 云南省卫生局革命委员会. 云南省中药咀片炮炙规范 [M]. 1974.
[174] 河南省革命委员会卫生局. 河南省中药材炮制规范 [M]. 郑州：河南人民出版社，1974.
[175] 辽宁省卫生局. 辽宁省中药炮制规范 [M]. 沈阳：辽宁省卫生局，1975.
[176] 贵州省革命委员会卫生局. 贵州中药饮片炮制规范 [M]. 贵阳：贵州人民出版社，1975.
[177] 天津市卫生局. 中药饮片切制规范 [M]. 1975.
[178] 山东省革命委员会卫生局. 山东省中草药炮制规范 [M]. 济南：山东人民出版杜，1975.
[179] 黑龙江省卫生局. 黑龙江省中药炮制标准 [M]. 哈尔滨：黑龙江省卫生局，1975.
[180] 陕西省卫生局科技局. 陕西省药品标准：3 中药饮片炮制部分 [M]. 1975.
[181] 中华人民共和国卫生部药典委员会. 中华人民共和国药典：一九七七年版 一部 [M]. 北京：人民卫生出版社，1978.
[182] 广东省药品公司. 广东省中药材饮片加工炮制手册 [M]. 广州：广东省药品公司，1977.
[183] 浙江省卫生局. 浙江省中草药加工炮制标准 [M]. 1977.
[184] 四川省卫生局. 四川省中药饮片炮制规范 [M]. 成都：四川人民出版社，1978.
[185] 内蒙古自治区卫生局. 内蒙古自治区中药饮片切制规范 [M]. 1977.
[186] 湖北革命委员会卫生局. 中草药炮制规范 [M]. 武汉：湖北人民出版社，1979.
[187] 江西省药政管理局. 江西中药炮制规范 [M]. 南昌：江西省药政管理局，1979.
[188] 河北省卫生局. 河北中药材炮制规范 [M]. 1979.
[189] 上海市卫生局. 上海市中药饮片炮制规范 [M]. 上海：上海人民出版社，1973.

[190] 江苏省卫生局 . 江苏省中药饮片炮制规范 [M] . 南京：江苏科学技术出版社，1980.

[191] 甘肃省卫生局 . 中药炮制规范 [M] . 兰州：甘肃人民出版社，1980.

[192] 新疆维吾尔自治区卫生局 . 新疆维吾尔自治区药品标准：第 2 册 [M] . 乌鲁木齐：新疆维吾尔族自治区卫生局，1980.

[193] 安徽省卫生厅 . 安徽省中药炮制规范 [M] . 1980.

[194] 宁夏回族自治区卫生局 . 宁夏中药炮制规范 [M] . 银川：宁夏回族自治区卫生局，1981.

[195] 青海省卫生厅 . 青海省中药炮制规范 [M] . 西宁：青海省卫生厅，1982.

[196] 湖南省革命委员会卫生局 . 湖南省中药材炮制规范 [M] . 长沙：湖南人民出版社，1977.

[197] 中华人民共和国卫生部药典委员会 . 中华人民共和国药典：一九八五年版 一部 [M] . 北京：人民卫生出版社，化学工业出版社，1985.

[198] 国家药典委员会 . 中华人民共和国药典：2000 年版 一部 [M] . 北京：化学工业出版社，2000.

[199] 国家药典委员会 . 中华人民共和国药典：2010 年版 一部 [M] . 北京：中国医药科技出版社，2010.

[200] 国家药典委员会 . 中华人民共和国药典：2015 年版 一部 [M] . 北京：中国医药科技出版社，2015.